Samuels
Manual de Neurologia

Samuels
Manual de Neurologia
Diagnóstico e Tratamento

OITAVA EDIÇÃO

Martin A. Samuels, MD, MACP, FAAN, DSc (Hon)
Neurologist-in-Chief and Chairman
Department of Neurology
Brigham and Women's Hospital
Professor of Neurology
Harvard Medical School
Boston, Massachusetts

Allan H. Ropper, MD, FACP, FAAN, FRCP
Executive Vice-Chairman
Department of Neurology
Brigham and Women's Hospital
Professor of Neurology
Harvard Medical School
Boston, Massachusetts

Revisão Técnica
Charles André
Professor-Associado de Neurologia da Faculdade de Medicina da
Universidade Federal do Rio de Janeiro, RJ
Médico Diretor da Clínica Sinapse de Reabilitação e Neurofisiologia, RJ

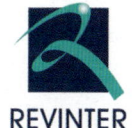

REVINTER

Samuels – *Manual de Neurologia – Diagnóstico e Tratamento*,
Oitava Edição
Copyright © 2015 by Livraria e Editora Revinter Ltda.

ISBN 978-85-372-0614-0

Todos os direitos reservados.
É expressamente proibida a reprodução
deste livro, no seu todo ou em parte,
por quaisquer meios, sem o consentimento,
por escrito, da Editora.

Tradução:
VILMA RIBEIRO DE SOUZA VARGA
(Caps. 1, 2, 4, 5, 10 e 14)
Médica-Neurologista
Tradutora Especialista na Área da Saúde, SP

MÔNICA REGINA BRITO
(Caps. 3, 6-9, 11-13, 15-17)
Médica-Veterinária
Tradutora Especialista na Área da Saúde, SP

Revisão Técnica:
CHARLES ANDRÉ
Professor-Associado de Neurologia da Faculdade de
Medicina da Universidade Federal do Rio de Janeiro, RJ
Médico Diretor da Clínica Sinapse de Reabilitação e
Neurofisiologia, RJ

CIP-BRASIL. CATALOGAÇÃO NA PUBLICAÇÃO
SINDICATO NACIONAL DOS EDITORES DE LIVROS, RJ
S188m
8. ed.

    Samuels, Martin A.
      Manual de neurologia : diagnóstico e tratamento / Martin A. Samuels, Allan H. Ropper ; tradução Vilma Ribeiro de Souza Varga , Mônica Regina Brito , Charles André. - 8. ed. - Rio de Janeiro : Revinter, 2015.
      il.

    Tradução de: Samuels's manual of neurologic therapeutics
    Inclui bibliografia e índice
    ISBN 978-85-372-0614-0

    1. Neurologia. 2. Neurologia - Manuais, guias, etc.. I. Ropper, Allan H. II. Título.

14-15232   CDD: 616.8
                               CDU: 616.8

A Lippincott Williams & Wilkins/Wolters Kluwer Health não teve participação na tradução desta obra.

Nota: A medicina é uma ciência em constante evolução. À medida que novas pesquisas e experiências ampliam os nossos conhecimentos, são necessárias mudanças no tratamento clínico e medicamentoso. Os autores e o editor fizeram verificações junto a fontes que se acredita sejam confiáveis, em seus esforços para proporcionar informações acuradas e, em geral, de acordo com os padrões aceitos no momento da publicação. No entanto, em vista da possibilidade de erro humano ou mudanças nas ciências médicas, nem os autores e o editor nem qualquer outra parte envolvida na preparação ou publicação deste livro garantem que as instruções aqui contidas são, em todos os aspectos, precisas ou completas, e rejeitam toda a responsabilidade por qualquer erro ou omissão ou pelos resultados obtidos com o uso das prescrições aqui expressas. Incentivamos os leitores a confirmar as nossas indicações com outras fontes. Por exemplo e em particular, recomendamos que verifiquem as bulas em cada medicamento que planejam administrar para terem a certeza de que as informações contidas nesta obra são precisas e de que não tenham sido feitas mudanças na dose recomendada ou nas contraindicações à administração. Esta recomendação é de particular importância em conjunto com medicações novas ou usadas com pouca frequência.

Título original:
Samuels's Manual of Neurologic Therapeutics, Eighth Edition
Copyright © 2010 by LIPPINCOTT WILLIAMS &
WILKINS, a WOLTERS KLUWER business

Livraria e Editora REVINTER Ltda.
Rua do Matoso, 170 – Tijuca
20270-135 – Rio de Janeiro – RJ
Tel.: (21) 2563-9700 – Fax: (21) 2563-9701
livraria@revinter.com.br – www.revinter.com.br

DEDICATÓRIA

Esta edição do *Manual de Neurologia – Diagnóstico e Tratamento* é dedicada a Edward B. Bromfield, que morreu durante a preparação do manuscrito. Ele escreveu o capítulo sobre epilepsia também na sétima edição, modernizando completamente a abordagem deste problema comum e complexo.

Ed foi um neurologista brilhante, com a rara capacidade de atuar como médico no atendimento no serviço de neurologia geral, servindo também como líder na Divisão de Epilepsia e Sono no Brigham Department of Neurology. Seus conhecimentos sobre EEG, epilepsia e sono eram impressionantes, tornando-o um dos consultores mais amplamente respeitados em sua área no país. Os pacientes sempre estavam no centro de sua vida profissional, fato que se refletia em seu comportamento altruísta, traço que era notado por todos à sua volta, inclusive por seus colegas, companheiros, residentes e estudantes. Recentemente, um dos residentes escreveu que ficava totalmente aparente que todos eles "queriam ser como Ed". Sua abordagem de todos os pacientes era imparcial, sensível, perspicaz e solidária. Isto ficava particularmente evidente pela maneira com que lidava com o problema incômodo das crises não epilépticas. Com estes pacientes, ele era tolerante, calmo e sempre interessado no seu bem-estar, uma constelação de características que nem sempre está presente naqueles que cuidam de pacientes cujos problemas caem na interface entre a psiquiatria e a neurologia.

Além de seus prodigiosos conhecimentos profissionais, ele mantinha uma rica vida familiar, sempre passando tanto tempo quanto possível com seu pai idoso, sua esposa, Terry, e seus dois filhos, Ben e Dan. Fã ardoroso dos Red Sox, encantou-se em ver seu time vencer a World Series e depois realmente se tornar uma franquia potente após anos sem ter sucesso em vencer o principal torneio. Ele mesmo foi um excelente atleta, jogando basquetebol e beisebol com o mesmo ardor com que conduzia seu sucesso em neurologia.

Ed Bromfield foi fundador da Divisão de Epilepsia e Sono no Departamento de Neurologia do Brigham, mentoreando um grande número de jovens profissionais juniores, que se tornaram líderes na área em todo o mundo. Foi esplêndido no tratamento médico no mundo da epilepsia e, portanto, é muito apropriado que um manual de terapêutica seja dedicado a ele.

Os editores têm o prazer de dedicar a oitava edição do *Manual de Neurologia – Diagnóstico e Tratamento* a Edward B. Bromfield.

Martin A. Samuels
Allan H. Ropper

O desenho da capa foi adaptado de: Rosetti AO, Dworetzky BA, Madsen JR *et al*. Ictal asystole with convulsive syncope mimicking secondary generalisation: a depth electrode study. *J Neuro Neurosurg Psychiatry* 2005;76:885-87.

Figura 1B: Atividade rítmica aparecendo na superfície do hemisfério esquerdo, precedendo a propagação gradual para o hipocampo direito. Bradicardia evoluindo rapidamente para assistolia.

APRESENTAÇÃO

Uma das vantagens de chegar a uma idade avançada é a alegria que se tem em observar nossos colegas mais jovens atingindo alturas acadêmicas com as quais sonhavam durante a residência. Nos últimos 40 anos, Martin Samuels elevou-se à eminência em todos os âmbitos da neurologia: Chefe da Neurologia "no Brigham", Professor de Neurologia em Harvard, médico extremamente hábil, descobridor de novas síndromes e, por último, porém certamente não menos importante, educador e autor. Tudo isto com vigor e aprumo. Sua mente investigadora pode criar pontos de vista que, algumas vezes, soam diferentes do convencional, mas, com o correr do tempo, prova-se que estavam no caminho certo. Abençoado com boa energia, é um digno oponente nas discussões. O debate nunca é enfadonho.

Não há dúvida de que o *Manual* é a realização que coroa o trabalho do Professor Samuels; oito edições em 30 anos. Algo mais a ser dito?

Mas eu consideraria suas contribuições cotidianas para a neurologia acadêmica não menos importantes. Predominantemente um mestre, seus pontos de vista fazem diferença.

Tornou-se coautor, juntamente com o Professor Allan Ropper, de *Principles of Neurology*, assim como o Dr. Ropper juntou-se a ele no *Manual. Lang mae yur lum reek.**

C. Miller Fisher
Loudonville, New York

---

*Saudação escocesa em que se deseja vida longa e prosperidade. (N. do T.)

APRESENTAÇÃO

Quando comecei meu treinamento na década de 1960, nossa especialidade ainda estava na infância terapêutica, dependendo da observação clínica e da correlação clinicopatológica, mas com poucos métodos investigativos ou opções terapêuticas. Como resultado, a neurologia sofreu contínua negligência por parte da comunidade médica e do público. O cérebro simplesmente não parecia importante, sendo facilmente ultrapassado pelos avanços animadores conseguidos em doenças infecciosas e cardiologia. Periódicos como *Neurology* e *Archives of Neurology* eram publicados somente 10 a 12 vezes por ano; eram volumes finos, geralmente sem anúncios, consistindo, em sua maior parte, em observações clínicas e pouco mais do que isto. O ponto forte da neurologia, na falta de modos para estudar os mecanismos subjacentes da doença neurológica, estava na capacidade incrível, por vezes quase miraculosa, de clínicos experientes entenderem o que havia na caixa preta, testando e observando ao pé do leito. Muitos de nós tivemos a felicidade de ser treinados por esses homens e mulheres, e pessoas que foram residentes naquela época jamais perderam o foco clínico, apesar dos avanços das ciências básicas, das imagens e da genética, as quais transformaram a nossa especialidade.

Foi nesse tempo de transição que Marty Samuels foi treinado, e foi no processo de se tornar neurologista clínico experiente que ele escreveu, editou e publicou a primeira edição do *Manual*, que em suas muitas edições subsequentes tornou-se "a bíblia" e foi usado, em geral, por todos os neurologistas que conheço. Lembro-me de ver o primeiro folheto de propaganda do livro e o que passou pela minha mente foram realmente coisas como: "Quem é este arrivista? Certamente não é um dos gigantes. Que direito ele tem de sugerir que possa haver terapia nesta especialidade? E, o mais importante, ele é jovem demais para fazer isto, porque não tem a experiência clínica necessária para tal empreendimento". Através do retrospectoscópio, vejo agora como esses pensamentos iniciais foram equivocados. Quando finalmente obtive o livro e comecei a lê-lo, comecei a me sentir como se estivesse saindo de uma selva escura para uma campina iluminada pelo sol. Havia coisas boas aqui que eram devidas há muito tempo, sendo muito bem expressas e que me ajudariam a cuidar dos meus pacientes. As edições subsequentes do livro mais do que confirmaram as impressões iniciais.

O livro continua a ser um farol em nossa especialidade, um tratado abrangente, embora conciso, e um monumento ao seu fundador. Durante este período de transição em que a importância das doenças do cérebro tornou-se insuperável, o volume permanece fiel aos seus princípios originais, fortemente alicerçado na observação clínica tradicional, com claros laços com os avanços em outras áreas da medicina. O livro, em certo sentido, reflete a própria carreira do Dr. Samuels, agora universalmente reconhecido como um dos principais neurologistas clínicos da nossa era, com um domínio enciclopédico da neurologia e profundas conexões com os avanços em outras especialidades. Congratulo Marty e seu novo coeditor da oitava edição, Allan Ropper. Neurologistas em todas as partes do mundo estão ansiosamente aguardando a oportunidade de abri-la.

Thomas R. Swift, MD
Augusta, Georgia

PREFÁCIO

A ideia original para o *Manual de Neurologia – Diagnóstico e Tratamento* nasceu há 35 anos de um membro de uma geração de médicos que tinha sobrevivido à prática médica, apegando-se ao *Washington Manual* em espiral para obter orientações sobre as especificidades muito detalhadas do trabalho médico do dia a dia. Quase duas gerações mais tarde, a necessidade de uma abordagem concisa e informada no tratamento das principais doenças tornou-se ainda mais crítica. Isto é verdade para todos os campos, mas é particularmente importante para a neurologia, que continua a ser a disciplina menos compreendida por generalistas bem treinados e competentes de um modo geral. Ao mesmo tempo, o progresso no tratamento de doenças do sistema nervoso expandiu-se enormemente, alavancado por avanços na biologia molecular, genética, farmacologia e engenharia biomédica.

A neurologia é, em muitos aspectos, a medicina interna do século XXI, pois se tem diferenciado em aproximadamente uma dúzia de subespecialidades, cada uma com vivência clínica, fronteiras de pesquisa e programas de treinamento especiais. Assim como o cardiologista já não tenta tratar pacientes com câncer, também o especialista em acidente vascular encefálico já não é tão capaz de tratar pacientes com esclerose múltipla. Ainda assim, como na medicina interna, um quadro de neurologistas gerais é necessário para selecionar os problemas neurológicos indiferenciados presentes em todos os lugares (p. ex., tonturas, cefaleia) e para tratar uma ampla variedade de pacientes com queixas neurológicas. Este trabalho é um desafio, dada a assombrosa extensão do campo da medicina neurológica e suas mudanças rápidas.

Muitos profissionais estabelecidos e os que estão em treinamento consultam a Internet em busca de respostas para perguntas específicas que surgem no consultório, mas essas fontes têm qualidade variável, em grande parte não são editadas e não transmitem a textura complexa do interrelacionamento entre as modalidades de tratamento e o paciente individual. Autoridades em cada área estão em uma posição vantajosa para articular esse conhecimento. Elaboramos o *Manual de Neurologia – Diagnóstico e Tratamento* como fonte de opinião de especialistas sobre o tratamento das principais doenças e síndromes neurológicas. É escrito por autoridades clinicamente ativas, inteiramente investidas em seus respectivos campos e capazes de transmitir suas ideias claramente no formato "patenteado" da série *Washington Manuals*.

Junta-se à equipe editorial para a oitava edição Allan H. Ropper, uma figura familiar a todos os médicos, mas especialmente aos neurologistas. Allan é inequivocamente um neurologista de primeira classe no mundo, com assombrosa variedade de experiência que engloba o sistema nervoso central e o periférico inteiros. Além de trazer suas prodigiosas habilidades editoriais ao projeto, escreveu um capítulo completamente novo sobre dor lombar e cervical e fez contribuições a vários capítulos, o que reflete seus longos interesses em variados campos.

Durante a preparação da oitava edição, o nosso colaborador Edward B. Bromfield sucumbiu depois de uma batalha de 3 anos contra um câncer do pâncreas. Sua associada de longo tempo, Barbara A. Dworetzky, prontamente interveio para completar um dos últimos projetos de Ed, um capítulo totalmente renovado sobre epilepsia. Robert W. Baloh, indiscutivelmente o principal especialista em neurologia vestibular, apresenta uma revisão sucinta e confiável do problema comum e, algumas vezes, muito incômodo das tonturas. Milena Pavlova, uma neurologista especialista em sono, atualizou o capítulo sobre sono, e Patrick Y. Wen e Santosh Kesari transmitiram claramente a abordagem moderna do câncer em neurologia, incluindo tumores cerebrais primários, metástases, síndromes paraneoplásicas e outras manifestações neurológicas do câncer sistêmico. Maria M. Houtchens se junta a David K. Dawson para articular o tratamento moderno em um campo que está constantemente em movimento, o da esclerose múltipla e outras doenças desmielinizantes. Anthony A. Amato, o autor de um recente tratado neuromuscular, assume toda a área em expansão das doenças neuromusculares com dois capítulos fidedignos: um sobre doenças do neurônio motor e neuropatias e um segundo cobrindo os transtornos da junção neuromuscular e as miopatias. Há dois capítulos sobre dor: um sobre o tratamento da dor crônica por Robert D. Helme, e um segundo sobre cefaleia e dor facial, por Elizabeth Loder e Paul Rizzoli, do John R. Graham Headache Center. Steven Feske, internista e neurologista, cobre o campo enorme e dramaticamente cambiante do acidente vascular encefálico, que cai na interface entre as disciplinas de neurologia e medicina interna. Lewis K. Sudarsky apresenta uma abordagem modernizada dos pacientes com doença de Parkinson e a ampla gama de transtornos do movimento, que agora são tratados não apenas com drogas, mas com estimulação cerebral profunda. Kirk Daffner e David A. Wolk atualizaram a abordagem do tratamento de pacientes com demência e outros transtornos da cognição e do comportamento. Há um capítulo revisado sobre neuro-oftalmologia por Don C. Bienfang e Marc J. Dinkin, refletindo a importância do olho para todo o campo da neurologia. Transtornos metabólicos e tóxicos selecionados, incluindo a encefalopatia hepática, estados com deficiência de vitaminas e desequilíbrios eletrolíticos são cobertos por Martin A. Samuels, e Tracy Cho atualizou o importante capítulo sobre doenças infecciosas do sistema nervoso.

Como se pode averiguar, examinando as afiliações dos autores, a oitava edição é proveniente substancialmente do Departamento de Neurologia do Brigham and Women's Hospital. No entanto, em todos os capítulos, os autores e nós, como editores, ficamos atentos às maiores tendências do tratamento neurológico e fomos cautelosos em adaptar também abordagens paroquiais ou "Bostoncêntricas" demais. Os editores agradecem aos nossos talentosos colaboradores, que compartilharam a sua extensa experiência nesta oitava edição do *Manual de Neurologia – Diagnóstico e Tratamento*.

Também somos devedores às nossas esposas, Susan Pioli e Sandy Ropper, que nos proporcionaram sabedoria, incentivo, humor e apoio a cada passo do caminho. Também agradecemos a Susan Pioli por suas prodigiosas habilidades editoriais.

Martin A. Samuels
Allan H. Ropper

PREFÁCIO DA PRIMEIRA EDIÇÃO

Até muito recentemente, a tarefa primária do neurologista era categorizar e organizar a estrutura e as alterações patológicas do sistema nervoso. De fato, a neurologia há muito é conhecida como disciplina com capacidades propedêuticas precisas e específicas, porém pouca ou nenhuma potencialidade terapêutica. Além disto, muitos cirurgiões, pediatras e internistas tradicionalmente pensavam no neurologista como um intelectual sem praticidade que passava horas incontáveis localizando as lesões enquanto ignorava considerações pragmáticas de tratamento. Talvez esta concepção seja amplamente atribuível à complexidade peculiar do sistema nervoso e à consequente ingenuidade relativa dos médicos no conhecimento de suas funções.

Muitas das descrições clássicas dos estados patológicos, em outras disciplinas médicas, completaram-se no século passado; em neurologia, só foram descritas na geração passada e, somente nos últimos dez anos, a neurologia começou a ser caracterizada por conceitos mecanísticos subcelulares de doença. Esta maturidade tem o significado de que o neurologista agora está muito envolvido nos aspectos terapêuticos de sua especialidade da medicina, como qualquer dos seus colegas. Certas doenças neurológicas, como a epilepsia, têm sido tratáveis por períodos relativamente longos de tempo, mas os conhecimentos sobre mecanismos subcelulares de outras doenças levaram a formas mais modernas e eficazes de terapia.

Como exemplo disto, há a ampliação de conhecimentos que agora temos das alterações bioquímicas na doença de Parkinson e das resultantes implicações terapêuticas. Agora, de modo muito semelhante à forma pela qual os endocrinologistas tratam diabetes com insulina e o cardiologista trata insuficiência cardíaca congestiva com digitálicos, o neurologista trata doença de Parkinson com L-dopa. Em todas estas situações, a patologia subjacente não é curada; faz-se uma tentativa de alterar os processos fisiopatológicos utilizando um conhecimento científico da função do sistema doente.

Este manual incorpora uma abordagem prática lógica do tratamento de problemas neurológicos, com base em um diagnóstico preciso, que deve comprovar ser útil para o clínico e o estudante. Não se faz tentativa de reiterar os detalhes do exame neurológico; supõe-se que o leitor seja competente para examinar o paciente – embora pontos particularmente importantes ou difíceis no diagnóstico diferencial sejam mencionados quando apropriado. Com respeito a isto, deve-se enfatizar que este manual é apenas um guia para o diagnóstico e a terapia, e que cada paciente precisa ser tratado individualmente. O manual foi organizado de modo a satisfazer melhor as necessidades do clínico que se depara com problemas terapêuticos. Deste modo, os primeiros sete capítulos referem-se a sintomas, como tonturas e cefaleia, enquanto os dez últimos consideram doenças comuns, como AVE e neoplasias.

Martin A. Samuels

COLABORADORES

Anthony A. Amato, MD
Chief, Division of Neuromuscular Diseases
Department of Neurology Brigham and
Women's Hospital
Professor of Neurology
Harvard Medical School
Boston, Massachusetts

Robert W. Baloh, MD
Director, Neuro-otology
Ronald Reagan Hospital
Professor of Neurology and Surgery
David Geffen School of Medicine at UCLA
Los Angeles, California

Don C. Bienfang, MD
Chief, Division of Neuro-ophthalmology
Department of Neurology
Brigham and Women's Hospital
Assistant Professor of Ophthalmology
Harvard Medical School
Boston, Massachusetts

Edward B. Bromfield, MD*
Chief, Division of Epilepsy
EEG, and Sleep,
Department of Neurology
Brigham and Women's Hospital
Associate Professor of Neurology
Harvard Medical School
Boston, Massachusetts

Tracey A. Cho, MD
Associate Director, Neuro-ID Section
Massachusetts General Hospital
Associate Neurologist
Brigham and Women's Hospital
Instructor in Neurology
Harvard Medical School
Boston, Massachusetts

Kirk R. Daffner, MD
Chief, Division of Cognitive and Behavioral
Neurology
Department of Neurology
Brigham and Women's Hospital
Associate Professor of Neurology
Harvard Medical School
Boston, Massachusetts

David M. Dawson, MD
Senior Neurologist
Brigham and Women's Hospital
Professor of Neurology
Harvard Medical School
Boston, Massachusetts

Marc J. Dinkin, MD
Assistant Professor of Ophthalmology
Division of Neuro-ophthalmology
Weill Cornell Medical College
New York Presbyterian Hospital
New York, New York

Barbara A. Dworetzky, MD
Chief, Division of Epilepsy, EEG, and Sleep
Department of Neurology
Brigham and Women's Hospital
Assistant Professor of Neurology
Harvard Medical School
Boston, Massachusetts

Steven K. Feske, MD
Director, Division of Stroke and
Cerebrovascular Diseases
Department of Neurology
Brigham and Women's Hospital
Associate Professor of Neurology
Harvard Medical School
Boston, Massachusetts

---

*Falecido

Robert D. Helme, MD
Professor (Honorary) of Medicine
University of Melbourne
Royal Melbourne Hospital
Parkville, Australia
Consultant Neurologist
Epworth Hospital
Richmond, Australia

Galen V. Henderson, MD
Director, Division of Neurocritical Care
Department of Neurology
Brigham and Women's Hospital
Assistant Professor of Neurology
Harvard Medical School
Boston, Massachusetts

Maria K. Houtchens, MD
Staff Neurologist, MS Center
Department of Neurology
Brighan and Women's Hospital
Instructor in Neurology
Harvard Medical School
Boston, Massachusetts

Santosh Kesari, MD, PhD
Associate Professor of Neurosciences
University of California, San Diego
Director, Neuro-Oncology
UCSD Moores Cancer Center
La Jolla, California

Elizabeth Loder, MD, MPH
Director, John R. Graham Headache Center
Department of Neurology
Brigham and Women's Hospital
Associate Professor of Neurology
Harvard Medical School
Boston, Massachusetts

Milena Pavlova, MD
Director, Sleep Program
Division of Epilepsy, EEG, and Sleep
Department of Neurology
Brigham and Women's Hospital
Instructor in Neurology
Harvard Medical School
Boston, Massachusetts

Paul Rizzoli, MD
Clinical Director, John R. Graham
Headache Center
Department of Neurology
Brigham and Women's Hospital
Attending Neurologist
Faulkner Hospital
Boston, Massachusetts

Allan H. Ropper, MD, FACP, FAAN, FRCP
Executive Vice-Chairman
Department of Neurology
Brigham and Women's Hospital
Professor of Neurology
Harvard Medical School
Boston, Massachusetts

Martin A. Samuels, MD, MACP, FAAN, DSc (Hon)
Neurologist-in-Chief and Chairman
Department of Neurology
Brigham and Women's Hospital
Professor of Neurology
Harvard Medical School
Boston, Massachusetts

Lewis Sudarsky, MD
Director, Division of Movement Disorders
Department of Neurology
Brigham and Women's Hospital
Associate Professor of Neurology
Harvard Medical School
Boston, Massachusetts

Patrick Y. Wen, MD
Director, Division of Cancer Neurology
Department of Neurology
Brigham and Women's Hospital
Associate Professor of Neurology
Harvard Medical School
Boston, Massachusetts

David A. Wolk, MD
Assistant Professor of Neurology
University of Pennsylvania
Assistant Director, Penn Memory Center
Hospital of the University of Pennsylvania
Philadelphia, Pennsylvania

SUMÁRIO

1. **Coma, Traumatismo Cranioencefálico e Traumatismo Raquimedular** 1
   Galen V. Henderson

2. **Epilepsia** 35
   Edward B. Bromfield ◆ Barbara A. Dworetzky

3. **Tonteira** 71
   Robert W. Baloh

4. **Lombalgia e Cervicalgia** 83
   Allan H. Ropper

5. **Transtornos do Sono** 95
   Milena Pavlova

6. **Neuro-Oncologia** 115
   Patrick Y. Wen ◆ Santosh Kesari

7. **Esclerose Múltipla e outras Doenças Mielinizantes** 173
   Maria K. Houtchens ◆ David M. Dawson

8. **Neuropatias Motoras e Neuropatias Periféricas** 195
   Anthony A. Amato

9. **Distúrbios da Junção Neuromuscular e Miopatias** 267
   Anthony A. Amato

10. **Dor Crônica** 327
    Robert D. Helme

11. **Cefaleia e Dor Facial** 347
    Elizabeth Loder ◆ Paul Rizzoli

12. **Acidente Vascular Encefálico e Transtornos Cerebrovasculares** 375
    Steven K. Feske

13. **Distúrbios do Movimento** 397
    Lewis Sudarsky

14. **Neurologia Comportamental e Demência** 421
    Kirk R. Daffner ◆ David A. Wolk

15. **Neuro-Oftalmologia** 461
    Marc J. Dinkin ◆ Don C. Bienfang

16 **Distúrbios Tóxicos e Metabólicos** 497
Martin A. Samuels

17 **Infecções do Sistema Nervoso Central** 541
Tracey A. Cho

Índice de Drogas 563

Índice Remissivo 585

Samuels
Manual de Neurologia

COMA, TRAUMATISMO CRANIOENCEFÁLICO E TRAUMATISMO RAQUIMEDULAR

Galen V. Henderson

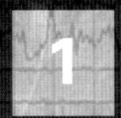

COMA

Introdução

Estados de Comprometimento da Consciência

1. *Coma* descreve falta de responsividade total ou quase total. É um estado semelhante ao sono de falta de consciência, do qual o paciente não consegue ser despertado por estímulos externos ou internos. O grau de coma varia; em seu estágio mais profundo, não se obtém nenhum tipo de reação; as respostas da córnea, pupilar e faríngea estão ausentes. Com graus menores, há discreta atividade aos estímulos e se preservam os reflexos do tronco encefálico. Nestes estágios mais leves do coma, algumas vezes denominados ambíguamente ou por termos equivocados como semicoma ou obnubilação, pode-se desencadear a maioria dos reflexos do tronco encefálico. A frequência e o padrão respiratórios também variam com a profundidade do coma.
2. *Estupor* (torpor) refere-se a um estado no qual o paciente só pode ser despertado transitoriamente por estímulos vigorosos e repetidos, mas a vigília não consegue ser sustentada sem estimulação repetida. A produção verbal é ininteligível ou ausente e há alguns movimentos voluntários à estimulação dolorosa. É comum a atividade agitada ou estereotipada, e há uma redução das mudanças naturais das posições corporais.
3. *Sonolência* e *letargia* denotam redução da vigília, assemelhando-se ao sono, o que permite despertar fácil e sustentado.
4. *Confusão* refere-se ao comprometimento da atenção e implica despertar inadequado para se manterem pensamentos e ações coerentes.
5. *Delirium*, conforme usado pelos neurologistas, geralmente se refere a um estado de confusão com períodos de agitação e, algumas vezes, hipervigilância, irritabilidade ativa e alucinações, tipicamente alternando com períodos, durante os quais o nível de alerta está deprimido.

Fisiopatologia

1. Aferências excitatórias emanadas do mesencéfalo e parte rostral da ponte (sistema reticular ativador [SRA]) sobem ao tálamo, excitando neurônios talamocorticais dos núcleos talâmicos intralaminares e da linha média. Os neurônios se projetam amplamente por todo o córtex cerebral, e este sistema ativador reticular sustenta o alerta. Os limites anatômicos do SRA do tronco encefálico alto são indistintos.
2. Estes neurônios reticulotalâmicos ascendentes têm atividade colinérgica.
3. O ato da atenção é concebido como dependente do sistema difuso de alerta e de sistemas corticais para a atenção dirigida em várias esferas:
   a. Lobos parietais posteriores (consciência sensitiva).
   b. Córtex de associação frontal (atenção motora: movimentos dirigidos dos olhos, extremidades e corpo).
   c. Córtex cingulado (aspectos motivacionais da atenção).
   d. Lesões que afetam essas áreas causam falta de atenção global e estados confusionais.
   e. Estados confusionais agudos, portanto, são causados por:
      1) Doença difusa no córtex cerebral.
      2) Lesões focais em várias regiões do córtex.

3) Conexões talamocorticais.
4) Estruturas do prosencéfalo e subcorticais.

Diagnóstico

Apresentação Clínica

1. O objetivo primário do exame do paciente não responsivo é determinar a causa da destruição do tecido cerebral, como, por exemplo, por hemorragia cerebral ou por desequilíbrios metabólicos extrínsecos ao cérebro, como na encefalopatia urêmica ou hipoglicêmica.
2. O eletroencefalograma (EEG) reflete função neurofisiológica cortical e talâmica e, é útil para determinar o nível de distúrbio cerebral e a progressão da doença.
3. A Escala de Coma de Glasgow (GCS; Tabela 1-1) é um instrumento padronizado elaborado para a avaliação rápida e a comunicação sobre os pacientes que têm traumatismo cranioencefálico (TCE).
   a. Esta escala mede a melhor resposta do paciente em três áreas: abertura dos olhos, atividade motora e linguagem.
   b. Os escores da GCS variam de 3 a 15. Quando o escore total for 8 ou menos, o paciente geralmente estará comatoso.

Componentes do Exame

1. Observar o paciente produz consideráveis informações. As posturas predominantes das extremidades e do corpo; a presença ou ausência de movimentos espontâneos em cada lado; a posição da cabeça e dos olhos; e a frequência, profundidade e ritmo da respiração dão informações substanciais.
   a. O nível de consciência é medido pela reação do paciente a:
   1) Chamada do seu nome.
   2) Ordens simples.
   3) Estímulos dolorosos progressivamente intensos, como cócegas nas narinas, pressão supraorbital ou esternal, beliscões no lado do pescoço ou das partes mediais dos braços ou das coxas ou aplicação de pressão aos nós dos dedos.
2. O exame das pupilas é de grande importância diagnóstica.
   a. Tamanho, forma e reações à luz normais indicam integridade das estruturas do mesencéfalo e, portanto, direcionam a atenção para uma outra causa de coma, que não a destruição ou compressão secundária desta área por massa hemisférica.
   b. As reações pupilares estão diminuídas com lesões mesencefálicas rostrais.
   1) Uma pupila aumentada unilateralmente (> 5,5 mm) é indicador precoce de estiramento ou compressão do terceiro nervo e reflete massa cerebral naquele lado.
   2) A perda do reflexo fotomotor geralmente precede o aumento da pupila.

TABELA 1-1	Escala de Coma de Glasgow		
Pontos	Abertura dos Olhos	Verbal	Motora
6	–	–	Obedece
5	–	Orientada	Localiza dor
4	Espontânea	Confusa	Retira o local de dor
3	À fala	Inadequada	Flexão (descorticação)
2	À dor	Ininteligível	Extensora (descerebração)
1	Ausente	Ausente	Ausente

COMA

3) A pupila pode tornar-se oval ou assumir a forma de pera e pode parecer fora do centro (corectopia) em razão de perda diferencial de inervação de partes do esfíncter pupilar.

4) À medida que continua o deslocamento por processo expansivo, ambas as pupilas se dilatam e deixam de reagir à luz, provavelmente por compressão dos núcleos do oculomotor na parte rostral do mesencéfalo.

5) À medida que a parte superior do mesencéfalo é comprimida, tende a haver discreta redução do tamanho pupilar em ambos os lados até 5 mm ou menos.

c. Reações pupilares com lesões pontinas.

1) As lesões pontinas causam pupilas mióticas com menos de 1 mm de diâmetro e reação praticamente imperceptível à luz forte.

a) A síndrome de Horner (miose e ptose) pode ser observada ipsolateralmente às lesões do tronco encefálico ou do hipotálamo ou como sinal de dissecção da artéria carótida interna.

d. Coma causado por intoxicações medicamentosas e transtornos metabólicos intrínsecos poupam as reações pupilares, mas existem várias exceções.

1) Altas concentrações de opiáceos causam coma e pupilas muito pequenas que mal podem ser vistas reagindo à luz.

2) Barbitúricos em altas doses podem agir de modo semelhante, mas o diâmetro pupilar tende a ser de 1 mm ou mais.

3) A intoxicação sistêmica por atropina ou drogas que tenham qualidades atropínicas, por exemplo, antidepressivos tricíclicos, caracteriza-se por pupilas fixas e dilatadas.

4) O *hippus*, ou flutuação do tamanho pupilar, é característico de encefalopatia metabólica.

3. Movimentos dos olhos, pálpebras e resposta da córnea.

a. No coma leve de origem metabólica, os olhos vagueiam conjugadamente de lado a lado de maneira aparentemente aleatória, algumas vezes repousando brevemente em uma posição excêntrica.

b. Estes movimentos desaparecem quando o coma se aprofunda, e os olhos, então, permanecem imóveis e discretamente exotrópicos.

c. Desvio lateral e para baixo de um olho sugere a presença de uma paralisia do terceiro nervo, e o desvio medial monocular, uma paralisia do sexto nervo.

d. Desvio conjugado persistente dos olhos para um lado (desvio do olhar) para longe do lado da paralisia com grande lesão cerebral (olhando em direção à lesão) e em direção ao lado da paralisia com lesão pontina unilateral (olhando para longe da lesão).

e. Pode ocorrer desvio conjugado "para o lado errado" com lesões talâmicas e do tronco encefálico alto.

f. Durante uma crise focal, os olhos se voltam ou têm abalos para o lado que convulsiona (opostamente ao foco irritativo).

g. Os globos voltam-se para baixo e para dentro (olhando para o nariz), com hematomas ou lesões isquêmicas do tálamo e do mesencéfalo superior.

h. Ocorre retração e nistagmo de convergência com lesões no tegmento do mesencéfalo.

i. *Bobbing* ocular (movimentos oculares rápidos para baixo e mais lentos para cima) acompanha a paresia do olhar horizontal bilateral com lesão da ponte.

j. Mergulho ocular (lentamente para baixo e retorno rápido ao meridiano) é observado com coma causado por anoxia e intoxicações medicamentosas.

k. O coma produzido por lesões estruturais do tronco encefálico abole a maioria ou todos os movimentos oculares conjugados, enquanto os transtornos metabólicos, em geral, não (exceto para certas intoxicações medicamentosas profundas, particularmente por antiepilépticos).

l. Reflexos oculocefálicos (movimentos dos olhos de boneca) são desencadeados por giro rápido da cabeça. A resposta, no coma de origem metabólica ou causado por lesões estruturais bi-hemisféricas, consiste em movimentos conjugados dos olhos na direção oposta.

m. O desencadeamento desses reflexos oculares em paciente comatoso fornece dois tipos de informação:
  1) Evidências de função não comprometida das estruturas do mesencéfalo e do tegmento pontino que integram os movimentos oculares e dos nervos motores oculares.
  2) Perda da inibição cortical que normalmente mantém os movimentos sob controle.
n. A assimetria dos movimentos oculares desencadeados constitui um sinal confiável de doença focal do tronco encefálico. No coma causado por uma grande massa em um hemisfério cerebral que, secundariamente, comprime o tronco encefálico superior, os reflexos oculocefálicos geralmente estão presentes, mas a adução do olho no lado da massa é impedida em decorrência de uma paresia compressiva do terceiro nervo.
o. A irrigação de uma orelha com 10 mL de água fria causa desvio conjugado lento dos olhos para a orelha irrigada, seguido, em alguns segundos, por um nistagmo compensatório (componente rápido foge do lado estimulado). Este é o teste vestíbulo-ocular, oculovestibular ou calórico.
p. As orelhas são irrigadas separadamente, por vários minutos de intervalo. No paciente comatoso, perde-se a fase corretiva do nistagmo e os olhos são tonicamente defletidos para o lado da irrigação com água fria. Esta posição pode ser mantida por 2 a 3 minutos.
q. Lesões do tronco encefálico rompem os reflexos vestíbulo-oculares (RVO); se um olho fizer abdução e o outro falhar, pode-se concluir que haja interrupção do fascículo longitudinal medial.
r. A paralisia do abducente é indicada por uma posição de repouso esotrópica e uma falta de desvio para fora de um olho com as manobras reflexas.
s. A ausência completa de movimento ocular em resposta aos testes oculovestibulares indica uma ruptura grave do sistema do tegmento do tronco encefálico na ponte ou no mesencéfalo.
4. Uma redução da frequência e, finalmente, perda do piscar espontâneo; depois uma perda de resposta ao toque dos cílios e, finalmente, falta de resposta ao toque da córnea (sinais de aprofundamento do coma). Uma assimetria acentuada das respostas da córnea indica lesão aguda do hemisfério oposto ou, menos frequentemente, lesão ipsolateral do tronco encefálico.
5. Sinais motores e reflexos.
   a. Movimentos agitados de todas as quatro extremidades e movimentos de agarrar e pegar significam que os tratos corticospinais estão mais ou menos intactos. A resistência oposicional aos movimentos passivos (rigidez paratônica), os movimentos complexos de evitação e discretos movimentos de proteção têm o mesmo significado. Movimentos de abdução (afastando-se da linha média) têm a mesma significância e diferenciam uma resposta motora das posturas. Os pacientes que têm lesões hemisféricas tipicamente parecem assumir uma postura com aparência confortável e relativamente normal.
   b. Pacientes que têm lesões no tronco encefálico costumam exibir posturas anormais. A simetria dos movimentos espontâneos pode dar um indício do lado de uma lesão focal.
   c. Os termos "rigidez de descorticação" e "rigidez de descerebração" se referem a estudos experimentais com animais e não refletem precisamente as correlações clinicopatológicas que implicam.
      1) Postura de descorticação: Extensão e rotação interna da extremidade inferior com flexão de ambas as extremidades superiores.
      2) Postura de descerebração: Extensão das extremidades inferiores e superiores.
   d. A flexão das extremidades superiores reflete lesões mais superficiais, menos graves e mais crônicas no nível do diencéfalo ou acima. A extensão das extremidades inferiores e superiores costuma acompanhar lesões do tronco encefálico; entretanto, como foi mencionado, a extensão da extremidade superior depende do grau do e do caráter agudo da lesão, e sendo provocada de modo reflexo, do estímulo aplicado no momento do exame. As lesões responsáveis também podem ser reversíveis, como nas encefalopatias tóxicas e metabólicas graves.
   e. Os reflexos tendíneos exaltados e respostas plantares em extensão também sugerem lesão lateralizada, mas podem enganar.

COMA

f. Deve-se buscar a observação cuidadosa dos movimentos sutis que sugiram crises epilépticas em todos os casos de coma; estes implicam estado de mal epiléptico não convulsivo como causa do coma.

6. Padrões respiratórios.

 a. A hiperventilação é comum e tem pouco valor localizatório. O diagnóstico diferencial inclui:
  1) Febre.
  2) Sepse.
  3) Acidose metabólica.
  4) Toxicidade por drogas.
  5) Doença cardiopulmonar.
 b. *Respiração de Cheyne-Stokes* se refere a um padrão respiratório periódico de hiperpneia e apneia se alternando.
 c. Respiração apnêustica.
  1) Caracteriza-se por pausa prolongada ao final da inspiração e também é chamada "cãibra inspiratória" (uma pausa de 2 a 3 segundos em inspiração completa). Isto localiza a lesão na parte média a caudal da ponte.
 d. Respiração de Biot (respiração atáxica).
  1) Caracterizada por padrão respiratório caótico ou atáxico com perda da regularidade do ritmo e profundidade alternantes das inspirações e expirações que pode ocorrer quando os neurônios do centro respiratório são lesionados.
  2) Este padrão evolui para aquele de esforços inspiratórios prolongados intermitentes, que são reconhecidos por todos os médicos como de natureza agônica, e, finalmente, apneia. De fato, a parada respiratória é a modalidade de morte da maioria dos pacientes com doença séria do sistema nervoso central. Várias lesões causam este padrão terminal.

Razão para Diminuição do Nível de Consciência com Lesões Estruturais

1. Coma estrutural pode resultar de envolvimento difuso ou bilateral dos hemisférios cerebrais ou de envolvimento primário do tronco encefálico.
 a. Lesões cerebrais puramente unilaterais não produzem coma.
 b. A perda de consciência por lesões cerebrais unilaterais indica pressão ou deslocamento do hemisfério oposto ou da parte superior do tronco encefálico.
 c. Perda de consciência persistente por doença hemisférica cerebral indica lesão hemisférica cerebral bilateral.
2. À medida que o efeito de massa evolui, causa deslocamento da parte superior do tronco encefálico através da incisura tentorial – herniação – interrompendo assim a atividade ascendente da SRA para o hemisfério cerebral.
 a. Ocorrem hemorragias secundárias no tegmento do tronco encefálico, diferentemente da hemorragia primária no tronco encefálico, que geralmente se dá na base da ponte.
 b. Lesões isquêmicas e hemorrágicas secundárias levam ao coma permanente e a sinais do tegmento do tronco encefálico, envolvendo movimentos oculares e pupilas.
 c. O tecido supratentorial se desvia e pode comprimir as artérias cerebrais posteriores contra a incisura do tentório, causando infarto dos lobos occipitais. Os pacientes podem sobreviver a este efeito compressivo, ficando com defeitos no campo visual ou perda visual completa por lesão dos lobos occipitais.

Síndrome do Cativeiro (Encarceramento)

1. A lesão se localiza bilateralmente na base da ponte.
2. O paciente fica acordado, tem movimentos oculares horizontais e é incapaz de conversar ou movimentar os membros superiores ou inferiores. Fica "desereferenciado", mas permanece consciente.
 a. O único modo em que o paciente expressa alerta e comunicação é através da pálpebra e dos movimentos oculares verticais.
 b. O envolvimento do mesencéfalo também pode causar a síndrome do cativeiro, acompanhada por ptose bilateral e paralisia do terceiro nervo. O único indício de que o paciente está consciente é algum remanescente do movimento, como no orbicular dos olhos, em resposta a comandos.

6   Capítulo 1 ▪ Coma, Traumatismo Cranioencefálico e Traumatismo Raquimedular

c. Estes pacientes exigem cuidados meticulosos de enfermagem e psicológicos.
d. A sobrevida pode ser prolongada, sendo possível a recuperação em alguns pacientes, dependendo do tipo de lesão e da extensão do dano.

Estado Vegetativo

1. O coma depois de um evento agudo que danifique difusamente os hemisférios quase nunca dura mais do que 2 a 4 semanas, e a maioria dos pacientes passa para o estado vegetativo. Estes pacientes exibem vigília, mas não consciência; abrem os olhos em resposta a estímulos dolorosos ou espontaneamente e podem piscar diante de ameaça. São mantidos os movimentos calóricos e oculocefálicos. Intermitentemente, os olhos podem se mover de lado a lado, aparentemente seguindo objetos ou fixando-se, momentaneamente, no médico ou em um familiar, dando a errônea impressão de reconhecimento. A respiração pode acelerar em resposta à estimulação e podem ser observados certos automatismos, como deglutição, bruxismo, caretas, grunhidos e gemidos. No entanto, o paciente continua totalmente sem atenção, não fala e não mostra sinais de consciência do ambiente ou de necessidade interior; a responsividade é limitada às necessidades primitivas ou internas e movimentos reflexos posturais primitivos das extremidades. Há perda do controle dos esfíncteres. Pode haver um despertar ou vigília em ciclos alternantes, refletidos na abertura parcial dos olhos, mas o paciente não readquire a consciência nem tem comportamento intencional de qualquer tipo.
2. O estado minimamente consciente é uma categoria recentemente definida, na qual o paciente mantém função menor e, muitas vezes, intermitente, como mexer uma extremidade seguindo um comando, fazer expressões faciais ou faz varredura visual, algumas vezes seguindo comandos e, outras vezes, espontaneamente. É separado do estado vegetativo e de outros estados de incapacidade grave.

Falta de Responsividade Psicogênica

Os movimentos oculares são particularmente úteis para distinguir a falta de responsividade psicogênica e a catatonia do coma e do estado vegetativo.

1. Se o paciente estiver deitado com os olhos fechados, levantar as pálpebras resulta em um lento fechamento no coma genuíno, mas o fechamento rápido e forçado dos olhos demonstra responsividade.
2. Movimentos oculares suavemente vagueantes não podem ser produzidos voluntariamente.
3. Os testes calóricos desencadeiam nistagmo no coma psicogênico, mas não no metabólico ou no estrutural. Pacientes ocasionais que simulam falta de responsividade podem inibir o nistagmo calórico-induzido por fixação visual concentrada. No entanto, eles não exibem desvio dos olhos sem as fases rápidas do nistagmo, como faz o paciente em coma. De modo semelhante, no coma psicogênico, durante manobras oculocefálicas, a fixação visual aumenta o RVO para que os olhos se movimentem na órbita, estabilizando o olhar em um ponto. Nos pacientes comatosos, o RVO pode estar hipoativo ou abolido com o coma metabólico profundo ou com lesões estruturais no tegmento da ponte.
4. Os pacientes com falta de responsividade psicogênica costumam desviar o olhar do examinador para o colchão.

Tratamento

Abordagem do Paciente

1. Como com todos os pacientes com doença aguda, a abordagem do paciente comatoso deve seguir um algoritmo rápido e priorizado que garanta a estabilização das funções vitais e a rápida avaliação e terapia para transtornos em potencial que ameacem a vida (Tabelas 1-2 e 1-3).
2. Os ABCs (vias *aéreas*, respiração [*breathing*] e circulação) da ressuscitação aguda estão no topo da lista.
3. A estabilização cervical aguda é crucial sempre que haja qualquer possibilidade de trauma cervical ou de instabilidade cervical causada por doença clínica, como na artrite reumatoide.

| **TABELA 1-2** | Abordagem para Avaliação e Controle do Coma Agudo |

Estabilização
- Controle das vias aéreas
- Oxigenação e ventilação
- Circulação adequada (inclui evitar hipotensão nos AVEs)
- Estabilização da coluna cervical

Terapias imediatas dadas a todos os pacientes
- Tiamina, 100 mg IV
- Glicose a 50%, 50 mL IV (pode ser mantida se for estabelecido que a glicemia imediata por punção digital é adequada)
- Naloxona, 0,4-2 mg IV (pode ser repetida)
- Colher sangue para hemograma, TP/TPT, painel de bioquímica, rastreio toxicológico, hemoculturas, níveis de anticonvulsivantes

Afecções ameaçadoras a serem consideradas para possível terapia precoce
- HIC → TC do crânio
- Meningite, encefalite ou ambas → antimicrobianos, PL, hemoculturas
- Infarto do miocárdio → ECG
- Encefalopatia hipertensiva → terapia precoce
- Estado de mal epiléptico → EEG
- AVE agudo → pensar em terapia trombolítica

IV, via intravenosa; TP, tempo de protrombina; TPT, tempo de parcial tromboplastina; HIC, hipertensão intracraniana; TC, tomografia computadorizada; PL, punção lombar; ECG, eletrocardiograma; EEG, eletroencefalograma. De *Neurologic Clinics, Neurologic Emergencies*, May 1998, com permissão.

4. Manobras que exijam movimento do pescoço devem ser modificadas para minimizar os movimentos ou devem ser evitadas (estimulação oculocefálica) até que radiografias adequadas tenham eliminado qualquer preocupação com instabilidade cervical.

TRAUMATISMO CRANIOENCEFÁLICO

Introdução

1. No mundo ocidental, o trauma é a principal causa de óbito e incapacidade em crianças e adultos de 1 a 44 anos.
2. Os traumatismos cranianos são responsáveis pela maior parte da morbidade e da mortalidade por trauma e por mais de metade dos óbitos relacionados com trauma.
3. A incidência de traumatismo cranioencefálico (TCE) tem um pico na faixa etária dos 15 aos 24 anos; o gênero masculino é afetado mais comumente do que o feminino.
4. Há, aproximadamente, 1,5 milhão de novos traumas cerebrais anualmente nos Estados Unidos e, a cada ano, ocorrem cerca de 52.000 óbitos por TCE.
5. As taxas de hospitalizações relacionadas com TCE declinaram quase 50% desde 1980, fenômeno este que pode ser atribuído, em parte, a sucessos na prevenção de traumas, à alta qualidade dos sistemas paramédicos pré-hospitalares, aos sistemas de transporte por helicóptero e ao atendimento agudo abrangente em uma unidade de terapia intensiva (UTI).

TABELA 1-3	Principais Causas de Coma

1. Doença focal
  a. Trauma (contusão, hemorragia intracraniana)
  b. Hemorragia intracraniana não traumática
  c. AVE isquêmico
  d. Infecção (abscesso, empiema subdural, encefalite focal)
  e. Tumor
  f. Desmielinização (EM, EMDA)
2. Doença não focal
  a. Trauma (HIC, lesão axonal difusa)
  b. Síndromes vasculares
    1) HSA
    2) Aneurisma na fossa posterior com efeito de massa
    3) Encefalopatia hipóxico-isquêmica
    4) AVE (AVEs focais com apresentações não focais, infarto na fossa posterior com efeito de massa, hidrocefalia)
    5) Encefalopatia hipertensiva
  c. Infecção (meningite, encefalite difusa)
  d. Relacionado com tumor
    1) Síndromes tumorais (invasão do tronco encefálico, massa na fossa posterior, HIC e hidrocefalia) e paraneoplásicas (encefalite de tronco, vasculite de tronco)
  e. Tóxicas e metabólicas
    1) Tóxica
    2) Metabólica
    3) Sintomas de abstinência
    4) Deficiências nutricionais
    5) Transtorno da regulação da temperatura
  f. Crises convulsivas (estado pós-ictal, estado de mal epiléptico não convulsivo)
  g. Outras
    1) Enxaquecas basilares
    2) Amnésia global transitória
    3) PTT e outras síndromes de doença clínica
    4) Privação de sono
    5) Situacional (psicose da UTI)
    6) Psiquiátrica (conversão, depressão, mania, catatonia)

EM, esclerose múltipla; EMDA, encefalomielite disseminada aguda; HIC, hipertensão intracraniana; UTI, unidade de terapia intensiva; HSA, hemorragia subaracnóidea; PTT, púrpura trombocitopênica trombótica. De *Neurologic Clinics, Neurologic Emergencies,* May 1998, com permissão.

6. Cerca de 200.000 pacientes apresentam TCE grave (ou seja, apresentando coma); 80.000 a 90.000 sobrevivem a graus variáveis de incapacidade.
   a. Em 1993, a letalidade relatada do Banco de Dados de Coma Traumático (TCDB, em Inglês) era de cerca de 33%.
   b. Conquanto alguns sugiram que o tratamento contemporâneo dos pacientes com TCE grave deva limitar a taxa de letalidade a aproximadamente 20%, deixando apenas 50.000 óbitos por ano, alguns continuam a relatar taxas de letalidade que chegam a 37, 51 ou 60%.
7. A estimativa do custo direto fica em torno de US$ 4 bilhões, anualmente.

Fisiopatologia

1. O TCE é uma entidade patológica heterogênea.
2. O TCE tem componentes primários e secundários.
   a. As lesões primárias decorrem de eventos mecânicos, como forças de aceleração, desaceleração, rotacionais, penetrantes e contusas que ocorrem no momento do impacto. A lesão dos vasos fica evidente por pequenas hemorragias teciduais, hematomas intracerebrais, subdurais ou epidurais (HEDs), todos os quais podem, por sua vez, resultar em lesão secundária. As forças translacionais coronais têm mais possibilidade de produzir lesões axonais generalizadas. Os pacientes com lesão axonal difusa (LAD) têm menos probabilidade de hipertensão intracraniana e intervalos lúcidos. A topografia da proteína precursor do amiloide mostra que os axônios no corpo caloso e fórnices são os mais sensíveis à lesão.
   b. As lesões secundárias se devem a reações e cascatas bioquímicas que podem ocorrer desde o momento do evento inicial até minutos, horas e mesmo dias depois da lesão primária, particularmente por anormalidades fisiológicas pulmonares e circulatórias. Por exemplo, a ocorrência de hipotensão, com ou sem hipóxia, duplica a letalidade e aumenta a morbidade do traumatismo craniano grave. A hipotensão ocorrida na fase inicial de ressuscitação se associa a aumento da mortalidade mesmo quando os episódios são relativamente curtos. Cerca de 6% dos pacientes com TCE no quadro principal de apresentação também têm um trauma na coluna cervical. Cerca de 24% dos pacientes com trauma na coluna cervical no quadro de apresentação também têm um TCE.

Laceração do Couro Cabeludo

1. Tende a sangrar abundantemente em razão da ampla vascularização e pequena capacidade de vasoconstrição da vasculatura do couro cabeludo.
2. Deve ser inspecionada, palpada, irrigada, desbridada e suturada.

Fraturas do Crânio

1. As fraturas lineares geralmente são benignas, a menos que ocorram na área da artéria meníngea média ou nos seios durais (ou envolvam qualquer um dos dois), o que pode resultar em hemorragias epidurais ou subdurais, respectivamente.
2. As fraturas com afundamento podem causar lacerações durais e lesão do tecido cerebral subjacente.
3. As fraturas cominutivas são múltiplas fraturas lineares com afundamento no local do impacto.

Fraturas da Base do Crânio

1. As fraturas lineares se estendem à fossa craniana anterior, média ou posterior na base do crânio.
2. Costumam ser difíceis de visualizar em radiografias simples ou em tomografia computadorizada (TC). O diagnóstico costuma se basear nos sinais e sintomas clínicos.
3. Há risco de meningite se a dura for penetrada; entretanto, não se indicam antimicrobianos profiláticos.
4. As fraturas da fossa anterior, em geral, envolvem o osso frontal e o etmoide, bem como os seios frontais.
   a. Caracterizadas por equimose periorbital bilateral ("olho de guaxinim").
   b. É comum a anosmia por dano ao aparelho olfatório.
   c. Rinorreia ocorre em 25% dos pacientes, geralmente dura 2 a 3 dias e costuma ser autolimitada, com medidas conservadoras (p. ex., elevar a cabeceira do leito, advertir o paciente contra assoar o nariz e colocação de dreno lombar).
5. As fraturas da fossa média caracterizam-se por equimose sobre o processo mastoide atrás da orelha, podendo não aparecer por até 24 horas (sinal de Battle), e otorreia.
   a. A otorreia indica ruptura da membrana timpânica, o que permite fluxo livre do líquido cefalorraquidiano (LCR) através da orelha; este problema costuma ser autolimitado com medidas conservadoras (p. ex., elevação da cabeceira do leito).
   b. Pode associar-se a paralisias do VI, VII e VIII nervos cranianos.

6. Evitar passar uma cânula nasogástrica em um paciente com suspeita de fratura da base do crânio.
  a. Esta advertência deve ser aplicada, provavelmente, a todos os pacientes comatosos com TCE até que tenha sido abordada a presença de uma fratura basal.
  b. Usar cânula orogástrica.

Concussão

1. Os pacientes podem ou não ter perda de consciência; ficar "atordoado", confuso, "ouvir sinos" são equivalentes de concussão.
2. São comuns as amnésias retrógradas e anterógradas.
3. Há diretrizes para a realização de TC depois de concussão. Vômitos, idade mais alta, presença de fratura ao exame e mecanismo perigoso de trauma são todos preditivos de se encontrar uma lesão cerebral se for feita uma TC.
4. Os pacientes comumente se queixam de cefaleia, tonteiras, irritabilidade, perda de memória a curto prazo, cansaço e redução da atenção, subsequentemente. Estes traumatismos cranianos menores podem ter sequelas que rompam grandemente as atividades da vida diária (síndrome pós-concussiva).

Contusão Cerebral

1. Contusão é ferimento no tecido cerebral e não ocupa muito espaço no começo, mas pode aumentar em 24 a 48 horas depois de dias do trauma e causar significativa hipertensão intracraniana. Envolve mais comumente as extremidades dos lobos frontal e temporal.
2. As contusões podem ser causadas por traumas em golpe ou contragolpe.
3. É importante verificar os estudos de coagulação (p. ex., tempo de protrombina e parcial de tromboplastina) e as contagens de plaquetas e corrigir anormalidades clinicamente importantes com plasma fresco congelado e plaquetas, e não com transfusões.

Hematoma Subdural

1. Classificação.
  a. "Agudo" é usado para os que têm menos de 3 dias.
  b. "Subagudo" para idade de 3 dias a 3 semanas.
  c. "Crônico", mais de 3 semanas depois do trauma.
2. O hematoma subdural agudo (HSDA) é o hematoma intracraniano traumático mais comum (35 a 40% dos pacientes com TCE grave) e traz a mais alta letalidade associada. Há evidências de que a evacuação precoce melhore o prognóstico.
3. Os HSDAs se originam de sangramento venoso causado por laceração das veias de ligação no espaço subdural entre a dura e a aracnoide.
4. As opções de tratamento cirúrgico incluem trepanações, craniotomia limitada ou completa para evacuação do coágulo.

Hematoma Epidural (HED)

1. O HED é causado, mais comumente, por sangramento arterial para o interior do espaço epidural entre o crânio e a dura.
2. Associa-se a fraturas do osso temporal, causando uma laceração da artéria meníngea média. O sangue arterial rapidamente se acumula e os pacientes podem deteriorar rapidamente (o chamado "conversar e morrer").
3. O HED agudo traz letalidade de 5 a 10%, mas é necessária intervenção cirúrgica de emergência.
4. Os determinantes do prognóstico incluem escore GCS, idade, presença de anormalidades pupilares, lesões intracranianas associadas, presença de hemorragia subaracnóidea traumática, tempo entre a deterioração e a cirurgia e PIC.
5. O HED agudo é visto em 1 a 10% dos pacientes com TCE.
  a. Nove por cento dos pacientes comatosos depois do trauma têm um HED que exige craniotomia.
  b. O pico da incidência de HED ocorre na 2ª década da vida e é raro depois dos 50.

c. A média de idade para HED em crianças é de 6 a 10 anos, e o HED é menos frequente em crianças muito novas e recém-nascidos.
d. Como com o TCE em geral, 53% (variação de 30 a 73%) dos HEDs estão relacionados com o tráfego; as quedas são responsáveis por 30% (variação de 7 a 52%) e as agressões, por 8% (variação de 1 a 19%).
e. O HED agudo decorre de trauma da artéria meníngea média (36%) ou de uma estrutura venosa (32%), como a veia meníngea média, as veias diploicas ou um dos seios venosos, e isto explica por que as localizações mais comuns são o lobo temporoparietal ou temporal.
6. A apresentação clínica do HED é com déficits focais, hemiparesia e descerebração. De 22 a 56% dos pacientes estão comatosos na admissão.
  a. O clássico intervalo lúcido do "conversar e morrer" é visto em 47%; é quando o paciente, que estava inconsciente, acorda e depois deteriora.
   1) Vinte a 42% continuam conscientes; 18 a 44% têm anormalidades pupilares.
   2) Três a 27% apresentam-se neurologicamente intactos.
   3) Oito por cento apresentam crises convulsivas.
7. Tratamento.
  a. Diretrizes razoáveis são que o HED deve levar à evacuação urgente se o GCS for inferior a 9 ou se houver anisocoria ou mais de 30 mL de HED; a evacuação pode ser considerada para o HED em que:
   1) Haja menos de 30 mL de volume, menos de 15 mm de espessura e menos de 5 mm de desvio da linha média, contanto que o escore na GCS esteja acima de 8.
   2) Estes pacientes devem submeter-se à TC seriada e vigilância constante.

Hematoma Intracerebral Traumático

1. As hemorragias intraparenquimatosas (HIPs) são incomuns em traumatismo craniano não penetrante.
2. Contusões cerebrais que estejam aumentando de volume podem coalescer em francos coágulos intraparenquimatosas, exigindo intervenção cirúrgica.
3. É mais comum ver HIP com traumas penetrantes (p. ex., ferimento por arma de fogo ou por esfaqueamento).
4. O tamanho da lesão e as condições do paciente ditam o tratamento.
5. Como com a contusão, devem ser verificados os fatores de coagulação.

Lesão Axonal Difusa

1. A desaceleração e a rotação do cérebro podem resultar em cisalhamento mecânico generalizado dos axônios.
2. A letalidade depois de LAD chega a 50%.
3. A LAD é a causa mais comum de estado vegetativo pós-traumático.
4. Os achados da TC inicial são normais em 50 a 85% dos pacientes.
5. A ressonância magnética (RM) é mais sensível do que a TC para detectar as características diferenciais de pequenas hemorragias puntatas presumivelmente causadas pelo cisalhamento de pequenas artérias perfurantes.
6. Muitos acreditam que as lesões no corpo caloso sejam aspecto *sine qua non* da LAD.

Edema Cerebral

1. O edema cerebral por qualquer das lesões descritas anteriormente, especialmente contusões, leva a aumento do conteúdo de água e inchaço do cérebro.
2. Esteroides não foram eficazes para o tratamento de edema pós-traumático (ver a seguir).

Síndrome de Herniação

1. Herniação é o desvio do tecido cerebral para uma área anormal, sendo secundário a diferenciais de PIC.
2. Os sintomas e sinais associados dependem da localização da herniação e da anatomia das estruturas comprimidas.

3. As síndromes mais comumente vistas são a hérnia de cíngulo/subfalcina, hérnia do úncus/transtentorial e hérnia tonsilar.
  a. Hérnia do cingulado (ou "subfalcina").
   1) Característica de lesões expansivas unilaterais no lobo frontal que forçam o giro cingulado sob a foice do cérebro.
   2) Pode ocorrer compressão da artéria cerebral anterior, resultando em isquemia/infarto.
   3) Nenhum sinal ou sintoma clínico é específico da hérnia de cíngulo; não é incomum o envolvimento dos membros inferiores.
  b. Hérnia do úncus (ou "transtentorial").
   1) Mais comumente vista com processos expansivos na fossa craniana média, fazendo com que o úncus do lobo temporal hernie entre o tronco encefálico e a borda do tentório.
   2) Os sinais e sintomas incluem:
     a) Diminuição da consciência pela compressão da formação reticular na parte rostral do tronco encefálico.
     b) Pupila ipsolateral dilatada pela compressão do III nervo craniano.
     c) Hemiplegia contralateral por compressão do pedúnculo cerebral oposto.
  c. Hérnia tonsilar (hérnia cerebelar).
   1) Origina-se da expansão de lesões da fossa posterior (ou lesões supratentoriais invadindo a fossa posterior), fazendo com que as tonsilas cerebelares herniem através do forame magno, indo ao canal espinal superior, comprimindo o bulbo.
   2) Os sinais e sintomas incluem:
     a) Defesa contra flexão cervical.
     b) Hipertensão sistêmica.
     c) Comprometimento ou parada cardiorrespiratória.

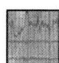

TRATAMENTO DO TRAUMATISMO CRANIANO GRAVE

Conduta Pré-Hospitalar
1. A avaliação e o tratamento das lesões traumáticas devem ser iniciados desde o momento em que o pessoal de atendimento de emergência pré-hospitalar chega à cena e continuam durante o transporte até a conduta aguda no departamento de emergência.
2. As prioridades para avaliação e tratamento do paciente com um traumatismo craniano podem ser resumidas como ABC: vias aéreas *(airways),* respiração *(breathing)* e circulação.
  a. Vias aéreas/respiração.
   1) Garantir e manter uma via aérea é prioridade máxima para garantir adequada oxigenação e ventilação.
   2) A patência das vias aéreas costuma ficar comprometida pela presença de corpos estranhos; obstrução pelas partes moles da língua e/ou faringe/laringe; acúmulo de sangue, secreções ou vômito; e colapso das vias aéreas por trauma direto.
   3) A ventilação pode ser comprometida por contusões pulmonares, fraturas costais (tórax flutuante), ruptura do diafragma, presença de hemo ou pneumotórax, lesão do tronco encefálico, afetando os centros respiratórios ou trauma da coluna cervical, afetando a função do nervo frênico.
   4) Na ausência de obstrução das vias aéreas, deve ser dado oxigênio suplementar por máscara facial. Nos casos restantes, deve-se manter uma via aérea por via endotraqueal.
   5) Traqueotomia ou cricotireoidotomia direta constituem alternativas na presença de trauma facial maciço ou edema das vias aéreas superiores.
   6) Se necessário, a respiração pode ser sustentada com ventilação por ambu por meio de máscara facial ou cânula traqueal.
   7) Não hiperventilar profilaticamente. As atuais evidências, incluindo um ensaio clínico randomizado, sugerem que a hiperventilação profilática agressiva realmente pode piorar a hipóxia tecidual e levar à lesão cerebral secundária.

b. Circulação.
   1) Juntamente com a manutenção das vias aéreas e para garantir a ventilação, o fluxo sanguíneo para o cérebro e outros órgãos precisa de sustentação.
   2) O colapso hemodinâmico associa-se, mais frequentemente, à perda de sangue, embora a disfunção cardíaca e causas neurogênicas também sejam comuns.
   3) Hemorragia externa deve ser controlada por meio de pressão direta sobre o ferimento.
   4) A hemorragia interna só pode ser abordada no hospital.
   5) O atual dogma é que o choque hipovolêmico seja tratado com agressiva reposição de volume. A solução salina é superior à albumina nos ensaios clínicos.
   6) As diretrizes do suporte avançado da vida no trauma afirmam que a perda de sangue estimada deve ser reposta em uma proporção de 3:1 com cristaloide.
   7) Hemoderivados, como o sangue total e o concentrado de hemácias, são ideais para ressuscitação de volume, embora a necessidade de armazenamento e manipulação tornem impossível seu uso no campo.
      a) As soluções cristaloides isotônicas IV, atualmente, são a única opção para os paramédicos no campo.
      b) Usa-se a ressuscitação com grandes volumes de líquido cristaloide para restaurar os parâmetros hemodinâmicos até que esteja disponível sangue O negativo ou tenham sido realizadas provas cruzadas.
      c) O sangue, em geral, é considerado o líquido ideal para reposição para ressuscitação, mas não está tipicamente disponível no contexto pré-hospitalar. Além disso, há preocupações significativas com a compatibilidade, a transmissão de doenças e os requisitos de armazenamento associados ao sangue estocado.

Conduta Cirúrgica

1. Há múltiplas questões não resolvidas referentes à conduta cirúrgica. Por exemplo, as contusões hemorrágicas devem ser removidas? Os hematomas intraparenquimatosos no lobo dominante devem ser evacuados? Qual é o papel da craniotomia descompressiva no tratamento ou para evitar a hipertensão intracraniana?
2. Em 1995, a Fundação para o Trauma Cerebral, a *American Academy of Neurological Surgeons* (AANS) e a Seção Conjunta sobre Neurotrauma e Cuidados Críticos da AANS e o Congresso de Cirurgiões Neurológicos publicaram, pela primeira vez, um volume com base em evidências para melhorar os cuidados com TCE não penetrante. A Tabela 1-4 é um esboço daquelas diretrizes que foram atualizadas em 2007. Há várias monografias semelhantes para traumatismo craniano penetrante e cuidados pré-hospitalares, com pendência referente à conduta cirúrgica do TCE.

 TRAUMATISMO MEDULAR AGUDO

Introdução

1. Ocorre traumatismo medular em cerca de 14.000 pessoas na América do Norte a cada ano, e a prevalência é de aproximadamente 200.000 pacientes.
2. Dez mil pessoas por ano morrem das complicações associadas ao trauma medular.
3. A maioria dos casos ocorre em homens com 15 a 30 anos.
4. Vinte cinco por cento dos traumas medulares ocorrem em crianças.

Fisiopatologia

1. As causas de trauma medular são múltiplas e variam dentro das regiões geográficas de cada país. Nos países industrializados, as colisões de veículos são a causa mais comum.
2. Daqueles que apresentam trauma da coluna, cerca de 15% terão uma lesão neurológica.
   a. A coluna cervical corre o maior risco, sendo que 50% das fraturas ou rupturas de ligamentos na coluna cervical resultam em lesão neurológica.

Capítulo 1 ▪ Coma, Traumatismo Cranioencefálico e Traumatismo Raquimedular

TABELA 1-4 Diretrizes para Conduta no Traumatismo Cranioencefálico

Níveis de recomendação
Níveis I, II e III são derivados de evidências de Classes I, II e III, respectivamente.
As recomendações do Nível I se baseiam nas evidências mais fortes de efetividade e representam princípios de conduta para o paciente que refletem alto grau de certeza clínica.
As recomendações do Nível II refletem um grau moderado de certeza clínica.
Para as recomendações do Nível III, o grau de certeza clínica não foi estabelecido.

Pressão arterial e oxigenação

Nível I	Há dados insuficientes para apoiar uma recomendação do Nível I para este tópico.
Nível II	A pressão arterial deve ser monitorizada e evitada a hipotensão (pressão arterial sistólica ≤ 90 mmHg).
Nível III	A oxigenação deve ser monitorizada e evitada a hipóxia (PaO_2 < 60 mmHg ou saturação de O_2 < 90%).

Terapia hiperosmolar

Nível I	Há dados insuficientes para apoiar uma recomendação do Nível I para este tópico.
Nível II	O manitol é efetivo para controlar HIC em doses de 0,25 a 1 g/kg de peso corporal. Deve-se evitar a hipotensão arterial (pressão arterial sistólica < 90 mmHg).
Nível III	Restringir o uso de manitol antes da monitorização da PIC aos pacientes com sinais de herniação transtentorial ou deterioração neurológica progressiva não atribuível a causas extracranianas.

Hipotermia profilática

Nível I	Há dados insuficientes para apoiar uma recomendação do Nível I para este tópico.
Nível II	Há dados insuficientes para apoiar uma recomendação do Nível II para este tópico.
Nível III	Dados agrupados indicam que a hipotermia profilática não se associa, significativamente, à diminuição da letalidade, em comparação com controles normotérmicos. No entanto, achados preliminares sugerem que se observa uma diminuição maior do risco de letalidade quando as temperaturas-alvo são mantidas por mais de 48 horas. A hipotermia profilática se associa a escores GOS significativamente mais altos, em comparação com os escores de controles normotérmicos.

Profilaxia de infecções

Nível I	Há dados insuficientes para apoiar uma recomendação do Nível I para este tópico.
Nível II	Devem ser administrados antimicrobianos na fase periprocedimento para intubação para reduzir a incidência de pneumonia. No entanto, não muda o tempo de hospitalização nem a letalidade. Deve ser realizada uma traqueostomia precoce para reduzir os dias de ventilação mecânica. No entanto, isto não altera a letalidade nem a taxa de pneumonia hospitalar.
Nível III	Não se recomenda a troca de rotina do cateter ventricular nem o uso profilático de antimicrobianos para a colocação do cateter ventricular para reduzir a infecção.

Profilaxia de trombose venosa profunda

Nível I	Há dados insuficientes para apoiar uma recomendação do Nível I para este tópico.
Nível II	Há dados insuficientes para apoiar uma recomendação do Nível II para este tópico.

TRAUMATISMO MEDULAR AGUDO

TABELA 1-4 — Diretrizes para Conduta no Traumatismo Cranioencefálico *(Cont.)*

Nível III	Recomendam-se meias de compressão graduada ou meias CPI, a menos que lesões nas extremidades inferiores impeçam seu uso. O uso deve ser continuado até que os pacientes consigam deambular. Deve ser usada HBPM ou heparina não fracionada juntamente com a profilaxia mecânica. No entanto, há aumento do risco de expansão da hipertensão intracraniana. Há evidências insuficientes para apoiar as recomendações referentes ao agente preferido, a dose ou a periodicidade da profilaxia farmacológica para TVP.

Indicações para monitorização da pressão intracraniana

Nível I	Há dados insuficientes para apoiar uma recomendação do Nível I para este tópico.
Nível II	A PIC deve ser monitorada em todos os pacientes salváveis com TCE grave (escore GCS de 3-8 depois da ressuscitação) e TC anormal. Uma TC do crânio anormal é a que revela hematomas, contusões, edema, herniação ou compressão das cisternas basais.
Nível III	Indica-se a monitorização da PIC em pacientes com TCE e TC normal se duas ou mais das seguintes características forem observadas na admissão: idade acima de 40 anos, postura motora uni ou bilateral ou pressão arterial sistólica < 90 mmHg.

Limiares da pressão intracraniana

Nível I	Há dados insuficientes para apoiar uma recomendação do Nível I para este tópico.
Nível II	O tratamento deve ser iniciado com limiares de PIC acima de 20 mmHg.
Nível III	Deve-se usar uma combinação de valores de PIC e achados clínicos e de TC encefálica para determinar a necessidade de tratamento.

Limiares de perfusão cerebral

Nível I	Há dados insuficientes para apoiar uma recomendação do Nível I para este tópico.
Nível II	Devem ser evitadas as tentativas agressivas de manter a PPC acima de 70 mmHg com líquidos e pressores em razão do risco da SDRA.
Nível III	Deve-se evitar PPC ≤ 50 mmHg. O valor da PPC a atingir fica dentro da faixa de 50-70 mmHg. Os pacientes com autorregulação da pressão intacta toleram valores mais altos de PPC. A monitorização subsidiária dos parâmetros cerebrais que incluem fluxo sanguíneo, oxigenação ou metabolismo facilita o controle da PPC.

Monitorização e limiares do oxigênio cerebral

Nível I	Há dados insuficientes para apoiar uma recomendação do Nível I para este tópico.
Nível II	Há dados insuficientes para apoiar uma recomendação do Nível II para este tópico.
Nível III	A saturação venosa jugular (< 50%) ou a tensão de oxigênio no tecido cerebral (< 15 mmHg) são os limiares do tratamento. A saturação venosa jugular ou a monitoração do oxigênio no tecido cerebral medem a oxigenação cerebral.

Anestésicos, analgésicos e tranquilizantes

Nível I	Há dados insuficientes para apoiar uma recomendação do Nível I para este tópico.
Nível II	Não se recomenda a administração profilática de barbitúricos para induzir EEG com supressão. Recomenda-se a administração de barbitúricos em alta dose para controlar a PIC elevada refratária ao tratamento clínico e cirúrgico padrão máximo. A estabilidade hemodinâmica é essencial antes e durante a terapia com barbitúricos. Recomenda-se o propofol para o controle da PIC, mas não para melhora da letalidade ou dos resultados em seis meses. Altas doses de propofol podem produzir letalidade significativa.
Nível III	

(Continua)

TABELA 1-4	Diretrizes para Conduta no Traumatismo Cranioencefálico *(Cont.)*
Nutrição	
Nível I	Há dados insuficientes para apoiar uma recomendação do Nível I para este tópico.
Nível II	Os pacientes devem ser alimentados buscando-se atingir a reposição calórica completa no sétimo dia pós-traumatismo.
Nível III	
Profilaxia anticrises	
Nível I	Há dados insuficientes para apoiar uma recomendação do Nível I para este tópico.
Nível II	Não se recomenda o uso profilático de fenitoína ou de valproato para prevenir CPTs tardias. Os anticonvulsivantes são indicados para diminuir a incidência de CPTs precoces (nos primeiros 7 dias depois do trauma). No entanto, as CPTs precoces não se associam à piora dos resultados.
Nível III	
Hiperventilação	
Nível I	Há dados insuficientes para apoiar uma recomendação do Nível I para este tópico.
Nível II	Não se recomenda a hiperventilação profilática ($PaCO_2$ de 25 mmHg ou menos).
Nível III	Recomenda-se a hiperventilação como medida temporizadora para a redução da PIC elevada. A hiperventilação deve ser evitada durante as primeiras 24 horas após do trauma quando o FSC costuma estar criticamente reduzido. Se for usada hiperventilação, recomendam-se medidas da saturação de oxigênio venoso jugular (SjO_2) ou da tensão de oxigênio do tecido cerebral ($PbrO_2$) para monitorar a oferta de oxigênio.
Esteroides	
Nível I	O uso de esteroides não é recomendado para melhorar os resultados ou reduzir a PIC. Em pacientes com TCE moderado ou grave, a metilprednisolona em alta dose se associa a aumento da letalidade e está contraindicada.
Nível II	
Nível III	

PIC, pressão intracraniana; HIC, hipertensão intracraniana; GOS, Escala Glasgow de Resultados; CPI, compressão pneumática intermitente; TCE, traumatismo cranioencefálico; GCS, Escala Glasgow de Coma; TC, tomografia computadorizada; PPC, pressão de perfusão cerebral; SDRA, síndrome do desconforto respiratório do adulto; CPT, convulsões pós-traumáticas; FSC, fluxo sanguíneo cerebral.
Adaptada do *Journal of Neurotrauma.* May 2007;24(Suppl 1):S-7-S-95; Da Brain Trauma Foundation, American Association of Neurological Surgeons (AANS) and the JoinSection on Care of the AANS Congress of Neurological Surgeons.

    b. Os mecanismos mais comuns de trauma medular são hiperflexão, hiperextensão, carga axial e lesão penetrante.
    c. As lesões medulares são classificadas como completas ou incompletas.
        1) As lesões completas implicam perda de toda a função motora, sensitiva e reflexa abaixo do seu nível.
        2) A lesão incompleta implica alguma função neurológica intacta abaixo do seu nível.
            a) Lesão medular central (síndrome de Schneider).
- Mais comumente resulta de hiperextensão.
- Maior disfunção motora vista nas extremidades superiores, em comparação com as inferiores.

- Alto risco se houver estenose do canal adquirida preexistente por doença espondilótica.
- A parte central da medula é a área de fronteira vascular e, portanto, mais sensível à isquemia.

b) Síndrome medular anterior.
- A síndrome medular anterior, tradicionalmente, tem sido descrita na hérnia de disco traumática.
- O disco, teoricamente, danifica as áreas anterior e lateral da medula espinal, deixando as colunas posteriores intactas.

c) Síndrome de Brown-Sequard.
- Hemiplegia com perda contralateral da sensibilidade dolorosa e térmica.
- Tipicamente ocasionada por ferimentos penetrantes ou fraturas unilaterais graves, levando a uma hemissecção da medula espinal. Para traumas que resultem em quadriplegia, a taxa de sobrevida em 5 anos é de 85%.

Tratamento das Lesões Agudas da Medula Espinal

Cuidados na Cena do Acidente
1. O tratamento no campo começa com os ABCs, que são seguidos por um breve exame neurológico.
2. Sugere-se que todos os pacientes com trauma e lesão da coluna cervical ou com um mecanismo de trauma que tenha o potencial de causar lesão da coluna cervical, incluindo traumatismo craniano, devam ser imobilizados na cena e durante o transporte, usando uma combinação de colar rígido e bloqueios de suporte em uma superfície com correias para limitar o movimento da coluna cervical. Não se recomenda a prática de longa data de tentar a imobilização da coluna cervical usando sacos de areia e fita apenas.

Conduta no Hospital
1. Inicie repetindo o que foi feito no campo – os ABCs são reavaliados e dá-se maior suporte respiratório por meio de oxigênio suplementar com cânula nasal ou intubação.
    a. O controle da pressão arterial pode incluir líquidos e pressores.
    b. Colocação de uma cânula (ou cateter) nasogástrica se não houve fratura da base do crânio.
    c. Cânula (ou cateter) Foley.
    d. Utilizam-se cobertores de aquecimento se a hipotermia estiver presente.
    e. Calças antichoque hipovolêmico às vezes são usadas para combater hipotensão refratária pelo choque espinal.
    f. O padrão internacional ASIA para classificação neurológica e funcional de lesão medular é um instrumento de exame neurológico recomendado para os médicos envolvidos na avaliação e atendimento a pacientes com lesão medular aguda, sendo assim resumido:
2. Em pacientes assintomáticos – Não se recomenda avaliação radiográfica da coluna cervical em pacientes com trauma que estejam conscientes, alertas e não intoxicados, que estejam sem dor espontânea ou à palpação do pescoço e que não tenham lesões associadas significativas que desvirtuem sua avaliação geral.
3. Em pacientes sintomáticos – Recomenda-se uma série de três incidências para a coluna cervical (AP, perfil e incidências odontoides) para avaliação radiográfica da coluna cervical nos pacientes sintomáticos após lesão traumática. Isto deve ser complementado com TC para definir melhor as áreas com suspeita ou que não sejam bem visualizadas em radiografias cervicais simples.
    a. Recomenda-se que de pacientes acordados e com dor espontânea ou à palpação do pescoço e radiografias da coluna cervical normais (incluindo TC suplementar se necessário) tenham a imobilização da coluna cervical retirada depois:
       1) Radiografias de flexão/extensão dinâmicas adequadas e normais; ou.
       2) Estudo por RM normal feito em até 48 horas do trauma.

b. A imobilização da coluna cervical em pacientes obnubilados com radiografias da coluna cervical normais (inclusive TC suplementar se necessário) pode ser retirada:
   1) Após estudos dinâmicos de flexão/extensão realizados sob orientação fluoroscópica.
   2) Após um estudo por RM normal feito em até 48 horas do trauma.
   3) A critério do médico que faz o tratamento.
4. Redução fechada inicial de lesões com fratura-luxação da coluna cervical.
   a. Recomenda-se a redução fechada precoce de lesões com fratura-luxação da coluna cervical com tração craniocervical para restauração do alinhamento anatômico da coluna cervical nos pacientes acordados.
   b. Não se recomenda a redução fechada em pacientes com uma lesão rostral adicional.
   c. Os pacientes com fraturas-luxações da coluna cervical que não consigam ser examinados durante a tentativa de redução fechada ou antes da redução posterior aberta devem submeter-se à RM antes da tentativa de redução. A presença de uma herniação de disco significativa é indicação relativa de descompressão anterior antes da redução.
   d. Recomenda-se estudo por RM dos pacientes em que falhem as tentativas de redução fechada.
   e. A RM pré-redução realizada em pacientes com fratura-luxação cervical demonstrará ruptura ou hérnias dos discos intervertebrais em 1/3 a metade dos pacientes com subluxação do processo articular. Estes achados não parecem influenciar significativamente os resultados após redução fechada em pacientes acordados e, portanto, é incerta a utilidade da RM pré-redução nesta circunstância.
5. Conduta em traumas medulares agudos em uma UTI ou em outro contexto monitorizado.
   a. Recomenda-se o controle dos pacientes com lesão medular aguda, particularmente pacientes com lesões graves no nível cervical, em uma UTI ou em ambiente monitorizado semelhante.
   b. Recomenda-se o uso de aparelhos de monitorização cardíaca, hemodinâmica e respiratória para detectar disfunção cardiovascular e insuficiência respiratória em pacientes após lesão medular cervical aguda.
6. Controle da pressão arterial após lesão medular aguda.
   a. Deve ser evitada a hipotensão (pressão arterial sistólica < 90 mmHg), se possível, ou corrigida, assim que possível.
   b. Recomenda-se a manutenção da pressão arterial média em 85 a 90 mmHg nos primeiros 7 dias após lesão medular aguda para melhorar a perfusão da medula espinal.

Terapia após Lesão Medular Cervical Aguda

Tratamento Farmacológico

1. Há evidências insuficientes apoiando os padrões de tratamento.
2. A metilprednisolona (se esta medicação for usada) por 24 ou 48 horas é uma opção de tratamento dos pacientes com lesões medulares agudas. Deve ser aplicada com o conhecimento de que as evidências sugerindo efeitos colaterais prejudiciais são mais consistentes do que a indicação de benefício clínico.
   a. Posologia da metilprednisolona:
      1) Dose padrão de 30 mg/kg administrada em bolo inicial IV ao longo de 15 minutos, seguido por uma pausa de 45 minutos e depois inicia-se o tratamento com 5,4 mg/kg/h em infusão por 23 horas se a infusão tiver iniciado menos de 3 horas depois do momento da lesão.
      2) A infusão deve continuar por 48 horas se iniciada entre 3 e 8 horas do momento do acidente.
   b. Contraindicações:
      1) Não é dada para traumas abertos, como ferimentos por arma de fogo, em decorrência de um aumento do risco de infecção do ferimento e por falta de benefício neurológico provado.
   c. Os resultados são piores se a metilprednisolona for administrada mais de 8 horas depois da lesão.

d. Principais interações medicamentosas:
   1) A metilprednisolona aumenta os níveis circulantes de glicose.
   2) Diminui o efeito da fenitoína e do fenobarbital.
   3) A rifampicina aumenta o *clearance* de metilprednisolona.
   e. Principais efeitos colaterais:
   1) Hipersensibilidade.
   2) Aumento do risco de infecção.

Trombose Venosa Profunda e Tromboembolismo em Pacientes com Lesões da Medula Espinal Cervical

1. Recomenda-se o tratamento profilático do tromboembolismo (EP) em pacientes com déficits motores graves causados por lesão medular.
2. Heparina em baixa dose em combinação com meias de compressão pneumática ou estimulação são recomendadas como estratégia de tratamento profilático.
3. A terapia com heparina em baixa dose, isoladamente, não é recomendada como estratégia de tratamento profilático.
4. A anticoagulação oral, isoladamente, não é recomendada como estratégia de tratamento profilático.
5. Ultrassonografia Doppler dúplex, pletismografia por impedância e venografia são recomendadas como testes diagnósticos para trombose venosa profunda (TVP) na população de pacientes com lesão medular.
6. Recomendam-se 3 meses de tratamento profilático para TVP e embolia pulmonar.
7. Recomendam-se filtros na veia cava para pacientes que não têm sucesso com a anticoagulação ou que não sejam candidatos à anticoagulação, e/ou aos dispositivos mecânicos.

Suporte Nutricional depois de Lesão da Medula Espinal

1. Recomenda-se suporte nutricional dos pacientes com lesão da medula espinal. O gasto de energia é mais bem determinado por calorimetria indireta nestes pacientes, pois as estimativas da equação de gasto de energia e subsequente necessidade calórica tendem a ser imprecisas.

Lesão Medular sem Anormalidade Radiográfica

1. Recomendam-se radiografias simples da coluna da região da lesão e TC com atenção ao nível suspeito de lesão neurológica para excluir fraturas ocultas.
2. A RM da região com suspeita de lesão neurológica pode fornecer informações diagnósticas úteis.
3. Podem ser consideradas as radiografias simples da coluna vertebral inteira.
4. Não se recomenda angiografia da coluna nem mielografia na avaliação dos pacientes com esse tipo de lesão.

Diagnóstico e Conduta nas Lesões Traumáticas de Luxação Atlantoccipital

1. Recomenda-se uma radiografia cervical em perfil para o diagnóstico da luxação atlantoccipital (LAO). Se for usado um método radiológico para medida, recomenda-se o método do intervalo axial do básion-intervalo dental do básion (IAB-IDB).
2. A presença de edema de partes moles pré-vertebral cervical alto em uma radiografia simples sem outros diagnósticos de um modo geral deve levar a pedir mais exames por imagens.
3. Se houver suspeita clínica de LAO e as radiografias simples não derem o diagnóstico, recomenda-se TC ou RM, particularmente para o diagnóstico de luxações não do Tipo II.

Fraturas do Côndilo do Occipital

1. Recomenda-se TC para estabelecer o diagnóstico de fraturas do côndilo occipital. A suspeita clínica deve ser levantada pela presença de um ou mais dos seguintes critérios:
   a. Pacientes com trauma contuso que sofram lesões craniocervicais de alta energia.
   b. Alteração da consciência.

c. Dor espontânea ou à palpação occipital.
   d. Comprometimento dos movimentos cervicais.
   e. Paralisias dos nervos cranianos inferiores (ou edema das partes moles retrofaríngeas).
2. Recomenda-se RM para avaliar a integridade dos ligamentos craniocervicais.

Fraturas Isoladas do Atlas em Adultos
1. As opções de tratamento em fraturas isoladas do atlas se baseiam no tipo específico de fratura. As fraturas isoladas do atlas com ligamento transverso do atlas intacto podem ser tratadas, unicamente, com imobilização cervical. A ruptura do ligamento transverso do atlas deve ser tratada com imobilização cervical ou fixação e fusão cirúrgicas.

Fraturas Isoladas do Áxis em Adultos
1. Fraturas do odontoide:
   a. A fratura do tipo I se dá através da extremidade acima do ligamento transverso; o tipo II através da base do colo do odontoide (fratura do dente); e o tipo III através do corpo de C2.
   b. As fraturas do tipo II do odontoide, em pacientes com 50 anos de idade ou mais, devem ser consideradas para estabilização cirúrgica e fusão.
   c. As fraturas do tipo I, II e III podem ser tratadas, inicialmente, com imobilização cervical externa. As fraturas do odontoide Tipo II e III devem ser consideradas para fixação cirúrgica em casos de deslocamento do dente de 5 mm ou mais, cominução da fratura do odontoide (tipo IIA) e/ou incapacidade de obter ou manter o alinhamento da fratura com imobilização externa.
2. Espondilolistese traumática do áxis (fratura do enforcado).
   a. A espondilolistese traumática do áxis pode ser tratada, inicialmente, com imobilização externa na maioria dos casos. Deve-se considerar a estabilização cirúrgica nos casos de angulação intensa de C2 sobre C3 (Francis Grau II e IV; Effendi Tipo II), ruptura do espaço discal C2-3 (Francis Grau V, Effendi Tipo III) ou incapacidade de estabelecer ou manter o alinhamento com imobilização externa.

Conduta para Fraturas Combinadas do Atlas e Áxis
1. O tratamento das fraturas combinadas do atlas-áxis baseia-se, primariamente, em características específicas da fratura do áxis. Recomenda-se a imobilização externa da maioria das fraturas combinadas de C1-2. As fraturas combinadas do odontoide C1-tipo II com um intervalo atlas-dente (IAD) de 5 mm ou mais e as fraturas combinadas C1-do enforcado com angulação de C2-3 de 11 graus ou mais devem ser consideradas para estabilização cirúrgica e fusão. Em alguns casos, a técnica cirúrgica precisa ser modificada em decorrência da perda da integridade do anel do atlas.

Osso Odontoide
1. Recomendam-se as radiografias simples da coluna cervical (A-P, odontoide com a boca aberta e perfil) e as radiografias simples dinâmicas em perfil realizadas em flexão e extensão. Pode-se considerar tomografia (computadorizada ou simples) e/ou RM da junção craniocervical.

Tratamento das Lesões Subaxiais da Coluna Cervical
1. Recomenda-se redução fechada ou aberta das lesões com luxação do processo articular cervical subaxial.
2. Recomenda-se o tratamento das lesões com luxação do processo articular cervical subaxial com imobilização externa rígida, artrodese anterior com fixação de placa ou artrodese posterior com fixação de placa.
3. Recomenda-se o tratamento das lesões com luxação do processo articular cervical subaxial com repouso no leito prolongado com tração, se não estiverem à disposição as opções de tratamento contemporâneas.

TRAUMATISMO MEDULAR AGUDO

Conduta para as Lesões Medulares Cervicais Centrais Agudas

1. Recomenda-se UTI (ou outro ambiente monitorizado) para os pacientes com lesões medulares cervicais centrais agudas (LMCCA), particularmente em pacientes com déficits neurológicos graves.
2. Recomenda-se conduta clínica, incluindo monitorização cardíaca, hemodinâmica e respiratória, e manutenção da pressão arterial média em 85 a 90 mmHg na primeira semana depois da lesão para melhorar a perfusão da medula espinal. Recomenda-se redução precoce das lesões por fratura-luxação. Recomenda-se descompressão cirúrgica da medula espinal comprimida, particularmente se a compressão for focal e anterior.

Conduta para as Lesões da Artéria Vertebral após Trauma Cervical não Penetrante

1. A angiografia convencional ou a angiografia por ressonância magnética (ARM) é recomendada para o diagnóstico de lesão da artéria vertebral (LAV) depois de trauma cervical não penetrante em pacientes que tenham lesões completas da medula espinal cervical, fratura através do forame transverso, luxação do processo articular e/ou subluxação vertebral.

Tratamento

1. Recomenda-se anticoagulação com heparina IV para os pacientes com LAV que tenham evidências de AVE na circulação posterior.
2. Recomenda-se observação ou tratamento com anticoagulação nos pacientes com lesões da artéria vertebral e evidências de isquemia na circulação posterior.
3. Recomenda-se observação nos pacientes com lesões da artéria vertebral e sem evidências de isquemia na circulação posterior.

Prevenção de Complicações

1. Precauções contra aspiração: Passar uma cânula nasogástrica reduz o risco de aspiração e pneumonia.
2. Retenção urinária: Colocação de uma cânula Foley reduz o risco de hidronefrose e comprometimento renal.
3. Cobertor de aquecimento: A hipotermia pode promover complicações sistêmicas e comumente é vista em vítimas de trauma e em pacientes com lesão medular.
4. Imobilização cervical.
    a. O objetivo a curto prazo da imobilização é prevenir mau alinhamento e lesão adicional da medula.
    b. A imobilização pode ser obtida por repouso no leito, tração ou órtese espinal.
    c. A órtese para imobilização da coluna permite a mobilização precoce do paciente e pode ajudar em obter um alinhamento da coluna vertebral.
5. Colar para tratamento de lesões da coluna cervical.
    a. Procedimento padrão: Inicialmente, coloca-se um colar firme em todos os pacientes (costumo usar Philadelphia ou Miami J).
    b. Contraindicações: Lesão traqueal associada ou lesão de partes moles no pescoço.
    c. Complicações: Ulceração da pele causada por pressão do colar.
    d. Pontos especiais:
        1) O colar Philadelphia pode ser usado para tratar fraturas estáveis.
        2) Usa-se um imobilizador esterno-occipitomandibular (SOMI, do Inglês) ou aparelho halo para fraturas instáveis.
6. Aparelhos para tratamento das lesões da coluna torácica e lombar.
    a. Procedimento padrão: Usa-se um aparelho como a órtese toracolombossacral (TLSO, do inglês) ou aparelho Jewett para tratar fraturas da coluna torácica. Na coluna lombar, usa-se um colete, um aparelho Boston de concha dura e sobreposição ou um aparelho gessado corporal.
    b. Contraindicações: Trauma torácico ou abdominal grave.
    c. Complicações: Ulceração da pele pelo aparelho.

d. Pontos especiais:
  1) Uma vez colocados esses aparelhos, deverá ser pedida uma radiografia ortostática em perfil da coluna torácica ou da coluna lombar.
  2) Se for observado movimento da coluna vertebral, o paciente será colocado de volta em repouso no leito e pensar-se-á na estabilização cirúrgica.
7. Oxigenação: As complicações respiratórias são a maior causa de morbidade e mortalidade no paciente com traumatismo raquimedular. Já que metade dos pacientes com traumatismos raquimedulares chega com lesões completas, é alta a necessidade de suporte respiratório. Os objetivos são defender contra a insuficiência respiratória e garantir oxigenação adequada à medula lesionada.
  a. Procedimento padrão: Deve ser usada uma cânula nasal ou máscara facial para dar oxigênio suplementar na fase aguda do tratamento em pacientes que não precisem de intubação.
  b. Justifica-se a intubação endotraqueal naqueles pacientes com sofrimento respiratório. Deve-se suspeitar de insuficiência respiratória iminente naqueles pacientes com ausência de movimento da parede torácica e excessivo movimento da parede abdominal.
  c. Se a gasometria tiver PO_2 abaixo de 70 mmHg ou PCO_2 acima de 45 mmHg, deve ser efetuada a intubação.
  d. Contraindicações: No caso de grande trauma da base do crânio ou facial, deve ser realizada a traqueotomia em lugar de intubação nasal ou endotraqueal.
  e. Complicações: A intubação endotraqueal pode piorar uma lesão da coluna cervical nos casos com fraturas instáveis da coluna cervical ou lesão de ligamentos.
  f. Pontos especiais: A maioria das lesões cervicais altas precisará de intubação.
  1) A intubação é indicada com lesões em C3 ou acima porque não há função diafragmática ou dos músculos intercostais.
  2) Lesões cervicais baixas ou torácicas altas podem precisar de intubação em razão do edema ascendente tardio da medula.

Posicionamento do Paciente, Cateteres e Vasopressores

1. Pode acontecer choque neurogênico com lesões acima de T6.
  a. Os tratos simpáticos de saída são encontrados de T1 a L2.
  b. Lesões em T6 (ou acima) rompem uma proporção significativa desses tratos, o que resulta na perda do controle da parte simpática do sistema nervoso sobre o tono vascular periférico. Isto resulta em estase do sangue e reduz o retorno venoso central.
  c. O exame revela extremidades quentes, boa diurese e sinais vitais que mostram bradicardia e hipotensão.
2. Procedimento padrão: O posicionamento do paciente em Trendelenburg (cabeça mais baixa) ajuda a reduzir a estase de sangue nas extremidades inferiores.
  a. Usa-se um cateter Swan-Ganz ou cateter venoso central para avaliar e regular as condições hídricas.
  b. Usam-se vasopressores para elevar a pressão arterial.
3. Contraindicações: Contraindicação relativa nos pacientes com um comprometimento da função cardíaca.
4. Complicações: Desenvolvimento de insuficiência cardíaca por sobrecarga hídrica.
5. Pontos especiais: Comumente se vê choque hipovolêmico nos pacientes com lesão da medula espinal e trauma sistêmico adicional. O tratamento para este tipo de choque é a reposição hídrica e transfusão de concentrado de hemácias, se houver perdas ativas.
  a. É possível ter choque neurogênico e hipovolêmico no mesmo paciente.
6. Dopamina.
  a. Dose padrão: A dopamina é o agente de escolha para tratamento de choque neurogênico e é iniciada com 5 µg/kg/min e titulada até segundo os efeitos.
  b. Contraindicações: O uso de dopamina em face de hipovolemia poderia levar à lesão de órgãos finais.
  c. Os inibidores da monoamina oxidase aumentam os efeitos da dopamina.
  d. Principais efeitos colaterais: Taquicardia e ectopia cardíaca.

e. O objetivo é uma pressão arterial sistêmica (PA) de 110 a 140 mmHg e uma pressão capilar pulmonar (PCWP) de 12 a 16 mmHg.
7. Atropina.
   a. Dose padrão: A bradicardia sintomática é tratada com 0,4 mg de atropina administrada IV.
   b. Contraindicações: Condições cardiovasculares instáveis; glaucoma agudo de ângulo fechado.
   c. A difenidramina é aditiva com efeitos sinérgicos. A escopolamina também é aditiva com efeitos sinérgicos.
   d. Principais efeitos colaterais: Pode precipitar fibrilação ventricular em pacientes com antecedentes cardíacos.
   e. Pontos especiais: Os efeitos no sistema nervoso central, como confusão e alucinações, podem confundir o quadro clínico se existir um traumatismo craniano associado.

MORTE CEREBRAL

Introdução
1. Na maioria dos países, o princípio de que a morte pode ser diagnosticada por dois meios, assistolia cardíaca ou critérios neurológicos (designados morte cerebral), é a base da Lei de Determinação Uniforme da Morte nos Estados Unidos, embora a lei não defina nenhuma das especificidades do diagnóstico clínico.
2. Há uma clara diferença entre o dano cerebral grave e a morte cerebral. Esta última implica que o suporte de vida é fútil e é, sob um conjunto diferente de princípios éticos, o principal requisito para a doação de órgãos para transplante.
3. Há muitas considerações éticas, religiosas e filosóficas referentes à definição de morte.

Fisiopatologia
1. Nos adultos, as principais causas de morte cerebral são TCE e hemorragia subaracnóidea.
2. Nas crianças, a violência física é uma causa mais comum do que as colisões de veículos ou a asfixia.

Diagnóstico
1. Em 1995, a *American Academy of Neurology* publicou medidas práticas sugeridas, uma revisão com base em evidências. Este relatório abordou, especificamente, as ferramentas de exame clínico e a validade dos testes confirmatórios e forneceu uma descrição prática do teste de apneia.

Exame Neurológico
1. Antes de o exame neurológico para a determinação da morte cerebral poder ser realizado, devem ser cumpridos os seguintes pré-requisitos:
   a. Descartar a presença de afecções clínicas complexas que possam confundir a avaliação clínica, como:
      1) Desequilíbrios eletrolíticos, acidobásicos ou endócrinos graves.
      2) Ausência de hipotermia intensa, definida como uma temperatura central de 32°C ou menos.
      3) Hipotensão, definida como uma PAS abaixo de 90 mmHg.
      4) Ausência de evidências de intoxicação medicamentosa, envenenamento ou de bloqueadores neuromusculares.
   b. Precisa ser estabelecida uma causa clara de lesão cerebral. A interpretação da TC ou da RM é essencial. Geralmente, a TC demonstra massa com herniação cerebral, múltiplas lesões hemisféricas com edema ou, unicamente, edema. No entanto, tal achado na TC não dispensa uma pesquisa cuidadosa de fatores de confusão. Inversamente, os achados da TC podem ser normais no período inicial depois da parada cardiorrespiratória ou em pacientes com meningite ou encefalite fulminante.

c. Se a suspeita clínica for alta, deverá ser realizado exame do LCR para excluir infecção do sistema nervoso central.
2. O exame neurológico clínico ainda é o padrão para determinação da morte cerebral e tem sido adotado na maioria dos países. O exame clínico dos pacientes supostamente com morte cerebral precisa ser realizado com consistência e precisão. A declaração de morte cerebral exige:
  a. Exames neurológicos sequenciais, mas isto se tornou opcional em algumas jurisdições.
  b. Estabelecimento da causa do coma.
  c. Averiguação da irreversibilidade.
  d. Resolução de qualquer sinal neurológico clínico enganoso.
  e. Reconhecimento de possíveis fatores de confusão.
  f. Interpretação dos achados nas neuroimagens.
  g. Realização de exames laboratoriais confirmatórios julgados necessários.

Coma ou Falta de Responsividade
1. Podem estar ausentes as respostas motoras das extremidades aos estímulos dolorosos depois de pressão supraorbital e pressão do leito ungueal.
2. Respostas motoras ("sinal de Lázaro") podem ocorrer espontaneamente durante o teste da apneia, muitas vezes durante episódios hipóxicos ou de hipotensão, e têm origem espinal.
3. Os bloqueadores neuromusculares podem produzir fraqueza prolongada.
  a. Se tiverem sido administrados, recentemente, bloqueadores neuromusculares, será necessário um exame no leito com estimulador de nervos periféricos.
  b. Estímulos em grupos de quatro devem resultar em quatro contrações do polegar.

Ausência de Reflexos do Tronco Encefálico
1. Deve estar ausente resposta pupilar à luz forte em ambos os olhos.
2. Pupilas redondas, ovais ou de forma irregular, na morte cerebral, estão na posição média (4 a 6 mm, mas o tamanho das pupilas pode variar de 4 a 9 mm).
3. Pupilas dilatadas são compatíveis com morte cerebral porque as vias cervicais simpáticas intactas conectadas com fibras dispostas radialmente no músculo dilatador podem permanecer intactas.
4. Muitas drogas podem influenciar o tamanho da pupila, mas as respostas à luz permanecem intactas.
  a. Em doses convencionais, a atropina, dada por via intravenosa, não tem influência acentuada sobre a resposta pupilar.
  b. Como estão ausentes os receptores nicotínicos na íris, os bloqueadores neuromusculares não influenciam notavelmente o tamanho pupilar.
  c. A instilação ocular tópica de drogas e trauma da córnea ou do bulbo ocular podem causar anormaldiades do tamanho pupilar e produzir pupilas não reagentes.
  d. Devem ser excluídas anormalidades anatômicas preexistentes na íris ou efeitos de cirurgia prévia.
5. Movimentos oculares.
  a. Estão ausentes os movimentos oculares depois de rotação da cabeça e de provas calóricas com água gelada. (Os testes são feitos somente quando não está aparente fratura ou instabilidade da coluna cervical e, em pacientes com traumatismo craniano, é preciso fazer imagens da coluna cervical para excluir fraturas em potencial, instabilidade ou ambas.)
  b. O reflexo oculocefálico, desencadeado pela rotação rápida e vigorosa da cabeça da posição média para 90 graus em ambos os lados, normalmente resulta no desvio dos olhos para o lado oposto à rotação. Devem ser testados os movimentos oculares verticais com a flexão rápida do pescoço. Precisa estar ausente a abertura das pálpebras e movimentos oculares verticais e horizontais na morte cerebral.
  c. As provas calóricas devem ser feitas com a cabeça elevada 30 graus durante irrigação do tímpano a cada lado com 50 mL de água gelada. A irrigação do tímpano pode ser efetuada pela introdução de um pequeno tubo no canal auditivo externo, ligando-o a uma seringa de 50 mL cheia de água gelada. Está ausente o desvio tônico dos olhos dirigido para o estímulo

calórico frio. O investigador deve dar até 1 minuto depois da injeção, e o tempo entre a estimulação em cada lado deve ser de pelo menos 5 minutos.

d. As drogas que podem diminuir ou abolir completamente as respostas calóricas são os tranquilizantes, os aminoglicosídeos, os antidepressivos tricíclicos, anticolinérgicos, antiepilépticos e agentes quimioterápicos.

e. Depois de traumatismo craniano fechado ou trauma facial, edema de pálpebra e quemose da conjuntiva podem restringir o movimento dos bulbos oculares. Sangue coagulado ou cerúmen podem diminuir a resposta calórica e são recomendáveis testes repetidos depois da inspeção direta do tímpano. A fratura basal do osso petroso abole a resposta calórica apenas unilateralmente e pode ser identificada por um processo mastoide com equimose.

6. Sensibilidade facial e resposta motora facial.
   a. Os reflexos da córnea devem ser testados com um cotonete.
   b. O reflexo da córnea deve estar ausente.
   c. Pode-se testar o aparecimento de caretas à dor, aplicando pressão profunda com um objeto sem ponta sobre os leitos ungueais, pressão sobre a crista supraorbital ou pressão profunda sobre ambos os côndilos no nível da articulação temporomandibular.
   d. Trauma facial grave pode limitar a interpretação de todos os reflexos do tronco encefálico.
7. Reflexos faríngeos e traqueais.
   a. Deve estar ausente o reflexo faríngeo, testado por estimulação da parte posterior da faringe com um levantador da língua ou por manipulação da cânula endotraqueal.
   b. Deve ser demonstrada falta de resposta de tosse à aspiração brônquica.
8. Teste de apneia.
   a. Desligar o respirador.
   b. Oferecer O_2 a 100% 6 L/min. Opção: Colocar uma cânula no nível da carina. Procurar, cautelosamente, movimentos respiratórios. Define-se respiração como excursões abdominais ou do tórax que produzam volumes correntes adequados. Se presente, pode-se esperar a respiração cedo no teste da apneia. Movimentos semelhantes aos respiratórios, quando ocorrem, podem ser esperados ao final do teste da apneia, quando a oxigenação pode tornar-se mínima. Quando há dúvida sobre o resultado, pode-se ligar um espirômetro ao paciente para confirmar que os volumes correntes estão ausentes.
   c. Medir a PO_2, a PCO_2 e o pH arteriais depois de, aproximadamente, 8 minutos e reconectar o respirador.
   d. Se estiverem ausentes os movimentos respiratórios e a PCO_2 for igual ou maior do que 60 mmHg (opção: aumento de 20 mmHg da PCO_2 sobre uma PCO_2 basal normal), o resultado do teste da apneia é considerado positivo (ou seja, sustenta o diagnóstico clínico de morte cerebral).
   e. Se, durante o teste de apneia, a pressão arterial sistólica ficar abaixo de 90 mmHg, o oxímetro de pulso indicar dessaturação acentuada e ocorrerem arritmias cardíacas, imediatamente colhe-se uma amostra, conecta-se o respirador e analisa-se a gasometria arterial. O resultado do teste da apneia é positivo se a PCO_2 arterial estiver acima de 60 mmHg ou o aumento da PCO_2 for igual ou maior que 20 mmHg acima da PCO_2 basal normal.

Sumário dos Requisitos para os Critérios de Morte Cerebral

1. Coma de causa conhecida.
2. Ausência de respostas motoras.
3. Pupilas: Ausência de resposta à luz e posição média (4-6 mm).
4. Ausência de reflexos da córnea.
5. Ausência de resposta calórica.
6. Ausência de reflexo faríngeo.
7. Ausência de tosse em resposta à aspiração da traqueia.
8. Ausência de movimento respiratório em uma $PaCO_2$ de 60 mmHg ou 20 mmHg acima dos valores basais.

9. Intervalo entre dois exames, de acordo com a idade do paciente.
   a. Geralmente 6 horas para adultos, mas este período varia, dependendo do estado/país.
10. Realizar testes confirmatórios (ver a seguir) se necessário.

Estados Neurológicos que Podem Simular Morte Cerebral
1. A síndrome do cativeiro geralmente é consequência da destruição da base da ponte.
   a. O paciente não consegue movimentar as extremidades, fazer expressões faciais ou deglutir, mas as estruturas mesencefálicas rostrais superiores envolvidas no piscamento voluntário e nos movimentos oculares verticais permanecem intactas.
   b. Persiste a consciência porque o tegmento, com a formação reticular, não é afetado. A afecção é mais frequentemente causada por uma embolia aguda da artéria basilar.
2. Síndrome de Guillain-Barré, envolvendo todos os nervos periféricos e cranianos.
   a. A progressão ocorre ao longo de um período de dias, e o conhecimento da história deve impedir o erro de diagnosticar morte cerebral.
3. A hipotermia por exposição ambiental prolongada pode simular perda da função cerebral, mas intoxicação pelo álcool e traumatismo craniano costumam ser importantes fatores de confusão.
   a. A hipotermia causa uma espiral descendente de perda dos reflexos do tronco encefálico e dilatação pupilar. A resposta à luz é perdida em temperaturas centrais de 28 a 32°C, e os reflexos do tronco encefálico desaparecem quando a temperatura central cair abaixo de 28°C.
   b. Esses déficits são todos potencialmente reversíveis, mesmo depois de hipotermia extrema.
4. Muitos tranquilizantes e anestésicos podem simular rigorosamente a morte cerebral, mas aspectos da função do tronco encefálico, particularmente as respostas pupilares à luz, permanecem intactas. Quando ingeridas em grande quantidade, muitas drogas podem causar uma perda parcial dos reflexos do tronco encefálico.
5. Uma abordagem razoável da exposição a drogas/toxinas é a seguinte:
   a. Caso se conheça a droga ou o tóxico presente, mas a substância não possa ser quantificada, o paciente deverá ser observado por um período que seja pelo menos 4 vezes a meia-vida de eliminação da substância, desde que a eliminação da droga não sofra interferência por parte de outras drogas ou por disfunção orgânica.
   b. Se a droga em particular não for conhecida, mas persistir alta suspeita, o paciente deverá ser observado por 48 horas para se determinar se ocorre uma alteração dos reflexos do tronco encefálico; se não for observada alteração, deverá ser realizado um teste confirmatório.

Testes Confirmatórios
1. Os testes confirmatórios são opcionais em adultos, mas recomendados em crianças com menos de 1 ano de idade. No Brasil e em vários países da Europa, América Central e do Sul e Ásia, os testes confirmatórios são exigidos por lei. Certos países (p. ex., Suécia) exigem apenas angiografia cerebral. No Brasil e nos Estados Unidos, a escolha dos testes é deixada a critério do médico, mas os testes de leito parecem ser preferidos.
2. A angiografia cerebral pode documentar o não preenchimento das artérias intracranianas na entrada do crânio porque a pressão sistólica não é alta o suficiente para forçar o sangue a atravessar a árvore vascular intracraniana.
   a. O edema glial perivascular e a formação de bolhas subíntimas causadas pela isquemia podem causar o colapso dos vasos menores, levando a aumento da resistência intravascular.
   b. Realiza-se a angiografia cerebral com injeção no arco aórtico para visualizar a circulação anterior e a posterior. A parada de fluxo é encontrada no forame magno na circulação posterior e na parte petrosa da artéria carótida na circulação anterior.
   c. A ARM e a angiotomografia computadorizada podem produzir visualizações semelhantes.
3. O EEG é usado em muitos países e continua a ser o teste confirmatório mais validado.
   a. Os traçados são feitos por pelo menos 30 minutos com um instrumento de 16 ou 18 canais. Em um paciente que tem morte cerebral, está ausente a atividade elétrica em níveis acima de 2 μV com o instrumento ajustado para uma sensibilidade de 2 μV/mm.
   b. Altos níveis nos ajustes de sensibilidade no eletroencefalógrafo aumentam os artefatos.

4. A ultrassonografia Doppler transcraniana tem uma sensibilidade de 91 a 99% e uma especificidade de 100% para ausência de fluxo sanguíneo cerebral (FSC).
   a. Usa-se um instrumento portátil de 2 Hz para ultrassonografia Doppler com ondas pulsadas para o exame da artéria cerebral média e da vertebral.
   b. A ausência de sinal pode ser artificial se uma janela óssea interferir com o exame.
   c. Nos pacientes que estão em morte cerebral, a ultrassonografia Doppler tipicamente revela a ausência do fluxo diastólico ou reverberante causado pela força contrátil das artérias; o índice de pulsatilidade é muito alto, com velocidades sistólicas que são apenas uma fração do nível normal.
5. Imagens nucleares com tecnécio podem demonstrar ausência da captação intracerebral do marcador. É boa a correlação com a angiografia convencional.

Continuação da Ventilação e Suporte Mecânicos
Quando a ventilação e o suporte mecânicos são continuados em decorrência de objeções éticas ou legais à sua descontinuação, o que geralmente se segue é uma frequência cardíaca invariante de um nó sinoatrial desreferenciado, lesões miocárdicas estruturais, levando a uma redução acentuada da fração de ejeção, diminuição da perfusão coronária, necessidade de aumento do uso de inotrópicos para manter a pressão arterial e um estado instável que geralmente leva à parada cardíaca em dias ou semanas.

HIPERTENSÃO INTRACRANIANA

Introdução
1. O aumento da pressão intracraniana (PIC) ou hipertensão intracraniana é uma condição comum em ampla variedade de doenças neurológicas sérias (Tabela 1-5).
2. Os conhecimentos apropriados da fisiopatologia de cada entidade permitem o pronto reconhecimento e objetivos terapêuticos racionais e, espera-se, permitir melhores resultados neurológicos.

Fisiopatologia
1. Os princípios da hipertensão intracraniana se baseiam na doutrina de Monro-Kellie.
   a. O crânio, um compartimento rígido, enche-se até o máximo da capacidade com um conteúdo não compressível – substância cerebral (80%), sangue intravascular (10%) e LCR (10%).
   b. O volume desses três componentes continua quase constante em um estado de equilíbrio dinâmico. Se qualquer um dos componentes aumentar seu volume, outros componentes precisarão diminuir para que o volume total permaneça constante; de outro modo, a PIC aumentará.
   c. Como resultado, a maioria das modalidades terapêuticas para o tratamento de HIC (p. ex., drenagem de LCR, hiperventilação, manitol) se destinam a reduzir o volume intracraniano.
2. A faixa normal da PIC é de 3 a 15 mmHg ou 5 a 20 cmH$_2$O.
   a. Elevações acima desses níveis podem rapidamente levar ao dano ou à morte cerebral por:
      1) Lesão hipóxico-isquêmica global decorrente da redução da pressão de perfusão cerebral (PPC) e do FSC.
      2) Compressão mecânica, distorção e herniação do tecido cerebral por gradientes compartimentalizados da PIC.
3. Relação entre o declínio neurológico e a elevação da PIC.
   a. Dependendo da situação clínica, aumentos globais da PIC começam como edema cerebral regional, mas o edema cerebral regional inicialmente causa profundos desvios dos tecidos e distorções do tronco encefálico sem causar elevações globais da PIC.
   b. A deterioração neurológica se correlaciona com o deslocamento horizontal do septo anterior e da glândula pineal, e não da PIC global.

TABELA 1-5	Afecções Associadas à Hipertensão Intracraniana

Processos expansivos intracranianos
    Hemorragia cerebral
    Hematoma subdural
    Hematoma epidural
    Hemorragia intracerebral
    Hemorragia subaracnóidea
    Tumor cerebral
    Abscesso cerebral
Aumento do volume do líquido cefalorraquidiano
    Hidrocefalia
Aumento do volume cerebral (edema cerebral)
    Hipertensão intracraniana benigna (pseudotumor cerebral)
    Infarto cerebral
    Isquemia hipóxica global
    Síndrome de Reye
    Hiponatremia aguda
    Encefalopatia hepática
    Traumatismo craniano
    Meningite
    Encefalite
    Encefalopatia por chumbo
    Eclâmpsia
    Encefalopatia hipertensiva
    Trombose de seio dural

    c. A elevação da PIC é uma circunstância terminal e, mais provavelmente, irreversível, que resulta quando a expansão da massa excede a complacência intracraniana.
    d. Os sinais clínicos de HIC são bem conhecidos, mas indicadores não confiáveis de elevação da PIC.
        1) Depressão do nível de consciência.
        2) Hipertensão reflexa com ou sem bradicardia.
        3) Cefaleia.
        4) Papiledema.
        5) Vômitos.
        6) Paralisias de nervos cranianos.
    e. Como esses são sinais clínicos não confiáveis, é importante lembrar-se de que o modo mais seguro de diagnosticar HIC é medi-la diretamente.
4. Síndromes de herniação (ver seção sobre Síndromes de Herniação).
5. O prognóstico depende da etiologia.

Diagnóstico

A hipertensão intracraniana pode, rapidamente, levar a um dano cerebral irreversível ou ao óbito.
    1. Somente a medida direta da PIC pode determinar e monitorizar precisamente a eficácia do tratamento.

HIPERTENSÃO INTRACRANIANA

2. A prática neurológica tradicional depende das alterações do exame neurológico do paciente como técnica primária de monitorização. Esta abordagem é inadequada nos pacientes em estado grave com depressão do nível da consciência, nos quais os sinais iniciais de deterioração neurológica não podem ser apreciados.
3. O objetivo da monitorização da PIC é detectar eventos fisiológicos anormais antes da perda da função neurológica e, portanto, permitir que os médicos intervenham e evitem lesão cerebral adicional.

Tratamento

Princípios Fisiológicos

1. Anatomia intracraniana.
   a. Os componentes do volume não distensível dentro do crânio do adulto normal são o tecido cerebral (1.400 mL), o sangue (150 mL) e o LCS (150 mL).
   b. O LCR é produzido constantemente pelos plexos corióideos dentro dos ventrículos em uma taxa de 0,34 mL/min.
   c. O LCR é transportado para os seios durais por meio das granulações aracnóideas. Normalmente, esta via oferece pouca resistência à saída do LCR. Como resultado, a pressão venosa jugular é um determinante maior da PIC.
2. Complacência intracraniana.
   a. Como a calota craniana é um *container* fixo, qualquer volume intracraniano adicional pode levar a aumento da PIC. A doutrina de Monroe-Kellie afirma que o volume da calota intracraniana rígida não pode mudar.
   b. À medida que o volume aumenta, o conteúdo intracraniano precisa ser deslocado (Tabela 1-6). À medida que a lesão em massa se expande na calota intracraniana, há aumentos mínimos da pressão que ocorrem inicialmente porque o LCR e o sangue são deslocados.
   c. Quando esses mecanismos se esgotam, a complacência intracraniana cai bruscamente e até outros pequenos incrementos do volume intracraniano levam a dramáticas elevações da PIC (Fig. 1-1).
   d. A complacência intracraniana pode ser descrita como a alteração do volume dividida pela alteração da pressão.
3. Perfusão e autorregulação cerebrais.
   a. O tecido cerebral exige constante perfusão para garantir oferta adequada de substrato, principalmente oxigênio e glicose.
   b. A resposta hemodinâmica do cérebro tem a capacidade de preservar a perfusão através de ampla faixa de PASs.

TABELA 1-6 Deslocamento Horizontal das Estruturas da Linha Média na Tomografia Computadorizada e Nível de Consciência

Nível de Consciência	Dimensões Verdadeiras a partir da Linha Média (mm)	
	Pineal	Septo Pelúcido
Acordado	0-3	2-7
Sonolento	3-6	2-10
Estupor	6-9	7-14
Coma	9-15	12-18

De Ropper AH. Lateral displacement of the Brain and level of consciousness in patients with an acute hemispheral mass. *N Engl J Med.* 1986;314:953-958, com permissão.

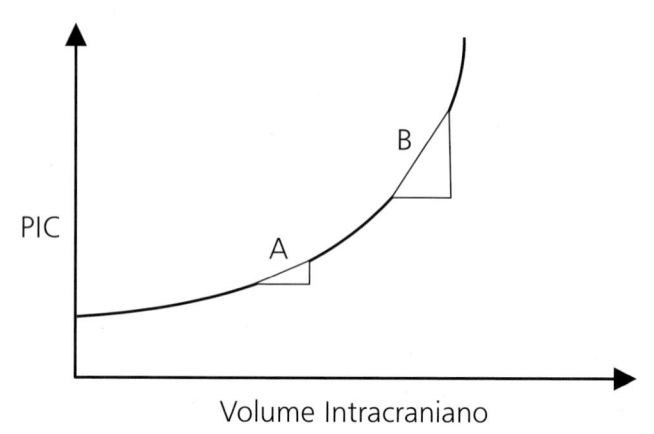

Figura 1-1. Curva da complacência intracraniana.

    c. A PPC, definida como a pressão arterial média (PAM) menos a PIC, fornece a força motriz para a circulação através dos leitos capilares do cérebro.
    d. A autorregulação refere-se à resposta fisiológica pela qual o FSC continua relativamente constante ao longo da ampla faixa de pressões arteriais em decorrência de alterações da resistência cerebrovascular (Fig. 1-2).
      1) Se a PAS cair, a perfusão cerebral será preservada através de vasodilatação das arteríolas do cérebro; da mesma forma, ocorre vasoconstrição arteriolar em altas pressões sistêmicas para impedir a hiperperfusão. Nos limites extremos da PAM ou da PPC (alta ou baixa), o fluxo se torna diretamente proporcional à pressão de perfusão.
      2) O FSC também é fortemente influenciado pelo pH e a PCO_2 (Fig. 1-3).
        a) O FSC aumenta com a hipercapnia e a acidose e diminui com a hipocapnia e a alcalose.
        b) Isto forma a base para o uso da hiperventilação para reduzir a PIC, e este efeito sobre a PIC é mediado por uma diminuição do volume sanguíneo intracraniano.

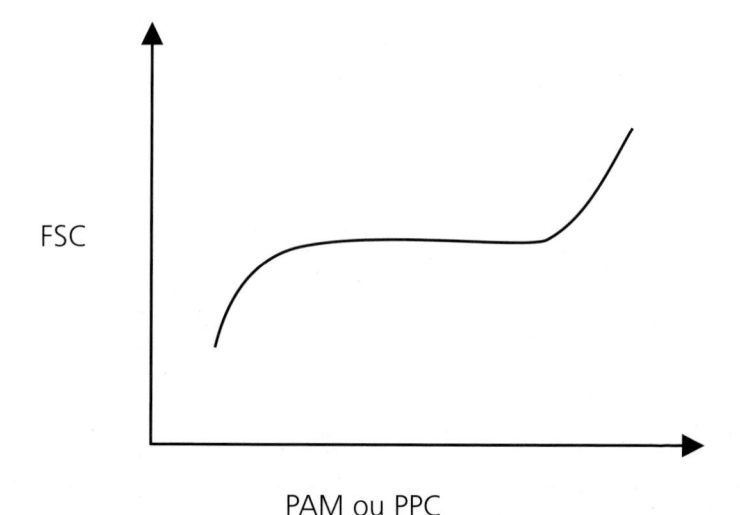

Figura 1-2. Curva de autorregulação cerebral.

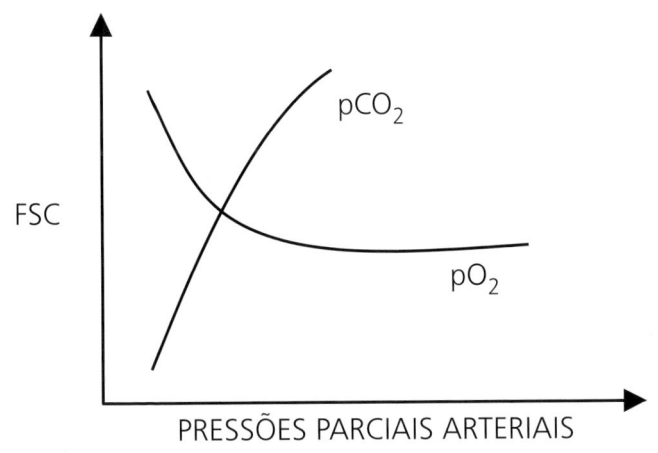

Figura 1-3. Curva das pressões parciais arteriais.

3) A autorregulação é crítica para o funcionamento homeostático normal do cérebro, e este processo pode ter transtorno focal e imprevisível em estados patológicos como o TCE e a isquemia cerebral focal grave.
4. Ondas da PIC.
   a. As ondas normais da PIC refletem um aumento transitório do volume sanguíneo cerebral que ocorre com cada pulso arterial.
   b. Sob condições normais, a amplitude da pressão de pulso da PIC é relativamente pequena (2 a 3 mmHg).
   1) Sob condições patológicas, quando a complacência intracraniana se reduz, as pressões de pulso da PIC aumentam até níveis que chegam a 10 a 15 mmHg.
   2) A elevação da pressão de pulso do FSC, em pacientes com leve aumento da PIC, pode ser sinal útil de redução da complacência intracraniana, indicando que o paciente está em uma parte "íngreme" da curva PIC-volume e corre o risco de elevações súbitas da PIC com pequenos aumentos do volume intracraniano (Fig. 1-2).
   3) Em condições de redução da complacência intracraniana e/ou PPC inadequada, podem ocorrer ondas patológicas da pressão do LCR.
   4) Normalmente, veem-se três ondas de pulso no traçado da PIC:
      a) São reflexos da sístole cardíaca (P1), diástole (P2) e esvaziamento dos vasos cerebrais (P3).
      b) Há flutuações normais que ocorrem na PIC com cada ciclo respiratório.
   5) Foram descritos dois tipos de ondas patológicas da PIC. A alterações mais importantes da pressão são as ondas Lundberg A, também chamadas ondas de platô, que podem ocorrer subitamente, chegar a níveis de 20 a 80 mmHg e durar de minutos a horas. As ondas Lundberg B têm menor amplitude (5 a 20 mmHg) e são menos perigosas. Clinicamente, são marcador útil de PCC inadequada e de redução da complacência intracraniana e podem anunciar as ondas de platô.

Indicações para Monitorização da Pressão Intracraniana

1. A monitorização da PIC pode ser instrumento importante em pacientes selecionados. Variam as indicações para monitorização da PIC, bem como os tipos específicos de monitores.
2. Em geral, os pacientes que devem ser considerados para monitorização da PIC são aqueles com transtornos neurológicos primários, como um AVE ou TCE, que não estejam moribundos nem tenham risco significativo de lesão cerebral secundária causada por HIC e diminuição da PPC:

a. TCE grave, resultando em coma (escore GCS de 8 ou menos).
b. Grandes desvios teciduais por AVE isquêmico supratentorial ou hemorrágico, resultando em diminuição da consciência.
c. Hidrocefalia por hemorragia subaracnóidea, hemorragia intraventricular ou AVE da fossa posterior.
d. Insuficiência hepática fulminante, na qual a HIC pode ser tratada com barbitúricos ou, finalmente, transplante de fígado.
3. Em geral, a ventriculostomia é preferível aos aparelhos de monitorização da PIC colocados no parênquima cerebral porque a ventriculostomia permite drenagem do LCR como método de tratar a HIC.
4. A monitorização parenquimatosa da PIC é mais apropriada para pacientes com edema difuso e ventrículos pequenos (que podem tornar mais difícil a realização da ventriculostomia) ou qualquer grau de coagulopatia (na qual a ventriculostomia traz um risco mais alto de complicações hemorrágicas).

Controle da Hipertensão Intracraniana

1. Medidas gerais.
   a. Posição da cabeça elevada 15 a 30 graus e em posição neutra do pescoço para evitar compressão jugular.
   b. Líquidos hipotônicos (p. ex., SG 5%, SF 0/5%) devem ser evitados.
   c. Intubação somente para proteger as vias aéreas.
   d. Controle da glicemia.
   e. Deve ser tratada a agitação, a febre e as crises convulsivas.
   f. Controle da pressão arterial por manter a PPC.
   g. Consulta ao neurocirurgião.
2. Abordagem gradual.
   a. Medidas gerais relacionadas anteriormente.
   b. Introduzir o monitor da PIC – ventriculostomia *versus* aparelho parenquimatoso.
   c. Objetivos gerais: manter PIC abaixo de 20 mmHg e PPC acima de 70 mmHg.
      1) Para PIC acima de 20 a 25 mmHg por mais de 5 minutos.
   d. Drenar o LCR via ventriculostomia (se esta tiver sido feita).
   e. Elevar a cabeceira do leito.
   f. Osmoterapia: Manitol, 25 a 100 g a cada 4 horas conforme necessário (manter osmolalidade do soro até 300 mOsm/L e depois 315 mOsm/L). A solução salina hipertônica é alternativa (solução salina a 3% contínua ou bolo de solução salina a 23%).
   g. Glicocorticoides: Dexametasona, 4 mg a cada 6 horas para edema vasogênico por tumor, abscesso (evitar glicocorticoides no traumatismo craniano, AVE isquêmico e hemorrágico).
   h. Sedação (p. ex., morfina, propofol ou midazolam); acrescentar paralisia neuromuscular se necessário (o paciente precisará de intubação endotraqueal e ventilação mecânica neste ponto ou até antes).
   i. Hiperventilação: $PaCO_2$ de 30 a 35 mmHg.
   j. Terapia vasopressora: Fenilefrina, dopamina ou noradrenalina para manter a PAM adequada e garantir uma PPC acima de 70 mmHg (manter euvolemia para minimizar os efeitos sistêmicos deletérios dos vasopressores).
   k. Pensar em terapias de segunda escolha para HIC refratária.
      1) Barbitúricos em alta dose ("coma barbitúrico").
      2) Hiperventilação agressiva até $PaCO_2$ de 25 a 30 mmHg.
      3) Hemicraniectomia.
      4) Hipotermia.
3. Durante todo o tratamento da PIC, considerar a repetição da TC craniana para identificar massas passíveis de evacuação cirúrgica.

Bibliografia

A definition of irreversible coma: report of the Ad Hoc Committee of the Harvard Medical School to Examine the Definition of Brain Death. *JAMA*, 1968;205:337-340.

American Academy of Pediatrics Task Force on Brain Death in Children. Report of special task force: guidelines for the determination of brain death in children. *Pediatrics*, 1987;80:298-300.

American Electroencephalographic Society. Guideline III: minimum technical standards for EEG recording in suspected cerebral death. *J Clin Neurophysiol*, 1994;11:10-13.

Benxel EC, Tator CH. *Contemporary Management of Spinal Cord Injury (Neurosurgical Topics)*. Park Ridge: American Association of Neurological Surgeons; 1995.

Benzel EC. Management of acute spinal cord injury. In: Wilkins RH, Rengachary SS, eds. *Neurosurgery*. Vol. 2. New York: McGraw-Hill; 1996:2861-2865.

Booth CM, Boone RH, Tomlinson G et al. Is this patient dead, vegetative, or severely neurologically disabled? Assessing outcome for comatose survivors of cardiac arrest. *JAMA*, 2004;291:870-879.

Bracken MB, Shepard MJ, Collins WF et al. A randomized, controlled trial of methylprednisolone or naloxone in the treatment acute of spinal-cord injury: results of the second national acute of spinal cord injury study. *N Engl J Med*, 1990;322:1405-1411.

Bracken MB, Shepard MJ, Holford TR et al. Administration of methylprednisolone for 24 or 48 hours or tirilazad mesylate for 48 hours in the treatment of acute spinal cord injury: results of the third national acute spinal cord injury randomized control trial. *JAMA*. 1997;277:1597-1604.

Buettner U, Zee DS. Vestibular testing in comatose patients. *Arch Neurol*. 1989;46: 561-563.

Coplin WM. Intracranial pressure and surgical decompression for traumatic brain injury: biological rationale and protocol for a randomized clinical trial. *Neurol Res*. 2001;23:277-290.

Fehlings MG, Tator CH. An evidence-based review of decompressive surgery in acute spinal cord injury: rationale, indications, and timing based on experimental and clinical studies. *J Neurosurg* 1999;91:1-18.

Fisher C. The neurological examination of the comatose patient. *Acta Neurologica*. 1969;25(Suppl 36):1-56.

Hadley MN. Injuries to the cervical spine. In: Rengachary SS, Wilkins RH, eds. *Principles of Neurosurgery*. London: Mosby Wolfe; 1994:20.2-20.13.

Hanna JP, Frank P. Automatic stepping in the pontomedullary stage of central herniation. *Neurology*. 1995;45:985-986.

Keane J. Blindness following tentorial herniation. *Ann Neurol*. 1980;8:186-190.

Lannoo E, Van Rietvelde F, Colardyn F et al. Early predictors of mortality and morbidity after severe closed head injury. *J Neurotrauma*. 2000;17:403-414.

Levy D, Plum E Outcome prediction in comatose patients: significance of reflex eye movement analysis. *J Neurol Neurosurg Psychiatry*. 1988;51:318.

Lubillo S, Bolanos J, Carreira L et al. Prognostic value of early computerized tomography scanning following craniotomy for traumatic hematoma. *J Neurosurg*. 1999;91:581-587.

Mollaret P, Goulon M. Le coma dépassé (mémoire préliminaire). *Rev Neurol. (Paris)* 1959;101:3-5.

Pessin M, Adelman LS, Prager RJ et al. "Wrong-way eyes" in supratentorial hemorrhage. *Ann Neurol*. 1981;9:79-81.

Petty GW, Mohr JP, Pedley TA et al. The role of transcranial Doppler in confirming brain death: sensitivity, specificity, and suggestions for performance and interpretation. *Neurology*. 1990;40:300-303.

Prat R, Calatayud-Maldonado V. Prognostic factors in posttraumatic severe diffuse brain injury. *Acta Neurochir. (Wien)* 1998;140:1257-1260.

President's Commission for the Study of Ethical Problems in Medicine and Biomedical and Behavioral Research. *Defining Death: A Report on the Medical, Legal and Ethical Issues in the Determination of Death*. Washington, DC: Government Printing Office; 1981.

Qureshi AI, Geocadin RG, Suarez JI et al. Long-term outcome after medical reversal of transtentorial herniation in patients with supratentorial mass lesions. *Crit Care Med.* 2000;28:1556-1564.

Ropper AH. Unusual spontaneous movements in brain-dead patients. *Neurology.* 1984;34:1089-1092.

Ropper AH, Kennedy SK, Russell L. Apnea testing in the diagnosis of brain death: clinical and physiological observations. *J Neurosurg.* 1981;55:942-946.

The Brain Trauma Foundation; The American Association of Neurological Surgeons; The Joint Section on Neurotrauma and Critical Care. Guidelines for the management of severe head injury. *J Neurotrauma.* 2000;17:507-511.

The Quality Standards Subcommittee of the American Academy of Neurology. Practice parameters for determining brain death in adults (summary statement). *Neurology.* 1995;45:1012-1014.

The SAFE Trial Investigators: Saline or albumin for fluid resuscitation in patients with traumatic brain injury. *N Engl J Med.* 2007;357:874-884.

Thurman DJ, Alverson C, Dunn KA et al. Traumatic brain injury in the United States: a public health perspective. *J Head Trauma Rehab.* 1999;14:602-615.

Uniform Determination of Death Act, 12 Uniform Laws Annotated (U.L.A.) 589 (West 1993 and West Supp. 1997).

Wijdicks EE Determining brain death in adults. *Neurology.* 1995;45:1003-1011.

Wijdicks EE The diagnosis of brain death. *N Engl J Med.* 2001;344:1215-1221.

Wijdicks EFM, ed. *Brain Death.* Philadelphia: Lippincott Williams & Wilkins; 2001.

EPILEPSIA 2

Edward B. Bromfield* ■ *Barbara A. Dworetzky*

INTRODUÇÃO

História

1. O termo "epilepsia" é derivado do grego, em que significa tomar posse de ou apreender.
2. Relatos antigos de mais de 2.500 anos atrás foram feitos pelos babilônios e egípcios. Descrições detalhadas em *Sobre a Doença Sagrada* foram atribuídas a Hipócrates no século V a.C. O uso da palavra "sagrada" possivelmente era irônico, pois Hipócrates é visto como desejando substituir as explicações anteriores e sobrenaturais para a epilepsia por algo dependente da função do cérebro.
3. Final do século XIX:
   a. Jackson: Modelo de crise focal, começando como aura e evoluindo para crise psicomotora ou convulsiva e uso de sintomas da aura para localizar o início da crise no interior da substância cinzenta do cérebro.
   b. Gowers: Descrições detalhadas das síndromes epilépticas e transtornos relacionados; conceito de que "crises geram crises".
4. Meados do século XX:
   a. Berger, Walter e Lennox: Capacidade de registrar o eletroencefalograma (EEG) humano desde o couro cabeludo e correlacionar com a epilepsia.
   b. Penfield e Jasper: Ressecção cirúrgica facilitada pela identificação do foco epiléptico, tendo por base as manifestações clínicas e a eletrocorticografia (EEG registrado da superfície cerebral) e a identificação das regiões corticais funcionais por estimulação elétrica cortical.
   c. Merritt e Putnam: Determinação de que a fenitoína era um antiepiléptico, usando um modelo de crise em animal.
   d. Gastaut: Avanços na classificação sindrômica e tratamento.
5. Final do século XX:
   a. Uso generalizado do registro simultâneo de videoeletroencefalograma, permitindo correlações precisas de EEG com o comportamento.
   b. Neuroimagens, permitindo visualização das lesões responsáveis pela geração das crises e facilitando o tratamento cirúrgico da epilepsia.
   c. Desenvolvimento de muitos novos antiepilépticos por rastreio e síntese, com base nos conhecimentos dos mecanismos das crises.
   d. Emergência da epileptologia como especialidade definida dentro da neurologia e desenvolvimento de programas abrangentes de tratamento da epilepsia, incluindo monitorização a longo prazo e cirurgia para epilepsia.
6. Século XXI:
   a. Identificação das bases genéticas de muitas epilepsias sindrômicas.
   b. Técnicas de estimulação implantável (p. ex., estimulação do nervo vago) para tratamento de epilepsia resistente.

---

*Falecido.

Definições

1. **Crise:** A manifestação clínica de uma descarga elétrica anormal, excessiva e hipersíncrona de uma população de neurônios corticais.
2. **Epilepsia:** Transtorno cerebral caracterizado por crises recorrentes não provocadas por agressões sistêmicas ou neurológicas.
3. **Síndrome epiléptica:** Uma forma particular de epilepsia, muitas vezes implicando causas, manifestações clínicas e prognóstico específicos.
4. **Aura:** Parte mais inicial de uma crise e, tipicamente, a única experiência recordada pelo paciente.
5. **Convulsão:** As manifestações motoras de uma crise, geralmente consistindo em movimentos e posturas tônicos rítmicos, seguidos por movimentos clônicos e posturas.
6. **Período pós-ictal:** Tempo entre o final da crise e a recuperação até o estado basal.
7. **Estado de mal epiléptico (EME):** 30 minutos ou mais de crises contínuas ou recorrentes sem recuperação.

Classificação

Tipos de Crises

Os tipos fundamentais de crises são: (a) parciais ou "focais", crises que se presume serem originadas em um lobo ou hemisfério especificável no cérebro; (b) crises generalizadas, que se iniciam simultaneamente no córtex inteiro ou pelo menos em áreas generalizadas de ambos os hemisférios. Faz-se uma distinção melhor entre crises (c) simples e (d) complexas, as primeiras significando preservação da consciência normal durante toda a crise e a segunda indicando uma alteração da consciência, incluindo estados confusionais, aberrações comportamentais e falta de responsividade.

A seguir vem uma versão simplificada do sistema de classificação de crises de 1981 da Liga Internacional contra a Epilepsia (ILAE, do Inglês):

1. Crises parciais (iniciadas localmente).
   a. Crises parciais simples: A consciência não é comprometida; todas as manifestações, exceto aquelas com manifestações motoras, são experimentadas pelo paciente como ocorrência sensitiva ou psíquica subjetiva. A duração habitual é de 5 a 30 segundos; o padrão do EEG pode mostrar descargas rítmicas focais ou unilaterais.
      1) Motoras (p. ex., posturas tônicas ou distônicas localizadas ou contrações musculares clônicas.
      2) Somatossensensitivas ou sensitivas especiais (p. ex., formigamentos localizados, luzes piscando, odor desagradável).
      3) Autônomas (p. ex., sensação epigástrica ascendente).
      4) Psiquicocognitivas (p. ex., *déjà vu, jamais vu*, medo não provocado).
   b. Crises parciais complexas (CPC): A consciência é comprometida ou perdida; frequentemente incluindo movimento repetitivos com aspecto automático, os denominados "automatismos" (fonte do termo previamente usado "crises psicomotoras"). A duração habitual é de 30 a 180 segundos; o padrão do EEG – tipicamente descarga rítmica bilateral, mas muitas vezes com um início focal ou unilateral.
      1) CPC começando como crise parcial simples (ver item 1 da lista anterior).
      2) CPC com um comprometimento da consciência desde o início.
   c. Crises parciais com generalização secundária: Crise parcial, evoluindo para completa perda de consciência com postura tônica bilateral, seguida por contrações clônicas; as últimas, gradualmente, tornam-se mais lentas antes de cessar. A duração habitual é de 50 a 120 segundos após a crise parcial inicial; padrão do EEG – focal ou descarga rítmica bilateral antes da generalização e depois polipontas generalizadas, tipicamente obscurecidas por artefatos musculares desde o início da fase tônica, evoluindo para grupos de polipontas e artefatos musculares quando aparecem as contrações musculares.
2. Crises generalizadas (bilateralmente simétricas e sem início focal), incluindo crises tônico-clônicas generalizadas; quase sempre complexas por definição em razão da perda ou alteração da consciência simultânea.
   a. Ausência típica (pequeno mal): Parada da atividade comportamental, tornando-se olhar parado e fixo e havendo atividade motora menor (p. ex., piscamento); duração habitual de 5 a 10 segundos,

raramente até 30 segundos; ausências mais longas podem ser acompanhadas por automatismos; padrão do EEG de complexos de pontas-ondas lentas generalizados 3 Hz (raramente até 6 Hz).

b. Ausência atípica: Em comparação com a ausência típica, costuma ser menos completa, porém tem parada e recuperação do comportamento mais longas e mais graduais; padrão do EEG de complexos de pontas-ondas lentas (1,5 a 2,5 Hz).

c. Mioclônica: Contrações musculares breves, como um choque, em ambos os lados do corpo; duração inferior a um segundo; padrão do EEG de complexo de polipontas-ondas lentas generalizadas.

d. Clônica: Série de contrações mioclônicas; duração variável; padrão do EEG de contrações mioclônicas repetidas.

e. Tônica: Enrijecimento ou contração em uma postura fixa, muitas vezes com abdução dos ombros e flexão parcial dos cotovelos; duração habitual de 10 a 20 segundos, porém, muitas vezes, vêm em grupamentos; padrão do EEG de polipontas rápidas e difusas, muitas vezes após uma onda lenta.

f. Tônico-clônicas (grande mal, convulsão propriamente dita): sequência estereotipada de enrijecimento bilateral, seguido por contrações clônicas; duração habitual de 50 a 120 segundos; EEG, padrão de polipontas com baixa amplitude, aumentando essa amplitude até que obscurecida por artefatos musculares e depois em atividade súbita, correspondendo aos abalos clônicos.

g. Atônica: Perda súbita do tono postural, geralmente com alteração da consciência; duração de 5 a 30 segundos; padrão do EEG de pontas rápidas e com baixa voltagem após uma onda lenta ou complexos de ponta lenta/polipontas-ondas lentas.

3. Crises epilépticas *não classificadas* (geralmente porque há dados clínicos inadequados sobre os quais basear a classificação).

Síndromes Epilépticas

1. As síndromes epilépticas são classificadas, predominantemente, pelo tipo de crise, parcial ou generalizada, e pela causa subjacente da epilepsia.

2. A epilepsia é denominada "idiopática" se houver função neurológica interictal e capacidade mental normais, geralmente implicando uma predisposição genética às crises.

3. A epilepsia é "sintomática" se as crises resultarem de uma afecção subjacente (p. ex., lesão cerebral, malformação cortical ou erro inato do metabolismo).

4. Se houver uma suposta causa que não puder ser encontrada, o processo é denominado "criptogênico".

5. Várias das síndromes epilépticas comuns estão relacionadas na Tabela 2-1.

Epidemiologia

1. As crises epilépticas têm uma incidência cumulativa durante a vida de 9 a 10% (3 a 4% febris, 3% outras sintomáticas agudas, 2 a 3% epilépticas) em quase todas as populações.

2. A incidência de epilepsia é de 30 a 50/100.000; a incidência cumulativa é de 2 a 3% até os 75 anos de idade; a prevalência é de 0,5 a 0,8%.

3. Há uma incidência bimodal para as crises e a epilepsia, sendo a taxa mais alta no primeiro ano de vida, aumentando novamente depois dos 60 anos.

FISIOPATOLOGIA

A descarga neuronal hipersíncrona que caracteriza uma crise decorre de um desequilíbrio entre excitação e inibição. As epilepsias genéticas normalmente afetam a estrutura e a função dos receptores de neurotransmissores e seus canais iônicos associados. São desconhecidos os mecanismos pelos quais as lesões corticais produzem epilepsia, mas, provavelmente, estão relacionados com alterações da função e da conectividade dos neurônios excitatórios e inibitórios nas margens da lesão.

TABELA 2-1	Classificação Modificada da *International League Against Epilepsy* para Síndromes Epilépticas

Epilepsias relacionadas com a localização (parcial, focal)
1. Idiopáticas:
   Epilepsia benigna da infância com pontas centrotemporais
   Epilepsia da infância com paroxismos occipitais
2. Sintomáticas:
   Epilepsia parcial continua progressiva crônica da infância (encefalite de Rasmussen)
3. Sintomáticas ou criptogênicas:
   Epilepsias temporais, frontais, parietais ou occipitais

Epilepsias generalizadas
1. Idiopáticas:
   Convulsões familiais neonatais benignas
   Epilepsia mioclônica benigna da infância
   Epilepsia do tipo ausência na infância
   Epilepsia do tipo ausência juvenil
   Epilepsia mioclônica juvenil
2. Epilepsias criptogênicas ou sintomáticas:
   Síndrome de West (espasmos infantis)
   Síndrome de Lennox-Gastaut
3. Síndromes situacionais:
   Convulsões febris
   Relacionadas com álcool/substâncias
   Eclâmpsia
   Epilepsia com modos específicos de apresentação (epilepsias reflexas)

Mecanismos Fisiológicos

1. **Celulares:** Alterações na distribuição ou função dos canais iônicos ou na síntese, metabolismo ou captação dos neurotransmissores.
2. **Extracelulares:** Alterações do ambiente iônico (mediadas parcialmente por células gliais) ou da estrutura sináptica.
3. **Rede:** Alterações da organização sináptica; alterações do número ou função das populações neuronais inibitórias ou excitatórias. Há evidências de que as crises de ausência podem decorrer de aberração da rede talamocortical subjacente à geração de fusos de sono.

Mecanismos Moleculares

1. **Principal neurotransmissor inibitório:** ácido γ-aminobutírico (GABA), que é uma classe pleomórfica de receptores ligados ao canal do cloreto, cuja ativação hiperpolariza os neurônios.
2. **Principal transmissor excitatório:** O glutamato atua por meio de vários receptores ionotrópicos (criando poros de íons), muitas vezes divididos em três grupos com base nos agonistas experimentais (N-metil D-aspartato [NMDA], AMPA e ácido caínico). O glutamato também atua sobre os receptores metabotrópicos, afetando os processos intracelulares mais lentamente por meio das proteínas G.

Genética

1. O atual ponto de vista é que um conjunto de genes e polimorfismos, codificando, principalmente, os receptores de neurotransmissores e seus canais iônicos associados, determine um "limiar de crises" do indivíduo. Este limiar influencia a probabilidade de que um indivíduo desenvolva epilepsia depois de uma lesão cerebral ou por um desarranjo sistêmico ou neurológico.

PROGNÓSTICO

2. Também há síndromes mendelianas raras, com as mutações afetando os receptores ou canais críticos (p. ex., epilepsia frontal noturna autossômica dominante e o receptor nicotínico de acetilcolina, famílias com epilepsia mioclônica juvenil [EMJ] apresentando mutações no gene *GABR1*).
3. As síndromes comuns de epilepsia (epilepsia infantil com ausência [EIA] e a maioria dos casos de EMJ) provavelmente se devem à participação de um pequeno número de genes.
4. Os erros inatos do metabolismo ou do desenvolvimento do cérebro, frequentemente, acompanhados por epilepsia, também podem ter uma base mendeliana (p. ex., esclerose tuberosa, síndromes de lissencefalia).

PROGNÓSTICO

História Natural

1. Única crise não provocada tem uma taxa de recorrência em 2 anos de 23 a 71%. A taxa de recorrência depois da segunda crise é de 73%; os fatores de risco para recorrência incluem antecedentes familiares de epilepsia ou um exame neurológico anormal, dismorfismos somáticos, anormalidades nas imagens ou no EEG. As crises recorrentes e a presença de algumas dessas características adicionais implicam um diagnóstico de epilepsia.
2. Muitas síndromes epilépticas com início na infância têm remissão espontânea (p. ex., epilepsia benigna da infância com pontas centrotemporais [EBPCT], epilepsia com ausência na infância [EAI]).
3. As síndromes idiopáticas com início na adolescência (p. ex., epilepsia mioclônica juvenil [EMJ], epilepsia juvenil com ausência [EJA]) e os casos sintomáticos têm menos probabilidade de remissão.
4. Embora a maioria das epilepsias que respondem inicialmente ao tratamento medicamentoso seja controlada, não há evidências de que o tratamento precoce altere a história natural.

Resposta ao Tratamento Clínico

1. Aproximadamente metade (58% se idiopática, 44% sintomática ou criptogênica) dos novos casos responde ao primeiro medicamento bem tolerado.
2. Os pacientes que continuam a ter crises, apesar do tratamento adequado, com um medicamento têm uma chance de apenas 10 a 30% de resposta completa a mais um e costumam ser instituídos múltiplos medicamentos (ver adiante).

Tratamento Não Clínico

1. Dieta cetogênica.
    a. Dieta rica em gorduras que produza alterações metabólicas que simulem a fome podem produzir reduções acentuadas das crises em 30 a 50% das crianças com vários tipos de crises (geralmente síndromes criptogênicas ou epilepsia generalizada sintomática).
    b. Os riscos a curto prazo da dieta incluem perda de peso, cálculos renais, acidose, anemia hemolítica, letargia e elevação das provas de função hepática; o tratamento geralmente é iniciado no hospital e mantido com auxílio de nutricionista.
    c. Existe muito menos informação referente à viabilidade, efetividade e segurança a longo prazo da dieta cetogênica em adultos ou de dietas pobres em carboidratos e ricas em gorduras menos restritivas.
2. Cirurgia de ressecção.
    a. Para os pacientes clinicamente refratários com foco de crises identificável (epilepsia relacionada com a localização), deve-se considerar a ressecção do foco epiléptico.
    b. Em candidatos apropriadamente selecionados, as taxas a longo prazo para os pacientes ficarem livres das crises variam de 60 a 80%. O melhor prognóstico é para aqueles com lesões estruturais, ainda que sutis, especialmente a esclerose temporal mesial.

3. Procedimentos paliativos.
   a. Para aqueles que não forem candidatos à cirurgia de ressecção, vários procedimentos têm mostrado produzir um benefício que vale a pena em muitos pacientes, embora haja remissão completa das crises apenas em alguns.
   b. Estes incluem procedimentos de desconexão, como a do corpo caloso (secção das principais comissuras inter-hemisféricas, muitas vezes os 2/3 anteriores do corpo caloso), múltiplas transecções subpiais (cortes longitudinais rasos supostamente para dividir as conexões corticocorticais, deixando intactas as fibras de projeção descendentes necessárias para preservar a função) ou inserção de estimulador do nervo vago (ENV).
   c. O ENV, que oferece estimulações controláveis em intervalos programáveis para o nervo vago esquerdo, produz uma diminuição de 50% da frequência das crises em 25 a 45% dos pacientes. É mais apropriado para os pacientes com 12 anos de idade ou mais que tenham crises parciais, porém pacientes mais jovens e aqueles com epilepsias generalizadas podem responder.
   d. A neuroestimulação dos núcleos da substância profunda, como o núcleo anterior do tálamo, tem tido certo sucesso com 35 a 76% de redução das crises.
4. Terapias complementares e alternativas: Atividades como técnicas de relaxamento, ioga ou exercícios estão sob investigação, assim como alguns fitoterápicos e suplementos da dieta. Conquanto alguns destes possam comprovar benefício e as técnicas de relaxamento e relacionadas pareçam ser seguras, é preciso cautela com as preparações fitoterápicas, já que algumas têm efeitos potencialmente prejudiciais (inclusive redução do limiar para crises) ou podem interagir com as drogas antiepilépticas (DAEs).

Retirada da Medicação

1. Em geral, os pacientes que não têm crises por pelo menos 2 anos podem ser considerados para retirada da medicação, com a expectativa de que haverá recorrência em 20 a 40%.
2. Os pacientes apenas com um tipo de crise, que responderam prontamente e foram controlados por muitos anos com doses modestas de uma medicação têm melhor prognóstico, particularmente se tiverem exames neurológicos, estudos por imagens e EEG normais. Até mesmo um pequeno risco de recorrência pode ser inaceitável para pessoas com certos estilos de vida ou ocupações que as coloquem em risco por qualquer breve perda de consciência.
3. As síndromes epilépticas específicas, como a EBPCT ou a EMJ, conferem diferentes riscos de recorrência em relação às estatísticas globais citadas no item 1.

DIAGNÓSTICO

Diagnóstico Diferencial

1. Eventos transitórios que simulem crises parciais ou generalizadas incluem:
   a. Síncope, especialmente a "síncope convulsiva" com agitação clônica ou extensão tônica e palidez depois que o paciente caiu ao chão.
   b. Enxaqueca (enxaqueca com aura ou enxaqueca basilar).
   c. Ataque isquêmico transitório (AIT) (carotídeo ou vertebrobasilar, particularmente a incomum síndrome carotídea do AIT com "agitação das extremidades").
   d. Transtorno dos movimentos (tremor, mioclonia não epiléptica, discinesia).
   e. Transtornos do sono (especificamente a síndrome de narcolepsia-cataplexia e o sonambulismo).
   f. Desequilíbrios toxicometabólicos (distintos daqueles que podem causar crises), particularmente com tremores ou asterixis.
   g. Transtornos psiquiátricos (estados dissociativos, crises não epilépticas psicogênicas ou pseudocrises, crises de pânico).

Avaliação

1. **História:** Os aspectos úteis são lesão cerebral ou doença cerebral séria recente ou remota; privação do sono ou febre; presença, natureza e duração do aviso antes da crise e se o evento inteiro ou o aviso já havia sido apresentado antes; relatos de testemunhas, incluindo o nível de responsividade, manifestações motoras, duração do evento e recuperação; avaliação do paciente e da testemunha sobre a função depois, particularmente sintomas focais, incontinência, mordida na boca/língua, dores musculares.
2. **Exame físico:** Estado mental, características focais, sinais de infecção ou trauma.
3. **Estudos laboratoriais:** Eletrólitos, cálcio, magnésio, glicose, provas de função renal e hepática, triagem toxicológica e hemograma completo, além de CPK.
4. **Exames subsidiários:** Neuroimagem (a ressonância magnética [RM] é preferível à tomografia computadorizada [TC]), EEG (assim que possível), punção lombar se houver suspeita de infecção.

TRATAMENTO

Drogas Antiepilépticas

1. Princípios de uso:
    a. As diferenças de eficácia entre as drogas são menores do que as diferenças da farmacocinética, das interações medicamentosas, dos efeitos adversos e do custo.
    b. Várias drogas funcionam, aproximadamente, de um modo igualmente bom em qualquer tipo de crise clínica.
    c. A menos que seja essencial um rápido efeito terapêutico, escolhe-se uma dose baixa para iniciar e faz-se uma lenta titulação ascendente. Isto é especialmente verdade ao se tratar pacientes idosos, frágeis ou clinicamente doentes.
    d. Em geral, aumenta-se a dose até que um período adequado de observação estabeleça que as crises estão controladas ou até que se desenvolvam efeitos colaterais relacionados com a dose. Neste último caso, diminui-se de volta para a dose anterior e monitoriza-se a resposta. Se as crises não forem controladas, deverá ser iniciada e titulada outra DAE apropriada, geralmente enquanto se vai retirando do paciente a primeira droga (ou seja, a monoterapia é sempre preferível à politerapia, a menos que não haja alternativa).
    e. Algumas vezes, aumentos das doses resultam em aumento das crises. A dose deve ser reduzida e a droga, substituída por uma DAE alternativa.
    f. O uso não indicado na bula é justificável se DAEs aprovadas não tiverem sucesso ou se o risco da alternativa que não consta das instruções parecer mais baixo do que com a DAE aprovada.
    g. As interações medicamentosas mais comuns envolvendo as DAEs se baseiam na indução ou, menos comumente, na inibição da oxidase hepática de função mista ou do sistema enzimático P450 ou em outras interações que envolvam as vias de glucuronidação. Como grupo, as DAEs mais antigas têm efeitos muito mais fortes sobre esses sistemas do que as mais recentes, embora várias das últimas sejam substratos cujo metabolismo é afetado pelo acréscimo ou retirada das drogas mais antigas.
    h. As concentrações séricas das drogas (níveis das drogas) podem ser úteis para se verificar a adesão ou para fornecer um alvo inicial para os pacientes com crises infrequentes, mas, se usadas mecanicamente, como guia para a posologia, podem atrapalhar, e não ajudar a atingir o objetivo do tratamento: ausência de crises e de efeitos colaterais (e finalmente otimização da qualidade de vida). Até mesmo para as DAEs mais antigas, as faixas terapêuticas publicadas têm suporte científico limitado e os indivíduos podem ter respostas terapêuticas ou efeitos adversos abaixo ou acima de tal faixa. Para as DAEs mais novas, as faixas terapêuticas são ainda mais provisórias, mas são incluídas nas discussões a seguir a bem da inteireza.

2. DAEs específicas: As medicações comuns para crises são categorizadas de vários modos. As classificações com base no mecanismo bioquímico são lógicas, mas têm valor clínico limitado, pois várias drogas atuam por mais de um mecanismo e, para muitas, os mecanismos não são bem compreendidos. Achamos útil agrupar as drogas por seu espectro de ação para tipos específicos de crises:
   a. O primeiro e maior grupo de DAEs é efetivo contra as crises parciais, incluindo os tipos simples e complexos, bem como as crises com generalização secundária. A maioria, se não todas elas, também previne crises tônico-clônicas generalizadas primárias; entretanto, não são efetivas contra outros tipos de crises generalizadas e podem até piorá-las, o que inclui as crises de ausência e mioclônicas. As drogas desta classe incluem carbamazepina (CBZ), fenitoína (FNT), fenobarbital (FNB), primidona (PRM), gabapentina (GBP), oxcarbazepina (OXC) tiagabina (TGB) e pregabalina (PGB).
   b. O segundo grupo é o de DAEs de "amplo espectro" com atividade contra várias crises generalizadas e parciais. A droga mais familiar com esta característica é o valproato (AVP). Tem sido atribuído espectro semelhante a algumas drogas mais novas, como a lamotrigina (LTG), o topiramato (TPM), o levetiracetam (LEV), a zonisamida (ZNS), o felbamato (FBM) e as mais antigas metsuximida (MSX), bem como para a recentemente aprovada lacosamida (LAC) e a rufinamida (RFA).
   c. O terceiro grupo inclui drogas que não se encaixam facilmente nas categorias anteriores, incluindo a etossuximida (ESX), uma DAE de espectro estreito com eficácia estabelecida apenas contra as crises de ausência generalizadas típicas. (É interessante que a estreitamente relacionada metossuximida tem espectro mais amplo e também é efetiva contra crises parciais.) Há outras drogas complementares menos comumente usadas, não se tratando, estritamente, de antiepilépticos, que têm usos especiais, como a acetazolamida (ACZ), o ACTH para espasmos infantis, a piridoxina e, talvez, o alopurinol.
   d. Finalmente, há medicações usadas em grupamentos de crises e no estado de mal epiléptico, em crises relacionadas com o álcool e outras drogas. Estas incluem os benzodiazepínicos intravenosos (IV), sublinguais e retais, a fosfenitoína, o midazolam, o propofol e os anestésicos.

Drogas para Crises Parciais e Tônico-Clônicas
Carbamazepina
1. Vantagens: Considerada droga de primeira escolha para crises parciais e tônico-clônicas; familiaridade; preparações de liberação lenta permitem a posologia de 2 vezes ao dia (2×/d).
2. Desvantagens: Necessário titular lentamente para evitar os efeitos adversos relacionados com a dose, interações farmacocinéticas (indutor e substrato das enzimas P450).
3. Efeitos adversos maiores:
   a. Relacionados com a dose: Tonteiras, diplopia, náuseas, sedação, leve leucopenia, hiponatremia, bradiarritmias (idosos).
   b. Idiossincráticos: *Rash* (inclusive síndrome de Stevens-Johnson [SSJ], agranulocitose, insuficiência hepática, pancreatite, síndrome lúpus-*like*).
   c. Crônicos: Osteopenia (possivelmente prevenida com vitamina D e suplementação de cálcio).
4. Teratogenicidade: Traz um risco de defeitos do tubo neural em 0,5 a 1% (não está claro se o folato será seria preventivo).
5. Início e titulação: 100 a 200 mg à noite (hora de dormir) ou 100 mg 2×/d; aumentar depois de 3 a 7 dias para 200 mg 2×/d. Podem-se verificar os testes no sangue depois de 1 semana com essa dose: nível de CBZ, hemograma com diferencial, eletrólitos (Na) e talvez albumina e aspartato aminotransferase (AST). A dose pode ser aumentada em intervalos de 3 a 7 dias para obter um nível de 4 a 12 mg/L; o nível é tipicamente verificado novamente em 4 a 6 semanas, pois a autoindução de enzimas pode levar à necessidade de mais aumentos. As doses de manutenção habituais nos adultos são as seguintes: 600 a 1.600 mg/d até 2.400 mg/d. Em crianças, iniciar com 5 a 10 mg/kg/d, manutenção de 15 a 20 mg/kg/d até 30 mg/kg/d.
6. Farmacocinética: Meia-vida – 12 a 20 horas (mais curta com drogas indutoras de enzimas; também ocorre autoindução, caindo o nível depois de 2 a 6 semanas com uma dose estável), ligação proteica: 70 a 80%.

TRATAMENTO

7. Faixa terapêutica habitual: 4 a 12 mg/L.
8. Preparações: Tegretol comprimidos 100 e 200 mg, comprimidos genéricos de 200 mg, suspensão de 100 mg/5 mL (pode solidificar na alimentação por sonda), genérico de 200 mg; as preparações de liberação lenta incluem Tegretol-XR com 100, 200 e 400 mg e Carbatrol em cápsulas de 200 e 300 mg.

Oxcarbazepina

1. Vantagens: Titulação mais rápida do que a CBZ, posologia 2×/d, interações menores, ausência de efeitos adversos hepáticos ou hematológicos conhecidos; aprovada como monoterapia inicial para crises parciais.
2. Desvantagens: Efeitos relacionados com a dose semelhantes aos da CBZ; embora induza P450 apenas fracamente, pode reduzir os níveis hormonais (p. ex., em contraceptivos).
3. Observação: Quimicamente muito semelhante à CBZ, mas não é convertida em metabólito epóxido, o que contribui para muitos efeitos adversos da CBZ.
4. Efeitos adversos maiores.
   a. Relacionados com a dose: Tonteiras, diplopia, hiponatremia, sonolência, ataxia, desconforto gastrointestinal (GI).
   b. Idiossincráticos: *Rash* (25% de reatividade cruzada com a CBZ).
   c. Crônicos: Nenhum conhecido.
5. Teratogenicidade: Desconhecida (a falta do metabólito epóxido pode sugerir que é favorável com relação à CBZ).
6. Início e titulação: Adultos – 150 a 300 mg 2×/d, aumentando 300 a 600 mg a cada 1 a 2 semanas até o alvo de 1.200 a 2.400 mg/d; crianças (acima de 4 anos) – 8 a 10 mg/kg/d, titulados até 20 a 40 mg/kg/d. Observação: a conversão de CBZ pode ser rápida, ao longo de um dia a 2 semanas, em uma proporção de 300 mg de OXC para 200 mg de CBZ.
7. Farmacocinética: Meia-vida de 2 horas, mas convertida no derivado monoidroxi (DMH) ativo com meia-vida de 8 a 10 horas; ligação proteica: 40%.
8. Faixa terapêutica: 10 a 35 mg/L (DMH).
9. Preparações: Trileptal ou comprimidos genéricos 150, 300, 600 mg; xarope de 300 mg/5 mL.

Fenitoína

1. Vantagens: Como se pode mostrar por argumentos, uma droga de primeira escolha para crises parciais e tônico-clônicas, embora usada menos na Europa do que nos Estados Unidos; familiaridade do médico e história longa de uso médico; longa duração de ação, especialmente com preparações de liberação lenta – geralmente posologia 2×/d, mas pode ser dada uma vez ao dia; opções de ataque parenterais. Geralmente efetiva contra crises tônicas generalizadas, bem como tônico-clônicas, embora não contra ausência ou crises mioclônicas.
2. Desvantagens: À medida que aumenta a dose da fenitoína, elevam-se os níveis plasmáticos até um grau desproporcional devido à saturação da via metabólica, o que é denominado cinética não linear ou de ordem zero; interações farmacocinéticas (indutor forte de P450); efeitos adversos crônicos cosméticos e outros.
3. Efeitos adversos maiores:
   a. Relacionados com a dose: Tonteiras, ataxia, diplopia, náuseas.
   b. Idiossincráticos: *Rash*, incluindo SSJ; discrasias sanguíneas; insuficiência hepática; síndrome lúpus-*like*.
   c. Crônicos: Hiperplasia gengival, hirsutismo, osteopenia, pseudolinfoma e, controversamente, linfoma, degeneração cerebelar.
4. Teratogenicidade: Sim.
5. Início e titulação: Adultos – Em situações sem emergência, o ataque pode ser oral; 2 doses de 500 mg ou 3 doses de 300 mg podem ser tomadas com intervalo de 4 a 6 horas. O ataque parenteral pode ser feito IV (15 mg/kg ou 20 mg/kg para EME, não mais do que 50 mg/min; a droga precursora, a fosfenitoína, pode ser preferível para o estado de mal). Quando não for necessária a dose de ataque, pode-se iniciar a dose de manutenção estimada de 300 a 400 mg/d, geralmente em 2 doses, verificando os níveis em 1 a 2 semanas. Em razão da cinética de ordem zero, os au-

mentos precisam ser proporcionalmente menores à medida que o nível se eleva; por exemplo, se o nível do estado de equilíbrio com 300 mg/d for de 12 mg/L, então 330 mg/d, um aumento de dose de 10%, podem ser suficientes para elevar o nível a 18, um aumento de 50%. Pediatria: 4 a 5 mg/kg/d até 8 mg/kg ou mais, dependendo do nível.
6. Farmacocinética: A meia-vida depende da concentração sérica e é mais longa em concentrações mais altas, por exemplo, 20 a 30 horas quando na faixa terapêutica habitual; ligação proteica: 90% (mais baixa com insuficiência renal ou hipoalbuminemia).
7. Faixa terapêutica habitual: 10 a 20 mg/L (há argumentos para 5 a 25 mg/L).
8. Preparações: Hidantal em comprimidos de 100 mg, Hidantal e suspensão de 250 mg/5 mL (precisa ser adequadamente misturada no frasco); Hidantal para infusão IV 250 mg/5 mL. Fosfenitoína (não comercializada no Brasil) usada para ataque rápido IV.

Gabapentina

1. Vantagens: Titulação rápida, relativamente bem tolerada, ausência de interações farmacocinéticas, usos adicionais (dor neuropática).
2. Desvantagens: Três ou 4 vezes ao dia (3-4×/d respectivamente) é a posologia recomendada (embora possa ser dada 2×/d); percebida como menos eficaz do que outras DAEs, embora os dados sejam conflitantes.
3. Efeitos adversos maiores:
   a. Relacionados com a dose: Sedação, tonteiras, ataxia.
   b. Idiossincráticos: Ganho de peso, *rash* (raro), alterações comportamentais em crianças, mioclonias.
   c. Crônicos: Nenhum conhecido.
4. Teratogenicidade: Desconhecida.
5. Início e titulação: 300 mg à hora de dormir, aumentando 300 mg a cada 1 a 7 dias até o alvo de 1.800 a 3.600 mg/d; no idoso, 100 mg à hora de dormir ou 2×/d, fazendo incrementos de 100 a 200 mg; pediatria (acima de 3 anos), 10 a 20 mg/kg/d, aumentando 30 a 60 mg/d até o alvo.
6. Farmacocinética: Meia-vida – 5 a 7 horas (porém a cinética cerebral provavelmente é mais lenta); ligação proteica: não há.
7. Faixa terapêutica: 4 a 16 mg/L.
8. Preparações: Neurontin e genérico em comprimidos de 300 e 400 mg, e em cápsulas de 600 mg (não comercializados no Brasil).

Pregabalina

1. Vantagens: Ausência de interações farmacocinéticas, usos adicionais (dor neuropática).
2. Desvantagens: Titulação relativamente lenta devido à sedação.
3. Efeitos adversos maiores:
   a. Relacionados com a dose: Sedação (pode potencializar os efeitos do etanol e dos benzodiazepínicos), tonteiras, ataxia.
   b. Idiossincráticos: Ganho de peso, *rash* (raro), mioclonias.
   c. Crônicos: Nenhum conhecido.
4. Teratogenicidade: Desconhecida.
5. Início e titulação: 75 a 100 mg à hora de dormir, aumentando em uma quantidade semelhante a cada 1 a 2 semanas até o alvo de 300 a 600 mg/d; ajustar para comprometimento renal.
6. Farmacocinética: Meia-vida – 4 a 7 horas (porém, a cinética cerebral provavelmente é mais lenta); ligação proteica: não há.
7. Faixa terapêutica provisória: 4 a 16 mg/L.
8. Preparações: cápsulas de 25, 50, 75, 100, 150, 200, 225, 300 mg.

Tiagabina

1. Vantagens: Pode ter efeitos ansiolíticos ou analgésicos; algumas vezes pode ser dada 2×/d.
2. Desvantagens: Sedação; risco de EME não convulsivo; indução de P450.
3. Efeitos adversos maiores:

a. Relacionados com a dose: Tonteiras, sonolência, náuseas, lentidão cognitiva.
b. Idiossincráticos: *Rash*, alterações do humor, EME não convulsivo generalizado (doses de 48 mg/d ou mais).
c. Crônicos: Desconhecidos.
4. Teratogenicidade: desconhecida.
5. Início e titulação: 2 a 8 mg/d, aumentando 2 a 8 mg/d em intervalos semanais até o alvo de 24 a 56 mg/d em 2 a 4 doses; pediatria (acima de 12 anos de idade): 4 mg/d, aumentando 4 mg/semana até o alvo de 20 a 32 mg/d.
6. Farmacocinética: Meia-vida: 4 a 9 horas; ligação proteica: 96%.
7. Faixa terapêutica provisória: 0,1 a 0,3 mg/L.
8. Preparações: Gabitril (não comercializada no Brasil) em comprimidos revestidos de 2, 4, 12, 16 e 20 mg.

Fenobarbital
1. Vantagens: Meia-vida longa (dose diária), baixo custo.
2. Desvantagens: Sonolência, efeitos colaterais cognitivos e comportamentais, interações (induz P450).
3. Efeitos adversos maiores:
   a. Relacionados com a dose: Sedação, depressão, comprometimento cognitivo.
   b. Idiossincráticos: *Rash*, hiperatividade (crianças), insuficiência hepática (rara), anemia aplásica (rara).
   c. Crônicos: Osteoporose, transtornos do tecido conectivo (ombro congelado).
4. Teratogenicidade: Sim.
5. Início e titulação: 90 a 250 mg/d; pode-se fazer dose de ataque IV até 20 mg/kg (< 10 mg/h para EME), mas a sedação é universal; verificar os níveis de estado de equilíbrio em 2 a 3 semanas (4 a 5 semanas na presença de AVP); pediatria: 2 a 7 mg/kg/d.
6. Farmacocinética: Meia-vida – 72 a 168 horas (menor em crianças; maior quando coadministrado com AVP).
7. Faixa terapêutica habitual: 10 a 40 mg/L.
8. Preparações: Gardenal comprimidos com 50 e 100 mg; suspensão com 200 mg/5 mL; parenteral com 200 mg/mL.

Primidona
1. Vantagens: Composto precursor pode ter eficácia além do metabólito fenobarbital, pelo menos contra crises mioclônicas; efetiva contra tremor em baixas doses.
2. Desvantagens: Possivelmente mais sedação do que o fenobarbital unicamente; precisa ser tomada em doses fracionadas, geralmente 3-4×/d; induz P450 fortemente.
3. Observação: Metabolizada a FNB.
4. Efeitos adversos maiores:
   a. Relacionados com a dose: Mesmos que os do FNB.
   b. Idiossincráticos: Mesmos que os do FNB.
   c. Crônicos: Mesmos que os do FNB.
5. Teratogenicidade: Sim.
6. Início e titulação: 100 a 125 mg à hora de dormir, aumentando 125 a 250 mg a cada 2 a 7 dias até o alvo de 500 a 1.500 mg/d; pediatria: 50 mg/d, aumentando até 10 a 25 mg/kg/d.
7. Farmacocinética: Meia-vida – 6 a 22 horas (72 a 168 horas para o metabólito FNB); indutores do P450 promovem conversão a FNB.
8. Faixa terapêutica habitual: 5 a 12 mg/L (10 a 40 mg/L para FNB).
9. Preparações: Primid e genéricos em comprimidos de 100 e 250 mg; suspensão com 125 mg/5 mL.

Drogas para Crises Generalizadas
Inclusive as ausências e mioclônicas. Estas drogas também são eficazes contra crises tônico-clônicas parciais.

Valproato

1. **Vantagens:** Familiaridade, DAE de amplo espectro mais bem estabelecida; efeitos benéficos sobre enxaqueca, transtorno bipolar; preparações de liberação lenta permitem posologia 2×/d ou, possivelmente, uma vez ao dia.
2. **Desvantagens:** Efeitos adversos agudos e crônicos, particularmente ganho de peso; interações (inibidor de P450, também compete pelos sítios de ligação proteica).
3. Efeitos adversos maiores:
   a. Relacionados com a dose: desconforto GI, anorexia, tremor, trombocitopenia.
   b. Idiossincráticos: pancreatite (até um em 200), insuficiência hepática (especialmente lactentes em politerapia), estupor e coma, depressão, *rash*, hiperamonemia, trombocitopenia/trombocitopatia.
   c. Crônicos: ganho de peso, perda ou alteração da textura dos cabelos; possivelmente síndrome dos ovários policísticos.
4. Teratogenicidade: Sim, inclusive 1 a 2% de incidência de defeitos do tubo neural.
5. Início e titulação: 250 mg 2-3×/d, aumentando 250 a 500 mg semanalmente até o alvo de 750 a 2.000 mg/d (mais alto se também houver uso de drogas indutoras de enzimas); pediatria: 10 a 15 mg/kg/d, aumentando 5 a 10 mg/kg/semana a 15 a 30 mg/kg/d (máximo de 60 mg/kg/d).
6. Farmacocinética: Meia-vida: 10 a 20 horas; até 95% de ligação proteica, menos em níveis mais altos; inibidor parcial de P450, elevando particularmente FNB e LTG.
7. Faixa terapêutica habitual: 50 a 120 mg/L.
8. Preparações: Depakene ou ácido valproico genérico em comprimidos de 300 e 500 mg e em cápsulas de 250 mg, xarope de 250 mg/5 mL; Depakote em comprimidos com liberação entérica com 250 e 500 mg; Depakote *Sprinkles* em cápsula com liberação lenta de 125 mg; Depakote-ER em cápsula de liberação prolongada com 500 mg; Depacon, infusão (não comercializado no Brasil) com 100 mg/5 mL.

Lamotrigina

1. **Vantagens:** Amplo espectro, incluindo síndrome de Lennox-Gastaut (SLG); bem tolerada e seda relativamente pouco; evidências preliminares sugerindo segurança durante a gravidez; aprovada em monoterapia (para crises parciais) quando se faz a transição de DAE indutora de enzimas; posologia de 2×/d.
2. **Desvantagens:** Titulação lenta necessária para minimizar o risco de *rash*; suscetível à indução enzimática.
3. Efeitos adversos maiores:
   a. Relacionados com a dose: Tonteiras, ataxia, sonolência (ou insônia).
   b. Idiossincráticos: *Rash* em 5 a 10% (incluindo 0,1% de SSJ, com taxa mais alta em crianças), síndrome de hipersensibilidade.
   c. Crônicos: nenhum conhecido.
4. Teratogenicidade: Não estabelecida (mas as evidências preliminares são favoráveis).
5. Início e titulação: Difere grandemente, dependendo do uso concomitante de outras drogas, por exemplo, se usada para suplementar DAEs indutoras de enzimas (como a carbamazepina e a fenitoína): 50 mg/d por 2 semanas e depois 50 mg 2×/d por 2 semanas, aumentando ainda 50 a 100 mg semanalmente até o alvo de 300 a 500 mg/d; entretanto, com as DAEs não indutoras (ou para monoterapia inicial sem indicação na bula), 25 mg em dias alternados por 2 semanas e depois 25 mg ao dia por 2 semanas, aumentando ainda 25 a 50 mg a cada 1 a 2 semanas até 100 a 300 mg/d. Pediatria (acima de 2 anos): Com DAES indutoras de enzimas, 2 mg/kg/d por 2 semanas, aumentando quantidade semelhante até 5 a 15 mg/kg/d; maior cuidado com AVP, usando-se, então, 0,1 a 0,2 mg/kg/d por 2 semanas, aumentando 0,5 a 1 a 5 mg/kg/d.
6. Farmacocinética: Substrato do P450; meia-vida de aproximadamente 24 horas quando dada isoladamente (ou combinada a indutores e ao AVP), 15 horas com indutores, 60 horas com AVP e sem indutores.
7. Faixa terapêutica: 2 a 20 mg/L.
8. Preparações: Lamitor ou genéricos em comprimidos com 25, 50 e 100 mg; comprimidos dispersíveis mastigáveis com 25 e 100 mg; Lamictal XR a ser liberado.

TRATAMENTO 47

Topiramato
1. Vantagens: Amplo espectro, incluindo SLG; algumas vezes é efetivo em baixa dose; perda de peso; posologia 2×/d.
2. Desvantagens: Necessária titulação lenta para minimizar os efeitos adversos sobre o SNC; perda de peso; em alta dose, pode interferir com os contraceptivos orais.
3. Efeitos adversos maiores:
    a. Relacionados com a dose: Lentidão cognitiva, dificuldades para encontrar palavras, parestesias, tonteiras.
    b. Idiossincráticos: *Rash*, desconforto GI, glaucoma de ângulo estreito; irritabilidade.
    c. Crônicos: Cálculos renais (1 a 2%, menos em mulheres), perda de peso.
4. Teratogenicidade: Desconhecida.
5. Início e titulação: 25 mg/d, aumentando 25 mg/d a cada 1 a 2 semanas até 200 mg/d ou mais. Pediatria (>): 1 a 3 mg/kg/d, aumentando quantidade semelhante a cada 1 a 2 semanas até 5 a 9 mg/kg/d.
6. Farmacocinética: Renal e hepática; sensível à indução enzimática; pode elevar discretamente os níveis de FNT.
7. Faixa terapêutica: 5 a 20 mg/L provisoriamente.
8. Preparações: Topamax ou genéricos em comprimidos com 25, 50 e 100 mg; cápsulas *sprinkle* com 25 mg.

Levetiracetam
1. Vantagens: Dose terapêutica inicial; eficácia, falta de interações, posologia 2×/d.
2. Desvantagens: Irritabilidade e outros efeitos psíquicos e comportamentais menos comuns, incluindo depressão; amplo espectro de efeito é menos bem documentado do que para outras drogas semelhantes.
3. Efeitos adversos maiores:
    a. Relacionados com a dose: sedação, tonteiras.
    b. Idiossincráticos: intolerância GI, depressão, irritabilidade.
    c. Crônicos: nenhum conhecido.
4. Teratogenicidade: Desconhecida.
5. Início e titulação: 250 a 500 mg 2×/d, aumentando 500 mg/d a cada 1 a 2 semanas até o alvo de 1.000 a 3.000 mg/d. Pediatria (acima de 12 anos): 10 a 20 mg/kg/d, aumentado 5 a 10 mg/kg a cada 1 a 2 semanas até 40 mg/kg/d.
6. Farmacocinética: Excretado por via renal; meia-vida de 6 a 8 horas, mas hidrossolúvel, sugerindo cinética cerebral mais lenta.
7. Variação terapêutica: Provisoriamente 10 a 40 mg/L.
8. Ainda não comercializado no Brasil; no exterior – Preparações: Keppra ou genéricos em comprimidos com 250, 500, 750 e 1.000 mg; somente medicamento de referência com 500 mg em comprimido de longa ação; suspensão com 100 mg/5 mL; formulações para uso venoso.

Zonisamida
1. Vantagens: Amplo espectro, meia-vida longa, permitindo uma posologia 1 vez ao dia (embora o recomendado seja 2×/d), perda de peso.
2. Desvantagens: Titulação lenta, sedação.
3. Efeitos adversos maiores:
    a. Relacionados com a dose: Fadiga, confusão, tonteiras.
    b. Idiossincráticos: *Rash* (pode evoluir para SSJ; reação cruzada com sulfas), hipoidrose.
    c. Crônicos: Cálculos renais.
4. Teratogenicidade: Desconhecida.
5. Início e titulação: 50 mg/d por 2 semanas e depois aumentar 50 mg a cada 2 semanas até 400 mg/d. Pediatria: 2 a 4 mg/kg/d, aumentando quantidade semelhante a cada 1 a 2 semanas até 8 mg/kg/d.
6. Farmacocinética: Substrato de P450; meia-vida de 60 horas, mas de 25 a 30 com indutores.

7. Faixa terapêutica: 10 a 40 mg/L.
8. Ainda não comercializado no Brasil; no exterior – Preparações: Medicamento de referência (Zonegran) ou genérico em cápsula com 25, 50 ou 100 mg.

Metsuximida

1. Vantagens: Amplo espectro, incluindo crises parciais, meia-vida longa – posologia geralmente 2×/d, mas pode ser apenas uma vez ao dia.
2. Desvantagens: Titulação lenta; efeitos colaterais no SNC, falta de familiaridade de muitos médicos.
3. Efeitos colaterais maiores:
   a. Relacionados com a dose: Sedação, cefaleia.
   b. Idiossincráticos: *Rash* (inclusive SSJ), dificuldades psiquiátricas, desconforto GI, síndrome lúpus-*like*, leucopenia.
   c. Crônicos: Nenhum conhecido.
4. Teratogenicidade: Desconhecida.
5. Farmacocinética: Meia-vida do metabólito ativo, o *N,N*-desmetilmetsuximida, de 34 a 80 horas em adultos, de 16 a 45 horas em crianças; o nível pode ser reduzido por indutores enzimáticos; pode elevar FNT e diminuir CBZ.
6. Início e titulação: 300 mg à hora de dormir por 1 a 2 semanas, aumentando 300 mg a cada 1 a 2 semanas até o alvo de 900 a 1.200 mg/d. Dose pediátrica da metsuximida: 150 mg/d, aumentando 150 mg/semana até que o nível sanguíneo do metabólito ativo, a N-desmetilmetsuximida (NDM), chegue a 20 a 40 μg/mL.
7. Faixa terapêutica: 10 a 40 mg/L (*N, N*-desmetilmetsuximida).
8. Ainda não comercializado no Brasil; no exterior – preparações: Celontin em cápsulas com 150 e 300 mg.

Felbamato

1. Vantagens: Amplo espectro, incluindo SLG; eficaz, não causa sedação; aprovado como monoterapia inicial (para crises parciais). Pode ser dosado 2×/d, embora 3×/d seja mais tolerado.
2. Desvantagens: Interações medicamentosas; risco de anemia aplástica potencialmente fatal (1 em 5.000) e insuficiência hepática (1 em 10.000).
3. Efeitos adversos maiores:
   a. Relacionados com a dose: Ansiedade, insônia, cansaço, ataxia.
   b. Idiossincráticos: *Rash*, anemia aplástica, insuficiência hepática.
   c. Crônicos: Perda de peso.
4. Teratogenicidade: Desconhecida.
5. Farmacocinética e interações: Meia-vida de 15 a 20 horas, mas abreviada por indutores. Pode atuar como inibidor enzimático, elevando a FNT, o AVP e o FNB; entretanto, reduz a CBZ.
6. Início e titulação: 600 mg 2×/d, aumentando 600 mg/d semanalmente até o alvo de 2.400 a 4.800 mg/d. Pediatria: 10 a 15 mg/kg/d, aumentando para 20 a 40 mg/kg/d.
7. Faixa terapêutica: Provisoriamente 40 a 100 mg/L.
8. Ainda não comercializado no Brasil; no exterior – Preparações: Felbatol em comprimidos com 400 e 600 mg; suspensão com 600 mg/5 mL.

Lacosamida

1. Vantagens: Titulação rápida, relativamente bem tolerado, baixas interações farmacocinéticas (metabolismo limitado pelo CYP2C19), existência de uma solução IV, uso adicional (dor neuropática), possíveis propriedades neuroprotetoras e antiepileptogênicas.
2. Desvantagens: Novo; pouca experiência clínica; faixa de doses efetivas é estreita.
3. Efeitos adversos maiores:
   a. Relacionados com a dose: Tonteiras, cefaleia, diplopia/visão embaçada, ataxia, náuseas/vômitos; aumento do intervalo P-R no ECG.

b. Síncope idiossincrática.
c. Crônicos: Nenhum conhecido.
4. Teratogenicidade: Desconhecida.
5. Início e titulação: Iniciar com 50 mg VO/IV 2×/d e aumentar 50 mg 2×/d até 100 a 200 mg 2×/d até o máximo de 600 mg/d, a menos que haja comprometimento hepático ou renal grave.
6. Farmacocinética: Meia-vida: 13 horas; ligação proteica: inferior a 15%.
7. Faixa terapêutica provisória: Nenhuma conhecida.
8. Ainda não comercializado no Brasil; no exterior – Preparações: comprimidos com 50, 100, 150 ou 200 mg.

Rufinamida
1. Vantagens: Mínimas interações medicamentosas e baixos efeitos colaterais cognitivos.
2. Desvantagens: Interage com os contraceptivos orais; relativamente nova, limitada experiência a longo prazo.
3. Efeitos adversos maiores:
   a. Relacionados com a dose: Sedação, tonteiras, ataxia.
   b. Idiossincráticos: Síndrome da hipersensibilidade a DAEs.
   c. Crônicos: Nenhum conhecido, mas não foi adequadamente estudada.
4. Teratogenicidade: Desconhecida.
5. Início e titulação: 400 a 800 mg 2×/d, aumentando 400 a 800 mg ao dia a cada 2 dias até o alvo de 3.200 mg. Para pacientes pediátricos, 10 mg, aumentando 10 mg a cada 2 dias até o alvo de 45 mg fracionados 2×/d.
6. Farmacocinética: Meia-vida – 6-10 horas; ligação proteica – 34%.
7. Faixa terapêutica provisória: Não conhecida.
8. Ainda não comercializado no Brasil; no exterior – Preparações: Banzel em cápsulas com 200 ou 400 mg.

Drogas com Espectro Estreito ou Uso em Tipos Específicos de Crises
Etossuximida
1. Vantagens: Meia-vida longa; geralmente posologia 2×/d; efetiva contra crises de ausência.
2. Desvantagens: Espectro restrito, crises de ausência somente são o alvo bem estabelecido.
3. Efeitos adversos maiores:
   a. Relacionados com a dose: Sedação, cefaleia.
   b. Idiossincráticos: *Rash*, descompensação psiquiátrica, desconforto GI, síndrome lúpus-*like*.
   c. Crônicos: Nenhum conhecido.
4. Teratogenicidade: Desconhecida.
5. Início e titulação: 250 mg 2×/d, aumentando 250 mg/d em intervalos semanais até 500 a 1.000 mg/d; pediatria (acima de 3 anos): 250 mg/d, aumentando 250 mg/semana até 15 a 20 mg/kg/d.
6. Farmacocinética: Metabolismo hepático, não há ligação proteica; meia-vida de 30 a 60 horas.
7. Faixa terapêutica: 40 a 100 mg/L.
8. Ainda não comercializado no Brasil; no exterior – Preparações: Zarontin em cápsulas com 250 mg; solução com 250 mg/5 mL.

Acetazolamida
1. Vantagens: Bem tolerada, normalmente usada de modo complementar para crises de ausência, mas pode ser usada para crises parciais e, intermitentemente, para exacerbações das crises catameniais (relacionadas com as menstruações).
2. Desvantagens: Provavelmente baixa eficácia; não deve ser usada com TPM ou ZNS (cálculos renais).
3. Efeitos adversos maiores:
   a. Relacionados com a dose: Parestesias, fraqueza, hiponatremia, hipocalemia.
   b. Idiossincráticos: Anorexia, *rash*, discrasias sanguíneas.
   c. Crônicos: osteomalacia.

4. Teratogenicidade: Sim.
5. Farmacocinética: 2 a 13 horas de meia-vida.
6. Início e titulação: 250 a 500 mg/d, aumentando para 500 a 1.000 mg/d (2×/d ou 3×/d); pediatria (≥ 4 anos): 4 mg/kg/d, aumentando ao longo das semanas até 8 a 30 mg/kg/d.
7. Faixa terapêutica: Nenhuma determinada.
8. Preparações: Diamox em comprimidos com 250 mg; não comercializadas no Brasil, fórmulas de liberação lenta, 500 mg, e suspensão com 50 mg/mL.

Benzodiazepínicos

Estes diferem entre si, principalmente, na farmacocinética e nas vias de administração à disposição. Os efeitos adversos incluem, principalmente, sedação e cognição mais lenta, bem como supressão ventilatória quando dados IV.

1. Clonazepam: Terapia complementar para crises mioclônicas e atônicas, menos frequentemente para crises parciais; meia-vida de 20 a 40 horas, abreviada por indutores de enzimas. Dose inicial de 0,5 uma ou 2 vezes ao dia, aumentando 0,5 mg/dia em intervalos de 3 a 7 dias até o alvo de 1,5 a 4 mg/d. Preparações: comprimidos de 0,5, 1 e 2 mg.
2. Clorazepato: Mesmo que o clonazepam (embora aprovado para crise parciais); meia-vida de 55 a 100 horas. Dose inicial de 3,75 mg 2-3×/d, aumentando 3,75 a 7,5 mg a cada semana até 15 a 45 mg/d. Preparações: comprimidos de 3,75, 7,5 e 15 mg; comprimidos de liberação lenta com 11,25 e 22,5 mg.
3. Diazepam (DZ): Raramente usado por via oral, mas amplamente usado por via intravenosa para EME e por via retal para crises repetitivas agudas. A meia-vida do metabólito ativo, desmetildiazepam, é de 20 a 40 horas, mas, quando dado IV, é redistribuído para fora do cérebro, indo a outros tecidos gordurosos; também se liga altamente às proteínas (99%). Portanto, quando dado por via IV, embora o início de ação seja extremamente rápido, um a 2 minutos, a duração da ação é de apenas 15 a 20 minutos. Preparação: solução com 5 mg/mL. Gel retal (Diastat) é dosado de acordo com a idade e o peso, estando disponível em seringas retais de 2,5, 5, 10, 15 e 20 mg (não disponível no Brasil).
4. Lorazepam (LZ): Usado IV para EME (não comercializado no Brasil), o início de ação é discretamente mais lento que o do DZ, 4 a 5 minutos, mas continua no cérebro por muito mais tempo, com duração de ação de 4 a 10 horas. A ligação às proteínas é de 90%. O lorazepam oral raramente é usado de maneira crônica, mas pode ser dado por via sublingual para grupos de crises, especialmente se o paciente estiver acordado demais entre as crises para tolerar o gel de diazepam retal. Preparações: comprimidos com 0,5, 1 e 2 mg; solução com 0,5, 1 ou 2 mg/mL.
5. Midazolam: IV para EME como alternativa ao DZ ou ao LZ e como infusão quando o estado de mal se torna refratário. A meia-vida é de 1 a 2 horas. Preparação: frascos com 1 ou 5 mg/mL.
6. Nitrazepam e clobazam são benzodiazepínicos. Estas drogas, particularmente o clobazam, podem ter vantagens na terapia crônica, mas não estão disponíveis nos Estados Unidos. (Clobazan – Frisium, Urbanil, 10 e 20 mg é aprovado no Brasil e parece ser útil na SLG.)

Fosfenitoína (fos-FNT)

É prodroga hidrossolúvel da fenitoína e pode ser dada mais rapidamente (até 150 mg de equivalentes de fenitoína por minuto em adultos) e sem medo de necrose tecidual em caso de extravasamento; também pode ser dada por via intramuscular (IM) em situações sem emergência. Embora não seja dada em um veículo de propilenoglicol, que se pensa ser amplamente responsável pelos efeitos hipotensores da FNT, estudos não têm demonstrado uma taxa mais baixa dessa complicação com a fos-FNT. É recomendável monitorizar o ECG durante a infusão rápida, como se faz com a fenitoína. Não comercializado no Brasil.

A Tabela 2-2 apresenta um sumário dos antiepilépticos comumente usados.

TABELA 2-2 Sumário dos Antiepilépticos Comumente Usados

Agente	Dose Inicial	Dose Média Diária para o Adulto	Meia-Vida Média (horas)	Faixa "Terapêutica"	Ligação a Proteínas (%)	Observações
Carbamazepina (Tegretol)	100 mg à hora de dormir ou 2×/d	600-1.800 mg (15-25 mg/kg)	12-20	6-12 mg/L	70-80	Autoindução de metabolismo
Clonazepam (Rivotril)	0,5-1,0 mg à hora de dormir ou 2×/d	1-5 mg (0,03-0,3 mg/kg)	24-48	0,01-0,05 mg/L	80	Pode-se desenvolver tolerância
Etossuximida (Zarontin)	250 mg à hora de dormir	500-1.000 mg (10-30 mg/kg)	30-60	40-100 mg/L	0	Efetiva somente para ausências
Felbamato (Felbatol)	600 mg 2×/d	3.600 mg	20-24	30-140 mg/L	25	Múltiplas interações
Gabapentina (Neurontin)	300 mg 2×/d	1.800 mg	5-7	4-16 mg/L	0	Ausência de interações
Lacosamida (Vimpat)	50 mg 2×/d	200-400 mg	13	?	< 15	Ausência de interações com antiepilépticos ou contraceptivos orais
Lamotrigina (Gardenal)	50/d se acrescentada a FNT/CBZ; 25 1×/d se acrescentada ao AVP	300-500 mg com FNT/CBZ; 100-150 mg com AVP	6-30 com FNT/CBZ; 30-100 com AVP 6-8	2-20 mg/L	55	Provável amplo espectro
Levetiracetam (Hidantal)	250-500 mg 2×/d	1.000-3.000 mg		20-60	< 10	Pouco metabolismo hepático; ausência de interações
Oxcarbazepina (Trileptal)	150-300 mg 2×/d	900-1.800 mg	8-10 (MHD; 2 h para OXC)	10-35 (MHD)	40	MHD (monoidroxiderivado); reatividade cruzada com a CBZ

(Continua)

TABELA 2-2	Sumário dos Antiepilépticos Comumente Usados (Cont.)					
Agente	Dose Inicial	Dose Média Diária para o Adulto	Meia-Vida Média (horas)	Faixa "Terapêutica"	Ligação a Proteínas (%)	Observações
Fenobarbital (Luminal)	90 mg à hora de dormir	90-180 mg (2-4 mg/kg)	72-168	10-40 mg/L	40-60	Posologia uma vez ao dia
Fenitoína (Dilantin)	300 mg/d em 2 doses	300-500 mg (3-7 mg/kg)	10-30 ou mais	10-20 mg/L	85-95	Cinética de saturação
Primidona (Primid)	125 mg à hora de dormir	750-1.500 mg (10-20 mg/kg)	6-22	8-14 mg/L	0	Convertida em fenobarbital
Rufinamida (Banzel)	200-400 mg 2×/d	200-3.200 mg	6-10	?	30-40	Poucas interações medicamentosas
Valproato/divalproato de sódio (Depakote)	250 mg à hora de dormir ou 2×/d	1.000-3.000 mg (15-60 mg/kg)	10-20	50-120 mg/L	85-95	Amplo espectro
Topiramato (Topamax)	25-50 mg/d	200-400 mg/d	18-22	?2-25	13-17	Titulação lenta
Tiagabina (Gabatril)	4-8 mg	32-56 mg/d	5-8	?5-70	96	Crises parciais, 3×/d ou 4×/d
Zonisamida (Zonegran)	100 mg	200-400 mg	50-70	?10-25	40	Pode ter amplo espectro

PANORAMA DAS APRESENTAÇÕES E SÍNDROMES EPILÉPTICAS

A seguir, descrevem-se abordagens das situações clínicas comuns e de síndromes específicas, apresentadas na ordem aproximada da idade habitual de apresentação.

Crises Neonatais

Introdução

1. As crises neonatais geralmente são definidas como ocorrendo durante o primeiro ou os 2 primeiros meses de vida.
2. Provavelmente porque o desenvolvimento cerebral, neste estágio, permite apenas um repertório limitado, em comparação com os adultos; as manifestações clínicas são primitivas, e as crises podem ser difíceis de distinguir de comportamentos normais. Por exemplo, não ocorrem crises tônico-clônicas bem formadas nessa idade.
3. As crises clônicas e tônicas de fato ocorrem, mas, tipicamente, envolvem partes do corpo de maneira migratória ou assimétrica.
4. É mais provável que os abalos mioclônicos ocorram bilateralmente, mas podem ter uma fisiopatologia não epiléptica em recém-nascidos neurologicamente anormais. Conquanto comumente manifestações de uma crise convulsiva, apneia, enrijecimento tônico difuso, sucção repetitiva, movimentos de pedalar ou desvio dos olhos também têm as mesmas causas alternativas.
5. Em geral, o EEG é muito mais essencial ao diagnóstico da crise em recém-nascidos do que em crianças com mais idade ou adultos.

Fisiopatologia

1. As crises ocorrem no recém-nascido em decorrência de quase qualquer desarranjo focal ou difuso. Pode haver crises sintomáticas agudas somente ou uma tendência constante para crises, ou seja, epilepsia.
   a. Certos desequilíbrios eletrolíticos aumentam a hiperexcitabilidade neuronal; outros podem atuar de maneira inespecífica, causando lesão neuronal, ou indiretamente, como na deficiência de piridoxina, um cofator necessário na síntese de GABA.
   b. Em cerca de 2/3 dos recém-nascidos com crises, a causa das crises agudas ou da epilepsia pode ser identificada como originada antes, durante ou depois do nascimento. Elas incluem infecção congênita ou pós-natal, malformação congênita, asfixia (mais comum), hemorragia intracraniana, erros inatos do metabolismo (especialmente deficiência de piridoxina ou de biotinidase), hipocalcemia (precoce, nos primeiros 3 dias de vida, geralmente associada a outras lesões; ou tardia, geralmente 5 a 14 dias depois do consumo de fórmula de leite com alta concentração de fosfato), hipomagnesemia (muitas vezes com hipocalcemia), hipoglicemia (muitas vezes aparecendo horas depois do nascimento e associada a outras agressões), hipo ou hipernatremia, abstinência de drogas (de narcóticos ou depressores maternos) ou toxicidade por drogas (injeção inadvertida de anestésicos locais).
2. Entre as causas "idiopáticas" de crises neonatais, há duas importantes síndromes genéticas, as convulsões neonatais familiais benignas, que têm sido ligadas a mutações no canal de potássio controlado pela voltagem no cromossomo 20 ou 8, e as convulsões neonatais benignas, para as quais não se identificou a causa genética, mas que, diferentemente das crises neonatais ou do EME devido a uma causa identificável, são autolimitadas. Elas costumam começar no quinto dia de vida e são denominadas "crises do quinto dia".

Prognóstico

O prognóstico das crises neonatais se relaciona fortemente com a causa. Os recém-nascidos cujas crises decorrem de malformação congênita ou de infecção pós-natal se saem pior do que aqueles com um transtorno metabólico transitório. Estudos em animais sugerem que as crises no recém-nascido sejam mais difíceis de controlar e que tenham menos probabilidade de produzir lesão neuronal do que as crises não controladas em idades mais elevadas. Não considerando a etiologia, aqueles com um fundo de EEG normal e um exame normal têm o melhor prognóstico; isto inclui aqueles com os diagnósticos de convulsões neonatais familiais benignas ou convulsões neonatais benignas.

Diagnóstico
1. O diagnóstico de crises neonatais depende de distinguir estas das causas normais ou não epilépticas de movimentos repetitivos no recém-nascido, como a mastigação ou a sucção, ou das mioclonias do sono neonatais benignas.
   a. O EEG é crítico para fazer tal distinção. Embora as descargas interictais possam ser difíceis de distinguir de transitórias *sharp* inespecíficas, as descargas ictais no EEG neonatal são, não obstante, rítmicas e evoluem de uma frequência na extremidade mais baixa de 0,5 a 15 Hz para frequências mais rápidas. Diferentemente dos adultos, as descargas podem continuar confinadas a um único eletrodo ou, em alguns casos, "migram" de uma localização para outra.
   b. Para ser determinada uma "crise eletrográfica", a duração mínima da descarga é arbitrariamente definida como 10 segundos.
2. Exames metabólicos e por imagens se destinam a identificar as causas relacionadas na seção Fisiopatologia (item 1.b da lista). Se os achados de exames forem normais e a avaliação laboratorial for negativa, podem-se diagnosticar convulsões neonatais benignas ou convulsões neonatais benignas, dependendo dos antecedentes familiares. A síndrome familial apresenta-se com crises que duram alguns dias, enquanto que a síndrome não familial pode evoluir para EME, mas geralmente dura menos de um dia.

Tratamento
1. A prioridade é identificar e tratar causas infecciosas ou metabólicas reversíveis.
2. Enquanto aguardam os resultados dos exames no sangue, muitos médicos administram, de maneira gradual, 2 a 4 mL/kg de glicose a 25%, 50 a 100 mg de piridoxina (idealmente durante o registro do EEG), 1 a 2 mL/kg de gluconato de cálcio a 10% (ao longo de minutos durante a monitorização por eletrocardiograma [ECG]) e 0,1 a 0,2 mL/kg de sulfato de magnésio a 50%.
3. Se a ventilação e outras funções autônomas não forem afetadas, a criança poderá ser observada ou tratada somente com benzodiazepínicos. No entanto, o tratamento, neste grupo, geralmente é iniciado com FNB ou FNT.
   a. O FNB é dado em dois bolos de 10 mg/kg na taxa de 2 a 3 mg/kg/min, seguidos por bolos adicionais conforme necessário. Se isto não tiver sucesso, também pode ser dada FNT em dois bolos de 10 mg/kg em uma taxa que não pode ser mais rápida do que 2 mg/kg/min. O FNB é mantido por via oral em 5 mg/kg/d após os níveis frequentemente por causa do metabolismo mais rápido e variável do que em crianças mais velhas.
   b. As variações de absorção e metabolismo da FNT no recém-nascido complicam seu uso na manutenção oral.
4. Há evidências experimentais de que o TPM possa ter um papel neuroprotetor no tratamento das crises neonatais, mas as recomendações clínicas dependerão de maiores pesquisas.

Síndrome de West (Espasmos Infantis)
Introdução
1. A síndrome de West (identificada pela primeira vez por um pediatra britânico do século XIX em seu próprio filho) é uma síndrome epiléptica generalizada, geralmente sintomática ou criptogênica, originada entre os 4 e os 6 meses de idade e ocorre somente nos 2 primeiros anos.
2. É definida por grupos de crises mioclônico-tônicas, algumas vezes denominadas "crises em canivete" ou "crises de salamaleque" e um achado característico no EEG interictal de hipsarritmia, consistindo em um fundo caótico e com grande amplitude com pontas multifocais. Cada espasmo dura 2 a 3 segundos, mais longo do que a mioclonia verdadeira, porém, mais curto do que a maioria das crises tônicas e pode ser, principalmente, flexor, extensor ou ambos. Pode ocorrer desvio dos olhos ou nistagmo; é frequente a ocorrência de espasmos assimétricos, mas nem sempre, em lactentes com lesões cerebrais focais.
3. Esta síndrome é relativamente comum, aparecendo em até 40/100.000 crianças.

Fisiopatologia

1. O mecanismo de geração de grupos de espasmos ainda não foi bem compreendido, mas as manifestações clínicas e o EEG ictal, mostrando atividade rápida com baixa amplitude ou um traçado plano, o chamado "padrão eletrodecremental", sugerem a possibilidade de envolvimento do tronco encefálico.
2. As causas patológicas da síndrome incluem quase todos os tipos de lesões pré-natais, perinatais ou pós-natais, como a encefalopatia hipóxica, trauma, meningite, malformações cerebrais e erros inatos do metabolismo.
3. Transtornos neuroectodérmicos, particularmente a esclerose tuberosa, são fortemente associados.

Prognóstico

A síndrome de West tem prognóstico ruim, com apenas 80 a 90% das crianças sobrevivendo até a idade de 5 anos, até 90% dos sobreviventes tendo atraso do desenvolvimento e 50% tendo epilepsia. No entanto, os lactentes com desenvolvimento neurológico normal antes do início dos espasmos e sem causa identificável (casos idiopáticos) podem ter um bom prognóstico. O início antes dos 6 meses também se associa a um prognóstico ruim, provavelmente, porque indica uma de várias etiologias sintomáticas. Os casos criptogênicos, isto é, os lactentes com exame ou história do desenvolvimento anormal, mas sem etiologia conhecida, têm um prognóstico intermediário entre os casos sintomáticos e idiopáticos. A possibilidade de que o tratamento precoce possa influenciar o prognóstico é um incentivo ao diagnóstico rápido e ao tratamento agressivo.

Diagnóstico

1. O diagnóstico depende da ocorrência de eventos clínicos típicos e de um EEG interictal e ictal característico.
    a. A hipsarritmia nem sempre está presente e pode aparecer somente depois que a síndrome tiver sido estabelecida há semanas ou mais.
    b. Há variantes, denominadas "hipsarritmia modificada", incluindo padrões do EEG com características focais, relativamente poucas pontas ou sincronia relativa entre os dois hemisférios.
2. Uma vez diagnosticada a síndrome, a avaliação se destina a identificar causas em potencial e inclui, além do exame neurológico e de um EEG, cuidadoso exame da pele com luz de Wood e TC ou RM, que é anormal em 70 a 80% dos casos.
    a. A triagem para erros inatos do metabolismo deve incluir aminoácidos na urina e no soro; ácidos orgânicos no soro, níveis de lactato, piruvato e amônia; e provas de função hepática.
    b. Deve-se pesquisar lactato, piruvato e aminoácidos no líquido cefalorraquidiano (LCR) se uma doença metabólica for uma consideração.

Tratamento

1. Se não for encontrada causa, deve-se considerar deficiência de piridoxina, uma causa muito rara, mas tratável, administrando-se 100 a 200 mg de piridoxina IV durante o registro do EEG; se esta for a etiologia, o EEG deverá melhorar em minutos.
2. A base do tratamento é o ACTH, que costuma resultar em controle das crises e melhora do EEG em dias.
    a. O ACTH pode ser dado IM na dose de 40 UI ao dia por 2 semanas e, se as crises continuarem, aumentar 10 UI semanalmente até que as crises sejam controladas ou até um máximo de 80 UI ao dia.
    b. Depois da parada das crises, a dose pode ser continuada por 1 mês e depois diminuída gradualmente 10 UI/semana. Se as crises recorrerem, deve-se retomar a dose previamente efetiva.
    c. A pressão arterial, o guáiaco nas fezes, os eletrólitos, o cálcio, o fósforo, a glicemia e sinais de infecção precisam ser monitorizados.
3. As alternativas, tipicamente usadas quando o ACTH falha ou não é tolerado, incluem prednisona, AVP, CZP, LTG, TPM, FBM ou TGB.
    a. O AVP pode ser iniciado na dose de 15 mg/kg/d em 3 doses e aumentado em incrementos de 5 a 10 mg/kg/d semanalmente.

b. O clonazepam é iniciado com 0,01 a 0,03 mg/kg/d em 3 doses, aumentando-se 0,25 a 0,50 mg a cada 3 dias até 0,1 a 0,2 mg/kg/d.

c. A DAE vigabatrina, um inibidor do catabolismo do GABA, ainda não está disponível nos Estados Unidos, mas pode ser dramaticamente efetiva, especialmente quando os espasmos forem causados por esclerose tuberosa.

Síndrome de Lennox-Gastaut

Introdução

1. A SLG é uma epilepsia generalizada sintomática ou criptogênica que se caracteriza por múltiplos tipos de crises, incluindo crises tônicas generalizadas, e por complexos de ponta-onda lenta (1,5 a 2,5 Hz) no EEG; retardo mental geralmente faz parte da síndrome, embora 10% tenham desenvolvimento normal. Outros tipos de crises, comumente incluindo tônico-clônicas, mioclônicas, atônicas ou mioclônicas, também ocorrem envolvendo a musculatura postural, e podem causar trauma sério. As quedas da cabeça são uma forma fragmentar de ataque por queda e podem ocorrer centenas de vezes por dia. Ocorrem crises parciais menos frequentemente, mas podem se apresentar, especialmente, nas crianças mais velhas.
2. O início é entre 6 meses e 7 anos, e a incidência é de aproximadamente 30/100.000.
3. Os achados de EEG incluem lentidão de fundo e, algumas vezes, descargas multifocais além dos complexos de ponta-onda lenta generalizados com predomínio anterior; os últimos são, algumas vezes, quase contínuos, exceto durante o sono com movimentos oculares rápidos (REM). Durante o sono de ondas lentas, podem ocorrer complexos com polipontas-ondas e períodos de pontas rápidas com ou sem manifestações clínicas mioclônicas ou tônicas.

Fisiopatologia

A mesma variedade de processos que causam espasmos infantis causa a SLG e, em alguns casos, os primeiros podem evoluir para a segunda. As evidências de que estas ou outras epilepsias de início precoce possam ser causadas pelas vacinas contra difteria-*pertússis*-tétano são limitadas e altamente controversas.

Prognóstico

1. A SLG é altamente resistente ao tratamento e as crises ocorrem muitas vezes ao dia.
2. Está presente retardo mental em aproximadamente metade quando as crises se iniciam, e a proporção aumenta com a idade, dando apoio à hipótese de que crises mal controladas causam deterioração mental.
3. Em alguns pacientes, as flutuações da cognição e do comportamento podem variar com a atividade epileptiforme, levando à esperança de que o desenvolvimento de tratamentos mais efetivos, como ocorreu em certo grau na década passada, terá um efeito duradouro sobre a função global.

Diagnóstico

O diagnóstico se baseia na história, no exame e no EEG de rotina; técnicas adicionais de EEG, como a monitorização por videoeletroencefalograma, podem ser úteis em alguns casos para estabelecer quais comportamentos clínicos têm origem epiléptica.

Tratamento

1. Várias DAEs "de amplo espectro" têm mostrado eficácia no tratamento da SLG, embora as respostas raramente sejam dramáticas.
    a. O AVP, tradicionalmente, tem sido usado, embora o risco de insuficiência hepática seja uma preocupação nas crianças com menos de 2 anos, enquanto que o FBM também tem risco de toxicidade hepática e para a medula óssea; TPM e LTG provavelmente são mais seguros.
    b. O clonazepam, algumas vezes, é dado como complemento, embora a sedação e os efeitos comportamentais limitem seu uso. Vale a pena considerar LEV, ZNS, ACZ e MSX, mas não foram formalmente estudados.
2. As drogas de espectro estreito, como a FNT e a CBZ, podem ser dadas para crises tônico-clônicas; a FNT também pode ser útil para controlar crises tônicas e talvez atônicas.

3. Há consideráveis evidências de que a dieta cetogênica possa ser efetiva na SLG, com 30 a 50% relatando respostas dramáticas ou convincentes, e algumas crianças têm conseguido descontinuar as DAEs e mostrar melhoras funcionais mantidas por 1 ano ou mais, embora, a longo prazo, os dados sejam limitados.
4. Para os pacientes com crises de quedas com potencial de causar traumatismos, a corpocalosotomia é uma opção, e a ENV tem mostrado eficácia conta SLG em estudos retrospectivos.
5. Há relatos anedóticos de que tratamentos imunomoduladores, como o ACTH, a imunoglobulina IV ou a plasmaférese, possam ter pelo menos eficácia transitória no tratamento desta e de outras síndromes de epilepsia pediátrica grave e refratária.

Convulsões Febris

Introdução

1. As convulsões febris (CFs) benignas constituem uma síndrome situacional geralmente definida como a ocorrência de breves convulsões em uma criança neurologicamente normal entre os 6 meses e os 5 anos de idade no contexto de febre observada antes da crise e não atribuída a uma infecção do SNC. Se a crise for focal, se recorrer dentro de um dia ou se persistir além de 15 minutos, será denominada "crise febril complexa". O início se dá, mais comumente, entre 18 e 22 meses. Esta é uma síndrome comum, ocorrendo em 3 a 4% da população.
2. Estudos genéticos têm identificado variantes raras em que mais tarde se desenvolvem crises afebris ou as crises febris persistem além do limite de idade habitual e têm sido designadas "epilepsia generalizada com crises febris *plus*" (EGCF+).

Fisiopatologia

As CFs têm forte componente genético e, na EGCF+, foram encontradas mutações autossômicas dominantes do canal de sódio ou do receptor de GABA. É provável que outras anormalidades de canais, talvez com herança mais complexa, sejam subjacentes à síndrome mais comum, e a febre, que geralmente reduz o limiar para as crises, "desmascare" a tendência hereditária. As razões para o forte relacionamento com a idade ainda não estão bem compreendidas.

Prognóstico

1. O prognóstico da CF simples é visto como bom, embora 30 a 40% das crianças tenham uma recorrência durante doença febril subsequente, especialmente se a crise-índice tiver ocorrido durante o primeiro ano de vida.
2. O prognóstico para desenvolvimento mais tarde de epilepsia pode ser de aproximadamente 4 vezes o da população geral; porém, grande parte deste risco corresponde a crianças que têm CF complexa. Um subgrupo importante compreende aqueles com CF prolongada, um número desconhecido dos quais, mais tarde, desenvolverá a síndrome de esclerose temporal mesial, geralmente diagnosticada no contexto de tratamento cirúrgico na adolescência ou idade adulta. Pelo menos alguns desses pacientes têm anormalidades anatômicas acompanhantes que podem tê-los predisposto a crises febris prolongadas e ao desenvolvimento posterior de epilepsia intratável.
3. O prognóstico para o desenvolvimento neurológico depois de CF é excelente, pois um atraso do desenvolvimento não aparente antes da primeira CF quase nunca ocorre depois, exceto em raros casos de EME.

Diagnóstico

1. O diagnóstico depende de a criança cumprir os critérios descritos anteriormente e de se descartar uma anormalidade do SNC como causa da crise convulsiva.
2. Deve-se considerar uma punção lombar na apresentação inicial, já que meningite, especialmente em crianças muito pequenas, pode apresentar-se com pobreza de outros sinais.
3. O EEG, em geral, é visto como sem utilidade porque anormalidades inespecíficas, como lentidão posterior, não têm valor de prognóstico e até complexos de ponta-onda não predizem fortemente crises convulsivas mais tarde (embora possam refletir o baixo limiar herdado subjacente à síndrome). De modo semelhante, se o exame for normal, não serão necessárias imagens.

4. Outra avaliação tem por objetivo identificar a causa da febre, como doenças virais ou otite média, que são comuns na faixa etária afetada.

Tratamento
1. O tratamento preventivo com DAEs convencionais já não é recomendado para CF.
2. Com exceção do paracetamol para controle da febre e do tratamento da doença subjacente, as opções de tratamento depois de uma primeira CF incluem diazepam, dado por via oral na dose de 0,3 mg/kg a cada 8 horas no início de febre subsequente ou de doença febril em potencial; uma alternativa é o diazepam em gel retal dosado de acordo com a idade e o peso, conforme a bula.

Epilepsia Benigna com Pontas Centrotemporais
Introdução
1. A epilepsia benigna com pontas centrotemporais (EBPCT), também denominada "epilepsia rolândica benigna", é a síndrome de epilepsia parcial idiopática mais comum.
2. As crises começam entre 2 e 12 anos, mais comumente entre 5 e 10, e consistem principalmente em crises noturnas e crises com generalização secundária infrequentes, bem como crises parciais simples frequentes diurnas ou noturnas, envolvendo o córtex sensitivomotor oral; esta localização produz os sintomas característicos de formigamento ou uma sensação elétrica na face ou boca, muitas vezes progredindo para contrações da face e, menos comumente, da mão ou do membro superior. A criança não consegue falar, mas fica inteiramente consciente.

Fisiopatologia
Esta síndrome tem base genética, com algumas famílias apresentando mutações no cromossomo 15; o traçado do EEG é mais fortemente penetrante do que o da síndrome epiléptica, que está presente apenas em uma minoria daqueles com achados característicos no EEG.

Prognóstico
As crises cessam durante a adolescência, geralmente antes dos 16 anos, e os pacientes continuam neurologicamente normais. Crises semelhantes com prognósticos menos benignos têm sido relatadas em pacientes com lesões focais no córtex rolândico ou nas áreas adjacentes.

Diagnóstico
O diagnóstico depende da história clínica e é estabelecido pelo achado característico no EEG de pontas difásicas e ondas *sharp* em uma ou em ambas as regiões centrotemporais, especialmente durante o sono leve. Se o exame for normal e a história e o EEG típicos, não será necessária neuroimagem, embora a RM deva ser pedida se as crises não responderem ou se outras características forem atípicas.

Tratamento
1. Em razão da evolução benigna, nem todos os neuropediatras tratam os pacientes com esta síndrome, embora a maioria o faça se ocorrer uma crise com generalização secundária.
2. Qualquer DAE efetiva contra crises parciais pode ser usada. CBZ tem sido tradicionalmente dada, mas a GBP tem sido usada recentemente.
3. O tratamento muitas vezes pode ser suspenso depois de um a 2 anos de controle das crises, mesmo que os achados do EEG permaneçam anormais.

Epilepsia Infantil com Ausências
Introdução
A epilepsia infantil com ausências da infância (EIA) é uma epilepsia generalizada idiopática que se origina entre os 3 anos e o início da puberdade e se caracteriza por crises de ausência típica frequentes (por isso o termo antigo "picnolepsia", do Grego *pyknos*, que significa aglomeração ou congestionamento) e um EEG característico tendo fundo normal e complexos com pontas-ondas de 3 Hz. Podem ocorrer ausências centenas de vezes ao dia, e 1/3 a metade dos pacientes também têm crises tônico-clônicas infrequentes.

Fisiopatologia
A herança pode ser autossômica dominante com penetrância incompleta (mais alta para o traçado do EEG do que para a epilepsia clínica); a mutação associada é desconhecida, embora afete, mais provavelmente, os canais associados à rede talamocortical subjacente às crises de ausência.

Prognóstico
1. A maioria dos pacientes responde completamente à medicação apropriada e aproximadamente 2/3 têm remissão na puberdade. Os fatores positivos para a remissão incluem falta de crises tônico-clônicas (ou, se presentes, com início depois que as crises de ausência tenham começado), antecedentes familiares negativos e nenhuma história de EME generalizado não convulsivo.
2. Se a cognição, as condições neurológicas ou o traçado de fundo do EEG forem anormais, o prognóstico será pior e precisará ser considerada a possibilidade de um diagnóstico incorreto.

Diagnóstico
O diagnóstico costuma ser feito clinicamente, pedindo-se que o paciente hiperventile por 3 a 4 minutos, o que é um potente desencadeante para as ausências, sendo este achado confirmado pelo EEG que também inclua hiperventilação. Se a história e o EEG forem característicos e o exame for normal, provavelmente não será necessário neuroimagem.

Tratamento
Embora ESX, AVP e LTG sejam igualmente efetivos contra ausências, para crianças com ausências apenas, a ESX ainda é a droga de escolha em razão do risco mais baixo de efeitos adversos sérios. Se estiverem presentes crises tônico-clônicas, será preferível o AVP ou a LTG, já que a ESX precisaria ser usada com mais uma DAE, como a FNT, que trataria as crises tônico-clônicas. Se ESX, AVP ou LTG não controlarem adequadamente as ausências, poderão ser usadas associações delas; TPM, ZNS e LEV podem finalmente comprovar sua eficácia também.

Epilepsia Mioclônica Juvenil e Síndromes Relacionadas
Introdução
1. A epilepsia mioclônica juvenil (EMJ) é uma epilepsia generalizada idiopática com início durante a puberdade ou depois dela (geralmente na adolescência, mas possivelmente já aos 8 anos ou chegando aos 30) e se caracteriza por crises mioclônicas, mais frequentemente afetando a parte proximal das extremidades superiores. É a epilepsia idiopática mais comum, sendo responsável talvez por 5 a 10% de todos os casos de epilepsia em adultos.
    a. As crises mioclônicas geralmente ocorrem em 1 a 2 horas depois do despertar, mas também podem ser apresentadas quando o paciente adormece à tarde ou em outros horários. O álcool precipita as mioclonias ou crises em muitas crianças afetadas.
    b. Aproximadamente 90% dos pacientes também têm crises tônico-clônicas, e 10 a 30% têm ausências, que são muito menos frequentes do que na CAI e também podem ser incompletas, pois a consciência pode ficar parcialmente preservada.
    c. O EEG mostra complexos de pontas-ondas de 4 a 6 Hz e de polipontas-ondas menos regulares do que as da EIA.
2. A síndrome da EJA é semelhante à EMJ, mas não há crises mioclônicas e precisam estar presentes ausências. A síndrome de epilepsia idiopática com crises tônico-clônicas generalizadas ao acordar não possui a ausência nem crises mioclônicas, e a do tipo grande mal aleatória não mostra um padrão diurno de ocorrência das crises.
3. As crises associadas a todas essas síndromes são muito sensíveis à privação do sono e à abstinência do álcool, que são frequentes na faixa etária de risco.

Fisiopatologia
A EMJ e as síndromes relacionadas têm origem genética, havendo um local implicado no cromossomo 6 em alguns grupos étnicos; entretanto, outros genes estão envolvidos e são responsáveis pela variabilidade entre os pacientes com tais síndromes.

Prognóstico

O prognóstico das síndromes com início na adolescência não é tão favorável quanto o da EIA, pois 80 a 90% exigem tratamento por toda a vida. No entanto, a maioria das crises responde bem ao tratamento.

Diagnóstico

O diagnóstico depende do histórico apropriado e dos achados no EEG (muitas vezes apenas polipontas), podendo ser adiado porque os abalos mioclônicos costumam ser ignorados. Se os achados clínicos e de EEG forem típicos, o exame for normal e a resposta à medicação for completa, não será necessário neuroimagem; a maioria dos pacientes, contudo, já fez TC ou RM antes do diagnóstico.

Tratamento

1. O AVP ainda é considerado o medicamento de primeira escolha, embora, em homens obesos ou em mulheres, os riscos do ganho de peso e de teratogenicidade possam argumentar a favor de uma alternativa. A LTG costuma ser efetiva, embora, em alguns pacientes, as crises mioclônicas possam não responder ou até piorar. (Quando se dá a FNT ou especialmente a CBZ, é relativamente comum a piora das ausências, bem como das crises mioclônicas, embora possam ser complementos úteis para as crises tônico-clônicas).
2. TPM, ZNS e LEV podem ser alternativas efetivas.
3. Finalmente, o aconselhamento sobre a necessidade de obter sono adequado, evitar o uso de álcool e de outras substâncias psicoativas e manter a adesão à medicação é parte importante do tratamento.

Crises por Abstinência de Álcool e Outras Substâncias Psicoativas

Introdução

1. As crises por abstinência de álcool são uma síndrome situacional, sendo responsáveis por alta proporção de casos de crises iniciais e de EME em populações suscetíveis. Ocorrem crises 7 a 48 horas depois do último drinque, mais comumente entre 12 e 24 horas, geralmente associadas a outros sintomas de abstinência, como excitação autonômica e agitação.
2. O tempo de ocorrência das crises por abstinência por outros depressores, como os benzodiazepínicos e barbitúricos, depende da meia-vida do medicamento relevante.

Fisiopatologia

O álcool e muitos outros depressores potencializam a inibição mediada pelo GABA e podem bloquear a neurotransmissão excitatória; as alterações compensatórias nos receptores que ocorrem com o uso crônico predispõem o paciente à hiperexcitabilidade e crises na situação da retirada abrupta.

Prognóstico

As crises por abstinência, mesmo nos casos raros que evoluem para EME, geralmente respondem prontamente ao tratamento apropriado, embora os pacientes precisem ser observados quanto ao desenvolvimento posterior de *delirium tremens*. O prognóstico, a longo prazo, depende do sucesso em tratar o uso abusivo das substâncias.

Diagnóstico

1. O diagnóstico depende de uma história adequada e é mais óbvio se o álcool ainda estiver presente no sangue; o exame físico direcionado aos sinais de uso abusivo crônico de álcool pode ser útil.
2. O aspecto mais importante na avaliação é descartar outras anormalidades metabólicas e estruturais associadas ao alcoolismo, incluindo hiponatremia, hipoglicemia, hipomagnesemia e traumatismo cranioencefálico.

Tratamento

1. Os benzodiazepínicos são a base do tratamento para abstinência de álcool e de benzodiazepínicos e podem ser usados, juntamente com o fenobarbital, na abstinência de barbitúricos. O lorazepam, em doses de 2 a 4 mg IV ou IM, pode ser dado a cada 2 a 4 horas conforme necessário para minimizar os sintomas de abstinência sem causar sedação excessiva (não comercializado no Brasil, onde se usam diazepam e midazolam). A fenitoína não costuma ser útil, a menos que se desenvolva um estado de mal epiléptico.
2. Deve-se tentar um encaminhamento a um programa apropriado de dependentes químicos mesmo que se acredite que a chance de sucesso seja baixa.

Epilepsia "Lesional" (Sintomática de uma Lesão Cerebral Estrutural)

Introdução

1. Embora as lesões estruturais sejam responsáveis por menos de metade de todos os casos de epilepsia, esta proporção é MUITÍSSIMO mais alta nos pacientes com epilepsias parciais e naqueles com um início mais tardio, especialmente após os 60 anos.
   a. Em idades mais baixas, os espécimes patológicos sugerem que as anormalidades estruturais microscópicas, muitas vezes transtornos do desenvolvimento cortical (particularmente heterotopias), são subjacentes a muitos casos de epilepsia parcial intratável com início na adolescência ou na idade adulta.
   b. Outras causas importantes são:.
      1) Neoplasias, incluindo tumores cerebrais benignos, como os gangliogliomas, oligodendrogliomas, tumores neuroepiteliais disembrioplásicos e astrocitomas pilocíticos. O câncer metastático e os gliomas com grau mais alto são responsáveis por uma grande proporção além da quinta década.
      2) Infecções, particularmente infecções parasitárias, como a cisticercose, mas também sequelas a longo prazo de meningoencefalite bacteriana e viral.
      3) Traumatismo cranioencefálico, especialmente o penetrante, mas também o traumatismo craniano fechado, se moderado ou grave.
      4) Acidente vascular encefálico hemorrágico e isquêmico.
      5) Anomalias vasculares congênitas ou adquiridas, como as malformações arteriovenosas ou angiomas cavernosos.
2. As manifestações clínicas dependem amplamente do local da lesão, embora a correlação esteja longe de ser perfeita, já que a descarga ictal pode iniciar-se adjacente à lesão, e não no interior dela (dependendo do tipo de lesão), e pode não produzir sintomas ou sinais até que se propague dentro do hemisfério ou até ao hemisfério contralateral.
   a. As lesões que produzem crises sintomáticas agudas ou, mais tarde, epilepsia se localizam tipicamente no córtex ou são subcorticais, e não profundas.
   b. As lesões frontoparietais perto do córtex sensitivomotor primário, tipicamente, produzem fenômenos somatossensitivas e motores contralaterais, enquanto outras áreas do lobo frontal produzem outras manifestações: posturas bilaterais se perto da área motora suplementar perto da linha média ou automatismos vigorosos e experiências emocionais com envolvimento orbitofrontal e/ou cingulado.
   c. Como regra, as epilepsias do lobo frontal tendem a produzir frequentes crises breves que se originam durante o sono.
   d. As epilepsias do lobo temporal diferem, dependendo de a fonte ser medial ou lateral; as crises temporais mediais costumam ser caracterizadas por uma sensação epigástrica ascendente ou outro desequilíbrio autônomo, bem como por auras emocionais ou olfatórias precedendo CPC que evoluem de um olhar fixo sem movimentos a automatismos orais. Estas CPCs costumam durar 2 a 3 minutos e são seguidas por confusão pós-ictal.
   e. As crises no lobo temporal lateral se associam a fenômenos auditivos, de linguagem ou algumas vezes visuais.
   f. As epilepsias do lobo parietal e occipital podem incluir crises parciais caracterizadas por alucinações visuais elementares ou formadas ou distorções da percepção espacial, incluindo vertigem.

Fisiopatologia

Os mecanismos pelos quais as lesões estruturais produzem hiperexcitabilidade neuronal não são bem compreendidos e, provavelmente, variam para diferentes tipos de lesões. Os transtornos do desenvolvimento cortical, por exemplo, incluem neurônios que podem ter receptores, canais ou conexões anormais, enquanto que o tecido estranho e as lesões destrutivas podem lesar neurônios ou populações neuronais específicas para diminuir a inibição ou aumentar a excitação em uma base neuronal ou de rede. Com lesões hemorrágicas, o próprio ferro pode ser epileptogênico quando aplicado ao córtex.

Prognóstico

O prognóstico para o controle das crises difere com o tipo e a localização da lesão. Por exemplo, a esclerose temporal mesial, uma lesão hipocampal muitas vezes associada à CF na infância e ao início de crises parciais na adolescência ou no início da idade adulta, frequentemente é refratária ao tratamento clínico, mas passível de tratamento cirúrgico. Entre os pacientes com neoplasias, o prognóstico global depende da probabilidade de crescimento ou de volta do crescimento depois da ressecção, especialmente se a recorrência se associar à transformação maligna, como pode ser visto com os astrocitomas.

Diagnóstico

O diagnóstico de lesões estruturais tem sido revolucionado pela TC e especialmente pela RM, que podem mostrar, confiavelmente, não apenas neoplasias, abscessos e anomalias vasculares, mas também muitos distúrbios do desenvolvimento cortical e lesões glióticas, como a esclerose temporal mesial.

Tratamento

1. Qualquer um dos agentes efetivos contra crises parciais e tônico-clônicas pode ser usado nos pacientes com epilepsia lesional; não se demonstrou especificidade de nenhum medicamento relacionada com a localização da lesão. Nos Estados Unidos, CBZ e FNT são os anticonvulsivantes mais comumente iniciados, mas, em populações específicas, AVP, LTG, TPM, GBP e OXC podem ter vantagens. (Destes, somente o AVP e a OXC são aprovados pela FDA como monoterapia inicial.).
2. Uma proporção significativa daqueles com epilepsia lesional não responderá às DAEs, e a cirurgia deve ser fortemente considerada para qualquer paciente com lesão removível que plausivelmente possa ser responsável pela síndrome epiléptica e cujas crises não respondam a 2 ou mais DAEs apropriadas em doses razoáveis. Em muitos casos, basta a ressecção completa da lesão para tornar o paciente livre das crises, e muitos desses pacientes finalmente podem ter sua medicação retirada; é provável que, em alguns casos, o resultado seja melhor se também for removido o tecido eletricamente anormal em torno.

Questões Especiais Relacionadas com Epilepsia em Mulheres

Introdução

1. Aproximadamente 40% de todos os casos de epilepsia, ou quase um milhão de pessoas nos Estados Unidos, ocorrem em mulheres na idade reprodutiva. As questões que precisam ser consideradas incluem efeitos dos hormônios e da gravidez sobre a epilepsia, a influência das DAEs e das crises sobre a gravidez e o resultado da gravidez, o aleitamento materno e outras questões do atendimento às crianças.
2. É importante reconhecer que os agentes indutores de enzimas CBZ, FNT, FNB, PRM e, em um grau menor, OXC e TPM podem aumentar o metabolismo dos hormônios e causar falha dos contraceptivos orais. Se não houver outro método efetivo à disposição, ainda podem ser usados os contraceptivos orais, mas somente aqueles em dose média ou alta, e a taxa de falhas ainda fica acima da linha de base.

Fisiopatologia

1. Aproximadamente 1/3 das mulheres com epilepsia, especialmente aquelas com crises parciais e talvez as do lobo temporal, relatam aumento das crises pouco antes da menstruação ou na ovu-

lação. As chamadas "crises catameniais" provavelmente refletem os efeitos importantes dos hormônios sobre a excitabilidade neuronal.
   a. Em geral, os estrogênios aumentam a excitabilidade e as progesteronas (particularmente a alopregnenolona) possuem efeitos inibitórios. A razão entre níveis em ascensão e níveis em queda destas duas classes de hormônios provavelmente é responsável pela variação menstrual e pode afetar as flutuações das crises durante e após a menopausa.
   b. Ocasionalmente, a dosagem dos níveis das DAEs durante o ciclo menstrual revela alterações da absorção ou do metabolismo, que podem ser responsáveis pelas exacerbações.
2. Os mecanismos pelos quais as DAEs causam teratogenicidade ainda não estão bem compreendidos e podem ser diferentes para diferentes DAEs.
   a. Uma hipótese é que a lesão oxidativa das células fetais resultem de metabólitos reativos da DAE.
   b. A deficiência de folato também se associa a várias DAEs e pode afetar adversamente a divisão das células fetais.

Prognóstico

1. As mulheres com epilepsia catamenial podem apresentar menos crises depois da menopausa, embora algumas relatem exacerbação durante a menopausa. Com respeito à teratogenicidade das DAEs, a monoterapia com os medicamentos mais antigos FNT, FNB, CBZ e AVP se associa, aproximadamente, a uma duplicação da taxa de malformações congênitas maiores de 2 a 3% na linha de base para 4 a 7%; de igual modo, o AVP e, em um grau menor, a CBZ elevam o risco de defeitos do tubo neural. Como os principais órgãos são formados durante o primeiro trimestre, o risco de malformações maiores não é problema além daquele período. A possibilidade de efeitos sobre o desenvolvimento neurocomportamental trazida pela exposição fetal mais tarde na gravidez está sob investigação ativa.
2. Durante a gravidez, talvez 1/3 das mulheres apresente aumento das crises e não está claro se esta proporção tem declinado recentemente com o aumento da conscientização sobre a necessidade de aumentar as doses dos medicamentos à medida que a gravidez evolui. As crises podem afetar adversamente a gravidez por causarem quedas e outros acidentes ou, pelo menos no caso das crises convulsivas, produzirem sofrimento fetal.

Diagnóstico

O diagnóstico de exacerbações de crises catameniais é estabelecido mantendo-se um diário cuidadoso das crises e das menstruações. É necessário acompanhamento neurológico e obstétrico criterioso para diagnosticar complicações da gravidez relacionadas com a epilepsia.

Tratamento

1. As exacerbações das crises catameniais podem ser tratadas por aumento temporário da dose da DAE de base, especialmente se tiverem sido demonstradas flutuações nos níveis, acrescentando-se 250 a 1.000 mg/d de ACZ por 10 a 14 dias, iniciando na parte média do ciclo, ou administrando pastilhas naturais de progesterona na dose de 300 a 800 mg/d, durante a segunda metade do ciclo, diminuindo gradualmente ao longo de 2 a 3 dias após o início da menstruação. Este último tratamento está em estudo ativo; os efeitos adversos em potencial incluem depressão, dor à palpação das mamas e hipercoagulabilidade.
2. Para minimizar a teratogenicidade das DAEs, precisa ser usado um meio efetivo de contracepção, e todas as mulheres em idade reprodutiva devem receber folato como suplemento; a dose ideal não foi determinada, mas pelo menos 0,4 mg e talvez até 4 mg devam ser dados diariamente.
   a. Deve-se evitar a politerapia sempre que possível e deve ser considerada a retirada de medicamentos antes da concepção nas mulheres que tenham estado sem crises há pelo menos 2 anos ou naquelas para as quais não tenha ficado estabelecido o diagnóstico de epilepsia; no segundo caso, pode ser decisiva a monitorização por videoeletroencefalograma.
   b. A DAE mais efetiva para um indivíduo deve ser usada na dose mais baixa que controle as crises, especialmente as crises tônico-clônicas secundária ou primariamente generalizadas, que têm mais probabilidade de colocar em risco a mãe e o feto.

c. As mulheres com antecedentes familiares de defeitos do tubo neural provavelmente não devem usar AVP ou CBZ se a gravidez for uma possibilidade.
   d. Os conhecimentos sobre os efeitos teratogênicos em potencial dos medicamentos mais recentes serão facilitados pelo incentivo para que as mulheres grávidas tomando DAEs entrem em contato com o *North American AED Pregnancy Registry* assim que possível na gravidez.
3. O tratamento durante a gravidez deve incluir dosagem dos níveis de medicamento a cada 1 a 3 meses, inclusive os níveis livres dos medicamentos altamente ligados a proteínas. Os níveis totais e, em menor escala, os níveis livres tendem a cair à medida que a gravidez evolui, e as doses geralmente precisam ser aumentadas.
   a. A vitamina K, 10 a 20 mg/d, algumas vezes é recomendada durante o último mês da gravidez, especialmente para mães que tomem agentes indutores de enzimas, e a vitamina K é dada de rotina ao bebê para prevenir hemorragia neonatal.
   b. Relata-se que ocorrem crises durante o parto em 1 a 2% das mulheres com epilepsia e que podem ser prevenidas pela administração de DAEs por via parenteral quando se tem dúvida sobre a absorção; o uso de lorazepam parenteral ou sublingual também pode ser considerado, embora a sedação neonatal seja um risco.
   c. Após o parto, os níveis dos medicamentos se elevam ao longo de um período de dias a semanas, e as doses tipicamente precisam ser diminuídas para evitar toxicidade.
4. As mães recentes com epilepsia devem ser aconselhadas a trocar o bebê no chão, a não dar banho nele quando estiverem sozinhas e a tomarem outras preocupações razoáveis compatíveis com a natureza das crises da mãe. Embora todas as DAEs possam ser encontradas no leite materno, especialmente as que não se ligam altamente às proteínas, não estão identificados riscos específicos, exceto a sedação com os barbitúricos e os benzodiazepínicos, e os benefícios do aleitamento materno provavelmente ultrapassam os riscos.

Toxemia da Gravidez

Introdução

1. A toxemia da gravidez é uma síndrome situacional que ocorre na segunda metade da gravidez e consiste em alterações sistêmicas, incluindo hipertensão com edema e/ou proteinúria; costuma estar presente coagulopatia e disfunção hepática.
2. O envolvimento cerebral é semelhante ao associado à encefalopatia hipertensiva e inclui cefaleia e edema cerebral, muitas vezes causando fenômenos visuais e crises tônico-clônicas ou parciais (provavelmente com generalização secundária).
3. Geralmente hiper-reflexia está presente.
4. A presença de coma ou crises convulsivas indica progressão de pré-eclâmpsia para eclâmpsia.

Fisiopatologia

O mecanismo subjacente da toxemia não é conhecido, mas pode refletir alteração da função endotelial; os efeitos sobre o cérebro são semelhantes aos da encefalopatia hipertensiva e, provavelmente, relacionam-se com a perda de autorregulação do fluxo sanguíneo cerebral, especialmente nas regiões cerebrais posteriores.

Prognóstico

A eclâmpsia tem uma taxa de letalidade materna de 1 a 2% e há complicações fetais em 1/3 dos casos.

Diagnóstico

A eclâmpsia é diagnosticada com base nas características clínicas descritas anteriormente, geralmente pelo obstetra.

Tratamento

1. O procedimento essencial para reverter o processo eclâmptico subjacente é o parto.
2. As crises ainda precisam ser tratadas, contudo, e, em alguns casos, justifica-se o tratamento preventivo. Tradicionalmente os obstetras têm sido favoráveis ao uso de sulfato de magnésio para

tratar ou prevenir as crises eclâmpticas, e os neurologistas têm preferido usar DAEs tradicionais, como a FNT. Apesar de alguns problemas metodológicos, estudos recentes têm favorecido a abordagem do obstetra.

3. O sulfato de magnésio pode ser dado IV na dose de 20 mg de uma solução a 20% (4 g) ao longo de 4 minutos, com manutenção de 1 a 3 g/h ou como 5 a 10 mg IM a cada 4 horas, titulando até um nível de 3 a 5 mmol e monitorizando a arreflexia e a fraqueza que poderiam anunciar comprometimento ventilatório. Pode-se considerar o acréscimo de FNT na dose de 15 a 20 mg/kg, especialmente se as crises ocorrerem com níveis adequados de Mg; 2 a 4 mg de LZ IV também podem ser usados na fase aguda.

Crises e Epilepsia no Idoso
Introdução
1. A incidência de crises sintomáticas agudas e de epilepsia aumenta acima da idade de 60 anos e, nos mais idosos, ocorrem novas crises em taxas anuais que excedem 100/100.000.
2. A causa mais comum é um AVE isquêmico ou hemorrágico prévio, mas distúrbios degenerativos, incluindo demência de Alzheimer e tumores cerebrais metastáticos e primários, são contribuintes importantes.

Fisiopatologia
O mecanismo pelo qual os processos citados causam crises e epilepsia depende do tipo de agressão e não estão bem compreendidos.

Prognóstico
De um modo geral, o prognóstico depende da causa específica e das afecções comórbidas, mas, na maioria dos casos, as crises respondem ao tratamento com DAEs pelo menos tão bem quanto em indivíduos mais jovens.

Diagnóstico
1. O diagnóstico diferencial de disfunção neurológica transitória é semelhante ao previamente descrito, mas, no idoso, a probabilidade de crises não epilépticas psicogênicas é mais baixa do que nos pacientes mais jovens, sendo mais alto o risco de causas fisiológicas como uma síncope ou um AIT.
2. Pode ser necessária a monitorização prolongada com ECG ou videoeletroencefalograma. Entre os transtornos do sono, o transtorno de comportamento da fase REM é uma parassonia muito mais comum no idoso e costuma associar-se a distúrbios de movimentos extrapiramidais; é necessária uma polissonografia para o diagnóstico.

Tratamento
1. Qualquer uma das DAEs tradicionais ou mais recentes discutidas antes pode ser usada na população idosa, mas as doses de início devem ser mais baixas, e as doses devem ser aumentadas mais lentamente.
2. Nos pacientes em uso de anticoagulantes ou outros medicamentos cujo metabolismo seja alterado por indutores enzimáticos, DAEs como a FNT e a CBZ precisam ser usadas com cautela, particularmente naqueles com distúrbios do ritmo cardíaco. A suscetibilidade aos efeitos adversos no SNC dos barbitúricos ou benzodiazepínicos argumenta contra o uso desses agentes quando existirem alternativas.
3. Em pacientes que tomem múltiplos fármacos para outras afecções, as DAEs com mínimas interações medicamentosas, como a GBP, a LTG ou o LEV, devem ser fortemente consideradas; agentes como a GBP e o LEV, que são metabolizados principalmente pelo rim, devem ser dosadas de acordo com a função renal.

Estado de Mal Epiléptico
Introdução
1. O EME é a emergência neurológica mais comum, afetando 50.000 a 200.000 pessoas nos Estados Unidos anualmente.
2. Geralmente definido como 30 minutos ou mais de crises contínuas ou recorrentes sem recuperação à função basal, embora alguns argumentem que é necessário um ponto de corte mais baixo de 5 a 10 minutos porque a maioria das crises tônico-clônicas termina em um a 2 minutos.
3. Conquanto qualquer tipo de crise possa evoluir para EME, o tipo mais importante e comum é o EME convulsivo generalizado, no qual as crises tônico-clônicas podem ser primária ou secundariamente generalizadas. Outros tipos importantes incluem EME parcial complexo, EME de ausência, EME mioclônico e epilepsia parcial contínua.

Fisiopatologia
1. O EME reflete uma falha dos mecanismos habituais de término das crises. Não se sabe bem por que isso acontece sob algumas circunstâncias.
    a. Os mecanismos de lesão neuronal incluem hipóxia-isquemia e excitotoxicidade. Esta última pode resultar em morte neuronal até se a oxigenação e o fluxo sanguíneo forem mantidos; nos modelos animais, ocorre uma cascata de eventos, culminando em perda neuronal depois de 30 a 60 minutos de crises contínuas.
    b. Desarranjos sistêmicos que podem predispor à lesão neurológica incluem hipotensão (geralmente após hipertensão inicial), acidose lática e respiratória combinadas, arritmia cardíaca ou infarto do miocárdio, hipertermia e lesão renal por rabdomiólise.
2. Qualquer das causas de crises sintomáticas agudas pode levar ao EME. Estas incluem abstinência ou intoxicação por substâncias, desarranjos metabólicos, traumatismo craniano, infecção do SNC, parada cardíaca ou acidente vascular cerebral.
    a. O EME pode ocorrer em pacientes com epilepsia preexistente de qualquer causa, particularmente se as crises não estiverem bem controladas ou se as DAEs não estiverem sendo tomadas ou absorvidas apropriadamente.
    b. Especialmente em crianças, o EME pode ser a primeira apresentação da epilepsia idiopática ou criptogênica.

Prognóstico
1. O prognóstico de EME convulsivo generalizado varia com a idade, a etiologia e a duração.
2. A letalidade varia de 2 a 3% em crianças, a mais de 30% nos adultos, especialmente no idoso.
    a. Lesão anóxica traz a letalidade mais alta, e abstinência de álcool ou de DAE, a mais baixa.
    b. A duração do EME convulsivo além de 1 a 2 horas se associa a um aumento de letalidade de aproximadamente 20%.
3. A morbidade neurológica é mais difícil de demonstrar do que a letalidade, mas, indubitavelmente, ocorre com relação à etiologia e, provavelmente, também à duração do EME.

Diagnóstico
1. Deve-se ter a hipótese diagnóstica de EME convulsivo generalizado quando qualquer paciente tiver uma convulsão testemunhada e não começar a recobrar a consciência em minutos, particularmente quando ocorrer uma convulsão subsequente.
    a. A afecção deve ser distinguida de crises repetitivas, quando o paciente acorda entre elas. Embora tal aglomerado de crises possa evoluir para EME e precisar ser tratado, a urgência é menor do que com um EME contínuo.
    b. À medida que o EME convulsivo evolui, a atividade motora pode tornar-se atenuada, e o diagnóstico depende, então, de se obter uma história de convulsões anteriores, o que pode ser apoiado por achados de EEG ictal.
    c. As crises não epilépticas psicogênicas, ou pseudocrises, podem, em alguns casos, ser prolongadas e difíceis de distinguir do EME convulsivo generalizado, mas, depois de crises convulsivas, tipicamente ocorre hipoxemia, elevação do níveis de creatina-fosfoquinase e acidose, e

sua ausência deve levantar suspeita. Deve-se evitar o comportamento ou procurar outros sinais de consciência ao exame; pode ser necessário um EEG em alguns casos.
  d. Em pacientes comatosos podem ocorrer posturas flexoras ou extensoras, e a tempestade simpática paroxística, algumas vezes chamada de crise diencefálica, também tem uma base não epiléptica e responde a opiáceos, agentes dopaminérgicos ou bloqueadores autonômicos, mas não às DAEs.
2. O EEG comumente é necessário para diagnosticar os tipos menos comuns de EME, como o EME parcial complexo, de ausência ou mioclônico pós-anóxico.
  a. O EME parcial complexo tipicamente ocorre naqueles com antecedentes de epilepsia parcial, mas pode ser a apresentação inicial de epilepsia ou de uma agressão neurológica aguda. Clinicamente, há um comprometimento prolongado da consciência, geralmente com ciclos ao longo de minutos, correspondendo à fase ictal e à pós-ictal da CPC distinta.
  b. No EME com ausência, ou estupor de pontas-ondas, há uma responsividade quase continuamente diminuída com descargas de pontas-ondas síncronas bilateralmente ao EEG. Embora o sensório esteja obnubilado, o grau de comprometimento pode ser bem sutil. Também pode estar presente como estado confusional agudo nos adultos ou, raramente, como transtorno psicótico.
  c. Ocorre EME mioclônico mais comumente e de modo mais ominoso depois de uma agressão hipóxico-isquêmica e pode apresentar-se como abalos maciços ou mais sutis com ritmicidade variável; o EEG geralmente mostra um fundo relativamente isoelétrico que tem polipontas e artefatos correspondentes aos abalos.
  d. A epilepsia parcial contínua é um tipo de EME parcial simples com contrações quase contínuas nas extremidades que podem ser bem distais e sutis. Associa-se, muitas vezes, a lesões estruturais ou, na síndrome pediátrica específica da encefalite de Rasmussen, a um transtorno inflamatório progressivo uni-hemisférico.

Tratamento

1. Em razão do risco de morbidade e mortalidade significativas com o EME prolongado, recomenda-se um protocolo de tratamento sensível ao tempo. O que vem a seguir incorpora elementos de vários protocolos publicados:
  0-10 minutos: Avalie e sustente a função cardiorrespiratória. Dê oxigênio (O_2) nasal e introduza cânula se necessário. Obter a história (especialmente a duração das crises, crises prévias, medicamentos etc.) e realizar exame físico e neurológico. Obter um acesso IV (soro fisiológico normal) e colher sangue para níveis sanguíneos do antiepiléptico, exame toxicológico, hemograma, glicose, eletrólitos, incluindo cálcio e magnésio, e provas de função hepática e renal. Dê 100 mg de tiamina e 50 mL de glicose a 50%. Peça monitorização do EEG, mas não atrase o tratamento.
  11-30 minutos: Dê lorazepam na dose de 1 a 2 mg/min até 0,1 mg/kg (Brasil – Midozalam). Alternativamente, pode-se dar diazepam na dose de 2 a 4 mg/min até 20 mg. (Esteja preparado para ventilação assistida imediatamente quando fizer uma carga de benzodiazepínico.) Simultaneamente ou imediatamente depois, começar a infusão de fenitoína por meio de um acesso IV separado na taxa de 50 mg/min ou fos-FNT na dose de 150 mg de equivalentes de FNT por minuto até 20 mg/kg. Nos pacientes em que se tenha certeza do uso de antiepilépticos ou em que haja suspeita de tal uso, não aguarde os níveis antes de começar a infusão. Monitorize o ECG e a pressão arterial. Trate a febre com antipiréticos e resfriamento.
  31-60 minutos: Se as crises persistirem, dê 5 a 10 mg/kg adicionais de FNT ou fos-FNT. Se não houver efeito, dê FNB na dose de 50 a 100 mg/min até o máximo de 20 a 25 mg/kg. A alternativa é AVP IV na dose de 20 a 30 mg/kg ao longo de 5 a 10 minutos (não comercializado no Brasil). Alguns pularam esta etapa e, depois da intubação e enquanto registrando o EEG, prosseguem diretamente para a etapa seguinte.
  Acima de 60 minutos: As alternativas, neste ponto, são a anestesia com barbitúrico, midazolam ou propofol, todos por via intravenosa em quantidades adequadas para suprimir as convulsões e, igualmente importante, crises eletrográficas (recomenda-se a monitorização contínua com EEG).
  a. O barbitúrico tipicamente usado é o pentobarbital (não comercializado no Brasil) na dose de ataque de 1,5 a 15 mg/kg, dada na taxa de 25 mg/min até que apareça a supressão ou que a ati-

vidade epileptiforme seja claramente suprimida. Manter um gotejamento de 0,5 a 5 mg/kg/h por pelo menos várias horas antes de reduzir gradualmente para procurar recorrência das crises. Se isto ocorrer, dê 50 mg em bolo e aumente o gotejamento 0,5 a 1 mg/kg/h. As alternativas incluem bolos de fenobarbital na dose de 5 a 10 mg/kg em intervalos de 20 minutos.
   b. O midazolam é dado como dose de ataque de 0,15 a 0,20 mg/kg, seguida por infusão de 0,05 a 0,30 mg/kg/h.
   c. O propofol é dado em bolo de 1 a 3 mg/kg ao longo de 5 minutos, repetido, se necessário, seguindo-se infusão de manutenção de 2 a 4 mg/kg/h, a qual pode ser aumentada conforme necessário depois de bolos de até 15 mg/kg/h conforme a pressão arterial assim o possibilite.
2. O agente usado para induzir coma deve ser diminuído depois de um a 2 dias, mantendo-se altos níveis terapêuticos de fenitoína (18 a 30 mg/L) e/ou de fenobarbital (25 a 50 mg/L) e/ou AVP (70 a 120 mg/L) durante a infusão da anestesia para proteger contra crises recorrentes durante a diminuição gradual.
3. A hipotensão durante a infusão de qualquer dos medicamentos anteriormente citados deve ser tratada tornando-se a infusão mais lenta ou suspendendo-a e dando líquidos e pressores conforme necessário. Pode ser necessária a administração de bicarbonato de sódio para impedir o colapso circulatório por acidose grave, mas a correção excessiva deve ser evitada porque a alcalose torna os neurônios hiperexcitáveis, e a acidose leve pode ser protetora.
4. Também se sugere o tiopental (Thionembutal) como alternativa ao pentobarbital, mas pode ter mais efeitos colaterais cardiovasculares e farmacocinética menos previsível. O uso de anestésicos inalatórios (halotano, isoflurano) é controverso e não pode ser feito sem assistência de anestesiologista.
5. O tratamento de outros tipos de EME depende do equilíbrio entre os riscos do tipo específico de crises e os riscos do tratamento, especialmente se levado até o ponto de intubação e permanência prolongada na unidade de terapia intensiva.
   a. Para o EME parcial complexo e epilepsia parcial contínua, pode-se usar FNT, FNB e AVP, assim como qualquer dos outros antiepilépticos úteis contra crises parciais ou antiepilépticos de amplo espectro; CBZ, OXC, GBP e LEV, em particular, podem ser dados por via oral ou por meio de uma sonda nasogástrica ou gástrica, elevando-se até doses terapêuticas de modo relativamente rápido.
   b. O coma induzido por medicamentos tipicamente não é usado, a menos que o nível de consciência do paciente continue a declinar apesar do tratamento.
   c. Para o EME com ausências verdadeiras, agentes de amplo espectro, particularmente o AVP, devem vir depois dos benzodiazepínicos; pode-se tentar os fármacos específicos para crises parciais em adultos sem história de epilepsia generalizada, já que uma síndrome semelhante algumas vezes pode representar um evento com generalização secundária.
   d. A epilepsia parcial contínua costuma ser refratária aos antiepilépticos anteriormente mencionados, mas pode responder ao FBM.
   e. No caso em especial da encefalite de Rasmussen, relatos de casos têm mostrado pelo menos benefício transitório com imunoglobulina ou plasmaférese, mas pode ser necessário procedimento cirúrgico da hemisferectomia, especialmente se a função da extremidade superior contralateral já tiver sido perdida.
   f. O EME mioclônico pós-anóxico pode responder aos benzodiazepínicos ou ao AVP e pode ser dado um antiepiléptico relativamente não sedativo, como a FNT, para prevenir crises tônico-clônicas, mas há poucas evidências de que um prognóstico que já é ruim possa ser alterado pelo tratamento com antiepiléptico.
6. Em geral, o diagnóstico e o tratamento apropriados para o EME constituem um desafio e uma oportunidade para evitar complicações iatrogênicas e melhorar o prognóstico para o paciente.

Bibliografia

Annegers JF, Hauser WA, Lee JR et al. Incidence of acute symptomatic seizures in Rochester, Minnesota, 1935-1984. *Epilepsia*. 1995;36:327-333.

Berg AT, Shinnar S. The risk of seizure recurrence following a first unprovoked seizure: a quantitative review. *Neurology*. 1991;41:965-972.

Bromfield E, Henderson G. Seizures and cerebrovascular disease. In: Ettinger AB, Devinsky O, eds. *Managing Epilepsy and Co-existing Disorders.* Boston: Butterworth-Heinemann; 2001:269-290.

Browne TR, Holmes GL. *Handbook of Epilepsy.* 2nd ed. Philadelphia: Lippincott Williams & Wilkins; 2000.

Browne TR, Holmes GL. Epilepsy. *N Engl J Med.* 2001;344:1146-1151.

Commission on Classification and Terminology of the International League Against Epilepsy. Proposal for the revised clinical and electroencephalographic classification of epileptic seizures. *Epilepsia.* 1981;22:489-501.

Commission on Classification and Terminology of the International League Against Epilepsy. Proposal for the revised classification of epilepsies and epileptic syndromes. *Epilepsia.* 1989;30:389-399.

Deray M, Resnick T, Alvarez L. *Complete Pocket Reference for the Treatment of Epilepsy.* Miami: C.P.R. Educational Services; 2001.

Devinsky O. Patients with refractory seizures. *N Engl J Med.* 1999;340:1565-1570.

D'Onofrio G, Rathlev NK, Ulrich AS *et al.* Lorazepam for the prevention of recurrent seizures related to alcohol. *N Engl J Med.* 1999;340:915-919.

Engel J Jr, Pedley TA, eds. Epilepsy: *A Comprehensive Textbook.* Philadelphia: Lippincott–Raven; 1998.

Engel J Jr. Current concepts: surgery for seizures. *N Engl J Med.* 1996;10:647-652.

First Seizure Clinical Trial Group. Randomized clinical trial on the efficacy of antiepileptic drugs in reducing the risk of relapse after a first unprovoked generalized tonic–clonic seizure. *Neurology.* 1993;43:478-483.

Hauser WA, Annegers JF, Kurland LT. Incidence of epilepsy and unprovoked seizures in Rochester, Minnesota: 1935-1984. *Epilepsia.* 1993;34:453-468.

Heck C, Helmers SL, DeGiorgio CM. Vagus nerve stimulation therapy, epilepsy, and device parameters: scientific basis and recommendations for use. *Neurology.* 2002;59[6 Suppl 4]:S31-S37.

Kwan P, Brodie MJ. Early identification of refractory epilepsy. *N Engl J Med.* 2000;342:314-319.

Leppik I. *Contemporary Diagnosis and Management of the Patient with Epilepsy.* 5th ed. Newtowne, PA: Handbooks in Health Care; 2001.

Lowenstein DH, Alldredge BK. Current concepts: status epilepticus. *N Engl J Med.* 1998;338:970-976.

Medical Research Council Antiepileptic Drug Withdrawal Study Group. Randomized study of antiepileptic drug withdrawal in patients in remission. *Lancet.* 1991;337:1175-1180.

Morrell MJ. Guidelines for the care of women with epilepsy. *Neurology.* 1998;51[Suppl 4]:S21–S27.

Pellock JM. Treatment of seizures and epilepsy in children and adolescents. *Neurology.* 1998;51[Suppl 4]:8-14.

Schmidt D. The clinical impact of new antiepileptic drugs after a decade of use in epilepsy. *Epilepsy Res.* 2002;50:21-32.

Theodore WH, Porter RJ, Albert P *et al.* The secondarily generalized tonic–clonic seizure: a videotape analysis. *Neurology.* 1994;44:1403-1407.

Wiebe S, Blume WT, Girvin JP *et al.* A randomized, controlled trial of surgery for temporal-lobe epilepsy. *N Engl J Med.* 2001;345:311-318.

Working Group on Status Epilepticus. Treatment of convulsive status epilepticus. *JAMA.* 1993;270:854-859.

Wyllie E, ed. *The Treatment of Epilepsy: Principles and Practice.* Philadelphia: Lippincott, Williams & Wilkins; 2001.

TONTEIRA

Robert W. Baloh

TONTEIRA
Introdução
Descrição
1. Tonteira é a sensação de orientação alterada no espaço.
2. A tonteira pode ser causada por diferentes mecanismos fisiopatológicos.

Histórico
1. Descreva a sensação.
2. Como começou.
3. Quanto tempo durou.
4. Qual a frequência em que ocorre.
5. Circunstâncias que a induzem.
6. Sintomas associados.
7. Medicamentos.

Classificação (Subtipos Comuns)
1. Pré-síncope (quase desmaio): Uma sensação de cabeça vazia, a sensação sentida antes de perder a consciência ou de desmaiar.
2. Tonteira psicofisiológica: Sensação de dissociação, como se tivesse deixado o próprio corpo. Os pacientes utilizam termos como "flutuando" ou "nadando".
3. Desequilíbrio: Os pacientes podem utilizar o termo "tonto" para descrever a sensação de desequilíbrio que ocorre quando estão de pé ou andando; não está relacionado com uma sensação anormal na cabeça.
4. Vertigem: Uma ilusão de movimento, geralmente de rotação, embora os pacientes geralmente descrevam uma sensação de deslocamento linear ou inclinação.

Epidemiologia
1. A tonteira é comum em todos os cenários e grupos de pacientes.
2. A tonteira tende a ser mais comum em mulheres do que em homens.
3. A prevalência da tonteira aumenta com a idade.
4. A pré-síncope e a vertigem representam os subtipos de tonteira mais comuns, cada um ocorrendo em aproximadamente 1/3 dos pacientes com tonteira.

Fisiopatologia
1. Pré-síncope (quase desmaio): O mecanismo da pré-síncope é a redução do fluxo sanguíneo para todo o cérebro. Quando o fluxo sanguíneo cerebral é parcialmente reduzido, os pacientes ficam atordoados; quando há maior redução, ocorre síncope.
   a. Arritmias cardíacas produzem episódios espontâneos de pré-síncope, nos quais podem ocorrer em qualquer posição e podem estar associados a outros sintomas cardíacos, incluindo dor torácica e palpitações.

b. Hipotensão ortostática geralmente decorre de uma perda aguda de sangue, depleção volêmica, e uso de diuréticos ou medicamentos anti-hipertensivos. Quando o paciente levanta, ocorre deslocamento gravitacional da massa de sangue para os membros e para a vasculatura esplâncnica.

c. Pré-síncope vasovagal, ou neuralmente mediada, geralmente ocorre quando o paciente está na posição vertical; porém, diferente da hipotensão ortostática, a pressão sanguínea não é, necessariamente, reduzida imediatamente ao se levantar. O mecanismo não é totalmente compreendido; porém, começa com um sinal aferente proveniente de mecanorreceptores arteriais viscerais.

d. Hiperventilação causa pré-síncope pela redução do conteúdo de dióxido de carbono do sangue e, consequentemente, produzir constrição da vasculatura cerebral.

2. Tonteira psicofisiológica: O mecanismo da tonteira psicofisiológica é pouco compreendido; porém, acredita-se ser o resultado da integração central comprometida dos sinais sensitivos. Os sintomas associados de ansiedade aguda e crônica são comuns.

3. Desequilíbrio: Pode resultar da perda de estímulos sensitivos periféricos (geralmente vestibular, proprioceptivo ou visual) ou de lesões centrais envolvendo os centros motores dos gânglios basais, cerebelo e córtex.

4. Vertigem: Indica um desequilíbrio no tônus vestibular. Pode resultar da perda de estímulos periféricos causada por uma lesão no labirinto ou no nervo vestibular, ou pode ser causada por um comprometimento unilateral do complexo nuclear vestibular ou do trato vestibulocerebelar.

a. Vertigem posicional benigna (VPB) (também denominada de "vertigem posicional paroxística benigna") é, sem dúvida, a causa mais comum de vertigem. Resulta da presença de cristais de carbonato de cálcio (normalmente ligados à mácula utricular) que flutuam livremente, geralmente no canal semicircular posterior. Com a alteração posicional, os cristais se deslocam pela endolinfa, afetando a cúpula.

b. A vestibulopatia periférica aguda (neurite vestibular) geralmente ocorre após uma enfermidade viral, e estudos patológicos demonstram atrofia de um ou mais dos troncos do nervo vestibular, mais consistente com uma infecção ou processo pós-infeccioso.

c. Síndrome de Ménière: O principal achado patológico é um aumento no volume da endolinfa associado à distensão de todo o sistema endolinfático (hidropsia endolinfática). Rupturas da membrana do labirinto podem explicar os episódios repentinos característicos da síndrome.

d. Enxaqueca: Vasoespasmo ou um defeito metabólito hereditário poderiam explicar a vertigem episódica comumente associada.

e. Insuficiência vertebrobasilar (IVB) normalmente é causada por arteriosclerose das artérias subclávia, vertebral e basilar. A vertigem também é comum com infarto do tronco encefálico lateral ou cerebelo.

f. Tumores do ângulo pontocerebelar crescem lentamente, permitindo que o sistema vestibular se acomode, geralmente produzindo uma vaga sensação de desequilíbrio em vez de vertigem aguda.

Prognóstico

1. Pré-síncope.
   a. Geralmente benigna.
   b. Algumas causas cardíacas podem ser potencialmente fatais.
   c. A hipotensão ortostática associada a doenças neurológicas degenerativas, como a doença de Shy-Drager e doença de Parkinson, pode ser severamente incapacitante.
2. Tonteira psicofisiológica.
   a. Geralmente persiste por muitos anos.
   b. Pode recorrer após longos períodos de remissão.
   c. Tipicamente se manifesta durante todo o dia.
   d. A intensidade varia com o nível de estresse.
   e. Pânico e sintomas de fobia associados podem resultar em agorafobia.

3. Desequilíbrio.
   a. A perda sensitiva periférica (vestibular, proprioceptiva ou visual) tende a ser leve, resultando em uma marcha cautelosa; porém, os pacientes permanecem móveis.
   b. Causas centrais, como infarto ou degeneração cerebelar, resultam em um distúrbio de marcha mais intenso, que é apenas minimamente compensado ao longo do tempo.
4. Vertigem.
   a. Tipicamente, a VPB apresentará remissões espontâneas após semanas ou meses; porém, a maioria dos pacientes terá recidivas. A incidência de VPB aumenta com a idade.
   b. A vestibulopatia periférica aguda (neurite vestibular) geralmente é uma enfermidade monofásica, iniciando-se ao longo de algumas horas, gradualmente desaparecendo após vários dias e retornando aos parâmetros basais após algumas semanas. Recidivas são raras.
   c. A síndrome de Ménière é caracterizada por episódios recorrentes de perda auditiva flutuante, tinito e vertigem, tipicamente durando por várias horas. O curso natural é de uma perda auditiva unilateral progressiva por um período de vários anos até alcançar um estágio de "esgotamento", em que os episódios reduzem.
   d. Enxaqueca: A vertigem episódica ocorre em cerca de 1/4 dos pacientes. Os ataques de vertigem podem ocorrer durante a dor de cabeça, antes da dor de cabeça ou, com maior frequência, completamente independente da dor de cabeça. A duração típica é de minutos a horas e os ataques ocorrerão em intervalos irregulares durante muitos anos.
   e. Geralmente a IVB apresenta um início abrupto, normalmente durando vários minutos e está geralmente associada a outros sintomas neurológicos. Pode ser o pródromo do infarto no tronco encefálico ou cerebelo.
   f. Tumores no ângulo pontocerebelar estão geralmente associados a tonteira e desequilíbrio leve e não são progressivos, a menos que os tumores se tornem suficientemente grandes para comprimir o tronco encefálico ou cerebelo.

Diagnóstico
1. Pré-síncope.
   a. Hipotensão ortostática: Uma queda documentada na pressão sanguínea média maior que 10 a 15 mmHg quando o paciente levanta depois de estar deitado.
   b. Arritmias cardíacas: Qualquer paciente com pré-síncope episódica de causa desconhecida deve ser monitorizado por eletrocardiograma (ECG) na busca de pausas sinusais, bradicardia sinusal, fibrilação atrial e taquicardia supraventricular sustentada.
   c. Pré-síncope vasodepressora: Histórico característico em um paciente sem doença neurológica ou cardiovascular.
   d. Hiperventilação: Sintomas associados característicos em um cenário de dispneia e ansiedade.
2. Tonteira psicofisiológica.
   a. Sintomas associados de ansiedade aguda e crônica.
   b. Os pacientes podem se concentrar nos sintomas somáticos, especialmente na tonteira e nos sintomas autonômicos, em vez da intensa ansiedade associada aos ataques.
3. Desequilíbrio.
   a. A marcha atáxica dos distúrbios cerebelares é facilmente diferenciada do distúrbio de marcha mais leve observado na perda vestibular ou sensitiva.
   b. A perda vestibular bilateral pode ou não estar associada à perda auditiva. O diagnóstico depende do achado de resposta reduzida ou ausente ao estímulo calórico e rotacional.
4. Vertigem.
   a. VPB: A manifestação de nistagmo vertical-torsional é induzida ao mover rapidamente o paciente da posição sentada para a posição de cabeça pendente (prova de Dix-Hallpike). Tipicamente, a vertigem começa após uma latência de alguns segundos e fatiga com a repetição da manobra desencadeante.
   b. Neurite vestibular: Perfil clínico característico (vertigem espontânea prolongada que gradualmente se resolve após alguns dias), achados clínicos consistentes com uma perda vestibular periférica unilateral (nistagmo espontâneo e teste do impulso cefálico positivo), e ausência de sintomas e sinais neurológicos associados.

c. Síndrome de Ménière: Ocorrem níveis auditivos flutuantes (particularmente nas baixas frequências) em um paciente com os episódios característicos de vertigem.
d. Enxaqueca: O diagnóstico de exclusão no paciente com ataques recorrentes duradouros de vertigem, audição normal e dores de cabeça que satisfazem os critérios da *International Headache Society* (IHS).
e. IVB: Manifesta-se abruptamente sem qualquer fator precipitante aparente, dura por alguns minutos e então termina repentinamente. Quase sempre há sintomas associados, como perda de visão, diplopia, disartria, fraqueza ou dormência.
f. Infarto do tronco encefálico: Geralmente, as síndromes de AVE envolvendo a circulação posterior são facilmente identificadas com base em sua combinação característica de sinais e sintomas neurológicos.
g. Infarto cerebelar: Pode passar por um distúrbio mais benigno da orelha interna. No entanto, intensa ataxia do tronco e um nistagmo de direção alternada, evocado pela direção do olhar, indica uma lesão central. A imagem por ressonância magnética (RM) é o procedimento de escolha para visualizar as estruturas cerebrais supridas pelo sistema vertebrobasilar.
h. Tumores no ângulo P-C: Uma audiometria detalhada, seguida por neuroimagem com RM irá, geralmente, resultar em um diagnóstico definitivo. A RM com contraste é o procedimento de escolha, pois é capaz de identificar pequenos neuromas acústicos confinados no canal auditivo interno, tumores que não são detectados com a tomografia computadorizada (TC). A TC pode ser útil para identificar erosão ou calcificação óssea nos tumores.

Tratamento
1. Pré-síncope.
   a. Hipotensão ortostática.
      1) Remoção dos fármacos ofensores ou correção das causas de depleção volêmica geralmente eliminará a pré-síncope ortostática.
      2) Em pacientes com insuficiência autonômica, o aumento na ingestão de sal pode elevar o volume sanguíneo e meias elásticas podem prevenir o depósito da massa de sangue nas extremidades inferiores.
      3) Em casos graves, o esteroide fluorocortisol retentor de sal pode expandir o volume sanguíneo e o agonista α_1-adrenérgico midodrina pode aumentar o tônus vascular.
   b. Pré-síncope vasovagal.
      1) Geralmente, somente uma explicação da natureza benigna do distúrbio e de seu mecanismo é o suficiente para tranquilizar o paciente.
      2) Aumento dietético de sal e na ingestão de líquidos e evitar condições que predisponham à hipotensão ou desidratação.
      3) Uma ampla gama de fármacos tem sido utilizada, incluindo os β-bloqueadores, midodrina, inibidores da recaptação da serotonina, inibidores da enzima conversora da angiotensina (IECA) e fluorocortisona; porém, estudos randomizados placebo-controlados não demonstraram de maneira convincente que qualquer uma destas drogas são mais eficazes do que o placebo. Nestes estudos, a eficácia do placebo em controlar a pré-síncope e a síncope vasovagal indica a importância dos estímulos corticais na patogênese dos episódios vasovagais.
   c. Doença cardíaca.
      1) Tonteira pré-síncope associada a um débito cardíaco comprometido pode ser o sinal de alerta de uma grave doença cardíaca subjacente e há risco de morte súbita se não tratado adequadamente.
      2) O controle da arritmia cardíaca, obviamente, depende da natureza da doença cardíaca subjacente; porém, muitos pacientes podem ser ajudados com a inserção de um marcapasso, mesmo quando a doença cardíaca não pode ser tratada.
   d. Hipoventilação.
      1) Educar o paciente sobre o ciclo vicioso de um episódio de hiperventilação e tranquilizar com relação à natureza benigna do distúrbio geralmente é um tratamento eficaz.

2) Um vigoroso programa de exercícios, em conjunto com psicoterapia de suporte também é útil.
3) Tratamento farmacológico com aminas tricíclicas ou inibidores seletivos da recaptação da serotonina é indicado quando há sintomas associados de transtorno do pânico. O uso prolongado de tranquilizantes deve ser evitado devido ao desenvolvimento de tolerância e dependência.

2. Tonteira psicofisiológica.
   a. Pacientes com tonteira psicofisiológica precisam entender que seus sintomas são "reais" devido às alterações fisiológicas que ocorrem em seu organismo e que o padrão de sintomas é comumente relatado por outros pacientes. Estes pacientes geralmente estão convencidos de que possuem um distúrbio neurológico severo e que sua ansiedade é secundária ao distúrbio físico.
   b. Três classes de medicamentos são comumente utilizadas no tratamento do transtorno do pânico (tolerância e dependência podem ocorrer com o alprazolam; portanto, esta droga deve ser utilizada com cautela):
      1) Aminas tricíclicas (p. ex., imipramina e desipramina).
      2) Os benzodiazepínicos de alta potência (p. ex., alprazolam).
      3) Os inibidores seletivos da recaptação da serotonina (p. ex., paroxetina e fluoxetina).
   c. Os medicamentos são utilizados com psicoterapia de suporte. Os pacientes com tonteira fóbica geralmente responderão à terapia comportamental, em que são repetidamente expostos a situações que evocam os sintomas.

3. Desequilíbrio.
   a. O controle de pacientes com desequilíbrio em razão da perda sensitiva deveria melhorar a função sensitiva, quando possível, e treinar o cérebro a se adaptar a esta perda sensitiva.
   b. Embora a maioria das causas de neuropatia periférica não sejam reversíveis, algumas são, como aquelas associadas aos autoanticorpos e deficiência vitamínica.
   c. Gentamicina é uma toxina notavelmente seletiva para o sistema vestibular, de modo que a monitorização da audição é de pouca utilidade. Quando tais fármacos são utilizados, o paciente deveria ser cautelosamente monitorizado com exames frequentes da marcha e equilíbrio.
   d. Programas fisioterapêuticos dirigidos ao treinamento da marcha e equilíbrio podem reeducar o cérebro a usar os sinais sensitivos restantes para compensar as áreas perdidas. Ao contrário, o treinamento de marcha e equilíbrio é de pouca utilidade em pacientes com lesões cerebelares, pois o cerebelo é a sede da adaptação dos reflexos posturais.
   e. Pacientes com degeneração cerebelar alcoólica podem interromper a evolução da doença e até mesmo exibir alguma melhora após suspender o uso de álcool.
   f. Uma das causas supratentoriais do desequilíbrio, a doença de Parkinson, normalmente é dramaticamente melhorada no tratamento com L-dopa e a hidrocefalia é revertida com a inserção de um dreno. A maioria dos pacientes se beneficia com o uso de bengalas ou de andador para melhorar o suporte.

4. Vertigem.
   a. Tratamento sintomático: A melhor terapia para a vertigem aguda é a eliminação da causa subjacente, quando possível (ver as listas seguintes f-u). Quando a fisiopatologia é desconhecida, o tratamento definitivo não está disponível e os sintomas persistem, o tratamento sintomático é indicado. Duas categorias gerais de drogas são utilizadas no tratamento sintomático da vertigem: supressores vestibulares e antieméticos.
   b. Os supressores vestibulares agem ao nível dos neurotransmissores envolvidos na propagação de impulsos dos neurônios primários para os secundários e na manutenção do tono nos núcleos vestibulares. Quando tomados por via oral, a obtenção do efeito tipicamente demora cerca de 30 minutos e a obtenção do efeito máximo demora 2 ou mais horas. Portanto, na vertigem aguda severa, a via intramuscular (IM) ou até intravenosa (IV) geralmente é preferível. Os efeitos colaterais comuns incluem secura da boca e sedação.
      1) Meclizina: 12,5 a 50 mg; via oral, a cada 8 horas, conforme necessário.
      2) Dimenidrinato: 25 a 100 mg; via IM, IV, oral, retal, a cada 8 horas, conforme necessário.

3) Escopolamina: 1,5 mg; adesivo intradérmico, a cada 3 dias.
4) Prometazina: 12,5 a 50 mg; via IM, IV, oral, retal, a cada 8 horas, conforme necessário.
5) Lorazepam: 0,5 a 2 mg; via IM, IV, ora, a cada 8 horas, conforme necessário.
c. Fármacos antieméticos são antagonistas colinérgicos e dopaminérgicos e supostamente previnem náusea e vômito através da inibição do centro emético. Ocasionalmente, estas drogas antieméticas produzem efeitos colaterais graves, particularmente nos pacientes jovens. As principais reações podem ser classificadas, sintomaticamente, como parkinsonianas, acatisia, distonia e discinesia. A última pode ser aguda e reversível ou subaguda (tardia) e prolongada ou permanente.
1) Proclorperazina: 2,5 a 10 mg; via IM, IV, oral, retal, a cada 8 horas, conforme necessário.
2) Metoclopramida: 5 a 10 mg; via IM, IV, oral, a cada 8 horas, conforme necessário.
3) Trimetobenzamida: 100 a 200 mg; via IM, IV, oral, retal, a cada 8 horas, conforme necessário.
4) Droperidol: 2,5 a 10 mg; via IM, IV, a cada 8 horas, conforme necessário.
d. Reabilitação vestibular.
1) Após uma lesão vestibular periférica aguda, compensação central gradualmente evolui durante vários dias. Mesmo quando a perda vestibular é permanente, a maioria dos pacientes irá se recuperar.
2) Supressores vestibulares e antieméticos podem comprometer o processo de compensação e, portanto, deveriam ser utilizados somente durante os primeiros dias. Logo que o vômito cessa, o medicamento deve ser gradualmente descontinuado para estimular a compensação normal.
3) Estudos controlados em animais e humanos demonstraram que um programa de exercícios pode acelerar o processo de compensação após uma lesão vestibular periférica aguda.
e. Exemplos de exercícios.
1) Durante o estágio agudo, quando o nistagmo é proeminente, o paciente deve tentar focalizar os olhos e mantê-los na direção que provoca a tonteira.
2) Logo que o nistagmo é reduzido a tal ponto que um alvo possa ser mantido visualmente em todas as direções (geralmente em alguns dias), o paciente deve iniciar exercícios de coordenação da cabeça e olhos. Um exercício útil envolve olhar fixo para um alvo visual enquanto move a cabeça para a direita e para a esquerda e para cima e para baixo. A velocidade do movimento pode ser gradualmente aumentada, contanto que o alvo possa ser mantido em foco.
3) Mudanças no alvo usando um movimento combinado de cabeça e olhos para rapidamente saltar entre os dois alvos visuais amplamente separados.
4) O paciente deve tentar levantar e andar enquanto o nistagmo ainda está presente. Pode ser necessário andar encostado na parede ou usar um assistente nos estágios iniciais. Inicialmente, voltas apoiadas lentas devem ser realizadas.
5) Ao passo que ocorre melhora, o movimento da cabeça deve ser adicionado enquanto de pé e andando. No início, devem-se realizar lentos movimentos da cabeça para a esquerda e direita e para cima e para baixo, e então rotações rápidas da cabeça em todas as direções.
6) O processo de compensação ocorre a uma taxa variável, dependendo de múltiplos fatores, como a idade, porém a compensação é quase completa em 2 a 6 meses após uma lesão vestibular periférica aguda. A tonteira que persiste além deste período indica a presença de um distúrbio vestibular contínuo ou de uma compensação central deficiente.
f. VPB.
1) A maioria dos pacientes com VPB podem ser curados à beira do leito por meio de uma simples manobra de reposicionamento de partículas. O conceito básico é o de mover o paciente em torno do plano do canal semicircular afetado, permitindo que o coágulo de debris retorne para o utrículo. A manobra para tratar a variante mais comum de VPB por lesão do canal posterior é realizada imediatamente após o diagnóstico que é confirmado com o teste de posicionamento de Dix-Hallpike (Fig. 3-1).
2) Embora a maioria dos pacientes seja curada com uma única manobra de reposicionamento de partículas, a taxa de cura é aumentada repetindo-se o procedimento até que não

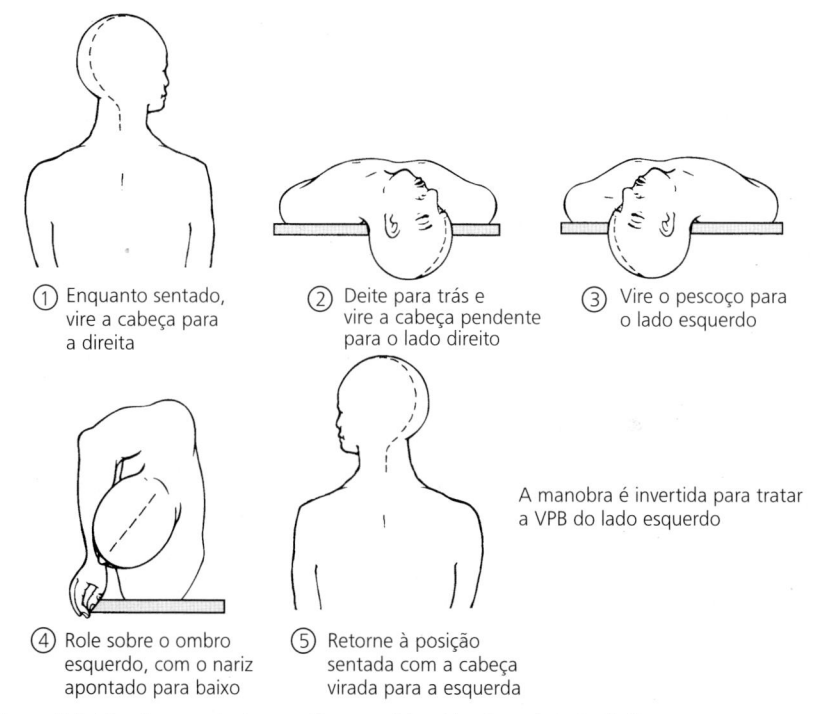

Figura 3-1. Manobra para tratar a vertigem posicional benigna do lado direito.

① Enquanto sentado, vire a cabeça para a direita

② Deite para trás e vire a cabeça pendente para o lado direito

③ Vire o pescoço para o lado esquerdo

④ Role sobre o ombro esquerdo, com o nariz apontado para baixo

⑤ Retorne à posição sentada com a cabeça virada para a esquerda

A manobra é invertida para tratar a VPB do lado esquerdo

ocorra mais nistagmo ou vertigem em qualquer posição. Ocasionalmente, vibração aplicada à região mastoide é útil, particularmente se o paciente desenvolve um nistagmo lento e persistente, em vez de uma manifestação repentina de nistagmo, com alteração na posição, sugerindo que os *debris* estejam presos na parede do canal semicircular ou fixados à cúpula e não se movimentando livremente.

3) Se o paciente eleva a cabeça durante o movimento de uma posição pendente para a outra, as partículas podem se movimentar na direção oposta, para longe do utrículo. É crucial que a cabeça permaneça abaixada durante esta fase da manobra de posicionamento.

4) Ao retornar à posição sentada no final da manobra de reposicionamento das partículas, o paciente pode sofrer uma breve porém violenta manifestação repentina de vertigem em até alguns minutos após assumir a posição sentada. Esta vertigem tardia ocorre quando o depósito de otólitos se desloca do canal para o interior do utrículo.

g. VPB do canal horizontal.
  1) O paciente é rolado no plano do canal semicircular horizontal enquanto na posição supina. O paciente começa na posição supina e é virado 90 graus em direção ao lado normal (o lado com o menor nistagmo horizontal) e, em etapas de 90 graus, à posição de debruçado, ao lado anormal e de volta para a posição supina.
  2) Deitado sobre o lado da orelha saudável por várias horas ou até durante toda a noite também é eficaz.

h. Instruções para serem realizadas em casa.
  1) Os pacientes que apresentam múltiplas recidivas de VPB podem ser ensinados a realizar a manobra de reposicionamento de partículas sozinhos. Eles podem tranquilizar a si mesmos e geralmente se sentem mais confortáveis realizando a manobra no ambiente controlado de seus quartos.

2) Vibração é raramente necessária; porém, um simples vibrador massageador para pescoço pode ser utilizado quando disponível.

3) Aparentemente, os depósitos de otólitos não podem ser removidos em alguns pacientes, explicando os ataques recorrentes de VPB. Tais pacientes devem ser instruídos a evitar posições extremas de cabeça para trás (p. ex., no cabeleireiro ou no dentista), nas quais possibilitam a reentrada dos depósitos no canal semicircular posterior.

i. Vestibulopatia periférica aguda (neurite vestibular).
  1) Tratamento sintomático da vertigem.
   a) Supressores vestibulares e drogas antieméticas são eficazes na maioria dos pacientes com neurite vestibular; porém, há somente alguns estudos controlados comparando a eficácia relativa.
   b) Dois ensaios clínicos randomizados comparando o dimenidrinato (50 mg) e o lorazepam (2 mg), e o dimenidrinato IM (50 mg) e droperidol (2,5 mg), para o tratamento da vertigem periférica aguda no departamento de emergência, constataram que o dimenidrinato era mais eficaz que o lorazepam e que o dimenidrinato e o droperidol eram igualmente eficazes.
   c) A resposta é claramente dose-dependente, portanto, doses mais altas devem ser tentadas quando a dose inicial do supressor vestibular ou antiemético não é eficaz.
   d) Todos os medicamentos podem causar efeito sedativo, portanto não devem ser utilizados ao realizar atividades que exigem um alto nível de alerta, como dirigir, operar máquinas ou realizar atividades atléticas.
   e) Posteriormente no curso da doença, drogas que causam um menor efeito sedativo, como a meclizina oral e a escopolamina transdérmica, são úteis para a vertigem mais leve.
   f) Em razão dos múltiplos efeitos de cada uma destas drogas, as possíveis interações medicamentosas devem sempre ser consideradas antes de usá-las.
  2) Exercícios vestibulares.
   a) A recuperação da neurite vestibular geralmente leva várias semanas, embora períodos mais longos de recuperação não sejam incomuns. Os exercícios vestibulares (ver anteriormente) têm como objetivo acelerar o processo de compensação vestibular e melhorar o nível final de recuperação.
   b) Em animais, a compensação parece ser acelerada por drogas estimulantes (p. ex., anfetamina) e retardada por drogas sedativas (p. ex., diazepam).
   c) Ainda não se sabe se exercícios mais frequentes resultam em uma melhora mais rápida.
  3) Esteroides e drogas antivirais.
   a) Um grande estudo randomizado, prospectivo e placebo-controlado revelou que altas doses de esteroides, porém não de valaciclovir, eram significativamente melhores do que o placebo para a recuperação da função vestibular periférica (resposta calórica) em pacientes com neurite vestibular.
   b) Um estudo de menor porte, randomizado, prospectivo e placebo-controlado constatou que os esteroides podem intensificar a recuperação inicial, mas não o prognóstico a longo prazo da neurite vestibular.
   c) Até que mais dados estejam disponíveis sobre o risco/benefício, os esteroides deveriam ser considerados somente para indivíduos saudáveis que se apresentem em até 3 dias do início da VPB. Regime terapêutico sugerido: dose inicial de 100 mg de metilprednisolona, com redução gradual de 20 mg a cada 3 dias.

j. Síndrome de Ménière.
  1) O controle clínico da síndrome de Ménière consiste de uma dieta restrita em sódio, na faixa de 1 a 2 g de sódio por dia, com um ensaio terapêutico de no mínimo 3 meses. Quando uma boa resposta é obtida, o nível da ingestão de sal pode ser gradualmente aumentado enquanto os sinais e sintomas são cautelosamente monitorizados.
   a) A ingestão de líquidos e alimentos deve ser regularmente distribuída durante o dia e comilanças (particularmente de alimentos com alto teor de açúcar e/ou sal) devem ser evitadas. Ocasionalmente, os pacientes irão notar que determinados alimentos (p. ex., álcool, café, chocolate) podem precipitar os ataques.

b) Diuréticos (hidroclorotiazida 50 mg, 1 ou 2 vezes ao dia) podem fornecer benefício adicional em alguns pacientes, embora estas drogas não possam substituir uma dieta restrita em sal. Foi demonstrado que a acetazolamida (250 mg, 1 ou 2 vezes ao dia) reduz a pressão osmótica da orelha interna na hidropsia endolinfática experimental em cobaias, porém não há estudos controlados comparando a acetazolamida com a hidroclorotiazida ou outros diuréticos no tratamento da síndrome de Ménière.

c) Supressores vestibulares, como meclizina ou prometazina, são geralmente eficazes na supressão dos ataques agudos de vertigem, náusea e vômitos. As drogas devem ser tomadas assim que possível, de preferência durante o pródromo, se houver sintomas de alerta confiáveis. Uma droga antiemética, como a metoclopramida ou a proclorperazina, pode ser útil se a náusea e vômito forem severos.

d) O tratamento profilático crônico com supressores vestibulares pode ser utilizado quando ataques moderados a severos recorrem frequentemente. É necessário pesar a necessidade de controlar a vertigem contra a necessidade do paciente manter completa mobilidade e função. Em geral, os supressores vestibulares mais fortes são os que causam maior efeito sedativo e são reservados para o tratamento agudo de vertigem severa.

e) Os exercícios vestibulares possuem papel muito restrito no tratamento de pacientes com a síndrome de Ménière. Este distúrbio é causado por uma anomalia transitória reversível, geralmente com retorno ao parâmetro basal entre os ataques. Embora possa haver uma perda progressiva e gradual da função vestibular unilateral, esta perda ocorre lentamente, em geral por um período de vários anos junto com o processo de compensação central.

2) Cirurgia para o tratamento da síndrome de Ménière.

a) Drenos: Embora a drenagem do ducto e saco endolinfático seja logicamente fundamentada na suposta fisiopatologia da síndrome de Ménière, na prática, estes procedimentos não foram eficazes, provavelmente por ser tecnicamente difícil manter um dreno aberto do sistema endolinfático.

b) Cirurgia ablativa: Os procedimentos ablativos são mais eficazes em pacientes com envolvimento unilateral que não possuam audição funcional no lado lesado. A neurectomia vestibular tem como vantagem a preservação da audição em um paciente com função coclear residual.

c) Injeção de gentamicina no interior da orelha média, de modo que penetre na orelha interna através da janela redonda, é um procedimento simples que pode ser realizado em regime ambulatorial e não impossibilita a posterior realização de procedimentos cirúrgicos mais definitivos. Como mencionado anteriormente, a gentamicina é notavelmente seletiva em sua ototoxicidade vestibular.

k. Vertigem associada à enxaqueca.

1) O tratamento sintomático inclui o uso de analgésicos, antieméticos e antivertiginosos.

a) Prometazina (25 ou 50 mg) é particularmente eficaz para o alívio da vertigem e náusea. Seu efeito colateral é a sedação, porém este efeito geralmente é aceitável em um paciente que esteja ansioso para dormir.

b) Metoclopramida promove motilidade gástrica normal e pode melhorar a absorção das drogas orais.

c) O tratamento da dor de cabeça é tratado no Capítulo 11.

2) Tratamento profilático: Na enxaqueca, o mecanismo de ação destas drogas é especulativo; a maioria funciona empiricamente. Um ensaio terapêutico de um agente profilático da enxaqueca é justificado em qualquer paciente com vertigem episódica de causa desconhecida, ou um histórico pessoal ou familiar de enxaqueca.

a) Aminas tricíclicas.
b) Inibidores seletivos da recaptação da serotonina.
c) β-bloqueadores.
d) Bloqueadores do canal de cálcio.
e) Inibidores da anidrase carbônica.

l. Outras causas periféricas de vertigem.

m. Labirintite bacteriana.
   1) Qualquer paciente com doença auricular bacteriana aguda ou crônica associada a sintomas repentinos ou rapidamente progressivos na orelha interna deve ser hospitalizado e tratado com limpeza local e soluções antibióticas tópicas na orelha afetada, como também com antibióticos parenterais capazes de penetrar a barreira hematoencefálica.
   2) A labirintite, quando secundária à meningite primária, é mais bem controlada tratando-se a meningite subjacente. Uma meningite resistente ou recorrente pode resultar de abscessos epidurais não diagnosticados na fossa posterior com subsequente perfuração dural, ou de comunicações congênitas diretas com o líquido cefalorraquidiano.
   3) Após alguns dias da antibioticoterapia, geralmente é necessária a intervenção cirúrgica para erradicar as infecções na orelha média e mastoide.
n. Fístulas perilinfáticas associadas ao traumatismo craniano, barotrauma ou distensão repentina durante o levantamento de algo pesado, tosse ou espirro.
   1) Repouso.
   2) Elevação da cabeça.
   3) Prevenir esforço.
   4) Se os sintomas persistirem apesar do repouso, deve-se fazer a exploração da orelha média para reparo da fístula.
o. Doença autoimune da orelha interna (isolada ou como parte de um processo autoimune sistêmico).
   1) Altas doses de esteroides (60 a 100 mg de prednisona, 12 a 16 mg de dexametasona) mantidos por 10 a 14 dias e então reduzidos gradualmente.
   2) Se os sintomas recorrerem durante a redução da dose dos esteroides, imunossupressão mais prolongada com drogas como o metotrexato pode ser necessária.
p. Ototoxicidade.
   1) Prevenção é a chave do controle.
   2) A função renal deve ser monitorada durante a utilização de qualquer fármaco ototóxico, e drogas ototóxicas que sejam excretadas pelos rins provavelmente não devem ser administradas aos grupos de alto risco, como aqueles com insuficiência renal.
   3) Pacientes devem ser questionados regularmente para identificar sintomas iniciais de perda vestibular.
   4) Quando os efeitos mais precoces da ototoxicidade são reconhecidos, ajustes no esquema de doses geralmente podem reduzir a probabilidade de desenvolvimento de sintomas permanentes. Frequentemente, as drogas podem ser substituídas por outras menos ototóxicas. Os efeitos ototóxicos podem ser reversíveis se a droga é interrompida a tempo.
q. Insuficiência vertebrobasilar (Capítulo 12).
r. Infarto labiríntico.
   1) Tal como outras vestibulopatias periféricas unilaterais, o tratamento sintomático pode ajudar a aliviar a vertigem aguda e a náusea.
   2) Os exercícios de reabilitação vestibular devem ser iniciados assim que o paciente for capaz de cooperar.
s. Infarto do tronco encefálico e cerebelo.
   1) Em alguns casos selecionados, a trombólise intra-arterial pode ser considerada.
   2) Infelizmente, os medicamentos antivertiginosos são menos eficazes para o controle da vertigem do que nas lesões vestibulares periféricas, e os exercícios de reabilitação vestibular geralmente são minimamente eficazes.
t. Tumores do ângulo P-C.
   1) Observação: Um paciente com um pequeno neuroma acústico pode ser acompanhado, particularmente se é mais velho ou possui problemas médicos subjacentes. Estudos seriados por RM demonstraram que o crescimento da maioria dos neuromas acústicos, quando ocorre, é lento.
   2) Abordagens cirúrgicas ao ângulo P-C: (a) translabiríntica, (b) suboccipital e (c) fossa média. A abordagem translabiríntica destrói o labirinto, porém, geralmente, possibilita a remoção completa do tumor sem comprometer outras estruturas neurais próximas, particu-

larmente o nervo facial. As outras abordagens possuem a vantagem de possivelmente salvar alguma função auditiva, porém há um maior risco de dano ao nervo facial.
3) A radiocirurgia estereotáxica fornece outra alternativa ao tratamento dos tumores do ângulo P-C, particularmente em pacientes de alto risco. Pode ser ideal para o controle dos neuromas acústicos associados à neurofibromatose tipo II, pois, na maioria dos casos, os tumores são bilaterais.
u. Outras causas centrais de vertigem.
1) Tumores do cerebelo e tronco encefálico.
   a) Quando possível, a biópsia e a ressecção cirúrgica do tumor são os tratamentos de escolha.
   b) Para tumores metastáticos, o tumor primário pode ser biopsiado se puder ser encontrado.
   c) Para tumores irressecáveis, a radioterapia geralmente é benéfica. Sobrevida prolongada não é incomum com astrocitomas mais benignos. Os meduloblastomas são muito sensíveis à radioterapia.
2) Nas malformações de Chiari tipo I, a descompressão suboccipital do forame magno pode interromper a progressão e, ocasionalmente, resultar na melhora dos sintomas e sinais neurológicos, porém os pacientes devem ser cautelosamente escolhidos para estes procedimentos neurocirúrgicos, fazendo o possível para excluir outras causas mais comuns de vertigem, nas quais respondem favoravelmente a formas menos invasivas de terapia.
3) Ataxia hereditária.
   a) Os pacientes são encorajados a usar uma bengala ou andador para melhorar o estímulo sensitivo e evitar quedas.
   b) Fisioterapia regular para manter a taxa de movimento em todas as articulações é importante para evitar contraturas dolorosas.
   c) Uma dieta baixa em ácidos graxos de cadeia longa pode ser eficaz no controle da progressão dos sintomas e sinais em um paciente com a doença de Refsum.
   d) A acetazolamida geralmente é muito eficaz no alívio dos sintomas episódicos em pacientes com ataxia episódica tipo II e é, ocasionalmente, eficaz em pacientes com ataxia episódica tipo I. Tipicamente, o tratamento é iniciado com uma baixa dose (125 mg/d) e esta é aumentada a uma dose média eficaz de entre 500 e 1.000 mg/d.

Bibliografia

Baloh RW, Honrubia V. *Clinical Neurophysiology of the Vestibular System*. 3rd ed. New York: Oxford University Press; 2001.
Fife TD, Iverson DJ, Lempert T et al. Practice parameter: therapies for benign paroxysmal positional vertigo (an evidence-based review): report of the Quality Standards Subcommittee of the American Academy of Neurology. *Neurology*. 2008;70: 2067-2074.
Kerber KA, Meurer WJ, West BT et al. Dizziness presentations in U.S. emergency departments, 1995-2004. *Acad Emerg Med*. 2008;15:744-750.
Strupp M, Zingler VC, Arbusow V et al. Methylprednisolone, valacyclovir, or the combination for vestibular neuritis. *N Engl J Med*. 2004;351:354-361.
von Brevern M, Zeise D, Neuhauser H et al. Acute migrainous vertigo: clinical and oculographic findings. *Brain*. 2005;128:365-374.
Walker ME. Treatment of vestibular neuritis. *Curr Treat Options Neurol*. 2009;11:41-45.

LOMBALGIA E CERVICALGIA

Allan H. Ropper

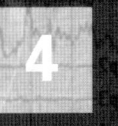

LOMBALGIA

Introdução
1. A dor nas costas é muito frequente, tendo metade de todos os adultos experimentado dor nas costas leve a moderada em algum momento, e muitos tendo ficado incapazes de trabalhar por sua causa.
2. A maior parte das lombalgias tem base mecânica nas articulações, discos, ossos ou músculos adjacentes, isto é, é espinal, e não decorrente de doença neurológica.
3. Muitos profissionais, inclusive médicos generalistas, ortopedistas, osteopatas, fisioterapeutas, quiropráticos e várias práticas derivadas, como terapeutas musculoesqueléticos, atendem pacientes com dor nas costas antes e depois do atendimento do neurologista.
4. O exame, em geral, nada revela e geralmente um diagnóstico específico de dor nas costas não é óbvio. A história, contudo, em geral, expõe as causas mais sérias.

História
1. Dor crônica.
   a. O sintoma típico é "dor surda" aguda ou crônica na região lombar, mais frequentemente na região dos corpos vertebrais L3 a L5, nos músculos paraespinais adjacentes, no ramo superior das cristas ilíacas ou sobre os ligamentos sacroespinais ou as articulações sacroilíacas.
   b. Há dois padrões de dor surda indefinível, um com piora ao acordar e ou outro que aumenta ao longo do dia com a atividade ou depois de assumir a posição sentada por tempo prolongado. Ambos são característicos de causas "artríticas" ou "mecânicas" benignas.
   c. A dor surda que atravessa a região lombar e a cintura também é característica de um transtorno musculoesquelético mecânico benigno.
   d. A lombalgia degenerativa crônica exibe pouco no que diz respeito à limitação dos movimentos, mas pode ter amplas áreas de dor à palpação nos músculos, ligamentos e articulações em toda a região lombar.
   e. Osteoporose ou osteopenia intensas também podem dar origem a uma lombalgia vaga relativamente constante, mas a maioria dos pacientes com essa doença óssea não tem dor.
   f. Dor noturna, especialmente a que acorda o paciente no meio da noite, sugere doença metastática na coluna vertebral e não deve ser atribuída à dor mecânica ou artrítica.
   g. Febre, suores noturnos, perda de peso, bacteriemia recente, HIV ou tuberculose pulmonar sugerem osteomielite espinal ou infiltração linfomatosa da coluna.
   h. Dor lombar acompanha a ruptura do anel em torno de um disco, mas esta é causa única somente em alguns casos.
   i. A ciatalgia tem significação especial como sinal de discopatia lombar (ver adiante).
   j. O caso especial da espondilite anquilosante produz lombalgia com intensidade progressiva e limitação dos movimentos.
   k. A estenose lombar degenerativa (ver adiante) é uma doença da população mais idosa, principalmente dos homens, caracterizada por dor surda e ciatalgia e dor no membro inferior induzidas pelo caminhar do tipo claudicação.
   l. Dor lombar persistente e crescente com início recente sem história de desconforto recorrente mais cedo na vida, de lesão aguda ou de doença artrítica conhecida na coluna leva a conside-

rar doença retroperitoneal, incluindo câncer de células renais, câncer do pâncreas, úlcera duodenal, dissecção da aorta abdominal e hematoma retroperitoneal.
2. Dor aguda.
   a. Lesão mecânica súbita por um posiciomanto desajeitado, ser atirado ou cair, levantamentos, trauma em outras partes do corpo (e, ocasionalmente, ruptura aguda do disco) são as principais causas de dor aguda, a chamada "distensão". A dor pode demorar horas depois do evento incitante.
   b. A dor paraespinal focal sugere doença nos processos articulares.
   c. Na distensão lombar aguda, o paciente resiste a assumir a posição curvada, rotação ou extensão da parte inferior do tronco e dos músculos paraespinais, assumindo o paciente posturas protetoras do tronco e podendo haver espasmo muscular palpável.
   d. Em adolescentes, a lombalgia aguda depois de trauma pequeno pode indicar espondilólise, uma fraqueza congênita da parte interarticular, que é propensa geralmente a fratura de L5.
   e. A dor torácica baixa ou lombar focal pode decorrer de uma fratura por compressão. Geralmente há uma queda sobre a região glútea ou sobre o dorso, mas uma lesão não é necessária se os ossos estiverem osteopênicos.
   f. Dor intensa depois de trauma direto da coluna vertebral ou crânio é uma questão mais séria, de natureza especializada, em razão da ruptura de ligamentos e estruturas ósseas de sustentação que resultam em instabilidade da coluna vertebral.
   g. Disfunção vesical indica compressão da medula espinal ou da cauda equina e não é compatível com os tipos indefiníveis de dor nas costas discutidos aqui.
   h. Discopatia pode causar dor projetada: por exemplo, a ruptura de L5 é tipicamente percebida no processo articular de L5-S1.

Fisiopatologia
1. As estruturas sensíveis à dor que produzem lombalgia incluem terminações nervosas livres na cápsula dos processos articulares do anel em torno do disco.
2. O periósteo é uma fonte de dor quando há invasão dos ossos da coluna por tumor ou com osteomielite ou colapso ósseo de uma fratura por compressão.
3. A dor referida a um local distante e causada por doença óssea ou discal é denominada "esclerotogênica" e tem distribuição diferente daquela da dor "referida" neurogênica.
4. Grande parte da dor nas costas é descrita como "muscular" e se localiza nos músculos paraespinais, presumindo-se que os receptores para dor no músculo contribuam para o desconforto.
5. Uma relação da lombalgia crônica com a postura, a cintura abdominal e a fadiga dos músculos tem sido proposta há muito tempo, mas sem base definida.
6. A origem de muitas dores lombares crônicas é a osteoartrite, envolvendo os processos articulares pareados e degeneração dos ligamentos adjacentes. O papel da reação inflamatória na dor nas costas não ficou estabelecido, mas alguns tratamentos são orientados para tal componente.
7. As alterações degenerativas artríticas levam à hipertrofia do osso em torno dos processos articulares e, nos casos avançados, afrouxamento dos elementos estruturais que mantêm o alinhamento da coluna.
8. A instabilidade resultante pode levar à espondilolistese ou escorregamento de um segmento anterior sobre outro adjacente. Isto resulta em estreitamento do canal espinal e compressão das raízes da cauda equina, que, por si, pode causar dor.

Prognóstico
1. A maior parte das dores nas costas agudas não malignas é autolimitada, mas certos indivíduos têm propensão para lesões agudas repetidas ou para o desconforto crônico.
2. A maioria dos grandes estudos mostra melhora de cerca de 50% do nível de dor aguda após 1 mês, melhora mais lenta contínua ao longo dos 2 meses seguintes e dor persistente naqueles que não melhoraram até este momento.
3. O risco de recorrência dentro de 3 meses de um episódio agudo é de cerca de 25% e, dentro de 1 ano, de cerca de 75%.
4. O prognóstico da lombalgia inflamatória infecciosa ou maligna é determinado pela natureza e responsividade ao tratamento do processo subjacente.

LOMBALGIA

Diagnóstico

1. Manobra de elevação do membro inferior em extensão e derivadas e o exame motor, dos reflexos e de sensibilidade são mais úteis para detectar compressão de raiz lombar e espondilose degenerativa, conforme ainda será descrito. Faz-se a investigação da causa da dor nas costas que seja mais séria do que a doença mecânica e artrítica se houver achados anormais nos testes.
2. Não é necessária imagem da coluna lombar com raios X, tomografia computadorizada (TC) ou ressonância magnética (RM) em casos que, pela história, se conformam a uma lombalgia musculoesquelética ou mecânica aguda ("entorse").
3. Dor que persista por mais de algumas semanas e não seja explicada por crises de lesão aguda devem passar por imagem para excluir câncer, fratura, osteomielite e espondilolistese por doença degenerativa.
4. As radiografias simples da coluna lombar – em perfil, anteroposteriores e oblíquas – são adequadas se o diagnóstico antecipado for artrite degenerativa e o exame neurológico estiver normal.
5. As alterações degenerativas das articulações e espaços discais, em estudos por imagem, são muito comuns com o envelhecimento e geralmente assintomáticas. Portanto, sua presença nada mais faz do que afirmar que podem ser a causa da lombalgia.
6. Em casos de lombalgia média inferior profunda ou de dor no flanco sem explicação, são aconselháveis exames de imagem das estruturas do espaço retroperitoneal e do abdome.
7. A velocidade de hemossedimentação, proteína C reativa, hemoculturas, imunoeletroforese e imagens são necessárias para excluir infecção e câncer em casos apropriados.

Tratamento

1. Muitos tratamentos sintomáticos são usados para a lombalgia aguda sem superioridade clara de um em relação ao outro.
2. Os pacientes com distensão lombar aguda podem ser obrigados ao repouso no leito ou em cadeira confortável, mas, além do alívio sintomático, não há evidências de que o repouso acelere a melhora. O paciente pode determinar a posição mais confortável – deitado com travesseiros sob si ou entre os joelhos ou em algum outro decúbito que reduza a dor.
3. Alongamento dos músculos lombares, calor aplicado externamente ou por diatermia, massagem e anti-inflamatórios não esteroides e analgésicos são úteis. A tração era favorecida no passado, mas, atualmente, não é convencionalmente usada. A imobilização com coletes também já foi popular, mas também vem sendo desencorajada.
4. Os relaxantes musculares e benzodiazepínicos têm um papel duvidoso e não têm demonstrado efeitos específicos, mas ainda são amplamente usados.
5. O ajuste quiroprático pode agilizar o retorno à capacidade funcional depois de distensão lombar. Estiramento e balotamento em baixa velocidade administrados por fisioterapeutas qualificados provavelmente são úteis. Fratura por compressão, câncer ou infecção são razões para evitar ajustes.
6. Orientação sobre a biomecânica apropriada do sentar-se, fazer levantamentos, curvar-se e carregar são úteis para os indivíduos que têm distensão lombar recorrente ou postural. Cintos de sustentação de peso para os trabalhadores podem reduzir a lesão.
7. Mudanças de firmeza do colchão e assentos de automóveis que proporcionem apoio às costas são úteis em casos individuais.
8. Alguns pacientes têm lombalgia crônica como parte de uma síndrome depressivo-dolorosa crônica que pode responder aos antidepressivos tricíclicos. Este diagnóstico deve ser feito com moderação.
9. Nas circunstâncias especiais de lombalgia por espondilolistese degenerativa, a dor pode melhorar com cirurgia de fusão, mas os casos precisam ser selecionados com muito cuidado. Tornou-se claro, ao longo dos últimos 40 anos, que se faz mais mal do que bem quando a cirurgia para a região lombar é considerada de um modo errado (ver adiante).
10. A dor nas costas por discos abaulados e alterações degenerativas indefiníveis nos espaços discais e processos articulares não é ajudada pela cirurgia (ver adiante).

CIATALGIA

Introdução

1. Este termo se refere à dor aguda e surda que se origina na região glútea ou na prega glútea e se irradia pela parte posterior ou lateral da coxa. Pode ou não associar-se à lombalgia.
2. Diferentemente dos tipos de lombalgia indefinível descritos anteriormente, a ciatalgia geralmente indica compressão da raiz nervosa de L4, L5 ou S1 por ruptura de disco, invasão osteoartrítica do forame neural, espondilolistese por estenose lombar ou lesões menos comuns, como os cistos sinoviais ou tumores da bainha nervosa.
3. A combinação de dor lombar paraespinal seguida, em horas ou dias, por ciatalgia é característica da ruptura de disco lombar.
4. A maioria dos casos de ciatalgia não tem eventos precipitantes agudos, mas levantar pesos, torções ou lesão da coluna podem preceder o sintoma.
5. Ciatalgia bilateral geralmente significa doença espinal degenerativa severa.

História

1. O paciente descreve dor regional, começando na região glútea ou em torno dela em um lado, irradiando-se para a parte posterior ou posterolateral da coxa. Irradiação abaixo do joelho ou até o pé ocorre, mas é incomum.
2. A intensidade da dor varia, mas, em seu extremo, é muito incapacitante e impede assumir a posição sentada, ficar em pé ou caminhar.
3. Alguns pacientes com ciatalgia têm sintomas neurológicos adicionais, especificamente hipoestesia no pé, pé equino ou fraqueza da flexão plantar.
4. A lombalgia crônica e a limitação do movimento lombar, quando associadas à ciatalgia, sugerem o diagnóstico de estenose lombar (ver adiante).
5. A dor no processo articular é focal e piora com a mudança de posição que cause estiramento da articulação.
6. Incontinência urinária com ciatalgia (geralmente bilateral) indica compressão da cauda equina, uma emergência.

Fisiopatologia

1. A compressão de uma das raízes lombares inferiores é a fonte habitual da ciatalgia; é uma dor referida neurogênica. As causas comuns são o disco e hipercrescimento ósseo espondilítico no interior do canal espinal; são menos comuns o cisto sinovial e os tumores benignos da bainha dos nervos.
2. O nervo ciático pode ser comprimido ou lesionado no interior do músculo glúteo em razão de hematoma de injeção ou trauma e, infrequentemente, por aprisionamento sob o músculo piriforme (síndrome do piriforme).

Prognóstico

1. A ciatalgia geralmente melhora com o tempo. Na maioria dos ensaios clínicos, metade dos pacientes melhora em 2 semanas, e 70% em 1 ano, mas os restantes 30% continuam a ter dor em níveis variáveis.
2. A duração ou intensidade da ciatalgia pode levar à incapacidade inaceitável e perda de tempo de trabalho para certos indivíduos. O tratamento é então direcionado para a causa subjacente de compressão da raiz nervosa (ver adiante).
3. Ocorre ciatalgia recorrente e intermitente em metade dos pacientes.

Diagnóstico

1. A manobra de elevação do membro inferior em extensão é bastante específica, mas apenas modestamente sensível para o diagnóstico de compressão de raiz nervosa causando ciatalgia. É conduzida com o paciente em decúbito dorsal, o examinador elevando um dos membros inferi-

ores, segurando no calcanhar, enquanto pede ao paciente para deixar o movimento ser passivo, ou seja, para não envolver nenhum dos músculos da região glútea ou do membro inferior. Um teste positivo (sinal de Lasègue) consiste em desencadear a ciatalgia e restrição involuntária da elevação do membro inferior por espasmo muscular. A produção de ciatalgia no membro inferior oposto tem sido um sinal específico de compressão de raiz lombar inferior pelo disco do lado em que se desencadeou a dor.

2. As características motoras, sensitivas e reflexas das síndromes discais maiores causadoras de ciatalgia estão relacionadas na Tabela 4-1.
3. As imagens da coluna lombar podem ser adiadas por várias semanas, a menos que haja características incomuns, como lombalgia intensa e intratável, considerável fraqueza na perna ou pé ou dificuldades vesicais que obriguem ao tratamento cirúrgico. As radiografias simples são menos informativas. Peço RM se a ciatalgia não se resolver em duas semanas e se for contemplado o tratamento cirúrgico ou outro tratamento invasivo.
4. As preocupações no diagnóstico diferencial são metástases para a coluna, radiculite inflamatória (principalmente doença de Lyme) e meningite carcinomatosa.

Tratamento

1. Como ocorre com a lombalgia musculoesquelética indefinível, não há evidências de que o repouso no leito, tração, calor, manipulação quiroprática ou fisioterapia auxiliem na resolução da ciatalgia.

TABELA 4-1 Síndromes Radiculares Lombares

Nível da Raiz/Disco	Distribuição da Dor	Músculo/Fraqueza	Perda de Reflexos	Perda Sensitiva
L3 (L2-3)	Parte anteromedial da coxa, sobre o joelho	Adutor longo – adução do quadril Parcial do quadríceps (L3 e L4 compartilhadas)	Reflexo patelar hipoativo	Parte medial da coxa
L4 (L3-4)	Parte anterolateral da coxa	Parcial do quadríceps (L3 e L4 compartilhadas) – extensão do joelho	Hipoatividade ou abolição do reflexo patelar	Maléolo medial
L5 (L4-5)	Ciático – parte posterior da coxa	Tibial anterior – pé equino Extensor longo do hálux – extensão dos dedos do pé	Normalidade ou hipoatividade do reflexo medial dos flexores do joelho	Parte lateral da perna e hálux
S1	Ciático – parte posterior da coxa, indo até o tornozelo	Glúteo médio – abdução do quadril Flexores do joelho – flexão do joelho Gastrocnêmio – flexão do tornozelo Flexor curto dos dedos – flexão dos dedos do pé	Hipoatividade ou abolição do reflexo aquileu	Parte lateral do pé e planta

2. Dois ensaios clínicos randomizados demonstraram que a ciatalgia melhora mais rápido com cirurgia do que com o tratamento conservador, mas, depois de 1 ano, se o paciente puder tolerar os sintomas, não há diferença de resultado com e sem cirurgia.
3. No entanto, nesses ensaios clínicos, entre os pacientes que tinham ciatalgia há pelo menos 6 semanas, mais de 1/3 encaminhado inicialmente para o tratamento conservador escolheu passar por cirurgia para alívio dos sintomas.
4. A ciatalgia que seja intensa, bilateral ou associada a uma fraqueza séria do pé ou da perna ou, ainda, a disfunção da bexiga ou do intestino tem indicação de cirurgia. Não obstante, os pacientes com equinismo tolerável ou perda sensitiva regional isolada podem receber a opção de aguardar melhora espontânea.
5. Recomendam-se 6 a 8 semanas de espera antes de se praticar a cirurgia.
6. Ciatalgia na ausência de hérnia de disco bem definida ou de espondilose que comprima o forame da raiz neural não responde bem à cirurgia.
7. Infiltração epidural de esteroide e procedimentos semelhantes aparentemente ajudam alguns pacientes, mas não têm conseguido demonstrar benefício em ensaios clínicos controlados. Os pacientes com dor incapacitante que não desejam ou não podem passar por cirurgia (ver adiante) são encaminhados para um serviço de tratamento de dor para um desses procedimentos. Se não houver melhora depois de um ou dois tratamentos, não se recomendam infiltrações subsequentes.
8. Aconselho os pacientes a permanecerem ativos e a tomar medicamentos não esteroides para dor por aproximadamente 6 a 8 semanas antes de decidir sobre cirurgia. Indico que a dor causada por herniação discal aguda rapidamente pode ser eliminada por cirurgia com um breve período de recuperação pós-operatória, mas que aguardar é uma opção razoável e que a escolha se baseia, em parte, no estilo de vida, na profissão e nas necessidades pessoais.

ESTENOSE LOMBAR

Introdução
1. Este termo se aplica ao estreitamento degenerativo do canal espinal lombar com compressão das raízes lombossacrais.
2. Várias alterações estruturais, incluindo degeneração dos ligamentos e dos processos articulares, produzem o estreitamento que resulta em espondilolistese, que estreita ainda mais o canal e prende as raízes nervosas.

História
1. A história típica é de um homem idoso com lombalgia surda generalizada crônica, ciatalgia bilateral leve e intermitente e, de um modo mais característico, dor na parte posterior do membro inferior ou ciatalgia induzida pelo caminhar e melhorada com o repouso ou quando o paciente se inclina para frente, reduzindo a curvatura lordótica lombar normal.
2. O diagnóstico diferencial é a claudicação vascular iliofemoral e os sintomas que resultam de estenose lombar são chamados "claudicação neurogênica".

Fisiopatologia
1. As estenoses geralmente afetam vários níveis lombares médios e inferiores adjacentes, mas geralmente são mais intensas em um nível.
2. Os elementos que produzem estreitamento do canal lombar são: (a) hipertrofia do osso nos processos articulares; (b) hipertrofia do ligamento amarelo; (c) a já mencionada espondilolistese; e (d) uma "barra espondilítica", consistindo em uma crista óssea no espaço discal que estreita o canal a partir de sua borda anterior. Esta última desempenha um papel maior na espondilose cervical (ver adiante).
3. Todas essas alterações são degenerativas, no sentido que ocorrem cada vez mais com a idade, a atividade e pequenos traumas físicos. Certos indivíduos e famílias têm uma tendência para desenvolver estenose espinal.

Prognóstico

1. A estenose lombar é um processo gradualmente progressivo que costuma se tornar incapacitante e limitar a caminhada.
2. A afecção estabiliza-se e possibilita uma função razoável em alguns pacientes; porém, pode exigir cirurgia (ver adiante).

Diagnóstico

1. A história é estereotipada e pode ser diferenciada da claudicação vascular por se concentrar a dor, em sua maior parte, na distribuição do nervo ciático e normalidade da vasculatura. Os pulsos arteriais distais são normais, a menos que haja doença vascular concomitante.
2. Entre os sinais mais confiáveis de claudicação neurogênica, está a perda dos reflexos aquileus depois de caminhada prolongada para desencadear ciatalgia e sintomas no dorso. O retorno dos reflexos depois de alguns minutos de repouso é ainda confirmatório.
3. O teste da elevação do membro inferior em extensão geralmente causa certo grau de ciatalgia.
4. Geralmente há certo grau de limitações da flexão e da extensão lombares.
5. As radiografias em perfil podem mostrar uma barra espondilítica, mas frequentemente não possibilitam a apreciação da extensão completa do estreitamento do canal porque os ligamentos e algumas outras estruturas ósseas não são bem exibidos. Os raios X, contudo, são úteis para demonstrar instabilidade por espondilolistese, com aumento da redução do canal durante a flexão ou extensão da região lombar.
6. TC e RM demonstram um canal estreitado, estreitamento de raízes nervosas nos níveis lombares inferiores e espondilolistese.
7. A eletromiografia (EMG) pode ser útil para demonstrar potenciais de fibrilação nos músculos inervados pelas raízes lombares inferiores e primeira sacral.

Tratamento

1. Exercícios para as costas e alongamento sob orientação de um terapeuta frequentemente melhorarão os sintomas e adiarão a cirurgia. Exercícios e posições que aumentam o diâmetro do canal por reversão da lordose lombar podem ser efetivos. Isto pode ser efetuado pedindo-se ao paciente para se sentar ou usar uma bicicleta estacionária ou inclinar-se para frente sobre uma cadeira ao ajoelhar-se. Alguns pacientes adquirem alívio pendurando-se de uma barra de exercícios.
2. Há evidências de que a descompressão cirúrgica alivie a dor e prolongue a distância de caminhada, e esta melhora é mantida por 2 anos, mas há pouca diferença na deficiência global. Até mesmo os melhores estudos são obscurecidos pela não adesão ao braço de tratamento atribuído.
3. Há várias abordagens cirúrgicas para a estenose lombar grave e incapacitante. A maioria inclui laminectomia em múltiplos níveis e estabilização dos segmentos lombares adjacentes com o uso de parafusos de processo articular e pequenas hastes de estabilização ou com enxertos ósseos.
4. A necessidade de futura cirurgia pode ser antecipada em aproximadamente 5% dos pacientes.
5. O período de recuperação depois da cirurgia é de 6 a 12 semanas. Durante este período, os pacientes podem dirigir e caminhar.
6. Não há evidências de que as injeções epidurais ou outras, a manipulação quiroprática ou outras formas de terapia sejam úteis no tratamento a longo prazo da estenose lombar e dor associada.

Síndrome Facetária

1. Alguns pacientes têm dor focal nas costas que emana de um dos processos articulares lombares ou cervicais ou que é percebida como estando diretamente sobre ele. A dor facetária também pode ser incorporada a uma síndrome espondilítica.
2. O paciente geralmente é capaz de apontar a região de dor espontânea e pode sentir dor à palpação sobre a mesma área. A rotação do tronco para longe do local afetado exagera a dor.
3. As infiltrações no processo articular com analgésicos locais e esteroides também são tratamentos controversos, mas são úteis para pessoas com dor facetária claramente delineada. A melhora imediata da dor focal depois da infiltração confirma o diagnóstico.

CERVICALGIA E RADICULOPATIA CERVICAL

Introdução

1. A dor cervical musculoesquelética inespecífica, assim como a lombalgia musculoesquelética, tem causas e precedentes predominantemente degenerativos.
2. A crepitação é queixa frequente nos pacientes com cervicalgia, mas tem relação inconsistente com as alterações patológicas na coluna.
3. A lesão em chicotada representa uma categoria especial e controversa da cervicalgia, ostensivamente decorrente de rápida rotação da cabeça para frente e para trás sobre o pescoço, geralmente por parada brusca em um veículo.
4. A síndrome da fibromialgia-fadiga crônica envolve dor espontânea e à palpação nos músculos cervicais, trapézio e adjacentes.
5. A polimialgia reumática afeta os músculos do ombro, mas também pode produzir dolorimento no pescoço e em outros músculos proximais.

História

1. Dormir em uma posição desajeitada, virar a cabeça rapidamente até posição extrema para evitar objetos e lesão direta, todos causam cervicalgia aguda intensa, mas autolimitada.
2. A cervicalgia acompanhada por irradiação ao membro superior geralmente indica ruptura de disco ou alteração espondilítica com compressão radicular (ver adiante).
3. Desequilíbrio, hipoestesia na mão ("como usar luvas") e disfunção de esfíncter são sinais de compressão medular por espondilose cervical.
4. Ocasionalmente, um torcicolo começará com dor surda no pescoço.
5. A dor originada na coluna cervical alta pode ser referida à região occipital, e aquela originada na coluna cervical baixa pode ser sentida na área interescapular ou nos ombros.
6. Há pouca evidência apoiando a conexão entre vertigem ou tonteiras e a doença na coluna cervical.
7. No caso de cervicalgia aguda, vários possíveis diagnósticos adicionais incluem dissecção da artéria vertebral, meningite e abscesso epidural cervical.

Fisiopatologia

1. Todos os fatores de degeneração, artrite, trauma e espondilose que causam dor lombar também se aplicam às síndromes cervicais.
2. Dor que se irradia ao braço ou mais distalmente e parestesias ou hipoestesia nas mãos indicam compressão radicular, mas frequentemente por uma ruptura de disco ou alteração espondilítica que comprima a raiz quando esta sai do forame neural.

Prognóstico

1. Este depende da causa subjacente; porém, a maioria das cervicalgias musculoesqueléticas se resolve espontaneamente em semanas. Lacerações musculares podem levar meses para melhorar e a discopatia cervical tem evolução variável.
2. A repetição de trauma depois de um evento agudo é comum e tende a afetar as mesmas regiões do pescoço com cada evento subsequente.

Diagnóstico

1. Sintomas ou sinais sistêmicos, como febre, sudorese noturna, perda de peso, adenopatia ou câncer ou doença do tecido conectivo devem levar à cautela no diagnóstico de doenças degenerativas da coluna cervical.
2. As alterações motoras, sensitivas e reflexas correspondentes à compressão radicular nos níveis cervicais são dadas na Tabela 4-2. É infrequente encontrar perdas sensitivas na compressão radicular cervical, mas quando está presente hipoalgesia, conforma-se à distribuição esperada nos dermátomos.

CERVICALGIA E RADICULOPATIA CERVICAL

TABELA 4-2 Síndromes Radiculares Cervicais

Nível da Raiz/Disco	Distribuição da Dor	Músculo/Fraqueza	Perda de Reflexos	Perda Sensitiva
C5 (C4-5)	Sobre a escápula e parte posterior do ombro, parte lateral do braço até o cotovelo	Deltoide, bíceps, braquiorradial – abdução do ombro, flexão do cotovelo Infra e supraespinhoso – abdução e rotação externa do ombro	Bicipital levemente hipoativo e peitoral hipoativo	Sobre o ombro; área lateral do deltoide
C6 (C6-7)	Parte lateral do braço e do antebraço até o polegar e dedo indicador	Bíceps – flexão do antebraço	Abolição do bicipital e do braquiorradial	Parte lateral do braço e antebraço; polegar e dedo indicador
C7 (C7-8)	Parte lateral do braço e antebraço até o dedo médio	Tríceps – extensão do cotovelo Extensor radial do carpo – extensão radial do punho	Abolição ou hipoatividade do tricipital	Dedo indicador, médio e anelar; parte lateral do antebraço
C8 (C8-T1)	Parte medial do antebraço e mão	Flexores, extensores, e abdutores longos do punho e dedos	Tricipital hipoativo ou normal	Dedo mínimo e anelar; parte medial do antebraço acima da mão
T1 (T1-2)	Parte medial do braço	Músculos intrínsecos da mão (compartilhada com C8)	Não há, mas existe síndrome de Horner	Parte medial do braço

3. A neurite braquial pode simular doença da medula cervical, mas a dor da primeira tende a ser mais em queimação sobre a área do deltoide na axila e extremamente intensa à noite. Fraqueza com atrofia aparece ao longo de dias a semanas depois do início da dor.
4. Trauma do ombro, particularmente fragmentação do labro, também pode imitar doença da coluna cervical.
5. A combinação de dor cervical com características de mielopatia, como desequilíbrio, hipoestesia no pé, problemas com o intestino ou a bexiga, marcha espástica ou percepção de um nível sensitivo na parte superior do tronco, é indicativa de espondilose cervical com compressão medular. Pode haver ou não características radiculares associadas.
6. A mielopatia é ainda detectada pela presença do sinal de Romberg ou o sinal de Babinski.
7. A RM cervical identifica as causas mais importantes de cervicalgia, mas, como na lombalgia, geralmente não é necessária para o diagnóstico de dor musculoesquelética mal definida e indeterminada.
8. A EMG é útil para concentrar a atenção em uma compressão de raiz nervosa.

Tratamento

1. A dor surda indefinível no pescoço é tratada por alongamento delicado aplicado por fisioterapeutas e suplementado com calor, massagem e tração leve. O surgimento de características radiculares ou de piora da dor com tais manobras justifica um novo exame.
2. Infiltrações no processo articular e epidurais são ainda mais controversas do que o uso na doença lombar.
3. Alguns médicos são a favor do uso de um colar macio, particularmente ao dirigir, e isto parece ser útil se o paciente for assíduo.
4. Pode ser usado um "travesseiro cervical", que é oco no centro e restringe os movimentos lateralmente durante o sono.
5. Ajustes quiropráticos podem beneficiar a dor cervical, mas os neurologistas têm expressado preocupação sobre a dissecção da artéria vertebral e o uso de movimentos em alta velocidade. Muitos pacientes já procuraram um quiroprático na ocasião em que consultam um neurologista.
6. Como os sintomas de espondilose cervical tendem a ser mais persistentes do que os da região lombar, sugiro consulta mais cedo com um neurocirurgião em casos de protrusão discal ou de alteração espondilítica que invada os forames neurais.
7. Como com a doença lombar, a cirurgia sem base anatômica firme para a dor cervical e radicular nem corroboração por EMG geralmente não leva à melhora.
8. Quando uma ou duas raízes são envolvidas clinicamente e por EMG e a dor for intratável, pode ser útil uma abordagem cirúrgica limitada com foraminotomia.
9. Sinais de desequilíbrio, espasticidade de marcha ou disfunção de esfíncter, quando atribuíveis à espondilose cervical, são fortes indicações de cirurgia (ver adiante).

ESPONDILOSE CERVICAL

Introdução

1. É um estreitamento do canal espinal cervical por alterações degenerativas nas articulações, ossos, discos e ligamentos, sendo comparável à estenose lombar. As duas estenoses costumam coexistir.
2. A predominância masculina não é tão prevalente nesta doença quanto na estenose lombar.

História

1. Ocorrem duas constelações de queixas, muitas vezes sobrepostas.
2. A primeira, decorrente de compressão radicular, é uma dor surda crônica cervical e braquial, com irradiação assimétrica ou unilateral para os membros inferiores e sintomas sensitivos variáveis nas mãos. Os músculos intrínsecos das mãos podem atrofiar.
3. A segunda é uma mielopatia cervical causada por compressão da medula espinal no diâmetro anteroposterior. Há uma perda sensitiva nas mãos, com sensação de "espessamento" ou "luva". Desequilíbrio, incontinência urinária e fraqueza proximal nos membros inferiores são características adicionais da mielopatia avançada.

Fisiopatologia

1. Processos degenerativos afetam os processos articulares, o espaço discal e ligamentos, estreitando o canal cervical e levando à estenose dos forames neurais e à compressão de raízes nervosas geralmente na parte média ou inferior do canal.
2. A espondilolistese pode ser proeminente em locais de instabilidade espinal e contribuir para o estreitamento do canal espinal.

Diagnóstico

1. Os sinais físicos são hiper ou hiporreflexia nos membros inferiores, sinal de Romberg, sinal de Babinski variável, sinal de Hoffman, atrofia assimétrica dos músculos das mãos e perda inconsistente e leve da sensibilidade dolorosa nos membros superiores.

2. A combinação de sinais do neurônio motor superior e inferior simula esclerose lateral amiotrófica.
3. A RM demonstra "barras" espondilíticas de osso sobre os discos em protrusão, espondilolistese e hipertrofia ligamentar que, em conjunto, produzem estreitamento do canal. TC e radiografias simples demonstram menos completamente aspectos de espondilose.
4. A presença de alteração do sinal na medula espinal no nível de estreitamento máximo ou próximo a ele é um sinal de lesão medular subjacente e torna a cirurgia preferível.
5. A EMG pode ser confirmatória, demonstrando um padrão de compressão de raiz motora.

Tratamento

1. Estabilização e leve alongamento pelo uso de um colar podem amenizar a dor radicular e, algumas vezes, melhorar a mielopatia.
2. As evidências de benefício com infiltrações epidurais e outros procedimentos não cirúrgicos são limitadas.
3. Alterações do sinal de RM na medula, quaisquer sinais de mielopatia, exceto os mais leves (p. ex., apenas sinal de Babinski), e dor radicular intratável estão entre as indicações relativas de descompressão cirúrgica.
4. As abordagens cirúrgicas da espondilose cervical têm melhorado na última década. O estreitamento do canal isolado em um ou dois níveis pode ser abordado anteriormente com manutenção da estabilidade espinal e tempo curto de recuperação.
5. Se predominar a dor radicular e os sintomas motores, então, algumas vezes, será possível realizar foraminotomia, como já discutido para radiculopatia cervical.
6. Doença mais extensa que inclua mielopatia e radiculopatia pode exigir laminectomia em múltiplos níveis e estabilização. Os resultados, em geral, são melhores do que os obtidos para a estenose lombar.

Bibliografia

Atlas SJ, Keller RB, Wu YA et al. Long-term outcomes of surgical management of lumbar spinal stenosis. *Spine.* 1996;21:1787-1794.
Caragee E. Surgical treatment of lumbar disk disorders. *JAMA.* 2006;269:2485-2487.
Fritzell P, Hagg O, Wessberg P et al. Lumbar fusion versus nonsurgical treatment for chronic low back pain. A multicentre randomized controlled trial from the Swedish Lumbar Spine Study Group. *Spine.* 2001;26:2521-2532.
Hudgkins WR. The crossed straight leg raising sign (of Fajersztajn). *N Engl J Med.* 1977;297:1127.
Jensen MC, Brant-Zawadzki MN, Obuchowski N et al. Magnetic resonance imaging of the lumbar spine in people without back pain. *N Engl J Med.* 1994;331:69-71.
Pengel LHM, Herbert RD, Maher CG et al. Acute low back pain: systematic review of its prognosis. *BMJ.* 2003;327:323-325.
Peul WC, van Houwelingen HC, van der Hout BW et al. Surgery versus prolonged conservative treatment for sciatica. *N Engl J Med.* 2007;356:2239-2243.
Weinstein JN, Tosteson TD, Lurie JD et al. Surgical vs nonoperative treatment for lumbar disc herniation. The Spine Outcomes Research Trial (SPORT): a randomized trial. *JAMA.* 2006; 296:2441-2450.
Weinstein JN, Tosteson TD, Lurie JD et al. Surgical versus nonsurgical treatment for lumbar degenerative spondylolisthesis. *N Engl J Med.* 2007;356:2257-2270.
Weinstein JN, Tosteson TD, Lurie JD et al. Surgical of nonoperative treatment for lumbar spinal stenosis. *N Engl J Med.* 2008;358:794-810.

TRANSTORNOS DO SONO 5
Milena Pavlova

SONOLÊNCIA DIURNA EXCESSIVA

Introdução
Quase 1/4 dos adultos saudáveis tem sonolência diurna excessiva (SDE). Há muitas causas, incluindo sono insuficiente ou mal programado (p. ex., *jetlag* ou restrição voluntária do sono), transtornos primários do sono e transtornos clínicos e neurológicos que interrompem o sono ou produzem estados de sono patológicos.

História
1. A queixa típica é a de adormecer involuntariamente, causando embaraço, perda de produtividade e, algumas vezes, trazendo risco (p. ex., enquanto na direção de um veículo).
2. A sonolência excessiva deve ser distinguida do cansaço e da abulia, que têm uma variedade muito mais ampla de causas. Um paciente sonolento realmente adormece e não se sente indisposto ou fraco demais para se envolver em atividades.

Fisiopatologia
1. As principais categorias de sonolência diurna são:
   a. Quantidade insuficiente ou fragmentada de sono na noite anterior.
   b. Transtornos do impulso do sono.
2. O impulso do sono é dependente de dois fatores separados: (a) homeostático, determinado pela vigília prévia; e (b) circadiano, determinado pela fase atual do ritmo circadiano do indivíduo. Sob condições normais, estes dois fatores funcionam de maneira síncrona para garantir alerta contínuo durante o "dia biológico" e sono contínuo durante a "noite biológica". O ritmo preciso do sono com relação aos períodos idealizados é modulado pela luz ambiente, as condições ambientais que promovam ou impeçam o sono, medicamentos e vigília eletiva ou forçada.
3. O sono insuficiente é a causa mais comum de excesso de sonolência diurna entre adultos e crianças. Pode ser causado por restrição de sono autoinfligida a fim de aumentar a produtividade, causado por outros fatores ambientais ou porque o horário dispensado para o sono não é aquele em que o impulso para o sono é alto (mau alinhamento circadiano por *jetlag*, trabalho em turnos ou outros transtornos do ritmo circadiano). Pode levar à sonolência e a outras consequências sérias, incluindo pouca concentração, falta de produtividade, bem como supostos comprometimentos das funções imunes e metabólicas.
4. Fragmentação do sono pode ser causada por fatores ambientais, médicos ou doenças neurológicas e por transtornos primários do sono.
5. A maioria dos indivíduos precisa de cerca de 7 e 9 horas de sono. Se a sonolência estiver presente mesmo depois de uma quantidade de sono adequada, há um impulso de sono anormalmente alto. Isto pode ser causado por: (a) medicamentos; (b) transtornos clínicos ou neurológicos; (c) mau alinhamento circadiano (p. ex., *jetlag*); ou (d) transtornos primários do impulso do sono (como a narcolepsia e a hipersonia idiopática).

TABELA 5-1	Escala Epworth de Sonolência			
Nos últimos 30 dias, qual sua probabilidade de cochilar ou adormecer nas seguintes situações (diferentemente de apenas sentir-se cansado)	Chance Alta (3)	Chance Moderada (2)	Chance Discreta (1)	Jamais Cochilo (0)
1. Sentado e lendo 2. Assistindo TV 3. Como passageiro num carro por 1 hora sem parada 4. Sentado inativo num local público (p. ex., teatro, igreja) 5. Deitado para descansar à tarde quando as circunstâncias o permitem 6. Num carro parado por alguns minutos no tráfego 7. Sentado silenciosamente depois de almoço sem álcool 8. Sentado e conversando com alguém				
Escore total maior ou igual a 10 indica sonolência diurna clinicamente importante.				

Diagnóstico

1. A quantidade de sono é determinada pela história, diários de sono e actigrafia. A polissonografia é indicada se houver suspeita de um transtorno primário do sono.
2. A escala de sonolência de Epsworth (Tabela 5-1) pode ajudar a quantificar a queixa.
3. A sonolência pode ser medida pelo teste da latência múltipla do sono (MSLT, do Inglês), no qual se permite que o paciente tenha cinco oportunidades de cochilo, cada uma com 2 horas entre si, começando 2 horas depois de acordar. Uma latência média até o início do sono de menos de 8 minutos durante as cinco sonecas é indicativa de sonolência diurna patológica. O aparecimento de mais de um período de movimentos oculares rápidos (REM) durante a soneca do MSLT indica desregulação do REM, um resultado de perda de sono ou narcolepsia.

Tratamento e Prognóstico

1. O tratamento depende de estabelecer a causa subjacente.
2. Quando a sonolência persiste depois de a causa subjacente ter sido adequadamente abordada, poderão ser usados medicamentos que promovam a vigília (Tabela 5-2).
3. O médico deve discutir os riscos de dirigir com sono e de outras situações para as quais o alerta é crucial para a segurança. Até os indivíduos saudáveis tendem a subestimar seu grau de sonolência.

TABELA 5-2	Medicamentos Estimulantes
Medicação	**Faixa Posológica Diária (mg)**
Metilfenidato (Ritalina)	5-80 (doses fracionadas)
Metilfenidato (Ritalina-SR)	20-60 ao dia
Metilfenidato (Concerta)	18-54 ao dia
Dextroanfetamina (Adderall)*	5-60 (doses fracionadas)
Dextroanfetamina (Adderal-XR)*	20-60
Modafinila (Stavigile)	100-400 (1 ou 2 vezes ao dia)
*Não comercializados no Brasil.	

SONOLÊNCIA DIURNA EXCESSIVA EM DECORRÊNCIA DE DOENÇA CLÍNICA E NEUROLÓGICA

Introdução e Fisiopatologia

Numerosas doenças e estados neurológicos, clínicos e psiquiátricos causam sonolência, seja por romperem os mecanismos envolvidos na homeostase do sono ou por romperem o sono noturno. As principais causas são:

1. Causas neurológicas da fragmentação do sono:
   a. Movimentos anormais: Tremor e incapacidade de mudar de posição na cama na doença de Parkinson, outras afecções neurodegenerativas.
   b. Crises convulsivas: Podem ser causa ou consequência do sono fragmentado.
   c. Espasticidade: Em decorrência de acidente vascular cerebral, lesão da medula espinal, esclerose múltipla (EM) ou outras afecções.
   d. Nictúria: Na EM, diabetes e outras afecções.
   e. Transtorno comórbido primário do sono: Exemplos incluem transtorno do comportamento do sono REM, visto em mais de 1/3 dos pacientes com sinucleopatias. O transtorno dos movimentos periódicos das extremidades (PLMD, do Inglês) é comumente visto entre os pacientes com neuropatia periférica, com lesões medulares e com doença de Parkinson. A apneia do sono obstrutiva (ASO) é particularmente comum em pacientes com AVE, com esclerose lateral amiotrófica (ELA) e depois de lesões da medula espinal cervical. Os pacientes com a síndrome pós-pólio têm aumento do risco de ASO, bem como de apneia do sono central (ASC).
2. Afecções clínicas que impedem ou interrompem o sono.
   a. Medicamentos: Uma descrição detalhada pode ser encontrada na Tabela 5-3.
   b. Dor: Quase todas as formas de dor aguda e crônica são responsáveis por um sono insatisfatório e sonolência subsequente. A dor produzida pelo câncer, espondilose, afecções reumatológicas, fraturas e pelo estado pós-operatório é comum e pode não ser revelada sem uma obtenção cuidadosa da história do paciente. Certas dores noturnas são, é claro, características

TABELA 5-3 Medicamentos Associados à SDE

Classe de Medicação	Agentes Comuns	Observações
Antidepressivos	Antidepressivos tricíclicos (amitriptilina, doxepina etc.)	Menos comum com ISRS[a]
Anti-histamínicos	Bronfeniramina, difenidramina, hidroxizina, clorfeniramina	Menos comum com os agentes de segunda geração
Ansiolíticos	Benzodiazepínicos (diazepam, clonazepam, flurazepam, temazepam etc.)	Agentes com ação mais longa associam-se mais à sedação diurna
Anti-hipertensivos	Agonistas α-2 (clonidina), antagonistas α-1 (prazosina)	A sedação pode ser transitória
Antiepilépticos	Gabapentina, topiramato, gabitril, fenitoína, fenobarbital	As taxas variam em diferentes estudos
Antipsicóticos	Tioridazina, clorpromazina, quetiapina, clozapina, olanzapina	Pode ser transitória

[a]ISRS, inibidores seletivos da recaptação da serotonina.

de afecções sérias, como tumor espinal e cerebral. As doenças de pele com prurido e o refluxo gastroesofágico são derivativos dessa categoria.
  c. Noctúria: Independentemente das condições neurológicas, o problema comum do prostatismo faz que o paciente se levante frequentemente à noite.
  d. Insuficiência cardiopulmonar: Interrupções do sono em decorrência de dispneia, especialmente se houver ortopneia.
  e. Transtornos psiquiátricos.
    1) Estados de ansiedade: A ansiedade situacional aguda e a crônica associada à depressão têm alta probabilidade de alterar o sono, principalmente por insônia.
    2) Mania: Geralmente se associa à redução da necessidade de sono, mas, tipicamente, não causa sonolência diurna secundária.

Prognóstico
1. O prognóstico depende da causa subjacente. É melhor para a dor que pode ser medicada, os estados de ansiedade e a ruptura circadiana e ambiental, que são passíveis de retificação simples.

Diagnóstico
1. O diagnóstico é feito pela história de um dos distúrbios anteriores e pela confirmação da presença de sonolência pela observação ou em testes de múltiplas latências do sono.

Tratamento
1. O primeiro passo no tratamento é controlar os fatores que interrompem o sono. Nos pacientes em que a sonolência persistir dali em diante, a modafinila pode ser útil para controlar sonolência residual com mínimos efeitos colaterais. Também pode ser apropriado aconselhar sobre dirigir veículos porque podem ocorrer episódios de sonolência irresistível não precedidos por avisos óbvios.

TRANSTORNOS PRIMÁRIOS DO SONO QUE LEVAM À SONOLÊNCIA EXCESSIVA
Distúrbios Respiratórios Relacionados com o Sono (DRRS)
Introdução
1. Os principais subtipos incluem:
  a. ASO: Caracterizada por episódios repetitivos de colapso faríngeo durante o sono.
  b. ASC: Caracterizada por períodos de ausência do esforço respiratório. Estes podem ocorrer esporadicamente ou em um padrão cíclico (p. ex., respiração de Cheyne-Stokes).
  c. Síndromes de hipoventilação relacionada com o sono: Períodos de diminuição da ventilação com profunda hipercapnia, mais comumente associados à fraqueza neuromuscular ou anormalidades da parede torácica.
2. Os distúrbios respiratórios relacionados com o sono causam sonolência diurna secundária à fragmentação do sono e à hipóxia intermitente.

História
O paciente pode apresentar sonolência excessiva, fragmentação do sono ou, em alguns casos, queixa de insônia. O parceiro pode relatar roncos, pausas da respiração ou aparentes despertares, manifestando-se com agitação motora. Muitos pacientes se queixam de dificuldade de concentração e de memória ou de transtornos do humor. Queixas menos comuns incluem cefaleia matinal e dificuldades sexuais.

Fisiopatologia
1. Na ASO há obstrução respiratória, levando ao cessar parcial ou completo da respiração, apesar de esforço concomitante para respirar. O músculo dilatador da faringe é menos ativo durante o sono, e a úvula ou a língua, ou ambas, caem, ocluindo parcial ou completamente as vias aéreas.

Os fatores de risco incluem obesidade, idade avançada, gênero masculino e características anatômicas, como vias aéreas pequenas, retrognatia e macroglossia.
2. A ASC se apresenta com episódios de ausência de esforço para respirar. Isto pode ser causado por medicamentos que afetem o impulso respiratório, por patologia que afete o bulbo (p. ex., malformação de Chiari) ou por afecções idiopáticas.
3. A ASC do tipo Cheyne-Stokes é vista mais comumente nos pacientes com insuficiência cardíaca congestiva (ICC) sistólica, mas pode ocorrer com transtornos neurodegenerativos.
4. A hipoventilação relacionada com o sono em pacientes com fraqueza neuromuscular é exacerbada por alterações da ativação muscular relacionadas com o sono, especialmente durante o sono REM, quando a ventilação é mantida primariamente pela ativação do diafragma.

Prognóstico

1. A prevalência e a intensidade da ASO aumentam com a idade. Dados cada vez mais abundantes sugerem que a ASO também se associe independentemente com doenças cardiovasculares, como o infarto do miocárdio e o AVC.
2. O prognóstico para ASC idiopática é menos bem definido.
3. A respiração de Cheyne-Stokes, em pacientes com ICC, é um preditor independente de mortalidade.
4. A hipoventilação relacionada com o sono, em pacientes com doença neuromuscular, é um precursor da insuficiência respiratória diurna.

Diagnóstico

1. O padrão ouro para diagnóstico é a polissonografia realizada ao longo de uma noite. A intensidade da doença é quantificada pelo índice apneia-hipopneia (número de eventos respiratórios anormais por hora de sono) ou pelo índice de transtornos respiratórios. Por critérios atuais, a intensidade é assim classificada:
   a. Menos de 5 apneias por hora – normal.
   b. 5 a 20 apneias por hora – ASO leve.
   c. 20 a 40 apneias por hora – ASO moderada.
   d. Mais de 40 apneias por hora – ASO grave.

Tratamento

1. Apneia do sono obstrutiva.
   As medidas conservadoras que podem melhorar a ASO incluem perda de peso e evitar álcool e sedativos.
   a. Em alguns pacientes, os eventos respiratórios ocorrem primariamente enquanto o paciente está dormindo em decúbito dorsal. Para eles, o uso de travesseiros em cunha ou objetos com formas semelhantes nas roupas de cama podem ser usados para limitar o sono nessa posição.
   b. A terapia com *pressão positiva nas vias aéreas (PAP, do Inglês)* aplicada por meio de máscara nasal é a modalidade primária de terapia. Funciona como uma tala pneumática, impedindo o colapso das vias aéreas. Pode ser oferecida continuamente (CPAP) ou em dois níveis (BiPAP), que proporciona uma pressão mais baixa durante a expiração desde a inspiração. Pode levar à diminuição da sonolência diurna, à melhora da função global e da qualidade de vida e, em alguns estudos, mostra redução da pressão arterial, em comparação com o placebo.
   c. A pressão da PAP necessária é determinada durante um estudo de "ajuste" que pode muitas vezes ser realizado durante a mesma noite em que a polissonografia diagnóstica (estudos separados dentro da mesma noite).
   d. *Órteses orais* são bucais feitos sob medida que funcionam por avanço da mandíbula, assim aumentando as vias aéreas faríngeas. São efetivos para pacientes com ASO leve a moderada, e a eficácia varia de 60 a 80%. Muitos pacientes preferem tais dispositivos à PAP em razão da facilidade de uso.

e. A *terapia cirúrgica* para ASP inclui procedimentos minimamente invasivos (como a ablação uvular por radiofrequência) e procedimentos mais invasivos, como a uvulopalatofaringoplastia (UPFP).
   f. As taxas de sucesso para a cirurgia variam, dependendo do procedimento, mas, para a UPFP, as taxas de sucesso são de aproximadamente 40 a 50%.
   g. Em uma minoria de pacientes cuja apneia é tratada adequadamente, a SDE continua a ser um problema significativo. Nestes pacientes, demonstrou-se que acrescentar modafinila melhora os sintomas, enquanto não reduz substancialmente a adesão à CPAP.
2. Apneia do sono central.
   a. O tratamento da ASC é substancialmente mais difícil do que da ASO. É obrigatória a revisão cuidadosa dos medicamentos contribuintes e limitar o uso de opiáceos e de álcool.
   b. As opções para ASC idiopática incluem o uso de estimulantes respiratórios, como a medroxiprogesterona, e a BiPAP.
3. Respiração de Cheyne-Stokes.
   a. Se associada à ICC, otimizar a terapia para insuficiência cardíaca é a providência primária (depois de redução da carga, diuréticos, β-bloqueadores etc.). Recomenda-se um estudo de controle para confirmar se as medidas foram efetivas.
   b. Outros tratamentos disponíveis incluem oxigênio suplementar e PAP nasal.
4. Servoventilação adaptativa.
   a. A servoventilação adaptativa (SVA) é um novo método de tratamento que usa um aparelho automático direcionado à ventilação-minuto e realiza análise a cada respiração e ajusta suas configurações. É uma opção de tratamento promissora para os pacientes com ASC. Também pode ser útil para tratar pacientes com ASO que também tenham apneias centrais ou respiração de Cheyne-Stokes.

NARCOLEPSIA

Introdução

A narcolepsia está presente em 0,05% dos adultos (prevalência semelhante à da EM). O início geralmente se dá na 2ª década de vida, mas o aparecimento inicial dos sintomas depois dos 30 anos não é incomum. O tempo médio entre o início dos sintomas e o diagnóstico frequentemente é prolongado em razão de diagnósticos errados.

História

A narcolepsia se caracteriza por excesso de sonolência diurna e desregulação dos processos REM. A tétrade clássica inclui:
1. Sonolência: Os pacientes descrevem os episódios de necessidade irresistível de adormecer (crises de sono) ou uma tendência geral para pegar no sono em qualquer situação passiva. Ironicamente, o sono noturno costuma ser fragmentado. As sonecas tipicamente são curtas e revigorantes.
2. Paralisia do sono: Aparecimento de atonia do REM nos estágios iniciais do sono ou da vigília, levando a uma breve (segundos a minutos), geralmente assustadora, incapacidade de movimentar voluntariamente a musculatura na presença de alerta completo, seja ao acordar ou na transição da vigília para o sono. A paralisia concomitante dos músculos acessórios da inspiração pode resultar em sensações de dispneia.
3. Cataplexia: Episódios de perda transitória do tono muscular, estimulados por emoções, mais comumente riso ou contar uma piada. Os episódios são breves (< 2 minutos) e geralmente bilaterais. Pode haver perda transitória dos reflexos tendíneos.
4. Alucinações hipnagógicas (no início do sono) ou hipnopômpicas (no final do sono): aparecimento dos fenômenos alucinatórios de sonhos durante a vigília. Geralmente são fragmentares e breves (ouvir o telefone ou a voz de alguém chamando) ou ver a sombra de uma pessoa, embora possam, raramente, ser mais elaboradas.
   a. A paralisia do sono e as alucinações hipnagógicas ocasionalmente são relatadas de forma isolada por indivíduos sem narcolepsia.

b. A narcolepsia, atualmente, é classificada como existindo com ou sem cataplexia. Ainda não ficou clara a porcentagem de indivíduos com a sonolência diurna excessiva que têm narcolepsia com cataplexia, mas se pensa ficar entre 50 e 80% dos casos.

Fisiopatologia

Tem sido feito progresso nos conhecimentos da fisiopatologia da narcolepsia nos últimos 10 anos, o que foi estimulado por achados de que o genótipo HLA DQB1*0602 é muito mais comum nos indivíduos com a doença (85% dos narcolépticos *versus*. 25% da população geral).

Camundongos *knockout* para o peptídeo hipotalâmico hipocretina (orexina) exibem estados comportamentais compatíveis com a narcolepsia. Nos narcolépticos humanos, uma redução do número de neurônios hipotalâmicos responsáveis pela produção de hipocretina (orexina) e a ausência desse ligante no LCR confirmam a importância da hipocretina na narcolepsia com cataplexia.

Prognóstico

A narcolepsia é um transtorno crônico, porém não progressivo. Alguns indivíduos terão o início da cataplexia alguns anos depois do início da sonolência diurna.

Diagnóstico

A descrição clínica pelo paciente e pelos observadores da cataplexia é quase patognomônica. O MSLT fornece confirmação objetiva e, no momento, é o padrão ouro. Os critérios incluem:

1. Latência média até o sono inferior a 8 minutos.

2. Presença de *dois ou mais* períodos de REM no início do sono (REM ocorrendo dentro de 15 minutos após o adormecimento durante uma oportunidade de cochilar).

   a. Para a narcolepsia com cataplexia, os níveis de hipocretina-1 (Hct-1) no LCR podem ser usados para o diagnóstico. O diagnóstico é apoiado por Hct-1 inferior ou igual a 110 pg/mL ou 1/3 dos valores médios normais de controle.

Tratamento

A importância do sono adequado à noite e o valor das sonecas diurnas devem ser enfatizados como meios de minimizar a sonolência diurna em casos de narcolepsia.

O tratamento farmacológico de primeira escolha para a sonolência diurna narcoléptica é a modafinila. Seu efeito colateral limitante comum é a cefaleia e há várias interações medicamentosas. A modafinila afeta as enzimas do sistema P450, induzindo 1A2 e 3A e inibindo 2C19. As pacientes que tomam contraceptivos orais e os pacientes que usam benzodiazepínicos e outras substâncias metabolizadas pelos sistemas P450 devem ser advertidos sobre a interação.

Alternativamente, podem-se usar medicamentos estimulantes de curta ação. Além disso, têm sido desenvolvidas preparações com liberação controlada de metilfenidato e anfetaminas, possibilitando uma posologia de uma a 2 vezes ao dia. No entanto, persistem as preocupações referentes ao seu potencial para uso abusivo e os efeitos colaterais relativamente comuns de cefaleia, anorexia, alterações do humor e elevações da pressão arterial e do pulso.

As mulheres que estão planejando uma gravidez podem constituir um desafio em particular, pois nenhum dos estimulantes atualmente disponíveis está confirmado como seguro na gravidez. A higiene ideal do sono e sonecas planejadas/programadas podem ser alternativas razoáveis.

O tratamento da *cataplexia* é obtido com supressores do REM. O antigo papel dos antidepressivos tricíclicos tem sido substituído por inibidores seletivos da recaptação da serotonina (ISRS) mais tolerados e seguros (Tabela 5-4). Ambas as classes de medicamentos suprimem a cataplexia, a paralisia do sono e as alucinações hipnagógicas.

Se a cataplexia for refratária a esses agentes, poderá ser tratada com sucesso usando-se γ-hidroxibutirato (GHB), um medicamento de curta ação dado à noite em razão de suas propriedades sedativas (ainda não comercializado no Brasil).

TABELA 5-4 Medicamentos para Cataplexia	
Medicação	Faixa Posológica Diária
Clomipramina (Anafranil)	25-75 mg
Imipramina (Tofranil)	75-150 mg
Protriptilina (Vivactil)*	15-20 mg
Fluoxetina (Prozac)	20-40 mg
Paroxetina (Paxil)	20-40 mg
Sertralina (Zoloft)	50-200 mg
Venlafaxina (Effexor)	75-150 mg
Oxibato de sódio (Xyrem)*	3-9 g (dados em duas doses fracionadas igualmente à noite)
*Não comercializados no Brasil.	

HIPERSONIA IDIOPÁTICA

Introdução

A hipersonolência idiopática compartilha a sonolência diurna excessiva da narcolepsia, mas não tem nenhum dos sintomas relacionados com o REM. Os indivíduos relatam sono noturno normal (distintamente da narcolepsia); porém, enorme dificuldade para acordarem do sono pela manhã ou de sonecas diurnas. Estas sonecas são mais longas do que as de pacientes com narcolepsia e podem levar 2 a 3 horas. Mesmo depois de longas sonecas, os pacientes ficam apenas parcialmente revigorados.

Diagnóstico

O diagnóstico é feito por polissonografia e MSLT. A polissonografia durante uma noite demonstra alta eficiência do sono e latência do sono patologicamente abreviada nos MSLT (< 8 minutos), mas sem o aparecimento de períodos de REM durante as sonecas diurnas. Como transtornos clínicos e neurológicos (ver anteriormente) podem levar à sonolência diurna excessiva, este, em geral, é um diagnóstico de exclusão. Como sugerido por seu nome, a causa da hipersonolência idiopática é desconhecida.

Tratamento

O tratamento tem em vista o alívio sintomático da sonolência diurna. Pode-se usar a modafinila (em doses de 200 a 800 mg/d), assim como estimulantes convencionais (anfetamina, dextroanfetamina etc.). No entanto, a resposta geralmente é limitada.

SÍNDROME DE KLEINE-LEVIN

Introdução

A síndrome de Kleine-Levin (SKL) caracteriza-se por episódios periódicos e prolongados de hipersonia e vários distúrbios comportamentais, incluindo hiperfagia compulsiva, durando de alguns dias a semanas, e remissão completa, com um comportamento normal no meio.

Fisiopatologia

A causa e a patogênese da SKL são desconhecidas. É mais comum no sexo masculino, mas estão descritos casos femininos também, e a proporção é de 4:1. Quando vista em mulheres jovens, podem ter um padrão catamenial. Há tipos sintomáticos causados por lesões hipotalâmicas adquiridas, mas a semelhança com a SKL idiopática é limitada.

Diagnóstico
O diagnóstico é feito pela presença dos episódios prolongados de sonolência e exclusão de outras causas de sonolência excessiva.

Tratamento
O tratamento pode incluir estimulantes ou modafinila para hipersonolência e, possivelmente, sais de lítio.

INSÔNIA

Introdução
Insônia é a descrição dada à queixa de dificuldade para adormecer ou permanecer adormecido. Afeta cerca de 1/3 da população geral e persiste em cerca de 12 a 15% dos adultos. O distúrbio é mais comum nas mulheres e aumenta com o avanço da idade até cerca de 60 anos.

Fisiopatologia
A insônia crônica é considerada mais corretamente como um sintoma de problema subjacente, e não um distúrbio em si mesmo. A insônia aguda geralmente é produzida por um evento precipitante definido. Todas as causas médicas de interrupção do sono relacionadas nas seções anteriores, particularmente dor e ansiedade, são vistas na prática.

O ritmo e a duração do sono são determinados pelo impulso do sono "homeostático" subjacente (duração da vigília prévia) e processos circadianos (relógio interno). A insônia resulta de um comprometimento da resposta ao impulso homeostático ou de relações de fases distorcidas entre o tempo de sono destinado e o impulso de sono circadiano.

Prognóstico
A insônia de ajustamento (aguda) é autolimitada. O prognóstico da insônia comórbida depende da causa subjacente. A insônia pode se associar a dificuldades cognitivas e de atenção, a aumento da utilização dos serviços de saúde e a aumento do risco de desenvolver transtornos do humor ou ansiedade, uso abusivo de álcool ou substâncias psicoativas.

Diagnóstico
O diagnóstico se baseia na história. Os transtornos clínicos e psiquiátricos podem levar à insônia comórbida e, deste modo, devem ser feitas perguntas apropriadas para conseguir uma história compatível com os distúrbios. Se houver suspeita de um transtorno primário do sono, a polissonografia será valiosa.

Tratamento
Depende da causa subjacente e da duração do sintoma.

INSÔNIA DE AJUSTAMENTO (AGUDA)

Introdução
Geralmente tem duração de 1 dia a 3 semanas.

Fisiopatologia
Associada a um ambiente de sono não familiar, estresse situacional e doença clínica aguda ou dor, trabalho em turnos ou uso de cafeína ou álcool.

Prognóstico
Em geral limitada pelo tempo.

Diagnóstico
Feito a partir da história.

Tratamento
1. Se a insônia for limitada a 1 ou 2 dias, geralmente será desnecessário fazer tratamento.
2. Deve-se buscar o alívio da causa subjacente da insônia.
3. A insônia que ultrapasse alguns dias pode ser tratada com medicamentos (Tabela 5-5).
   a. Os agonistas dos receptores de benzodiazepínicos (BzRA) são os agentes de primeira escolha para *uso a curto prazo*, dada sua eficácia, tolerabilidade e a ampla variedade de meias-vidas encontradas.
   b. Agentes alternativos aos BzRA devem ser prescritos a indivíduos com história de uso abusivo ou dependência de substâncias psicoativas ou álcool. Para os pacientes que também tenham ASO, é melhor usar medicamentos sem propriedades relaxantes musculares.

INSÔNIA PRIMÁRIA

Introdução
Há três subtipos:
1. Insônia psicofisiológica (condicionada).
2. Insônia idiopática.
3. Insônia paradoxal (percepção errada do estado de sono).

TABELA 5-5 Tratamentos Farmacológicos Comumente Usados para Insônia

Nome Genérico	Nome Comercial	Faixa Posológica Comum (mg)	Meia-vida, Incluindo Metabólitos Ativos (h)
Agonistas dos receptores de benzodiazepínicos			
Clonazepam	Rivotril; outros	0,5-1,0	30-60
Flurazepam	Dalmadorm; outros	15-30	20-60
Temazepam	Restoril; outros	7,5-30	6-18
Lorazepam	Lorax; outros	1-2	12-18
Alprazolam	Frontal; outros	0,25-1,0	6-20
Triazolam	Halcio; outros	0,125-0,25	2-3
Zolpidem	Stilnox, Lioram	5-10	2-3
Zaleplon	Sonata	10-20	1-1,5
Eszopiclona	Lunesta*	1-3	6
Agonistas dos receptores da melatonina			
Ramelteon	Rozerem*	8	1-1,5
Antidepressivos sedativos e outros sedativos			
Amitriptilina	Tryptanol; outros	25-100	10-50
Doxepina	Sinequan; outros*	25-100	6-10
Trazodona	Donaren	25-150	5-9
Mirtazapina	Remeron	7,5-30	20-40
Gabapentina	Neurontin	300-1.200	5-9

*Não comercializados no Brasil.

INSÔNIA PRIMÁRIA 105

Fisiopatologia
Considera-se que todos os subtipos sejam causados por hiperexcitação cognitiva e fisiológica.

1. A insônia psicofisiológica geralmente começa com insônia por outra causa, mas depois se desenvolve uma condição crônica, já que um ciclo de piora da ansiedade referente à falta de sono produz piora da insônia. Os pacientes costumam relatar uma concentração excessiva e elevação da ansiedade sobre o sono, dificuldade em adormecer na cama no horário planejado, mas capacidade para adormecer durante atividades monótonas e/ou dormir muito melhor quando fora de casa.
2. A insônia idiopática geralmente dura a vida toda. Inicia-se sem qualquer causa precipitante identificável, muitas vezes nos primeiros anos de vida ou mais tarde ainda na infância. Tem evolução persistente sem períodos de remissão.
3. A insônia paradoxal é uma disparidade entre o sono polissonográfico registrado e a percepção do paciente de sono inadequado.

Prognóstico
As queixas são crônicas e podem levar a um comprometimento da qualidade de vida e a distúrbios do humor. A insônia psicofisiológica pode ter uma evolução crescente/decrescente, enquanto a insônia idiopática é tipicamente persistente sem períodos de remissão.

Diagnóstico
O diagnóstico se baseia na história. É útil identificar comorbidades. A polissonografia geralmente não tem valor diagnóstico, exceto para diagnosticar a percepção errada do estado de sono ou para excluir outros distúrbios.

Tratamento
1. Medidas de higiene do sono são essenciais para todos os indivíduos com insônia.
   a. Horários de acordar regulares.
   b. Determinar o tempo na cama – a maioria precisa de 7 a 9 horas de sono – não ficando mais tempo na cama.
   c. Expor-se a uma grande quantidade de luz durante o dia.
   d. Expor-se a menos luz à noite.
   e. Evitar sonecas no final da tarde.
   f. Evitar cafeína à tarde – o último consumo, idealmente, deve ser ao meio-dia.
   g. Evitar álcool perto da hora de dormir – o último consumo, idealmente, deve ser mais de 5 horas antes do horário de dormir habitual.
2. Técnicas cognitivo-comportamentais têm demonstrado a melhor eficácia a longo prazo.
   a. Controle de estímulos: Limite a associação negativa da cama ao período de início do sono. Isto é contraintuitivo para muitos com insônia. As recomendações adicionais são:
      1) Use a cama somente para dormir.
      2) Vire o relógio para que não fique visível da cama.
   b. Terapia de restrição do sono: Restrinja o tempo na cama à quantidade que o paciente relata dormir (geralmente 5 a 6 horas). Produz privação de sono a curto prazo, promovendo um tempo mais fácil para pegar no sono e continuar dormindo e subsequente aumento da confiança e redução da ansiedade referente ao sono. Uma vez que o sono melhore, a expansão do tempo na cama de 30 minutos por noite por semana leva a uma duração total do sono mais normal. Os diários de sono e as consultas regulares são valiosos.
   c. *Procedimentos de relaxamento:* Relaxamento muscular progressivo, *biofeedback*, ioga e meditação. É essencial o domínio da técnica e o uso diário.
3. Hipnóticos e ansiolíticos podem ser úteis (Tabela 5-5). Se for esperado o uso da medicação a longo prazo, será prudente usar os medicamentos com pouca probabilidade de levar à tolerância. Para pacientes que também tenham ASO, é melhor usar os que não tenham propriedades relaxantes musculares.

SÍNDROME DAS PERNAS INQUIETAS

Introdução
A síndrome das pernas inquietas (SPI) é um fenômeno sensitivo que se refere a uma sensação desconfortável que leva o paciente a movimentar as extremidades. Relaciona-se estreitamente com os movimentos periódicos das pernas no sono (PLMS, do Inglês). A frequência aumenta com a idade.

História
Os pacientes se queixam de sensações desconfortáveis nas extremidades, geralmente nas pernas. Podem descrever formigamentos, sensação de "insetos rastejando", sensação elétrica, dor ou simplesmente afirmam que a sensação é indescritível.

Fisiopatologia
A SPI é vista com insuficiência renal crônica, deficiência de ferro, artrite reumatoide, uso de antidepressivos e gravidez.
1. Aproximadamente 1/3 dos casos de SPI primária é familial, tendo, possivelmente, os casos com início precoce (antes dos 30 anos) um mecanismo autossômico dominante. Há pelo menos dois genes de suscetibilidade à SPI, mas pode ocorrer o padrão autossômico dominante sem nenhum dos genes conhecidos.
2. Os níveis de ferritina no soro e/ou no LCR podem estar baixos, indicando um possível papel do ferro (através do seu envolvimento na produção de dopamina) na fisiopatologia da SPI.

Prognóstico
A SPI pode ter uma evolução crescente/decrescente. Pode resolver-se quando a afecção subjacente (p. ex., anemia) for tratada.

Diagnóstico
O diagnóstico é feito pela história clínica, incluindo os sintomas típicos.
1. Disestesia e inquietação nas pernas (ou braços) que são aliviadas pelo movimento.
2. Os sintomas estão presentes exclusivamente ou pioram à noite, em comparação com o dia.
3. Os sintomas são exacerbados por privação de sono.
4. Não é necessária polissonografia para o diagnóstico, mas, se realizada, mostrará PLMS em 80% dos pacientes.
5. Avaliação laboratorial para avaliar o nível de ferritina.

Tratamento
1. Um nível de ferritina inferior a 50 μg/L indica necessidade de suplementação de ferro.
2. Agentes dopaminérgicos, a terapia de primeira escolha, são extremamente efetivos em aliviar os sintomas da SPI e em diminuir o PLMS.
   a. Pramipexol (dose inicial de 0,25 mg, aumentando-se 0,25 mg a cada 3 dias até a dose efetiva, geralmente 0,25 a 1 mg).
   b. Ropinirol (0,25 a 2 mg) 2 horas antes do início dos sintomas; se necessário, tomá-lo antes das 18 às 20 horas, também poderá ser necessário ser dado antes da hora de dormir para aliviar os sintomas durante a noite toda.
3. L-Dopa/carbidopa (25/100 a 100/400 mg) dada 1 hora antes do início dos sintomas, embora seja necessária a posologia a cada 4 a 6 horas, mesmo com a formulação com liberação sustentada (SR).

   Os pacientes podem apresentar "amplificação": aparecimento mais cedo dos sintomas durante o dia, o que pode, então, piorar a posologia antecipada da medicação, levando a sintomas refratários. Isto é mais comum com a L-dopa do que com os agonistas da dopamina.
   Os efeitos colaterais comuns da L-dopa e dos agentes dopaminérgicos incluem náuseas, insônia e cansaço. Os efeitos colaterais raros incluem edema periférico, ortostase, comportamentos compulsivos e ataques de sono. Devem ser evitados nos indivíduos com antecedentes de psicose ou com psicose ativa.

4. Os opioides podem ser menos efetivos do que os agentes dopaminérgicos e têm o potencial para uso abusivo. A oxicodona ou a codeína, em pequenas doses, são muito efetivas em aliviar os sintomas da SPI, particularmente naqueles com disestesia dolorosa.

5. Gabapentina. Embora, em geral, não seja tão efetiva quanto um opioide, há menos preocupações com seu uso. A dose efetiva habitual varia de 300 a 1.800 mg. Pode ser dada em doses fracionadas à noite e antes de dormir. O efeito colateral comum é a sedação. Deve ser usada em doses mais baixas, cautelosamente, naqueles com insuficiência renal. Os pacientes devem ser advertidos para não pararem a medicação abruptamente se forem usadas doses mais altas.

TRANSTORNO DO MOVIMENTO PERIÓDICO DOS MEMBROS

Introdução

Os movimentos periódicos dos membros inferiores durante o sono (PLMS) são movimentos comumente registrados durante o sono, consistindo em flexão dorsal repetitiva do pé e/ou perna. Em geral, os movimentos são sutis e podem não ser reconhecidos por um parceiro, embora, nos tipos mais intensos, sejam bem visíveis. Outras extremidades podem ser afetadas, incluindo membros superiores e raramente tronco. Os PLMS podem ou não associar-se ao despertar do sono e derivam-se os índices do número de movimentos com ou sem despertar por hora de sono. A terminologia movimentos periódicos dos membros inferiores durante o sono deriva da periodicidade dos movimentos, que ocorrem em intervalos de 15 a 30 segundos durante o sono. Os movimentos têm a duração aproximada de 2 segundos. Quando ocorre uma queixa de sono na presença de PLMS, estando ausentes outras causas conhecidas de interrupção do sono, será dado um diagnóstico de transtorno do movimento periódico dos membros (TMPM).

História

Os PLMS comumente são registrados em uma polissonografia durante uma noite, e as estimativas populacionais da prevalência de PLMS excedendo 5 por hora variam de 11 a 58%. Os PLMS são mais comumente registrados no idoso, naqueles que tomam antidepressivos e em alguns transtornos clínicos (doença renal terminal, ICC, diabetes) e neurológicos ou transtornos do sono (ASO, narcolepsia, doença de Parkinson, EM). Embora aproximadamente 80% dos indivíduos com SPI demonstrem PLMS, apenas uma pequena proporção daqueles com PLMS descreverá sintomas de SPI. Existe controvérsia com referência à importância clínica dos PLMS para a qualidade do sono ou o alerta diurno, alguns estudos mostrando uma falta de correlação do índice de movimentos periódicos do membro inferior com a qualidade subjetiva ou objetiva do sono ou com a sonolência diurna e outros mostrando associações limitadas.

Fisiopatologia

Os PLMS se associam à desregulação dopaminérgica no nível medular ou níveis mais altos do sistema nervoso central (SNC). Os antagonistas dopaminérgicos podem produzir PLMS, enquanto os agonistas dopaminérgicos são extremamente efetivos em reduzi-los. Os transtornos caracterizados por deficiência dopaminérgica (p. ex., narcolepsia, transtorno de comportamento do sono REM) mostram taxas altas de PLMS. As imagens funcionais do cérebro têm demonstrado reduções pequenas, porém consistentes, da função dopaminérgica nos PLMS. Finalmente, observam-se correlações de metabólitos dopaminérgicos com o número de PLMS. A presença de PLMS em quadriplégicos sugere que existam programas motores para tais movimentos na medula espinal e que estes são, de algum modo, desinibidos em pacientes com movimentos excessivos durante o sono.

O *prognóstico* é semelhante ao da SPI.

Diagnóstico

O TMPM é suspeitado se um indivíduo (ou seu parceiro) relata chutes ou sacudidas dos membros inferiores durante o sono e tiver uma queixa de interrupção do sono ou sonolência diurna excessiva que não possa ter outra causa como responsável. A polissonografia é necessária para se fazer o diagnóstico de TMPM, tanto para documentar PLMS quanto para excluir outras causas de movimentos repetitivos do membro inferior, mais proeminentemente a ASO. Em um adulto, uma frequência de mais de 15 movimentos dos membros inferiores por hora de sono é compatível com a definição atual de TMPM.

O diagnóstico diferencial de movimentos noturnos do membro inferior no período de sono inclui SPI (na qual a inquietação das pernas é relatada antes do início do sono), ansiedade (na qual os movimentos dos membros inferiores serão observados durante a vigília, não o sono), crises convulsivas noturnas (que demonstrarão alterações anormais do eletroencefalograma [EEG]), ASO (na qual se observam anormalidades respiratórias características) ou transtorno de comportamento do sono REM (no qual os movimentos são encenações de sonhos, ocorrendo durante o sono REM, sem que sejam periódicos).

Tratamento
O tratamento do TMPM começa com eliminar agentes precipitantes ou exacerbadores (p. ex., antidepressivos). Os PLMS podem ser dramaticamente reduzidos com o acréscimo de agentes dopaminérgicos, especialmente se houver SPI concomitante. No entanto, os despertares no EEG podem persistir mesmo com a eliminação da atividade motora manifesta. Por esta razão, também se preconiza a coadministração de um benzodiazepínico ou o uso deste último em substituição. Embora estudos usando o triazolam em pacientes com PLMS não observassem uma redução do índice de PLM, demonstraram-se melhoras dos movimentos dos membros inferiores associados ao despertar, à arquitetura do sono e ao alerta diurno mesmo depois de 12 semanas de uso noturno. O uso de clonazepam, em pequeno número de pacientes, foi eficaz em melhorar o número de PLM, bem como as medidas de continuidade do sono.

TRANSTORNOS DO RITMO CIRCADIANO

Introdução
Múltiplas funções neurofisiológicas normais são afetadas pelo sistema circadiano, independentemente do estado de sono-vigília e do tempo acordado. O alerta subjetivo, o desempenho cognitivo e a memória de curto prazo são mais baixos perto do horário da temperatura mínima ou "noite biológica". O ritmo de outras funções corporais também tem variabilidade circadiana ou dia/noite, independentemente do estado de sono ou vigília. Exemplos incluem o pico matinal de secreção de cortisol, preservado mesmo em condições de vigília contínua, o pico noturno de secreção de ácido gástrico, de secreção de melatonina e outros. Estas funções têm relações de fase firmemente estabelecidas (p. ex., horário quando a secreção de cortisol alcança o nível máximo é também o horário no qual a secreção de melatonina diminui).

Fisiopatologia
Quando os horários de sono e vigília mudam de modo consistente, outros ritmos corporais se seguem e as relações de fases normais finalmente são restabelecidas. No entanto, estas relações de fases podem ser mudadas temporariamente (durante o *jetlag*) ou por um período mais longo de tempo (síndromes de fase avançada ou atrasada do sono) e, como resultado, o paciente pode apresentar dificuldade com o início do sono no horário desejado, sonolência, pouca concentração, falta de produtividade e outros sintomas.

Prognóstico
O *jetlag* é autolimitado. A síndrome da fase atrasada do sono (ver próximo tópico) algumas vezes é autolimitada, melhorando em uma idade mais avançada.

Síndrome da Fase Atrasada do Sono
A síndrome da fase atrasada do sono (DSPS) é um transtorno das relações de fases entre os horários desejados do sono e o sistema circadiano, manifestando uma tendência para adormecer muito mais tarde do que o desejado e um despertar mais tarde do que os horários típicos para a população geral. Como resultado, esses pacientes frequentemente veem ao atendimento médico queixando-se de insônia. A DSPS é causa especialmente frequente de insônia em adultos jovens.

Síndrome da Fase Adiantada do Sono

Semelhantemente à DSPS, na síndrome da fase avançada do sono (ASPS), a "noite biológica" do paciente está "travada" em um horário adverso relativamente ao horário desejado para ir dormir, ocorrendo horas antes. Este distúrbio é mais frequente entre os indivíduos de mais idade. Há tipos familiais do transtorno.

Diagnóstico

A classificação internacional de transtornos do sono estabeleceu os seguintes "critérios mínimos" para diagnóstico de DSPS: (a) incapacidade de iniciar o sono no horário desejado e dificuldade para acordar; (b) atraso do horário do episódio de sono habitual; (c) presença de sintomas por 1 mês ou mais; (d) quando as limitações o possibilitarem (p. ex., quando não estiver trabalhando ou tendo aulas), o paciente optará por adiar o horário do episódio principal de sono, que será sentido como de boa qualidade e quantidade e poderá acordar desse episódio de sono sem dificuldade, permanecendo nesta programação atrasada de sono-vigília sem dificuldade; (e) 2 semanas ou mais de dados subjetivos de sono (p. ex., diário de sono-vigília) verificam a presença da programação atrasada habitual de sono-vigília.

Para DSPS e ASPS, o diagnóstico é feito com base na história clínica e pode ser confirmado pelo diário de sono ou medidas objetivas, como a actigrafia do punho. Os marcadores de fase circadiana (geralmente a melatonina ou soro ou a temperatura central) podem confirmar o diagnóstico, mas não são recomendados de rotina. A polissonografia ou o MSLT não são indicados, a menos que se suspeite de outro transtorno do sono.

Tratamento

Os fatores mais poderosos que atrelam o ritmo circadiano são: (a) luz – dando informação sobre o horário do "dia"; (b) melatonina – dando informação sobre o horário da "noite". Com base nisto, têm sido propostas várias abordagens para o tratamento de DSPS.

1. Cronoterapia: Recomenda-se que o paciente atrase os horários de sono 3 horas a cada 24 horas até que seja alcançado o horário de sono desejado. Em um relato de caso, este tratamento teve sucesso em um paciente de 10 anos de idade e resultou em melhora do sono e da atenção.

2. Fototerapia (tratamento pela luz): A luz forte pode "mudar" a "noite biológica" dos indivíduos (o que foi medido por parâmetros fisiológicos maiores, por exemplo, a temperatura central) em condições experimentais. A rapidez e o grau de mudança dependem da intensidade do estímulo e seu ritmo relativamente à temperatura central mínima do indivíduo no início do tratamento. Deste modo, o tratamento "ideal" se inicia com a medida da "noite" fisiológica do paciente (desde o horário da temperatura mínima ou secreção de melatonina) em um protocolo de rotina constante descrito anteriormente. Tais medidas são caras, incômodas e não se considera que tenham bom custo-efetividade para finalidades clínicas. No entanto, a luz forte pode ser usada para o tratamento de DSPS, empiricamente administrada no horário entre 6 e 9 horas da manhã na dose de 2.000 a 2.500 lux, com razoável sucesso. A duração ideal da terapia não foi ainda estabelecida, embora o tratamento com duração de 2 semanas por 2 horas a cada manhã tenha tido sucesso. Como a luz forte é segura e relativamente fácil de administrar, é um tratamento aprovado para a DSPS.

As opções de tratamento para ASPS são semelhantes às da DSPS. A fototerapia pode ser usada como luz forte noturna, em dose de 2.500 a 4.000 lux, no horário entre 20 e 23 horas por 2 a 3 horas.

3. Melatonina: Pode ser usada para mudar o ritmo circadiano e é tratamento alternativo razoável. A administração de 5 mg às 22 horas tem tido sucesso e é bem tolerada. Diferentemente dos hipnóticos, o tratamento não se associa ao "efeito ressaca", mas alguns pacientes relatam cansaço pela manhã. Dado que os efeitos sobre o desenvolvimento do sistema reprodutivo não são inteiramente conhecidos, recomenda-se cautela nos pacientes mais jovens.

Outras opções de tratamento relatadas incluem suplementação de B_{12}. Em um relato sobre dois pacientes adolescentes que não tinham deficiência de B_{12}, a administração de altas doses de B_{12} teve sucesso. No entanto, não foram realizados estudos randomizados.

Nenhuma das abordagens anteriores foi comparada e estabelecida como superior. Além disso, os pacientes variam amplamente em sua adesão e, deste modo, pode-se usar qualquer das abordagens anteriores ou uma combinação, dependendo das circunstâncias.

Jet Lag

A dessincronização entre a "noite" ambiental e biológica ocorre durante a viagem através de zonas com fuso horários diferentes em um curto período de tempo, o que é comumente conhecido como *je lag*. Semelhantemente às síndromes de ruptura de fase do sono mencionadas anteriormente, pode causar insônia, dificuldade de concentração ou sonolência e se pode, logicamente, esperar que modifique transtornos que tenham um padrão circadiano. Tipicamente, o ajuste em uma viagem em direção ao leste é mais difícil do que para viagem em direção ao oeste. O tratamento pode incluir avanço de fase antes da viagem, usar luz forte durante o dia antecipado na chegada ao destino ou melatonina.

PARASSONIA

As parassonias se dividem em originadas do sono não REM (também conhecidas como despertares confusionais) e as ocorridas durante o sono REM. Estes dois tipos de parassonias podem, frequentemente, ser distinguidas por seu horário de ocorrência distinto, presença de lembrança de sonho ao acordar durante o comportamento, condições mentais ao acordar, duração e grau de amnésia para o evento e ativação autonômica associada.

Parassonias Não REM
Introdução

Podem ocorrer comportamentos ou expressão afetiva parcialmente divorciados da consciência completa durante estados de sono completos ou parciais. Os mais comuns são atividades motoras (caminhar, comer, comportamento sexual) ou respostas emocionais (medo, raiva, excitação sexual), geralmente ocorrendo em breves episódios. A atividade mental complexa e o julgamento correto com *feedback* do ambiente estão suprimidos. Estes transtornos são mais frequentes em crianças, associam-se à amnésia e ocorrem na primeira hora ou nas duas primeiras horas do sono, geralmente originando-se do sono de ondas lentas.

História

Os *despertares confusionais* geralmente são comportamentos motores simples e breves que ocorrem sem expressão afetiva importante. Confusão mental com comportamento automático, fala indistinta e falta de responsividade relativa ao ambiente é marca distintiva de um despertar confusional. São exemplos comuns o sentar-se na cama com vocalização simples e remexer das roupas de cama. Se interrompidas por familiares, as respostas podem ser momentaneamente ausentes, incompletas ou inadequadas.

O *sonambulismo* envolve comportamentos mais elaborados, geralmente sem envolvimento emocional substancial. Exemplos comuns incluem tentativas de usar o banheiro, ir à cozinha, comer ou até cozinhar; em alguns casos, sair de casa. Embora os olhos do sonâmbulo estejam abertos, o comportamento pode ser desajeitado. Geralmente, não há sonhos presentes, e os indivíduos (se forem acordados) relatarão somente atividade mental simples (um fragmento ou sensação). Os pacientes tipicamente retornam ao sono e ficam com amnésia para o evento na manhã seguinte.

Terrores do sono (pavor noturno) têm muitas das propriedades de outras parassonias autonômica não REM, mas se caracterizam por expressão (e experiência), motora e afetiva mais intensa. Nas crianças os terrores do sono podem ser anunciados por um grito, seguido por exibição de medo extremo, choro e inconsolabilidade. Nos adultos, é comum a agitação, frequentemente com a crença de que há uma ameaça iminente, com comportamento de fuga ou defesa. Por esta razão, os que sofrem terrores do sono podem causar prejuízos a si mesmos, a outros ou à propriedade em seu estado altamente agitado. Como no sonambulismo, geralmente não se relatam sonhos, mas estão presentes pensamentos simples ("o quarto está pegando fogo" ou "estou sendo atacado", o que pode ser difícil de dissipar mesmo depois que o indivíduo esteja acordado).

Variantes de parassonias não REM também têm sido identificadas nos adultos: excessiva inércia do sono (ou "embriaguez do sono"), comportamento sexual anormal relacionado ao sono ("sexsonia"), transtorno alimentar relacionado com o sono e violência relacionada com o sono.

PARASSONIA

O sonambulismo ocorre em 10 a 20% das crianças e em 1 a 4% dos adultos. Os terrores do sono são menos comuns do que o sonambulismo, com aproximadamente 5% das crianças e 1 a 2% dos adultos relatando uma história de tais eventos. Aproximadamente 80% dos adultos com sonambulismo o têm como uma continuação de um comportamento da infância, embora muitos não procurem atendimento médico até sua 3ª ou 4ª década de vida.

Fisiopatologia

A expressão de todas as parassonias não REM parece depender de uma predisposição genética, combinada a um evento precipitante, que pode ser endógeno (p. ex., evento obstrutivo respiratório, dor, movimento dos membros inferiores durante o sono) ou exógeno (p. ex., despertar forçado ou interrupção ambiental). Nos indivíduos predispostos, a privação do sono, medicamentos, transtornos do sono, estresse e desalinhamento circadiano podem agravar ou expor uma parassonia subjacente. Não está claro por que tais despertares parciais são mais comuns em crianças.

Num indivíduo predisposto, as parassonias podem ser desencadeadas por:

1. Medicamentos (antidepressivos sedativos, hipnóticos, como o zolpidem).
2. Estresse.
3. Privação de sono.
4. Programação de sono errática.
5. A maioria dos casos é idiopática.

Prognóstico

Como já foi descrito, em crianças os episódios tendem a se tornar menos frequentes ou até cessar na idade adulta. Em adultos, geralmente, há uma evolução crescente/decrescente.

Diagnóstico

O diagnóstico é feito pela história. Uma descrição clara dos eventos, do ritmo e de qualquer comportamento associado é útil, embora, algumas vezes, seja difícil de obter. A polissonografia é indicada se o médico suspeitar que os eventos sejam desencadeados por despertares de outro transtorno do sono (apneia do sono ou PLMS). A distinção de eventos epilépticos focais (especialmente do lobo frontal) é fundamental e, algumas vezes, difícil, de modo que a avaliação com um EEG (montagem completa com 16 canais) é útil.

Tratamento

A decisão de tratar as parassonias não REM se baseia na frequência do evento, no risco de dano associado a si ou a outros e às dificuldades que o comportamento esteja causando ao paciente ou aos familiares. Felizmente, na maioria dos adultos, as parassonias ocorrem infrequentemente, mas seu aparecimento é imprevisível.

Para a maioria das crianças, as parassonias não precisam de tratamento medicamentoso, a menos que haja risco de causarem dano. A regularização do ciclo sono-vigília e evitar privação de sono reduzirão a frequência desses eventos. Para aquelas crianças e adultos jovens que forem sonâmbulos, é essencial aumentar a segurança do ambiente em que dormem, trancando portas e janelas, e manter entradas e escadas bem iluminadas.

Quando o tratamento do sonambulismo ou dos terrores do sono for justificado em um adulto, usa-se uma abordagem em três etapas:

1. Modificação dos fatores predisponentes e precipitantes.
2. Aumento da segurança do ambiente de sono.
3. Farmacoterapia.

O clonazepam (0,5 a 1 mg à hora de dormir) tem sido usado com sucesso para sonambulismo e terrores do sono por períodos prolongados sem o desenvolvimento de tolerância na maioria dos pacientes. Se ocorrer parassonia na primeira metade do período de sono, recomenda-se um BzRA de curta ação, como o triazolam (0,125 a 0,25 mg à hora de dormir), para minimizar os efeitos prorrogados ao período diurno.

Transtorno de Comportamento do Sono REM

Introdução
O transtorno de comportamento do sono REM (TCSR) caracteriza-se pelo aparecimento patológico de características no sono REM. No TCSR, está ausente a atonia habitual do sono REM, possibilitando ao paciente representar os sonhos, os quais, quando agitados ou violentos, podem resultar em ferimentos a quem dorme ou ao parceiro.

História
O paciente apresenta vários comportamentos de representação de sonhos, incluindo chutes, tapas, gritos e outros. O indivíduo não fica responsivo ao ambiente até que acorde, ponto em que alcançará alerta rápido e completo, e narrará um sonho que geralmente corresponde ao comportamento exibido. Os episódios de TCSR declarado são intermitentes, mas os sonilóquios, gritos, sonhos vívidos ou atividade motora fragmentar podem ocorrer entre tais eventos. É esta agitação e/ou um ferimento que traz o paciente à consulta, geralmente a mando do parceiro.

Fisiopatologia
Um modelo animal de TCSR, no qual lesões em torno do *locus coeruleus* produziram "sono REM sem atonia" foi desenvolvido bem antes da descoberta do TCSR e implica essas áreas do tronco encefálico no controle da atividade motora no sono REM. Em pacientes com TCSR, foram demonstradas anormalidades dos transportadores de dopamina no sistema nigroetriatal. De modo semelhante, viu-se uma redução dos neurônios em torno do *locus coeruleus*. No entanto, uma disfunção mais generalizada no SNC é sugerida por dados que mostram lentidão do EEG durante a vigília, bem como sutil disfunção neuropsicológica em pacientes com TCSR idiopático.

O TCSR pode ser desencadeado por medicamentos, mais comumente ISRS.

Prognóstico
O TCSR é um transtorno crônico geralmente observado em homens acima dos 50 anos e em indivíduos com certos transtornos neurológicos. Em particular, o TCSR costuma estar presente em indivíduos com α-sinucleinopatias (doença de Parkinson, demência por corpos de Lewy e atrofia de múltiplos sistemas). O TCSR também pode ser um sintoma que anuncie uma doença neurológica: em um estudo, 2/3 dos pacientes com TCSR seguidos por 10 anos desenvolveram doença de Parkinson. O TCSR também pode ser precipitado pelo tratamento com antidepressivos serotonérgicos.

Diagnóstico
O diagnóstico de TCSR é feito por polissonografia, que demonstra tono muscular elevado ou atividade muscular fásica excessiva na eletromiografia submentoniana e tibial anterior durante sono REM. Por vezes, os movimentos do corpo se manifestam durante o REM em estudo do sono. O excesso de movimentos periódicos das extremidades no sono também pode ser observado durante o sono REM e o não REM. De resto, a polissonografia, em geral, é normal.

Tratamento
O tratamento de primeira escolha do TCSR consiste em BzRA. As opções incluem:

1. Clonazepam (0,5 a 1 mg). Em razão da meia-vida longa do clonazepam, pode-se observar sonolência diurna excessiva e/ou comprometimentos cognitivos.
2. Os benzodiazepínicos com ação mais curta (p. ex., lorazepam na dose de 1 a 2 mg) possibilitam menor sedação.
3. Melatonina (3 a 15 mg à hora de dormir).
4. Pramipexol (0,5 a 1 mg à hora de dormir).

A remoção de medicamentos potencialmente causadores, como os antidepressivos, deve ser tentada caso seja clinicamente possível.

É essencial a segurança do ambiente de sono para o paciente, bem como para o parceiro.

Bibliografia

Aldrich MS. The clinical spectrum of narcolepsy and idiopathic hypersomnia. *Neurology.* 1996;46:393-401.

American Academy of Sleep Medicine. *International Classification of Sleep Disorders*, 2nd ed.: Diagnostic and Coding Manual. Westchester, IL: AASM; 2005.

Chokroverty S, Jankovic J. Restless legs syndrome: a disease in search of identity. *Neurology.* 1999;52:907-910.

Dinges DF, Pack F, Williams K et al. Cumulative sleepiness, mood disturbance, and psychomotor vigilance performance decrements during a week of sleep restricted to 4-5 hours per night. *Sleep.* 1997;20:267-277.

Fleetham JA, Ferguson KA, Lowe AA et al. Oral appliance therapy for the treatment of obstructive sleep apnea. *Sleep.* 1996;19[Suppl 10]:S288-S290.

Javaheri S. Treatment of central sleep apnea in heart failure. *Sleep.* 2000;3:S224-S227.

Jenkinson C, Davies RJ, Mullins R et al. Comparison of therapeutic and subtherapeutic nasal continuous positive airway pressure for obstructive sleep apnoea: a randomised prospective parallel trial. *Lancet.* 1999;353:2100-2105.

Kanbayashi T, Inoue Y, Chiba S et al. CSF hypocretin-1 (orexin-A) concentrations in narcolepsy with and without cataplexy and idiopathic hypersomnia. *Sleep Res.* 2002;11(1):91-93.

Lyall RA, Donaldson N, Fleming T et al. A prospective study of quality of life in ALS patients treated with noninvasive ventilation. *Neurology.* 2001;57:153-156.

Mahowald MW, Schenck CH. Diagnosis and management of parasomnias. *Clin Cornerstone.* 2000;2(5):48-57.

Montplaisir J, Nicolas A, Denesle R et al. Restless legs syndrome improved by pramipexole. *Neurology.* 1999;52:938-943.

Morgenthaler T, Lee-Chiong T, Alessi C et al. Standards of Practice Committee of the AASM. Parameters for the clinical evaluation and treatment of circadian rhythm sleep disorders. An American Academy of Sleep Medicine Report. *Sleep.* 2007;30(11):1445-1458.

Morgenthaler TI, Kapur VK, Brown T et al. Standards of Practice Committee of the American Academy of Sleep Medicine. Practice parameters for the treatment of narcolepsy and other hypersomnias of central origin. *Sleep.* 2007;30(12):1705-1711.

Nishino S, Ripley B, Overeem S et al. Hypocretin (orexin) deficiency in human narcolepsy. *Lancet.* 2000;355:39-40.

Pavlova MK, Duffy JF, Shea SA. Polysomnographic respiratory abnormalities in asymptomatic individuals. *Sleep.* 2008;31(2):241-248.

Randerath WJ, Galetke W, Stieglitz S et al. Adaptive servo-ventilation in patients with coexisting obstructive sleep apnoea/hypopnoea and Cheyne–Stokes respiration. *Sleep Med.* 2008;9(8):823-830. Epub 2008, July 21.

Sin D, Logan A, Fitzgerald F et al. Effects of continuous positive airway pressure on cardiovascular outcomes in heart failure patients with and without Cheyne–Stokes respiration. *Circulation.* 2000;102:61-66.

Smith MT, Perlis ML, Park A et al. Comparative meta-analysis of pharmacotherapy and behavior therapy for persistent insomnia. *Am J Psychiatry.* 2002;159:5-11.

Walsleben JA, Kapur VK, Newman AB et al. Sleep and reported daytime sleepiness in normal subjects: the Sleep Heart Health Study. *Sleep.* 2004;27(2):293-298.

Zucconi M, Oldani A, Ferini-Strambi L et al. Nocturnal paroxysmal arousals with motor behavior during sleep: frontal lobe epilepsy or parasomnia? *J Clin Neurophysiol.* 1997;14:513-522.

NEURO-ONCOLOGIA 6
Patrick Y. Wen ▪ *Santosh Kesari*

TUMORES CEREBRAIS PRIMÁRIOS

Introdução
Os tumores cerebrais primários (TCPs) são um grupo heterogêneo de neoplasias com estratégias de controle e resultados variados.

Epidemiologia
1. Aproximadamente 52.000 TCPs são diagnosticados anualmente nos Estados Unidos; 21.000 são malignos e resultam em 13.000 mortes a cada ano.
2. Houve um aumento constante na incidência de TCPs durante as 2 últimas décadas, em parte devido à sensibilidade aumentada das modalidades de imagem.
3. A incidência dos TCPs é de 11 a 19/100.000 habitantes por ano. Há um pico precoce entre 0 e 4 anos de idade (incidência de 3,1/100.000 habitantes), uma redução entre 15 e 24 anos de idade (1,8/100.000) e, então, um aumento gradual na incidência, alcançando um platô entre 65 e 79 anos de idade (18/100.000).
4. Os tumores do sistema nervoso central (SNC) são responsáveis por 1,5% de todos os novos cânceres e 2,4% de todas as mortes por câncer anualmente.
5. Os TCPs são o tipo mais comum de tumor sólido em crianças, a segunda maior causa de morte por câncer em pacientes com menos de 15 anos de idade, e a terceira maior causa de morte abaixo dos 30 anos de idade.
6. Em adultos, os tipos tumorais mais comuns (em ordem decrescente de frequência) são meningioma, glioblastoma (GBM), adenoma hipofisário, astrocitoma, schwannoma vestibular, oligodendroglioma, linfoma, ependimoma e meduloblastoma.
7. Em crianças, os tipos tumorais mais comuns, em ordem decrescente de frequência, são astrocitoma, meduloblastoma, ependimoma, craniofaringioma, GBM e tumores de células germinativas.

Fatores Genéticos
Um a 5% dos pacientes com tumores cerebrais possuem uma síndrome genética subjacente, que aumenta seu risco de desenvolver um tumor cerebral (Tabela 6-1).

Fatores Ambientais
Há apenas dois fatores de risco inequívocos para os TCPs:
1. A irradiação craniana está associada a um risco elevado de meningiomas (risco 10 vezes maior) e gliomas (risco 3 a 7 vezes maior), com um período de latência de 10 a 20 anos após exposição.
2. A imunossupressão está associada a um risco elevado para linfoma do SNC.
3. Recentes estudos epidemiológicos sugerem que celulares analógicos utilizados por mais de 10 anos podem aumentar o risco de glioma e schwannoma vestibular ipsolateral.

Fisiopatologia
1. A maioria dos TCPs deriva das células gliais.
2. A célula de origem dos astrocitomas é incerta; porém, há crescentes evidências que os gliomas surgem a partir de células-tronco neurais ou células progenitoras.
3. A angiogênese exerce um papel fundamental no crescimento e sobrevida tumoral.

TABELA 6-1	Síndromes Genéticas Associadas aos Tumores Cerebrais
Neurofibromatose tipo 1: Autossômica dominante (perda do gene que codifica a proteína neurofibromina no cromossomo 17)	
Associada a	Schwannomas
	Astrocitomas (incluindo gliomas do nervo óptico)
	Meningiomas
	Neurofibromas
	Neurofibrossarcomas
Neurofibromatose tipo 2: Autossômica dominante (mutação do gene *NF2* no cromossomo 22)	
Associada a	Schwannomas vestibulares bilaterais
	Astrocitomas
	Meningiomas múltiplos
	Ependimomas
Síndrome de von Hippel-Lindau: Autossômica dominante (mutação do gene *VHL* no cromossomo 3)	
Associada a	Hemangioblastomas
	Cistos pancreáticos, angiomas da retina, carcinoma renal, feocromocitoma
Síndrome de Li-Fraumeni: Autossômica recessiva (mutação germinativa do *p53*)	
Associada a	Gliomas
	Sarcomas, câncer de mama e leucemias
Síndrome de Turcot: Autossômica dominante (mutação no gene da polipose adenomatosa do cólon no cromossomo 5 ou mutações germinativas em uma das várias enzimas envolvidas no reparo do emparelhamento errôneo de DNA)	
Associada a	Gliomas
	Meduloblastomas
	Polipose intestinal
Síndrome do nevo basocelular (Síndrome de Gorlin, síndrome do carcinoma nevoide basocelular): mutações germinativas do gene *PTCH* (*patched*)	
Associada a	Meduloblastoma
Meningiomas familiares	
Gliomas familiares	

Genética Molecular

1. As síndromes familiares são responsáveis por menos de 5% dos tumores do SNC. As síndromes genéticas associadas aos tumores cerebrais estão listadas na Tabela 6-1.
2. O tumores cerebrais resultam de um processo de múltiplas etapas induzido por uma aquisição sequencial de alterações genéticas. Estas etapas incluem perda dos genes supressores tumorais (p. ex., *p53* e *PTEN*) e amplificação e hiperexpressão de proto-oncogenes, como o receptor do fator de crescimento epidérmico (EGFR) e os fatores de crescimento derivados das plaquetas (PDGF) e seus receptores (PDGFR). O acúmulo destas alterações genéticas resulta em crescimento celular incontrolado e formação tumoral.
3. Glioma: A genética molecular dos GBMs evoluindo dos astrocitomas de baixo grau (GBMs secundários) é diferente daquela dos GBMs "de novo" (GBMs primários). Isto pode acarretar implicações na seleção das terapias moleculares direcionadas para o tratamento destes tumores.
   a. Alterações genéticas nos GBMs secundários.
      1) Astrocitoma de baixo grau.
         a) Mutações no *p53* (superior a 65%).
         b) Hiperexpressão de PDGF-A, PDGFR-α (60%).
         c) Mutações na isocitrato desidrogenase I e 2 (70%).

2) Astrocitoma anaplásico (AA).
   a) Perda da heterozigosidade (LOH) no cromossomo 19q (50%).
   b) Alteração no gene do retinoblastoma *(Rb)* (25%).
   3) GBMs secundários.
   a) LOH 10q (deleção do DMBT1).
   b) Mutações no *PTEN* (5%).
   c) Amplificação do PDGFR-α (inferior a 10%).
   d) Perda de expressão do gene do câncer de cólon deletado (DCC) (50%).
 b. Alterações genéticas nos GBMs primários ("de novo").
   1) Amplificação ou hiperexpressão do EGFR (40 a 60%).
   2) Mutação do *PTEN* (30 a 40%).
   3) Amplificação ou hiperexpressão do *MDM2* (50%).
   4) Deleção do p16 (30 a 40%).
   5) LOH no cromossomo 10p e 10q.
   6) Alteração do *Rb*.
 4. Oligodendroglioma: perda dos cromossomos 1p e 19q, hiperexpressão do EGFR e PDGF/PDGFR.
 5. Meduloblastoma: amplificação do gene myc, LOH no cromossomo 17p, 10q, 9 (via de sinalização *Sonic Sedgehog/Patched*).

Prognóstico
1. O prognóstico dos tumores cerebrais é determinado pelo tipo, grau e localização do tumor e pela idade e estado funcional do paciente (índice de desempenho de Karnofsky [KPS]).
2. Como resultado desta intensa heterogeneidade, os aspectos prognósticos e opções de tratamento devem ser cautelosamente revisados para cada paciente.
3. A possibilidade de ressecção é o determinante chave do prognóstico e depende do local e invasividade da neoplasia.
4. O grau histológico do tumor é importante e claramente dita a sobrevida, porém é preciso cautela visto que erros de amostragem podem subestimar o grau tumoral. Além disso, neoplasias de baixo grau podem se transformar em neoplasias de alto grau.
5. Avanços na cirurgia, radioterapia (RT) e quimioterapia têm melhorado o prognóstico de alguns gliomas de baixo grau, oligodendrogliomas anaplásicos (OAs) e GBMs.

Diagnóstico
Local
1. A frequência dos tumores em um local depende da idade e tipo de tumor.
2. Em adultos, 70% dos tumores ocorrem nos hemisférios cerebrais; e em crianças, 70% dos tumores ocorrem na fossa posterior.

Apresentação Clínica
1. Os sintomas são decorrentes de uma variedade de efeitos causados pelos tumores cerebrais, incluindo pressão contra estruturas adjacentes, pressão intracraniana (PIC) elevada e convulsões.
2. Os sintomas podem ser agudos ou subagudos; porém, geralmente são progressivos e dependem do tamanho, local e taxa de crescimento do tumor e edema peritumoral.
3. Os sintomas agudos podem resultar de convulsões, hemorragia intramural ou rápido crescimento ou edema em áreas eloquentes.
4. Entre os pacientes com convulsões de início recente, 5% possuem tumor cerebral.
5. Convulsões generalizadas e focais ocorrem em 15 a 95% dos pacientes com tumores supratentoriais e são mais comuns em tumores de baixo grau e meningiomas.
6. Os sinais podem ser generalizados ou focais.
7. Os sintomas decorrentes da PIC elevada incluem alteração no estado mental, dor de cabeça, náusea, vômito, sonolência e papiledema.
8. A cefaleia é a manifestação inicial em 35% dos pacientes e desenvolve-se em até 70% durante o curso da doença. Geralmente são indistinguíveis das dores de cabeça tensionais ou enxaquecas.

Deve-se levar em conta que a grande maioria das dores de cabeça observada em populações não selecionadas é benigna. Visto que a cefaleia é um fenômeno quase que universal, sua real relação com o tumor geralmente é de pouca importância. Em geral são bilaterais, difusas e tipicamente pioram com a manobra de Valsalva e ao se deitar.
9. Os sinais focais incluem hemiparesia, perda sensitiva, ataxia, afasia, perda de memória, heminegligência e perda visual.

Testes Diagnósticos

1. Imagem por ressonância magnética (RM) realçada pelo gadolínio é o teste de escolha para o diagnóstico de tumores cerebrais.
2. Ocasionalmente, a tomografia computadorizada (TC) com contraste é a única escolha em pacientes com marca-passos ou implantes metálicos.
3. Células tumorais foram encontradas no edema peritumoral, correspondendo às alterações observadas na RM ponderada em T_2.
4. Outras modalidades, como a espectroscopia por ressonância magnética (ERM), imagens de perfusão e permeabilidade, tomografia por emissão de pósitrons (PET) e tomografia computadorizada por emissão de próton único (SPECT) são úteis em diferenciar o tumor da inflamação ou necrose por radiação.
5. A IRM funcional pode ser utilizada para definir áreas eloquentes, a fim de avaliar o risco da cirurgia.
6. A presença de múltiplas lesões em imagens realçadas por contraste favorece um processo metastático; porém, metástases podem se manifestar como uma lesão solitária em até 30% dos pacientes.
7. Punção lombar (PL) para estudos de rotina, citologia e citometria de fluxo do líquido cefalorraquidiano (LCR) é útil para excluir o envolvimento leptomeníngeo dos tumores, especialmente no caso de linfoma, meduloblastoma, tumores da pineal e tumores de células germinativas. A PL geralmente é contraindicada na suspeita de PIC elevada ou quando há grandes massas tumorais.
8. Na suspeita de doença metastática, deve-se realizar um exame completo para procurar por um tumor primário, incluindo exames oculares, testiculares, de mama (mamografia em pacientes do sexo feminino) e da próstata (em pacientes do sexo masculino), urinálise, hemograma completo, esfregaço de sangue periférico, teste de Guáiaco, TC do corpo, varredura óssea e, cada vez mais, PET.
9. Biópsia estereotáxica ou, de preferência, craniotomia com ressecção da massa tumoral, possibilita o diagnóstico histológico e deveria ser realizada na maioria dos pacientes.

Patologia

1. A classificação, prognóstico e tratamento dos tumores cerebrais dependem dos aspectos histopatológicos da amostra cirúrgica e do contexto clínico.
2. A classificação do tumor baseia-se na suposta célula de origem: dos tumores primários do SNC, 50% derivam das células gliais (astrócitos, células da oligodendróglia e células ependimárias); 30% das meninges; e 20% dos neurônios, células de Schwann, linfócitos e células hipofisárias.
3. Os tumores gliais são graduados com base na celularidade, atipia nuclear, mitose, proliferação microvascular e necrose, de acordo com o sistema de classificação da Organização Mundial da Saúde (OMS).
4. Erros podem ocorrer quando uma pequena amostra é coletada para biópsia em um tumor heterogêneo, não refletindo a biologia de todo o tumor.
5. Graduação dos astrocitomas.
    a. Grau I da OMS (astrocitoma pilocítico) apresenta crescimento muito lento.
    b. Grau II da OMS (astrocitoma de baixo grau) exibe aparência relativamente homogênea, hipercelularidade, atipia nuclear e margens tumorais mal delimitadas. O xantoastrocitoma pleomórfico é uma variante mais benigna.
    c. Grau III da OMS (astrocitoma anaplásico [AA]) exibe alta celularidade, mitose e pleomorfismo.
    d. Grau IV da OMS (GBM) não apenas exibe características do grau III como também necrose e proliferação endotelial.
6. A classificação dos tumores irá evoluir à medida que a genotipagem de tumores se torna cada vez mais comum e demonstra ser de valor diagnóstico.

Diagnóstico Diferencial

1. Um amplo diagnóstico diferencial deve ser considerado durante a avaliação inicial de uma massa cerebral, visto que muitas condições tratáveis podem-se assemelhar a tumores cerebrais.
2. O diferencial inclui outros TCPs, metástases, linfoma, abscessos, infecções virais, encefalomielite, desmielinização, acidentes vasculares encefálicos, anomalia vascular, vasculite e doença granulomatosa e inflamatória.

Tratamento

O tratamento de pacientes com tumores cerebrais requer a cooperação de uma equipe multidisciplinar de médicos, incluindo neurologistas, neurocirurgiões, radioterapeutas, oncologistas, neurorradiologistas, neuropatologistas e psiquiatras.

Tratamento de Suporte

1. Corticosteroides.
   a. Utilizados para reduzir edema vasogênico sintomático circundando os tumores no qual reduzem a PIC e o efeito de massa. Clinicamente, a melhora se inicia em 12 a 48 horas, com melhora máxima no 5° dia.
   b. A resposta é independente do tipo de corticosteroide utilizado (dexametasona, metilprednisolona, prednisona, hidrocortisona) em doses equivalentes.
   c. A dexametasona é utilizada em razão de baixos efeitos colaterais mineralocorticoides (retenção de sal).
   d. A dexametasona é geralmente administrada em bolo de 10 mg e, então, 16 mg/d via oral (VO) ou intravenosa (IV) em 4 doses divididas.
      1) A absorção oral é excelente.
      2) A meia-vida é suficientemente longa para ser administrada 2 vezes ao dia.
   e. Doses mais elevadas (até 40 mg) podem ser administradas em pacientes criticamente enfermos até que o tratamento definitivo (cirurgia, radiação) seja realizado.
   f. Os efeitos colaterais incluem intolerância a glicose, candidíase oral, infecções oportunistas, incluindo pneumonite por *Pneumocystis jerovecii* (PPJ), irritação gástrica, supressão suprarrenal, miopatia esteroide, osteoporose e problemas psiquiátricos.
   g. Pacientes podem necessitar de monitorização da glicose e de bloqueadores H_2 ou inibidores da bomba de prótons para reduzir a irritação gástrica.
   h. Pacientes propensos a permanecer sob terapia esteroide por períodos prolongados deveriam receber tratamento profilático contra a pneumonia por *Pneumocystis carinii* (PPC) (p. ex., 160 mg de trimetoprim + 800 mg de sulfametoxazol [Bactrim DS] diariamente ou 3 d/semana) e terapia profilática para osteoporose (suplementos de cálcio e vitamina D e bifosfonatos).
   i. A dose dos esteroides deve ser gradualmente reduzida até a menor dose possível para evitar complicações.
   j. Pacientes sob tratamento com esteroides por períodos prolongados podem necessitar de ajustes para controlar edema perioperatoriamente e durante os tratamentos quimioterápico e radioterápico.
2. Anticonvulsivantes.
   a. As drogas antiepilépticas (DAEs) profiláticas não são recomendadas, a menos que os pacientes possuam um histórico de convulsões. Não há indícios de que pacientes com tumores cerebrais que nunca tiveram uma convulsão se beneficiem dos anticonvulsivantes profiláticos.
   b. DAEs profiláticas devem ser administradas em pacientes sendo submetidos a craniotomias; porém, a dose pode ser reduzida gradualmente 1 a 2 semanas após o procedimento.
   c. As drogas antiepilépticas indutoras de enzimas do citocromo P450 (DAEIEs), como a fenitoína e carbamazepina, aumentam o metabolismo de muitos agentes quimioterapêuticos e reduzem sua eficácia.
   d. Mais de 20% dos pacientes com tumor cerebral recebendo fenitoína ou carbamazepina desenvolvem erupção à droga.
   e. As novas DAEs, como o levetiracetam, que não induzem as enzimas do citocromo P450, possuem menos interações medicamentosas e são mais bem toleradas.

Prevenção do Tromboembolismo Venoso

Pacientes com tumores cerebrais possuem um risco elevado de desenvolver tromboembolismo venoso (TEV) (risco vitalício de 30% em pacientes com GBM). Cuidado extra deve ser tomado para prevenir o TEV no período perioperatório. Quando um paciente desenvolve TEV, a anticoagulação é geralmente segura após o período perioperatório e é mais eficaz do que os dispositivos de filtração da veia cava inferior. Heparina de baixo peso molecular pode ser mais segura e ligeiramente mais eficaz do que a Warfarin.

Tratamento de Suporte

Muitos pacientes com tumores cerebrais se beneficiam de fisioterapia e terapia ocupacional, consulta psiquiátrica, enfermeiras visitadoras, serviços sociais, grupos de suporte ao paciente e organizações especializadas em tumor cerebral. (*American Brain Tumor Association* [2720 River Rd, Des Plaines, IL 60018, Fone: (847) 827-9910 ou linha direta: (800) 886-2282, e-mail: 0;info@abta.org; www.abta.org]; *National Brain Tumor Society* [East Coast Office: 124 Watertown Street, Suite 2D, Watertown, MA 02472, Fone: (617) 924-9997; West Coast Office: 22 Battery Street, Suite 612, San Francisco, CA 94111-5520, Fone: (415) 834-9970, e-mail: info@braintumor.org, www.braintumor.org]).

Terapia Definitiva

Cirurgia

1. Decisões relacionadas com a agressividade da cirurgia para o TCP são complexas e dependem da idade e estado funcional do paciente; a possibilidade de reduzir o efeito de massa com cirurgia agressiva; a ressecabilidade do tumor (incluindo o número e local de lesões), e, em pacientes com doença recorrente, o tempo desde a última cirurgia.
2. A biópsia ou ressecção cirúrgica é realizada na maioria dos pacientes para obter confirmação histológica do tipo e grau do tumor e fornece informações sobre o prognóstico e tratamento.
3. A biópsia é realizada com dispositivos estereotáxicos ou RM intraoperatória. As biópsias são realizadas em tumores profundos ou localizados em áreas eloquentes onde a ressecção cirúrgica estiver contraindicada.
4. Em razão da heterogeneidade do tumor, uma pequena amostra na biópsia pode não ser diagnóstica ou representativa do tumor total.
5. Biópsia no local apropriado, a fim de obter a área de grau mais alto, é um fator importante.
6. Uma ressecção tumoral extensa é o procedimento cirúrgico de escolha para a maioria dos tumores, que melhora a função neurológica e a sobrevida. Isto pode ser alcançado em muitos tumores extra-axiais, porém, poucos tumores intra-axiais podem ser completamente ressecados.
7. A ressecção parcial pode ser paliativa, melhorando a função neurológica e aumentando a sobrevida quando a ressecção total não for possível.
8. Ressecções parciais repetidas podem ser benéficas, especialmente para tumores benignos.
9. Pacientes que desenvolvem hidrocefalia (geralmente devido a tumores que obstruem o terceiro ou quarto ventrículos) requerem uma derivação ventriculoperitoneal (VP) para reduzir a PIC.
10. Alguns tumores, como os gliomas de tronco cerebral, apresentam aspectos de imagem característicos. A biópsia geralmente não é realizada em razão do alto risco de déficits neurológicos. Os pacientes são tratados sem diagnóstico tecidual.
11. A RM intraoperatória pode ajudar a diferenciar o tecido normal do anormal, permitindo uma ressecção mais completa.
12. Uma RM pós-operatória, com e sem contraste, deve ser realizada em 24 a 48 horas após a cirurgia para documentar a extensão da doença após a intervenção cirúrgica.

Complicações Cirúrgicas

1. Os riscos clássicos da anestesia e neurocirurgia incluem hemorragia, acidente vascular encefálico, edema aumentado, lesão direta ao tecido cerebral normal, infecção e TEV.
2. A hemorragia cerebral pós-operatória pode necessitar de evacuação se produzir déficits focais.
3. Edema cerebral geralmente está presente no pré-operatório e pode ser exacerbado durante a cirurgia por retração mecânica, compressão venosa, manipulação cerebral e hidratação excessiva. Normalmente, esteroides são administrados por vários dias antes da craniotomia.

4. O risco de infecção craniana é aumentado com a duração da operação e introdução de materiais exógenos (tubo de derivação, clipes, polímeros quimioterápicos), e a maioria das infecções é devido a patógenos cutâneos ou aéreos. Antibióticos profiláticos são administrados na maioria dos pacientes no perioperatório.
5. Hidrocefalia comunicante pode ocorrer transitoriamente no pós-operatório.
6. Distúrbios neuroendócrinos, como a síndrome de secreção inapropriada do hormônio antidiurético (SIADH) pode ocorrer após a cirurgia e o equilíbrio eletrolítico e volêmico devem ser cautelosamente monitorados para prevenir hiponatremia e edema cerebral.
7. Cirurgia do eixo hipotálamo-hipofisário pode resultar em vários graus de pan-hipopituitarismo e diabetes *insipidus* (DI).

Radioterapia
1. A RT para pacientes com TCPs geralmente envolve um campo limitado abrangendo o volume tumoral (comumente definido como a região exibindo anomalias na RM ponderada em T_2 com uma margem de 1 a 2 cm).
2. A dose usual é de 6.000 cGy para o TCP de alto grau; 5.400 cGy para TCP de baixo grau; e 3.600 cGy para tumores medulares em frações de 180 a 200 cGy durante, aproximadamente, 6 semanas. A dose é de 3.000 cGy em 10 frações para metástases cerebrais (MCs).
3. Diferentes abordagens de tratamento são utilizadas, incluindo radioterapia externa conformacional (mais comum), braquiterapia estereotáxica, radiocirurgia estereotáxica (RCE) e radioterapia estereotáxica (RTE).
4. Técnicas cada vez mais sofisticadas estão disponíveis para administrar radioterapia conformacional, incluindo radioterapia de intensidade modulada (IMRT, do inglês *intensity-modulated radiation therapy*), que permite variação da dose da radiação em diferentes partes do campo de radiação.
5. Atualmente, a braquiterapia, que envolve o implante cirúrgico de isótopos radioativos, raramente é realizada. Tem sido substituída pela RCE, que é um método não invasivo.
6. A RCE envolve o tratamento de pequenas lesões intracranianas usando uma grande e única fração de radiação ionizante em feixes estreitos estereotaxicamente direcionados. Possibilita que uma dose alta de radiação seja liberada ao tumor, poupando o tecido cerebral adjacente. A RCE pode ser administrada usando feixes de raios X produzidos por aceleradores lineares estereotáxicos, radiação-γ a partir de fontes de cobalto com a terapia denominada *gama knife* e prótons gerados por um ciclotron (terapia com feixes de prótons). A necrose por radiação é relativamente comum. O risco aumenta com a dose e volume tratado; 5 a 10% dos pacientes requerem ressecção cirúrgica da área necrótica para alívio sintomático.
7. A RTE é uma radiação estereotáxica administrada em múltiplas frações para reduzir o risco de lesões por radiação às estruturas adjacentes. Tende a ser utilizada em grandes tumores.

Quimioterapia
1. A barreira hematoencefálica (BHE) fornece um ambiente privilegiado ao SNC e consiste no endotélio capilar-cerebrovascular. Somente drogas lipossolúveis e fisiologicamente pequenas ou drogas ativamente transportadas podem atravessar a BHE.
2. A quimioterapia é útil para o linfoma primário do sistema nervoso central (LPSNC), OAs, oligodendrogliomas, AAs e meduloblastoma. A temozolomida apresenta uma eficácia modesta no GBM.

TUMORES NEUROEPITELIAIS
Astrocitoma Pilocítico
Introdução
1. O astrocitoma focal não infiltrativo mais comum na infância.
2. Ocorre principalmente em crianças e adolescentes, porém 25% em pacientes com mais de 18 anos de idade.
3. Também observado em indivíduos com neurofibromatose tipo I (NF1).

Fisiopatologia

Geralmente esporádico, porém deleções do cromossomo 17q (NF1) estão associadas a 15% dos gliomas ópticos em pacientes com NF1.

Prognóstico

1. Curso indolente, em geral cirurgicamente ressecável, e raramente se transforma em tumor maligno.
2. A sobrevida em 10 anos é superior a 90% para lesões supratentoriais após ressecção total.
3. A sobrevida livre de doença em 25 anos é de 95% para astrocitoma cerebelar após ressecção total.
4. Uma sobrevida em 10 anos de 74 a 84% para ressecção subtotal.
5. Em crianças, 75% estável no acompanhamento de 4 anos após cirurgia e quimioterapia (vincristina e actinomicina C) quando jovem demais para receber radiação.

Diagnóstico

Local

1. Em crianças, o astrocitoma pilocítico ocorre no cerebelo, vias ópticas e hipotálamo.
2. Em adultos jovens, surge no cerebelo, tronco encefálico, nervo óptico, tálamo e hipotálamo.

Apresentação Clínica As manifestações clínicas dependem do local. Lesões cerebelares produzem sintomas secundários à obstrução do fluxo do LCR ou pressão no cerebelo resultando em dores de cabeça e ataxia.

Testes Diagnósticos A RM exibe um cisto com nódulo mural com realce pelo contraste ou um nódulo isolado.

Patologia

1. Grau I da OMS, macroscopicamente bem circunscrito e de aspecto gelatinoso.
2. Dois padrões microscópicos: um arranjo paralelo, formando densos aglomerados de astrócitos bem diferenciados com fibras de Rosenthal (corpos globulares, refráteis, homogêneos e eosinofílicos) e matriz frouxa de astrócitos, longas e delgadas células pilosas e corpos granulares anfofílicos.

Diagnóstico Diferencial Astrocitoma difuso de baixo grau, neuroepitelioma disembrioplásico, ependimoma e ganglioglioma.

Tratamento

1. Alguns tumores em áreas cirurgicamente inacessíveis (p. ex., glioma do nervo óptico) crescem muito lentamente e podem ser observados por muitos anos antes da necessidade de terapia definitiva.
2. Curável cirurgicamente se a ressecção completa for possível.
3. Radiação conformacional com RTE é útil quando a ressecção não for possível ou para tumor recorrente.
4. Tratamento quimioterápico com agentes como a carboplatina e vincristina é benéfico em crianças.

Astrocitoma Difuso de Baixo Grau

Introdução

1. Os astrocitomas difusos de baixo grau são tumores de crescimento lento.
2. Embora conhecidos como de "baixo grau", estes tumores crescem e gradualmente evoluem para astrocitomas de graus maiores, causando morbidade e sobrevida reduzida.
3. O diagnóstico precoce é difícil devido aos achados não focais.

Epidemiologia

1. Os astrocitomas de baixo grau compreendem 10% de todos os TCPs de adultos e 25 a 30% de todos os gliomas cerebrais; 1.500 novos casos são diagnosticados nos Estados Unidos a cada ano.
2. A incidência é de 1,3 a 2,2/100.000, com pico na 3^a e 4ª décadas de vida.
3. Em adultos, a maioria surge nos hemisférios cerebrais e, em crianças, a maioria origina-se na fossa posterior.

Fisiopatologia

A maioria dos tumores adquiriu mutações no gene *p53* e hiperexpressão de *PDGF*.

Prognóstico

1. Altamente variável e depende da idade e quantidade de tumor residual após a cirurgia.
2. Os fatores prognósticos positivos incluem longa duração dos sintomas, excelente condição neurológica pós-operatória e baixo índice MIB-1 de proliferação celular (< 3 a 5%).
3. O glioma de baixo grau possui uma sobrevida média de 5 a 8 anos com a ressecção macroscópica total, sobrevida em 5 anos de 35% com biópsia ou ressecção subtotal, e sobrevida em 5 anos de 46% com ressecção subtotal e radiação.

Diagnóstico

Apresentação Clínica Geralmente presente com convulsões de início recente (50 a 70%). Com menor frequência, se manifestam com dores de cabeça, déficits focais ou alterações neurocomportamentais discretas.

Testes Diagnósticos

1. A TC exibe massa hipodensa ou, ocasionalmente, massa parcialmente calcificada que não demonstra realce por contraste.
2. A RM tipicamente exibe uma massa na substância branca sem captação de contraste, hipointensa em T_1, hiperintensa em T_2, e inversão-recuperação com supressão de liquor (FLAIR) com bordas mal delimitadas e pouco ou nenhum edema.
3. O PET-FDG exibe hipometabolismo da glicose.

Patologia

1. Grau II da OMS, tumor de baixo grau.
2. Hipercelular, astrócitos bem diferenciados; podem ser císticos e infiltrativos.
3. Variantes difusas incluem o astrocitoma fibrilar, astrocitoma protoplasmático e astrocitoma gemistocítico.
4. Os resultados da biópsia podem ser enganosos, visto que os gliomas geralmente possuem graus variados de celularidade, mitoses ou necrose de uma região para outra.

Diagnóstico Diferencial Inclui tumor de alto grau, oligodendroglioma, ganglioglioma, neuroepitelioma disembrioplásico (DNT, do inglês *dysembryoplastic neuroepithelioma*), infarto, desmielinização, leucoencefalopatia multifocal progressiva (LMP) e vasculite.

Tratamento

1. Ressecção máxima está associada à maior sobrevida. Avanços em neurocirurgia, incluindo RM intraoperatório e mapeamento intraoperatório, possibilitaram a realização de uma ressecção mais agressiva destes tumores com preservação da função neurológica.
2. A dose padrão de radioatividade para astrocitomas de baixo grau é de 4.500 a 5.400 cGy, administrada a uma taxa de 180 a 200 cGy/d.
3. A radiação geralmente é administrada nas lesões observadas nas imagens por RM ponderadas em T_2 com uma margem de 1 a 2 cm. Cada vez mais, uma terapia mais conformacional com RTE e IMRT é utilizada. Radiação craniana total está associada a um aumento de neurotoxicidade e não é mais utilizada.
4. A radiação adjuvante (após cirurgia) prolonga a sobrevida em pacientes com ressecção subtotal.

5. O momento da radiação é controverso. A radiação adjuvante retarda as recidivas; porém, a sobrevida geral é similar a dos pacientes que não receberam radiação até que haja evidência de doença recorrente.
6. Quimioterapia com agentes como a temozolomida e procarbazina, CCNU (lomustina), vincristina (PCV) tem atividade em pacientes com tumores infiltrativos difusos.

Xantoastrocitoma Pleomórfico
Introdução
1. Astrocitoma focal raro com aspectos clínicos, de imagem e patológicos característicos.
2. Mais comum na 2^a e 3ª décadas de vida.

Fisiopatologia
1. Supostamente se origina de astrócitos subpiais em razão da sua localização superficial com aderência às leptomeninges.
2. Mutações no gene *p53* são encontradas em uma pequena porção dos pacientes.

Prognóstico
1. Lesões indolentes.
2. Prognóstico favorável com a ressecção, com taxa de sobrevida em 10 anos de 76%.
3. Rara anaplasia associada a prognóstico desfavorável.

Diagnóstico
Local Predileção pelos lobos parietal e temporal superficiais, envolvendo as leptomeninges e, raramente, a dura.
Apresentação Clínica Geralmente apresenta um longo histórico de convulsões antes do diagnóstico. Ocasionalmente, causa dores de cabeça e déficits focais.
Testes Diagnósticos A RM exibe um nódulo meningocerebral heterogêneo e superficial, geralmente associado a um cisto, isointensidade a hipointensidade em imagens ponderadas em T_1 e com captação de contraste.
Patologia Grau II da OMS; astrócitos ampliados, carregados de lipídeos; inflamação; extremo pleomorfismo; atipia celular; e células fusiformes e gigantes multinucleadas. Ausência de necrose ou hiperplasia vascular.
Diagnóstico Diferencial Pode ser confundido, histologicamente, com histiocitoma fibroso das meninges, astrocitoma de células gigantes com infiltração histiocítica e GBM com células gigantes lipidizadas. Também deve ser diferenciado de outras formas de gliomas e do DNT.

Tratamento
1. Ressecção cirúrgica.
2. RT e quimioterapia para tumor recorrente.

Astrocitoma Subependimário de Células Gigantes
Introdução
1. O astrocitoma subependimário de células gigantes (ASCG) é um astrocitoma focal de crescimento lento.
2. Encontrado em crianças e adultos jovens.
3. Geralmente associado à esclerose tuberosa (ET) e presente em 15% dos pacientes com ET.

Fisiopatologia
1. Associado a distúrbios neurocutâneos, como a ET e a síndrome do nevo sebáceo.
2. Perda parcial do cromossomo 22q.

Prognóstico
1. Crescimento lento e benigno.
2. Raramente degeneração maligna.

Diagnóstico
Local Origina-se na parede do ventrículo lateral, aderido ao núcleo caudado.

Apresentação Clínica Pode obstruir o fluxo do LCR no forame de Monro e causar hidrocefalia obstrutiva, produzindo dor de cabeça e distúrbio visual.

Testes Diagnósticos A RM exibe massa intraventricular com captação de contraste.

Patologia
1. Grau I da OMS, astrócitos gigantes com citoplasma eosinofílico vítreo, sem anaplasia significativa. Pode expressar marcadores neuronais.
2. Na ET, a lesão representa transformação neoplásica de nódulos subependimários semelhantes a "gotas de vela".

Diagnóstico Diferencial Tumores do plexo coroide, ependimoma, subependimoma e astrocitoma.

Tratamento
1. Excisão cirúrgica para sintomas obstrutivos.
2. Resposta parcial ao tratamento com RCE e RTE.
3. Não responde ao tratamento quimioterápico.

Astrocitomas de Alto Grau

Introdução
1. Em adultos, os astrocitomas de alto grau (AAGs) são o TCP maligno mais comum (60 a 70%), incluindo o AA, oligoastrocitoma misto anaplásico (OMA) e GBM.
2. Aproximadamente 14.000 novos casos de AAG são diagnosticados a cada ano, representando 2,3% de todos os óbitos associados ao câncer. A incidência do GBM é de 3 a 4/100.000.
3. O AA apresenta um pico bimodal na 1ª e 3ª décadas de vida (idade pico, 35 a 50 anos de idade).
4. A idade pico do GBM é aos 60 anos.
5. A proporção entre o número de homens e mulheres é de 3:2.

Fisiopatologia
1. Geralmente esporádico. Uma minoria de AAG se origina dos astrocitomas de baixo grau.
2. Difícil de tratar, pois os AAGs infiltram difusamente os tecidos adjacentes e frequentemente cruzam a linha média para envolver o cérebro contralateral.
3. Associado à hiperexpressão de EGFR e PDGF, e mutações no *p16*, *PTEN* e *p53* (ver Tumores Cerebrais Primários, Fisiopatologia, Genética Molecular, acima).

Prognóstico
1. Uniformemente fatal mesmo com terapia agressiva. Ocasionalmente, há sobreviventes de longo prazo.
2. Fatores que pressagiam um prognóstico desfavorável: idade superior a 50 anos, ressecção subtotal, estado funcional ruim (KPS < 70), estado de consciência anormal.
3. Para o GBM, a sobrevida média é de 15 meses com terapia máxima.
4. Para o AA, a sobrevida média é de 2 a 3 anos com terapia máxima.
5. Para o OMA, a sobrevida média é de 3 a 5 anos com terapia máxima.

Diagnóstico
Local
Hemisférios cerebrais, especialmente os lobos frontal (40%) e temporal (30%) e, raramente, no tronco cerebral, cerebelo e medula espinal de adultos.

Apresentação Clínica
1. Os pacientes geralmente manifestam sintomas de PIC elevada (dor de cabeça, náusea, vômito), convulsões, ou achados neurológicos focais relacionados com o tamanho e local do tumor e edema peritumoral associado.
2. Os sintomas podem estar presentes até 2 anos antes do diagnóstico do AA e por vários meses com o GBM.

Testes Diagnósticos
1. Na TC e RM, tanto o AA como o GBM podem demonstrar lesões heterogêneas intensificadas pelo contraste, com edema vasogênico, efeito de massa e, frequentemente, rastros ao longo das vias da substância branca, incluindo o corpo caloso (glioma borboleta). Ocasionalmente, apresenta hemorragia ou calcificação associada. Geralmente o GBM também apresenta captação anelar e necrose central.
2. A ERM exibe picos de colina elevados (refletindo síntese ativa de membranas) e picos reduzidos de N-acetilaspartato (refletindo perda neuronal).
3. No glioma recorrente, as técnicas de PET, SPECT com tálio/tecnécio ou ERM podem ajudar a diferenciar a necrose por radiação (hipometabólica) do tumor (hipermetabólico).
4. O diagnóstico histológico depende do tecido obtido na biópsia ou craniotomia.

Patologia
1. AA (grau III da OMS): Mitoses, atipia nuclear, núcleos hipercromáticos.
2. GBM (grau IV da OMS): Áreas de necrose em pseudopaliçada, proliferação vascular endotelial, pleomorfismo e mitoses. Variantes incluem GBM de células gigantes (grandes células bizarras), GBM de pequenas células, GBM com componente oligodendroglial e gliossarcoma (composto de células fusiformes).

Diagnóstico Diferencial Inclui outros TCPs, metástases, linfoma e abscesso.

Tratamento
Cirurgia
1. Craniotomia com ressecção tumoral com máxima margem de segurança melhora os déficits neurológicos e qualidade de vida e resulta em um prolongamento modesto da sobrevida.
2. A extensão da remoção tumoral deve ser documentada com RM pós-operatória imediata, realizada com e sem contraste.
3. Se o tumor estiver em uma área eloquente e a ressecção não for possível, o mesmo deveria ser biopsiado para obter um diagnóstico histológico. Todos os esforços devem ser feitos para obter tecido da área do tumor de crescimento ativo (geralmente a área intensificada pelo contraste). As técnicas de PET e RM de perfusão podem ajudar a direcionar a biópsia.

Radioterapia
1. A RT é o tratamento padrão. Melhora os sintomas e aumenta a sobrevida em 50 a 100%.
2. Normalmente 6.000 cGy em 30 a 30 e 2 frações de 180 a 200 cGy, administradas localmente e na área adjacente ao tumor (área com alteração em T_2 mais 2 cm de margem), além do posicionamento de um cone que irá dirigir a radiação diretamente ao leito tumoral.
3. Após o término da RT, os pacientes devem ser acompanhados de perto com estudos seriados por RM.
4. Embora não haja progressão tumoral (pseudoprogressão), a necessidade de corticosteroides pode aumentar e a aparência das varreduras pode piorar nos primeiros 2 meses após o término da RT, pois a RT pode acarretar adicional disfunção da BHE.

5. Apesar da RT, 80% dos tumores recorrem no sítio primário da doença.
6. Outros métodos radioterápicos, como braquiterapia, hiperfracionamento, radiocirurgia e radiossensibilizadores, não aumentaram significativamente a taxa de sobrevida.

Quimioterapia

1. A quimioterapia adjuvante é marginalmente benéfica em prolongar a sobrevida e melhorar a qualidade de vida. No geral, produz um aumento na sobrevida média de aproximadamente 2,5 meses e um pequeno aumento nos sobreviventes a longo prazo. O benefício é maior para pacientes jovens, aqueles com AA e OMA e pacientes com metilação do promotor do gene metilguanina-DNA metiltransferase (MGMT).
2. Agentes alcalinizantes são os agentes quimioterápicos mais ativos para o AAG.
3. Temozolomida é mais eficaz que a carmustina (BCNU) ou PVC (procarbazina, lomustina [CCNU] e vincristina).
4. BCNU é administrado IV em doses de 200 mg/m^2 como dose única ou 80 mg/m^2 por 3 dias a cada 6 a 8 semanas. Geralmente seis ciclos são administrados. Toxicidades dose-limitantes incluem supressão medular, toxicidade pulmonar e hepática, e náusea.
5. PVC (procarbazina [60 mg/m^2] VO nos dias 8 a 21 a cada 6 semanas), lomustina (CCNU) (110 mg/m^2 VO a cada 6 semanas), vincristina (1,4 mg/m^2 [máximo de 2 mg] nos dias 8 e 29) a cada 6 semanas por seis ciclos. A toxicidade é similar àquela da carmustina. A vincristina pode produzir neuropatia. O tratamento isolado com lomustina está sendo cada vez mais utilizado no lugar do PVC.
6. Temozolomida é administrada com a RT (75 mg/m^2 VO diariamente por 6 semanas com a RT), seguida por 4 semanas sem tratamento e, em seguida, 150 a 200 mg/m^2 VO dias 1 a 5 a cada 28 dias por 6 a 12 meses. As toxicidades incluem náusea, fadiga e supressão medular. O uso prolongado de baixa dose de temozolomida aumenta o risco de PPC. Pacientes recebendo este regime requerem profilaxia para PPC.
7. Carboplatina, irinotecano, etoposide, tamoxifeno e ácido *cis*-retinoico apresentam mínima atividade.
8. Nos GBM recém-diagnosticados e recorrentes, discos *(wafers)* com liberação controlada de polímeros impregnados com o quimioterápico BCNU (Gliadel Wafer) são implantados por aproximadamente 2 meses na parede da cavidade cirúrgica durante a ressecção.
9. Evidências crescentes sugerem que o bevaizumabe, um anticorpo monoclonal humanizado que se liga ao fator de crescimento endotelial vascular (VEGF), possui atividade antitumoral e ajuda a reduzir o edema peritumoral e o uso de corticosteroides.

Terapias Experimentais Terapia molecular direcionada (p. ex., inibidores dos receptores do EGFR e PDFGR e várias moléculas de transdução de sinal), inibidores da angiogênese (p. ex., bevaizumabe, inibidores do VEGFR), terapia gênica viral, vacinas tumorais (com células dendríticas e peptídeos), imunotoxinas, anticorpos monoclonais e inibidores da invasão tumoral estão sendo avaliados em ensaios clínicos.

Gliomatose Cerebral

Introdução

1. A gliomatose cerebral é caracterizada pela disseminação generalizada de astrócitos neoplásicos, geralmente envolvendo um hemisfério cerebral inteiro com ou sem lesões tumorais individuais.
2. Estes tumores são raros. O pico de incidência é dos 40 aos 50 anos de idade.

Fisiopatologia

As alterações genético-moleculares na gliomatose cerebral se assemelham àquelas observadas nos astrocitomas difusos.

Prognóstico

O prognóstico é variável, porém, geralmente, similar ao do GBM.

Diagnóstico

Localização Infiltração difusa sem massas tumorais específicas; geralmente lesão profunda no tálamo e gânglios da base.

Apresentação Clínica Alterações cognitivas/neurocomportamentais, dores de cabeça, convulsões e papiledema.

Testes Diagnósticos A RM exibe áreas hipodensas homogêneas, perda da junção entre a substância branca e cinzenta, hemisférios edemaciados, hipersinal difuso em T_2 e FLAIR, e realce ausente ou mínimo.

Patologia

1. Macroscopicamente, há aumento difuso do volume cerebral e, microscopicamente, infiltração extensa na substância branca e cinzenta de células tumorais.
2. Graduada desde baixo grau até alto grau (Graus II a III da OMS).
3. Raramente um oligodendroglioma.

Diagnóstico Diferencial Processo inflamatório, infeccioso ou desmielinizante no contexto clínico apropriado.

Tratamento

1. Biópsia estereotáxica necessária para diagnóstico; geralmente não ressecável.
2. Alguns pacientes respondem temporariamente à radioterapia.
3. Resposta ocasional à temozolomida e nitrosoureias (lomustina e carmustina).

Glioma do Tronco Cerebral

Introdução

1. Em crianças, os gliomas do tronco cerebral são responsáveis por 15% dos TCPs e incluem o glioma pontino difuso (80%), glioma cervicobulbar, glioma dorsal exofítico, glioma tectal e glioma focal.
2. Em adultos, os gliomas do tronco cerebral são incomuns e responsáveis por menos de 3% dos gliomas.

Fisiopatologia

Geralmente de origem astrocítica. Em razão de sua localização, seu prognóstico geralmente é pior do que a patologia sugere.

Prognóstico

O glioma pontino difuso apresenta o pior prognóstico, com uma sobrevida média de apenas 1 ano com terapia agressiva. Os gliomas intrínsecos, focais e de baixo grau do tronco cerebral apresentam um prognóstico mais favorável: sobrevida em 5 anos de 80%.

Diagnóstico

Apresentação Clínica Os gliomas do tronco cerebral se manifestam com paralisias dos nervos cranianos (NC), ataxia, fraqueza e dormência.

Patologia Os gliomas difusos do tronco cerebral geralmente não são biopsiados. O diagnóstico é baseado nos achados de imagem característicos. Ocasionalmente, as lesões focais, especialmente quando exofíticas, podem ser biopsiadas.

Diagnóstico Diferencial Inclui ependimoma, meduloblastoma, malformação vascular, cisticercose, encefalite, tuberculoma, esclerose múltipla, encefalomielite pós-infecciosa ou gliose.

Tratamento

1. A cirurgia pode ser indicada para tumores cervicobulbares, focais, císticos ou exofíticos.
2. Biópsia (aberta ou estereotáxica guiada por TC) está indicada quando o diagnóstico do glioma de tronco cerebral for duvidoso.

3. O tratamento para os gliomas difusos de tronco cerebral é a RT (54 a 56 Gy, em frações diárias de 1,8 a 2 Gy).
4. Derivação ventriculoperitoneal pode ser necessária para hidrocefalia obstrutiva.
5. Quimioterapia com temozolomida, PCV, carboplatina de benefício limitado.

Oligodendroglioma

Introdução
1. Compreende até 20 a 30% dos gliomas (cada vez mais diagnosticado com a expansão dos critérios).
2. Ocorre, principalmente, entre 30 e 50 anos de idade, mais em homens do que em mulheres.
3. O tumor primário mais comum associado à hemorragia.

Fisiopatologia
1. Origina-se dos oligodendrócitos ou células gliais precursoras.
2. Os oligoastrocitomas mistos provavelmente se desenvolvem a partir de uma célula-tronco glial comum.
3. Muitos apresentam deleções no cromossomo 1p e 19q (devido a uma translocação desequilibrada) e hiperexpressão de *PDGF*.
4. OAs também possuem deleções nos cromossomos 9p e 10q e hiperexpressão de *CDK4*.

Prognóstico
1. Deleções no cromossomo 1p e 19q são fatores prognósticos favoráveis, visto que são sensíveis à quimioterapia e radioterapia.
2. Oligodendroglioma: sobrevida média de 8 a 15 anos.
3. Oligodendroglioma anaplásico: sobrevida média de 3 a 6 anos. O subgrupo quimiossensível e radiossensível com deleções no 1p e 19q apresenta sobrevida mais longa do que aqueles sem estas deleções.
4. Oligoastrocitomas mistos tendem a ter um prognóstico intermediário entre o OA e AA.

Diagnóstico
Localização Mais comum nos lobos frontal e temporal.

Apresentação Clínica Geralmente se manifesta com convulsões; ocasionalmente dores de cabeça, déficits focais ou mudança de personalidade.

Testes Diagnósticos A TC e RM exibem calcificação em 50 a 90%; bem demarcado, geralmente sem realce; localizado próximo à superfície cortical, com pouco ou nenhum edema; cístico (20%); hemorragia (10%). OAs geralmente realçam ao contraste.

Patologia
1. Oligodendroglioma, grau II da OMS; OA, grau III da OMS.
2. Tumores macroscopicamente macios de coloração rosa-acizentado, frequentemente com calcificações, hemorragias, cistos e vasos delicados.
3. Núcleos microscopicamente redondos com halo perinuclear (aspecto de "ovo frito" na parafina), vasos ramificados delicados (vasculatura em "tela de galinheiro"), calcificação, satelitose perineuronal (estruturas secundárias de Scherer).
4. Oligoastrocitoma misto contém componentes oligodendrogliais e astrocíticos.
5. O oligodendroglioma anaplásico apresenta alta celularidade, taxa mitótica elevada, pleomorfismo, proliferação microvascular e, ocasionalmente, necrose.

Diagnóstico Diferencial
1. O oligodendroglioma deve ser diferenciado do astrocitoma, ganglioglioma e DNT.
2. O OA pode ser confundido com o AA e GBM.

Tratamento

1. O tratamento de eleição é a ressecção cirúrgica completa que aumenta a sobrevida.
2. A RT melhora os sintomas e a sobrevida em pacientes com ressecção parcial. Pacientes com deleção no cromossomo 1p apresentam resposta aumentada à RT. Tendência para adiar a RT, pois muitos pacientes possuem tumores quimiossensíveis.
3. Aproximadamente 65% dos OAs são sensíveis à quimioterapia com PCV e radioterapia. Respostas completas são observadas em 30% dos pacientes. A maioria dos tumores com perda de ambos os cromossomos 1p e 19q é sensível à quimioterapia. Tumores com o cromossomo 1p intacto e ausência de mutações no gene *p53* são menos propensos a responder à quimioterapia.
4. Quimioterapia adjuvante com PCV aumenta a sobrevida livre de progressão, porém não a sobrevida geral. A temozolomida também é ativa no OA.
5. Tratamento do OA recentemente diagnosticado é variável. As opções incluem radioterapia com temozolomida concomitante e adjuvante, quimioterapia primeiro, com adiamento da RT, ou radioterapia primeiro com adiamento da quimioterapia até a ocorrência de recidiva.
6. Há crescentes evidências de que os oligodendrogliomas de grau II também são sensíveis ao PCV e temozolomida.

Tumores Ependimários

Introdução

1. Os ependimomas são tumores derivados das células ependimárias que revestem a superfície ventricular.
2. Os subependimomas são lesões benignas de crescimento lento que geralmente não requerem tratamento.
3. Ependimoblastoma é um tumor neuroectodérmico primitivo (TNEP) que ocorre nos primeiros 5 anos de vida.

Epidemiologia

1. Geralmente ocorre na 1ª década de vida e é o tumor intraventricular mais comum em crianças.
2. Em adultos, geralmente ocorre na medula espinal.
3. Uma preponderância masculina leve.
4. Compreende 2 a 8% de todos os TCPs, 6 a 12% dos gliomas intracranianos em crianças (muito menos comum em adultos) e 60% dos gliomas da medula espinal (o glioma da medula espinal mais comum).
5. A idade média de início do tumor na fossa posterior é de 6,5 anos. O segundo pico do tumor da medula espinal ocorre entre 30 e 40 anos de idade.

Fisiopatologia

1. Inativação do gene *NF2* no cromossomo 22 e mutações no cromossomo 11q13.
2. Amplificação do gene *mdm2* em 35% dos casos.
3. Uma incidência de 50% de perda alélica do 17p em casos pediátricos.

Prognóstico

1. Fatores prognósticos desfavoráveis: Idade inferior a 2 anos, ressecção incompleta, localização supratentorial, duração dos sintomas menor que 1 mês e histologia anaplásica.
2. A sobrevida em 5 anos após ressecção completa e radioterapia é de 70 a 87%, comparado a 30 a 40% para a ressecção parcial; a sobrevida geral em 10 anos é de 50%.
3. Em crianças, os tumores no quarto ventrículo são clinicamente mais agressivos.
4. O ependimoma anaplásico apresenta uma sobrevida em 5 anos de 12%.
5. O subependimoma é indolente e geralmente não requer tratamento.
6. O prognóstico do ependimoblastoma é desfavorável, com morte até 1 ano da cirurgia.

Diagnóstico
Local
1. Infratentorial em 60% dos casos.
2. Mais frequente no quarto ventrículo (70%), ventrículos laterais (20%) e cauda equina (10%).
3. Em adultos, geralmente ocorre na medula espinal lombossacral e filo terminal (ependimoma mixopapilar).
4. Pode se disseminar via LCR e se implantar em outros locais (12%).
5. O ependimoblastoma geralmente ocorre nos hemisférios cerebrais com frequentes metástases craniomedulares.

Apresentação Clínica
1. Tumores intracranianos produzem sintomas em decorrência da obstrução do fluxo do LCR (dores de cabeça, náusea, vômito, distúrbio visual), ataxia, tonteira, hemiparesia e sintomas de tronco cerebral.
2. Os tumores na medula espinal manifestam-se, clinicamente, como mielopatia crônica e progressiva ou síndrome da cauda equina (ver a seção de Tumor de Medula Espinal).

Testes Diagnósticos
1. A RM exibe massa intraventricular bem demarcada, heterogênea e com captação de contraste, com frequentes calcificações. Hidrocefalia obstrutiva e hemorragia podem estar presentes.
2. Uma RM da medula espinal deve ser realizada para excluir disseminação ao longo do neuroeixo.

Patologia
1. Macroscopicamente, os tumores ependimários em tecido mole, bem circunscritos e de coloração bege ocorrem.
2. Microscopicamente, são densamente celulares com rosetas ependimárias, blefaroplastos e pseudorrosetas perivasculares.
3. A forma mixopapilar é comum na cauda equina.
4. Ependimomas anaplásicos apresentam aspectos malignos, como atividade mitótica, pleomorfismo e necrose.
5. Ependimoblastoma possui rosetas ependimoblásticas em campos de células não diferenciadas.
6. O subependimoma é uma lesão benigna localizada nos ventrículos. Apresenta aspectos ependimários e astrocíticos.

Diagnóstico Diferencial Subependimoma, ependimoma anaplásico, ependimoblastoma, astrocitomas e meduloblastoma.

Tratamento
1. Ressecção cirúrgica é o tratamento de escolha; porém, muitos tumores recorrem independentemente da totalidade da ressecção.
2. Para o ependimoma e o ependimoma anaplásico, radiação local pós-operatória (4.500 a 6.000 Gy) melhora a sobrevida.
3. Radiação craniomedular é reservada para tumores com disseminação pelo LCR.
4. A quimioterapia é utilizada em crianças com menos de 3 anos de idade para retardar o início da RT.
5. Os resultados da quimioterapia geralmente são insatisfatórios.

Tumores do Plexo Coroide
Introdução
1. Os tumores do plexo coroide são derivados do epitélio do plexo coroide.
2. O pico de incidência é nas primeiras duas décadas de vida. É o tumor intracraniano mais comum no 1º ano de vida.
3. Responsável por menos de 1% de todos os tumores intracranianos.

Fisiopatologia
1. Possível participação do vírus símio 40 (VS 40) na patogênese.
2. Histologicamente, o papiloma do plexo coroide (PPC) (grau I da OMS) se assemelha ao plexo coroide normal e provavelmente representa crescimento excessivo hamartomatoso local.
3. O carcinoma do plexo coroide (CPC) (graus III a IV da OMS) representa 10% dos tumores do plexo coroide. São tumores agressivos com densa celularidade, mitose, pleomorfismo nuclear, necrose focal, perda da arquitetura papilar e invasão do tecido neural. Frequentemente se disseminam pelas vias do LCR. Geralmente ocorre em crianças com menos de 8 anos de idade.

Prognóstico
1. Favorável com PPC. Com ressecção completa, a sobrevida em 5 anos é de 80%; taxa de recidiva geral de 4,3%.
2. Desfavorável com CPC.

Diagnóstico
Local
1. Em adultos, comum no quarto ventrículo, ventrículo lateral e terceiro ventrículo.
2. Em crianças, mais comum nos ventrículos laterais e ângulo pontocerebelar (APC).

Apresentação Clínica Manifesta-se com sintomas secundários à obstrução do LCR ou produção excessiva de LCR, dores de cabeça, náusea, vômito, ataxia.

Testes Diagnósticos A RM exibe massa homogênea intensificada pelo contraste com fluxo proeminente em razão da rica vascularização; frequente calcificação.

Diagnóstico Diferencial Ependimoma, astrocitoma e metástases.

Tratamento
1. Ressecção cirúrgica.
2. RT pós-operatória para CPC; RT na recorrência para PPC.

Tumores Neuronais e Neuronais-Gliais Mistos
Introdução
1. Inicialmente, eram considerados ser hamartomas; porém, estes são tumores de células ganglionares que formam uma continuidade entre aqueles com componentes de células gliais e ganglionares mistos (gangliogliomas) e os tumores de células ganglionares relativamente puros.
2. Incluem ganglioglioma, gangliocitoma, DNT, neurocitoma e gangliocitoma displásico do cerebelo (doença de Lhermitte-Duclos).

Epidemiologia
1. Ocorre em crianças e adultos jovens nas primeiras três décadas de vida.
2. Responsável por menos de 1% das neoplasias gliais.
3. Neurocitomas ocorrem em pacientes entre 20 e 40 anos de idade.

Fisiopatologia
1. Incerta.
2. Ganho do cromossomo 7 nos neurocitomas.
3. Gangliogliomas associados à síndrome de Down, disgenesia do corpo caloso e distúrbios de migração neuronal.
4. A doença de Lhermitte-Duclos pode ocorrer como parte da doença de Cowden (neuromas mucosos e câncer de mama), um distúrbio autossômico dominante causado por mutação germinativa do gene *PTEN*.

TUMORES NEUROEPITELIAIS

Prognóstico
1. Ganglioglioma: Indolente, curado com cirurgia. Na ressecção subtotal, 41% progridem. Rara transformação maligna a partir do componente glial; sobrevida em 5 anos de 89% e em 10 anos de 84%.
2. Neurocitoma: Prognóstico bom com ressecção; recidiva e disseminação pelo LCR são raras.
3. Os DNTs são indolentes.
4. Doença de Lhermitte-Duclos: Prognóstico bom com ressecção.

Diagnóstico
Local
1. Os gangliogliomas possuem uma predileção pelo lobo temporal; porém, também ocorrem nos gânglios basais, via óptica, tronco encefálico, glândula pineal, cerebelo e medula espinal.
2. Os neurocitomas são intraventriculares, geralmente no corpo do ventrículo lateral, aderidos ao septo pelúcido. Raramente na ponte, cerebelo, medula espinal ou parênquima cerebral.
3. Os DNTs envolvem, predominantemente, o córtex cerebral, especialmente os lobos temporais.
4. A doença de Lhermitte-Duclos ocorre no cerebelo.

Apresentação Clínica
1. Os gangliogliomas geralmente se manifestam com convulsões e, com menor frequência, dores de cabeça e déficits focais.
2. Os neurocitomas se manifestam com sintomas de hidrocefalia.
3. Os DNTs geralmente apresentam convulsões parciais complexas crônicas.
4. A doença de Lhermitte-Duclos se manifesta com ataxia e hidrocefalia.

Testes Diagnósticos
1. Ganglioglioma: A RM é inespecífica e exibe uma massa bem demarcada, superficial não captante de contraste com hipersinal em T_2 e FLAIR. Pode possuir cistos ou calcificação.
2. Neurocitoma: A RM exibe massa heterogênea com múltiplos cistos, calcificação, ocasional hemorragia, realce variável; alguns apresentam um aspecto de "favo de mel" em imagens ponderadas em T_1.
3. DNT: A RM exibe massa multicística não captante de contraste, com configurações semelhantes a um giro cerebral, displasia cortical.
4. Doença de Lhermitte-Duclos: a RM exibe hiperintensidade no cerebelo na RM ponderada em T_2 e FLAIR; estas alterações apresentam um aspecto de "faixas de tigre".

Patologia
1. Gangliogliomas (Graus I a II da OMS) apresentam células neoplásicas neuronais e astrócitos neoplásicos, corpos granulares, fibras de Rosenthal, grandes células ganglionares irregulares e infiltrados perivasculares.
2. Neurocitomas (Grau I da OMS) apresentam células neuronais pequenas, uniformes, bem diferenciadas. São frequentemente diagnosticados erroneamente como oligodendrogliomas.
3. DNTs (Grau I da OMS) apresenta um elemento glioneuronal, componente nodular e displasia cortical.
4. Gangliocitomas (Grau I da OMS) são células neoplásicas bem diferenciadas com características neuronais e ausência de transformação maligna.
5. Doença de Lhermitte-Duclos (Grau I da OMS) possui um gangliocitoma displásico confinado ao cerebelo; camada de células de Purkinje está ausente.

Tratamento
1. Ressecção cirúrgica; ressecção completa é curativa para todas estas condições.
2. RT pode ter um papel limitado em gangliogliomas recorrentes.
3. Gangliogliomas anaplásicos podem responder à quimioterapia com temozolomida ou PVC.

Tumor do Parênquima Pineal

Introdução
1. Tumores raros, responsáveis por menos que 1% de todos os tumores intracranianos; 14 a 30% dos tumores da região pineal.
2. O pineocitoma geralmente ocorre entre 25 e 35 anos de idade; o pineoblastoma é mais comum nas primeiras 2 décadas de vida.

Fisiopatologia
Deriva de pinócitos na glândula pineal.

Prognóstico
1. O pineocitoma é um tumor de crescimento lento e apresenta prognóstico favorável após ressecção; a sobrevida em 5 anos é de 86%.
2. O pineoblastoma apresenta prognóstico mais desfavorável; sobrevida em 5 anos menor que 50%.
3. Os tumores do parênquima pineal de diferenciação intermediária (TPPDIs) apresentam prognóstico intermediário.

Diagnóstico
Local Glândula pineal; o pineoblastoma apresenta metástases leptomeníngeas relativamente frequentes.

Apresentação Clínica
1. Geralmente se manifesta com hidrocefalia não comunicante em consequência da obstrução do aqueduto de Sylvius e síndrome de Parinaud (paresia da supraversão, nistagmo de convergência-retração, dissociação luz-perto) devido à compressão do teto mesencefálico. Oftalmoplegia, ataxia, fraqueza, dormência e perda da memória também podem ocorrer.
2. Disfunção hipotalâmica (DI, puberdade precoce) quando tumores invadem anteriormente; transtorno do sono em razão da regulação anormal da melatonina.

Testes Diagnósticos
1. A RM exibe uma massa na região pineal de realce variável, com ou sem realce leptomeníngeo.
2. A alfa-fetoproteína (AFP) (tumores do saco vitelínico) e a β-gonadotrofina coriônica humana (β-hCG) (coriocarcinoma) no soro e LCR são negativas, ajudando a excluir os tumores de células germinativas.
3. Quando não contraindicado, verificar a citologia do LCR e RM realçada por contraste da medula espinal para excluir metástases leptomeníngeas.

Patologia
1. Deslocamentos macroscópicos de estruturas adjacentes; não invade; pode se disseminar para as leptomeninges.
2. Pineocitoma: Bem diferenciado com células pequenas, uniformes e maduras que se assemelham aos pinócitos.
3. TPPDI, assim como o nome sugere, possui um aspecto histológico intermediário.
4. O pineoblastoma é um tumor de alto grau e histologicamente idêntico aos TNEPs. Composto de folhetos celulares de pequenas células com núcleos redondos/irregulares e citoplasma escasso. Ocasionais rosetas de Homer-Wright ou de Flexner-Wintersteiner.

Diagnóstico Diferencial Tumores de células germinativas (germinoma, teratoma, dermoide, coriocarcinoma, carcinoma embrionário, tumor do seio endodérmico [saco vitelínico]), astrocitoma, ependimoma, PPC, meningioma, metástases e lesões não neoplásicas, incluindo cisto pineal, cisto aracnoide, malformação arteriovenosa, aneurisma da veia de Galeno e malformação cavernosa.

Tratamento
1. Exploração cirúrgica e ressecção completa.
2. Derivação ventricular para hidrocefalia.
3. Radiação local para pineocitoma incompletamente ressecado ou recorrente.
4. RT craniomedular para pineoblastoma e TPPDI.
5. A função da quimioterapia não é clara; porém, normalmente é realizada para pineoblastoma e frequentemente para TPPDI.
6. Os agentes quimioterápicos incluem a cisplatina, carboplatina, etoposida, ciclofosfamida e vincristina.

Meduloblastoma

Introdução
1. Os meduloblastomas são os tumores malignos mais comuns (20%) na infância.
2. Compreendem mais de 1/3 de todos os tumores pediátricos da fossa posterior.
3. Incidência de 0,5/100.000.
4. A proporção entre o número de pacientes do sexo masculino e feminino é de 2:1.
5. Ocorre na 1ª década de vida (5 a 9 anos de idade), 70% são diagnosticados antes dos 20 anos de idade. Segundo pico na 2ª e 3ª décadas de vida (30% dos casos).

Fisiopatologia
Noventa por cento são esporádicos; porém, podem ocorrer na síndrome de Gorlin (carcinomas de células basais, anomalias congênitas) causada por mutação germinativa do gene que codifica o gene *sonic hedgehog* PTCH. Também pode derivar da síndrome de Turcot causada pela mutação germinativa do gene polipose adenomatosa do cólon (APC). Raramente, ocorrem em pacientes com ataxia-telangiectasia, xeroderma pigmentoso ou síndrome de Li-Fraumeni.

Prognóstico
1. Pacientes geralmente classificados em grupos de alto risco ou risco padrão.
2. Os fatores de alto risco incluem doença residual superior a 1,5 cm^3, metástases detectadas por RM realçada por contraste e células malignas no LCR obtidas por PL.
3. A taxa de sobrevida em 5 anos para os pacientes de risco padrão é de aproximadamente 70 a 80%. A taxa de sobrevida em 10 anos é superior a 50%.
4. A taxa de sobrevida em 5 anos para pacientes de alto risco é de 40 a 60%.
5. Lactentes tendem a ter um prognóstico mais desfavorável do que os grupos de idade mais avançada.
6. Variante desmoplásica associada a prognóstico melhor.
7. Tumores expressando o receptor para neurotrofina-3, TrkC, apresentam prognóstico melhor; a expressão elevada de receptores para neuroregulina erbB2 e erbB4 e de *c-myc* está associada a pior prognóstico.

Diagnóstico
Local
1. Linha média do cerebelo, vérmis inferior (85%) e quarto ventrículo.
2. Tende a infiltrar os hemisférios cerebelares e frequentemente (25 a 30% dos casos) apresentam metástases leptomeníngeas (metástases em gota). Metástases sistêmicas são raras (osso e pulmão).
3. A variante desmoplásica (15%) é mais lateral no hemisfério cerebelar.

Apresentação Clínica
1. A maioria dos tumores manifesta-se, clinicamente, com sinais de PIC elevada (dor de cabeça, náusea e vômito) em razão da obstrução do fluxo liquórico. Os pacientes também podem apresentar ataxia e diplopia.
2. Em grupos de pacientes de idade mais avançada, o tumor geralmente ocorre nos hemisférios cerebelares, resultando em ataxia axial e disfunção cerebelar.

Testes Diagnósticos
1. A RM ou TC exibe um tumor hiperintenso intensificado pelo contraste, geralmente na linha média, distorcendo ou ocluindo o quarto ventrículo e produzindo hidrocefalia. Calcificação pode estar presente.
2. Alta tendência a metastatizar para outras partes do SNC; portanto, a imagem de todo o neuroeixo deve ser obtida.
3. Também pode metastatizar para fora do SNC, para o osso; portanto, uma varredura óssea e aspirado da medula óssea devem ser frequentemente realizados.

Patologia
1. Massa macroscopicamente macia, de cor cinza-roseada, granular com necrose.
2. Microscopicamente, os tumores são altamente celulares com núcleos abundantes, de formato redondo ou oval e coloração escura, e citoplasma escasso e indiferenciado, típico de "tumores de células pequenas, redondas e azuis". Mitoses e células apoptóticas são abundantes. Presença de rosetas de Homer-Wright (folhetos de células formando rosetas ao redor de uma área central preenchida por processos neuríticos) em até 40% dos casos.
3. Apresenta diferenciação neuronal e glial e alguns com diferenciação mesenquimal.
4. A variante desmoplásica possui quantidade abundante de reticulina e colágeno.

Diagnóstico Diferencial Astrocitomiomas, ependimomas, ependimoblastoma, TNEP de grandes células (curso agressivo), medulomioblastoma (contém células musculares imaturas, malignas), TNPE melanótico e tumores embrionários (tumores teratoides ou rabdoides atípicos, altamente malignos e resistentes à terapia).

Tratamento
1. Ressecção cirúrgica é necessária para aliviar o efeito de massa e alguns pacientes podem necessitar de uma derivação VP para descompressão.
2. A meta é a ressecção cirúrgica máxima, pois tumor residual superior a 1,5 cm está associado a um risco elevado de recidiva.
3. A cirurgia ocasionalmente é complicada por "mutismo cerebelar" (mutismo e labilidade emocional).
4. RT craniomedular indicada em todos os pacientes após a cirurgia.
5. Geralmente, uma RT com 5.000 a 5.580 cGy é administrada à fossa posterior e uma dose de 3.600 cGy aplicada ao restante do crânio e medula espinal de pacientes de alto risco.
6. RT craniomedular de 2.400 cGy para pacientes de risco padrão, especialmente aqueles com menos de 5 anos de idade.
7. RT craniomedular frequentemente produz complicações neurocognitivas em crianças.
8. Estudos atuais estão avaliando a terapia combinada em crianças de baixas doses de RT craniomedular e quimioterapia, a fim de reduzir as complicações a longo prazo da RT.
9. Geralmente, um reforço de dose com RCE é realizado a quaisquer nódulos residuais de tumor.
10. Sensível à quimioterapia: terapia adjuvante com agentes como cisplatina e etoposida, e ciclofosfamida e vincristina. Outros agentes ativos incluem lomustina, procarbazina e carboplatina. A quimioterapia adjuvante melhora a sobrevida em pacientes com doença de alto risco, assim como em pacientes com doença de risco-padrão.
11. Há controvérsia com relação ao uso de quimioterapia antes e após a RT. Não há evidências de que a quimioterapia pré-radiação seja mais eficaz.
12. Em lactentes e crianças pequenas, a quimioterapia é, ocasionalmente, utilizada de modo isolado e a RT adiada até que eles tenham 3 ou mais anos de idade.

TUMORES EM NERVOS CRANIANOS E MEDULARES
Schwannoma
Introdução
1. Os schwannomas são tumores benignos originados em células de Schwann, na junção entre as células gliais e a células de Schwann (zona de Obersteiner-Redlich) dos nervos periféricos.

TUMORES EM NERVOS CRANIANOS E MEDULARES

2. Os schwannomas vestibulares (neuroma do acústico) se originam na porção vestibular do oitavo nervo.
3. Na periferia, estes tumores se originam nas raízes dorsais paravertebrais e nervos cutâneos.

Epidemiologia
1. A incidência é de 1/100.000, com uma razão entre o número de mulheres e homens de 1,5:1.
2. Ocorre na vida adulta média e raramente na infância.
3. Geralmente se origina do nervo vestibular (normalmente solitário; frequentemente bilateral na NF2).
4. Os schwannomas vestibulares são responsáveis por 8% de todos os tumores intracranianos e 80% dos tumores do ângulo pontocerebelar (APC) em adultos.

Fisiopatologia
1. Incidência elevada na NF2. Os pacientes geralmente apresentam schwannomas do acústico bilaterais e múltiplos schwannomas raquidianos e cranianos, meningiomas e gliomas.
2. Mutações inativadoras do gene *NF2* também são frequentes nos schwannomas espontâneos.

Prognóstico
1. Tumores de crescimento lento, geralmente curados por cirurgia.
2. Rara degeneração maligna no SNC, porém mais comum no sistema nervoso periférico (SNP).

Diagnóstico
Local Mais comum no NC VIII no ACP; porém, pode ocorrer em qualquer local onde as células de Schwann estão presentes (outros NCs, nervos raquidianos e troncos nervosos periféricos).

Apresentação Clínica
1. Geralmente inclui perda auditiva unilateral, tinito e oscilações causados por disfunção do nervo acústico. Este quadro evolui durante meses a anos.
2. Disfunção de outros NCs e do tronco cerebral ocorre se o volume tumoral é muito grande (disfunção do nervo trigêmio [perda do reflexo corneano, dormência facial], fraqueza facial, ataxia, vertigem).
3. Vertigem isolada é incomum como sintoma inicial.

Testes Diagnósticos
1. Audiometria é útil para detectar perda auditiva neurossensitiva unilateral.
2. Potenciais evocados auditivos do tronco encefálico anormais em mais de 90% dos pacientes (aumento da latência interpico I-III e I-V).
3. RM com gadolínio é a modalidade de imagem mais sensível e exibe uma massa intradural e extra-axial intensificada pelo contraste.
4. Na medula espinal, o tumor pode se estender através do forame intervertebral, resultando em um aspecto de ampulheta.
5. A TC é útil para delinear a anatomia dos ossos envolvidos.

Patologia
1. Dois padrões histológicos são observados: Antoni A (células compactas, alongadas com ocasional presença de paliçada nuclear) e Antoni B (tecido frouxo, reticulado).
2. As células de Schwann originam-se na periferia do nervo; geralmente são encapsuladas e comprimem, porém não invadem, o tecido neural adjacente.

Diagnóstico Diferencial
1. O tumor do APC mais comum. O diferencial inclui meningioma, colesteatoma, epidermoide, doença metastática e glioma.
2. Os schwannomas que se originam das raízes espinais podem-se assemelhar aos meningiomas e neurofibromas.

Tratamento
1. Pequenas lesões assintomáticas geralmente podem ser observadas e tratadas apenas se aumentarem de tamanho.
2. Ressecção cirúrgica pode ser completa para tumores menores que 2 cm, podendo preservar a audição em 50 a 75% dos pacientes.
3. Morbidade cirúrgica está associada ao tamanho do tumor (inferior a 5% para tumores menores que 2 cm, 20% para tumores maiores que 4 cm) e inclui paralisia facial, perda auditiva, fístula liquórica, desequilíbrio e dor de cabeça.
4. O tratamento precoce também deve ser considerado quando a audição é boa, visto que o atraso pode resultar em comprometimento auditivo.
5. Provavelmente a RCE é igualmente eficaz, especialmente em pacientes mais velhos e naqueles em alto risco para cirurgia. A RTE fracionada está associada à menor morbidade.

Neurofibroma
Introdução
1. Os neurofibromas são constituídos por células de Schwann, fibroblastos e células perineurais e geralmente são benignos.
2. Quase sempre associado à NF1 e normalmente múltiplos.
3. Os tumores malignos de nervo periférico (TMNPs) ocorrem em 1/10.000 e surgem como tumor primário ou secundário à degeneração sarcomatosa de um neurofibroma plexiforme preexistente.

Fisiopatologia
Associado à NF1.

Prognóstico
Lesões adicionais tendem a aparecer e, na NF1, pode ocorrer degeneração maligna.

Diagnóstico
Local Envolve, principalmente, as raízes dorsais dos nervos raquidianos, os principais troncos nervosos ou nervos periféricos. O envolvimento de NCs é muito raro.

Apresentação Clínica Os neurofibromas cutâneos se manifestam como pequenas massas indolores. Os neurofibromas que se originam nas raízes nervosas podem-se manifestar com dor e distúrbio sensitivo-motor.

Testes Diagnósticos A RM exibe expansão do forame neural com erosão dos pedículos em neurofibromas que se originam nas raízes nervosas.

Patologia
1. Hiperplasia das células de Schwann e elementos fibrosos do nervo. O tumor é constituído por células hipercromáticas alongadas e onduladas, com núcleos fusiformes e um fundo mucoide desordenadamente frouxo com fibrilas de colágeno. As fibras nervosas estão entrelaçadas no tumor.
2. Neurofibroma plexiforme associado à NF1, que possui uma incidência aumentada de transformação maligna.
3. Os tumores malignos da bainha de nervos periféricos (TMBNPs) são sarcomas altamente malignos, muitos ocorrendo na NF1 com neurofibroma plexiforme preexistente.

Diagnóstico Diferencial Os perineuriomas se originam dos pericitos.

Tratamento
1. Descompressão cirúrgica paliativa conforme necessário.
2. RT ocasionalmente é útil em tumores malignos.

TUMORES MENÍNGEOS

Meningioma

Introdução

1. Originam-se de células que formam a camada externa das granulações aracnóideas do cérebro (células aracnóideas superficiais).
2. O meningioma é o tumor benigno mais comum e o segundo TCP mais comum em adultos.
3. Representa aproximadamente 33% de todas as neoplasias intracranianas e 25% dos tumores intramedulares.
4. Raro nas primeiras duas décadas de vida e, após, a incidência aumenta progressivamente.
5. A incidência aumenta com a idade.
6. Forte predominância feminina (3:2).
7. Possivelmente, a maior incidência ocorre em pacientes com câncer de mama.
8. Gravidez pode estar associada à progressão do tumor (forte influência hormonal).

Fisiopatologia

1. Os fatores de risco conhecidos são o gênero feminino, avanço da idade, NF2 e histórico de radiação craniana.
2. Os meningiomas apresentam deleções parciais ou completas do cromossomo 22.
3. Pacientes com NF2 podem ter múltiplos meningiomas.
4. Os receptores de progesterona estão presentes em 70% dos tumores, desempenhando um papel no crescimento do tumor.
5. PDGF, EGFR, VEGF e seus receptores são expressados nos meningiomas.

Prognóstico

1. Excelente para a maioria dos pacientes. Sobrevida média superior a 10 anos.
2. A maioria são lesões de crescimento lento que permanecem estáveis por muitos anos.
3. Noventa por cento dos meningiomas são benignos (grau I da OMS); 4,7 a 7,2% são meningiomas atípicos (grau II da OMS) e 1 a 2,8% são meningiomas anaplásicos (grau III da OMS), que apresentam prognóstico muito pior. A sobrevida média para os meningiomas anaplásicos é inferior a 2 anos.
4. A recorrência está relacionada com a totalidade da ressecção e com a localização.
5. Os fatores de prognóstico desfavorável incluem características histológicas papilares, grande número de figuras mitóticas e invasão do tecido cortical pelas células tumorais.

Diagnóstico

Local

1. Geralmente extra-axial e intracraniano.
2. Noventa por cento são supratentoriais envolvendo as convexidades cerebrais (50%; convexidade parassagital, foice ou convexidade lateral), base do crânio (40%, asa do esfenoide, goteira olfatória ou suprasselar), fossa posterior, forame magno, região periorbitária, fossa temporal e sistema ventricular.
3. Os tumores intramedulares são responsáveis por 25% dos tumores medulares primários e geralmente estão localizados no segmento torácico.

Apresentação Clínica

1. Manifesta-se com convulsões, dores de cabeça e déficits focais.
2. Mais de 20% são assintomáticos e um achado incidental.
3. Os meningiomas medulares manifestam-se com dor, fraqueza, dormência e oscilação da marcha.

Testes Diagnósticos

1. RM ou TC com contraste exibe uma massa extra-axial bem definida, com captação homogênea de contraste, que pode estar calcificada. A presença de edema geralmente indica um tumor de maior grau ou um meningioma secretório.
2. Os meningiomas podem não ser detectados nas sequências ponderadas em T_1 e T_2, pois, quando comparados ao cérebro e à medula espinal, são isointensos a ligeiramente hipointensos.
3. O sinal da "cauda dural" na margem do tumor é característico.
4. A venografia por RM ou angiografia por TC podem ser úteis para determinar a patência dos seios venosos adjacentes.

Patologia

1. O exame macroscópico mostra massas bem circunscritas, de consistência elástica a firme, que indentam, porém não invadem, o cérebro. Na crista esfenoidal podem ser meningiomas em placa.
2. Microscopicamente, o exame revela corpos de psamoma e pseudoinclusões intranucleares; positivo para antígeno epitelial de membrana.
3. Variantes benignas (grau I da OMS): Variantes meningoteliais, fibroblásticas, transicionais, psamomatosa, secretória, microcística, cordoide, rica em linfoplasmócitos, metaplásica e de células claras.
4. Meningiomas atípicos (grau II da OMS): Atividade mitótica elevada (quatro mitoses por 10 campos de grande aumento) e celularidade aumentada, células pequenas com razão núcleo/citoplasma alta, nucléolos proeminentes, crescimento desorganizado e necrose espontânea.
5. Meningioma anaplásico (maligno) (grau III da OMS): Meningioma papilar, rabdoide e maligno são mais agressivos com altas taxas de metástases.

Diagnóstico Diferencial Metástases durais, hemangiopericitoma, hemangioblastoma, melanocitoma, meningioangiomatose, sarcoma, tumor fibroso solitário e melanoma.

Tratamento

1. Lesões assintomáticas (< 2 cm sem edema) são frequentemente observadas nas imagens de rotina realizadas para problemas não relacionados, podendo ser acompanhadas clinicamente e com imagens seriadas.
2. Lesões assintomáticas próximas de estruturas vitais devem ser consideradas para ressecção em razão da elevada taxa de morbidade operatória.
3. Lesões sintomáticas ou em crescimento devem ser ressecadas.
4. A remoção cirúrgica completa de um meningioma confere sobrevida a longo prazo livre de doença: 95% em 5 anos; 70 a 90% em 10 anos e menos que 70% em 15 anos. A ressecção subtotal confere sobrevida livre de doença em 5 anos inferior a 63%, 45% em 10 anos e 8% em 15 anos.
5. A RT pode ser indicada para pacientes com sintomas progressivos em decorrência de meningioma recorrente em que a cirurgia é subtotal ou contraindicada. A sobrevida livre de doença em 10 anos é de aproximadamente 70%, aproximando-se daquela de pacientes sendo submetidos a uma ressecção cirúrgica completa.
6. Pacientes com meningiomas atípicos ou anaplásicos devem receber RT após a cirurgia. As taxas de controle em 10 anos após a RT para o meningioma atípico e meningioma maligno são de 13 e 0%, respectivamente.
7. A RCE é uma opção para tumores inferiores a 3 cm e não adjacentes a estruturas vitais. A RTE fracionada pode ser utilizada para tumores maiores e para aqueles próximos de estruturas vitais.
8. Embora os meningiomas expressem receptores estrogênicos e de progesterona, os anticorpos antiestrogênio e antiprogesterona (RU486) não têm demonstrado eficácia nos estudos clínicos.
9. Relatos anedóticos com relação à eficácia da quimioterapia (hidroxiureia, interferon α); porém, a eficácia é limitada.
10. Ensaios clínicos usando inibidores do VEGFR (sunitinib) e análogos da somatostatina estão em andamento.

Hemangiopericitoma
1. Considerado ser uma entidade diferente dos meningiomas.
2. Tumor densamente celular e vascular que se origina da dura.
3. Apresentação clínica, diagnóstico e tratamento (cirurgia e RT) similares àqueles para meningioma atípico.
4. Sessenta por cento de sobrevida em 15 anos.

Hemangioblastoma
Introdução
Responsável por 7% dos tumores da fossa posterior. A causa mais comum de tumor intra-axial da fossa posterior em adultos.

Fisiopatologia
Vinte por cento dos hemangioblastomas estão associados à síndrome de von Hippel-Lindau (VHL). Distúrbio autossômico dominante causado por mutação germinativa do gene *VHL*, causando hiperexpressão constitutiva de VEGF. Associado a angiomas da retina, carcinoma de células renais, feocromocitomas e adenomas pancreáticos, cistos pancreáticos e hepáticos, e policitemia.

Prognóstico
Favorável para os hemangioblastomas isolados; curado se ressecado completamente. O prognóstico de pacientes com VHL é mais desfavorável. Dependente da extensão e local dos hemangioblastomas e outros tumores.

Diagnóstico
Apresentação Clínica
1. Idade, 30 a 65 anos.
2. Dores de cabeça, ataxia e déficits neurológicos focais. Alguns pacientes podem apresentar sintomas de lesões associadas como parte da síndrome de VHL (sintomas visuais provenientes de angiomas da retina e sintomas provenientes de carcinomas renais e feocromocitomas).

Testes Diagnósticos A RM geralmente exibe lesão cística intensificada pelo contraste com nódulo mural.

Patologia Macroscopicamente, os hemangioblastomas são bem circunscritos, vasculares, geralmente tumores císticos contendo lipídio amarelado e nódulo na parede cística. Microscopicamente, há 3 tipos celulares (estromal, endotelial e pericítico). A parede cística pode conter fibras de Rosenthal (difícil de diferenciar do astrocitoma pilocítico). Aglomerados de células espumosas separadas por espaços vasculares preenchidos por sangue.

Diagnóstico Diferencial Astrocitoma pilocítico, metástases, ependimoma, meduloblastoma e malformação vascular.

Tratamento
1. Lesões pequenas e assintomáticas podem ser observadas.
2. Excisão cirúrgica é o tratamento de escolha. Tumores frequentemente muito vasculares.
3. RT e RCE podem ser benéficas para tumores recorrentes ou inoperáveis.
4. Ensaios clínicos usando inibidores do VEGF estão em andamento.

Linfoma Primário do Sistema Nervoso Central
Introdução
1. O LPSNC é um linfoma não Hodgkin (LNH) difuso, confinado ao SNC.
2. Em maioria (90%) são linfomas de células B, tipos celulares grandes e difusos e classificados como um LNH de estágio I_E.

Epidemiologia

1. Quatro por cento de todos os tumores do SNC; 1% do LNH. Incidência de 0,43/100.000. Incidência ligeiramente maior em homens.
2. Incidência elevada em pacientes imunocomprometidos (pacientes com a síndrome da imunodeficiência adquirida [AIDS], receptores de órgãos transplantados), em parte ocasionada por melhor detecção.
3. Três por cento dos pacientes com AIDS desenvolvem LPSNC durante o curso de suas doenças.
4. Por razões desconhecidas, a incidência aumentou em aproximadamente 3 vezes entre os hospedeiros imunocompetentes e pacientes idosos do sexo masculino.
5. Frequentemente se dissemina para as leptomeninges (25%) e humor vítreo (20%).
6. Em hospedeiros imunocompetentes, a idade média é de 50 a 60 anos e em pacientes imunocomprometidos é de 30 anos.

Fisiopatologia

1. Há controvérsia com relação ao sítio de origem em pacientes imunocompetentes. Não há fatores de risco conhecidos.
2. Em pacientes imunocomprometidos, está relacionado com a proliferação descontrolada de células B latentemente infectadas pelo vírus Epstein-Barr (EBV).

Prognóstico

1. Altamente maligno, sobrevida média de apenas 3,3 meses com tratamento de suporte.
2. RT isolada prolonga a sobrevida média para 12 a 18 meses.
3. Em pacientes imunocompetentes, a sobrevida média é de 19 a 42 meses com tratamento máximo.
4. Em pacientes imunocomprometidos, a sobrevida média é de 6 a 16 meses com tratamento máximo.
5. Disseminação para o neuroeixo (60%) e linfoma sistêmico (10%) em pacientes que sobrevivem 1 ano após a radioterapia.

Diagnóstico

Local

1. Periventricular, subcortical e geralmente multifocal em 40% dos casos (90% em pacientes com AIDS).
2. Infiltração vítrea ou da retina (20%), algumas vezes limitada apenas ao olho.
3. Infiltração meníngea difusa (40%).
4. Ocasional envolvimento da medula espinal.

Apresentação Clínica

1. Frequentemente se manifesta com alterações cognitivas e comportamentais. Alguns pacientes podem apresentar dor de cabeça, convulsões e déficits focais.
2. Sintomas multifocais em quase 50% dos casos.
3. Os sintomas podem estar presentes 1 a 2 meses antes do diagnóstico.

Testes Diagnósticos

1. RM hipodensa em imagens ponderadas em T_1, isodensa ou hipodensa em imagens ponderadas em T_2. Geralmente imagens com captação homogênea de contraste. Em pacientes imunocomprometidos, as lesões podem apresentar realce anelar. Geralmente periventricular, podendo envolver as estruturas profundas, como os gânglios da base.
2. A SPECT com gálio^{67} e tálio^{201} e PET exibem captação elevada nos LPSNCs, ajudando a diferenciá-los das infecções.
3. Avaliação oftalmológica é essencial para excluir o envolvimento ocular (20% dos LPSNCs) pelo exame com lâmpada de fenda.
4. Estadiamento para excluir linfoma sistêmico com PET/TC (3% dos pacientes são identificados com doença extraneural). O valor da biópsia de medula óssea é controverso.

5. Biópsia (geralmente estereotáxica) ou análise do LCR é necessária para o diagnóstico.
6. PL para análise do LCR exibe pleocitose linfocítica em mais de 50% dos casos, proteína elevada em 85 e até 90% de citologia positiva com três PLs. A PCR para detecção de rearranjo do gene IgH pode ser mais sensível, porém ainda não é amplamente utilizada.
7. O uso de esteroides antes da retirada da amostra tecidual pode reduzir o rendimento diagnóstico. A administração de esteroides deve ser adiada até depois da biópsia, se possível.
8. Teste para HIV deveria ser realizado em todos os pacientes.

Patologia
1. Macroscopicamente, mais demarcados que gliomas difusos, aspecto granular de coloração marrom-claro.
2. Grau IV da OMS. Microscopicamente, orientação perivascular das células (angiocêntrica), geralmente expandindo a parede vascular com deposição de reticulina. Necrose é comum. Núcleos não coesivos, grandes e irregulares, nucléolos proeminentes, citoplasma escasso, geralmente grandes células B, porém, ocasionalmente, células T.

Diagnóstico diferencial
1. Infecções – especialmente em pacientes HIV-positivos, incluindo infecções oportunistas, como toxoplasmose (mais comum), abscessos por criptococos, tuberculoma, abscessos por nocardia, gomas sifilíticas e abscessos por *Candida*.
2. Metástases de neoplasias ocultas em outros locais que o SNC, gliomas, linfoma intravascular ou sistêmico, e vasculite.

Tratamento
1. Biópsia para diagnóstico histológico geralmente é necessária. Nenhum benefício da ressecção.
2. Noventa por cento dos pacientes respondem à RT (geralmente RT de todo o cérebro com 4.000 cGy +/- 1.400 a 2.000 cGy de reforço de dose na área tumoral); porém, o tumor recorre em 1 a 2 anos.
3. Corticosteroides: 40% apresentam resposta parcial ou completa, porém o tumor recorre rapidamente.
4. A quimioterapia é cada vez mais o primeiro tratamento de escolha.
5. Alta dose de metotrexato IV (HDMTX) (3,5 a 8 g/m^2) apresenta um índice de resposta de 50 a 80%.
6. Outros agentes ativos incluem procarbazina, citarabina em alta dose, lomustina, vincristina, rituximab, temozolomida e premetrexed.
7. Não há um regime terapêutico padrão; porém, a maioria dos pacientes é tratada com quimioterapia (que deveria incluir HDMTX), algumas vezes seguida por radioterapia. A sobrevida média aumentou para mais de 40 meses.
8. A penetração do HDMTX no LCR é boa. Provavelmente não há necessidade de quimioterapia intratecal adicional para tratar a doença leptomeníngea.
9. O uso de MTX antes da RT reduz o risco de leucoencefalopatia. No entanto, a RT em pacientes acima de 60 anos ainda está associada à leucoencefalopatia significativa. A tendência é de adiar a RT nestes pacientes e tratá-los apenas com quimioterapia.

Tumores de Células Germinativas
Introdução
1. O tumor mais comum na glândula pineal (60%) sendo a maioria maligna.
2. O pico de incidência é na 2ª década de vida, predominantemente em homens (3:1); 95% ocorrem antes dos 33 anos de idade.
3. Os germinomas são responsáveis por 60% dos tumores de células germinativas e os teratomas e tumores mistos de células germinativas por 20 a 30%. Carcinoma embrionário, tumor do seio endodérmico (saco vitelínico) e coriocarcinoma são raros.

Fisiopatologia

Originam-se das células germinativas primitivas nas regiões pineais ou hipotalâmicas. Histologicamente indistinguível dos tumores que ocorrem nas gônadas de adultos jovens.

Prognóstico

1. Teratomas benignos apresentam sobrevida em 5 anos de 100%.
2. Germinomas apresentam sobrevida em 5 anos de 80 a 90% após cirurgia e RT. Alguns pacientes foram curados.
3. Tumores malignos de células germinativas não germinomatosos apresentam prognóstico desfavorável. A sobrevida raramente é superior a 2 anos.

Diagnóstico

Local Linha média da glândula pineal, regiões selar e suprasselar, fossa posterior e região sacrococcígea.

Apresentação Clínica

1. Síndrome de Parinaud (paresia da supraversão, nistagmo de convergência-retração, dissociação luz-perto) secundária à compressão do teto mesencefálico.
2. Hidrocefalia obstrutiva.
3. Tumores suprasselares podem se manifestar com sintomas visuais e disfunção hipotalâmica e endócrina.
4. O teratoma está associado à espinha bífida se localizado na região sacrococcígea.

Testes Diagnósticos

1. RM ou TC do cérebro: a maioria dos tumores exibe calcificação. Geralmente realça significantemente com contraste. Os teratomas possuem aspecto heterogêneo com áreas sólidas e císticas e frequentemente áreas de gordura e calcificação.
2. RM da medula espinal e exame do LCR são necessários para determinar a extensão da disseminação tumoral pelo LCR.
3. Marcadores tumorais séricos e liquóricos podem ser úteis. Estes incluem a AFP (tumor do seio endodérmico, carcinoma embrionário e teratoma maligno) e β-hCG (germinoma, teratoma, coriocarcinoma, carcinoma embrionário, teratoma maligno e tumor de células germinativas indiferenciadas). Os germinomas raramente secretam marcadores (menos de 10% secretam β-hCG).
4. Avaliação endócrina e exame do campo visual (lesões suprasselares).

Patologia

1. O germinoma é composto de grandes células germinativas malignas e pequenos linfócitos reativos.
2. O teratoma apresenta as três camadas de células germinativas (epidérmica, dérmica, vascular, glandular, muscular, neural, cartilaginosa).
3. O tumor do saco vitelínico é composto de células epiteliais de aspecto primitivo.
4. O carcinoma embrionário é composto de grandes células que proliferam em folhetos e formam papilas.
5. O coriocarcinoma contém citotrofoblastos e células sinciciotrofoblásticas gigantes.

Diagnóstico Diferencial O mesmo que para os tumores do parênquima da pineal e adenomas hipofisários, dependendo do local.

Tratamento

1. Biópsia estereotáxica para tumores com evidência de disseminação pelo LCR e nível elevado de AFP.
2. A biópsia aberta possibilita uma amostra tecidual mais precisa.
3. A ressecção é apropriada para patologias mais benignas, como o teratoma.

4. Derivação ventricular para hidrocefalia.
5. Germinomas são altamente radiosensíveis (radiação focal de 4.500 a 5.000 cGy).
6. Radiação craniana para todos os outros tumores de células germinativas.
7. RT craniomedular é reservada para pacientes com evidência de disseminação pelo LCR.
8. A RCE é utilizada para tratar áreas residuais de tumor após a RT convencional.
9. A quimioterapia é utilizada para tumores malignos de células germinativas não germinomatosos. Ampla variedade de regimes terapêuticos foi tentada, incluindo aqueles derivados de tratamentos para câncer testicular, como cisplatina, vimblastina, bleomicina ou cisplatina, etoposida e ifosfamida.

Lesões Pseudotumorais e Cistos

Introdução
1. Há diversas lesões não neoplásicas que podem ser encontradas incidentalmente, incluindo cistos epidermoides e dermoides, lipomas e hamartomas.
2. Os cistos epidermoides e dermoides representam aproximadamente 2% dos tumores intracranianos.
3. Os cistos coloides afetam adultos jovens a indivíduos de meia-idade.
4. O hamartoma hipotalâmico é uma lesão displásica, que geralmente ocorre na 1ª década de vida.

Fisiopatologia
Geralmente lesões incidentais ocasionados por restos de tecido embrionário que permanecem no sistema nervoso.

Prognóstico
Estas são lesões benignas que podem ser ressecadas normalmente. Os cistos epidermoides e dermoides podem recorrer.

Diagnóstico
Local
1. O cisto epidermoide geralmente é encontrado no APC, nas regiões intrasselares e suprasselares e na medula.
2. O cisto dermoide geralmente está localizado na linha média, relacionado à fontanela, quarto ventrículo ou medula espinal.
3. O cisto coloide está geralmente localizado no forame de Monro do terceiro ventrículo.
4. Lipomas são encontrados no corpo caloso, hipotálamo, sela e medula espinal.
5. O hamartoma hipotalâmico está localizado no hipotálamo.

Apresentação Clínica
1. O cisto epidermoide se manifesta com alterações cranianas, convulsões, hidrocefalia e meningite asséptica.
2. O cisto dermoide manifesta-se com sintomas de hidrocefalia, déficits focais e, ocasionalmente, meningite bacteriana repetida causada por associação a fístulas de seios dérmicos.
3. O cisto coloide manifesta-se com dores de cabeça, ataques de queda e, raramente, morte súbita provocada por obstrução do forame de Monro. No entanto, a maioria dos pacientes é assintomática.
4. Os lipomas geralmente são incidentais e frequentemente associados a outras anomalias congênitas, como agenesia do corpo caloso. Ocasionalmente, eles causam sintomas decorrentes do efeito de massa.
5. O hamartoma hipotalâmico se manifesta com convulsões gelásticas e anomalias endócrinas (puberdade precoce).

Testes Diagnósticos

1. O cisto epidermoide na TC é um cisto de baixa densidade com captação irregular de contraste na borda; na RM, possui sinal variável dependendo do conteúdo lipídico e hipersinal nas imagens ponderadas em difusão.
2. O cisto dermoide na RM apresenta sinal heterogêneo devido ao conteúdo piloso e sebáceo.
3. O cisto coloide na RM é uma lesão esférica de parede fina e hiperintensa na imagem ponderada em T_1.
4. O lipoma é hipodenso em todas as modalidades de imagem.
5. O hamartoma hipotalâmico na RM geralmente é uma pequena massa bem deifinida localizada próxima ao assoalho do terceiro ventrículo, que não é realçada pelo contraste. A secreção dos hormônios hipotalâmicos hipofisários pode estar anormal.

Patologia

1. O cisto epidermoide contém epitélio escamoso circundando um cisto preenchido por queratina.
2. O cisto dermoide contém estruturas dérmicas e epidérmicas (foliculos pilosos, glândula sudoríparas e glândulas sebáceas).
3. O cisto coloide contém células caliciformes e células do epitélio colunar ciliado circundando uma cavidade cística.
4. O lipoma contém tecido adiposo maduro.
5. O hamartoma hipotalâmico consiste em tecido neuroglial bem diferenciado, porém desorganizado.

Diagnóstico Diferencial Astrocitoma pilocítico, glioma, metástases. Os cistos epidermoides no APC devem ser diferenciados dos schwannomas vestibulares, meningiomas e cistos aracnoides.

Tratamento

1. Cistos epidermoides, dermoides e coloides podem ser ressecados cirurgicamente.
2. Os lipomas devem ser acompanhados clinicamente e geralmente não é necessária excisão.
3. Quando possível, o hamartoma hipotalâmico deve ser submetido à ressecção. O tratamento com análogos do hormônio liberador de gonadotrofinas de ação prolongada também pode ser útil. Alguns pacientes necessitam de reposição endócrina.

TUMORES DA REGIÃO SELAR
Adenoma Hipofisário
Introdução

1. O adenoma hipofisário é o tumor selar mais comum, podendo se expandir lateralmente para o espaço suprasselar e invadir o seio cavernoso (massas suprasselares primárias geralmente não se estendem ao diafragma).
2. Origina-se de células da adenohipófise, predominantemente os corticotrofos, somatotrofos, lactotrofos, gonadotrofos e, raramente, tirotrofos.
3. Classificados anatomicamente como microadenomas (< 10 mm de diâmetro) e macroadenomas (>10 mm de diâmetro).
4. Classificado funcionalmente de acordo com os produtos secretados.
5. O prolactinoma é o tumor mais comum (27%), geralmente um microadenoma. Os sintomas derivam da hipersecreção primária ou efeito de compressão do talo hipofisário (bloqueio do fluxo de dopamina). Manifesta-se com amenorreia e galactorreia em mulheres e libido reduzida e impotência em homens.
6. A secreção do hormônio de crescimento (GH) (21%) causa gigantismo e acromegalia.
7. Os adenomas secretores de corticotrofina (8%) produzem doença de Cushing.
8. Adenomas secretores do hormônio folículo estimulante/hormônio luteinizante (FSH/LH) (6%).
9. Adenomas secretores de tirotropina (1%) são raros e geralmente secundários a mixedema primário da tireoide.
10. Os adenomas não secretores (35%) geralmente se manifestam com sintomas compressivos.

TUMORES DA REGIÃO SELAR

Epidemiologia
1. Dez a 15% de todas as neoplasias intracranianas, razão entre o número de homens e mulheres de 1:2, e a terceira neoplasia intracraniana primária mais comum.
2. Incidência de 1 a 14/100.000 e encontrado em 6 a 22% das autópsias não selecionadas.
3. Manifesta-se do final da adolescência até a vida adulta.
4. A frequência em ordem decrescente é de prolactinoma, adenoma não secretor, adenoma secretor de GH, adenoma secretor de corticotropina e adenoma secretor de glicoproteína.

Fisiopatologia
1. Os sintomas são causados pelo rompimento do eixo hipotalâmico-hipofisário-suprarrenal ou pela compressão direta das estruturas adjacentes.
2. A neoplasia endócrina múltipla tipo 1 (NEM1) é uma síndrome autossômica dominante, que ocorre em razão da perda alélica do gene supressor tumoral menin, localizado no cromossomo 11q13. Os pacientes desenvolvem tumores da hipófise, ilhotas pancreáticas e das glândulas paratireoides.
3. Expressão do *c-myc* se correlaciona com agressividade clínica e mutações em genes da família *ras* simbolizam um tumor invasivo.

Prognóstico
1. Relacionado com tamanho e tipo celular do tumor.
2. A taxa de remissão é de 70 a 90% 1 ano após ressecção.
3. Melhor recuperação visual quando o comprometimento é breve.
4. O estado endócrino melhora após cirurgia (a fertilidade pode retornar em 70% dos pacientes).
5. Gravidez pode precipitar crescimento tumoral sintomático de prolactinomas em 25% dos macroadenomas, porém, apenas 1% dos microadenomas.
6. Os prolactinomas podem ser controlados em 95% dos pacientes com agonistas dopaminérgicos, cirurgia e RT.
7. A doença de Cushing pode ser controlada com cirurgia em 93% dos microadenomas e 50% dos macroadenomas.
8. A acromegalia pode ser controlada com cirurgia em 85% dos microadenomas e 40% dos macroadenomas.

Diagnóstico
Local
1. Sela e parasselar. Comprime o quiasma óptico.
2. Pode invadir o seio cavernoso, terceiro ventrículo, hipotálamo ou lobo temporal.

Apresentação Clínica
1. Manifesta-se com sintomas neurológicos insidiosos, tardiamente incluindo dores de cabeça e distúrbio visual causado por compressão do quiasma óptico localizado acima da sela túrcica.
   a. Geralmente quadrantanopsia superior bitemporal e, então, hemianopsia bitemporal.
2. Manifesta-se com sintomas endócrinos insidiosos precoces se hormonalmente ativos e incluem hipofunção e hiperfunção.
   a. Hipopituitarismo, especialmente com deficiência do hormônio GH e hormônios gonadotróficos.
   b. O excesso de prolactina causa galactorreia ou amenorreia em mulheres (1/4 de todas as mulheres com amenorreia e galactorreia secundária apresenta tumores secretores de prolactina). Homens apresentam impotência e perda da libido.
   c. O excesso de GH causa acromegalia ou gigantismo (raramente causado por tumor ectópico).
   d. O excesso de corticotrofina causa doença de Cushing.
3. Hemorragia ou infarto do tumor pode produzir apoplexia hipofisária (cefaleia súbita, perda visual, diplopia, sonolência, confusão, coma).
4. Gravidez, traumatismo craniano, hipertensão aguda e anticoagulação predispõem à apoplexia.

Testes Diagnósticos

1. RM sagital e coronal com contraste revela microadenoma ou grandes lesões compressivas e demonstra a relação entre o tumor e as estruturas vitais adjacentes (quiasma óptico, seio cavernoso e esfenoide, hipotálamo). Exame do campo visual.
2. Estudos sorológicos.
   a. Prolactina (normal: < 15 ng/mL, nível > 200 ng/mL geralmente ocasionado por tumor, nível de 15 a 200 ng/mL pode ser devido a um adenoma ou causado por medicamentos [fenotiazinas, antidepressivos, estrogênios, metoclopramida] ou por distúrbios que interfiram com a inibição hipotalâmica normal da secreção de prolactina [hipotireoidismo, doença renal e hepática, doença hipotalâmica]).
   b. Fator de crescimento insulina-símile 1 (IGF1), GH, testes da função tireoidiana (TFTs), FSH, LH, testosterona (homens), estrogênio (mulheres), cortisol, corticotrofina, eletrólitos e glicose.
   c. Eletrólitos urinários, cortisol urinário livre de 24 horas e teste de supressão com dexametasona para a doença de Cushing.
   d. Se a fonte for hipofisária, baixa dose de dexametasona (0,5 mg a cada 6 horas por 8 doses) não suprime os níveis de cortisol, porém, doses mais altas (2 mg a cada 6 horas por 8 doses) suprimem.
   e. Fontes suprarrenais ou ectópicas não suprimem com nenhuma dose.
   f. IGF elevado e resposta reduzida do hormônio GH a cargas orais de glicose.
3. Se a RM não exibe um tumor, uma amostra do seio petroso pode fornecer evidência de corticotrofina de origem hipofisária. A TC do corpo também é necessária para pesquisa de tumores pulmonares ou suprarrenais.

Patologia Classificada de acordo com os produtos hormonais.

Diagnóstico Diferencial Craniofaringioma, germinomas, teratomas, meningiomas, carcinoma hipofisário, cistos dermoides, cistos epidermoides, tumores metastáticos, glioma hipotalâmico/nervo óptico, hamartoma hipotalâmico, tumores nasofaríngeos, tumores hipofisários posteriores (tumor de células granulares e astrocitomas), metástases, cordoma e lesões não neoplásicas, como cisto da bolsa de Rathke, hipofisite linfocítica, abscesso, histiocitose X, sarcoidose e aneurismas.

Tratamento

1. A cirurgia é o tratamento de escolha para a maioria dos tumores hipofisários (exceto os prolactinomas), especialmente se houver comprometimento visual. Os tumores na sela hipofisária e aqueles com extensão extrasselar limitada geralmente podem ser abordados pela via transesfenoidal com morbidade operatória substancialmente reduzida. Extensão tumoral lateral além da sela ou extensão superior com invasão ou encarceramento do quiasma óptico necessita de uma abordagem cirúrgica superior através de craniotomia transfrontal.
2. Pacientes submetidos à cirurgia geralmente são tratados com corticosteroides como profilaxia contra insuficiência suprarrenal.
3. DI pode ocorrer após a cirurgia, porém geralmente é transitória.
4. RT adjuvante pós-operatória (incluindo RTE) reduz a taxa de recorrência para adenomas funcionantes (uma série relata redução de 42 para 13%). Geralmente, 5.000 cGy são administrados durante 5 a 6 semanas.
5. Tumores não funcionantes ressecados subtotalmente e tumores funcionantes com níveis hormonais normais geralmente são acompanhados com RM seriada e níveis hormonais. A RT é utilizada somente se houver evidência de crescimento tumoral.
6. Prolactinoma responde bem à terapia médica (bromocriptina: um agonista dopaminérgico que retrai o tumor ao reduzir a prolactina) e raramente necessita de cirurgia. Em mulheres sintomáticas, a taxa de sucesso com a terapia médica é de 80%. A bromocriptina é mais segura na gravidez. A dose inicial de bromocriptina é de 1,25 a 2,5 mg/d, aumentando a dose em 2,5 mg/d a cada 3 a 7 dias, até uma dose máxima de 15 mg/d.

7. Cabergolina (0,25 mg VO, 2 vezes por semana; dose máxima de 1 mg 2 vezes por semana) e quinagolida (0,03 a 0,5 mg diariamente) são agonistas dopaminérgicos que possuem meia-vida mais longa, maior potência e menos efeitos colaterais do que a bromocriptina.
8. Adenoma secretor de GH: ressecção transesfenoidal com ou sem os análogos da somatostatina octreotida (50 µg por via subcutânea [s.c] 3 vezes ao dia) e lanreotida (30 a 60 mg por via intramuscular (IM) a cada 10 a 14 dias). Bromocriptina, cabergolina e quinagolida também têm sido utilizadas.
9. Outros tumores sintomáticos necessitam de ressecção transesfenoidal.

Craniofaringioma

Introdução
1. Tumor de crescimento lento que se origina de remanescentes celulares escamosos embrionários (bolsa de Rathke) na região do talo hipofisário.
2. Incidência anual de 0,5 a 2 casos por milhão.
3. Responsável por menos de 1% dos tumores intracranianos adultos e 6 a 10% das neoplasias intracranianas infantis.
4. Apresenta uma distribuição bimodal de idade de início (primeiro pico, 5 a 10 anos de idade; segundo pico, 50 a 60 anos de idade).
5. Tumor supratentorial mais comum na infância e segundo tumor parasselar mais comum.

Fisiopatologia
Esporádico, sem associação genética conhecida.

Prognóstico
1. Geralmente benigno.
2. Sobrevida livre de recorrência em 10 anos de 60 a 93%; sobrevida geral em 10 anos de 64 a 96%.
3. A taxa de recorrência é pior para tumores maiores que 5 cm e tumores incompletamente ressecados.

Diagnóstico
Local Acima da sela, porém alguns na sela.

Apresentação Clínica
1. Devido ao lento crescimento, é diagnosticado 1 a 2 anos após início dos sintomas.
2. Hipopituitarismo e DI secundário à compressão da glândula hipofisária e hipotálamo.
3. Anomalias visuais (hemianopsia bitemporal) secundárias à compressão do quiasma/trato óptico.
4. Dor de cabeça e vômito causados por PIC elevada.

Testes Diagnósticos Massa hiperintensa, cística e calcificada (80% em crianças e 40% em adultos) na região suprasselar com frequente componente intrasselar.

Patologia
1. Macroscopicamente multicístico; lesões bem delimitadas contendo líquido escuro e viscoso nos espaços císticos.
2. Microscopicamente: tipos variáveis de epitélio, alguns semelhantes ao epitélio "adamantinomatoso" (mais comum) e outros papilares e escamosos. Pode ter calcificação, debris de queratina, fendas de colesterol, macrófagos e hemossiderina. Fibras de Rosenthal no cérebro adjacente.

Diagnóstico Diferencial Adenoma hipofisário, glioma do sistema óptico/hipotalâmico, cisto da bolsa de Rathke, cisto dermoide, cisto epidermoide, hamartoma hipotalâmico, germinoma, aneurisma gigante, sarcoidose, histiocitose X e hipofisite linfocítica.

Tratamento
1. Ressecção cirúrgica é o tratamento de escolha. A ressecção completa é possível em 50 a 90% dos casos; porém, geralmente está associada à morbidade significativa ocasionada pela relação com

as estruturas neuroendócrinas e neurais vitais. Mesmo com ressecção completa, apenas 65% dos pacientes estão livres de recidiva em 10 anos.
2. RT, especialmente RTE, vem sendo cada vez mais utilizada, particularmente em pacientes com ressecção incompleta e doença recorrente. A sobrevida em 10 anos é de 90% quando a cirurgia é combinada com a RT.
3. Radioisótopos, como fósforo 32 (^{32}P), são ocasionalmente administrados nos cistos para prevenir recorrência.
4. Ventriculostomia é necessária para hidrocefalia.
5. O material cístico pode causar meningite química.
6. Disfunção endócrina e transtornos de aprendizagem são comuns e requerem terapia.

TUMORES DA MEDULA ESPINAL

Introdução
1. Os tumores da medula espinal são responsáveis por 10% de todos os tumores do SNC.
2. Os tumores da medula espinal podem ser divididos em três grupos com base em sua localização: intradural/intramedular, intradural/extramedular e extradural.
3. Os tumores intradurais/intramedulares representam 4 a 10% dos tumores da medula espinal, 80% dos quais são gliomas e ependimoma. Os ependimomas mixopapilares predominam na região da cauda equina e lombar, os astrocitomas predominam na região cervical. Estes tumores são de crescimento lento e geralmente causam sintomas por muitos anos. Outros tumores incluem hemangioblastoma, paraganglioma, dermoide, epidermoide e lipoma.
4. Os tumores intradurais/extramedulares são em grande parte benignos. Nos adultos, os schwannomas são os tumores intrarraquidianos mais comuns. São tumores de crescimento lento que geralmente se originam nas raízes nervosas posteriores. O meningioma é o segundo tumor intrarraquidiano primário mais comum. A maioria (80%) ocorre na região da medula torácica. Juntos, os schwannomas e meningiomas são responsáveis por 80% dos tumores intradurais/extramedulares. Outros tumores incluem neurofibroma, ependimoma, lipoma, epidermoide e dermoide.
5. Os tumores extradurais benignos incluem osteoma osteoide, osteoblastoma, osteocondroma, tumor de células gigantes, cisto ósseo aneurismático, hemangioma e granuloma eosinofílico.
6. Os tumores extradurais malignos incluem doença metastática, plasmacitoma, mieloma, cordoma, osteossarcoma, sarcoma de Ewing, condrossarcoma, linfoma e histiocitoma fibroso maligno.

Fisiopatologia
Causa disfunção por compressão e edema.

Prognóstico
1. A completa ressecção dos tumores da bainha nervosa e meningiomas é curativa.
2. Os tumores intramedulares, como os ependimomas, geralmente podem ser ressecados. A sobrevida livre de recorrência em 10 anos é superior a 75%. Os ependimomas mixopapilares da cauda equina apresentam um prognóstico particularmente bom. Os astrocitomas são mais difíceis de ressecar e uma minoria apresenta histologia de alto grau e prognóstico desfavorável.
3. Pacientes com NF1 ou NF2 apresentam risco aumentado de desenvolver tumores secundários e pacientes com NF1 com neurofibromas espinais apresentam um risco aumentado de mortalidade a longo prazo (sobrevida em 10 anos de 60%).

Diagnóstico
Apresentação Clínica
1. Dor é o sintoma mais comum.
2. Tumores extramedulares produzem sintomas causados por compressão das raízes nervosas e, posteriormente, pela compressão da medula.

3. Os tumores intramedulares apresentam sintomas por 6 meses a 3 anos, comumente dor medular central, dor radicular e déficits sensitivo-motores.
4. Para os schwannomas, o sintoma inicial mais comum é dor em uma distribuição radicular. Eles crescem lentamente e, portanto, os pacientes podem ter sintomas por meses a anos antes do diagnóstico.
5. Os tumores extradurais produzem lombalgia contínua, que pode ser de natureza radicular. Inicialmente, não há déficits neurológicos; porém, tumores avançados produzem mielopatia.

Testes Diagnósticos
1. Os testes de imagem podem demonstrar erosão óssea dos pedículos e forame intervertebral (p. ex., schwannoma) ou destruição óssea (metástases, linfoma).
2. A RM com contraste exibe um grau de detalhes anatômicos do tecido mole muito maior do que a TC.
3. A RM exibe lesão expansiva; gliomas frequentemente associados à siringomielia.
4. A mielografia por TC pode ser útil quando a RM não pode ser realizada.

Patologia
Depende do tipo de tumor.

Diagnóstico Diferencial
1. Intramedular: desmielinização, esclerose lateral amiotrófica (ELA), fístula arteriovenosa dural, malformação arteriovenosa (MAV), hemangioblastoma, lipoma e epidermoide.
2. Extramedular: espondilose cervical, epidermoide, dermoide, sarcoma, metástase, mieloma e hematopoiese extramedular.

Tratamento
1. A ressecção cirúrgica geralmente é o tratamento de escolha para a maioria dos tumores da medula espinal. Embolização pré-operatória pode ser útil para tumores vasculares, como o hemangioblastoma. Ressecção completa é geralmente adequada para schwannomas, meningiomas e ependimomas.
2. A monitorização neurofisiológica intraoperatória é útil para reduzir a morbidade.
3. Os astrocitomas são mais infiltrativos e ressecção completa é possível somente em 20% dos casos; porém, podem ser descomprimidos por laminectomia, ressecção parcial e reparo da siringomielia.
4. Os resultados pós-operatórios geralmente estão relacionados com a condição neurológica pré-operatória. Quando há grandes déficits antes da cirurgia, uma recuperação significativa é improvável. Quando os déficits são leves a moderados, recuperação funcional excelente pode ser esperada.
5. Pacientes com ressecção subtotal podem ser tratados com RT ou observados de perto e tratados com cirurgia adicional ou RT quando doença recorrente é documentada.
6. Radiação pós-operatória pode retardar a recorrência ou progressão dos sintomas. Os pacientes geralmente recebem de 3.500 a 4.500 cGy.
7. A quimioterapia possui papel limitado para os gliomas de alto grau e tumores recorrentes.

COMPLICAÇÕES NEUROLÓGICAS DO CÂNCER SISTÊMICO
Metástases Cerebrais
Introdução
1. As metástases cerebrais estão presentes na autópsia em 10 a 30% dos pacientes que morrem de câncer.
2. A incidência é de aproximadamente 170.000 novos casos por ano nos Estados Unidos.
3. A frequência em ordem decrescente é câncer de pulmão, mama, melanoma, câncer primário desconhecido, cólon/reto, células renais, testicular e tireoide.

4. Setenta a 80% apresentam múltiplas metástases no SNC (especialmente melanoma e câncer de pulmão).
5. O tumor primário mais comum em homens é o de pulmão e, em mulheres, o câncer de mama.
6. O melanoma apresenta uma alta predileção pelo SNC.
7. O câncer de próstata comumente metastatisa para o crânio, porém raramente para o parênquima cerebral.
8. Os cânceres hematológicos, como a doença de Hodgkin (DH) e leucemia linfocítica crônica (LLC), raramente causam metástases parenquimatosas.
9. As metástases hemorrágicas incluem melanoma, coriocarcinoma, câncer renal, da tireoide e pulmão.

Fisiopatologia

1. As metástases alcançam o cérebro pela via hematogênica ou se disseminam diretamente a partir das estruturas adjacentes, como as leptomeninges e a dura.
2. Oitenta por cento das metástases são supratentoriais na junção entre a substância cinzenta e branca causadas por êmbolos tumorais que se alojam nos pequenos vasos.
3. A frequência das estruturas é proporcional ao fluxo sanguíneo (hemisfério cerebral [80 a 85%], cerebelo [10 a 15%], tronco encefálico [5%]).
4. Exceções são os tumores que se originam na pelve (próstata, útero, trato gastrointestinal [GI]), nos quais, por razões desconhecidas, possuem uma predileção para a fossa posterior.
5. Os sintomas são causados pelo efeito de massa, edema, destruição das estruturas cerebrais, PIC elevada, irritação cerebral resultando em convulsões e hemorragia intramural.
6. Pacientes com MC também podem ter metástases leptomeníngeas (ML) (especialmente metástases na fossa posterior).

Prognóstico

1. Geralmente desfavorável, porém a maioria dos pacientes morre em razão de doença sistêmica.
2. Quando os pacientes são tratados somente com esteroides, a sobrevida média é de 1 mês; RT estende a sobrevida média para 3 a 6 meses.
3. Metástases únicas tratadas com cirurgia ou RCE e RT global do cérebro (RTGC) apresentam uma sobrevida média de 8 a 16 meses.
4. O Grupo de Radioterapia e Oncologia (RTOG, do inglês *Radiation Therapy Oncology Group*) classificou os pacientes em três classes por análise particional recursiva:
   Classe I: KPS superior a 70%; idade inferior a 65 anos; doença primária controlada, metástases somente no cérebro; sobrevida média de 7,1 meses.
   Classe II: Pacientes que não pertencem à classe I ou III; sobrevida média de 4,2 meses.
   Classe III: KPS inferior a 70%; sobrevida média de 2,3 meses.

Diagnóstico

Apresentação Clínica A maioria dos pacientes queixa-se de dores de cabeça, alteração comportamental e déficits neurológicos focais como fraqueza, dormência, instabilidade da marcha e sintomas visuais; 10 a 20% manifestam convulsões, 5% apresentam hemorragia intracraniana.

Testes Diagnósticos

1. Na TC, 40% dos pacientes apresentam lesões solitárias, 60% apresentam múltiplas lesões.
2. A RM com contraste é mais sensível e exibe maior porcentagem com múltiplas lesões (70 a 80%). A RM com dose tripla de contraste e transferência de magnetização por RM podem aumentar a sensibilidade do teste, porém não são realizadas rotineiramente.
3. Para pacientes com tumor primário conhecido, estudos de reestadiamento para determinar a extensão da doença sistêmica devem ser realizados (TC torácica, abdominal, pélvica, PET, varredura óssea, marcadores tumorais séricos, possível RM da medula espinal).

4. Para pacientes sem um tumor primário conhecido, a realização de avaliação sistêmica para encontrar o tumor primário é necessária, visto que geralmente é mais fácil do que realizar biópsia em um outro sítio que não o SNC. O foco da procura deve ser o pulmão.
   a. A avaliação pode incluir TC torácica, pélvica e abdominal; esfregaço de sangue periférico; exame de mama; teste de Guáiaco; teste de função hepática; e urinálise.
   b. Os marcadores tumorais sanguíneos e a PET também podem ser úteis.

Patologia
1. Depende do tumor primário e geralmente possui as mesmas características que a neoplasia primária.
2. Macroscopicamente, a maioria dos tumores é esferoide e bem demarcada, porém no exame microscópico apresentam aspecto infiltrativo.

Diagnóstico Diferencial TCPs, especialmente gliomas e linfomas, desmielinização, abscesso, êmbolos.

Tratamento

Tratamento de Suporte
1. Pacientes com edema sintomático devem receber tratamento com corticosteroides (dose de carga de 10 mg de dexametasona e, em seguida, 8 mg 2 vezes ao dia ou 4 mg 4 vezes ao dia).
   a. A absorção oral da dexametasona é excelente; a administração IV é necessária somente se o paciente não pode tomar medicações orais.
   b. Há evidências de que uma dose de 4 mg 2 vezes ao dia pode ser tão benéfica quanto 8 mg 2 vezes ao dia. A dose mínima de esteroides necessária para prevenir sintomas do edema peritumoral deve ser utilizada.
   c. Pacientes que provavelmente necessitarão de tratamento prolongado com corticosteroides também devem receber profilaxia para PPC (p. ex., sulfametoxazol 800 mg/trimetoprim 160 mg [Bactrim DS] diariamente ou 3 vezes por semana).
2. Pacientes com convulsões devem ser tratados com drogas antiepilépticas (DAEs) padrão. Pacientes que nunca tiveram convulsões geralmente não necessitam de DAEs (possíveis exceções são pacientes com metástases de melanoma, que possuem predileção para o córtex, e pacientes com metástases e MLs).

Cirurgia
1. Altas doses de esteroides (4 a 6 mg a cada 6-12 horas) são úteis para reduzir o edema cerebral e devem ser iniciadas quando o diagnóstico é estabelecido antes da cirurgia. Se o linfoma está no diferencial, os esteroides devem ser evitados.
2. A cirurgia é recomendada quando há metástase única em local acessível e doença sistêmica controlada. A cirurgia fornece alívio sintomático e melhora a sobrevida, o controle local do tumor e a qualidade de vida.
3. A cirurgia também pode ser considerada em alguns pacientes com.
   a. Múltiplas metástases, em que há uma grande lesão sintomática.
   b. Tumores recorrentes sintomáticos em pacientes com doença sistêmica controlada.
   c. Necrose por radiação sintomática devido à RCE.

Radiação Global do Cérebro
1. A RTGC (3.000 cGy administrada em 10 a 20 frações) deve ser o tratamento de escolha para pacientes com múltiplas metástases, pacientes com metástase única que não sejam candidatos cirúrgicos ou pacientes com doença sistêmica progressiva.
2. A RTGC após cirurgia ou RT focal reduz a recorrência local e o risco de morte neurológica, mas não melhora a sobrevida geral.

3. A RTGC pode, ocasionalmente, ser útil em pacientes que tenham recebido previamente a RTGC e desenvolveram metástases recorrentes. A reirradiação em pacientes selecionados pode prolongar a sobrevida em 3 a 4 meses.
4. Estudos avaliando os radiossensibilizadores como o RSR13, a texafirina de gadolínio e agentes quimioterápicos, como temozolomida, e agentes direcionados como o lapatinibe (inibidor da proteína HER2) e erlotinibe (inibidor do EGFR) estão em andamento.

Radiocirurgia Estereotáxica
1. A RCE é utilizada para tratar tumores de diâmetro igual ou inferior a 3 cm. Lesões maiores podem ser tratadas com RTE, em que a radiação é administrada em várias frações para reduzir a incidência de neurotoxicidade e necrose por radiação.
2. Vantagens da RCE.
   a. Não invasiva.
   b. Procedimento ambulatorial.
   c. Custo-eficácia quando comparada à cirurgia.
3. Produz bom controle local (de 65 a 95%; média, 81%) em tumores radiossensíveis, como o câncer de mama e tumores radiorresistentes, como o melanoma, câncer renal e sarcoma.
4. A sobrevida média geral é de aproximadamente 11 meses, porém depende da seleção de pacientes.
5. Indicações.
   a. Uma a três metástases recorrentes em pacientes com prévia RT.
   b. Como alternativa à cirurgia em pacientes com MC única e pequena sem efeito de massa significativo.
   c. Achados do ensaio RTOG 9508 sugerem que a RCE combinada com RTGC é melhor do que RTGC isolada para MC única, uma a três MCs em pacientes com KPS acima de 70%, com menos de 50 anos de idade e naqueles com câncer de pulmão não pequenas células (CPNPC).
6. A RCE pode ser utilizada sozinha (sem RTGC) em pacientes selecionados com MC recentemente diagnosticada, especialmente naqueles com patologias radiorresistentes, como sarcoma e câncer de células renais.
7. Complicações da RCE.
   a. Agudas (menos que 10%): convulsões, dor de cabeça, edema, náusea e, raramente, hemorragia.
   b. Subagudas: alopecia, edema e necrose.
   c. Crônicas (8 a 16%): convulsões, dor de cabeça, deterioração neurológica (edema/necrose). Cirurgia para remover necrose é necessária em 5 a 20% dos pacientes.

Quimioterapia
1. A quimioterapia sistêmica geralmente não é considerada útil em razão de:
   a. Incapacidade de muitas drogas atravessarem a BHE.
   b. Tumores que causam MC são relativamente insensíveis à quimioterapia.
   c. Pacientes com metástases foram tratados com quimioterapia para suas doenças sistêmicas e as lesões cerebrais representam clones quimiorresistentes.
   d. Tendência em estudos prévios a usar drogas que atravessam a BHE em vez de drogas que são mais eficazes para a histologia que esteja sendo avaliada.
2. Metástase de tumores quimiossensíveis geralmente responde à quimioterapia (coriocarcinoma, tumores de células germinativas, câncer de ovário e carcinoma de pulmão de pequenas células [CPPC]). Alguns pacientes com câncer de mama e CPNPC também podem responder à quimioterapia.
3. Há evidências crescentes de que agentes direcionados, como o erlotinibe (inibidor do EGFR) no CPNPC e lapatinibe (inibidor da proteína HER2) no câncer de mama, possuem atividade em um subgrupo de pacientes cujo tumor expressa os alvos moleculares apropriados.

Metástases de Calota e Base do Crânio
Introdução
1. Quinze a 25% de todos os pacientes com câncer, geralmente no cenário de metástases ósseas em outro local do corpo.

COMPLICAÇÕES NEUROLÓGICAS DO CÂNCER SISTÊMICO

2. Mais de 50% são assintomáticos.
3. Tumores mais comuns são da mama, pulmão, próstata, rim, tireoide e melanoma.

Fisiopatologia
1. Disseminação hematogênica ou invasão da base do crânio.
2. Pode causar trombose do seio venoso.

Prognóstico
O prognóstico geralmente é favorável. A maioria das metástases durais pode ser eficazmente tratada com RT e cirurgia.

Diagnóstico
Apresentação Clínica Massa local, dor, cefaleia, convulsões, déficits focais.
Testes Diagnósticos RM com contraste.
Diagnóstico Diferencial Meningioma.

Tratamento
1. RT.
2. Grandes lesões sintomáticas podem necessitar de ressecção cirúrgica.

Metástases Vertebrais/Medulares

Introdução
1. A compressão epidural da medula espinal (CME) é uma emergência neurológica.
2. Deve ser suspeitada em qualquer paciente com câncer e lombalgia, fraqueza nas pernas ou dormência.

Epidemiologia
1. A CME epidural ocorre em 5% de todos os pacientes com câncer (mais de 25.000 casos a cada ano nos Estados Unidos).
2. Em 10 a 20% dos casos, a CME é a manifestação inicial do câncer (especialmente câncer pulmonar).
3. Os tumores mais comuns em adultos associados a CME incluem câncer de pulmão (15 a 20%), mama (15 a 20%), próstata (15 a 20%), mieloma múltiplo (5 a 10%), LNH (linfoma não Hodgkin) (5 a 10%), carcinoma de células renais (5 a 10%), carcinoma colorretal e sarcoma.
4. Em crianças, os tumores mais comumente associados são os sarcomas (especialmente de Ewing), tumores de células germinativas e DH (Doença de Hodgkin).
5. Sessenta por cento das metástases sintomáticas ocorrem na coluna torácica, 30% na coluna lombossacral e 10% na coluna cervical.
6. Dez a 30% dos pacientes irão apresentar múltiplos sítios de CME; portanto, a obtenção de imagem de toda a coluna é crucial.

Fisiopatologia
1. A localização epidural é responsável por apenas 5 a 10% dos casos; a maioria ocorre no corpo vertebral (60%) ou elementos posteriores (30%).
2. O tumor geralmente alcança a coluna vertebral pela via hematogênica. Com menor frequência, o tumor pode alcançar a medula espinal através de um forame intervertebral a partir de uma massa paravertebral (especialmente linfoma), por disseminação hematogênica direta à gordura extradural ou medula óssea, ou por disseminação retrógrada via comunicação com o plexo venoso de Batson.
3. Compressão da medula espinal por tumor e edema peritumoral.

Prognóstico
1. Depende do tumor primário, extensão da doença sistêmica e gravidade dos sintomas no início do quadro.

2. Noventa a 100% dos pacientes capazes de andar no início do tratamento mantêm-se assim no final do tratamento.
3. Somente 13 a 30% dos pacientes incapazes de andar no início do quadro recuperam a capacidade de caminhar após o tratamento.
4. Portanto, o diagnóstico e tratamento precoce da CME é crucial para um bom resultado.
5. Setenta a 90% dos pacientes apresentam alívio significativo da dor com o tratamento.
6. A sobrevida média dos pacientes com CME é de 6 a 10 meses e depende do grau de incapacidade, extensão das metástases extramedulares, estado clínico e sensibilidade da malignidade subjacente à RT e quimioterapia.

Diagnóstico

Apresentação Clínica

1. Ao diagnóstico, 95% dos pacientes com CME apresentam lombalgia.
2. A dor precede a CME em semanas a meses.
3. Ao contrário da dor causada pela osteoartrite, a dor causada por CME tende a piorar com o repouso deitado, despertando o paciente à noite, possivelmente como resultado da distensão do plexo venoso epidural.
4. Setenta e cinco por cento apresentam fraqueza neurogênica, nível sensitivo pode estar presente. Em geral, as queixas e achados sensitivos são menos proeminentes do que as queixas e os achados motores.
5. A CME envolvendo a medula espinal (que geralmente termina ao nível da L-1) produz fraqueza do neurônio motor superior, hiper-reflexia, respostas plantares extensoras e perda sensitiva. O nível sensitivo geralmente ocorre vários segmentos espinais abaixo do bloqueio real da CME. A perda sensitiva radicular ou perda dos reflexos tende a ser um indicador mais confiável do nível da CME.
6. Tumores que comprimem a cauda equina (abaixo da L-1) causam dor, fraqueza e perda sensitiva em uma distribuição radicular, reflexos reduzidos e respostas plantares flexoras.
7. Pacientes com CME avançada desenvolvem retenção urinária com incontinência por extravasamento e progressão para paraplegia.
8. Pacientes com lesões na medula cervical podem apresentar sinal de Lhermitte, que é uma sensação elétrica na coluna e extremidades produzida pela flexão do pescoço.

Testes Diagnósticos

1. As radiografias da medula espinal exibem evidência de metástase em 80 a 90% dos pacientes. Imagens simples são falsamente negativas em 10 a 17% dos pacientes.
2. A cintilografia óssea é mais sensível do que as radiografias simples e é utilizada ocasionalmente.
3. RM com gadolínio é a modalidade de imagem de escolha para diagnosticar CME epidural. Imagem de toda a medula espinal deve ser obtida, pois 10 a 30% dos pacientes apresentam mais do que um sítio de CME.
4. Mielografia por TC pode ser útil em pacientes que não podem realizar RM. A mielografia apresenta um pequeno risco de exacerbar um déficit neurológico devido à alteração de pressão no caso de bloqueio subaracnóideo raquidiano completo (conização medular).

Diagnóstico Diferencial

1. Distúrbios benignos: Distúrbios degenerativos da medula espinal, osteomielite, abscesso epidural, hematomas, mielite transversa, distúrbios granulomatosos, malformação vascular, lipomatose epidural e hematopoiese extramedular.
2. Distúrbios associados ao câncer: MLs, metástases da medula espinal (geralmente causam síndrome hemimedular [síndrome de Brown-Séquard]), mielopatia por radiação, mielopatia associada a quimioterapia, mielopatia paraneoplásica e plexopatia neoplásica ou por radiação.

Tratamento
Tratamento de Suporte
1. Corticosteroides: há controvérsia em relação à dose de corticosteroides. Não há evidência definitiva de que um bolo inicial de 100 mg de dexametasona seja mais eficaz do que 10 mg. Doses maiores estão associada à frequência aumentada de efeitos colaterais. Para a maioria dos pacientes, é adequada a administração de 10 mg em bolo de dexametasona e, então, uma dose de manutenção de 16 mg/d em doses divididas. Um bolo de 100 mg e uma dose de manutenção de 96 mg/d pode ser razoável para pacientes paraplégicos. Pacientes recebendo altas doses de dexametasona devem receber bloqueadores H_2 ou inibidores da bomba de prótons.
2. Medicamentos anti-inflamatórios não esteroides e opiáceos para controle da dor.
3. Emolientes fecais e laxativos para prevenir constipação.
4. Profilaxia da trombose venosa profunda em pacientes incapazes de andar.

Radioterapia
1. A RT é o tratamento de escolha e deveria ser iniciada logo que possível após o diagnóstico da CME. Não há evidências de que a laminectomia seja mais eficaz que a RT.
2. Fornecer 10 frações de 300 cGy à área envolvida, com margem de um a dois corpos vertebrais.
3. Para pacientes que tenham previamente recebido radiação para CME com bons resultados, a rerradiação para CME recorrente pode fornecer paliação efetiva.

Cirurgia
1. O papel da cirurgia para CME foi previamente limitado, porém, está sendo reavaliado.
2. Laminectomia e RT produzem resultados equivalentes.
3. Cirurgia é indicada na presença de instabilidade da coluna, se o diagnóstico tecidual for necessário, se o tumor é radiorresistente ou em pacientes que tenham previamente recebido RT.
4. Descompressão anterior é utilizada para ressecar o tumor e estabilizar a medula espinal, porém, está associada a maior morbidade. Um recente estudo randomizado sugere que ressecção cirúrgica e RT podem ser mais eficazes que a RT isolada.

Quimioterapia Pode ser fornecida para tumores quimiossensíveis, como linfoma e CPPC.

Terapia Hormonal Pode, ocasionalmente, ser útil em tumores responsivos a hormônios, como câncer de próstata e mama, embora a RT permaneça o tratamento de escolha para estes tumores.

Metástases Leptomeníngeas
Introdução
1. A ML é definida como uma infiltração das leptomeninges por câncer sistêmico. Também é referida como meningite carcinomatosa/neoplásica ou carcinomatose leptomeníngea.
2. Deve ser considerada em qualquer paciente com sinais e sintomas multifocais no neuroeixo.

Epidemiologia
1. A ML é uma complicação cada vez mais comum do câncer e ocorre em 5% dos pacientes com tumores sólidos e mais de 10% dos pacientes com leucemias e linfomas.
2. Um terço apresenta metástases concomitantes no parênquima cerebral.
3. As causas mais comuns são câncer de mama, câncer de pulmão, LNH, melanoma maligno, neoplasias GI e leucemias agudas.
4. A ML é muito comum na leucemia linfoblástica aguda (LLA) e alguns tipos de linfomas (p. ex., linfoma de Burkitt). O tratamento profilático do SNC geralmente é feito nestas condições.

Fisiopatologia
1. As células tumorais se deslocam para o espaço liquórico através da via hematogênica, extensão direta das MCs, via venosa (da medula óssea) e disseminação perineural.
2. Logo que estas células alcançam o LCR, elas são disseminadas através do neuroeixo pelo constante fluxo do LCR.

3. Causa sintomas pela invasão direta das estruturas neurais, alteração do metabolismo no LCR e obstrução do fluxo liquórico.

Prognóstico

1. Geralmente a resposta ao tratamento é insatisfatória. Muitos pacientes também possuem doença sistêmica descontrolada.
2. Em pacientes não tratados, a doença é progressiva e resulta em óbito em 6 a 8 semanas em razão da disfunção neurológica progressiva.
3. Tratamento agressivo no início do quadro pode ocasionalmente melhorar os sintomas neurológicos e a qualidade de vida, especialmente em pacientes com linfoma/leucemia (80%) e câncer de mama (50%).
4. Melanoma e câncer de pulmão tendem a ter uma resposta insatisfatória.
5. Mesmo com tratamento adequado, a sobrevida média é de 2 a 4 meses e os pacientes geralmente morrem da doença sistêmica.

Diagnóstico

Apresentação Clínica

1. Geralmente sinais e sintomas multifocais no neuroeixo, incluindo estado de consciência alterado subagudo, dores de cabeça, convulsões, papiledema, neuropatias cranianas (especialmente NCs III, VI e VII), polirradiculopatias e, ocasionalmente, disfunção vesical e intestinal.
2. Pode ser fulminante na LLA.

Testes Diagnósticos

1. A RM com gadolínio do cérebro e medula espinal pode exibir realce nodular ou difuso das leptomeninges, dura ou raízes nervosas, e hidrocefalia.
2. A PL para citologia do LCR pode confirmar o diagnóstico; no entanto, várias PLs podem ser necessárias (85% sensível após três PLs).
3. Um perfil anormal do LCR (proteína do LCR elevada, glicose reduzida e pleocitose linfocítica) está presente em 95% dos pacientes e, na ausência de citologia positiva do LCR, pode ser suficiente no contexto clínico apropriado.
4. Processos reativos podem ocasionalmente ser confundidos por linfócitos malignos.
5. A reação em cadeia da polimerase (PCR) para estudos do rearranjo do gene da imunoglobulina para linfoma pode ser útil.
6. Biópsia leptomeníngea pode ser necessária se o LCR não for diagnóstico e o tumor primário não puder ser identificado.
7. Os marcadores tumorais no LCR geralmente não são muito sensíveis ou específicos. O antígeno carcinoembriônico (CEA) pode ser útil para carcinomas, o antígeno 125 do câncer (CA-125) para câncer de ovário, o antígeno 15-3 do câncer (CA 15-3) para câncer de mama, a melanina para melanoma, β-hCG para coriocarcinoma e tumores de células germinativas, AFP para teratoma e tumores do saco vitelínico.

Diagnóstico Diferencial Processos inflamatórios (vasculite, paraneoplásico), desmielinizantes (esclerose múltipla), granulomatosos (Wegener, sarcoidose), infecciosos (bacteriano, viral, doença de Lyme, tuberculose, criptococos, cisticercose), neoplasias leptomeníngeas primárias e hipotensão intracraniana após PL.

Tratamento

1. Os objetivos do tratamento em pacientes com MLs são melhorar ou estabilizar o estado neurológico do paciente e prolongar a sobrevida.
2. Ocasionalmente, corticosteroides aliviam, transitoriamente, os sintomas até o tratamento definitivo.
3. A terapia padrão envolve RT para sítios sintomáticos do neuroeixo e para doença visível nos estudos por neuroimagem. Quimioterapia intratecal pode ter um papel em alguns pacientes.

4. O tratamento deveria ser determinado com base no estado funcional do paciente (KPS) e os pacientes estratificados em grupos de "alto risco" e "baixo risco".
   a. O grupo de alto risco inclui pacientes com um KPS baixo; déficits neurológicos múltiplos, graves e fixos; e doença sistêmica extensa com poucas opções de tratamento.
   b. O grupo de baixo risco inclui pacientes com um alto KPS, sem déficits neurológicos fixos, doença sistêmica mínima e opções razoáveis de tratamento sistêmico.
5. Tratamento de suporte geralmente é oferecido aos pacientes de alto risco, incluindo analgésicos para dor, PIC elevada ou irritação leptomeníngea. RT pode, ocasionalmente, ser administrada em sítios sintomáticos.
6. Os pacientes de baixo risco também devem receber tratamento de suporte apropriado como descrito acima, junto à radiação nos sítios sintomáticos e nas áreas de doença volumosa identificadas nos estudo de neuroimagem. Além disso, quimioterapia intratecal ou intraventricular (usando um reservatório e cateter ventricular implantado cirurgicamente no subcutâneo [RCVS]) é administrada. Inicialmente, a quimioterapia intratecal geralmente é administrada por PL e o RCVS é introduzido, posteriormente, para uma administração mais conveniente das drogas.
7. Em razão das alterações do fluxo liquórico nestes pacientes, um estudo do fluxo liquórico (p. ex., ^{111}I-DTPA) possibilita a detecção das alterações do fluxo, que podem predizer acesso ruim a áreas afetadas e da toxicidade elevada (leucoencefalopatia).
8. Metotrexato, a droga mais frequentemente utilizada, é administrada 2 vezes por semana a uma dose de 10 a 12 mg. Leucovorina oral (10 mg a cada 12 horas por 6 doses) é, ocasionalmente, administrada para prevenir mielossupressão e mucosite. Logo que a concentração destas drogas no LCR for nula, a droga é administrada com menor frequência.
9. Tiotepa intratecal (10 mg 2 vezes por semana) pode ser eficaz em tumores sólidos.
10. Citarabina (AraC, 50 mg 2 vezes por semana) é eficaz para meningite linfomatosa e leucêmica.
    a. Uma formulação lipossomal encapsulada de citarabina (Aracytin) (50 mg a cada 2 semanas) possibilita que os pacientes com meningite linfomatosa sejam tratados a cada 2 semanas ao invés de 2 vezes por semana e, aparentemente, é mais eficaz do que a AraC.
    b. Alta dose de citarabina sistêmica (3 g/m^2 a cada 12 horas) possui boa penetração no SNC e ocasionalmente é utilizada em pacientes com leucemia ou linfoma que possuam doença sistêmica e do SNC.
11. Alta dose de metotrexato é utilizada em pacientes com ML proveniente de tumores sólidos.
12. A duração do tratamento depende da resposta. Os pacientes devem ser acompanhados clinicamente e com citologia do LCR.
13. Esteroides são recomendados durante o tratamento para reduzir as dores de cabeça causadas pela meningite química.

SÍNDROMES PARANEOPLÁSICAS

Introdução
1. Em pacientes com câncer, as síndromes paraneoplásicas do sistema nervoso são distúrbios causados não pelos efeitos diretos do câncer em si, ou suas metástases, ou pelos efeitos indiretos como infecções, distúrbios metabólicos, deficiências nutricionais ou distúrbios cerebrovasculares, ou pelos efeitos de terapias antineoplásicas.
2. Embora as complicações neurológicas sejam comuns em pacientes com câncer, a maioria ocorre devido a um desarranjo metabólico, deficiências nutricionais e complicações associadas ao tratamento do câncer. Síndromes paraneoplásicas verdadeiras são raras. Elas ocorrem em menos de 1% dos pacientes com câncer.

Fisiopatologia
1. Lesão imunomediada do sistema nervoso é responsável pela maioria dos casos.
2. Anticorpos e imunidade celular direcionados contra os antígenos tumorais também reagem com antígenos similares nos tecidos neuronais no SNC e SNP, resultando em lesão neurológica.

3. A patologia autoimune é bem documentada apenas para algumas síndromes paraneoplásicas: Síndrome miastênica de Lambert-Eaton (SMLE), miastenia *gravis*, neuromiotonia.
4. Os anticorpos são detectados no soro e LCR. A maioria reage com o tumor e os neurônios.
5. Os tecidos afetados geralmente apresentam infiltrado inflamatório, perda celular, proliferação microglial e gliose.

Importância
1. As síndromes neurológicas paraneoplásicas são responsáveis por uma alta porcentagem de determinados distúrbios (70% da SMLE, 50% da degeneração cerebelar subaguda, 50% da opsoclonia-mioclonia em crianças, 20% da opsoclonia-mioclonia em adultos, 20% da neuropatia sensitiva subaguda).
2. Frequentemente ocorre antes do diagnóstico do câncer subjacente. O reconhecimento destas síndromes pode levar ao diagnóstico do tumor subjacente em estágio precoce.
3. Geralmente produz incapacidade neurológica significativa.
4. Geralmente confundida com doença metastática.
5. Fornec informações referentes aos distúrbios autoimunes e imunologia tumoral.

Prognóstico
1. A maioria dos pacientes desenvolve incapacidade neurológica grave. A resposta dos déficits neurológicos ao tratamento geralmente é insatisfatória.
2. O curso da neoplasia subjacente é geralmente indolente, possivelmente em decorrência da resposta imune antitumoral.

Diagnóstico
Apresentação Clínica Manifesta-se como um distúrbio subagudo (durante várias semanas) afetando o sistema nervoso. Pode ocorrer meses a anos antes da descoberta da malignidade. Ver adiante aspectos específicos dos distúrbios paraneoplásicos individuais.

Testes Diagnósticos
1. Dependendo da apresentação clínica, um teste sorológico apropriado deveria ser realizado. Anticorpos estão presentes no soro e LCR; porém, os títulos são mais altos no LCR.
2. O LCR pode exibir pleocitose linfocítica, nível proteico elevado, nível elevado de IgG e bandas oligoclonais, ou pode estar normal.
3. A RM geralmente é normal, porém pode exibir sinal anormal em T_2 nas áreas afetadas, e permite que doença metastática seja excluída.
4. TC do corpo e, ocasionalmente, PET podem ajudar a localizar o tumor primário.

Diagnóstico Diferencial Infiltração direta pelo tumor primário, doença metastática, deficiências nutricionais reversíveis, toxicidade por drogas, doença cerebrovascular e infecções.

Tratamento
Geralmente não tratável. Alguns respondem ao tratamento do câncer subjacente. A maioria não responde aos esteroides, imunoglobulinas IV (IgIV) ou plasmaférese, ou outras formas de imunossupressão, porém há exceções.

Síndromes Paraneoplásicas do Cérebro e Cerebelo
Degeneração Cerebelar
1. Síndrome cerebelar subaguda com ataxia truncal e apendicular progredindo por semanas a meses. Disartria, diplopia, vertigem, nistagmo (Tabelas 6-2 e 6-3).
2. Geralmente associada a CPPC, DH, câncer de mama e malignidades ginecológicas.
3. Autoanticorpos: Anti-Yo (câncer de mama e malignidades ginecológicas), anti-Tr (DH), anti-Hu (SPPC), anti-Ri (câncer de mama), anticanal de cálcio voltagem-dependente (anti-VGCC - geralmente com síndrome de Lambert-Eaton concomitante).
4. Resposta insatisfatória a terapia antitumoral, imunossupressão com IgIV ou plasmaférese.

TABELA 6-2	Síndromes Paraneoplásicas que Afetam o Sistema Nervoso

Síndromes paraneoplásicas do cérebro e cerebelo
   Degeneração cerebelar
   Encefalomielite (encefalite límbica, encefalite do tronco cerebral, mielite)
   Opsoclonia-mioclonia
Síndromes paraneoplásicas visuais
   Retinopatia associada ao câncer
   Retinopatia associada ao melanoma
   Neurite óptica
Síndromes paraneoplásicas da medula espinal
   Síndrome do homem rígido
   Mielopatia necrosante
   Síndromes do neurônio motor (esclerose lateral amiotrófica, neuronopatia motora subaguda)
Síndromes paraneoplásicas do sistema nervoso periférico
   Neuronopatia sensitiva paraneoplásica
   Polirradiculoneuropatia aguda (síndrome de Guillain-Barré)
   Neurite braquial
   Vasculite de nervo e músculo
   Neuropatia periférica sensitivo-motora crônica ou subaguda
   Neuropatias sensitivo-motoras associadas às discrasias de células plasmáticas
   Neuropatia autonômica
   Neuromiotonia
Síndromes paraneoplásicas da junção neuromuscular
   Síndrome miastênica de Lambert-Eaton
   Miastenia *gravis*
Síndromes paraneoplásicas do músculo
   Polimiosite/dermatomiosite
   Miopatia necrosante aguda
   Miopatia carcinoide
   Miopatia caquética

Encefalomielite Paraneoplásica

1. A encefalomielite paraneoplásica (EMP) é uma síndrome neurológica específica dependente do sítio predominante de inflamação (encefalite cortical, encefalite límbica, encefalite do tronco cerebral, cerebelite).
2. Frequentemente associada a neuropatia sensitiva subaguda, mielite e disfunção autonômica.
3. A encefalite límbica é caracterizada por confusão subaguda, perda de memória, sintomas psiquiátricos e convulsões.
4. A patologia é caracterizada por infiltrado inflamatório perivascular e perda neuronal.
5. A RM pode ocasionalmente exibir sinal hiperintenso em T_2 na área afetada.
6. Geralmente associada à CPPC (anti-Hu, anti-CV2, anti-CRMP 5), câncer testicular (anti-Ma2) e uma variedade de tumores (anti-Ma1).
7. Alguns pacientes respondem ao tratamento de câncer. Respostas raras à imunossupressão.
8. Anticorpos contra os receptores do *N*-metil-D-aspartato (NMDA) associados à encefalite límbica grave com encefalopatia e sintomas psiquiátricos. Diversas neoplasias subjacentes foram associadas a esta condição, especialmente os teratomas ovarianos. A remoção do tumor subjacente pode resultar em melhora significativa.

TABELA 6-3 Anticorpos Associados às Síndromes Neurológicas Paraneoplásicas

Anticorpo	Câncer Associado	Síndrome
Anti-Hu	CPPC, outros	Encefalite focal, mielite, encefalomielite, neuropatia sensitiva, neuropatia periférica
Anti-Yo	Ginecológico, mama	Degeneração cerebelar
Anti-Ri	Mama, ginecológico, CPPC	Ataxia cerebelar, opsoclonia, encefalite de tronco cerebral
Anti-Tr	Linfoma de Hodgkin	Degeneração cerebelar
Anti-CV2 ou anti-CRMP1-5	CPPC, outros	Encefalite focal, mielite, encefalomielite, degeneração cerebelar, neuropatia periférica
Anti-Ma[a]	Tumores de células germinativas testiculares e outros cânceres	Encefalite do tronco cerebral, límbica, degeneração cerebelar
Anti-NMDA	Teratoma ovariano	Encefalite límbica
Antianfifisina	Mama, CPPC	Síndrome do homem rígido, encefalomielite
Anti-VGKC[b]	Timoma, outros	Neuromiotonia, encefalite límbica
Anti-VGCC[b]	CPPC	SMLE, degeneração cerebelar
Antirreceptor de acetilcolina[b]	Timoma	Miastenia *gravis*

[a]Os anticorpos Ma2 (também chamados de anticorpos anti-Ta) estão geralmente associados à encefalite límbica ou do tronco cerebral e tumores de células germinativas. Os anticorpos direcionados à Ma1 estão geralmente associados à encefalite do tronco cerebral, degeneração cerebelar e diversos tipos de neoplasias (pulmão, mama, ovário etc.)
[b]Estes anticorpos também são identificados na forma paraneoplásica da síndrome.
CPPC, carcinoma de pulmão de pequenas células; SMLE, síndrome miastênica de Lambert-Eaton.

Opsoclonia-Mioclonia

1. Ataxia, mioclonia, opsoclonia subaguda.
2. Geralmente associada ao neuroblastoma em crianças; câncer de mama e CPPC em adultos.
3. Anti-Ri (câncer de mama e ginecológico), anti-Hu, anti-Yo, anti-Ma2.
4. Pode responder ao tratamento antitumoral, esteroides e IgIV. Prognóstico melhor em crianças.

Síndromes Paraneoplásicas do Olho

Retinopatia Associada ao Carcinoma

1. A retinopatia associada ao carcinoma (RAC) apresenta início subagudo de obscurecimento visual episódico, fotossensibilidade, cegueira noturna, visão de cores prejudicada e ofuscamento induzido pela luz.
2. O exame demonstra acuidade visual reduzida, visão de cores prejudicada, escotomas, arteríolas retinianas atenuadas.
3. A eletrorretinografia (ERG) demonstra respostas fotópicas e escotópicas reduzidas ou ausentes, consistentes com uma disfunção dos fotorreceptores (cones e bastonetes).
4. Geralmente precede o diagnóstico de câncer subjacente (CPPC).
5. O soro pode conter anticorpos contra os antígenos do fotorreceptor da retina, como a recoverina.
6. Prognóstico desfavorável. Relatos anedóticos de melhora com esteroides, plasmaférese e IgIV.

Retinopatia Associada ao Melanoma
1. A retinopatia associada ao melanoma (RAM) afeta pacientes com melanoma.
2. Os pacientes apresentam fotopsias e perda visual progressiva.
3. A ERG revela uma onda B intensamente reduzida na presença de uma onda A adaptada ao escuro normal.
4. O soro contém anticorpos contra as células bipolares da retina.
5. A resposta ao tratamento geralmente é insatisfatória.

Neurite Óptica
Geralmente associada à EMP, porém, ocasionalmente, pode ser o único achado.

Síndromes Paraneoplásicas da Medula Espinal
Síndrome do Homem Rígido
1. Caracterizada por rigidez e inflexibilidade da musculatura axial e espasmos dolorosos.
2. A EMG exibe atividade contínua da unidade motora, que melhora com diazepam.
3. Associada a anticorpos contra as sinapses do ácido γ-aminobutírico (GABA)-glicina; pré-sinápticos (anti-GABA, antianfifisina); pós-sinápticos (antigefirina).
4. Geralmente associada ao câncer de mama, pulmão e cólon, e DH.
5. Pode responder ao tratamento do tumor subjacente, esteroides, diazepam e outras drogas que intensificam a transmissão gabaérgica (baclofeno, valproato sódico e vigabatrina). O papel da IgIV e plasmaférese não é claro.

Mielite (Geralmente Parte da Encefalomielite Paraneoplásica)
1. Mielopatia necrosante aguda.
   a. Mielopatia aguda ou subaguda resultando em morte.
   b. Associada ao linfoma e câncer de pulmão.
   c. Não há tratamento conhecido.
2. Esclerose lateral amiotrófica.
   a. Associação ao câncer é controversa.
   b. Possivelmente associada ao linfoma, câncer de mama e CPPC.
3. Neuronopatia motora subaguda.
   a. Fraqueza subaguda do neurônio motor inferior, geralmente afetando as extremidades inferiores.
   b. Associada à DH e LNH.
   c. Melhora espontaneamente.
   d. Não há tratamento específico, exceto fisioterapia.

Síndromes Paraneoplásicas dos Nervos e Gânglios da Raiz Dorsal
Neuronopatia Sensitiva Subaguda
1. A perda sensitiva subaguda geralmente está associada a parestesias dolorosas e desistesias.
2. Todas as modalidades sensitivas afetadas. Pode ser assimétrica.
3. Os pacientes frequentemente apresentam ataxia sensitiva e pseudoatetose.
4. Os estudos de condução nervosa demonstram potenciais de ação nervoso sensitivo ausentes ou de amplitude reduzida com ondas F e potenciais motores normais.
5. Frequentemente associadas a encefalomielites e disfunção autonômica.
6. Associada à CPPC e ao anticorpo anti-hu.
7. Patologicamente, há inflamação do gânglio da raiz dorsal e perda neuronal.
8. Ocasional resposta aos esteroides e tratamento do tumor subjacente. A resposta a outras formas de imunossupressão é insatisfatória.

Neuropatias Periféricas
Neuropatias Desmielinizantes ou Axonais Subagudas
1. Difícil de diferenciar das neuropatias causadas por causas nutricionais e metabólicas e pela quimioterapia.

2. Algumas neuropatias se desenvolvem antes ou no momento do diagnóstico do câncer.
3. Pode responder aos esteroides ou IgIV.

Vasculite de Nervo e Músculo
1. Polineuropatia sensitivo-motora dolorosa, assimétrica ou simétrica, ou mononeurite múltipla.
2. Associada ao CPPC ou à LNH.
3. A velocidade de hemossedimentação eritrocitária (VHS) e os níveis proteicos no LCR geralmente estão elevados.
4. A biópsia de nervo demonstra infiltrado inflamatório intramural e perivascular, geralmente sem vasculite necrosante. A biópsia de músculo também pode exibir vasculite.
5. Pode responder a tratamento do tumor e imunossupressão (esteroides, ciclofosfamida).

Neuropatias Periféricas das Gamopatias Monoclonais
Associadas a mieloma múltiplo, mieloma osteoclerótico, macroglobulinemia de Waldenstrm, LNH de células B, LLC (Capítulo 9).

Mieloma Múltiplo
1. Cinco a 10% dos pacientes com mieloma múltiplo apresentam neuropatia sintomática; 1/3 possui evidência eletrofisiológica de neuropatia.
2. Os pacientes podem desenvolver uma leve neuropatia axonal sensitivo-motora, neuropatia sensitiva pura, neuropatia desmielinizante subaguda ou crônica, ou neuropatia amiloide.
3. O tratamento do mieloma geralmente não melhora a neuropatia.

Mieloma Osteoclerótico
1. Mais de 50% dos pacientes apresentam polineuropatia desmielinizante crônica com predominância motora.
2. Pode fazer parte da síndrome de POEMS (*p*olineuropatia, *o*rganomegalia, *e*ndocrinopatia, proteína *M* e alterações cutâneas [*s*kin]).
3. O tratamento das lesões escleróticas geralmente resulta em melhora da neuropatia.

Macroglobulinemia de Waldenström
1. Cinco a 10% dos pacientes apresentam neuropatia causada pelas proteínas M da IgM contra a glicoproteína associada à mielina (GAM) ou vários gangliosídeos.
2. Polineuropatia sensitivo-motora assimétrica; envolvimento predominante de grandes fibras sensitivas.
3. Os estudos de condução nervosa demonstram baixas velocidades de condução e latências sensitivas e motoras distais prolongadas, consistente com neuropatia desmielinizante.
4. O tratamento inclui terapia para a macroglobulinemia de Waldenström subjacente (clorambucil, ciclofosfamida, fludarabina) e IgIV ou plasmaférese.

Síndrome de Guillain-Barré e Plexopatia Braquial
1. Associadas à DH e LNH.
2. Clinicamente idênticas à síndrome de Guillain-Barré (SGB) e à plexopatia braquial de causas não neoplásicas.
3. Respondem aos tratamentos-padrão para SGB (IgIV, plasmaférese) e plexopatia braquial (esteroides).

Neuromiotonia (Síndrome de Isaac)
1. Causada por autoanticorpos contra os canais de potássio voltagem-dependentes, que aumentam a liberação de acetilcolina e prolongam o potencial de ação, resultando em atividade contínua e espontânea das fibras nervosas.
2. Os pacientes sofrem cãibras, fraqueza muscular, músculos hipertróficos, hiperidrose.
3. A EMG exibe fibrilações, fasciculações e descargas contínuas.

4. Associada a timoma, DH, CPPC, plasmocitoma.
5. Fenitoína, carbamazepina e plasmaférese produzem alívio sintomático.

Neuropatia Autonômica
1. Geralmente associada à EMP.
2. Associada a CPPC (anticorpos anti-hu), DH, LNH, tumor carcinoide do pulmão, câncer pancreático e testicular.
3. Hipotensão ortostática, boca seca, disfunção erétil, disfunção esfincteriana, dismotilidade esofágica e GI, e arritmia cardíaca.

Síndromes Paraneoplásicas da Junção Neuromuscular

Síndrome Miastênica de Lambert-Eaton
1. Causada por anticorpos anti-VGCC pré-sinápticos, comprometendo a secreção de acetilcolina do terminal motor pré-sináptico.
2. Cinquenta a 70% dos pacientes têm câncer subjacente, geralmente CPPC.
3. Os sintomas neurológicos geralmente precedem ou coincidem com o diagnóstico de câncer.
4. Os sintomas incluem fadiga, fraqueza nas pernas, dores musculares, parestesias indistintas.
5. Boca seca e outros sintomas autonômicos são comuns.
6. Os sintomas do SNC geralmente são leves e transitórios (normalmente diplopia).
7. O exame clínico demonstra fraqueza muscular proximal, reflexos ausentes, pupilas lentamente reativas e, ocasionalmente, ptose.
8. Exercício breve pode potencializar os reflexos e aumentar a força transitoriamente.
9. Os estudos de condução nervosa exibem potencial de ação muscular composto (PAMC) de amplitude reduzida.
   a. Nas taxas lentas de estimulação nervosa repetitiva (2 a 5 Hz), um decremento superior a 10% é observado.
   b. Nas taxas mais rápidas (20 Hz ou maior), ocorre facilitação (superior a 100%).
   c. Contração muscular máxima resulta no aumento da amplitude da PAMC.
   d. Facilitação superior a 100% em vários músculos ou superior a 400% em um único músculo é diagnóstico de SMLE.
   e. A presença de anticorpos anti-VGCC do tipo P/Q no soro também é diagnóstico de SMLE.
   f. O tratamento envolve terapia para o câncer subjacente; 3,4-diaminopiridina, piridostigmina e imunossupressão com IgIV, plasmaférese, prednisona ou azatioprina também podem ser úteis.
10. Pode haver degeneração cerebelar associada à ataxia.

Miastenia Gravis
1. Dez por cento dos pacientes com miastenia *gravis* têm timoma; 1/3 dos pacientes com timoma desenvolve miastenia.
2. Pacientes possuem anticorpos antitintina e antirreceptores da acetilcolina.
3. O tratamento consiste da remoção do timoma, tratamento com agentes anticolinesterásicos e imunossupressores.

Síndromes Paraneoplásicas do Músculo

Polimiosite/Dermatomiosite
1. A polimiosite é causada por mecanismos citotóxicos mediados por células; a dermatomiosite é causada por vasculopatia mediada por anticorpos.
2. A polimiosite pode estar associada à doença do enxerto contra o hospedeiro (DECH).
3. A associação do câncer com polimiosite é controversa.
4. Aproximadamente 10% dos pacientes com dermatomiosite possuem um câncer subjacente.
5. Câncer de ovário e mama em mulheres; câncer de pulmão e de GI em homens.
6. Os pacientes manifestam fraqueza muscular proximal (especialmente nos músculos flexores do pescoço, faríngeos e respiratórios). Na dermatomiosite, pode haver descoloração arroxeada das

pálpebras (heliotropo) com edema e lesões eritematosas e escamosas sobre as articulações interfalangeanas.
7. O nível sérico de creatinoquinase está elevado. A EMG exibe alterações miopáticas.
8. O curso da miosite é independente do câncer subjacente.
9. O tratamento do tumor pode ou não melhorar a síndrome neurológica. Esteroides, imunossupressores e IgIV podem ser úteis.

Miopatia Necrosante Aguda
1. Miopatia rapidamente progressiva resultando em morte após semanas. Rara.
2. Associada a muitos cânceres, especialmente o CPPC.

COMPLICAÇÕES NEUROLÓGICAS DO TRATAMENTO DE CÂNCER
Quimioterapia
Introdução
1. Complicações neurológicas da quimioterapia podem afetar o SNC e SNP.
2. Podem ser o fator limitante da dose em muitos casos.
3. Neurotoxicidade é frequentemente aumentada quando combinada com RT.
4. Muito comum em pacientes sob tratamento quimioterápico.

Fisiopatologia
Causa sintomas por uma variedade de mecanismos, porém principalmente devido a lesão tóxica direta ao sistema nervoso.

Prognóstico
Geralmente bom, a maioria dos sintomas estabiliza ou melhora após a interrupção da droga.

Diagnóstico
Local Dependendo da droga, lesão em qualquer local ao longo do neuroeixo.

Apresentação Clínica
1. Sintomas neurológicos dependem do agente e via de administração.
2. Encefalopatia aguda: Ifosfamida, procarbazina, 5-fluorouracil (5-FU), metotrexato (alta dose), cisplatina, citarabina, interferons, interleucina-2, corticosteroides.
3. Convulsões: Bussulfano (alta dose), ifosfamida, interferon.
4. Vasculopatias e acidentes vasculares encefálicos: Metotrexato em alta dose, asparaginase, bevacizumabe.
5. Encefalopatia crônica: Metotrexato, citarabina, interferon.
6. Síndrome da encefalopatia posterior reversível associada a uma variedade de agentes direcionados a alvos específicos, especialmente aqueles direcionados ao VEGF, como o bevacizumabe.
7. Metotrexato e citarabina aumentam o risco de leucoencefalopatia quando administrados com RT.
8. Disfunção cerebelar: Citarabina (alta dose), 5-FU, ifosfamida.
9. Neuropatias cranianas: Cisplatina, vincristina.
10. Mielopatia/meningite: Metotrexato intratecal, citarabina e tiotepa.
11. Neuropatia periférica: Cisplatina, oxaliplatina, alcaloides da vinca, paclitaxel, docetaxel, talidomida, bortezomibe.
12. Miopatia: Corticosteroides.

Testes Diagnósticos Dependendo da sintomatologia, RM, EMG/ECN (estudos de condução nervosa), eletroencefalograma (EEG) e testes sanguíneos de rotina podem ser necessários.

Patologia Depende do agente e sintomas, porém, geralmente, diagnosticada com base nos dados clínicos.

Diagnóstico Diferencial Distúrbios paraneoplásicos, metástases, encefalopatia metabólica, toxicidade por radiação.

Tratamento
1. Geralmente é necessário descontinuar a quimioterapia.
2. Tratamento de suporte.
3. Gabapentina, pregabalina, duloxetina e antidepressivos tricíclicos para dor neuropática.
4. Suplementação vitamínica pode ajudar.

Radioterapia
Introdução
1. RT pode afetar o sistema nervoso por (a) lesão direta às estruturas neurais inclusas no portal da radiação ou (b) indiretamente, lesionando os vasos sanguíneos ou órgãos endócrinos necessários para funcionamento do sistema nervoso ou produzindo tumores.
2. As complicações da RT são tipicamente divididas em reações agudas (horas a dias), tardias precoces (2 semanas a 4 meses) e tardias retardadas (4 meses a vários anos).
3. As complicações são muito comuns em pacientes tratados e crescem com o aumento da duração da sobrevida.

Fisiopatologia
1. Lesão a glia, neurônios, vasos sanguíneos e células-tronco.
2. A neurotoxicidade é dependente da dose total, tamanho da fração, duração do tratamento e volume total do sistema nervoso envolvido, além da duração da sobrevida, fatores comórbidos (diabetes, hipertensão, idade avançada) e quimioterapia concomitante.

Prognóstico
Geralmente desfavorável, visto que estes são processos irreversíveis.

Diagnóstico
Geralmente claro pelo histórico; porém, estudos de imagem devem ser repetidos para excluir tumor recorrente e, no caso de radiação por necrose, biópsia ou ressecção podem ser necessárias.

Tratamento
1. Tratamento de suporte com esteroides.
2. Pode necessitar de cirurgia no caso de necrose por radiação e tumores.
3. Evidência recente de que o bevacizumabe pode ser benéfico.
4. Relatos anedóticos de benefício com o tratamento com agentes anticoagulantes e oxigênio hiperbárico, porém a eficácia não foi provada.

Sequelas Cerebrais da Radioterapia
1. Reações agudas.
    a. Pode ocorrer quando grandes frações de radiação (geralmente > 300 cGy) são administradas aos pacientes com edema cerebral e PIC elevada.
    b. Após horas da RT, os pacientes desenvolvem evidências de PIC elevada, com dor de cabeça, náusea, vômito, sonolência e exacerbação de sinais e sintomas causados pela lesão. Raramente, herniação cerebral e morte podem ocorrer.
    c. Frequentemente respondem aos corticosteroides e, se necessário, manitol e diuréticos.
    d. As sequelas geralmente podem ser evitadas tratando os pacientes com esteroides antes de iniciar a RT, e começando a RT com frações iguais ou inferiores a 200 cGy, se os pacientes apresentam uma grande quantidade de edema.

2. Reações tardias precoces.
 a. Várias semanas a vários meses após radiação.
 b. Possivelmente associadas à desmielinização transitória causada por lesão aos oligodendrócitos.
 c. Caracterizada por sonolência, dor de cabeça, náusea, vômito, febre, exacerbação dos déficits neurológicos e deterioração transitória na função cognitiva.
 d. Quando a fossa posterior é irradiada, ataxia, disartria, diplopia e nistagmo podem ocorrer.
 e. Os achados da RM e TC geralmente são normais.
 f. Corticosteroides podem ser úteis; porém, a maioria dos pacientes recupera-se espontaneamente em 6 a 8 semanas. Muito raramente, a condição pode ser progressiva e resultar em morte.
 g. Reconhecimento da reação tardia precoce é importante, pois é geralmente transitória e o aparecimento de novos sintomas neste período não necessariamente indica falha do tratamento ou a necessidade de mudança na terapia.
3. Reação tardia retardada.
 a. Desenvolve-se meses a anos após a radioterapia, afetando mais a substância branca que a cinzenta.
 b. A etiologia é desconhecida, porém as hipóteses incluem.
  1) Lesão aos pequenos e médios vasos e necrose tecidual causada por isquemia.
  2) Lesão pela radiação às células gliais, especialmente os oligodendrócitos, resultando em desmielinização.
  3) Lesão às células-tronco neurais.
  4) Lesão autoimune.
 c. Várias síndromes são reconhecidas.
4. Leucoencefalopatia.
 a. Encefalopatia tardia (leucoencefalopatia) se manifesta com demência progressiva, comprometimento da marcha, apatia e incontinência urinária. A RM exibe atrofia cerebral e alterações na substância branca sem tumor recorrente ou necrose por radiação.
 b. Os sintomas ocorrem 6 a 36 meses ou mais após o tratamento. Grandes frações diárias aumentam o risco.
 c. Hidrocefalia comunicante pode ser causada por obliteração das granulações aracnóideas induzida pela radiação. Alguns pacientes melhoram após a derivação ventricular.
5. Necrose por radiação.
 a. Relacionada com a dose de radiação, tamanho da fração e duração da terapia; geralmente ocorre no campo de radiação.
 b. Ocorre 6 meses a vários anos (pico aos 18 meses) após a RT.
 c. A braquiterapia intersticial e a radiocirurgia estão associadas a alto risco de necrose por radiação.
 d. Também pode ocorrer se o cérebro é incluído no campo de radiação de neoplasias de cabeça e pescoço.
 e. Os sintomas são similares àqueles causados pela expansão de um tumor recorrente.
 f. A RM/TC geralmente não são capazes de distinguir o tumor recorrente da necrose por radiação.
 g. PET, SPECT com tálio/tecnécio e RM podem ajudar a diferenciar o tumor recorrente da necrose por radiação.
 h. Alta dose de esteroides pode aliviar temporariamente os sintomas.
 i. Ressecção cirúrgica da massa necrótica pode ser necessária.
 j. Há evidências recentes que sugerem benefício com o tratamento com bevacizumabe.

Envolvimento Secundário do Cérebro pela Irradiação

1. Efeitos vasculares.
 a. Estenose dos vasos intra e extracranianos pode ocorrer meses a anos após a RT, resultando em ataques isquêmicos transitórios e AVEs. A patologia é similar àquela da aterosclerose. Em geral, quanto maior o diâmetro do vaso envolvido, maior a latência entre a RT e a vascu-

COMPLICAÇÕES NEUROLÓGICAS DO TRATAMENTO DE CÂNCER

lopatia. O tratamento é idêntico àquele da aterosclerose típica. Quando os vasos extracranianos estão envolvidos, a endarterectomia pode, ocasionalmente, ser benéfica; porém, a cirurgia pode ser tecnicamente difícil.
  b. Doença de pequenos vasos também pode complicar a RT.
  c. Alterações vasculares são especialmente comuns em crianças e apresentam predileção pela porção supraclinóidea da artéria carótida interna. A oclusão do vaso está, algumas vezes, associada a alterações tipo Moyamoya.
  d. Telangiectasia induzida pela radiação, malformações Moyamoya, cavernosas, angiomatosas, e aneurismas ocorrem raramente e podem resultar em hemorragia cerebral tardia.
  e. A RT cervical raramente resulta em ruptura da carótida.
2. Tumores induzidos pela radiação.
  a. Incomum. Mais frequente em pacientes que foram expostos à radiação na infância.
  b. Geralmente aparece anos ou décadas após a RT. O intervalo médio de latência é de 17,6 anos.
  c. Meningiomas e sarcomas são os tumores mais comuns que ocorrem no sistema nervoso; porém, gliomas e schwannomas malignos também podem se desenvolver.
  d. O risco relativo para o desenvolvimento de tumores cerebrais foi de 9,5 para meningiomas, 2,6 para gliomas, 18,8 para tumores da bainha nervosa e 3,4 para outros tumores.
  e. As manifestações clínicas e o tratamento destes tumores são similares àqueles de tumores que se originam sem RT prévia, porém os tumores são geralmente mais agressivos.
3. Endocrinopatias.
  a. Os distúrbios endócrinos podem resultar da irradiação direta de uma glândula endócrina (p. ex., irradiação da tireoide em pacientes com DH) ou de uma disfunção hipotálamo-hipofisária secundária à irradiação craniana.
  b. Em crianças, a endocrinopatia mais comum é a deficiência de GH. A deficiência gonadotrófica e hipotireoidismo secundário e terciário ocorrem com menor frequência.
  c. Em adultos, a deficiência de GH é comum, porém raramente sintomática. Sessenta e sete por cento dos adultos do sexo masculino sofrem dificuldades sexuais, geralmente redução da libido e impotência, em até 2 anos da RT. Estes problemas são supostamente o resultado da deficiência gonadotrófica pela lesão hipotalâmica. Hipotireoidismo e hiposuprarrenalismo ocorrem menos comumente e podem necessitar de reposição hormonal. Hiperprolactinemia pode ocorrer.

Mielopatia
1. A medula espinal é mais sensível à radiação do que o cérebro.
2. A mielopatia tardia por radiação resulta no sinal de Lhermitte, um "choque elétrico" repentino com flexão do pescoço; começa várias semanas a 6 meses após o tratamento para tumores do pescoço ou do trato respiratório superior e, lentamente, melhora em vários meses.
3. A mielopatia tardia por radiação ocorre em duas formas:
  a. Forma mais comum. Ocorre de 6 meses a 10 anos ou mais após exposição à RT.
    1) A incidência varia de 0,2 a 5% dos pacientes recebendo doses de 45 Gy na medula espinal em frações de 180 a 200 cGy.
    2) Caracterizado por mielopatia assimétrica, que progride durante semanas, meses ou, raramente, anos para paraparesia ou quadriparesia.
    3) Inicialmente síndrome hemimedular (Brown-Sequard), eventualmente desenvolve mielopatia simétrica.
    4) Ocasionalmente, a mielopatia estabiliza, deixando o paciente moderadamente a severamente parético.
    5) Os estudos por imagem são geralmente normais, embora inchaço e realce de contraste possam ser observados nos estágios agudos e atrofia possa ocorrer tardiamente.
    6) O diagnóstico diferencial inclui CME epidural, metástases intramedulares e a rara miopatia necrótica paraneoplásica.
    7) Não há um tratamento eficaz, embora haja relatos anedóticos de benefício do tratamento com esteroides, agentes anticoagulantes e oxigênio hiperbárico.

b. Uma segunda forma de mielopatia tardia por radiação envolve lesão aos neurônios motores inferiores e ocorre especialmente após irradiação pélvica.
   1) A etiologia não é clara. Foi originalmente considerado resultar da lesão às células do corno anterior, porém o envolvimento das raízes nervosas proximais também é uma possibilidade.
   2) Três meses a 14 anos após a irradiação há o desenvolvimento de paraparesia flácida assimétrica, que afeta os músculos distais e proximais e está associada à atrofia, fasciculações e perda dos reflexos. A perda sensitiva e o distúrbio esfincteriano estão geralmente ausentes, porém podem, ocasionalmente, ser uma complicação tardia. A síndrome geralmente se estabiliza após alguns meses.
   3) Os estudos de condução nervosa sensitiva e motora são normais, mas a EMG exibe denervação. O nível proteico do LCR está geralmente elevado.
   4) Estudos por imagens da medula espinal são geralmente normais, porém as raízes nervosas podem estar intensificadas pelo contraste.
   5) O diagnóstico diferencial inclui plexopatia por radiação. MLs, SGB, LMA e neuronopatia motora subaguda paraneoplásica.
   6) Não há tratamento eficaz.

Neuropatia Craniana
1. Rara (menos que 1% dos pacientes).
2. Perda visual pode ocorrer após a irradiação do olho ou cérebro. Causada por glaucoma, catarata, retinopatia, neuropatia óptica ou uma "síndrome do olho seco" induzida pela radiação.
3. A neuropatia óptica tipicamente ocorre meses a anos após a irradiação, com um pico aos 12 a 18 meses. Duas síndromes clínicas são observadas:
   a. Perda visual bilateral ou unilateral progressiva, indolor, com leve papiledema ou atrofia óptica, que algumas vezes pode resultar em cegueira completa.
   b. Perda visual súbita como resultado de trombose na veia ou artéria central da retina.
4. O risco de neuropatia óptica pode ser elevado com a administração concomitante de quimioterapia.
5. Surdez pode resultar de otite média e, raramente, de lesão vascular aos nervos cocleares ou vestibulares.
6. Lesão por radiação a outros NCs é incomum e está geralmente associada a grandes doses de irradiação (6,50 cGy ou mais).

Plexopatia Braquial
1. A plexopatia braquial ocorre após radiação para linfoma ou câncer de mama.
2. A reação tardia precoce do plexo braquial pode se desenvolver vários meses após a irradiação. Descrita principalmente em pacientes com câncer de mama. Caracterizada por parestesias no antebraço e na mão e, ocasionalmente, dor, fraqueza e atrofia nos músculos de C-6 a T1. Os sintomas geralmente melhoram em semanas ou meses. Os estudos de condução nervosa exibem redução segmentar.
3. A plexopatia tardia por radiação, envolvendo o plexo braquial, ocorre 1 ano ou mais (média de 40 meses) após a RT com doses iguais ou superiores a 6.000 cGy.
4. Clinicamente: formigamento e dormência dos dedos, fraqueza na mão ou braço.
5. Os sinais são geralmente atribuíveis ao plexo braquial superior (dermátomos C5-6).
6. Dor ocorre tardiamente no curso da doença.
7. O diagnóstico diferencial inclui tumor infiltrativo do plexo braquial (geralmente doloroso), com envolvimento predominantemente do plexo braquial inferior (dermátomos C7-T1).
8. A EMG exibe descargas mioquímicas em mais de 50% dos casos de plexopatia por radiação e em nenhum caso cancerígeno.
9. A RM com contraste pode ajudar a diferenciar a fibrose por radiação da infiltração tumoral.
10. Exploração cirúrgica do plexo braquial é ocasionalmente necessária para diagnóstico.
11. Não há tratamento específico; relatos anedóticos de melhora com anticoagulação.

Plexopatia Lombossacral
1. Tardia precoce, a plexopatia lombossacral transitória é rara. Geralmente se desenvolve vários meses (média de 4 meses) após a RT. Manifesta-se, clinicamente, com parestesias bilaterais distais das extremidades inferiores. O exame neurológico é geralmente normal. Melhora em 3 a 6 meses.
2. As manifestações clínicas da plexopatia lombossacral tardia retardada são similares àquelas da plexopatia braquial. Esta condição se desenvolve 1 a 30 anos (média de 5 anos) após a irradiação. O quadro clínico pode se estabilizar após vários meses ou anos. Geralmente há fraqueza assimétrica de uma ou ambas as pernas, com perda sensitiva menos intensa. O pé está frequentemente envolvido. A dor quase sempre é leve ou ausente. Alterações mioquímicas podem ser observadas na EMG. O curso usual da doença geralmente é de progressão gradual, embora possa ocorrer estabilização do quadro clínico de alguns pacientes após vários meses ou anos.
3. Não há tratamento específico; relatos anedóticos de melhora com anticoagulação.

Transplante de Células-Tronco Hematopoiéticas

Introdução
1. O transplante de células-tronco hematopoiéticas (TCTH) é cada vez mais usado para tratar pacientes com câncer.
2. No TCTH alógeno, as células-tronco de sangue periférico ou da medula transplantadas são obtidas a partir de doadores HLA-compatíveis e infundidas no paciente após altas doses de quimioterapia e RT administradas para tratar a neoplasia subjacente.
3. No TCTH autólogo, as células-tronco de sangue periférico ou medula transplantadas são coletadas do paciente e, então, reinfundidas no paciente após altas doses de quimioterapia e RT.
4. Complicações neurológicas são comuns, especialmente encefalopatia, infecção do SNC e distúrbios cerebrovasculares. Mais frequente com TCTH alógeno.

Fisiopatologia
1. Alta dose de quimioterapia e radiação resulta em:
   a. Imunossupressão e infecção.
   b. Dano orgânico e encefalopatia metabólica.
   c. Lesão vascular e complicações cerebrovasculares.
   d. Neurotoxicidade direta.
2. DECH no TCTH alógeno resulta em distúrbios autoimunes, **como** miastenia *gravis*, polimiosite e polineuropatia desmielinizante inflamatória crônica (PDIC).

Prognóstico
Pacientes que são submetidos ao TCTH e desenvolvem complicações neurológicas tendem a ter pior prognóstico.

Diagnóstico
Apresentação Clínica
1. Encefalopatia tóxica/metabólica.
2. Infecções do SNC.
3. Convulsões.
4. Complicações cerebrovasculares (hemorragias secundárias à trombocitopenia, trombose secundária ao estado de hipercoagulabilidade).
5. Complicações da quimioterapia, RT e agentes imunossupressores.
6. Miastenia *gravis* associada a DECH, polimiosite, PDIC.

Testes Diagnósticos Exames sanguíneos, estudos de neuroimagem, PL, EEG e ECN, dependendo dos sintomas.

Diagnóstico Diferencial Frequentemente complexo e varia de acordo com a complicação específica.

Tratamento
1. Varia de acordo com a complicação específica.
2. Complicações associadas à DECH são tratadas com imunossupressão.

Bibliografia
Antoine JC, Camdessanche JP. Peripheral nervous system involvement in patients with cancer. *Lancet Neurol.* 2007;6:75-86.
Brem SS, Bierman PJ, Black P *et al.* Central nervous system cancers. *J Natl Compr Canc Netw.* 2008;6(5):456-504.
CBTRUS. *Statistical Report: Primary Brain Tumors in the United States, 2000-2004.* Central Brain Tumor Registry of the United States; 2008.
Dalmau J, Rosenfeld MR. Paraneoplastic syndromes of the CNS. *Lancet Neurology.* 2008;7(4):327-340.
DeAngelis LM, Posner JB. *Neurological Complications of Cancer.* 2nd ed. New York: Oxford University Press; 2008.
Dietrich J, Wen PY. Neurologic complications of cancer therapy. In: Schiff D, Kesari S, Wen PY, eds. *Cancer Neurology in Clinical Practice.* 2nd ed. Totowa, NJ: Humana Press; 2007: 287-326.
Drappatz J, Batchelor TT. Leptomeningeal neoplasms. *Curr Treat Options Neurol.* 2007;9(4):283-293.
Drappatz J, Schiff D, Kesari S, Norden AD, Wen PY. Medical management of brain tumor patients. *Neurologic Clin.* 2007;25:1035-1071.
Fisher JL, Schwartzbaum JA, Wrensch M *et al.* Epidemiology of brain tumors. *Neurol Clin.* 2007;25:867-890.
Furnari FB, Fenton T, Bachoo RM *et al.* Malignant astrocytic glioma: genetics, biology, and paths to treatment. *Genes Dev.* 2007;21:2683-2710.
Glantz MJ, Cole BF, Forsyth PA *et al.* Practice parameters: anticonvulsant prophylaxis in patients with newly diagnosed brain tumors. *Neurology.* 2000;54:1886-1893.
Louis DN, Ohgaki, H, Wiestler, OD *et al. The 2007 WHO Classification of Tumors of the Central Nervous System.* Lyon, France: IARC Press; 2007.
Mehta M, Chang SM, Vogelbaum M *et al. Principles and Practices of Neuro Oncology: A Multidisciplinary Approach.* Demos Medical Publishing (in press).
Mohile NA, Abrey LE. Primary central nervous system lymphoma. *Neurol Clin.* 2007;25(4):1193-1207.
Schiff D, Kesari S, Wen PY, eds. *Cancer Neurology in Clinical Practice.* 2nd ed. Totowa, NJ: Humana Press; 2007.
Wen PY, Kesari S. Malignant gliomas in adults. *New Engl J Med.* 2008;359:492-507.

ESCLEROSE MÚLTIPLA E OUTRAS DOENÇAS MIELINIZANTES

Maria K. Houtchens ▪ David M. Dawson

ESCLEROSE MÚLTIPLA

Introdução

1. A esclerose múltipla (EM) é a condição neurológica incapacitante mais comum de adultos jovens na Europa e América do Norte. Foi reconhecida como uma doença pela primeira vez no final do século XIX. A primeira descrição de "esclerose disseminada" data de 1853 e é creditada ao neurologista francês Cruvellhier. Jean Martin Charcot, do Hospital Salpetriere em Paris, França, descreveu a ataxia e alterações oculomotoras que são geralmente observadas em pacientes mais jovens. As manifestações patológicas na autópsia, descritas nas primeiras décadas do século XX, são atualmente bem conhecidas.
2. A causa da EM permanece desconhecida. Teorias da causa refletem conceitos populares em diferentes épocas. Lesões da EM são geralmente encontradas próximas às pequenas vênulas e, antigamente, trombose destas veias era considerada um fator importante. Alguns acreditavam que o estresse era relevante na EM, refletindo ideias de movimento psicossomático de várias décadas atrás. Uma procura por viroses, na forma de agentes infecciosos intactos ou de fragmentos de DNA, continuou em vão por muitas décadas. O vírus Epstein-Barr (EBV) pode desempenhar um papel na EM: os estudos constataram que anticorpos contra as proteínas virais, os antígenos nucleares do Epstein-Barr, os antígenos do capsídeo viral e antígenos precoces difusos estão significativamente elevados em pessoas com EM. Um estudo constatou que pessoas com os níveis mais altos de anticorpos anti-EBV eram 33 vezes mais propensas a desenvolver EM do que as pessoas com os níveis mais baixos. Não se sabe se há uma associação causal ou temporal entre a infecção com um patógeno específico e o início da EM. Nas últimas décadas foi determinado que a predisposição genética claramente desempenha um papel na EM. Atualmente, definimos a EM como uma *doença autoimune do sistema nervoso central (SNC) mediada por células T, desencadeada por agentes exógenos desconhecidos, como viroses ou bactérias, em sujeitos com base genética específica.*
3. Na maioria dos pacientes, a EM é uma doença crônica. Em 85% dos pacientes, a EM inicia-se com uma lesão inflamatória local do sistema nervoso, desenvolvendo-se ao longo de dias e resolvendo-se após meses. Outras lesões se desenvolvem e causam recidivas clínicas, geralmente a uma taxa de uma a duas recidivas por ano. Dados obtidos pela imagem por ressonância magnética (RM) demonstraram que, na realidade, as lesões ocorrem no cérebro e medula espinal a um ritmo muito mais rápido, geralmente 10 vezes mais que as recidivas que são clinicamente reconhecidas. Após alguns anos, ou até mesmo décadas, a maioria dos pacientes entra em uma fase lentamente progressiva da doença, com aumento crescente da incapacidade. Comprometimento da marcha, redução da acuidade visual, parestesias e dor, perda do controle vesical e déficits cognitivos dominam o quadro clínico após avanço adicional da fase progressiva. Em grandes registros de pacientes, por exemplo, da França e Dinamarca, constata-se que uma redução no tempo de vida devido à EM não é comum, porém que a maioria (75 a 80%) dos pacientes estão inválidos ou incapazes de trabalhar ao redor dos 65 anos de idade.
4. Ocorrem outras variantes da EM. Aproximadamente 10% dos pacientes têm EM primária progressiva (EMPP) (ou seja, pacientes sem recidivas e constantemente piorando desde o início do quadro). Outros 10% possuem a assim chamada EM benigna, com algumas recidivas e ausência de incapacidade, embora reconhecidamente possuam a doença por muitas décadas. Um peque-

no número de pacientes possui EM aguda, com lesões frequentes e grandes e recuperação insatisfatória; um resultado fatal é ocasionalmente observado neste grupo.
5. A maioria dos dados com relação ao tratamento da EM derivam de estudos que excluem as formas variantes da EM e, ao contrário, utilizam a versão mais comum da doença, com recidivas seguidas em algum tempo por uma fase progressiva secundária. Visto que as formas variantes não foram testadas, é geralmente clinicamente difícil decidir se uma determinada forma de tratamento é apropriada para um paciente. Amplas variações no curso da doença tornam imperativo que ensaios clínicos meticulosamente elaborados forneçam as evidências necessárias para o tratamento.

Epidemiologia

1. A EM é a doença neurológica mais comum entre os adultos jovens.
2. A incidência é a mais alta entre 20 e 40 anos de idade; porém, a doença pode iniciar-se até mesmo na infância ou após os 60 anos de idade.
3. Somente nos Estados Unidos há cerca de 500.000 pacientes com EM e aproximadamente 10.000 novos casos são diagnosticados anualmente.
4. Existe uma proporção de mulheres para homens de 7:3.
5. Há zonas de alta incidência e média incidência, e há lugares no mundo onde a doença é quase desconhecida.
   a. A prevalência diminui nas regiões próximas à linha do equador, criando o conhecido "Gradiente Norte-Sul" de distribuição da EM.
   b. Alta incidência inclui toda a Europa, a América do Norte, Nova Zelândia e sul da Austrália. Nestas áreas, a prevalência é de aproximadamente 60/100.000 habitantes. Em Minnesota e em muitos dos estados do Nordeste dos Estados Unidos, uma pessoa a cada 500 possui EM (ou seja, uma prevalência de 200/100.000). Em geral, a EM é 2 vezes mais comum na região norte dos Estados Unidos do que nos estados do sul.
   c. A raça desempenha um importante papel: Os residentes americanos descendentes de japoneses, nativos americanos ou africanos subsaarianos apresentam uma incidência muito menor de EM do que as pessoas de descendência irlandesa, inglesa ou escandinava sob circunstâncias geográficas idênticas.
   d. A incidência de EM nos afro-americanos é 25% daquela nos caucasianos. No entanto, a doença tende a ser mais rapidamente incapacitante e resistente às terapias nesta população de pacientes.
6. Se as pessoas étnica e geograficamente de baixo risco desenvolvem EM, a doença pode ser atípica nas manifestações clínicas e achados de imagem.

Fisiopatologia

1. *Os marcos patológicos* da EM são desmielinização e inflamação predominantemente perivenular. Doença severa ou avançada causa ruptura e perda axonal e atrofia cortical resultando em um processo de neurodegeneração.
2. Historicamente, a EM foi considerada uma doença da substância branca cerebral. Dados recentes fornecem evidências de envolvimento primário e neurodegeneração da substância cinzenta central e cortical.
3. O mecanismo imunológico envolve a ativação das células CD4$^+$ autorreativas no sistema imune periférico, seguido pela migração para o SNC via barreira hematoencefálica (BHE) rompida. Isto é seguido pela reativação *in situ* das células por antígenos da mielina, ativação de células B e macrófagos, e secreção de citocinas pró-inflamatórias e anticorpos.
4. A lesão típica da EM apresenta alguns milímetros a um centímetro em tamanho. Visualizada tridimensionalmente, uma lesão é geralmente ovoide ou linear, e não circular. Na RM esta é uma característica da aparência da lesão. Macrófagos e células T ativadas estão presentes. As células expressam citocinas liberadas por linfócitos T auxiliares 1 (TH1), como interferon gama (IFN-γ), fator de necrose tumoral (TNF) e interleucina 2 (IL-2). As citocinas liberadas pelas células TH$_2$, como IL-4, IL-10 e IL-13, estão reduzidas. Muitos tipos de moléculas pró-inflamatórias, como as integrinas e outras moléculas de adesão, são superexpressas.

a. *Microscopicamente*, as lesões exibem destruição, edema ou fragmentação das bainhas mielínicas, proliferação das células gliais, destruição axonal variável (placas recentes e antigas) e lesão neuronal variável, porém a preservação relativamente boa da estrutura de fundo; lesões císticas são raras.
b. Lesões iniciais/agudas (dias a semanas) exibem intensa hipercelularidade, infiltração macrofágica, astrocitose, inflamação perivenosa com células plasmáticas e linfócitos, e desintegração da mielina.
c. Lesões ativas/não agudas (semanas a meses) exibem fagócitos carregados de lipídeos com mínima resposta inflamatória no centro das lesões, porém proeminente nas bordas das lesões com números elevados de macrófagos, linfócitos e células plasmáticas.
d. Placas inativas crônicas (meses a anos) exibem desmielinização proeminente (perda quase completa de oligodendrócitos), gliose extensa e hipocelularidade.
e. Remielinização em placas pode resultar da diferenciação das células precursoras comuns aos oligodendrócitos e astrócitos tipo II. Estas placas exibem áreas uniformes de mielinização aberrante e incompleta (placas de sombra).
5. Na biópsia, autópsia e RM, a aparência das lesões crônicas de reparação insatisfatória é de uma cicatriz astroglial vazia. O termo esclerose múltipla se refere a estas cicatrizes ou placas descoradas que ocorrem no estágio tardio da doença.
6. Nas áreas desmielinizadas, a transmissão de impulsos nervosos é bloqueada e sinais falham em chegar a seus destinos.

Genética
1. Se uma mãe possui EM, seus filhos também possuem 3 a 5% de chance de ter EM – no mínimo uma chance 20 vezes maior.
2. Se um pai possui EM, seu filho possui 1% de chance e sua filha 2% de chance de ter EM.
3. Um irmão de uma pessoa afetada, incluindo um gêmeo não idêntico, possui 3 a 4% de chance de ter EM.
4. Um gêmeo idêntico possui 30% de chance de ter EM, incluindo gêmeos assintomáticos com achados somente por RM ou no LCR.
5. A EM está associada ao maior complexo de histocompatibilidade II (MHC-II) e três alelos específicos no haplótipo DR2.
6. Exames da sequência completa do genoma não demonstraram um lócus convincente para um "gene EM". É provável que um número de genes contribua com o aumento da reatividade imune às viroses comuns ou a componentes antigênicos da mielina para os quais outras pessoas não são reativas.

Diagnóstico
1. *Síndrome clinicamente isolada (SCI)*, ou seja, neurite óptica (NO), mielite transversa (MT) ou uma síndrome de tronco encefálico como primeiro episódio da disfunção neurológica. O paciente não satisfaz os critérios para diagnóstico da EM. A síndrome clínica específica depende do local da lesão no cérebro, medula espinal ou nervos ópticos. O ataque tipicamente progride por diversos dias, alcança um platô e então melhora durante um período de dias, semanas ou, raramente, meses. A melhora pode ser completa ou parcial.
2. *Os sintomas mais comumente presentes da EM* incluem problemas visuais/oculomotores (49%), parestesia/paresia das pernas (42%), ataxia cerebelar (24%). Outros sintomas podem incluir alterações cognitivas abruptas ou progressivas, fenômeno de Lhermitte (parestesia dolorosa elétrica induzida pela flexão do pescoço), fenômeno de Uthoff (piora dos sintomas com aumento da temperatura corporal), dor neuropática e fadiga.
3. EM clinicamente definida (EMCD): O paciente satisfaz os critérios de McDonald para o diagnóstico da EM.
4. *Critérios de McDonald* para o diagnóstico da EM (2001-2006).
Um ataque com evidência objetiva de doença neurológica mais um segundo ataque, que pode ser definido por critérios de RM, achados positivos no LCR ou potenciais evocados anormais. Oitenta e três por cento sensível a 1 ano e 83% específico aos 3 anos para diagnóstico da EM.

Critérios de McDonald de RM:

Deve apresentar pelo menos três dos seguintes para computar como disseminação no espaço:
- Uma lesão gadolínio-positiva ou nove lesões com hipersinal em T2/FLAIR.
- Uma ou mais lesões infratentoriais.
- Uma ou mais lesões justacorticais.
- Três ou mais lesões periventriculares.

Disseminação no tempo.
- RM de acompanhamento de 3 meses demonstra realce em um novo sítio.

OU
- RM de acompanhamento de 6 meses demonstra nova lesão gadolínio-positiva ou uma nova lesão em T2.

5. Durante o curso da doença, cada ataque pode deixar alguns déficits residuais. O acúmulo de tais déficits resulta em incapacidade crescente. Após diversos ataques de vários tipos, um paciente pode manifestar problemas "fixos" comuns:
   a. Leve redução na visão em um olho.
   b. Movimentos oculares desconjugados, com diplopia.
   c. Respostas plantares extensoras e incapacidade de caminhar na sequência calcanhar e pontas dos pés.
   d. Sensação de vibração reduzida nas pernas.
   e. Urgência urinária.
   f. Comprometimento cognitivo.
6. Os déficits comuns na fase tardia da doença incluem demência, incapacidade de permanecer de pé ou andar, fala arrastada, ataxia, incontinência e intensa perda sensitiva nas mãos e pernas.

Testes Diagnósticos
Imagem por Ressonância Magnética
1. A RM é, atualmente, o método laboratorial dominante para o diagnóstico da EM. As lesões na EM em geral são facilmente detectadas e, normalmente, são características. Atualmente, as técnicas de IRM convencional são amplamente acessíveis à comunidade e aos neurologistas acadêmicos.

   Segundo a varredura:
   a. As lesões são brilhantes em imagens ponderadas em T2 e nas sequências em inversão-recuperação com supressão de líquor (FLAIR), indicando um conteúdo de água maior que o normal. Estas sequências de RM refletem a carga total da doença (Fig. 7-1A).
   b. As lesões geralmente são isodensas em imagens ponderadas em T1, indicando que o tecido propriamente dito está intacto.
   c. Lesões podem ser hipodensas em imagens ponderadas em T1, indicando ruptura axonal subjacente (buracos negros) (Fig. 7-1B).
   d. Lesões podem estar presente em muitas áreas do cérebro, porém geralmente são encontradas adjacentes aos ventrículos laterais, orientadas perpendicularmente a eles, e no corpo caloso (mais bem visualizadas nas imagens em FLAIR obtidas em um corte sagital da linha média [Fig. 7-2]) e nos pedúnculos cerebelares. As placas da EM estão em contato direto com a parede ventricular em direção às pequenas vênulas. Em contraste, as pequenas lesões vasculares são geralmente observadas a uma distância de vários milímetros da parede ventricular.
   e. Lesões agudas e subagudas (< 8 semanas desde sua formação) geralmente exibem realce por gadolínio em sequências ponderadas em T1, indicando inflamação, ruptura da BHE e atividade recente da doença (Fig. 7-3).
   f. O tamanho das lesões cerebrais varia de 5-10 a 100 mm ou mais.
   g. Lesões são comuns na medula espinal, especialmente na coluna cervical oposta às vértebras C2 ou C3. Estas lesões quase sempre envolvem menos que dois segmentos contíguos da medula espinal e menos da metade do diâmetro transverso da medula espinal.

ESCLEROSE MÚLTIPLA

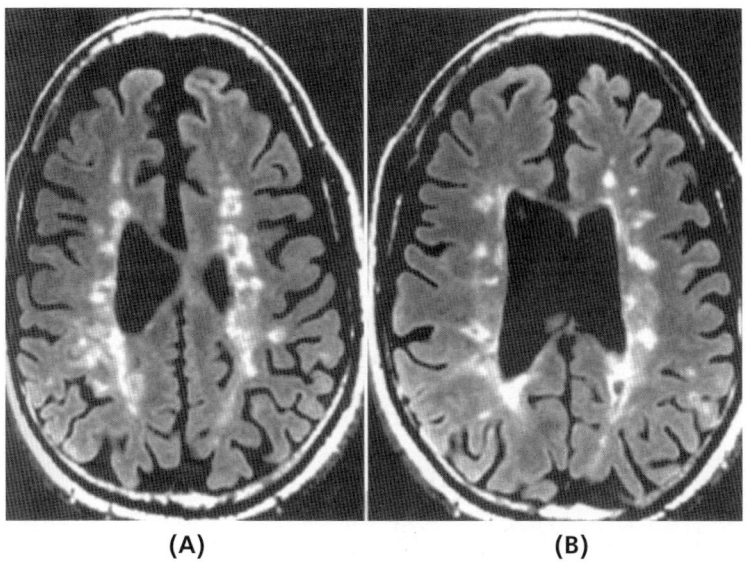

(A) (B)

Figura 7-1. A: FLAIR axial. Esta RM foi realizada em um paciente com EM progressiva secundária. Há inúmeras lesões ovoides hiperintensas adjacentes aos ventrículos laterais, envolvendo as fibras em U e a substância branca subcortical. Atrofia cerebral é aparente: os ventrículos laterais estão aumentados, e a faixa cortical adelgaçada.
B: "Buracos negros". A sequência em T1 exibe lesões hipointensas, correspondendo a algumas lesões hiperintensas nas sequências em FLAIR. Estas são áreas onde dano axonal grave é observado patologicamente. Há uma correlação entre a lesão axonal e a incapacidade neurológica.

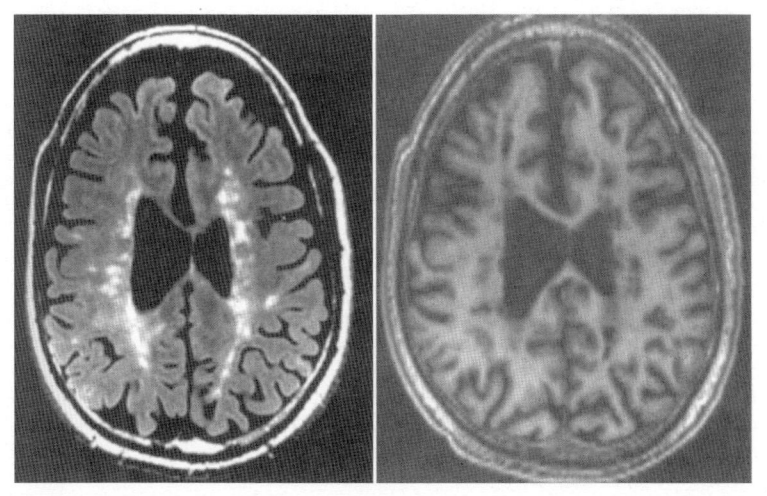

Figura 7-2. FLAIR e T1 sagital. Típicos "dedos de Dawson" correspondendo a áreas de desmielinização e inflamação, são observados nas imagens sagitais em FLAIR. Atrofia do corpo caloso é mais bem visualizada em sequências ponderadas em T1 pré-contraste.

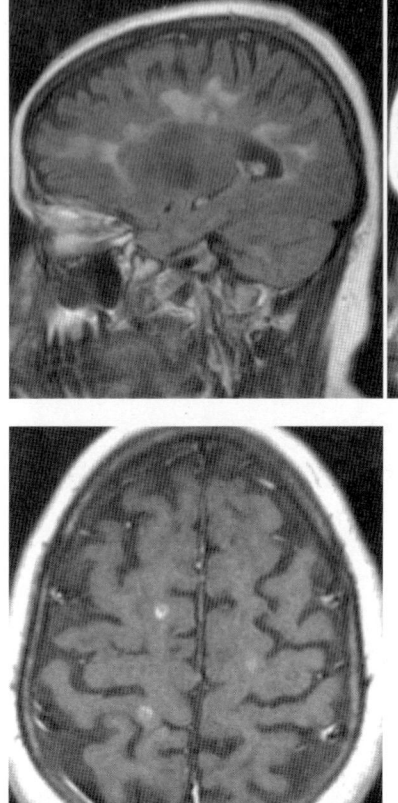

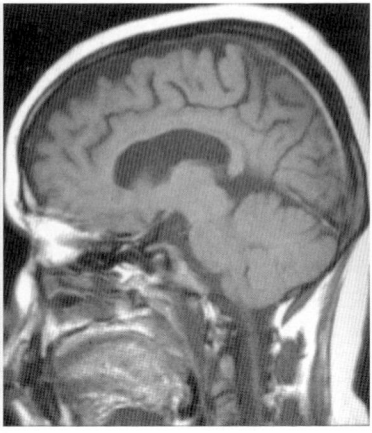

Figura 7-3. Sequência ponderada em T1 pós-contraste. Lesões "ativas" da EM são observadas nesta sequência ponderada em T1 pós-contraste. São lesões com captação anelar de contraste ou com captação difusa de contraste. Patologicamente, estas lesões correspondem a áreas de barreira hematoencefálica comprometida.

2. A maioria dos pacientes com EM apresenta achados por RM característicos da EM. Alguns podem apresentar padrões atípicos ou inespecíficos de lesões. Apenas raramente os pacientes com um curso clínico típico sugestivo de EM apresentam RM normal. Tais pacientes geram uma grande dificuldade diagnóstica, podendo ser necessária a realização de varreduras repetidas e de outros exames.
3. Técnicas de RM não convencionais são empregadas em ensaios clínicos e podem ser utilizadas em centros especializados em EM para pesquisa ou para o monitorização da doença.
    a. Avaliação da atrofia cerebral global e focal no cérebro e medula espinal: A atrofia se correlaciona com a perda axonal e neuronal, e comprometimento físico e cognitivo.
    b. Níveis de NAA (*N*-acetilaspartato) medidas com espectroscopia por RM: O NAA, um marcador do metabolismo neuronal e axonal, está reduzido nas lesões da EM e na substância branca de aparência normal em cérebros de pacientes com EM.
    c. Razão ou imagem de transferência de magnetização: anormal em lesões mais severas com grande destruição tecidual, pode ser anormal mesmo com sequências de RM de rotina normais.
    d. A RM funcional (RMf) mede os circuitos cerebrais críticos envolvidos na resposta à lesão, ativação, perda da função e recuperação da função na EM.

Outros Testes

1. Punção lombar é necessária em alguns pacientes com EM, porém não é realizada rotineiramente em casos de certeza diagnóstica. Os achados característicos no LCR na EM são um número modesto de linfócitos (inferior a 50/mm^3), nível de proteínas totais inferior a 0,8 g/L, níveis elevados de síntese de imunoglobulina G (IgG) (3,3 mg/dia em 90% dos pacientes) e alto índice de IgG (igual ou superior a 0,7 em 90% dos pacientes). A proteína básica da mielina (PBM) é normalmente < 1 ng/mL, porém aumenta em 80% das recidivas agudas de EM. A presença de bandas oligoclonais (BOC) na eletroforese é o teste mais sensível realizado no LCR, estando presente em 75 a 80% dos pacientes com EM estabelecida e em 50 a 60% dos pacientes com SCI. As BOC também podem estar presente em outras condições infecciosas/autoimunes, como doença de Lyme, neurosarcoidose, neurossífilis e vírus da imunodeficiência humana (HIV).
2. Os testes de potenciais evocados – especialmente o teste dos potenciais evocados visuais – irão, ocasionalmente, ajudar. São capazes de estabelecer evidência de dano prévio aos nervos ópticos na ausência de um histórico clínico claro pela demonstração de prolongamento unilateral da onda P100.

Diagnóstico Diferencial

Várias outras condições neurológicas podem ser confundidas com a EM (Tabela 7-1). Elas se encaixam em duas categorias:
1. Doenças que se assemelham clinicamente à EM, incluindo outras doenças inflamatórias do SNC, como lúpus, sarcoidose e meningite crônica, e processos degenerativos, como ataxia hereditária, adrenoleucodistrofia e doença do neurônio motor.
2. Doenças que se assemelham à EM pelos achados na RM, incluindo outras causas de "manchas brancas".
    a. Doença vascular: Doença de vasos de pequeno diâmetro na hipertensão, enxaqueca, CADASIL (arteriopatia cerebral autossômica dominante com infartos subcorticais e leucoencefalopatia).
    b. Infecções: Doença de Lyme, HIV.
    c. Doença granulomatosa: Sarcoidose, doença de Behçet.
    d. Doença desmielinizante monossintomática: MT e encefalomielite disseminada aguda (EMDA).

TABELA 7-1 Diagnósticos que se Assemelham à Esclerose Múltipla

Infeccioso	Metabólico-tóxico	Inflamatório	Outros
Doença de Lyme	Deficiência de B12	LES	CADASIL
Neurossífilis	Deficiência de vitamina E	Doença de Sjögren	Linfoma do SNC
HIV		Neuro-Behçet	Doença cerebrovascular
HTLV-1		Sarcoidose	Leucodistrofias
LMP		Vasculite do SNC	Doença do neurônio motor
			Espondilose cervical

HIV, vírus da imunodeficiência humana; HTLV, vírus linfotrópico de células T humanas; LMP, leucoencefalopatia; LES, lúpus eritematoso sistêmico; CADASIL, arteriopatia cerebral autossômica dominante com infartos subcorticais e leucoencefalopatia; SNC, sistema nervoso central.

Classificação e Considerações Clínicas

1. Diversas classificações da EM são utilizadas.
   a. Com base no acúmulo de incapacidades: EM benigna (5% de todos os pacientes) – incapacidade neurológica mínima ou ausente após 10 a 15 anos. EM maligna (5 a 7% de todos os pacientes) – incapacidade neurológica necessitando de assistência para se locomover após ≤ 5 anos.
   b. Com base no curso clínico: EM remitente-recorrente (EMRR). Este subtipo é o mais comum (85% de todos os pacientes se encaixam nesta categoria no aumento do diagnóstico). É caracterizada por recidivas e remissões da incapacidade neurológica durante anos ou décadas. A recuperação incompleta das recidivas geralmente resulta em acúmulo de incapacidades. A EM progressiva secundária (EMPS) ocorre 10 a 25 anos após o diagnóstico de EMRR em 60 a 80% dos pacientes. Este subtipo é caracterizado pela ausência de recidivas e piora progressiva da função neurológica envolvendo o sistema piramidal, as conexões cerebelares, as colunas dorsais e as fibras de associação cortical. Os pacientes exibem paraparesia ou hemiparesia, ataxia da marcha, ataxia sensitiva, dor neuropática e declínio cognitivo. Assistência com a locomoção é geralmente necessária neste estágio da doença. A EMPP geralmente se manifesta com evolução indolente ou rápida dos sintomas neurológicos e, normalmente, a manifestação inicial da doença é uma fraqueza progressiva nas pernas com dificuldade de caminhar. Um histórico meticuloso confirma a ausência de exacerbações dos déficits neurológicos. Esta categoria da doença é mais comum em homens, na 4ª e 5ª décadas de vida. O prognóstico para este grupo de pacientes é mais desfavorável. Eles não respondem às terapias atualmente disponíveis para EM.
   c. Com base no subtipo clínico predominante: Nos últimos anos, os fenótipos clínicos específicos da EM são identificados com base no subsistema neurológico mais afetado. Estes incluem a "variante medular da EM", a "variante cerebelar da EM" e a "variante cognitiva da EM".
2. A combinação de vários fatores epidemiológicos, clínicos e de imagem indica um prognóstico mais favorável para doença de curso estável. Os fatores prognósticos positivos incluem:
   a. Idade de início mais jovem.
   b. Sexo feminino.
   c. Início monossintomático.
   d. Sintomas sensitivos ou neurite óptica no início do quadro.
   e. Poucas lesões em imagens FLAIR/T2 na RM original.
   f. Intervalo longo entre o primeiro e o segundo ataque.
   g. Baixa frequência de ataques nos 2 primeiros anos.
   h. Recuperação total da função após o primeiro ataque.
3. Não há evidências consistentes de que o puerpério, a anestesia, procedimentos cirúrgicos, estresse ou enfermidades intercorrentes piorem o desfecho clínico nos pacientes com EM. No entanto, os fatores mencionados acima podem, temporariamente, agravar o déficit neurológico preexistente, criando uma "pseudoexacerbação". Esta não é considerada uma recidiva verdadeira, sendo importante triar os pacientes para infecções na presença de piora neurológica transitória ou flutuante.
4. Escala Expandida do Estado de Incapacidade (EDSS): Escala ordinal de 0 a 10; medida mais amplamente aceita de incapacidade na EM.
   a. EDSS 0: Ausência de incapacidade.
   b. EDSS 6: Necessita de assistência unilateral com a locomoção (bengala).
   c. EDSS 10: Morte causada por EM.
5. Cinquenta a 70% dos pacientes com EM são incapazes de trabalhar em sua profissão 10 a 15 anos após o início da doença.

Tratamento

Tratando os Sintomas

Depressão Aproximadamente metade dos pacientes com EM em algum momento sofre um episódio de depressão clínica. Ocorrem sintomas de irritabilidade, padrão alterado de sono e baixa autoestima. Mulheres são 2 vezes mais propensas que homens de se tornarem deprimidas. Há pouca corre-

ESCLEROSE MÚLTIPLA

TABELA 7-2 Medicamentos para Depressão na Esclerose Múltipla

Medicamento	Dose Inicial	Intervalo Final de Doses
Fluoxetina (Prozac)	10 mg	10-80 mg
Paroxetina (Aropax)	10 mg	10-50 mg
Sertralina (Zoloft)	25 mg	25-200 mg
Citalopram (Cipramil)	10 mg	20-60 mg
Venlafaxina (Efexor)	37,5 mg	75-300, em 2 doses ao dia

lação com a incapacidade; na verdade, a depressão pode ser mais comum nos estágios inicias, com menos incapacidade. Há uma conexão causal em que alguns dos lobos frontais e conexões límbicas podem estar danificados pelas lesões da EM.

1. Inibidores seletivos da recaptação da serotonina (ISRSs) são a base do tratamento da depressão: Fluoxetina (Prozac), sertralina (Zoloft), paroxetina (Aropax) ou drogas de segunda geração, como bupropiona (Wellbutrin), citalopram (Cipramil) ou escitalopram (Lexapro) (Tabela 7-2). Deve-se ter cuidado para administrar uma dose suficiente. A maioria dos ISRSs reduzem a libido. Em adultos jovens, há risco aumentado de suicídio com os ISRSs. O envolvimento de um psicofarmacologista deve ser considerado em casos difíceis.
2. Além do tratamento medicamentoso, aconselhamento ou alguma outra forma de psicoterapia de apoio geralmente é benéfica. O tratamento ideal é uma combinação dos dois.
3. Os antidepressivos tricíclicos são úteis; porém, podem ter muitos efeitos colaterais, como ganho de peso, boca seca e sonolência. Por outro lado, eles podem ajudar na insônia ou urgência urinária. Exemplos são amitriptilina, desipramina ou nortriptilina.
4. Os inibidores seletivos da recaptação da serotonina e da noradrenalina (ISRSNs) são úteis no tratamento de depressão, como a venlafaxina (Efexor) e a duloxetina (Cymbalta). Alguns (duloxetina) são úteis também no tratamento da dor em pacientes com EM.
5. A fadiga pode ser um problema complexo, podendo ser difícil diferenciá-la da depressão. Um teste com estimulante, como o modafinil (Provigil) ou metilfenidato pode ser útil (ver seção sobre Fadiga).
6. Uma consulta psiquiátrica é aconselhável quando houver histórico de distúrbio maníaco, pois a doença bipolar requer um conjunto separado de drogas preventivas a longo prazo, como o carbonato de lítio, a carbamazepina ou o valproato.
7. Pacientes deprimidos precisam ser acompanhados, o sucesso do tratamento avaliado e o risco de suicídio ser sempre considerado. Em pacientes apáticos, deficiência dos hormônios da tireoide, apneia do sono e efeitos adversos de outros medicamentos devem ser considerados.

Fadiga A fadiga sofrida por muitos pacientes com EM pode ser incapacitante, difusa e não aliviada pelo repouso. Planejamento cuidadoso, evitar exercícios exaustivos, períodos curtos de repouso e outras estratégias de enfrentamento podem ajudar. As seguintes medicações estão em uso:

1. Amantadina (Mantidin) 100 mg, 2 ou 3 vezes ao dia. Este medicamento tem sido utilizado por mais de 20 anos para a EM. Aproximadamente 1/3 dos pacientes considera-na benéfica. Alucinações, edema dos tornozelos e manchas cutâneas podem ser observadas, especialmente em pacientes mais velhos.
2. Modafinil (Stavigile), 100 ou 200 mg 2 vezes ao dia. Este agente foi aprovado para produzir vigília em pacientes com narcolepsia. Alguns planos de saúde cobrirão seu custo apenas para este uso aprovado. Dados que validam seu uso na fadiga provocada pela EM são escassos. Grande número de pacientes consideram este composto benéfico e alguns pacientes conseguiram ser recontratados.
3. Metilfenidato (Ritalina), 5 a 10 mg/d, até uma dose máxima de 40 mg/d. Uma versão de ação prolongada (Concerta), a uma dose de 18 mg, 1 ou 2 vezes ao dia, pode ser preferível. Outras preparações com base anfetamínica podem ser tentadas. Elas podem exacerbar os distúrbios de ansiedade e causar insônia.

Problemas Cognitivos ou de Memória Em alguns pacientes com EM, as lesões da substância branca central destroem as fibras nervosas e seus revestimentos. Os resultados desta perda axonal são atrofia gradual da substância branca, aumento de volume do sistema ventricular e déficits comportamentais e cognitivos. Também é reconhecido que a patologia primária da substância cinzenta desempenha um papel neste processo. Na forma leve, disfunção cognitiva pode ser comum e ocorrer no início do curso da doença. Muitos pacientes com EM observarão problemas de memória e de evocação, dificuldade de lidar com estímulos complexos ou múltiplos, ou incapacidade de se concentrar. Quando mais severo, instabilidade emocional, julgamento equivocado e mudança de personalidade podem ocorrer.
1. Estruturação do ambiente pode ajudar: evitando complexidade, fazendo "uma coisa de cada vez", pedindo ajuda.
2. O reconhecimento e tratamento da fadiga ou depressão (ver anteriormente) podem fornecer uma opção terapêutica.
3. Pequenos ensaios não cegos avaliaram a possível eficácia dos inibidores da acetilcolinesterase no tratamento da demência associada à EM. Embora os resultados sejam mistos, estes medicamentos podem ser tentados em base individual.
4. Terapia cognitivo-comportamental é útil para alguns pacientes.

Espasticidade
1. Vários tipos de sintomas são consequência de um aumento dos reflexos medulares, resultando em espasticidade das extremidades. A marcha pode-se tornar mais lenta e trabalhosa, com adução dos quadris e dificuldade para levantar os dedos do pé e tornozelos (pé equino). Espasmos espontâneos podem ocorrer, especialmente à noite, podendo ser dolorosos. Geralmente, estes espasmos flexores afetam ambas as pernas. A espasticidade é acompanhada por graus variáveis de fraqueza e falta de coordenação.
    a. Fisioterapia e exercícios possuem um papel limitado, porém importante. A manutenção da flexibilidade articular através do alongamento e amplitude dos movimentos pode ser realizada por muitas técnicas. O treinamento aeróbico pode ser prejudicial.
    b. O baclofeno (Lioresal) bloqueia o ácido γ-aminobutírico (GABA), um dos principais transmissores inibitórios na medula espinal. A dose é gradualmente aumentada de 20 para 100 mg/d. Efeitos colaterais incluem sonolência e hipotonia com reflexos de estiramento muscular reduzidos. O melhor efeito da droga é sobre os espasmos flexores, geralmente afetando apenas levemente a velocidade da caminhada.
    c. A tizanidina (Sirralud), um agonista α2-adrenérgico, é utilizada para as mesmas indicações. A droga está disponível na forma de um comprimido de 2 mg. A dose deve ser elevada muito lentamente a partir de 2 mg na hora de dormir até uma dose máxima de 16 a 20 mg/d. Pode causar sonolência, porém não hipotonia.
    d. Os benzodiazepínicos, como clonazepam (Rivotril) 0,5 a 2 mg na hora de dormir, têm alguma utilidade; porém, taquifilaxia e dependência limitam seu valor.
    e. O dantrolene (Dantrium) só é utilizado raramente devido à toxicidade hepática. No entanto, é útil na espasticidade aguda ou contratura muscular.
    f. A gabapentina (Neurontin) foi tentada em doses de 900 a 1.800 mg/d, mas os dados validando seu uso para espasticidade são fragmentários.
2. Um sistema de bomba intratecal está disponível para a espasticidade severa, consistindo de um reservatório subcutâneo programável e um minúsculo catéter no interior do espaço subaracnóideo espinal, que fornece baclofeno.
3. Injeções de toxina botulínica em músculos isolados podem produzir alívio da espasticidade. Diferentes doses podem ser utilizadas visando melhorar a qualidade da locomoção ou para aliviar a dor associada à contratura.

Urgência Urinária Muitos pacientes com EM apresentam comprometimento da função vesical. Uma bexiga de pequena capacidade com contrações urgentes e involuntárias mas esvaziamento incompleto é o padrão mais comum. Com menor frequência, os pacientes com EM podem apresentar bexiga hipotônica, com dificuldade em iniciar a micção e volume residual pós-miccional aumentado.

1. Oxibutinina (Retemic), uma droga antimuscarínica, pode ser utilizada empiricamente. É eficaz em pacientes com bexigas hipertônicas, em que contrações involuntárias e dissinergia da função esfincteriana são os principais problemas. As doses variam de 2,5 mg a 10-15 mg/d. Uma versão com ação prolongada pode ser mais conveniente. Boca seca e constipação ocorrem com doses altas.
2. A tolterodina (Detrositol), outro agente antimuscarínico, é utilizada da mesma maneira e pode ser um substituto da oxibutinina. O efeito colateral de boca seca é menos problemático. A dose é de 2 mg, 1 ou 2 vezes ao dia.
3. O uso de outras drogas anticolinérgicas, incluindo os antidepressivos tricíclicos, algumas vezes é benéfico.
4. Para hipotonia severa com retenção, especialmente com infecções frequentes do trato urinário (ITUs), a autocateterização é indicada. Sistemas de drenagem externa podem ser utilizados em pacientes do sexo masculino, porém estes sistemas não irão esvaziar completamente a bexiga. Encaminhamento a um urologista para avaliação e treinamento é geralmente necessário.

Dor
1. A dor é um componente comum na EM, particularmente no estágio intermediário da doença. A dor pode ser maçante ou em queimação e é geralmente localizada em uma extensa região, como um braço, perna, um lado do corpo, sensação em faixa sobre o tronco, ou na face. Dor lancinante intensa na face pode ser muito similar à neuralgia idiopática do trigêmio.
2. Deve-se sempre considerar a possibilidade de dor não relacionada com EM, incluindo várias formas de compressão das raízes nervosas, dor visceral e causas psicogênicas, incluindo depressão. Vários medicamentos podem ser úteis:
   a. Gabapentina (Neurontin) pode ser utilizada em doses de até 3.600 mg/d. Acima desta dosagem, apenas uma pequena quantidade adicional do medicamento é absorvida por transporte intestinal ativo. Alguns pacientes ficam sonolentos ou letárgicos com doses de 600 a 900 mg/d e algum benefício com esta dosagem é improvável.
   b. Antidepressivos tricíclicos são benéficos, como 50 a 75 mg/d de amitriptilina ou 100 a 150 mg/d de nortriptilina; porém, podem ocorrer boca seca, retenção urinária, sonolência, confusão e outros sintomas causados por efeitos colaterais anticolinérgicos.
   c. Carbamazepina (Tegretol) em doses de 400 a 1.000 mg/d é útil. A forma de ação prolongada da medicação é preferível. Outras drogas antiepilépticas também podem ser tentadas, incluindo valproato (500 a 1.500 mg/d) ou topiramato (Topamax) (50 a 150 mg/d).
   d. Encaminhamento a um especialista em dor é indicado se o paciente não estiver alcançando benefício com o tratamento multimodal. Ocasionalmente, procedimentos invasivos, como bloqueio nervoso, podem ajudar.

Medicina Alternativa ou Complementar
1. Nos Estados Unidos, aproximadamente metade dos pacientes com EM estão envolvidos em algum tipo de tratamento não tradicional, além das terapias médicas convencionais. Estes tratamentos não convencionais podem ser classificados como se segue:
   a. Terapias biologicamente fundamentadas em ervas, dieta, veneno de abelha ou picadas de abelha.
   b. Sistemas médicos não ocidentais, como abordagens chinesas, tibetanas ou homeopáticas.
   c. Intervenção mente-corpo, incluindo meditação, ioga e oração.
   d. Terapias manipulativas ou baseadas no corpo, incluindo manipulação quiroprática ou massagem.
   e. Terapias de energia, como imãs, Reiki e toque terapêutico.
2. A maioria destes tratamentos é complementar às abordagens convencionais padrão e não deve substituí-las. Uma abordagem não confrontante pode reduzir o risco de os pacientes abandonarem ou evitarem formas importantes de tratamento. Alguns destes tratamentos são úteis, outros podem ser promissores e a maioria não é comprovada.

Tratamentos que Alteram o Curso da Doença
1. Os seis princípios do tratamento estão listados na Tabela 7-3 e são discutidos em detalhes abaixo. A segurança medicamentosa durante a gravidez é considerada na Tabela 7-4.

TABELA 7-3 — Seis Princípios do Controle da Esclerose Múltipla

1. Recidivas com comprometimento significativo da função devem ser tratadas com altas doses de corticosteroides intravenosos.
2. Todos os pacientes com EM remitente-recorrente devem receber tratamento imunomodulador prolongado.
3. Pacientes com EM progressiva secundária necessitam de tratamento agressivo precoce. O tratamento tardio (mais que alguns anos após o início da fase progressiva) é de pouco benefício.
4. Não se pode esperar que os pacientes com EM primária progressiva respondam a qualquer terapia modificadora da doença.
5. A esclerose múltipla é uma enfermidade vitalícia e não existe um paradigma atual de descontinuação da terapia uma vez iniciada. Se um tratamento não é tolerado, ou falha, outro deve ser procurado.
6. Pacientes precisam ser observados para sinais da atividade da doença por monitorização clínica e/ou imagem por ressonância magnética. Alterações ou adições no tratamento precisam ser iniciadas antes que haja uma perda irreversível da função.

TABELA 7-4 — Segurança das Drogas para Esclerose Múltipla Quando Utilizadas durante a Gravidez

Categoria B: Dados de estudos com animais demonstram ausência de dano ao feto; não há dados de sujeitos humanos disponíveis.
  Glatiramer (Copaxone)
  Oxibutinina (Retemic)
  Antidepressivos, como ISRSs

Categoria C: Dados de estudos com animais exibem danos ao feto; não há dados humanos disponíveis.
  Corticosteroides
  Interferon-β 1α
  Interferon-β 1β
  Baclofeno
  Amantadina (Mantidan)
  Tizanidina (Sirdolud)
  Carbamazepina (Tegretol) e outras drogas antiepilépticas

Categoria D: Conhecida por causar dano fetal quando administrado em humanos
  Mitoxantrona (Mitostate)
  Ciclofosfamida (Cytoxan)
  Metotrexato

ISRSs, inibidores seletivos da recaptação de serotonina.
Fonte: Damke EM, Shuster EA. Pregnancy and multiple sclerosis, *Mayo Clin Proc.* 1997;72:977-989, com permissão.

ESCLEROSE MÚLTIPLA

2. A terapia modificadora de doença na EM visa alterar o curso natural da doença e maximizar a qualidade de vida reduzindo:
   - Frequência das recidivas.
   - Novas lesões cerebrais ou da medula espinal (carga lesional total e lesões ativas).
   - Progressão da atrofia cerebral.
   - Progressão da incapacidade: Física e cognitiva.
3. Há duas classes de drogas utilizadas no tratamento da EM: Agentes imunomoduladores e agentes imunossupressores.
4. Seis medicamentos são atualmente aprovados nos Estados Unidos para uso em pacientes com EM para influenciar o curso da doença: Cinco deles estão na categoria dos imunomoduladores especificamente utilizados para pacientes com EMRR. As doses, frequência e via de administração são resumidas na Tabela 7-5. Esses agentes reduzem o número de recidivas e a atividade da doença, como visualizado nas varreduras por RM. Os cinco medicamentos são apenas parcialmente eficazes em reduzir as recidivas, sem culminá-las. Três destes cinco são interferons beta, um é um anticorpo monoclonal e o outro é um polipeptídeo sintético projetado por se assemelhar à PBM.
5. Uma droga, a mitoxantrona, é aprovada para a EMPS. É um agente quimioterápico administrado em doses relativamente baixas.
6. O mecanismo de ação preciso dos IFNs ou do acetato de glatiramer não é conhecido. Os IFNs são proteínas recombinantes. Eles não atravessam a BHE e exercem seus efeitos na periferia, nos órgãos linfoides, e não no SNC. É hipotetizado a partir de estudos laboratoriais que bloqueiam a ativação das células T, possuem efeitos antiproliferativos e efeitos antivirais, e induzem apoptose das células T autorreativas.
7. O acetato de glatiramer é uma mistura polipeptídica. Age na periferia e no SNC. Seu mecanismo de ação supostamente envolve supressão acidental, indução de anergia, indução das células anti-inflamatórias TH2 e bloqueio das células T autoimunes.
8. Natalizumab é um anticorpo monoclonal recombinante. É um inibidor seletivo da molécula de adesão direcionada contra o receptor da integrina α4-β1 localizado nos linfócitos. Este anticorpo impede a ligação à molécula de adesão vascular (VCAM)-1 nas células endoteliais e interrompe a migração linfocitária através da pela BHE. Age na periferia e não penetra no SNC através da BHE.
9. Decisões sobre o uso dos medicamentos normalmente devem ser tomadas por um clínico com algum conhecimento e experiência na área. Os padrões de boa prática estão mudando rapidamente à medida que dados adicionais sobre estes agentes são disponibilizados.
   a. Recidivas com comprometimento significativo da função deveriam ser tratadas com altas doses de corticosteroides intravenosos (IV).

TABELA 7-5 Agentes Imunomoduladores para Esclerose Múltipla

Nome	Dose	Frequência	Via de Administração
Avonex (IFN-β 1a)	30 µg	Uma vez por semana	IM
Copaxone (acetato de glatiramer)	20 mg	Uma vez por dia	s.c.
Rebif (IFN-β 1a)	44 µg	Três vezes por semana	s.c.
Betaseron (IFN-β 1b)	250 µg	Dias alternados	s.c.
Tysabri (natalizumab)	300 mg	Uma vez por mês	IV

IM, intramuscular; s.c., subcutânea; IV, intravenosa.

1) Este princípio se baseia em dados de 30 anos, quando o hormônio adrenocorticotrófico (ACTH) era a forma preferida de terapia esteroide e, mais recentemente, em dados do *Optic Neuritis Treatment Trial*. A incapacidade é diminuída e, em alguns casos, o déficit residual decorrente de um surto é reduzido.
2) Protocolos comumente aplicados utilizam 1.000 mg/d de metilprednisolona, administrados IV durante 1 a 2 horas por 3 a 5 dias. Dexametasona, administrada pela via oral ou IV, também pode ser utilizada em casos de alergia à metilprednisolona. A maioria dos especialistas não administra doses decrescentes de prednisona oral após a administração de esteroides IV.

b. Todos os pacientes com EM remitente-recorrente devem estar em tratamento. Este princípio se baseia em dados obtidos de estudos longitudinais de pacientes acompanhados clinicamente e com estudos seriados de RM. Tais estudos, principalmente os realizados no Canadá e Grã-Bretanha, demonstraram o seguinte:
1) A maioria dos pacientes com recidiva irá, eventualmente, desenvolver incapacidade. Apenas 10% dos pacientes com EM têm EM benigna e podem não precisar de terapia, porém estes pacientes são impossíveis de identificar no momento do diagnóstico, com o diagnóstico da EM benigna podendo ser feito somente retrospectivamente.
2) Após um surto único de doença desmielinizante, a probabilidade de um segundo surto é prevista com precisão pelos achados de RM. Um paciente com ON e mais de duas lesões desmielinizantes em uma varredura inicial apresenta um risco 5 vezes maior de um segundo evento neurológico (preenchendo, consequentemente, o diagnóstico de EM), que um paciente com achados negativos.
3) Embora os pacientes com surtos breves, limitados ou que se resolvem espontaneamente possuam um curso menos severo, estes indicadores clínicos são altamente inconfiáveis para prever o desfecho eventual.
4) Além disso, embora os pacientes com menor atividade na RM (medida pelo contraste com gadolínio ou número elevado de lesões) apresentem um curso menos severo, estes indicadores são igualmente pouco confiáveis.

c. Consequentemente, visto que não há como saber existem há pacientes que poderiam dispensar o tratamento, a recomendação atual é para que todos sejam tratados.

10. Eficácia terapêutica: Agentes imunomoduladores (AIMs) reduzem a taxa de recidiva anual em aproximadamente 30% (IFNs e acetato de glatiramer) e 60% (natalizumab). Estes agentes reduzem as novas lesões detectadas pela IRM em 90% (natalizumab) e em 40 a 80% (acetato de glatiramer e IFNs, respectivamente, dependendo dos ensaios clínicos). Há indícios de redução da progressão da incapacidade durante o período de alguns ensaios (1 a 3 anos). O efeito a longo prazo sobre a incapacidade é desconhecido.

11. Efeitos colaterais gerais dos AIMs.
  a. IFNs: Reações no sítio de injeção, sintomas semelhantes aos da gripe, neutropenia, elevação dos testes de função hepática, formação de anticorpos IFN-específicos (inativam parcialmente os efeitos das drogas).
  b. Acetato de glatiramer: Reações no sítio de injeção, reação pós-injeção, dor torácica, eritema facial, taquipneia, necrose do tecido adiposo nos sítios de injeções repetidas.
  c. Natalizumab: Reação à infusão, infecções oportunistas com fatalidades (leucoencefalopatia multifocal progressiva [LMP], infecção disseminada pelo vírus varicela-zóster), formação de anticorpos.

12. Diretrizes para o uso das cinco drogas.
  a. As cinco drogas são conhecidas pela abreviação ABCRT e pelos seus nomes comerciais:
   1) Avonex (IFN-β 1a, intramuscular [IM]).
   2) Betaferon (IFN-β 1b).
   3) Copaxone (acetato de glatiramer).
   4) Rebif (IFN-β 1a, subcutânea [s.c.]).
   5) Tysabri (natalizumab).
  b. As 4 drogas aprovadas para a EM recidivante produzem aproximadamente a mesma redução de 30% na taxa de ataque anual. Não há um método válido de escolha entre estas drogas com base apenas na eficácia. Todos estão disponíveis somente como drogas injetáveis. O na-

ESCLEROSE MÚLTIPLA

talizumab é mais eficaz, porém deve ser utilizado somente como um agente de segunda linha após ineficácia demonstrada pelas outras medicações injetáveis. Embora não conhecido definitivamente, estima-se que o risco de LMP induzida por natalizumab seja de 1 em 1.000 pacientes. A combinação das drogas ABCRT não demonstrou eficácia adicional (embora um estudo do tratamento combinado com Avonex e Copaxone, CombiRx, esteja em curso). O natalizumab não pode ser combinado com outros medicamentos (com a exceção de esteroides intravenosos IV que podem ser utilizados para o tratamento de recidivas agudas) em razão do risco elevado de LMP.

- c. Os ensaios clínicos realizados para estabelecer a eficácia variam em seus critérios de inclusão, detalhes de seguimento, duração do tratamento e outros parâmetros, e, portanto, não podem ser facilmente comparados. Recentes "estudos comparativos", comparando a efetividade de altas doses de IFN e o acetato de glatiramer (REGARD e BEYOND) não exibiram uma diferença significativa nas medidas de desfecho, como o tempo até a primeira recidiva ou o número de novas lesões na RM, independentemente do tratamento.
- d. Frequência, via de injeção, dose e efeitos colaterais variam. Seringas previamente preenchidas e dispositivos de injeção automática estão disponíveis e os pacientes têm fácil acesso a uma extensa rede de serviços de suporte.
- e. Algumas preparações de IFN são mais propensas a produzir alterações bioquímicas hepáticas ou produzem anticorpos neutralizantes anti-IFN. IFN em altas doses – Betaferon e Rebif – causa estes problemas com maior frequência que o Avonex.
- f. A maioria dos pacientes e médicos escolhe as drogas com base na facilidade de administração e perfil de efeitos colaterais. Se os efeitos colaterais de uma droga são limitantes, uma troca pode ser feita para outra droga.
- g. Alguns detalhes dos problemas que afetam a escolha entre as cinco drogas aprovadas:
  - **1)** Depressão pode ser induzida por IFNs, especialmente com as fórmulas em altas doses. Em um paciente deprimido, o Copaxone pode ser preferível.
  - **2)** Urticária generalizada pode ocorrer com o Copaxone, na fase inicial ou tardia do tratamento, e requer descontinuação.
  - **3)** Anticorpos neutralizantes (AcN) são mais prováveis de ocorrer com IFNs em altas doses. Pode-se desconfiar da presença destes anticorpos quando um paciente começa novamente a sofrer recidivas após um período de estabilidade. Há um teste comercialmente disponível para a detecção de AcN; porém, seu uso frequente é inviável pelo alto custo e às variações aparentemente notórias nos níveis de anticorpos. Em estudos de grande porte, o grupo de pacientes com AcN sofreu mais recidivas que os pacientes livres de anticorpos.
  - **4)** As reações no sítio da injeção podem ocorrer com qualquer uma das drogas administradas de forma subcutânea. Estas reações são mais intensas com o Betaferon. O Copaxone pode causar áreas de depressão em razão de lesão no tecido adiposo.
  - **5)** Aparentemente, há um retardo de vários meses no início de ação com o Copaxone. A maioria dos especialistas em EM utiliza uma dose elevada de IFN, como o Rebif, em um paciente com RM muito ativa, contendo múltiplas áreas de realce, ou em um paciente com mais de três recidivas nos 6 meses anteriores.
  - **6)** Detalhes das prescrições:
    - **a)** Avonex: 30 μg IM semanalmente. Disponível na forma de um *kit* para cada mês, contendo medicação e seringas.
    - **b)** Betaferon: 250 μg s.c., em dias alternados. Disponível na forma de um *kit*. Geralmente iniciado na metade da dose para reduzir os sintomas semelhantes aos da gripe no início da terapia.
    - **c)** Copaxone: 20 mg s.c. diariamente. Disponível na forma de um kit contendo seringas pré-preenchidas; pode ser utilizado com ou sem um dispositivo de autoinjeção.
    - **d)** Rebif: 44 μg s.c., 3 vezes por semana. Geralmente é iniciado com um esquema de doses crescentes durante 1 mês. Disponível na forma de um *kit* com dispositivo de autoinjeção.
    - **e)** Tysabri: 300 mg IV, uma vez a cada 28 dias. É administrado em centros especializados em EM. Requer 1 hora adicional de observação para monitorizar a ocorrência de reação alérgica pós-infusão.

13. Pacientes com doença progressiva secundária necessitam de tratamento agressivo precoce. Como parte do histórico natural da maioria dos pacientes com EM, as recidivas gradualmente declinam em número. Em dois ensaios clínicos com IFN e um braço placebo, de duração superior a 2 anos, a taxa de recidiva nos pacientes tratados com placebo declinou em aproximadamente 2/3. Com um tratamento bem sucedido, a taxa de recidiva declina ainda mais. Infelizmente, o histórico natural da EM também demonstra que a maioria dos pacientes entrará na fase progressiva secundária da doença, com constante aumento da incapacidade. Portanto, em algum momento, aproximadamente metade dos pacientes com EM estará na fase progressiva secundária. É provável que tenha ocorrido alguma alteração ou evolução na patologia básica nestes pacientes. A alteração não pode ser reconhecida na RM, exceto pela observação de atrofia das estruturas da substância branca e substância cinzenta e aumento de volume do sistema ventricular, secundários a esta alteração. É improvável que a incapacidade devido à EMPS seja reversível após seu estabelecimento e presença por alguns anos. Por esta razão, na decisão de um tratamento agressivo, o mesmo deveria ser realizado relativamente cedo. Para um paciente que tenha sido dependente da cadeira de rodas por 3 anos, é provavelmente muito tarde.

Tratamento da EM Progressiva Secundária

1. IFNs: Vários estudos de IFN-β para EMPS foram relatados. Um estudo clínico realizado na Europa demonstrou um aparente efeito positivo, porém estes pacientes estavam apresentando recidivas e uma progressão constante, com o principal efeito sendo observado na taxa de recidivas. Um estudo realizado nos Estados Unidos provavelmente continha um menor número de pacientes com EM "transicional" que ainda estavam tendo recidivas. Este estudo não demonstrou nenhum efeito do INF-β sobre a incapacidade. O acúmulo de incapacidade em razão da recuperação incompleta das recidivas pode certamente ocorrer, e este aspecto da EMPS é evitável com terapia por IFN.
2. Tratamento prolongado com esteroides IV, geralmente administrados na forma de um bolus mensal de 1.000 mg de metilprednisolona, é realizado em muitas clínicas de EM. Não foi realizado um estudo clínico adequado de tal tratamento na EM recidivante ou na EMPS. Um curso curto de esteroides, 3 a 5 dias, geralmente é realizado várias vezes ao ano, quando recidivas aparentes são detectadas. Se os esteroides são administrados frequentemente, a densidade óssea deveria ser monitorizada e terapia apropriada instituída na presença de osteopenia.
3. Baixa dose oral de agentes quimioterápicos.
   a. A azatioprina tem sido utilizada durante décadas, especialmente na Europa. Metanálise de uma grande quantidade de dados, tipicamente de doses entre 100 e 200 mg/d, demonstra um efeito positivo muito pequeno. Não é utilizada com frequência.
   b. O metotrexato tem sido utilizado oralmente em doses de 7,5 a 20 mg, uma vez por semana. Uma avaliação da função sensitiva da mão em pacientes confinados à cadeira de rodas demonstrou um leve efeito detectável da droga. É geralmente utilizado como um "complemento", em combinação com o Copaxone ou um IFN. Não há dados de classe I ou II disponíveis para defender este uso.
   c. O uso de micofenolato mofetil (Cellcept), nas doses tipicamente utilizadas em receptores de transplantes, foi relatado em estudo piloto.
4. Agentes quimioterápicos IV: A lógica por trás do uso destes agentes é de que uma imunossupressão inespecífica intensa irá reprimir a fase progressiva da destruição axonal e mielínica. Atualmente, dois agentes são amplamente utilizados, a ciclofosfamida e a mitoxantrona. Estes agentes compartilham os problemas potenciais de infecção, insuficiência medular ou outras dificuldades comuns com quimioterapia, e ambos possuem um limite vitalício da dose total. Isto significa que mesmo quando eficaz, outra estratégia deve estar disponível para quando aquele limite for atingido. Outros agentes estão sendo incluídos no arsenal terapêutico da EM, incluindo o rituximab, uma droga que age seletivamente sobre as células B CD20+, induzindo a depleção destas células.
   a. Mitoxantrona, comumente prescrita para leucemia mieloide, é um membro do grupo das antracenodionas. Inibe o reparo de DNA e causa pontes intercadeias e quebras na cadeia de DNA. Em pacientes com EM, causa uma supressão marcante do realce em lesões observa-

das na IRM. Com base em um estudo de 1998 de dois níveis de doses da droga comparados com placebo, no qual exibiu um efeito estatisticamente significativo sobre a incapacidade, a mitoxantrona (Novantrone) foi aprovada pelo *Food and Drug Administration* para uso na EMPS. Doses de 12 mg/m^2 até alcançar uma dose máxima de 140 mg/m^2 da droga são administradas IV uma vez a cada 3 meses. Geralmente a dose máxima é alcançada em aproximadamente 2 anos. É bem tolerada. Pode ocorrer toxicidade cardíaca.
  b. A ciclofosfamida tem sido utilizada por quase 20 anos para as formas progressivas de EM. A droga é um agente alcalinizante com poderosos efeitos citotóxicos e imunossupressores. Nenhum estudo adequadamente controlado foi realizado, embora haja muito dados de classe II. Normalmente, infusões em bolo de 800 mg/m^2 de ciclofosfamida são administradas mensalmente ou a dosagem é aumentada a partir deste nível para obter um nadir nos leucócitos totais. Cada infusão produz um pouco de náusea, anorexia e modesta alopecia. Um risco evidente da droga a longo prazo é o desenvolvimento de metaplasia e eventual malignidade da mucosa vesical. Ciclofosfamida oral a longo prazo apresenta um risco significativo de indução de outras neoplasias, que não foram observadas com a administração IV em bolo. As funções ovarianas e testiculares estão comprometidas; mulheres na faixa dos 30 anos de idade tratadas com esta droga geralmente entram na menopausa.
  c. Ambas as drogas, quando utilizadas, devem ser administradas por um oncologista ou um especialista familiar com seu uso e as complicações potenciais do tratamento. Infelizmente, seus registros de sucesso são apenas modestos. Mesmo se houver uma resposta, o paciente é confrontado com o problema de subsequente terapia após o máximo ter sido alcançado.
  d. Foi demonstrado que o rituximab reduz a taxa de recidivas e a atividade da doença na RM em ensaios de fase II, duplo-cegos e placebo-controlados em pacientes com EMRR. Infelizmente, outro estudo não demonstrou efeito em pacientes com EMPP. Esta droga foi associada a LMP na população de pacientes com câncer e doença autoimune.

Comentários Gerais sobre o Tratamento

1. Não se pode esperar que pacientes com EMPP respondam a qualquer tratamento modificador da doença.
   a. A EMPP, embora desmielinizante, pode não ser a mesma doença que a EM recidivante ou a EMPS. Há um predomínio de pacientes do sexo masculino, as lesões e déficits clínicos geralmente estão localizados, principalmente, na medula espinal e as lesões observadas na RM são frequentemente insignificantes. Evidências adicionais obtidas nos testes de potencial evocado ou nos exames do LCR são geralmente necessárias para estabelecer um diagnóstico seguro.
   b. Muitas observações sobre os efeitos dos IFNs, Copaxone, agentes quimioterápicos, e altas doses de esteroides em bolo, assim como os resultados de diversos ensaios clínicos, deixam claro que a EMPP não responde de forma confiável a qualquer um destes tratamentos. O tratamento sintomático deve ser enfatizado e, neste cenário, algum progresso pode geralmente ser alcançado.
2. A EM é uma doença vitalícia, não havendo um paradigma atual de descontinuação da terapia. A EM benigna existe e, em todas as clínicas de EM, há pacientes que sofreram diversas recidivas nos anos ou décadas anteriores, que não apresentam incapacidade, que apresentam IRM exibindo doença inativa e que não necessitam de qualquer forma de tratamento. Infelizmente, as estimativas atuais são de que somente 10% dos pacientes possuem EM benigna. Se um paciente responde bem ao tratamento prolongado com IFN e Copaxone, a droga deve ser continuada indefinidamente, sem interrupção. Quase todos os estudos clínicos podem ser criticados pela curta duração e pela medição de desfechos não relevantes. No final, um efeito significativo do tratamento será observado se as drogas previnem a incapacidade.
3. Os pacientes necessitam ser monitorizados clinicamente ou pela RM para sinais de atividade da doença. Alguns pacientes responderão ao tratamento e outros não, visto que as terapias para EM recidivante são apenas parcialmente eficazes. Pode ser uma questão de julgamento cauteloso decidir se a doença de um paciente foi controlada ou não. Pacientes devem ser encorajados a relatar novos sintomas. Exames periódicos devem ser realizados. A função da RM periódica é menos clara. Um exame de rotina anual por RM provavelmente é de pouca utilidade. Durante

aquele ano, novas lesões com captação de contraste podem surgir e desaparecer. Alternativamente, uma falsa impressão de grande atividade da doença pode ser dada por uma varredura que detecta por acaso uma pequena lesão com captação de contraste sem importância. Centros com acesso a frequentes RMs demonstram que novas lesões detectadas por RM são cerca de 10 vezes mais frequentes que as lesões detectadas clinicamente.

4. Quando mudar ou alterar?
   a. Um paciente em tratamento com mínima ou nenhuma incapacidade e ausência de recidivas deve continuar com o tratamento.
   b. Um paciente com algum grau de incapacidade e ainda trabalhando ou capaz de trabalhar, porém com marcha ou equilíbrio anormal, deve ser cautelosamente observado para doença progressiva. RM pode ser benéfica. Um exame que revela captação de contraste indica a necessidade de uma mudança na terapia. Um paciente que começa a usar uma bengala é um paciente de alto risco para progressão.
   c. Pacientes com efeitos colaterais maiores, sintomas semelhantes aos da gripe persistentes após injeção, depressão ou dor de cabeça devido ao tratamento com IFN devem ter o tratamento substituído por Copaxone.
   d. Pacientes com efeitos colaterais maiores, urticária ou síncope após a injeção devido ao tratamento com Copaxone, devem ter o tratamento substituído por IFN.
   e. Pacientes com recidivas sendo tratados com Avonex devem ter o tratamento substituído por IFN em altas doses, Betaferon ou Rebif.
   f. Um paciente com diversas recidivas durante 1 ano de tratamento devem ser classificados como falha do tratamento. Terapia alternada ou adicional deve ser procurada. Uma consulta ou uma segunda opinião é desejável. AcN podem ser formados, tornando o tratamento com IFN ineficaz ou menos eficaz, ou o paciente pode ter entrado na fase progressiva ou pode simplesmente ser um não respondedor. De qualquer maneira, uma mudança no tratamento é necessária.

Considerações Especiais

1. Síndrome Clinicamente Isolada (SCI): A EM geralmente se manifesta pela primeira vez com NO, uma síndrome aguda do tronco encefálico, ou MT. Este primeiro episódio é conhecido como SCI. Nem todos os pacientes com SCI desenvolvem EM clinicamente definida (EMCD). Tratamento com medicamentos específicos para EM devem ser oferecidos aos pacientes com SCI, com base nos resultados dos estudos CHAMPS (Avonex), estudo BENEFIT (Betaseron) e estudo PreCISe (Copaxone). Estes três agentes demonstraram uma taxa reduzida de conversão de SCI para EMCD.
2. A *NO* pode ser um sintoma inicial da EM (evento SCI), ou uma entidade separada. Os pacientes tipicamente manifestam redução ou perda unilateral aguda/subaguda da visão, comprometimento da visão de cores, e dor ao movimentar os olhos. O exame pode demonstrar acuidade visual reduzida no lado afetado, defeito pupilar aferente relativo (DPAR) e inflamação dos nervos ópticos. A resposta evocada visual (REV) geralmente exibe latência prolongada da onda P100; o exame do campo visual (Goldman) exibe escotoma central ou outro defeito do campo visual. A RM pode exibir realce pós-contraste em T1 do nervo óptico no lado afetado. A NO pode ser tratada com metilprednisolona IV, a uma dose de 1.000 mg por 3 a 5 dias. Este tratamento acelera a recuperação visual, porém não melhora a acuidade visual *(Optic Neuritis Treatment Trial)*. No entanto, diminui a taxa de ocorrência de um segundo evento clínico durante 24 meses de seguimento, reduzindo, consequentemente, a probabilidade de conversão a EMCD. O tratamento imunomodulador pode ser oferecido com base no estudo CHAMPS: injeções semanais de 30 mg de IFN-β 1α reduziram a taxa de conversão para EMCD em 50% dos pacientes tratados, porém não no grupo placebo.
3. A *MT* é uma inflamação aguda ou subaguda da medula espinal. É geralmente limitada a dois ou três segmentos medulares e ocupa menos que 2/3 da área de secção transversal da medula espinal. De modo similar à NO, a MT pode ser um precursor da EM (evento SCI), ou ocorrer independentemente (MT pós-infecciosa, infecciosa ou idiopática). Os sintomas podem incluir dormência e parestesia crescentes das pernas, tronco ou períneo, fraqueza nas pernas, dificuldade ou

perda do controle vesical e/ou intestinal, ou lombalgia. Os achados do exame dependem do nível de envolvimento da medula espinal, podendo exibir sensação reduzida a várias modalidades sensitivas nas pernas e/ou braços, paraparesia, reflexos tendinosos profundos anormais e reflexos patológicos. Envolvimento de todo o diâmetro da secção transversal da medula e perda completa da sensação com paraplegia geralmente é observado na MT pós-infecciosa ou infecciosa e não na EM. Geralmente um tratamento com 1 g de metilprednisolona IV por 3 a 5 dias é realizado, embora, ao contrário da ON, não haja ensaios clínicos demonstrando claramente a eficácia.

OUTRAS DOENÇAS DESMIELINIZANTES

1. Esclerose concêntrica de Balo é uma rara variante da EM. É caracterizada por bandas alternadas de substância branca desmielinizada e mielinizada em anéis concêntricos ou linhas irregulares. As lesões podem ser múltiplas ou misturadas com outras placas mais típicas da EM. É geralmente uma manifestação da doença agressiva, porém pode ocorrer na EM crônica.
2. A variante Marburg da EM é uma forma severa da doença, algumas vezes monofásica, resultando em incapacidade avançada ou morte em um período de semanas a meses. É geralmente um diagnóstico clínico baseado na velocidade e gravidade da progressão da incapacidade neurológica. Nenhum tratamento foi consistentemente eficaz. A RM exibe envolvimento cerebral extenso, difuso e confluente, dando a aparência de "cerebrite na EM". Ocasionalmente, uma grande lesão expansiva solitária (*EM tumefativa; desmielinização com aspecto de tumor*) pode ser observada. Geralmente é realizada uma biópsia cerebral nestes pacientes, que exibe extenso infiltrado inflamatório e desmielinização. Doses elevadas de esteroides são normalmente ineficazes, embora sejam geralmente tentadas. Foi descrita melhora transitória com o uso de regimes quimioterápicos agressivos. Alguns pacientes apresentam um curso mais benigno e esta forma é considerada por alguns especialistas por representar uma doença desmielinizante transicional entre EM e EMDA.
3. Encefalomielite disseminada aguda (EMDA) é uma doença desmielinizante monofásica, aguda e autoimune, que tipicamente ocorre após uma infecção do trato respiratório superior (TRS) (50 a 75%) ou vacinação. Os primeiros sintomas são observados 7 a 14 dias pós-infecção e a maioria dos pacientes requerem internação hospitalar em 1 semana. Crianças são mais propensas à EMDA do que os adultos. A apresentação clínica varia com a idade: crianças geralmente manifestam febre prolongada, dor de cabeça e síndrome de tronco cerebral (desequilíbrio/instabilidade da marcha, disfagia/disartria, diplopia), enquanto os adultos podem ter uma doença mais leve com parestesia e fraqueza dos membros. Suspeitar de EMDA quando:
    a. Há uma relação temporal estreita entre a infecção/vacinação e o processo multifocal no SNC.
    b. A IRM exibe > 50% de envolvimento da substância branca, podendo também envolver a substância cinzenta profunda, com captação de contraste em todas ou quase todas as lesões.
    c. A análise do LCR demonstra uma leve pleocitose linfocítica, elevação na concentração proteica e, tipicamente, ausência de bandas oligoclonais.
    d. Uma biópsia é realizada (geralmente somente para lesões tumefativas ou solitárias), pois a patologia da EMDA exibe infiltração perivascular com macrófagos e células T e desmielinização limitada à área perivascular (ao contrário da EM).
    e. Os marcos do exame incluem confusão/desorientação, nível alterado de vigilância, ataxia da marcha, dismetria, disartria, sinais de disfunção do tronco cerebral, sensibilidade anormal e fraqueza piramidal.
    f. As opções terapêuticas incluem corticosteroides IV, plasmaférese, imunoglobulina intravenosa (IgIV) e quimioterapia citotóxica. A eficácia é variável. A recuperação total é esperada em mais de 70% dos pacientes; 10 a 20% permanecem com incapacidade leve a moderada; o início repentino de sintomas polissintomáticos severos sugere um prognóstico mais desfavorável e há uma taxa de letalidade de 5% neste grupo de pacientes.
4. Encefalopatia hemorrágica necrosante aguda, ou doença de Weston Hurt, é uma forma fulminante da EMDA. As lesões patológicas são similares às da EMDA. É sempre precedida por infecção

respiratória (geralmente por micoplasma). Infiltrados neutrofílicos perivasculares e hemorragias microscópicas, assim como necrose de pequenos vasos sanguíneos e do tecido cerebral adjacente, podem ser observados nas amostras patológicas. A resposta ao tratamento é muito limitada e a letalidade é alta nesta doença, especialmente nos primeiros 2 a 4 dias após o diagnóstico.

5. Neuromielite Óptica (NMO) (doença de Dévic) é uma variante da EM, afetando, predominantemente, a medula espinal (mielite) e os nervos ópticos bilaterais. Pode apresentar um curso monofásico ou recidivante. É comum na África e Ásia, assim como nos afro-americanos e americanos com descendência asiática. O Japão apresenta a maior incidência de NMO, com pelo menos 10.000 pessoas afetadas. A mielite normalmente abrange mais do que três segmentos medulares e geralmente é acompanhada por edema da medula espinal. A patologia na medula espinal e nervos ópticos exibe desmielinização extensa, necrose cavitária, lesão axonal aguda e perda de oligodendrócitos. Anticorpos IgG anti-NMO, direcionados contra o canal de água aquaporina-4, são positivos em 73% dos pacientes com NMO. Bandas oligoclonais estão presentes em 85% destes pacientes. A RM cerebral pode exibir algumas lesões hiperintensas em T2, enquanto que a RM da medula espinal geralmente exibe lesões extensas. O histórico natural da NMO é o de uma enfermidade neurológica rapidamente progressiva e incapacitante: 50% dos pacientes são confinados à cadeira de rodas em 5 anos do diagnóstico e 60% dos pacientes se tornam funcionalmente cegos dentro do mesmo prazo. Imunossupressão é parcialmente eficaz em ensaios não randomizados. Metilprednisolona oral e plasmaferese podem ser utilizadas. Recentemente, o rituximab demonstrou eficácia em ensaios clínicos, com melhora significativa dos escores de incapacidade e redução na taxa de surtos em pacientes com NMO.

Bibliografia

Barkhof F, Filippi M, Miller D et al. Comparison of MRI criteria at first presentation to predict conversion to clinically definite multiple sclerosis. *Brain.* 1997;12:2059-2069.

Beck RW, Cleary PA, Anderson MM et al. A randomized controlled trial of cortico-steroids in the treatment of acute optic neuritis (Optic Neuritis Treatment Trial or ONTT). *N Engl J Med.* 1992;326:581-588, and 1993;239:1764-1769.

Brex PA, Ciccarelli O, O'Riordan JI. A longitudinal study of abnormalities on MRI and disability from multiple sclerosis. *N Engl J Med.* 2002;346:158-164.

Fazekas F, Deisenhammer F, Strasser-Fuchs S et al. Randomized placebo-controlled trial of monthly IV immunoglobulin therapy in relapsing-remitting MS. *Lancet.* 1997;349:589-593.

Goodin DS, Frohman EM, Garmany GP et al. Disease modifying therapies in MS: Subcommittee of the American Academy of Neurology and the MS Council for Clinical Practice Guidelines. *Neurology.* 2002;58:169-178.

Hartung HP, Gonsette RE; the MIMS Study Group. Mitoxantrone in progressive MS: a placebo-controlled, randomized, observer-blind European phase III study. *Mult Scler.* 1999;4:325.

Hohol M, Olek MJ, Orav EJ et al. Treatment of progressive MS with pulse cyclophosphamide/methylprednisolone: response to therapy is linked to the duration of progressive disease. *Mult Scler.* 1999;5:403-409.

IFNB Multiple Sclerosis Study Group. Interferon beta 1b is effective in relapsing-remitting multiple sclerosis. *Neurology.* 1993;43:655-661.

Jacobs LD, Beck RW, Simon JH et al. Intramuscular interferon beta-1a therapy initiated during a first demyelinating event in multiple sclerosis (the CHAMPS Study Group). *N Engl J Med.* 2000;343:898-904.

Johnson KP, Brooks BB, Ford CC et al. Sustained clinical benefits of glatiramer acetate in relapsing remitting multiple sclerosis patients observed for 6 years. *Mult Scler.* 2000;6:255-266.

Levin LI, Munger KL, Rubertone MV et al. Multiple sclerosis and Epstein-Barr virus. *JAMA.* 2003;289(12):1533-1536.

McDonald WI, Compston A, Edan G et al. Recommended diagnostic criteria for multiple sclerosis: guidelines from the international panel on the diagnosis of multiple sclerosis. *Ann Neurol.* 2001;50:121-127.

Miller D, Khan OA, Sheremata WA *et al.* A controlled trial of Natalizumab for relapsing multiple sclerosis. *N Engl J Med.* 2003;348:15-23.

Noseworth JH, Lucchinetti C, Rodriquez M *et al.* Medical progress: multiple sclerosis. *N Engl J Med.* 2000;343:938-952.

Panitch HS, Goodin DS, Francis G *et al.* The EVIDENCE study. Comparison of Rebif (Serono) vs. Avonex (Biogen) in relapsing-remitting MS. *Neurology.* 2002;59:1496-1506.

PRISMS Study Group. Randomised double-blind placebo-controlled study of interferon beta 1a in relapsing/remitting multiple sclerosis [erratum appears in *Lancet.* 1999;353:678]. *Lancet.* 1998;352:1498-1504.

NEUROPATIAS MOTORAS E NEUROPATIAS PERIFÉRICAS

Anthony A. Amato

*E*xiste grande número de doenças neuromusculares, algumas raras e outras muito comuns. Este e o próximo capítulo apresentam as principais doenças neuromusculares em ordem anatômica: neurônios motores, nervos periféricos, junções neuromusculares e músculos.

ATROFIAS MUSCULARES ESPINAIS

Introdução
Diversas atrofias musculares espinais (AMEs) foram identificadas com base na idade no início do quadro, grau de comprometimento físico, expectativa de vida, modo de herança e localização genética. A maioria compreende doenças que ocorrem em crianças e a forma infantil mais comum, a doença de Werdnig-Hoffmann, é a principal consideração no diagnóstico diferencial do "lactente hipotônico".

Fisiopatologia
1. As AMEs tipo 1 a 3 são doenças neuromusculares alélicas, causadas por mutações no gene que regula os neurônios motores espinais (gene *SMN*) localizado no cromossomo 5q13.
2. A doença de Kennedy, ou neuronopatia bulboespinal ligada ao X, é causada por mutações (aumento de tamanho da repetição da sequência CAG) no gene receptor androgênico.

Prognóstico
1. Há três subtipos principais de AME recessiva autossômica:
   a. AME tipo I (AME-1), ordinariamente conhecida como doença de Werdnig-Hoffmann, se manifesta nos primeiros 6 meses de vida e as crianças mais afetadas não sobrevivem além do segundo ano de vida.
   b. AME tipo II (AME-2), o subtipo infantil crônico, se manifesta entre 6 e 18 meses de idade e está associada a sobrevida até a 2ª ou 3ª década de vida.
   c. AME tipo III (AME-3), frequentemente referida como doença de Kugelberg-Welander, se manifesta após os 18 meses de idade e pode estar associada a expectativa de vida normal.
2. A doença de Kennedy é outra forma progressiva da AME que pode-se manifestar na infância ou na vida adulta (depende do tamanho da mutação).

Diagnóstico

Manifestações Clínicas
1. A idade de início do quadro e a gravidade da fraqueza são variáveis nas diferentes formas de AME.
2. A maioria é caracterizada por atrofia e fraqueza simétrica, de predomínio proximal, embora haja raras formas associadas à fraqueza, principalmente, da extremidade distal.
3. Fasciculações geralmente são evidentes nas extremidades e músculos bulbares.
4. Sensibilidade é normal e os reflexos tendinosos profundos estão reduzidos ou ausentes.
5. Fraqueza faríngea resulta em disfagia e pneumonia por aspiração.
6. Óbito geralmente ocorre por insuficiência respiratória associada à fraqueza diafragmática.

Achados Eletrodiagnósticos

1. Os estudos da condução nervosa sensitiva (ECN) geralmente são normais, exceto na doença de Kennedy, em que as amplitudes do potencial de ação nervoso sensitiva (PANS) estão reduzidas em consequência a uma neuronopatia sensitiva associada.
2. O ECN motora é normal ou apresenta amplitudes reduzidas do potencial de ação muscular composto (PAMC).
3. A eletromiografia (EMG) exibe atividade espontânea e insercional aumentada na forma de potenciais de fibrilação, potenciais de fasciculação, assim como potenciais de ação das unidades motoras (PAUMs) polifásicos (ou seja, recrutamento reduzido).

Manifestações Laboratoriais

1. Os níveis séricos de creatinoquinase (CK) estão normais ou ligeiramente elevados.
2. Teste de DNA está disponível para a maioria das formas comuns (AME tipos I-III, doença de Kennedy).

Tratamento

1. Não há terapia médica com eficácia comprovada para melhorar a força e função em pacientes com diferentes formas de AME, com os principais tratamentos sendo de suporte, porém, os mesmos fazem uma diferença considerável na qualidade de vida.
2. Fisioterapia e terapia ocupacional são essenciais. Contraturas se desenvolvem em membros fracos; exercícios de alongamento, especialmente dos tendões do calcâneo, bandas iliotibiais e quadris, devem ser iniciados precocemente.
3. Órtese.
    a. O uso apropriado de órteses auxilia as crianças com AME-2 e AME-3 na locomoção e retarda a dependência de cadeira de rodas.
    b. Tutores longos de pernas (órtese de joelho-tornozelo-pé) podem estabilizar os joelhos, evitando que os mesmos se dobrem.
    c. Pode haver alguma vantagem no uso de uma órtese de plástico, leve, para joelho e pé, porém é difícil manter o pé reto com este tipo de dispositivo, enquanto um tutor longo adaptado a uma bota ortopédica de cano longo, embora mais incômodo, fornece excelente estabilidade. A escolha depende das preferências do paciente e do médico.
    d. Talas noturnas são utilizadas para manter os pés em ângulos retos com a perna para prevenir contraturas do tornozelo, que irão prejudicar a locomoção.
4. Cirurgia.
    a. Cirurgia reconstrutiva das pernas geralmente acompanha o uso de tutores para manter as pernas entendidas e prevenir contraturas.
    b. Uma maneira simples de manter a função nas pernas com contraturas nas bandas iliotibiais, flexores do quadril e flexores do joelho é a de realizar tenotomias percutâneas dos tendões do calcâneo, flexores do joelho, flexores do quadril e bandas iliotibiais. Este procedimento geralmente permite que uma criança cada vez mais dependente da cadeira de rodas volte a andar.
    c. Escoliose pode-se desenvolver, resultando em dor, dano estético e comprometimento respiratório. A cirurgia de fusão vertebral é considerada em crianças com desconforto causado por uma escoliose maior que 35 graus. Normalmente, a capacidade vital forçada (CVF) deve ser maior que 35% para minimizar o risco da cirurgia.
5. Insuficiência respiratória.
    a. A fraqueza dos músculos respiratórios pode inicialmente ser controlada por métodos não invasivos (ou seja, pressão positiva de duplo nível nas vias aéreas [BiPAP]) e por dispositivos de tosse assistida. Considerar a BipAP em pacientes com dispneia ou indícios de hipopneia noturna (p. ex., despertares frequentes, dores de cabeça matinais, sonolência diurna excessiva), particularmente quando a CVF é menor que 50% da prevista.
    b. Traqueostomia e ventilação mecânica devem ser discutidas com o paciente e familiares e oferecidas quando desejadas.

6. Aconselhamento genético.
   a. Os pais de crianças com AME-1, 2 e 3 devem ser informados de que filhos subsequentes apresentam uma chance de 25% de serem afetados.
   b. A doença de Kennedy possui hereditariedade recessiva ligada ao X; portanto, a próxima geração de filhos do sexo masculino não será afetada, mas a de sexo feminino será portadora obrigatória.
   c. O diagnóstico pré-natal está disponível em todos os subtipos de AME.

PARAPLEGIA ESPÁSTICA HEREDITÁRIA

Introdução
1. As paraplegias espásticas hereditárias (PEHs) compreendem um grupo de distúrbios clinicamente heterogêneo, caracterizados por espasticidade progressiva dos membros inferiores. Há mais de 30 subtipos geneticamente distintos.
2. Este grupo de distúrbios é subclassificado pelo padrão de herança, idade de início do quadro e a presença de déficits neurológicos adicionais.
3. A prevalência da PEH varia de 2 a 4,3/100.000 em diferentes populações.

Fisiopatologia
1. A PEH pode ser herdada de forma autossômica dominante, autossômica recessiva ou recessiva ligada ao cromossomo X (ver www.genetests.com e Amato e Russell, 2008).
2. A herança autossômica dominante é responsável por aproximadamente 70% da PEH pura (sem características neurológicas adicionais além da espasticidade progressiva). Aproximadamente 40% são causadas por mutações no gene da espastina e 10% são causadas por mutações no gene da atlastina.
3. Aproximadamente 10% das mutações autossômicas recessivas no gene que codifica a paraplegina (SPG7).
4. A PEH1 ligada ao X é causada por mutações no gene que codifica a molécula de adesão celular L1 (L1CAM). A PEH2 ligada ao X é causada por mutações no gene da proteína proteolipídica.

Prognóstico
Normalmente a doença é lentamente progressiva e a expectativa de vida não é afetada nas formas "puras", porém pode ser reduzida nas formas "complicadas" (ver Manifestações Clínicas, adiante).

Diagnóstico

Manifestações Clínicas
1. Pacientes podem ser classificados em "PEH pura", se houver somente espasticidade e envolvimento sensitiva e "PEH complicada", quando houver atrofia óptica, surdez, doença extrapiramidal, demência, ataxia, neuronopatia periférica ou amiotrofia associada.
2. O início da doença é variável; desde a infância até a vida adulta.
3. Há significativa heterogeneidade clínica e genética entre e dentro (VER) dos familiares com PEH.

Manifestações Laboratoriais
1. O líquido cefalorraquidiano (LCR) geralmente é normal, embora uma concentração proteica elevada seja observada em alguns pacientes.
2. A imagem por ressonância magnética (RM) pode demonstrar atrofia da medula espinal e, ocasionalmente, do córtex cerebral.
3. Testes genéticos estão disponíveis para algumas formas da PEH (www.genetests.com).

Tratamento
1. Não há medicamentos específicos para reduzir a progressão da doença.
2. O tratamento é de suporte com fisioterapia e terapia ocupacional.
3. Exercícios de alongamento são importantes para prevenir contraturas.

4. Tutores e/ou andadores podem ser necessários para estabilizar a marcha.
5. Espasticidade.
   a. Baclofen, com dose inicial de 5 mg por via oral (VO), 3 vezes ao dia. A dose pode ser aumentada para até 80 mg diárias (20 mg 4 vezes por dia), se tolerado e necessário.
   b. Tizanidina, com dose inicial de 2 mg 3 vezes ao dia. A dose pode ser aumentada até 12 mg 3 vezes ao dia, se tolerado e necessário.
   c. Diazepam 2 mg, 2 vezes ao dia. Pode-se aumentar a dose até 10 mg 4 vezes ao dia, se tolerado e necessário.
   d. Bombas implantadas para a administração contínua de baclofeno no espaço intratecal são muito eficazes, porém podem migrar para fora de seu local apropriado, apresentando riscos de infecção, sangramento e dor radicular.

ESCLEROSE LATERAL AMIOTRÓFICA

Introdução
1. A doença do neurônio motor, o termo geral para degeneração do neurônio motor superior (NMS) e neurônio motor inferior (NMI), geralmente é dividida em quatro síndromes clínicas que podem refletir um espectro de doenças: cada subsíndrome pode existir na forma pura ou evoluir manifestando sinais de doença no NMS e NMI e progredir de uma região da musculatura para as áreas adjacentes.
   a. Atrofia muscular primária é uma degeneração das células do corno anterior sem envolvimento do NMS. Um membro é tipicamente afetado primeiro.
   b. A paralisia bulbar progressiva do adulto é o resultado da degeneração dos núcleos bulbares e, inicialmente, apresenta pouca ou nenhuma disfunção associada das células do corno anterior da medula espinal ou sinais de neurônio motor superior.
   c. A esclerose lateral primária é uma degeneração do trato corticoespinal, poupando os NMIs.
   d. A esclerose lateral amiotrófica (ELA) é o protótipo desta classe de doença e se manifesta com combinações variáveis das anomalias precedentes, ou seja, sinais de NMS e NMI afetando a musculatura bulbar e somática.
2. Atrofia muscular progressiva é responsável por aproximadamente 10%, a esclerose lateral primária por apenas 1 a 3%, e a paralisia bulbar progressiva por 1 a 2% da doença do neurônio motor. A ELA é mais comum, com uma incidência mundial de 0,4 a 3/100.000 e prevalência de 4 a 6 casos/100.000 habitantes.

Fisiopatologia
1. A maioria dos casos de ELA é esporádica; porém, até 10% são familiares (ELAF). Aproximadamente 25% dos casos de ELAF são causados por mutações no gene que codifica a enzima cobre-zinco (Cu/Zn) superóxido dismutase *(SOD1)*. Há outras formas hereditárias menos comuns.
2. A base patológica da ELA esporádica é desconhecida, mas existem diversas teorias.

Prognóstico
1. A ELA esporádica e a ELAF são clínica e patologicamente similares.
2. O curso da ELA é inexorável, com um declínio linear da força muscular com o tempo. A sobrevida média do tipo convencional da doença é de aproximadamente 3 anos; porém, depende da adequação do suporte respiratório e nutricional.

Diagnóstico
Manifestações Clínicas
1. No curso inicial da doença, muitos pacientes exibem apenas sinais de NMI ou sinais estritamente de NMS.
2. Nos membros, a atrofia e fraqueza muscular geralmente são assimétricas e distais e, então, se disseminam ao longo do neuroeixo, envolvendo grupos de neurônios motores.
3. O envolvimento bulbar se manifesta inicialmente na forma de disfagia ou disartria, que pode ser lingual, bucal e espástica.

4. Os critérios de El Escorial para o diagnóstico da ELA foram desenvolvidos para fins de pesquisa; porém, são utilizados como diretrizes clínicas:
   a. Um diagnóstico de "ELA definitiva" requer a presença de sinais de NMS e NMI na região bulbar, como também em pelo menos duas das três outras regiões medulares (ou seja, cervical, torácica e lombossacral).
   b. A "ELA provável" é definida pela presença de sinais de NMS e NMI em pelo menos duas regiões (alguns sinais de NMS devem ser rostrais aos déficits do NMI).
   c. A "ELA possível" requer sinais de NMS e NMI em apenas uma região, sinais de NMS em duas ou mais regiões ou sinais de NMI rostrais aos sinais de NMS.
   d. Os critérios eletrofisiológicos para ELA definitiva requerem (i) a presença de potenciais de fibrilação; (ii) PAUMs de alta amplitude e longa duração; e (iii) recrutamento reduzido. Na EMG, a evidência de degeneração dos neurônios em dois músculos supridos por duas raízes nervosas e dois nervos diferentes em uma extremidade pode substituir a evidência clínica de perda de neurônios na extremidade. O preenchimento dos critérios de El Escorial para ELA definitiva ou de ELA provável pode ser difícil mesmo em pacientes com doença avançada.

Achados Eletrodiagnósticos
1. Os ECN sensitiva são normais.
2. ECN motora pode ser normal ou demonstrar amplitudes reduzidas em razão da atrofia. As latências distais e as velocidades de condução nervosa são normais ou revelam apenas pequena lentidão proporcional ao grau de perda axonal.
3. Não há evidência de bloqueio de condução ou outros aspectos de desmielinização primária.
4. A EMG demonstra denervação ativa na forma de potenciais de fibrilação e ondas positivas são observadas. A primeira alteração observada é a presença de potenciais de fasciculação causada por instabilidade/hiperexcitabilidade da unidade motora que ocorre antes de degeneração da unidade motora.

Tratamento
1. Riluzol.
   a. Dois ensaios controlados demonstraram que a administração VO de riluzol 50 mg 2 vezes ao dia estende a sobrevida livre de traqueostomia em 2 a 3 meses. Infelizmente, os estudos não demonstraram que o riluzol aumenta a força muscular ou a qualidade de vida.
   b. O riluzol supostamente age inibindo a liberação de glutamato nos terminais pré-sinápticos.
   c. Os efeitos colaterais incluem náusea, desconforto abdominal e hepatotoxicidade.
   d. Realizar testes de função hepática mensalmente durante 3 meses e, então, a cada 3 meses durante o tratamento com riluzol. A hepatotoxicidade é reversível quando o riluzol é descontinuado.
2. Tratamento de suporte.
   a. Mesmo com a ausência de uma de terapia eficaz para cessar ou reverter a progressão da doença, há muitas medidas terapêuticas que melhoram a qualidade de vida em pacientes com ELA e suas variantes.
   b. Fisioterapia, terapia respiratória, ocupacional e nutricional, e suporte psicológico são essenciais. Tipicamente, os pacientes são examinados a cada 3 meses por grupos coordenados de terapeutas.
   c. Avaliação por um psiquiatra, gastroenterologista, pneumologista e assistente social é necessária nos momentos apropriados.
   d. O neurologista é responsável pelos cuidados coordenados e abordagem de questões acerca do fim da vida.
3. Fisioterapia.
   a. Exercícios de alongamento, passivos e ativos, para prevenir contraturas.
   b. Avaliar marcha e necessidades (ou seja, bengala, andador, cadeira de rodas).
4. Terapia ocupacional.
   a. Os pacientes devem ser avaliados para o uso de dispositivos adaptativos (p. ex., dispositivo móvel para o braço) que podem melhorar a função.
   b. A casa do paciente deve ser avaliada para necessidades de equipamento.

5. Disartria.
   a. Os pacientes devem ser avaliados por um fonoaudiólogo.
   b. Técnicas podem ser fornecidas para ajudar o paciente com a articulação de palavras.
   c. Os pacientes podem se beneficiar com o uso de vários dispositivos de amplificação sonora e dispositivos computadorizados controlados por luz ou interruptor.
6. Disfagia.
   a. A nutrição é comprometida por dificuldades de deglutição associadas à fraqueza bulbar.
   b. Suplementos com alto teor calórico e concentrados proteicos devem ser adicionados à dieta.
   c. Quando a disfagia é severa, recomenda-se a realização de gastrostomia endoscópica percutânea (PEG). Alguns estudos demonstraram que a nutrição por PEG ou gastrojejunostomia aumenta a qualidade de vida e sobrevida por alguns meses.
      1) Idealmente, para reduzir os riscos do procedimento cirúrgico, a inserção do tubo PEG deve ser realizada antes que a CVF caia abaixo de 50%.
      2) A inserção do tubo PEG não previne a aspiração.
7. Salivação.
   a. Ptialismo e hipersalivação podem constituir problemas secundários às dificuldades de deglutição.
   b. Os TCAs (p. ex., amitriptilina 10-100 mg VO na hora de dormir) possuem propriedades anticolinérgicas capazes de reduzir secreções. Além disso, não é incomum que os pacientes apresentem uma depressão reativa que pode ser evitada pela adição de um antidepressivo.
   c. O uso de adesivos de escopolamina é útil quando a saliva está se concentrando e causando aspiração.
   d. Outros medicamentos que podem ser utilizados incluem.
      1) Glicopirrolato 1 a 2 mg, VO, 2 a 3 vezes ao dia.
      2) Benzatropina 0,5 a 2 mg 1 vez ao dia.
      3) Cloridrato de triexifenidil 1 mg 1 vez a 5 mg 3 vezes ao dia.
      4) Atropina 2,5 uma vez a 5 mg 3 vezes ao dia.
   e. Injeção de toxina botulínica nas glândulas salivares é útil em pacientes com hipersalivação refratária, porém recomenda-se cautela em razão do risco de aumento da fraqueza faríngea.
8. Muco espesso é relatado por alguns pacientes, particularmente quando usando os medicamentos acima para tratar hipersalivação. O tratamento eficaz inclui.
   a. Betabloqueadores, como propranolol e metoprolol, podem ser úteis.
   b. Acetilcisteína 400 a 600 mg VO ao dia em 1 ou 3 doses divididas ou na forma de nebulizador (3-5 mL de solução a 20% a cada 3-5 horas).
9. Espasticidade.
   a. Baclofeno, com dose inicial de 5 mg VO 3 vezes ao dia. A dose pode ser aumentada até 80 mg ao dia (20 mg 4 vezes ao dia), se tolerado e necessário.
   b. Tizanidina, com dose inicial de 2 mg 3 vezes ao dia. A dose pode ser aumentada até 12 mg 3 vezes ao dia, se tolerado e necessário.
   c. Diazepam 2 mg 2 vezes ao dia. Pode-se aumentar a dose até 10 mg 3 vezes ao dia, se tolerado e necessário.
   d. Bombas intratecais implantadas podem ser muito benéficas quando as medicações orais não são adequadas.
10. Afeto pseudobulbar.
    a. Um antidepressivo pode ser utilizado, particularmente em pacientes com depressão subjacente.
    b. Amitriptilina 10 a 25 mg na hora de dormir, aumentando a dose para 100 mg na hora de dormir, se necessário.
11. Constipação.
    a. Constipação pode resultar da fraqueza dos músculos pélvicos e abdominais, atividade física reduzida, medicamentos anticolinérgicos e antiespasticidade, e opioides.
    b. O controle inclui aumento de fibras e líquidos, laxantes de volume e uso de supositórios ou enemas se necessário.

12. Falência ventilatória.
    a. A maioria dos pacientes com ELA vai a óbito em razão da insuficiência respiratória; portanto, é importante avaliar os sintomas e sinais de comprometimento respiratório em todas as consultas clínicas.
    b. Pacientes com capacidade vital forçada abaixo de 50% ou aqueles com disfunção respiratória sintomática devem receber suporte ventilatório não invasivo, geralmente BiPAP e, inicialmente, noturno.
    c. As pressões inspiratórias e expiratórias são tituladas para alívio sintomático e tolerabilidade do paciente.
    d. Em minha experiência, apenas alguns pacientes desejam traqueostomia e ventilação mecânica, pois prolonga o tratamento, é caro e penoso à família. No entanto, esta é uma decisão que deve ser feita pelo paciente. A traqueostomia deve ser oferecida aos pacientes, junto com um aconselhamento realista quando ao que isso implica para o paciente e sua família.
    e. Dispneia intermitente e a ansiedade que a acompanha podem ser tratadas com lorazepam 0,5 a 2 mg via sublingual, opiáceos (p. ex., morfina 5 mg) ou midazolam 5 a 10 mg intravenoso (IV) (lentamente) para dispneia severa.
    f. A dispneia constante pode ser controlada com morfina, iniciando a uma dose de 2,5 mg a cada 4 horas ou infusão contínua de morfina acrescida de diazepam, lorazepam ou midazolam para ansiedade associada.
    g. Thorazine 25 mg a cada 4 a 12 horas por via retal ou 12,5 mg a cada 4 a 12 horas IV pode aliviar a inquietação terminal (não comercializado no Brasil – Haloperidol IV é opção razoável).
13. Dor.
    a. Dor ocorre em pelo menos 50% dos pacientes, em decorrência de espasmos musculares, espasticidade, amplitude dos movimentos limitada e contraturas relacionadas com fraqueza, e pressão cutânea secundária ao movimento limitado.
    b. Posicionamento e reposicionamento cuidadoso do paciente, massagem, fisioterapia para ajudar a prevenir contraturas, medicamento antiespasticidade, antidepressivos, anti-inflamatórios não esteroidais e opioides podem ser utilizados para tratar a dor.
14. Questões psicossociais.
    a. Depressão não é incomum em pacientes e familiares.
    b. Pacientes e familiares podem se beneficiar de grupos de apoio locais.
    c. Medicamentos antidepressivos.

POLIOMIELITE AGUDA

Introdução

1. A poliomielite é rara em países desenvolvidos devido ao uso de rotina da vacina contra pólio; no entanto, nem todos foram vacinados, limitando, desse modo, a "imunidade grupal".
2. Uma doença semelhante à poliomielite ocorre com outras viroses (p. ex., vírus Coxsackie, vírus do Nilo Ocidental).
3. Raros casos são provocados por transmissão por via fecal-oral, de uma criança inoculada para adultos não imunizados.

Fisiopatologia

1. O vírus ganha acesso ao hospedeiro através da via oral ou respiratória. O vírus se prolifera resultando em viremia.
2. O vírus invade o sistema nervoso periférico (SNP) através da ligação aos receptores e terminações distais do nervo motor.
3. Ocorre subsequente transporte às células do corno anterior na medula espinal, com destruição inflamatória dos neurônios motores na medula espinal e tronco encefálico.

Prognóstico

A maioria dos indivíduos infectados se recupera, porém em grau variável. Anos mais tarde, alguns pacientes desenvolvem fraqueza e dores nos músculos previamente afetados (síndrome pós-poliomelite, ver adiante).

Diagnóstico

Manifestações Clínicas

1. A maioria das pessoas (98%), especialmente crianças, sofre uma leve doença sistêmica inespecífica por 1 a 4 dias: dor de garganta, vômito, dor abdominal, febre de baixo grau, fadiga e leve dor de cabeça.
2. A doença neurológica principal é uma meningite afebril.
3. Uma pequena proporção (2%), subsequentemente, desenvolve rigidez no pescoço e dorso, fasciculações, e fraqueza assimétrica ou focal envolvendo as extremidades ou musculatura bulbar.
4. Após a doença inicial e a fase paralítica, a recuperação da função em graus variáveis ocorre durante os 4 a 8 anos seguintes.

Manifestações Laboratoriais

1. O exame do LCR geralmente revela aumento na concentração proteica e pleocitose, consistindo, inicialmente, em leucócitos polimorfonucleares e linfócitos e, mais tarde, predominantemente, de linfócitos. A contagem de células no LCR geralmente é abaixo de 100 células/mm^3.
2. O diagnóstico pode ser confirmado por cultura do vírus ofensor, embora a sensibilidade seja baixa. Além disso, títulos de anticorpos agudos e convalescentes podem ser obtidos.

Achados Eletrofisiológicos

1. ECN sensitiva é normal.
2. As amplitudes do PAMC podem estar reduzidas em pacientes com grave atrofia muscular profunda.
3. As velocidades de condução motora e as latências distais são normais ou ligeiramente anormais, em grau proporcional à perda de fibras nervosas de grande diâmetro.
4. A EMG demonstra recrutamento reduzido de unidades motoras, com ondas positivas e potenciais de fibrilação em 2 a 3 semanas após o início da paralisia.

Tratamento

1. Não há tratamento específico além do tratamento de suporte.
2. A condição respiratória precisa ser rigorosamente monitorizada e, quando necessário, o paciente mecanicamente ventilado.
3. Suporte nutricional deve ser fornecido quando o paciente é incapaz de se alimentar sozinho.
4. Fisioterapia e terapia ocupacional são essenciais para melhorar a função.
5. Uma droga antiepiléptica (DAE) (p. ex., gabapentina) ou um medicamento antidepressivo pode ser utilizado para tratar dor associada que frequentemente acompanha a doença aguda.

SÍNDROME PÓS-POLIOMIELITE (PÓS-PÓLIO)

Introdução

Até 25 a 60% dos pacientes com um histórico de poliomielite paralítica desenvolve novos sintomas musculares 20 ou 30 anos após o ataque inicial agudo.

Fisiopatologia

Acredita-se que os neurônios motores não afetados pela poliomielite emitam brotamento axonal para reinervar as fibras musculares previamente denervadas. Estas unidades motoras gigantes podem estar sob um maior estresse quando comparadas às unidades motoras normais, resultando, ao longo do tempo, em degeneração gradual de algumas.

Prognóstico

A evolução da doença e os sintomas são altamente varáveis, porém, como regra, a fraqueza muscular é lentamente progressiva.

Diagnóstico

Manifestações Clínicas
1. Pacientes com a síndrome pós-pólio se queixam de fadiga progressiva (80 a 90%), dores articulares (70 a 87%) e dor muscular (70 a 85%).
2. Cinquenta a 80% dos pacientes também desenvolvem perda de força muscular e atrofia muscular progressivas. Esta fraqueza progressiva envolve os músculos previamente afetados; porém, os músculos supostamente poupados durante a infecção aguda podem, algumas vezes, ser afetados.
3. Espasmos musculares e fasciculações também são comuns.

Manifestações Laboratoriais
1. Ao contrário da poliomielite aguda, o LCR não demonstra pleocitose ou partículas virais.
2. Os níveis séricos de CK podem estar ligeiramente elevados.

Achados Eletrofisiológicos
1. ECN sensitiva é normal.
2. As amplitudes do PAMC podem estar reduzidas em pacientes com atrofia muscular profunda.
3. As velocidades de condução motora e as latências distais são normais ou apenas ligeiramente anormais, em um grau proporcional à perda das fibras de grande diâmetro.
4. A EMG demonstra desnervação ativa na forma de ondas positivas e potenciais de fibrilação, potenciais de fasciculação e recrutamento reduzido de unidades motoras com PAUMs instáveis, polifásicos, de alta amplitude e longa duração.

Tratamento
1. Não há terapias específicas para a síndrome pós-pólio.
2. O tratamento é de suporte, similar àquele para outros distúrbios de neurônios motores.
3. Fisioterapia e terapia ocupacional podem ser benéficas.
4. Um recente estudo duplo-cego e placebo-controlado não demonstrou benefício com o uso de piridostigmina.
5. A dor muscular pode reduzir com o uso de TCA.
6. Disfagia, disartria e fraqueza respiratórias severa são tratadas como discutidas na seção de Esclerose Lateral Amiotrófica.

SÍNDROME DA PESSOA RÍGIDA/MEMBRO RÍGIDO

Introdução
1. Moersch e Woltman foram os primeiros a descrever 14 pacientes com o distúrbio, denominando-o de "síndrome do homem rígido".
2. Visto que o distúrbio é mais comum em mulheres do que em homens, a síndrome da pessoa rígida (SPR) tornou-se o nome de eleição do distúrbio.
3. Alguns especialistas subdividiram a SPR clinicamente em três tipos:
   a. Encefalomielite progressiva com rigidez.
   b. SPR típica.
   c. Síndrome do membro rígido.
4. Há uma incidência elevada de diabetes melito insulino-dependente (DMID) e vários distúrbios autoimunes.
5. Há relatos de SPR associada ao linfoma de Hodgkin, carcinoma pulmonar de pequenas células e câncer de cólon e mama.
6. A SPR também pode ocorrer em pacientes com miastenia *gravis* ou timoma.

Fisiopatologia
A SPR é um distúrbio autoimune causado por anticorpos antidescarboxilase do ácido glutâmico (GAD) e antianfifisina.

Prognóstico

Os pacientes desenvolvem rigidez progressiva do tronco e medula espinal. Terapias imunomoduladoras podem modular o curso da enfermidade; porém, a maioria dos pacientes permanece com incapacidade significativa e progressiva.

Diagnóstico

Manifestações Clínicas

1. Encefalomielite progressiva com rigidez é um distúrbio rapidamente progressivo associado à rigidez generalizada, encefalopatia, mioclonia e desconforto respiratório, que geralmente é fatal em 6 a 16 semanas.
2. SPR típica.
   a. Caracterizada por rigidez muscular e espasmos episódicos envolvendo o tronco e os músculos dos membros na 2^a a 6ª décadas de vida. Geralmente a região da cintura dos membros é a primeira a ser afetada.
   b. Espasmos tronculares involuntários típicos são induzidos ao utilizar os músculos para caminhar e por barulhos altos ou outras formas de susto, porém intensos ataques de contrações podem ocorrer na ausência destes estímulos.
   c. A rigidez e os espasmos musculares geralmente resultam em comprometimento da marcha com quedas ocasionais.
   d. Os pacientes podem se queixar de dispneia secundária à restrição torácica devido à rigidez nos músculos torácicos.
   e. Disfunção autonômica paroxística, caracterizada por hiperpirexia transitória, diaforese, taquipneia, taquicardia, hipertensão, dilatação pupilar e morte súbita ocasional, pode acompanhar os ataques de espasmo muscular.
   f. Aproximadamente 10% dos pacientes apresentam mioclonia ou convulsões generalizadas.
   g. O exame físico geralmente exibe lordose lombar exagerada e hipertrofia da musculatura paravertebral secundária à contração muscular contínua.
3. A síndrome do membro rígido é caracterizada por espasmos e rigidez assimétrica focal nas extremidades distais ou face.

Manifestações Laboratoriais

1. Autoanticorpos anti-GAD (peso molecular de 64-kDa) são encontrados em 60% dos casos autoimunes primários de SPR e, ocasionalmente, são aparentes somente após a repetição de testes ao longo de meses ou anos.
2. Os anticorpos são direcionados contra uma proteína pré-sináptica de 128-kDa, a anfifisina, presente em alguns pacientes com suposta SPR paraneoplásica.
3. O LCR geralmente é anormal em pacientes com SPR, demonstrando aumento na síntese de imunoglobulina G (IgG), bandas oligoclonais e anticorpos anti-GAD.
4. Outros autoanticorpos e anomalias laboratoriais estão associadas a distúrbios autoimunes concomitantes (p. ex., tireoidite de Hashimoto, anemia perniciosa, hipoparatireoidismo, falência suprarrenal, miastenia *gravis*, lúpus eritematoso sistêmico [LES] e artrite reumatoide).
5. Os níveis séricos de CK podem estar ligeiramente elevados.

Achados Eletrofisiológicos

1. Estudos de condução motora e sensitiva estão normais.
2. A EMG demonstra PAUMs de aparência normal, porém com disparos contínuos.

Tratamento

1. Terapias sintomáticas.
   a. Geralmente inicia-se o tratamento sintomático com diazepam 2 mg 2 vezes ao dia, aumentando a dose para 5 a 20 mg 3 a 4 vezes ao dia. Estes pacientes toleram, e podem se beneficiar, altas doses de diazepínicos se introduzidos lentamente.
   b. Em seguida, inicio terapia com uma dose de 5 mg de baclofeno oral 3 vezes ao dia, que é aumentada até 20 mg 4 vezes ao dia.

c. A administração intratecal de 300 a 800 µg/d de baclofeno pode ser tentada quando outros agentes não são tolerados ou não são bem-sucedidos.

d. Outros agentes sintomáticos com suposto benefício incluem clonazepam, dantrolene, metocarbamol, valproato, vigabatrina, gabapentina e injeção de toxina botulínica.

2. Várias formas de imunoterapia podem ser tentadas para tratar a base autoimune subjacente e foram considerados benéficas em pequenos estudos clínicos.

   a. Geralmente realiza-se um ensaio terapêutico de 2 g/kg mensais de imunoglobulina intravenosa (IgIV) por 3 meses e, se esta terapia for eficaz, subsequentemente aumento o intervalo da dose ou reduzo a dose, ajustado-a à resposta do paciente.

   b. Plasmaférese (PF) e IgIV são úteis na redução de espasmos e frequência de ataques; porém, estas terapias devem ser repetidas semanal ou mensalmente.

   c. Quando a terapia com IgIV é ineficaz, um ensaio terapêutico de 0,75 a 1,5 mg/kg/d de prednisona por 2 semanas e, em seguida, 0,75 a 1,5 mg/kg em dias alternados por 2 a 4 meses é realizado. Se a prednisona é benéfica, eu gradualmente reduzo a dose para a menor dose capaz de controlar os sintomas. Eu não utilizo prednisona em pacientes com diabetes melito (DM).

   d. Outros agentes imunossupressores (p. ex., rituximab, azatioprina, micofenolato mofetil; Tabela 8-1) podem ser tentados.

TABELA 8-1 Terapias Imunossupressoras e Imunomoduladoras comumente Utilizadas nos Distúrbios Neuromusculares

Terapia	Via	Dose	Efeitos Colaterais	Parâmetros Monitorizados
Prednisona	VO	1,0-1,5 mg/kg até 100 mg/d por 2-4 semanas e, então, 100 mg dia sim dia não; dose única matinal	Hipertensão, ganho líquido e de peso, hiperglicemia, hipocalemia, catarata, irritação gástrica, osteoporose, infecção, necrose asséptica da cabeça femoral	Peso, pressão arterial, potássio/glicose sérica, formação de catarata
Metilprednisolona	IV	1 g em 100 mL/salina normal durante 1-2 h diárias ou dia sim dia não por 3 a 6 doses	Arritmia, rubor, disgeusia, ansiedade, insônia, ganho líquido e de peso, hiperglicemia, hipocalemia, infecção	Frequência cardíaca, pressão arterial, potássio/glicose sérica
Azatioprina	VO	2-3 mg/kg/d em dose única matinal	Doença semelhante à gripe, hepatoxicidade, pancreatite, leucopenia, macrocitose, neoplasia, infecção, teratogenicidade	HC mensalmente, enzimas hepáticas

(Continua)

TABELA 8-1	Terapias Imunossupressoras e Imunomoduladoras comumente Utilizadas nos Distúrbios Neuromusculares *(Cont.)*				
Metotrexato	VO	7,5-20 mg/semana; dose única ou doses divididas; dose 1 d/semana	Hepatoxicidade, fibrose pulmonar, infecção, neoplasia, infertilidade, leucopenia, alopecia, irritação gástrica, estomatite, teratogenicidade	Enzimas hepáticas e HC mensalmente; considerar biópsia hepática na dose cumulativa de 2 g
	IV/IM	20-50 mg semanalmente; dose 1 d/semana	Idem à VO	Idem à VO
Ciclofosfamida	VO	1,5-2 mg/kg/d; dose única matinal	Supressão da medula óssea, infertilidade, cistite hemorrágica, alopecia, infecções, neoplasia, teratogenicidade	Urinálise e HC mensalmente
	IV	1 g/m^2	Idem à VO (embora mais severo), e náusea/vômito, alopecia	HC diária a semanalmente, urinálise
Clorambucil	VO	4-6 mg/d, dose única matinal	Supressão da medula óssea, hepatotoxicidade, neoplasia, infertilidade, teratogenicidade, infecção	HC mensalmente, enzimas hepáticas
Ciclosporina	VO	4-6 mg/kg/d, dividido em 2 doses diárias	Nefrotoxicidade, hipertensão, infecção, hepatotoxicidade, hirsutismo, tremor, hiperplasia gengival, teratogenicidade	Pressão arterial, nível de ciclosporina mensalmente, creatinina/NUS, enzimas hepáticas
Micofenolato mofetil	VO	Adultos (1 g a 1,5 g duas vezes ao dia) Crianças (600 mg/m^2/dose, 2 vezes ao dia [não mais do que 1 g/d em pacientes com insuficiência renal])	Supressão da medula óssea, hipertensão, tremor, diarreia, náusea, vômito, dor de cabeça, sinusite, confusão, ambliopia, tosse, teratogenicidade, infecção, neoplasia	Os HCs são realizados semanalmente durante 1 mês, 2 vezes ao mês no 2º e 3º mês e 1 vez ao mês durante o 1º ano

TABELA 8-1	Terapias Imunossupressoras e Imunomoduladoras comumente Utilizadas nos Distúrbios Neuromusculares *(Cont.)*			
Gamaglobulina	IV	2 g/kg por 2-5 dias e, então, a cada 4-8 semanas, se necessário	Hipotensão, arritmia, diaforese, rubor, nefrotoxicidade, dor de cabeça, meningite asséptica, anafilaxia, AVE	Frequência cardíaca, pressão sanguínea, creatinina/NUS
Rituximab	IV	375 mg/m² semanalmente × 4 semanas ou 750 mg/m² (até 1 g) × 2 semanas	Complexo de sintomas relacionados com infusão (ex., hipotensão, erupção cutânea, calafrios, urticária, angioedema, broncospasmo), astenia, dores de cabeça, náusea, vômito, tontura, infecção	Hemograma periódico, evitar vacinas de vírus vivos

AVE; acidente vascular encefálico, VO, via oral; IV, intravenoso; IM, intramuscular; HC, hemograma completo; NUS, nitrogênio ureico no sangue.
Modificada com permissão de Amato AA, Russell J. *Neuromuscular Disease*. New York: McGraw-Hill; 2008.

SÍNDROME DE ISAACS (SÍNDROME DE ATIVIDADE CONTÍNUA DA FIBRA MUSCULAR)

Introdução

1. O distúrbio é causado pela hiperexcitabilidade dos nervos motores, resultando em ativação contínua das fibras musculares.
2. A maioria dos pacientes desenvolve esta doença esporadicamente; no entanto, foram relatadas diversas famílias com aparente herança autossômica dominante. A síndrome de Isaacs pode ocorrer em associação a outros distúrbios autoimunes (p. ex., LES, esclerose sistêmica, doença celíaca).
3. Neuromiotonia paraneoplásica foi relatada com carcinoma pulmonar, plasmocitoma e linfoma de Hodgkin.
4. A síndrome de Isaacs pode ocorrer em pacientes com miastenia *gravis* ou timoma.
5. Neuromiotonia ou mioquimia generalizada pode complicar as neuronopatias sensitivas e motoras hereditárias (p. ex., doença de Charcot-Marie-Tooth [CMT]), a PDI crônica ou aguda, e a ataxia episódica autossômica dominante.

Fisiopatologia

A síndrome de Isaacs é uma doença autoimune causada por autoanticorpos direcionados contra os canais de potássio voltagem dependentes (VGKCs) localizados nos nervos periféricos.

Prognóstico

A maioria dos pacientes responde bem ao tratamento.

Diagnóstico

Manifestações Clínicas
1. A síndrome de Isaacs geralmente ocorre em adultos, porém foi observada em recém-nascidos.
2. Os pacientes manifestam rigidez muscular difusa, espasmos musculares generalizados (mioquimia), cãibras, aumento da sudorese e, ocasionalmente, sintomas do SNC (p. ex., confusão, alucinações, insônia).
3. A mioquimia está presente continuamente, mesmo durante o sono.
4. A rigidez muscular piora com atividade voluntária do segmento do corpo afetado.
5. Pacientes podem experimentar dificuldades de relaxamento muscular após contração máxima (ou seja, pseudomiotonia).
6. Alguns pacientes apresentam dormência, parestesia e fraqueza.

Manifestações Laboratoriais
1. Anticorpos anti-VGKC são detectáveis no soro e LCR.
2. Pacientes podem apresentar outros aspectos laboratoriais associados a doenças autoimunes concomitantes.
3. O LCR pode demonstrar aumento na concentração proteica, aumento de imunoglobulinas e bandas oligoclonais.

Achados Eletrofisiológicos
1. Pós-descargas geralmente são evidentes após estudos padronizados da condução nervosa motora.
2. A EMG revela disparos contínuos de PAUMs.
3. As descargas anormais mais comuns são combinações de potenciais de fasciculação, dubletos, tripletos, multipletos, descargas repetitivas complexas e descargas mioquímicas.

Tratamento
1. Várias formas de imunomodulação parecem ser benéficas em alguns pacientes, incluindo plasmaférese, IgIV e tratamento corticosteroide. Tratamos pacientes de modo similar àqueles com PDCI, como discutido nas páginas 213-216.
2. O tratamento sintomático com DAEs (p. ex., fenitoína, carbamazepina e gabapentina) também pode ser útil, talvez pela redução da excitabilidade neuronal em razão do bloqueio dos canais de sódio.

TÉTANO

Introdução
1. Tétano é uma condição médica potencialmente fatal, decorrente da produção *in vivo* de uma neurotoxina pela bactéria *Clostridium tetani*.
2. A *C. tetani* produz tetanospasmina.
3. Estima-se que mais de 1 milhão de pessoas por ano no mundo demonstre sinais de intoxicação clínica secundária à infecção com *C. tetani*. Aproximadamente 150 casos de tétano são observados a cada ano nos Estados Unidos por várias agências governamentais.

Fisiopatologia
1. Geralmente, a bactéria ou seus esporos ganham acesso ao paciente através de uma pequena ferida.
2. No sistema nervoso central (SNC), a toxina tetânica efetua a lise das proteínas SNARE necessárias à liberação dos neurotransmissores inibitórios (glicina e ácido γ-aminobutírico [GABA]).
3. O resultado é hiperexcitabilidade dos neurônios motores, levando a disparo contínuo de unidades motoras, opistótono e hiper-reflexia.
4. Uma forma relacionada com a ingestão oral da toxina por lactentes é conhecida.

Prognóstico

1. A taxa anual de mortalidade provocada por este organismo é variável, dependendo da sofisticação do sistema de saúde e imunizações.
2. Na África, a taxa de mortalidade anual é estimada em 28/100.000, enquanto que na Ásia e Europa é de 15/100.000 e 0,5/100.000, respectivamente.
3. Nos Estados Unidos, a taxa de mortalidade por intoxicação tetânica é menor que 0,1/100.000.
4. Mundialmente, o tétano neonatal representa cerca de 50% dos casos conhecidos com uma taxa de letalidade alcançando 90%.

Diagnóstico

1. A apresentação clínica do tétano é subdividida em quatro categorias principais:
   a. Local.
   b. Generalizada.
   c. Cefálica.
   d. Neonatal.
2. A maioria dos pacientes inicialmente se queixa de uma sensação aumentada de "rigidez" dos músculos adjacentes à ferida na extremidade afetada. Pode haver dor local.
3. Tanto a dor como a rigidez muscular podem persistir por meses e permanecer localizadas com eventual dissipação espontânea.
4. A maioria dos pacientes desenvolve trismo (dificuldade em abrir a boca por contração do músculo masseter).
5. Progressão para tétano generalizado, com contração tônica de todo o membro ou de todo o corpo, secundária a estímulos nociceptivos relativamente brandos. A contração muscular generalizada de todo o corpo, ou opistótono, consiste na extensão extrema da coluna vertebral, flexão e abdução dos braços, punhos cerrados, caretas faciais e extensão das extremidades inferiores. Esta contração generalizada pode comprometer a respiração.
6. O tétano neonatal geralmente resulta de um coto umbilical infectado.
   a. Várias horas a dias de dificuldade em se alimentar (sucção deficiente), irritabilidade geral e, possivelmente, abertura menor que o normal da boca ou "rigidez" generalizada.
   b. Os lactentes nascidos de mães imunizadas raramente adquirem tétano, visto que a imunidade é passivamente transferida da mãe para o lactente.
   c. Após o início das contrações maciças de todo o corpo, há poucas dúvidas com relação ao diagnóstico.

Tratamento

1. Pacientes com suspeita de intoxicação tetânica devem ser hospitalizados e avaliados para comprometimento respiratório existente ou iminente.
2. Imunoglobulina humana antitetânica deve ser administrada, assim como o toxoide tetânico adsorvido em um sítio diferente.
3. Metronidazol é o antibiótico de escolha (500 mg IV, a cada 6 horas, durante 7-10 dias).
4. Se houver comprometimento das vias aéreas, há uma boa chance de que esta situação persistirá por algum tempo e traqueotomia deve ser considerada.
5. Benzodiazepínicos devem ser administrados em grandes doses intravenosas para controlar as contrações musculares. Se este tratamento for ineficaz, o bloqueio neuromuscular é justificado, além de benzodiazepínicos para manter a sonolência.
6. Se houver desenvolvimento de sinais ou sintomas autonômicos, estes devem ser tratados imediatamente com medicamentos apropriados.
7. Fisioterapia e terapia ocupacional geralmente são necessárias durante o período de recuperação para recuperar a força, resistência e função muscular.

SÍNDROME DE GUILLAIN-BARRÉ E POLINEURONOPATIAS AGUDAS ASSOCIADAS

Introdução

1. Há três subtipos principais da síndrome de Guillain-Barré (SGB): Polirradiculoneuronopatia desmielinizante inflamatória aguda (PDIA), neuronopatia axonal sensitivo-motora aguda (NASMA) e neuronopatia axonal motora aguda (NAMA).
2. A síndrome de Miller Fisher (SMF) (oftalmoplegia, ataxia e arreflexia) pode compartilhar uma patogênese similar e pode ser considerada uma variante da SGB.
3. Dois terços dos casos são secundários a uma infecção que persiste por vários dias ou semanas. Pode haver evidência sorológica de infecção recente por *Campylobacter jejuni* (32%), citomegalovírus (CMV) (13%), vírus Epstein-Barr (EBV) (10%) e *Mycoplasma pneumoniae* (5%). Muitos outros casos ocorrem após uma doença febril comum ou imunização, e aproximadamente 1/3 não possui precedente evidente.

Fisiopatologia

1. A SGB e suas variantes possuem uma base imune.
2. O mecanismo proposto é por meio da similaridade molecular entre os epítopos da mielina e os glicolipídeos expressos na *Campylobacter*, *Mycoplasma* e outros agentes infecciosos, que precedem os ataques da SGB (mimetismo molecular). Ocorre reação cruzada entre os anticorpos direcionados contra estes agentes infecciosos e os antígenos específicos presentes nas células de Schwann ou no axolema. A ligação destes anticorpos aos antígenos-alvo no nervo periférico pode resultar no bloqueio da condução antes que haja uma lesão nervosa estrutural.
3. Um mecanismo imunológico similar provavelmente ocorre naqueles poucos casos que seguem a imunização.
4. Ocorre desmielinização inflamatória na PDIA e degeneração axonal na NASMA e NAMA.

Prognóstico

1. Geralmente a doença progride por 2 a 4 semanas. Pelo menos 50% dos pacientes atingem o nadir em aproximadamente 2 semanas, 80% em 3 semanas e 90% em 4 semanas.
2. Progressão mais longa dos sinais e sintomas, particularmente quando superior a 8 semanas, é mais consistente com a polineuronopatia desmielinizante inflamatória crônica (PDIC) (ver adiante). Progressão subaguda por 4 a 8 semanas recai entre a PDIA e a PDIC. A doença subaguda geralmente é autolimitada, como a PDIA, porém responde ao tratamento corticosteroide, como PDIC.
3. Insuficiência respiratória se desenvolve em aproximadamente 30% dos pacientes. Fraqueza da flexão do pescoço e da abdução escapular se correlaciona em parte com insuficiência diafragmática.
4. Após o alcance do nadir, geralmente ocorre uma fase de platô de vários dias a semanas. Subsequentemente, a maioria dos pacientes gradualmente recupera uma função satisfatória após vários meses. No entanto, apenas cerca de 15% dos pacientes não apresentam quaisquer déficits residuais 1 a 2 anos após o início da doença e 5 a 10% dos pacientes permanecem com sintomas sensitivos e motores persistentes e variavelmente incapacitantes.
5. A taxa de letalidade é menor que 5%, com pacientes falecendo por insuficiência respiratória ou síndrome do desconforto respiratório, pneumonia por aspiração, embolia pulmonar, arritmias cardíacas e septicemia relacionada com infecções secundariamente adquiridas.
6. Os fatores de risco para um prognóstico desfavorável (recuperação mais lenta ou incompleta) são idade maior que 50 a 60 anos, início abrupto de fraqueza profunda, necessidade de ventilação mecânica e amplitudes do PAMC menores que 10 a 20% do normal (ver adiante).

SÍNDROME DE GUILLAIN-BARRÉ E POLINEURONOPATIAS AGUDAS ASSOCIADAS 211

Diagnóstico

Manifestações Clínicas
1. A maioria dos pacientes inicialmente apresenta fraqueza, dormência e formigamento nas porções distais dos membros inferiores que ascende para as regiões proximais das pernas, braços e face. Ocasionalmente, os sintomas começam na face ou braços e descende, envolvendo as pernas.
2. A fraqueza é simétrica, afetando os músculos proximais e distais.
3. Modalidades sensitivas das fibras nervosas de grande diâmetro (toque, vibração e senso de posição) são mais severamente afetadas do que as funções das fibras pequenas (percepção da temperatura e dor).
4. Pacientes com NAMA não apresentam sinais ou sintomas sensitivos.
5. Os reflexos de estiramento estão reduzidos ou ausentes.
6. Instabilidade autonômica é comum com hipotensão ou hipertensão e, ocasionalmente, arritmias cardíacas.

Manifestações Laboratoriais
1. Níveis proteicos elevados no LCR, acompanhado por algumas ou nenhuma célula mononuclear, são evidentes em mais de 80% dos pacientes após 2 semanas. Na primeira semana dos sintomas, os níveis proteicos no LCR são normais em, aproximadamente, 1/3 dos pacientes.
2. As neuronopatias secundárias à doença de Lyme e semelhantes à SGB, uma infecção recente pelo vírus da imunodeficiência humana (HIV), sarcoidose e a poliomielite precisam ser consideradas em pacientes com pleocitose no LCR de mais de 10 linfócitos/mm^3 (particularmente com contagens celulares superiores a 50/mm^3).
3. Valores elevados nos testes de função hepática (TFHs) são evidentes em muitos pacientes. Em tais casos, é apropriado avaliar o paciente para hepatite viral (A, B e C), infecções pelo EBV e CMV como fatores desencadeantes da SBG.
4. Anticorpos antigangliosídeos, particularmente antiGM1, podem ser encontrados. Anticorpos antiGM1 estão relacionados com a infecção por *C. jejuni*, porém não são específicos ou prognósticos, e não há necessidade clínica da realização de testes para detecção de anticorpos.

Achados Eletrodiagnósticos
1. Na PDIA, os ECNs demonstram evidência de uma desmielinização multifocal.
    a. Conduções nervosas sensitivas geralmente são ausentes, porém, quando presentes, as latências distais são notoriamente prolongadas, as velocidades de condução são muito lentas e as amplitudes podem estar reduzidas. Digno de nota, os PANSs do nervo sural podem ser normais quando os PANSs do nervo mediano, ulnar e radial são anormais, visto que a PDIA não é uma neuronopatia comprimento-dependente.
    b. Os estudos de condução motora são mais importantes para o diagnóstico: As latências distais estão prolongadas e as velocidades de condução são mais lentas. As amplitudes distais podem ser normais ou reduzidas após o bloqueio da condução distal. O bloqueio de condução ou a dispersão temporal podem estar aparentes na estimulação proximal.
    c. Ondas F ou reflexos H são tardias ou ausentes.
    d. Latências motoras distais prolongadas e ondas F prolongadas ou ausentes geralmente são as primeiras manifestações anormais. As anomalias iniciais da amplitude e latência distal da PAMC e das ondas F refletem a predileção inicial para o envolvimento das raízes medulares proximais e terminais nervosos motores distais na PDIA.
    e. Amplitudes distais da PAMC menores que 10 a 20% do normal estão associadas a um prognóstico mais desfavorável.
2. Na NASMA, os ECNs demonstram aspectos de uma axonopatia primária.
    a. As conduções nervosas sensitivas estão ausentes ou exibem amplitudes reduzidas com latências distais e velocidades de condução nervosa normais.
    b. Do mesmo modo, o ECN motor exibe amplitudes ausentes ou reduzidas com latências distais e velocidades de condução nervosa normais.
3. Na NAMA, os ECNs são similares àqueles observados na NASMA, exceto que as conduções nervosas sensitivas são normais.

Tratamento

1. Não há ensaios terapêuticos dedicados somente à NAMA, NASMA ou SMF. Todavia, os tratamentos utilizados para a PDIA são fornecidos a todos os pacientes com neuronopatias associadas à SBG com qualquer incapacidade substancial.
2. O tratamento geralmente é instituído quando o paciente não é mais capaz de andar. No entanto, houve alguns casos abortivos em que pacientes que ainda são capazes de andar, porém deterioram na 2ª semana em razão da doença, são tratados. O tratamento, como resumido abaixo, deve começar o mais rápido possível, preferencialmente nos primeiros 7 a 10 dias dos sintomas.
3. Estudos prospectivos controlados demonstraram que a PF e a IgIV são igualmente eficazes no tratamento da PDIA.
    a. A quantidade total de plasma trocado é de 200 a 250 mL/kg do peso corporal do paciente ao longo de um período de 10 a 14 dias. O plasma removido geralmente é substituído por albumina.
    b. Portanto, uma plasmaférese com troca total de 14.000 a 17.500 mL (14-17,5 L) seria realizada em um paciente de 70 kg; a plasmaferese pode ser realizada em 4 a 6 sessões, em dias alternados, de 2 a 4 L cada.
4. Em muitos centros, a IgIV substituiu a PF por ser mais fácil de administrar, por ser no mínimo tão eficaz quanto a PF e mais amplamente disponível. A infusão de IgIV é realizada na dose de 2 g/kg de peso corporal ao longo de 5 dias.
5. Não há benefício adicional da infusão de IgIV após a PF. Ciclos repetidos de IgIV são algumas vezes utilizados em pacientes que não demonstrem melhora, porém há evidências limitadas com relação a esta abordagem.
6. Nos diversos estudos randomizados de PF e IgIV, o tempo médio para melhora de um grau clínico variou de 6 dias a 27 dias. Portanto, durante os tratamentos com PF e IgIV, uma melhora dramática pode não ser observada na força muscular dos pacientes. Não há indícios de que PF além de 250 mL/kg ou IgIV maior que 2 g/kg gere benefício adicional.
7. Até 10% dos pacientes tratados com PF ou IgIV desenvolvem recidiva após a melhora inicial. Ciclos adicionais de PF ou IgIV são administrados em pacientes que sofrem estas recidivas.
8. Cuidado respiratório.
    a. Monitorizar a CVF e força inspiratória negativa (NIF) para sinais de desconforto respiratório. A CVF e NIF declinarão antes do desenvolvimento de hipóxia e gás no sangue arterial.
    b. Considerar intubação eletiva logo que a CVF declina para menos que 15 mL/kg ou a NIF para menos que -20 a -30 cmH$_2$O.
9. Fisioterapia.
    a. É importante o posicionamento cuidadoso de pacientes para prevenir a ocorrência de compressão nervosa e o desenvolvimento de úlceras de pressão.
    b. Exercícios para manter a amplitude de movimento são precocemente iniciados para prevenir contraturas.
    c. Conforme o paciente melhora, exercícios para melhorar a força, função e marcha são iniciados.
10. Tratamento de suporte.
    a. Profilaxia de trombose venosa profunda com dispositivos pneumáticos e administração subcutânea de 5.000 unidades de heparina 2 vezes ao dia.
    b. Depressão reativa é comum em pacientes com fraqueza severa. Consulta psiquiátrica pode ser benéfica.
11. Controle da dor neuropática.
12. A questão de permitir imunizações em pacientes que tiveram SGB não é resolvida. Não se deve repetir a exposição em casos secundários à imunização. Para a maioria dos outros casos, vacinações necessárias, incluindo aquelas contra influenza e pneumonia, são adequadas após pesar o possível pequeno risco de recorrência da SGB.

SÍNDROME DE MILLER FISHER

Introdução
1. Em 1956, C. Miller Fisher relatou três pacientes com ataxia, arreflexia e oftalmoplegia. Ele associou a síndrome à SGB.
2. Há uma predominância masculina de 2 para 1, com média de idade de início na 4ª década de vida.
3. Ocorre uma infecção antecedente em mais de 2/3 dos casos, as mais comuns sendo por *H. influenzae* e *C. jejuni*.

Fisiopatologia
1. Talvez através do mimetismo molecular, há reação cruzada entre os autoanticorpos direcionados contra estes agentes infecciosos e os epítopos neuronais.
2. Anticorpos anti-GQ1b podem ser detectados na maioria dos pacientes com SMF.
3. GQ1b é um gangliosídeo concentrado nos neurônios oculomotores, gânglios sensitivas e neurônios cerebelares.

Prognóstico
1. O retorno clínico da função geralmente começa em aproximadamente 2 semanas.
2. A recuperação total da função geralmente é observada em 3 a 5 meses.

Diagnóstico

Manifestações Clínicas
1. Diplopia é a queixa inicial mais comum (39%); ataxia é evidente em 21% no início do quadro.
2. Oftalmoparesia pode ocorrer assimetricamente, porém, em geral, progride para oftalmoplegia completa. Ptose quase sempre acompanha a oftalmoparesia, mas o envolvimento pupilar é menos comum.
3. Outros nervos cranianos também podem ser envolvidos. Fraqueza facial é evidente em 57%, disfagia em 40% e disartria em 13% dos pacientes.
4. Alguns pacientes descrevem parestesia na região distal dos membros e, com menor frequência, da face.
5. Arreflexia é evidente no exame clínico em mais de 82% dos pacientes.
6. Fraqueza proximal dos membros pode ser demonstrada no curso da doença em aproximadamente 1/3 dos casos. Alguns pacientes progridem, desenvolvendo fraqueza generalizada mais severa similar à SGB típica.

Manifestações Laboratoriais
1. A maioria dos pacientes com SMF apresenta um nível proteico elevado no FCE sem pleocitose significante; porém, um FCE com nível proteico normal não exclui o diagnóstico.
2. Anticorpos anti-GQ1b são um achado quase uniforme, porém o diagnóstico pode ser estabelecido com o quadro clínico sem usar o teste.

Achados Eletrofisiológicos
1. A anormalidade eletrofisiológica mais proeminente na SMF é a redução das amplitudes dos PANSs isolada ou fora de proporção ao prolongamento das latências distais, ou lentificação das velocidades de condução sensitiva.
2. Os PAMCs nos braços e pernas são geralmente normais.
3. Em contraste com as PAMCs nos membros, redução leve a moderada do PAMC facial pode ser demonstrada em mais de 50% dos pacientes com SMF.
4. O reflexo cocleopalpebral pode estar anormal se houver envolvimento do nervo facial. PAMCs faciais reduzidos coincidem com a perda ou leve atraso das respostas R1 e R2 na pesquisa do reflexo cocleopalpebral.

Tratamento
1. Não existem estudos terapêuticos controlados de pacientes com SMF.
2. No entanto, tratamos os pacientes com 2 g/kg de IgIV durante 5 dias ou plasmaférese com troca total de 250 mL/kg durante 2 semanas, similar à SGB. É incerto se os casos mais brandos, particularmente quando os pacientes conseguem caminhar, requerem tratamento.

NEURONOPATIA AUTONÔMICA IDIOPÁTICA E PANDISAUTONOMIA PURA

Introdução
1. Em muitos casos, isto provavelmente representa uma variante pós-infecção da SGB.
2. Há heterogeneidade no início do quadro, nos tipos de déficits autonômicos, na presença ou ausência de envolvimento somático e no grau de recuperação.
3. Aproximadamente 20% dos pacientes apresentam disfunção colinérgica seletiva e 80% apresentam vários graus de disfunção parassimpática e simpática generalizada.

Fisiopatologia
1. Suspeita-se que o distúrbio seja o resultado de um ataque autoimune direcionado contra fibras periféricas ou os gânglios autonômicos.
2. Um subgrupo de pacientes pode ter anticorpos direcionados contra os canais de cálcio, que estão presentes nos terminais dos nervos autonômicos pré-sinápticos.

Prognóstico
1. A maioria dos pacientes apresenta um curso monofásico com progressão, seguido por um platô e lenta recuperação ou um déficit estável.
2. Embora alguns pacientes exibam recuperação completa, a mesma tende a ser incompleta na maioria.

Diagnóstico

Manifestações Clínicas
1. O sintoma mais comum é tonteira ou atordoamento ortostático, ocorrendo em aproximadamente 80% dos pacientes.
2. O envolvimento gastrointestinal, como indicado pelas queixas de náusea, vômito, diarreia, constipação, oclusão intestinal ou distensão abdominal pós-prandial, está presente em mais de 70% dos pacientes.
3. Comprometimento termorregulatório com intolerância ao calor e sudorese deficiente também está presente na maioria dos pacientes.
4. Visão embaçada, boca e olhos secos, retenção ou incontinência urinária e impotência também estão frequentemente presentes.
5. Até 30% dos pacientes também descrevem dormência, formigamento e disestesia dolorosa de suas mãos e pés.
6. A força muscular é normal.

Manifestações Laboratoriais
1. O LCR geralmente revela uma concentração proteica ligeiramente elevada sem pleocitose.
2. Não há alterações sorológicas ou imunológicas no soro.
3. Na posição supina, os níveis plasmáticos de norepinefrina são normais; porém, na posição ortostática, os níveis são significantemente reduzidos quando comparados aos controles normais.

Testes Autonômicos
1. Estudos cardiovasculares revelam hipotensão ortostática e variabilidade reduzida da frequência cardíaca à respiração profunda em mais de 60% dos pacientes.

2. Uma resposta anormal à manobra de Valsalva pode ser demonstrada em mais de 40% dos pacientes.
3. Os escores do teste quantitativo do reflexo axonal sudomotor (QSART) são anormais em 85% dos pacientes. A maioria dos pacientes apresenta testes do suor anormais, com áreas de anidrose em 12 a 97% do corpo.
4. Estudos gastrointestinais podem demonstrar hipomotilidade em qualquer local desde o esôfago até o reto.

Achados Eletrofisiológicos
1. ECN motora e sensitiva e EMG são normais.
2. O teste sensitivo quantitativo pode revelar anomalias nos limiares térmicos.
3. A resposta cutânea simpática pode estar ausente.

Tratamento
1. Conclusões em relação à eficácia da imunoterapia são limitadas pela natureza retrospectiva e não controlada da maioria dos estudos. Ensaios de PF, prednisona, IgIV e outros agentes imunossupressores foram tentados com sucesso variável.
2. Geralmente recomenda-se um ensaio terapêutico de 2 g/kg de IgIV por 2 a 5 dias.
3. O aspecto mais importante do controle é o tratamento de suporte para hipotensão ortostática e sintomas intestinais e vesicais.
   a. A fludrocortisona é eficaz em aumentar o volume plasmático. É administrada somente no período da manhã ou de manhã e na hora do almoço para evitar hipertensão noturna. Iniciar o tratamento a 0,1 mg/d e aumentar a dose em 0,1 mg a cada 3 a 4 dias, até que a pressão sanguínea esteja controlada.
   b. A midodrina, um agonista α_1-adrenérgico periférico, também é eficaz e pode ser utilizada em conjunto com a fludrocortisona. A dose da midodrina é iniciada a 2,5 mg/d, podendo ser gradualmente aumentada para 40 mg/d em doses divididas (a cada 2-4 horas), conforme necessário.
   c. Hipomotilidade gastrointestinal pode ser tratada com metoclopramida, cisaprida ou eritromicina.
   d. Agentes de volume, laxativos e enemas podem ser necessários em pacientes com constipação. A urologia deveria ser consultada em pacientes com bexiga neurogênica. Os pacientes podem necessitar de agonistas colinérgicos (p. ex., betanecol), autocateterização intermitente ou outras formas de terapia.

POLIRRADICULONEURONOPATIA DESMIELINIZANTE INFLAMATÓRIA CRÔNICA

Introdução
1. A PDIC é uma neuronopatia autoimune, caracterizada por curso recidivante ou progressivo.
2. A PDIC geralmente se manifesta em adultos, com pico de incidência aos 40 a 60 anos de idade e prevalência ligeiramente maior em homens.
3. O início da forma recidivante ocorre em idade menos avançada, geralmente na 2ª década de vida, comparada à forma progressiva mais crônica da doença.
4. Recidivas podem estar associadas à gravidez.
5. A associação da PDIC a infecções não foi estudada tão extensamente como na PDIA; no entanto, foi relatado que uma infecção precede apenas 20% das recidivas ou exacerbações da PDIC.

Fisiopatologia
A base patológica da PDIC é autoimune.

Prognóstico

1. Aproximadamente 90% dos pacientes melhoram com terapia; entretanto, pelo menos 50% apresentam uma recidiva nos 4 anos seguintes e menos que 30% alcançam remissão clínica sem medicação.
2. Pacientes tratados precocemente são mais propensos a responder, ressaltando a necessidade de um diagnóstico e tratamento precoce.
3. Curso progressivo, envolvimento do SNC e, particularmente, perda axonal, foram associados a um prognóstico desfavorável a longo prazo.

Diagnóstico

Manifestações Clínicas

1. A maioria dos pacientes apresenta fraqueza distal e proximal simétrica dos braços e pernas, recidivante ou progressiva.
2. Embora mais de 80% dos pacientes apresentem envolvimento motor e sensitivo, alguns pacientes podem ter sintomas e sinais motores puros (10%) ou sensitivas puros (5 a 10%).
3. Quase todos os pacientes com PDIC apresentam arreflexia ou hiporreflexia.
4. Ocasionalmente pode ocorrer envolvimento de nervos cranianos; porém, geralmente é leve e não há manifestação inicial da PDIC.

Manifestações Laboratoriais

1. Elevação na concentração proteica no LCR (maior que 45 mg/dL) é encontrada em 80 a 95% dos pacientes.
2. A contagem de células do LCR geralmente é normal, embora até 10% dos pacientes apresentem mais de 5 linfócitos/mm^3.
3. Contagem de células elevadas no LCR devem levar à consideração de infecção por HIV, doença de Lyme, neurossarcoidose e infiltração linfomatosa ou leucêmica das raízes nervosas.
4. Até 25% dos pacientes com PDIC ou uma neuronopatia semelhante à PDIC têm gamopatia monoclonal IgA, IgG ou IgM. Pequeno número possui uma das doenças de tecido conectivo, como o lúpus eritematoso sistêmico.
5. A RM com gadolínio pode revelar hipertrofia e realce das raízes nervosas e nervos periféricos.

Achados Eletrofisiológicos

1. Critérios de pesquisa para desmielinização incluem lentificação da velocidade da condução nervosa motora 70 a 80% abaixo do limite inferior do normal, latências motoras distais prolongadas a 125 a 150% do limite superior do normal, latências da onda F prolongadas a 125 a 150%, bloqueio de condução, e dispersão temporal.
2. Até 40% dos pacientes com PDIC não satisfaz os rígidos critérios de pesquisa para desmielinização e, ainda assim, são responsivos à imunoterapia. Em tais pacientes, o tratamento é dado se o diagnóstico for considerado provável com base na fraqueza distal e proximal simétrica dos braços e pernas, reflexos diminuídos, e níveis proteicos elevados no LCR com achados apropriados de condução nervosa.

Histopatologia

1. Biópsias de nervo podem revelar evidência de desmielinização e remielinização segmentar, edema endoneural e perineural, infiltrado de células inflamatórias mononucleares no epineuro, perineuro ou endoneuro, que geralmente é perivascular.
2. No entanto, as biópsias de nervo podem revelar, principalmente, degeneração axonal ou podem ser completamente normais.
3. A biópsia de nervo não é realizada com frequência, sendo necessária quando os pacientes não apresentam manifestações eletrofisiológicas e clínicas características.

Tratamento

São utilizadas terapias imunossupressoras e imunomoduladoras (ver Tabela 8-1), embora muitas não tenham sido rigorosamente estudadas. Ensaios clínicos randomizados demonstraram eficácia dos

POLIRRADICULONEURONOPATIA DESMIELINIZANTE INFLAMATÓRIA CRÔNICA 217

corticosteroides, PF e IgIV no tratamento da PDIC. Os pacientes podem responder a um modo de tratamento quando outras abordagens tenham falhado ou a doença tenha-se tornado refratária. Na maioria dos casos são necessários tratamentos repetidos ao longo dos anos.

1. IgIV.
   a. Diversos estudos duplo-cegos, placebo-controlados demonstraram que a IgIV é eficaz na PDIC e tornou-se o tratamento de escolha por muitos clínicos.
   b. Um ensaio randomizado observador-cego, comparando a PF com a IgIV, não demonstrou diferença na eficácia.
   c. Dose e intervalo entre os tratamentos com IgIV precisam ser individualizados.
   d. Iniciamos o tratamento com IgIV com uma dose diária de 2 g/kg por 3 a 5 dias.
   e. Subsequentemente, repetimos o tratamento com IgIV com dose de 2 g/kg por 2 a 5 dias por mês, durante 2 meses.
   f. Em seguida, tentamos ajustar a dose total e o intervalo entre doses, dependendo da resposta ao tratamento. O tratamento com IgIV 1 g/kg a cada 2 a 3 meses pode ser o suficiente para alguns pacientes, enquanto que outros necessitam de infusões a cada várias semanas.
   g. O nível sérico de IgA pode ser medido antes da administração de IgIV. Pacientes deficientes de IgA podem desenvolver reações anafiláticas ao IgIV, que pode conter alguma IgA.
   h. Além disso, a IgIV deve ser utilizada com cautela em pacientes com diabetes e evitada naqueles com insuficiência renal, pois foi associada à falência renal secundária à necrose tubular aguda.
   i. Muitos pacientes desenvolvem dores de cabeça (até 50%), mialgias difusas, febre, flutuações da pressão sanguínea e sintomas semelhantes aos da gripe. Estes efeitos colaterais podem ser tratados com a administração profilática de 100 mg de hidrocortisona IV, 10 mg de Claritin VO ou 25 a 50 mg de Benadryl VO, e Tylenol 650 mg VO, 30 minutos antes de cada infusão de IgIV. Além disso, a redução da taxa de infusão pode diminuir os efeitos colaterais durante o tratamento.
   j. Alguns pacientes desenvolvem meningite asséptica. Há raras complicações trombóticas (p. ex., derrame e infarto do miocárdio), talvez relacionadas com a hiperviscosidade.
   k. Neutropenia leve é comum, porém raramente é clinicamente significativa.
2. Corticosteroides.
   a. Corticosteroides são muito eficazes na PDIC, porém têm sido utilizados com menor frequência desde a introdução da IgIV. Quando utilizados, eu geralmente inicio o tratamento diário com 1,5 mg/kg (até 100 mg) de prednisona por 2 a 4 semanas e, em seguida, mudo para o tratamento em dias alternados (p. ex., 100 mg dia sim dia não).
   b. O tratamento de pacientes diabéticos com prednisona em dias alternados pode não ser possível em razão de amplas flutuações nos níveis sanguíneos de glicose. Em tais casos, tratar com dose equivalente de prednisona diária (ou seja, 50 mg/d).
   c. Pacientes são mantidos nesta dose de prednisona até que sua força seja normalizada ou até que haja um platô evidente na melhora clínica, que geralmente ocorre em 6 meses.
   d. Subsequentemente, a dose de prednisona é lentamente reduzida em 5 mg a cada 2 a 3 semanas até a dose de 20 mg dia sim dia não. Neste momento, reduzimos gradualmente a prednisona não mais que 2,5 mg a cada 2 a 3 semanas.
   e. Há efeitos colaterais significativos relacionados com o tratamento prolongado com corticosteroides, incluindo osteoporose, intolerância à glicose, hipertensão, formação de catarata, necrose asséptica do quadril, ganho de peso, hipocalemia e atrofia de fibras musculares tipo 2.
   f. Durante o tratamento com prednisona, obter densitometria óssea na linha de base e repetir o estudo a cada 6 meses.
   g. Iniciar tratamento com cálcio (1.000 a 1.500 mg/d) e vitamina D (400 a 800 UI/d) para profilaxia da osteoporose.
   h. Bisfosfonatos são eficazes na prevenção e tratamento da osteoporose. Se a técnica de absorciometria de raios X de dupla energia (DEXA) demonstra osteoporose antes do tratamento ou durante os estudos de acompanhamento, iniciamos terapia com 70 mg de alendronato por semana. Nas mulheres pós-menopáusicas iniciamos o tratamento com 35 mg por via oral, uma vez por semana, como profilaxia para osteoporose. Os efeitos colaterais a longo prazo dos bisfosfonatos não são conhecidos, especialmente em homens e mulheres jovens pré-menopáusicos. O alendronato pode causar esofagite severa e, se tomado com as refeições, a absorção é

prejudicada. Portanto, os pacientes devem ser instruídos a permanecer na posição vertical e não comer por no mínimo 30 minutos após tomar uma dose de alendronato.
  i. Obter glicemia de jejum e eletrólitos séricos antes de iniciar e periodicamente. Os pacientes devem ser instruídos a seguir uma dieta baixa em sódio e carboidratos para evitar ganho de peso excessivo, hipertensão e DM.
  j. Recomendamos fisioterapia e um programa de exercícios a fim de reduzir estes efeitos colaterais.
  k. Para prevenir pneumocitose, alguns clínicos introduzem tratamento profilático com trimetoprima-sulfametoxazol quando o tratamento de vários meses com corticosteroides é antecipado; porém, esta não é uma abordagem uniforme.
3. Plasmaférese.
  a. Dois estudos clínicos randomizados, prospectivos, duplo-cegos e placebo-conrolados usando PF demonstraram sua eficácia.
  b. A resposta ao tratamento é transitória, geralmente apenas por algumas semanas. Portanto, PF intermitente crônica ou a adição de agentes imunossupressores é necessária.
  c. Eu uso PF, geralmente em combinação com prednisona, em pacientes com fraqueza generalizada severa, pois a resposta à PF pode ser mais rápida do que a obtida com a prednisona isolada.
  d. Aproximadamente 200 a 250 mL/kg de peso corporal são trocados em 5 a 6 sessões de plasmaférese durante um período de 2 semanas. Alguns pacientes necessitarão de mais trocas para que melhora máxima ocorra. Os níveis de fibrinogênio podem ser verificados antes de cada troca de plasma para assegurar a ausência de uma diátese hemorrágica devido à remoção de fatores de coagulação.
  e. As trocas plasmáticas podem ser agendadas a cada 1 a 2 semanas com o aumento gradual do intervalo entre as trocas, algumas vezes com a coadministração de baixa dose de prednisona.
  f. Eu uso PF isolada em pacientes em que o tratamento prolongado com prednisona deve ser evitado (p. ex., pacientes com DM pouco controlada ou infecção por HIV) ou quando a IgIV está contraindicada (p. ex., pacientes com insuficiência renal).
  g. Também usamos um curso de PF em pacientes que não satisfazem todos os critérios para PDIC ou naqueles que possuem uma condição subjacente tornando o diagnóstico difícil (p. ex., pacientes com diabetes e neuronopatia tipo PDIC sobreposta). O uso da PF possibilita uma determinação mais rápida da presença de uma neuronopatia imunorresponsiva, pois a resposta à PF geralmente é mais rápida do que a resposta à prednisona.
4. Azatioprina.
  a. Geralmente não tratamos com azatioprina isolada; porém, é uma opção em pacientes que não podem ser tratados com prednisona, PF ou IgIV.
  b. A combinação de azatioprina e prednisona pode ser utilizada em pacientes resistentes à redução gradual da prednisona.
  c. Iniciar azatioprina a uma dose de 50 mg/d e, gradualmente, aumentar 50 mg por semana até uma dose total de 2 a 3 mg/kg/d.
  d. Aproximadamente 12% dos pacientes recebendo azatioprina desenvolvem febre, dor abdominal, náusea e vômito, necessitando de descontinuação da droga.
  e. Outros efeitos colaterais incluem supressão da medula óssea, hepatotoxicidade, e risco de infecção e malignidade futura.
  f. Monitorizar o hemograma e TFHs a cada 2 semanas durante o ajuste da dose de azatioprina e, após a estabilização da dose, a cada 3 meses.
5. Micofenolato mofetil.
  a. Poucos relatos casuais sugerem que alguns pacientes podem-se beneficiar do micofenolato mofetil.
  b. Iniciamos o tratamento com 1 g VO 2 vezes ao dia. A dose pode ser elevada em 500 mg por mês, até 1,5 g VO 2 vezes ao dia.
6. Metotrexato.
  a. Estudos com pequenos grupos de pacientes sugeriram que o metotrexato pode ser eficaz na PDIC. No entanto, um recente estudo duplo-cego e placebo-controlado de pacientes também recebendo IgIV ou prednisona não demonstrou benefício adicional.
  b. Para recomendações de doses, ver Capítulo 9.

7. Rituximab.
   a. Rituximab é um anticorpo monoclonal direcionado contra o marcador celular CD2, que causa depleção de células B por 6 meses a 1 ano ou mais. A produção de anticorpos também cai ao longo do tempo, pois as células B são precursoras das células plasmáticas.
   b. Alguns poucos relatos sugeriram que o rituximab pode ser eficaz em pacientes com PDIC ou neuronopatia s desmielinizantes associadas aos anticorpos antiMAG, embora os resultados tenham sido conflitantes nestas últimas.
   c. A dose de rituximab é de 750 mg/m^2 (até 1 g) IV. A dose é repetida em 2 semanas. O curso geralmente é repetido a cada 6 a 9 meses.
   d. Os principais efeitos colaterais são as reações à infusão. Há um risco elevado de infecção, pois o rituximab induz depleção de células B. Houve alguns relatos de leucoencefalopatia multifocal progressiva em pacientes com lúpus eritematoso sistêmico (eles também foram tratados previamente com outros agentes imunossupressores).
8. Ciclofosfamida.
   a. Foi relatado que a administração oral (50 a 150 mg/d) e de pulsos IV mensais de ciclofosfamida (1 g/m^2) é benéfica em alguns pacientes, porém está associada a efeitos colaterais significativos.
      1) Para reduzir a incidência de toxicidade vesical, 20 mg/kg de sulfato de 2-mercaptoetano de sódio (mesna) VO a cada 2 a 4 horas, ou a cada 12 a 14 horas todos os meses no dia das infusões IV.
      2) Ondansetron 8 mg VO antes da infusão de ciclofosfamida e 8 horas depois é utilizado para reduzir náusea antes da infusão.
      3) Os pacientes devem ser vigorosamente hidratados para minimizar a toxicidade vesical.
   b. Os principais efeitos colaterais, incluindo cistite hemorrágica, supressão da medula óssea, risco elevado de infecção e malignidade futura, teratogenicidade, alopecia, náusea e vômito, têm limitado seu uso.
   c. É importante a frequente monitorização do hemograma e urinálise em pacientes tratados com ciclofosfamida.
9. Ciclosporina.
   a. Diversos relatos retrospectivos sugerem que a ciclosporina pode ser eficaz em alguns pacientes com PDIC, mesmo naqueles refratários a outras formas de terapia.
   b. Administramos ciclosporina em dose de 4 a 6 mg/kg oral por dia, inicialmente objetivando um nível de vale entre 150 e 200 mg/dL.
   c. Os principais efeitos colaterais da ciclosporina incluem nefrotoxicidade, hipertensão, tremor, hiperplasia gengival, hirsutismo e risco elevado de infecções e malignidades futuras – principalmente câncer de pele e linfoma.
   d. Eletrólitos e função renal devem ser monitorizados mensalmente durante o ajuste da dose e, então, a cada 3 meses.
10. Tracolimus pode ser benéfico em alguns pacientes (ver Capítulo 9 para detalhes das doses).
11. O tratamento de suporte consiste, principalmente, em fisioterapia e terapia ocupacional para melhorar a força, marcha e função, e para avaliar a necessidade de aparelhos ortopédicos (p. ex., tutores de tornozelo).
12. O transplante de medula óssea está sendo estudado.

NEURONOPATIA MOTORA MULTIFOCAL
Introdução
1. A neuronopatia motora multifocal (NMM) é um distúrbio motor de nervos periféricos normalmente diagnosticado erroneamente como ELA. Na NMM, a fraqueza se encontra na distribuição dos nervos periféricos individuais e não nas raízes nervosas medulares como na ELA.
2. A incidência de NMM é muito menor do que da ELA. A maioria dos grandes centros neuromusculares diagnostica um caso de NMM para cada 50 casos de ELA.

3. Há predominância masculina, com uma razão entre pacientes do sexo masculino e feminino de aproximadamente 3:1.
4. O início dos sintomas geralmente ocorre na 5ª década de vida, variando da 2ª à 8ª décadas de vida.

Fisiopatologia

1. A NMM é uma entidade distinta da PDIC, pois possui uma apresentação relativamente uniforme com aspectos laboratoriais, histopatologia e resposta ao tratamento especiais.
2. A disparidade entre o envolvimento do nervo motor puro e a ausência de envolvimento dos nervos sensitivos sugere que um ataque autoimune é direcionado contra um antígeno presente no nervo motor.
3. Não é claro o papel patológico dos anticorpos antigangliosídeos encontrados em grande número de casos (ver adiante).
4. Um ataque imune direcionado contra um canal iônico poderia ser responsável pelo bloqueio da condução dos impulsos neurais, e um ataque inflamatório secundário pode resultar em desmielinização.

Prognóstico

1. Aproximadamente 2/3 dos pacientes melhoram com a IgIV ou ciclofosfamida.
2. Pacientes com doença de longa duração com atrofia dos músculos são menos propensos a responder ao tratamento.

Diagnóstico

Manifestações Clínicas

1. Atrofia e fraqueza assimétrica são as manifestações iniciais e evolutivas, tipicamente na distribuição dos nervos periféricos individuais, geralmente iniciando-se nos braços.
2. No início do quadro, há pouca ou nenhuma atrofia nos grupos musculares fracos; no entanto, redução do volume muscular desenvolve-se ao longo do tempo em decorrência da degeneração axonal secundária.
3. Fasciculações podem ser observadas nos músculos dos membros afetados.
4. O exame sensitivo deveria ser normal.
5. Os reflexos tendinosos profundos são variáveis, visto que as regiões não afetadas podem ser normais, enquanto que os músculos atróficos e fracos geralmente apresentam reflexos deprimidos ou ausentes.

Manifestações Laboratoriais

1. Ao contrário da PDIC e MADSAM (ver adiante), a concentração proteica no LCR geralmente está normal na NMM.
2. Em vários estudos, anticorpos IgG antigangliosídeos, principalmente o GM1, assim como anticorpos antiasialo-GM1 e anti-GM2 são detectados em 22 a 84% dos pacientes com NMM. O papel destes anticorpos na patogênese não é claro.
3. Quando presentes em altos títulos, os anticorpos parecem ser específicos para a NMM, porém a sensibilidade do teste é baixa. O teste mais sensível e específico é o ECN (ver abaixo), e o teste para detecção de anticorpos antigangliosídeos em um paciente que apresente anormalidades eletrofisiológicas clínicas consistentes com a NMM possui limitado valor adicional.

Achados Eletrofisiológicos

1. Geralmente há indícios de bloqueio da condução em múltiplos nervos dos membros superiores e inferiores. O local do bloqueio da condução nervosa não é nos sítios comuns de neuronopatia por aprisionamento, mas sim na região média do antebraço, superior do braço, através do plexo braquial ou na raiz nervosa.
2. Outras manifestações de desmielinização (ou seja, latências distais prolongadas, dispersão temporal, baixas velocidades de condução nervosa, e ondas F prolongadas ou ausentes) estão tipica-

mente presentes no ECN motora. Na verdade, na presença de outras manifestações de desmielinização, o bloqueio da condução nervosa não precisa estar presente.
3. O ECN sensitivo está normal.
4. A EMG revela recrutamento reduzido nos músculos fracos. Na ocorrência de perda secundária de axônios no curso da progressão da doença, ondas positivas e potenciais de fibrilação são comumente detectados em graus proporcionais à quantidade de lesão nervosa e descarnamento.

Tratamento

1. A IgIV é o principal tratamento.
   a. A IgIV é, inicialmente, administrada em uma dose de 2 g/kg (aproximadamente 20 g/dia) em um período de 2 a 5 dias, com subsequentes ciclos de manutenção, se necessário, similar ao controle da PDIC.
   b. Nem todos os pacientes com NMM respondem ao tratamento com IgIV. Algumas séries relataram que um início do quadro clínico em idade mais avançada e a presença de atrofia muscular significativa estão associados à menor resposta ao tratamento.
   c. Administramos três ciclos mensais de IgIV antes de concluir que um paciente não respondeu a este tratamento.
2. Em pacientes que não respondem à IgIV, prescrevemos rituximab, como resumido na seção anterior de PDIC.
3. Ciclofosfamida IV foi o primeiro agente imunossupressor demonstrado ser eficaz na NMM, com a melhora clínica de mais de 70% dos pacientes.
   a. Reservamos a ciclofosfamida para pacientes que não melhoraram com a IgIV ou nos pacientes em que a IgIV está contraindicada (p. ex., deficiência de IgA, prévia reação alérgica à IgIV, insuficiência renal, doença cardiovascular ou cerebrovascular severa).
   b. A dose inicial de ciclofosfamida é de 0,5 g/m^2 IV/mês.
   c. Se nenhuma melhora for observada após 3 meses, aumentamos a dose para 0,75 g/m^2 IV/mês.
   d. Se ainda não houver melhora após 3 meses, aumentamos a dose para 1 g/m^2 IV/mês.
   e. Se não houver melhora após 3 meses, descontinuamos o tratamento com ciclofosfamida. Se houver melhora, continuamos o tratamento com infusões mensais por 12 meses.
   f. Os riscos da ciclofosfamida incluem alopecia, náusea e vômito, cistite hemorrágica e depressão significativa da medula óssea.
   g. Para reduzir a incidência de toxicidade vesical, é administrado 20 mg/kg de sulfato de 2-mercaptoetano de sódio (mesna) VO a cada 3 a 4 horas, ou a cada 12 a 24 horas todos os meses no dia das infusões IV; ondansetron 8 mg VO também é administrado antes da infusão da ciclofosfamida e 8 horas após para reduzir a náusea.
   h. Os pacientes devem ser vigorosamente hidratados para minimizar a toxicidade vesical.
4. Ao contrário da PDIC e da neuronopatia desmielinizante adquirida multifocal sensitivo-motora (MADSAM), poucos pacientes (< 3% dos casos relatados) com NMM melhoram com a administração de altas doses de corticosteroides, PF ou outros agentes imunossupressores.

NEURONOPATIA DESMIELINIZANTE ADQUIRIDA MULTIFOCAL SENSITIVO-MOTORA

Introdução

1. Houve várias séries de pacientes que apresentaram as características da NMM clínica, eletrofisiológica e histologicamente, porém, que têm anormalidades sensitivas objetivas e subjetivas.
2. Os termos "síndrome de Lewis-Sumner" e neuronopatia "desmielinizante adquirida multifocal sensitivo-motora" (MADSAM) têm sido utilizados para descrever esta provável variante da PDIC.

Fisiopatologia

1. A base patológica da neuronopatia MADSAM não é conhecida, porém, como mencionado, geralmente é classificada no espectro da PDIC e, provavelmente, possui uma patogênese similar.
2. A neuronopatia MADSAM e a PDIC apresentam achados do LCR e da biópsia de nervo sensitivo similares, assim como a resposta aos corticosteroides.

Prognóstico

Similar à PDIC, a maioria dos pacientes melhora com imunoterapia.

Diagnóstico

Manifestações Clínicas

1. A perda motora e sensitiva corresponde a uma distribuição específica de nervos periféricos e não a um padrão generalizado em forma de meias ou luvas. Alguns pacientes descrevem dor e parestesia.
2. As extremidades superiores distais são mais comumente envolvidas do que as extremidades inferiores distais. Neuropatias cranianas raramente ocorrem.
3. Há uma predominância de 2:1 no sexo masculino. A média de idade de início do quadro é a 5ª década de vida (varia de 14-77 anos de idade). O início geralmente é insidioso e lentamente progressivo.
4. Os reflexos podem estar normais ou reduzidos.

Manifestações Laboratoriais

1. O nível proteico no LCR está elevado em 60 a 82% dos pacientes.
2. Ao contrário da NMM, os anticorpos anti-GM1 geralmente estão ausentes.
3. Em pacientes com desmielinização localizada nas raízes nervosas cervicais ou plexo braquial, a RM revelou nervos alargados com realce em alguns, porém nem todos os casos.

Histopatologia

1. Biópsias de nervos sensitivos demonstram muitas fibras de grande diâmetro escassamente mielinizadas e fibras desmielinizadas dispersas.
2. Similar à PDIC, edema subperineural e endoneural, e formações brandas de bulbos de cebola também podem ser observados.

Achados Eletrofisiológicos

1. Tal como a PDIC e NMM, o ECN na neuronopatia MADSAM demonstra bloqueios de condução nervosa, dispersão temporal, latências distais prolongadas, ondas F prolongadas e baixas velocidades de condução em um ou mais nervos motores.
2. Em contraste à NMM, os estudos sensitivos também são anormais. Os PANSs geralmente estão ausentes com amplitudes reduzidas, similar àqueles observados em pacientes com PDIC generalizada.

Tratamento

1. A maioria dos pacientes com a neuronopatia MADSAM melhora após tratamento com IgIV.
2. Iniciamos o tratamento com 2 g/kg de IgIV durante 2 a 5 dias, repetindo todos os meses durante 3 meses; em seguida, individualizamos as doses e intervalos subsequentes de tratamento como descrito na seção de PDIC.
3. Se não houver uma resposta satisfatória ao tratamento com IgIV, iniciamos o tratamento com 1,5 mg/kg/d de prednisona VO, como discutido na seção de PDIC.
4. Em contraste com NMM, porém similar à PDIC, a maioria dos pacientes com MADSAM também demonstrará melhora com o tratamento esteroide.
5. Isto ilustra a importância de diferenciar a MADSAM da NMM, em que, além da IgIV, a ciclofosfamida é a única outra medicação relatada ser benéfica.

NEURONOPATIAS VASCULÍTICAS

Introdução

1. Vasculite é um diagnóstico histológico que requer o achado de inflamação transmural e necrose das paredes dos vasos sanguíneos.
2. Os distúrbios vasculíticos podem ser classificados com base no calibre do vaso envolvido (ou seja, pequeno, médio ou grande); se a vasculite é primária (p. ex., poliartrite nodosa [PAN], síndrome de Churg-Strauss [SCS], granulomatose de Wegener [GW]) ou secundária a um distúrbio sistêmico (doenças do tecido conectivo, infecção, reações medicamentosas, malignidade); ou em vasculite sistêmica ou vasculite isolada ao SNP.
3. PAN é a vasculite necrosante mais comum, com incidência variando de 2 a 9/milhão.
   a. O início do quadro é geralmente entre 40 e 60 anos de idade.
   b. PAN é um distúrbio sistêmico envolvendo artérias de pequeno e médio calibre em múltiplos órgãos.
   c. Vasculite do trato gastrointestinal pode-se manifestar como dor abdominal, sangramento ou infarto mesentérico.
   d. Isquemia dos rins pode resultar em falência renal.
   e. Orquite também pode ser uma manifestação da PAN.
   f. Perda de peso, febre e perda do apetite também são geralmente observados.
4. A SCS se manifesta de modo similar à PAN.
   a. A incidência é de aproximadamente 1/3 daquela da PAN, porém a frequência de envolvimento do SNP e SNC nos casos de SCS é similar à da PAN.
   b. Ao contrário da PAN, os pacientes com SCS geralmente apresentam envolvimento respiratório, tipicamente rinite alérgica, polipose nasal e sinusite seguidas por asma.
   c. Na SCS, o início da asma é tardio, em contraste à asma comum, que geralmente se desenvolve antes dos 35 anos de idade.
   d. Infiltrados pulmonares estão presentes em quase metade dos pacientes, geralmente em associação à asma e hipereosinofilia.
   e. Sintomas e sinais de vasculite sistêmica ocorrem, em média, 3 anos após o início da asma.
   f. Em vez de nefropatia isquêmica, como evidente na PAN, até metade dos pacientes com SCS desenvolve glomerulonefrite necrosante.
5. GW é um distúrbio raro decorrente do envolvimento granulomatoso necrosante do trato respiratório superior e inferior e glomerulonefrite.
   a. Os sintomas iniciais da doença respiratória (corrimento nasal, tosse, hemoptise e dispneia) e dor facial podem ajudar a diferenciar este de outros distúrbios vasculíticos.
   b. Aproximadamente 30 a 50% dos pacientes podem apresentar lesões no sistema nervoso, embora apenas 15 a 20% dos pacientes tenham neuronopatia periférica. Pode ocorrer tanto em um padrão de envolvimento simétrico generalizado como de mononeuronopatia múltipla.
   c. Neuronopatias cranianas, particularmente do segundo, sexto e sétimo nervos cranianos, estão presentes em aproximadamente 10% dos casos como resultado da extensão contígua dos granulomas nasais ou paranasais, e não devido à vasculite.
6. Poliangiite microscópica (PAM).
   a. Os sintomas clínicos da PAM são similares àqueles da PAN, exceto que os pulmões estão geralmente envolvidos.
   b. A incidência de PAM é de aproximadamente 1/3 da PAN, com a média de idade de início da doença de 50 anos.
   c. A polineuronopatia complica a PAM em 14 a 36% dos casos.
   d. Função renal comprometida, como ilustrada pelo aumento nos níveis de nitrogênio ureico sanguíneo (BUN) e de creatinina e hematúria, é evidente na maioria dos pacientes.

Fisiopatologia

A base patológica da vasculite é a lise de vasos sanguíneos mediada por citotoxicidade ou pelo complemento (dependendo do tipo específico de vasculite), com resultante infarto focal dos nervos periféricos.

Prognóstico

1. Desde o início do uso de corticosteroides para tratar vasculite sistêmica na década de 1950, a taxa de sobrevida em 5 anos aumentou de 10 para 55%.
2. A adição de ciclofosfamida aos corticosteroides aumentou ainda mais a sobrevida em 5 anos para mais de 80%.
3. A vasculite não sistêmica apresenta melhor prognóstico e geralmente responde ao tratamento isolado com prednisona.

Diagnóstico

Manifestações Clínicas

1. As fibras motoras e sensitivas são afetadas, resultando em dormência, dor e fraqueza.
2. Três padrões de envolvimento dos nervos periféricos podem ser observados:.
   a. Múltiplas mononeuronopatias, geralmente dolorosas.
   b. Mononeuronopatia múltipla sobreposta.
   c. Polineuronopatias simétricas generalizadas. O padrão de mononeuronopatia múltipla (forma simples e sobreposta) é o mais comum, encontrado em 60 a 70% dos casos no momento do diagnóstico, enquanto a polineuronopatia generalizada é evidente em aproximadamente 30 a 40% dos pacientes.

Achados Eletrofisiológicos

1. A condução nervosa motora e sensitiva demonstra potenciais inadquiríveis ou amplitudes reduzidas, com latências distais relativamente normais e velocidades de condução consistentes com degeneração axonal.
2. A EMG demonstra evidência de desnervação ativa nos músculos afetados.
3. Há envolvimento assimétrico dos nervos motores e sensitivos e alterações na EMG refletindo fisiopatologia multifocal.

Manifestações Laboratoriais

1. A veracidade de hemossedimentação (VHS), proteína C reativa e fator reumatoide estão elevados na maioria dos pacientes.
2. PAN: Até 1/3 dos casos está associado à antigenemia da hepatite B. Além disso, infecção pelo vírus da hepatite C e pelo HIV também foi relatada com a PAN. Angiogramas abdominais podem revelar um aneurisma vasculítico.
3. SCS: Avaliação é notável para eosinofilia e anticorpos anticitoplasma de neutrófilos (ANCAs), principalmente contra a mieloperoxidase, ou anticorpos p-ANCA, devido ao seu padrão de coloração perinuclear. Estes anticorpos p-ANCA estão presente em até 2/3 dos pacientes.
4. GW: Avaliação é notável para a presença de anticorpos anticitoplasma de neutrófilos direcionados contra a proteinase-3 (c-ANCA). A especificidade do anticorpo c-ANCA para a GW é de 98% e a sensibilidade de 95%. A vasculite é similar à daquela da PAN, afetando vasos sanguíneos de pequeno e médio calibre. Infiltração granulomatosa do trato respiratório e glomerulonefrite necrosante também são observadas.
5. A falta de eosinofilia periférica e infiltrados eosinofílicos na biópsia e ausência de asma ajudam a distinguir a GW da SCS.
6. PAM: A avaliação laboratorial geralmente demonstra a presença de anticorpos p-ANCA, embora anticorpos c-ANCA também possam ser, ocasionalmente, detectados.

Histopatologia

1. Preferimos biopsiar o nervo fibular superficial, se estiver envolvido, pois o músculo fibular curto também pode ser biopsiado ao mesmo tempo. O rendimento diagnóstico é elevado quando o nervo e músculo são biopsiados.
2. O diagnóstico histológico definitivo da vasculite requer a presença de infiltrado inflamatório transmural e necrose da parede do vaso.

Tratamento

1. A vasculite sistêmica é tratada, inicialmente, com uma combinação de corticosteroides e ciclofosfamida.
2. A vasculite de hipersensibilidade e a vasculite isolada do SNP podem ser tratadas com prednisolona.
3. Iniciar o tratamento corticosteroide com metilprednisolona em pulsos (1 g IV todos os dias por 3 dias) e, em seguida, mudar para prednisona oral 1,5 mg/kg/d (até 100 mg/d) em dose única matinal.
   a. Após 2 a 4 semanas, mudamos para prednisona em dias alternados (ou seja, 100 mg dia sim dia não). Após 4 a 6 meses, iniciamos a redução gradual da prednisona em 5 mg a cada 2 semanas para 20 mg dia sim dia não e, então, em 2,5 mg a cada 2 semanas.
   b. O tratamento colateral com suplemento de cálcio e vitamina D, assim como de bifosfonatos, para prevenir e tratar osteoporose induzida por esteroides, é utilizado como discutido na seção de PDIC.
4. O tratamento com ciclofosfamida é iniciado ao mesmo tempo que os corticosteroides, podendo ser fornecida oralmente ou em pulsos IV.
   a. Ciclofosfamida oral em uma dose de 1 a 2 mg/kg é um supressor mais potente do sistema imune, porém está associado a mais efeitos colaterais adversos (p. ex., cistite hemorrágica) do que os pulsos IV.
   b. Eu prefiro pulsos IV mensais uma de ciclofosfamida em dose de 500 a 1.000 mg/m^2 de área de superfície corporal.
   c. Para reduzir a incidência de toxicidade vesical, 20 mg/kg de sulfato de 2-mercaptoetano de sódio (mesna) VO a cada 3 a 4 horas, ou a cada 12 a 14 horas todos os meses no dia das infusões IV; ondansetron 8 mg VO também é administrado anterior à infusão da ciclofosfamida e 8 horas após para reduzir a náusea.
   d. Os pacientes devem ser vigorosamente hidratados para minimizar toxicidade vesical.
5. Após os pulsos IV de ciclofosfamida, a contagem de leucócitos cai com o nadir ocorrendo entre 7 a 18 dias; durante este período, o risco de infecção é o maior. Verificar hemograma e urinálise antes de cada tratamento. A urinálise é obtida a cada 3 a 6 meses após o tratamento provocado por risco de futuro câncer de bexiga.
6. Continuar o tratamento com ciclofosfamida e altas doses de corticosteroides até que o paciente comece a melhorar ou até que os déficits se estabilizem, no qual geralmente ocorre em 4 a 6 meses. Subsequentemente, a prednisona é gradualmente reduzida em 5 mg a cada 2 a 3 semanas.
7. A ciclofosfamida em pulsos geralmente é continuada por pelo menos 6 meses após a estabilização. A ciclofosfamida pode, então, ser descontinuada e ser substituída por azatioprina ou metotrexato (Tabela 8-1). Se os pacientes não respondem ao tratamento com pulsos de ciclofosfamida, doses orais devem ser administradas antes de concluir que houve falha terapêutica com ciclofosfamida.
8. Pacientes com SCS geralmente requerem baixas doses continuadas de prednisona por sua asma associada. Recidivas são incomuns na PAN, PAM e vasculite isolada do SNP, porém ocorrem em até 50% dos casos de GW. Tais pacientes podem necessitar de terapia imunossupressora vitalícia.
9. Há menos experiência com outros agentes imunossupressores no tratamento da vasculite. Em um estudo aberto de baixa dose de metotrexato (0,15-0,3 mg/kg/semana) em combinação com corticosteroides, melhora marcante foi observada em 76% dos pacientes com GW e remissão em 69%.
10. Pacientes com PAN associada à hepatite B ou C requerem tratamento especial:
    a. O tratamento convencional com altas doses de corticosteroides e ciclofosfamida pode permitir que o vírus persista e replique, aumentando, desta forma, o risco de insuficiência hepática.
    b. Utilizamos corticosteroides somente durante as primeiras semanas do tratamento para controlar as manifestações potencialmente fatais da vasculite sistêmica. Posteriormente, os corticosteroides são descontinuados.

c. PF e agentes antivirais, como vidarabina ou α-interferon, são utilizados para suprimir o vírus e controlar o curso da doença neurológica.
 d. α-Interferon (3 milhões de unidades, 3 vezes por semana) é eficaz no tratamento de crioglobulinemia mista relacionada com hepatite C.

NEURONOPATIA ASSOCIADA À SARCOIDOSE

Introdução

1. Sarcoidose é um distúrbio granulomatoso multissistêmico, que afeta, primariamente, não somente os pulmões e linfonodos, como também o fígado, baço, membranas mucosas, glândulas parótidas, SNC e SNP.
2. As mulheres são mais comumente afetadas que homens.
3. O SNP e SNC estão envolvidos em aproximadamente 5% dos pacientes com sarcoidose.
4. É raro o envolvimento do sistema nervoso sem doença sistêmica.

Fisiopatologia

1. A sarcoidose é um distúrbio autoimune, embora a etiologia e a patogênese sejam desconhecidas. Uma conexão com a tuberculose tem sido repetidamente proposta, porém não comprovada.
2. Neuronopatia periférica pode resultar da compressão direta por granulomas, isquemia, uma combinação destes, ou outros fatores indefinidos.

Prognóstico

1. Pacientes com neurossarcoidose, particularmente dos nervos cranianos, podem responder bem ao tratamento com corticosteroides.
2. Se os pacientes são resistentes aos corticosteroides, outros agentes imunossupressores podem ser tentados.
3. Em nossa experiência, a neurossarcoidose relacionada com polineuronopatia/polirradiculoneuronopatia geralmente é refratária ao tratamento.

Diagnóstico

Manifestações Clínicas

1. Sintomas constitucionais inespecíficos de febre, perda de peso e fadiga geralmente são as queixas de apresentação.
2. Linfonodos periféricos palpáveis podem ser observados.
3. Um achado comum no início do quadro é uveíte granulomatosa aguda, que pode evoluir para comprometimento visual. Eritema nodoso e hipercalcemia ocorrem.
4. Pacientes podem apresentar envolvimento de múltiplos nervos cranianos. O nervo craniano mais comumente envolvido é o sétimo, que pode ser bilateralmente afetado. O segundo e o oitavo nervos cranianos também são frequentemente afetados.
5. Mononeuronopatias periféricas múltiplas, plexopatia e polirradiculoneuronopatia também ocorrem. Com envolvimento generalizado das raízes, os pacientes podem manifestar sinais e sintomas similares aos da PDIA e PDIC.
6. O envolvimento mais comum do SNP é uma mononeuronopatia múltipla subclínica, que pode ser demonstrada por avaliação eletrodiagnóstica. Menos comumente, os pacientes apresentam sintomas e sinais sugestivos de uma neuronopatia periférica sensitiva, motora ou sensitivo-motora lentamente progressiva.
7. Adenopatia hilar é encontrada nas radiografias torácicas e TC.

Histopatologia

1. O principal achado histopatológico é a presença de granulomas não caseosos em vários tecidos.

2. Quando os nervos periféricos são afetados, a biópsia de nervo pode revelar profusa infiltração de nervo por múltiplos granulomas sarcoides afetando todas as regiões das estruturas neurais de suporte (endoneuro, perineuro e epineuro) associadas à angiite linfocítica.

Achados Eletrofisiológicos

1. O achado mais comum é a ausência ou redução das amplitudes do PANS e, com menor frequência, do PAMC em um padrão de mononeuronopatia múltipla.
2. Alguns pacientes apresentam uma lentificação mais intensa indicando desmielinização, em oposição ao componente axonal da lesão nervosa.

Tratamento

1. Iniciamos o tratamento com 1,5 mg/kg/d de prednisona VO e ajustamos a dose conforme descrito na seção de Tratamento da PDIC.
2. Nos pacientes não responsivos ou refratários aos esteroides, os agentes de segunda linha são azatioprina (2-3 mg/kg/d), metotrexato (7,5-35 mg/semana), ciclosporina (3-6 mg/kg/d) e ciclofosfamida (1-2 mg/kg/d), como descrito na seção da PDIC (Tabela 8-1).

NEURONOPATIA ASSOCIADA À HANSENÍASE

Introdução

1. A bactéria álcool-ácido resistente *Mycobacterium leprae* causa lepra.
2. É comumente encontrada no sudeste da Ásia, África, América do Sul e Europa. Também é endêmica em determinadas regiões dos Estados Unidos, por exemplo, Havaí e Texas.
3. Três manifestações clínicas primárias da doença são reconhecidas: hanseníase tuberculoide, lepromatosa e dimorfa (Tabela 8-2).
4. O estado imunológico do hospedeiro determina qual forma se desenvolve.

Fisiopatologia

1. O espectro clínico e patológico da doença depende da resposta imune do hospedeiro à *M. leprae* e reflete o balanço relativo entre os linfócitos T auxiliares tipo 1 (T_H1; auxiliares) e T_H2 (supressores).
2. A hanseníase tuberculoide e a hanseníase lepromatosa representam os dois extremos da manifestação da doença.

TABELA 8-2	Manifestações Clínicas, Laboratoriais, Imunológicas e Histopatológicas da Hanseníase		
	Hanseníase Tuberculoide (HT)	**Hanseníase Dimorfa (HD)**	**Hanseníase Lepromatosa (HL)**
Teste Lepromínico	Positivo (enduração > 5 mm)	+/- (enduração de 2-5 mm)	Negativo (enduração de 0-2 mm)
Índice Bacteriano	0	2-4	5-6
Índice Morfológico	Baixo (incluindo 0)	Moderado	Alto (até 10)
Imunologia	Imunidade mediada por células: intacta; linfócitos $T_H1 > T_H2$; citocinas expressadas: IL-2, IF-γ	Imunidade mediada por células: instável; pode variar e mudar de intacta a ausente	Imunidade mediada por células: ausente; linfócitos $T_H2 > T_H1$; citocinas expressadas: IL-4, -5, -10

(Continua)

TABELA 8-2	Manifestações Clínicas, Laboratoriais, Imunológicas e Histopatológicas da Hanseníase *(Cont.)*			
Lesões Cutâneas	Algumas lesões cutâneas grandes, localizadas e bem demarcadas; placas e máculas eritematosas com bordas elevadas O centro das lesões pode ser hipopigmentado	Tamanho, número e aparência das lesões cutâneas são intermediários entre aquelas observadas na HT e HL	Múltiplas máculas e pápulas pequenas e simétricas; lesões mais antigas formam placas e nódulos	
Histopatologia	Granulomas localizados e células gigantes circundadas por um denso infiltrado linfocítico se estendendo para a epiderme. Coloração de Fite: negativa para bactérias	Granulomas com células epitelioides, porém não células gigantes Não localizado por zonas de linfócitos Linfócitos, se presentes, são difusamente infiltrativos Coloração de Fite: levemente positivo	Linfócitos escassos, porém, se presentes, são difundidos junto com macrófagos espumosos carregados de organismos Coloração de Fite: intensamente positivo	
Neuronopatia	Mononeuronopatia dos nervos cutâneos superficiais ou troncos nervosos (ou seja, do nervo ulnar, mediano e fibular), mononeuronopatias múltiplas Hanseníase neural pura pode ser observada	As neuronopatias podem variar no espectro daquelas observadas na HT e HL	Polineuronopatias sensitivas e sensitivo-motoras simétricas distais são mais comuns do que mononeuronopatia Hanseníase neural pura não é observada	
Tratamento[a]	Dapsona, 100 mg/g Rifampicina, 600 mg/d Duração: 12 meses	Idem ao da HL	Dapsona, 100 mg/d Rifampicina, 600 mg/d Clofazimina, 50 mg/d Duração: 2 anos ou até índice baciloscópico (IB) alcançar 0	

T_H1, linfócito T auxiliar tipo 1; HT, hanseníase tuberculoide; HD, hanseníase dimorfa; HL, hanseníase lepromatosa; IL, interleucina; IF, interferon; IM, índice morfológico.
As manifestações da forma dimorfa tuberculoide (DT) variam entre aquelas observadas na forma HT e HL.
As manifestações da forma dimorfa lepromatosa (DL) variam entre aquelas observadas na HD e HL.
[a]Tratamento conforme recomendado pelo *Hansen's Disease Center*, Carville LA.
Fonte: Amato AA, Russell J. *Neuromuscular Disease*. New York: McGraw-Hill; 2008, com permissão.

3. A forma tuberculoide define uma extremidade do espectro, em que as células T_H1 predominam. As células T_H1 produzem interleucina 2 (IL-2) e interferon-γ, que, por sua vez, induzem a ativação de macrófagos.
4. No outro extremo, a forma lepromatosa é dominada por células T_H2, que produzem IL-4, 5 e 10 e, portanto, reduzem a imunidade mediada por células e inibem os macrófagos.
5. As formas dimorfas exibem respostas imunes que variam da forma tuberculoide à forma lepromatosa.

Prognóstico
A neuronopatia é muito responsiva a antibióticos.

Diagnóstico
Manifestações Clínicas
1. Na hanseníase tuberculoide, a resposta imune mediada por células está intacta, resultando em lesões inflamatórias focais e circunscritas envolvendo a pele ou nervos.
   a. As lesões cutâneas manifestam-se como manchas e placas hipopigmentadas difusas e bem definidas com insensibilidade central e bordas elevadas eritematosas.
   b. A bactéria tem uma predileção por regiões mais frias do corpo (p. ex., face, membros) do que pelas regiões mais quentes, como a virilha ou axila.
   c. Os nervos mais superficiais adjacentes às lesões cutâneas também podem estar afetados.
   d. Há uma predileção pelo envolvimento de troncos nervosos específicos: o nervo ulnar no epicôndilo medial, o nervo mediano no antebraço distal, o nervo fibular na cabeça da fíbula, o nervo sural, o nervo auricular magno e o nervo radial superficial no pulso.
   e. A manifestação neurológica mais comum da hanseníase tuberculoide é a mononeuronopatia ou a mononeuronopatia múltipla.
2. Na hanseníase lepromatosa, a imunidade mediada por células está comprometida, resultando em uma extensa infiltração de bacilos, insensibilidade e anidrose.
   a. As manifestações clínicas tendem a ser mais severas no subtipo lepromatoso, porém, assim como na forma tuberculoide, as regiões mais frias do corpo são mais susceptíveis.
   b. Os organismos se multiplicam descontroladamente e se disseminam pela via hematógena, produzindo áreas confluentes e simétricas de erupção cutânea.
   c. Ao longo do tempo há o desenvolvimento lento e progressivo de polineuronopatia sensitivo-motora simétrica.
   d. Tal como no subtipo tuberculoide, os troncos nervosos podem ser afetados com o tempo, resultando em mononeuronopatia s sobrepostas.
3. Pacientes com hanseníase dimorfa apresentam a incidência mais alta de complicações neurológicas.
   a. Estes pacientes podem exibir manifestações clínicas e histológicas das formas lepromatosa e tuberculoide da hanseníase.
   b. Os pacientes podem desenvolver polineuronopatias sensitivo-motoras simétricas generalizadas, mononeuronopatias e mononeuronopatia múltipla, incluindo mononeuronopatias múltiplas em locais atípicos, como no plexo braquial.
4. Raramente os pacientes com hanseníase apresentam neuronopatia periférica isolada sem lesões cutâneas.
   a. Deve-se suspeitar de neuronopatia lepromatosa em indivíduos sem lesões cutâneas que vivem em áreas endêmicas.
   b. Quase todos os casos de hanseníase neural pura possuem os subtipos tuberculoide e dimorfa tuberculoide da doença.

Estudos Eletrofisiológicos
A EMG e o ECN são consistentes com mononeuronopatias axonais múltiplas.

Histopatologia
O diagnóstico da hanseníase pode ser confirmado com uma biópsia de pele ou nervo (Tabela 8-2).

Tratamento
1. A terapia multimedicamentosa com dapsona, rifampina e clofazimina atualmente é a base do tratamento, embora vários outros agentes tenham recentemente demonstrado eficácia, incluindo talidomina, perfloxacina, ofloxacina, esparfloxacina, minociclina e claritromicina (Tabela 8-2).
2. O tratamento geralmente requer 2 anos de terapia, a fim de alcançar erradicação completa do organismo.

3. Uma possível complicação da terapia, particularmente na hanseníase dimorfa, é a "reação reversa", que pode ocorrer a qualquer momento durante o tratamento da doença.
   a. A reação reversa ocorre como resultado de uma mudança para a extremidade tuberculoide do espectro com um aumento na imunidade celular.
   b. O aumento da resposta celular é caracterizado pela liberação excessiva do fator de necrose tumoral α, interferon γ e IL-2 com formação de novos granulomas.
   c. A prednisona 50 mg/d parece abrandar esta reação adversa e pode até ser utilizada profilaticamente no início do tratamento em pacientes de alto risco.
4. Um segundo tipo de reação ao tratamento é o eritema nodoso leproso (ENL), que ocorre em pacientes no polo lepromatoso da doença.
   a. O ENL está associado ao aparecimento de múltiplos nódulos subcutâneos, eritematosos e, algumas vezes, dolorosos; exacerbação da neuronopatia também pode ocorrer.
   b. O ENL ocorre em decorrência da lenta degradação de antígenos (*debris* bacterianos), resultando na deposição de complemento e de complexos antígeno-anticorpo no tecido afetado.
   c. O ENL pode ser tratado com prednisona 50 mg/d ou talidomida.
5. A prevenção da hanseníase é a meta fundamental e envolve múltiplas estratégias, começando com rápido diagnóstico e tratamento dos casos suspeitos, geralmente com breves períodos de hospitalização para garantir a compreensão e a adesão dos regimes multidrogas.
6. Atualmente recomenda-se quimioprofilaxia dos contatos infantis com administração diária de rifampina por 6 meses.
7. Várias vacinas estão disponíveis nas áreas endêmicas, incluindo BCG, vacina morta contra a lepra e organismos quimicamente modificados.

NEURONOPATIA ASSOCIADA À DOENÇA DE LYME

Introdução
1. *Borrelia burgdorferi*, uma espiroqueta transmitida por carrapatos.
2. É transmitida por um carrapato de cervídeos, o *Ixodes dammini*.
3. Uma espiroqueta adquirida por um carrapato que se alimenta em um animal hospedeiro infectado e então transmite a espiroqueta para seu próximo hospedeiro ao se alimentar.
4. Aproximadamente 12 a 24 horas da adesão do carrapato são necessárias para completar esta infecção do hospedeiro secundário.

Fisiopatologia
1. O mecanismo patogenético para a neuronopatia de Lyme é desconhecido.
2. A neuronopatia pode ser o resultado de uma resposta imunológica indireta ou alguma forma de vasculopatia imune.

Prognóstico
Os pacientes melhoram com antibioticoterapia apropriada.

Diagnóstico

Manifestações Clínicas
1. São reconhecidos três estágios da doença sistêmica:
   a. Infecção inicial (eritema migratório da pele: localizada).
   b. Infecção disseminada.
   c. Estágio tardio da infecção.
2. Dentro de 1 mês após uma picada de um carrapato infectado, é observada uma região circular eritematosa expansiva circundando a picada do carrapato. No entanto, o eritema migratório não é observado por todos os pacientes.
3. Com relação às manifestações do SNP, os achados podem variar dependendo do estágio da doença.

4. No estágio 2 da doença, neuronopatias cranianas podem ser documentadas. Paralisia do nervo facial é a neuronopatia mais comum, sendo bilateral em 50% dos casos.
5. Polirradiculoneuronopatias assimétricas, plexopatias ou mononeuronopatias múltiplas podem ocorrer. Meningite asséptica é relativamente comum.
6. Raramente, os pacientes podem ser equivocadamente diagnosticados com PDIA.
7. No estágio 3, pode ocorrer polineuronopatia sensitivo-motora simétrica distal.

Manifestações Laboratoriais
1. Anticorpos direcionados contra a espiroqueta podem ser medidas utilizando a técnica de imunofluorescência ou o ensaio imunoabsorvente de ligação de enzimas (ELISA). Reações falso-positivas não são incomuns.
2. A análise por Western blot é útil para confirmar um ELISA positivo.

Achados Eletrofisiológicos
O ECN revela amplitudes reduzidas de PAMC e PANS e achados de desnervação na EMG na distribuição dos nervos afetados.

Tratamento
1. Adultos com paralisia do nervo facial secundária à doença de Lyme geralmente são tratados com 500 mg de amoxicilina VO 4 vezes ao dia, acrescida de 500 mg de probenecida 4 vezes ao dia por 2 a 4 semanas. Quando alérgicos a penicilina, 100 mg de doxiciclina VO 2 vezes ao dia por 2 a 4 semanas pode ser administrada ou esta droga pode ser utilizada primariamente.
2. Crianças com menos de 4 anos de idade com paralisia facial podem ser tratadas com 20 a 40 mg/kg/d de amoxicilina, em 4 doses divididas, durante 2 a 4 semanas. Quando alérgicas a penicilina, as crianças podem ser tratadas com 30 mg/kg/d de eritromicina, em 4 doses divididas, por 2 a 4 semanas.
3. Pacientes adultos com outros tipos de neuronopatia são tratados com 20 a 24 milhões U/d de penicilina IV por 10 a 14 dias ou com 2 g/d de ceftriaxona IV por 2 a 4 semanas. Adultos alérgicos a penicilina devem receber 100 mg de doxiciclina VO, 2 vezes ao dia por 30 dias.
4. Crianças com neuronopatia de Lyme (que não a paralisia do nervo facial) podem receber 250.000 U/kg/d de penicilina G IV, em doses divididas por 10 a 14 dias ou 50 a 80 mg/kg/d de ceftriaxona IV por 2 a 4 semanas.

POLINEURONOPATIA SIMÉTRICA DISTAL ASSOCIADA AO VÍRUS DA IMUNODEFICIÊNCIA HUMANA

Introdução
Uma polineuronopatia simétrica distal (PSD) geralmente é observada em pacientes com a síndrome da imunodeficiência adquirida (AIDS).

Fisiopatologia
1. Deficiência de vitamina B_{12} foi observada em alguns estudos; porém, outros sugeriram que o metabolismo da vitamina não exerce um papel nas complicações neurológicas do HIV.
2. As biópsias de nervo podem demonstrar inflamação perivascular (composta, principalmente, de macrófagos e células T), sugerindo uma possível base imunomediada.

Prognóstico
A neuronopatia é pouco responsiva ao tratamento.

Diagnóstico
Manifestações Clínicas
1. Os pacientes se queixam de dormência e parestesia dolorosa das mãos e pés.
2. Alguns são assintomáticos, porém apresentam reflexos reduzidos e sensação reduzida a todas as modalidades sensitivas.

Achados Eletrofisiológicos

O exame eletrodiagnóstico revela evidência de polineuronopatia simétrica, axonal e sensitiva maior que polineuronopatia motora.

Tratamento

1. Agentes antirretrovirais não possuem efeito sobre o curso da PSD.
2. O tratamento é, basicamente, sintomático para alívio da dor (Tabela 8-3).

TABELA 8-3 Tratamento das Neuronopatias Sensitivas Dolorosas

Terapia	Via	Dose	Efeitos Colaterais
Primeira Linha			
Antidepressivos tricíclicos de primeira linha (p. ex., amitriptilina, nortriptilina)	VO	10-100 mg na hora de dormir	Alterações cognitivas, sedação, boca e olhos secos, retenção urinária, constipação
Duloxitina	VO	60 mg todos os dias	Alterações cognitivas, sedação, tontura, insônia, náusea, constipação
Gabapentina	VO	300-1.200 mg 3 vezes ao dia	Alterações cognitivas, sedação
Pregabalina	VO	50-100 mg 3 vezes ao dia	Alterações cognitivas, sedação
Segunda Linha			
Carbamazepina	VO	200-400 mg a cada 6 a 8 horas	Alterações cognitivas, tontura, leucopenia, disfunção hepática
Fenitoína	VO	200-400 mg na hora de dormir	Alterações cognitivas, tontura, disfunção hepática
Tramadol	VO	50 mg 4 vezes ao dia	Alterações cognitivas, irritação gastrointestinal
Terceira Linha			
Mexiletina	VO	200-300 mg 3 vezes ao dia	Arritmias
Outros agentes			
Lidocaína 2,5% pilocaína 2,5% creme	Aplicar na pele	Quatro vezes ao dia	Eritema local
Adesivo Lidoderm 5%	Aplicar na área dolorosa	Até três adesivos diários	Eritema local
Capsaicina 0,025-0,075% creme	Aplicar na pele (transdérmico)	Quatro vezes ao dia	Pele com dor em queimação

VO, via oral.
Modificada com permissão de Amato AA, Russell J. *Neuromuscular Disease*. New York: McGraw-Hill; 2008.

POLIRRADICULONEURONOPATIA ASSOCIADA AO VÍRUS DA IMUNODEFICIÊNCIA HUMANA

Introdução
Pacientes com AIDS avançada podem desenvolver polirradiculopatia aguda e progressiva, plexopatia ou múltiplas mononeuronopatias secundárias à infecção pelo CMV. A SBG típica também pode ocorrer logo após a soroconversão.

Fisiopatologia
Acredita-se que a base patológica seja secundária à infecção e inflamação secundária dos neurônios pelo CMV.

Prognóstico
O prognóstico é desfavorável na maioria dos pacientes, com a maioria indo a óbito dentro de semanas a meses.

Diagnóstico
Manifestações Clínicas
1. Os pacientes apresentam dormência severa, dor e fraqueza nas pernas, que geralmente é assimétrica.
2. Eles também observam uma redução na sensação perineal com parestesia dolorosa. Incontinências urinária e fecal são comuns.
3. Ocasionalmente, os membros superiores e nervos cranianos tornam-se envolvidos.
4. Os pacientes podem apresentar indícios de infecção pelo CMV em outras partes do corpo (ou seja, retinite por CMV).

Manifestações Laboratoriais
1. O LCR revela uma concentração proteica elevada, pleocitose neutrofílica e nível reduzido de glicose.
2. O CMV pode ser cultivado a partir do LCR, sangue e urina.

Achados Eletrofisiológicos
EMG e ECN revelam evidência de polirradiculoneuronopatia axonal multifocal.

Tratamento
1. Um ensaio terapêutico de ganciclovir ou foscarnet é justificado, embora o prognóstico continue desfavorável.
2. A dor deve ser controlada de maneira similar às outras neuronopatia s dolorosas (Tabela 8-3).

NEURONOPATIA RELACIONADA COM HERPES VARICELA-ZÓSTER

Introdução
1. Infecção pelo vírus varicela-zóster (VVZ) pode resultar da reativação do vírus latente ou de infecção primária.
2. A infecção adquirida primária pelo VVZ frequentemente está associada à disseminação grave do herpes-zóster nos pacientes imunocomprometidos.
3. A incidência da infecção pelo VVZ é de aproximadamente 480 pessoas por 100.000.
4. A idade pico do desenvolvimento da doença é entre 55 e 75 anos.

Fisiopatologia
1. Após a infecção inicial, o VVZ migra para os gânglios sensitivos.
2. Com a reativação, o vírus replica e percorre pelos nervos sensitivos, resultando nas típicas lesões cutâneas comumente conhecidas como "cobreiro".
3. A paresia motora supostamente se desenvolve pelo vírus causando neurite local no nervo medular e subsequentemente ganhando acesso aos axônios motores.

Prognóstico
Aproximadamente 25% dos pacientes afetados apresentam forte dor residual, que é referida como neuralgia pós-herpética.

Diagnóstico
1. Dois terços das infecções são manifestadas por zóster dérmico (cobreiro).
2. Dor e parestesia com distribuição em dermátomo pode preceder a erupção vesicular por 1 semana ou mais.
3. Cinco a 30% dos pacientes com herpes-zóster cutâneo típico desenvolvem fraqueza nos músculos correspondentes à distribuição dermatômica da erupção.

Tratamento
1. Aciclovir IV pode ser vital em pacientes imunocomprometidos com infecções graves.
2. O tratamento da neuralgia pós-herpética é sintomático (Tabela 8-3).
3. Neurontin e carbamazepina são eficazes na neuralgia pós-herpética.
4. Estudos placebo-controlados demonstraram que o tratamento com antidepressivos tricíclicos realizado no início do curso da erupção cutânea reduz a incidência de dor pós-herpética.
5. Adesivos Lidoderm 5% podem ser aplicados sobre os sítios dolorosos. Até três adesivos podem ser utilizados por dia. A dor é reduzida quando um bálsamo de aspirina misturado em loção gelada (ou melhor, clorofórmio se disponível) é aplicado à área afetada.

POLINEURONOPATIA DIABÉTICA SIMÉTRICA DISTAL SENSITIVA E SENSITIVO-MOTORA

Introdução
1. A forma mais comum de neuronopatia diabética é uma polineuronopatia periférica simétrica distal (PSSD).
2. O risco de desenvolver neuronopatia periférica se correlaciona com a duração da DM, a adequação do controle da hiperglicemia e a presença de retinopatia e nefropatia.

Fisiopatologia
1. A base patológica da PSSD é desconhecida e controversa.
2. As principais teorias envolvem um processo metabólico, lesão isquêmica ou um distúrbio autoimune.

Prognóstico
A neuronopatia é lentamente progressiva; porém, pode-se estabilizar ou melhorar com o controle rigoroso do diabetes.

Diagnóstico
Manifestações Clínicas
1. Esta é uma neuronopatia comprimento-dependente, que se manifesta, clinicamente, com perda sensitiva nos dedos dos pés e gradual progressão para envolver as pernas.
2. Os sintomas sensitivos podem progredir afetando as mão e, novamente iniciando nos dedos, evoluem proximalmente, resultando em uma distribuição comumente denominada "em forma de luvas e meias".
3. Quando severa, pode haver perda sensitiva na região abdominal, progredindo lateralmente da linha média em direção, porém geralmente não afetando, a coluna dorsal.
4. Os pacientes geralmente se queixam de formigamento, dores lancinantes, ardor e uma dor profunda.
5. Embora possa haver leve atrofia e fraqueza dos músculos intrínsecos do pé e dorsiflexores do tornozelo, fraqueza significativa é incomum e somente observada em casos avançados.
6. Pacientes com PSSD também podem desenvolver sintomas e sinais de neuronopatia autonômica.

Achados Eletrofisiológicos

A EMG e o ECN demonstram evidências de uma neuronopatia sensitiva, comprimento-dependente, generalizada e simétrica maior do que polineuronopatia motora, que é primariamente axonal por natureza.

Tratamento

1. Diversos estudos demonstraram que o controle rigoroso da glicose pode reduzir o risco de desenvolver neuronopatia ou melhorar a neuronopatia subjacente.
2. O transplante pancreático também resulta em estabilização ou pequena melhora.
3. Uma variedade de medicamentos tem sido utilizada com sucesso variável para tratar os sintomas dolorosos associados à PSSD, incluindo DAEs, antidepressivos, bloqueadores do canal de cálcio e outros analgésicos. Minha abordagem em tratar a dor da neuronopatia diabética é similar àquela de qualquer forma de neuronopatia sensitiva dolorosa (Tabela 8-3).
4. Geralmente iniciamos o tratamento com a aplicação do adesivo Lidoderm 5% sobre os pés.
5. Em seguida, tentamos a gabapentina, iniciando com uma dose de 300 a 400 mg 3 vezes ao dia e gradualmente aumentamos a dose, se tolerada e necessária, até 1.200 mg 3 vezes ao dia. Outros antiepilépticos podem ser tentados no lugar do Neurontin, incluindo pregabalina, fenitoína, carbamazepina, topiramato, e assim por diante. Nenhum estudo demonstra claramente um agente como superior a outro no alívio da dor neuropática.
6. Se a gabapentina e os adesivos de Lidoderm são insuficientes para controlar a dor, adicionamos um antidepressivo (p. ex., nortriptilina, amitriptilina) em uma dose de 10 a 25 mg na hora de dormir. Aumentamos dose em 25 mg/mês até 100 mg na hora de dormir ou conforme tolerado. A administração diária de duloxetina 60 mg é uma alternativa.
7. Tramadol 50 mg, 4 vezes ao dia, é administrado em pacientes refratários a uma DAE, em combinação com um TCA e adesivos Lidoderm. O adesivo de fentanil é um recurso razoável, porém extremo.
8. Não consideramos o creme de capsaicina particularmente útil.
9. O tratamento da neuronopatia autonômica é sintomático.
    a. A hipotensão ortostática pode ser tratada com fludrocortisona (iniciando com uma dose de 0,1 mg, 2 vezes ao dia) ou midodrina (até 10 mg, 3 vezes ao dia).
    b. Os agentes anti-inflamatórios não esteroides também podem ser benéficos.
    c. A metoclopramida é utilizada para tratar gastroparesia diabética.
    d. A clonidina pode ajudar com a diarreia persistente.
    f. Pacientes com hipotensão ortostática devem ser aconselhados a elevar a cabeceira da cama em 20 a 40 graus.
10. Deve-se enfocar o tratamento dos pés, a prevenção das ulcerações, abrasões e problemas ungueais.

RADICULOPLEXOPATIA DIABÉTICA

Introdução

1. Também conhecida como amiotrofia diabética, síndrome de Bruns-Garland, radiculoplexopatia lombossacral diabética e neuronopatia diabética proximal.
2. A polirradiculoneuronopatia geralmente afeta pacientes mais velhos com DM tipo II; porém, pode afetar os diabéticos tipo I. Em aproximadamente 1/3 dos pacientes, a polirradiculoneuronopatia é a manifestação inicial da DM.

Fisiopatologia

Uma microangiopatia imunomediada foi especulada, porém não comprovada.

Prognóstico

1. Embora o início do quadro seja tipicamente unilateral, não é raro o envolvimento da perna contralateral semanas ou meses mais tarde. Raramente o início da amiotrofia diabética ocorre simultaneamente em ambas as pernas.
2. A radiculoplexopatia progride gradualmente ou por fases, geralmente durante várias semanas ou meses, porém foram documentados casos de piora ao longo de 18 meses.

Diagnóstico

Manifestações Clínicas

1. O início da neuronopatia geralmente é unilateral, com dor severa na região lombar, quadril e coxa.
2. Após alguns dias ou semanas, atrofia e fraqueza dos músculos proximais e distais na perna afetada são aparentes. Aproximadamente metade dos pacientes se queixa de dormência e parestesia. O reflexo patelar está quase sempre ausente no lado afetado.
3. A polirradiculoneuronopatia em geral é anunciada por uma grave perda de peso.
4. Mono ou polirradiculopatias torácicas e polirradiculoneuronopatia cervical também podem ocorrer.

Manifestações Laboratoriais

1. Geralmente a concentração proteica no LCR está levemente elevada, enquanto a contagem celular é normal.
2. O VHS pode estar elevado.
3. A RM do plexo e raízes lombossacrais podem revelar alterações inflamatórias.

Achados Eletrofisiológicos

1. Em pacientes com PSSD subjacente, as manifestações eletrofisiológicas de uma polineuronopatia sensitivo-motora axonal generalizada, como descrito acima, são evidentes.
2. O ECN e a EMG da amiotrofia diabética refletem dano axonal multifocal às raízes e plexo.
3. A EMG de agulha demonstra ondas positivas e potenciais de fibrilação nos músculos proximais e distais nos membros afetados e nos músculos paravertebrais. O recrutamento de PAUMs é reduzido nos grupos musculares fracos. Na medida em que ocorre reinervação ao longo do tempo, PAUMs de grande amplitude, longa duração e polifásicos podem ser observados.

Tratamento

1. Pequenos estudos retrospectivos relataram que a IgIV, prednisona e outras formas de terapia imunossupressora são eficazes no tratamento de pacientes com amiotrofia diabética.
2. Geralmente evitamos tratar com IgIV, dado o risco elevado de falência renal devido à necrose tubular aguda em diabéticos.
3. Fiquei impressionado que ciclos curtos de corticosteroides podem ajudar a reduzir a dor associada à polirradiculoneuronopatia severa. Isto pode permitir que os pacientes realizem fisioterapia.
   a. Iniciamos prednisona na dose de 50 mg/d por 1 semana e, em seguida, reduzimos em 10 mg/semana.
   b. Este tratamento deve ser realizado junto com o clínico geral do paciente, visto que a glicose precisa ser monitorizada de perto e os agentes orais hipoglicêmicos/insulina ajustados durante este curto ciclo de prednisona.

POLINEURONOPATIA DO PACIENTE CRÍTICO

Introdução

1. Ao contrário da PDIA e *myasthenia gravis*, que são causas neuromusculares mais comuns de admissão em uma unidade de terapia intensiva (UTI), a fraqueza que se desenvolve em pacientes criticamente enfermos no cenário de UTI é causada por polineuronopatia do paciente crítico, miopatia do paciente crítico ou, em uma frequência muito menor, bloqueio neuromuscular prolongado.
2. Em minha experiência, a miopatia do paciente crítico é muito mais comum que a neuronopatia do paciente crítico.

Fisiopatologia

A base patológica da polineuronopatia do doente crítico não é clara. Episódios de septicemia predispõem a seu desenvolvimento. Citocinas circulantes foram implicadas.

Prognóstico

Em pacientes que se recuperam da septicemia e falência de múltiplos órgãos subjacentes, a força muscular retoma lentamente ao longo de vários meses.

Diagnóstico

Manifestações Clínicas

1. A neuronopatia periférica geralmente é suspeita de quando o paciente é incapaz de ser retirado do ventilador.
2. Em geral, é difícil determinar o grau de perda sensitiva e as modalidades ejetadas quando o estado de consciência do paciente está alterado. Todavia, fraqueza generalizada dos músculos dos membros pode ser observada.
3. Os reflexos tendinosos profundos estão ausentes ou reduzidos.

Manifestações Laboratoriais

1. O nível proteico no LCR geralmente é normal ou apenas ligeiramente elevado, ao contrário da PDIA e PDIC, em que há um aumento na concentração proteica.
2. Os níveis séricos de CK são normais.

Aspectos Eletrofisiológicos

1. O ECN dos nervos sensitivas e motores é notável pelos potenciais reduzidos ou ausentes.
2. A EMG revela ondas positivas e potenciais de fibrilação profusas e redução do recrutamento de PAUMs. Não é incomum a impossibilidade de recrutar PAUMs em pacientes com fraqueza severa.

Tratamento

1. Não há terapia específica para a neuronopatia do paciente crítico, além do tratamento de suporte e tratamento da septicemia e falência de órgãos subjacentes.
2. Fisioterapia e terapia ocupacional são essenciais para prevenir contraturas e desenvolver força e resistência à medida que o paciente se recupera.

GANGLIONOPATIA/NEURONOPATIA SENSITIVA PARANEOPLÁSICA

Introdução

1. Esta é uma neuronopatia subaguda que se desenvolve no contexto de câncer sistêmico. Carcinoma pulmonar de pequenas células é a malignidade mais comumente associada; porém, casos de carcinoma do esôfago, mama, ovários e rim e de linfoma também foram relatados.
2. O distúrbio é raro e geralmente afeta mulheres de meia-idade, com uma média de idade de início de 59 anos.
3. A neuronopatia frequentemente coexiste com outras síndromes paraneoplásicas, incluindo degeneração cerebelar e encefalite límbica (lobo temporal medial).

Fisiopatologia

A similaridade antigênica entre as proteínas nas células tumorais e nos neurônios pode resultar em uma resposta imune direcionada contra as células tumorais e neuronais, ou as células podem elaborar um anticorpo antineuronal.

Prognóstico

Geralmente a neuronopatia não melhora com tratamento do tumor ou com terapias imunossupressoras e imunomoduladoras.

Diagnóstico

Manifestações Clínicas

1. Os sintomas predominantes são o início subagudo de dormência, disestesia e parestesia, iniciando-se distalmente e disseminando-se proximalmente.
2. Estes sintomas começam nos braços em mais de 60% e são assimétricos em aproximadamente 40% dos casos.
3. O início dos sintomas pode ser mais agudo ou insidiosamente progressivo ao longo de meses.
4. Alterações do estado de consciência, disfunção autonômica e alterações nos nervos cranianos ocorrem em aproximadamente 2/3 dos pacientes como resultado de encefalomielite paraneoplásica sobreposta.
5. Embora a maioria dos casos de neuronopatia sensitiva apresente somente anomalias sensoriais, uma fraqueza leve pode, ocasionalmente, ser evidente.
6. Os sintomas da neuronopatia podem preceder aqueles do câncer por vários meses ou anos. Na descoberta de uma neuronopatia sensorial, uma avaliação agressiva para uma malignidade subjacente deve ser realizada. Eu obtenho uma TC torácica, mamografia, TC ou ultrassonografia pélvica e medição de anticorpos nucleares antineuronais (anti-hu).

Manifestações Laboratoriais

1. O LCR pode estar normal ou pode demonstrar leve pleocitose linfocítica e nível proteico ligeiramente elevado.
2. O anticorpo nuclear antineuronal tipo 1 (ANNA-1), também conhecido como "anti-hu", pode ser demonstrado no soro e LCR de pacientes com carcinoma pulmonar de pequenas células complicado por polineuronopatia sensitiva ou sensório-motora paraneoplásica, encefalite e degeneração cerebelar.
3. Aconselho obter uma radiografia torácica a cada 3 meses e TC ou IRM torácica a cada 6 meses em pacientes que inicialmente não possuem câncer identificável, porém possuem uma neuronopatia sensitiva com ANNA-1 positiva.

Achados Eletrofisiológicos

1. O LCR revela PANSs de baixa amplitude ou ausentes com PAMCs normais.
2. Pode haver PANSs anormais nas mãos quando os PANSs são normais nas pernas. Esta característica é sugestiva de uma ganglionopatia, ao contrário das axonopatias comprimento-dependentes, que são muito mais comuns e nas quais os PANSs surais são afetados mais precoce e gravemente do que os PANSs no membro superior.

Tratamento

1. O tratamento do câncer subjacente pode prolongar a sobrevida, porém, geralmente, não afeta o curso da neuronopatia subjacente. No entanto, há raros casos de remissão após tratamento do tumor.
2. Terapias imunossupressoras e imunomoduladoras com prednisona, PF e IgIV em geral não são eficazes, porém há raras exceções em pacientes tratados precocemente.
3. Terapia de suporte com tratamento da dor neuropática associada (Tabela 8-3).
4. Fisioterapia e terapia ocupacional são benéficas.

NEURONOPATIA ASSOCIADA À SÍNDROME DE POEMS

Introdução

1. POEMS é uma neuronopatia paraproteinêmica especial (P = polineuronopatia, O = organomeglia, E = endocrinopatia, M = gamopatia monoclonal [monoclonal gammapathy], S = alterações cutâneas [*skin changes*]), que também tem sido denominada de síndrome de Crow-Fukase.
2. Os pacientes podem exibir todas ou nenhuma destas manifestações.

3. A maioria dos pacientes possui mieloma osteoesclerótico; porém, a POEMS também pode ser observada com a doença de Castleman, com plasmacitoma extramedular ou com um plasmocitoma lítico solitário.

Fisiopatologia

A patogênese da síndrome de POEMS não é clara, porém, provavelmente, de natureza autoimune. Um aumento nos níveis circulantes do fator de crescimento endotelial vascular é evidente e pode ser responsável, junto com várias citocinas secretadas pelo tumor, pelo extravasamento capilar, organomegalia e alterações cutâneas.

Prognóstico

1. A neuronopatia melhora em quase 50% dos casos tratados com radiação das lesões ósseas, prednisona, com ou sem outra forma de quimioterapia.
2. Entretanto, a neuronopatia e o plasmocitoma geralmente recorrem, mesmo em pacientes com uma resposta inicial positiva ao tratamento.
3. O transplante autólogo de células-tronco hematopoiéticas periféricas (autoTCTH) pode ser benéfico.

Diagnóstico

Manifestações Clínicas

1. A neuronopatia manifesta-se como formigamento, dormência e fraqueza dos membros inferiores distais, que gradualmente progridem proximalmente dos membros inferiores para os membros superiores, similarmente à PDIC.
2. A neuronopatia periférica geralmente está presente por vários anos antes do estabelecimento do diagnóstico correto.

Manifestações Laboratoriais

1. A maioria dos pacientes apresenta gamopatia monoclonal IgA ou IgG-lambda.
2. Em até 20% dos pacientes, a proteína monoclonal é demonstrada na urina, mas não no soro.
3. Os níveis proteicos no LCR geralmente estão elevados, similarmente à PDIC.

Estudos Radiográficos

1. A avaliação radiológica óssea revela lesões ósseas escleróticas (dois terços dos casos) ou lesões ósseas mistas (escleróticas e líticas) (1/3 dos casos), geralmente nos corpos vertebrais, pelve ou costelas. A cintilografia óssea não é adequada para detectar estas lesões.
2. Em 50% dos casos, estas lesões ósseas, que representam plasmocitomas focais, são múltiplas.

Achados Eletrofisiológicos

1. Os ECNs são sugestivos de neuronopatia sensório-motora desmielinizante ou mista (desmielinizante e axonal) similar à PDIC.
2. O exame eletromiográfico com agulha pode demonstrar potenciais de fibrilação e ondas positivas, com recrutamento reduzido de PAUMs de longa duração e amplitude elevada.

Tratamento

1. A neuronopatia geralmente é refratária ao tratamento usual fornecido a pacientes com PDIC idiopática, que a síndrome de POEMS pode imitar.
2. A neuronopatia pode responder a radiação, à excisão cirúrgica de um plasmocitoma isolado ou à quimioterapia.
3. Um estudo recente demonstrou benefício na realização de auto-TCTH em nove pacientes com a síndrome de POEMS.

NEURONOPATIA ASSOCIADA À AMILOIDOSE PRIMÁRIA

Introdução
1. Amiloidose é um termo relativamente inespecífico utilizado para designar distúrbios heterogêneos que compartilham o tema unificado de deposição amiloide em diferentes tecidos.
2. A classificação da amiloidose é baseada na natureza hereditária ou adquirida da doença e na identificação da principal proteína constituinte do amiloide acumulado.
3. A amiloidose familiar (AF) é causada por mutações nos genes da transtiretina, apolipoproteína A-1 ou gelsolina. AF é discutida nos estudos relacionados em Neuronopatias Hereditárias, sob Bibliografia.
4. A amiloidose secundária (AA) é vista em pacientes com artrite reumatoide e outras doenças inflamatórias crônicas e está associada ao acúmulo da proteína A. Neuronopatia periférica é incomum.
5. A amiloidose primária (amiloidose AL) é o tipo mais relevante para a neurologia e esta designação é utilizada quando o amiloide é composto de cadeias leves derivadas da circulação sistêmica. A amiloidose primária pode ocorrer no cenário de mieloma múltiplo, macroglobulinemia de Waldenstrm, linfoma, outros plasmocitomas ou distúrbios linfoproliferativos, ou sem qualquer outra doença identificável.

Fisiopatologia
O depósito de cadeias leves apresenta um efeito tóxico ou mecânico sobre as fibras nervosas.

Prognóstico
O prognóstico dos pacientes com amiloidose primária é desfavorável, com sobrevida média de 2 anos. O óbito geralmente é secundário a insuficiência cardíaca congestiva progressiva ou insuficiência renal.

Diagnóstico

Manifestações Clínicas
1. Amiloidose primária (AL) é um distúrbio sistêmico que geralmente afeta homens após a 6ª década de vida.
2. Neuronopatia periférica ocorre em até 30% dos pacientes com amiloidose AL, sendo a manifestação inicial em 1/6 dos casos.
3. Inicialmente, as fibras nervosas de pequeno diâmetro são afetadas, resultando em disestesia dolorosa e redução da sensação de dor e temperatura.
4. A neuronopatia é lentamente progressiva e, eventualmente, há o desenvolvimento de fraqueza simétrica, começando nos membros inferiores distais, com perda sensitiva discriminativa das fibras de grande diâmetro.
5. Há envolvimento autonômico na maioria dos pacientes, com hipertensão postural, síncope, impotência, distúrbio gastrointestinal, comprometimento da sudorese e perda do controle vesical.
6. A síndrome do túnel do carpo (STC) ocorre em 25% dos pacientes e pode ser uma manifestação inicial.

Manifestações Laboratoriais
1. Os depósitos de amiloide são compostos da cadeia completa ou de porção variável da cadeia leve monoclonal.
2. Na amiloidose AL, as cadeias leves Lambda (λ) são mais comuns que as Kappa (κ) (2:1) (em contraste à paraproteinemia gamopatia monoclonal de significância indeterminada [GMSI] discutida adiante).

Histopatologia

1. Biópsias de nervo revelam deposição amiloide em padrão globular ou difuso, com infiltração do tecido conectivo epineural ou endoneural e das paredes dos vasos sanguíneos.
2. O método de coloração pelo vermelho do Congo ou coloração metacromática confirma a presença de depósitos de amiloide.
3. A imunoistoquímica é utilizada para demonstrar que os depósitos de amiloide são secundários ao acúmulo de cadeia leve, em oposição à transtirretina (polineuronopatia amiloide familiar [PAF]).

Achados Eletrofisiológicos

1. No início, o ECN pode ser normal pelo comprometimento inicial das fibras nervosas de pequeno diâmetro.
2. A neuronopatia do nervo mediano no punho (STC) também é um achado comum.
3. Com o tempo, ocorre o desenvolvimento de neuronopatia sensitiva axonal ou mista (axonal/desmielinizante) maior do que uma neuronopatia motora.

Tratamento

1. De modo geral, a quimioterapia com melfalan, prednisona e colchicina, que reduzem a concentração de proteínas monoclonais, tem sido satisfatória.
2. O transplante autólogo de células-tronco pode ser benéfico para alguns pacientes com amiloidose AL, porém está associado a riscos significativos.
3. Tratamento de suporte (p. ex., fisioterapia e terapia ocupacional).
4. Tratar a disfunção autonômica conforme a seção de Neuronopatia Autonômica Idiopática.
5. A dor neuropática pode ser tratada com uma variedade de medicamentos (Tabela 8-3).
6. O transplante hepático pode curar a AF (ver adiante).

NEURONOPATIA ASSOCIADA À GAMOPATIA MONOCLONAL DE SIGNIFICADO INDETERMINADO

Introdução

1. A GMSI se refere às gamopatias monoclonais que ocorrem na ausência de mieloma, plasmocitoma, linfoma, e assim por diante. A proteína anormal tem sido denominada de paraproteína, ou "pico M".
2. Ao longo de vários anos, há o desenvolvimento subsequente de uma das neoplasias hematopoiéticas mencionadas acima em até 1/3 dos pacientes.
3. A neuronopatia GMSI é heterogênea com relação às manifestações clínicas, laboratoriais e eletrofisiológicas.
4. As neuronopatias podem ser desmielinizantes ou axonais. Neuronopatias associadas à proteína monoclonal IgM em geral são desmielinizantes, enquanto as relacionadas a gamopatias monoclonais IgG e IgA podem ser axonais ou desmielinizantes.

Fisiopatologia

1. As neuronopatias desmielinizantes são, provavelmente, de natureza imunológica.
2. A relação entre a paraproteína e as neuronopatias axonais é menos clara. Em tais casos, as proteínas monoclonais não são, necessariamente, patogênicas, explicando, portanto, a falta de eficácia dos tratamentos dedicados à redução da concentração da proteína monoclonal.

Prognóstico

1. As neuronopatias desmielinizantes associadas à gamopatia monoclonal IgM (geralmente anticorpos direcionados contra a glicoproteína associada à mielina [MAG]) geralmente estão associadas à perda sensitiva distal e mínima fraqueza. Normalmente, esta neuronopatia desmielinizante distal é adquirida é relativamente refratária às terapias imunossupressoras e imunomoduladoras.

2. As neuronopatias desmielinizantes associadas às gamopatias monoclonais IgG ou IgA são indistinguíveis da PDIC e são similarmente responsivas às terapias imunossupressoras e imunomoduladoras.
3. As neuronopatias axonais com gamopatias IgM, IgG ou IgA em geral não são responsivas à imunoterapia.

Diagnóstico
Manifestações Clínicas
1. Os pacientes podem manifestar fraqueza distal e proximal simétrica, consistente com PDIC idiopática. Não é claro como estes casos deveriam ser classificados.
2. Pacientes com uma neuronopatia axonal manifestam perda sensitiva distal comprimento-dependente.

Manifestações Laboratoriais
1. Pelo menos 50% dos pacientes com neuronopatia GMSI-IgM possuem anticorpos anti-MAG.
2. Níveis elevados no LCR são comuns em pacientes com a forma desmielinizante.

Achados Eletrofisiológicos
1. As neuronopatias GMSI IgG e IgA podem ser axonais ou desmielinizantes.

Tratamento
1. Pacientes com neuronopatia GMSI que satisfazem os critérios clínicos e eletrofisiológicos para PDCI deveriam ser tratados com imunoterapia, como recomendado na seção de PDCI (Tabela 8-1).
2. Pacientes com neuronopatia desmielinizante GMSI-IgM e sintomas predominantemente sensitivos são relativamente refratários ao tratamento e geralmente não se tratam estes pacientes com agentes imunossupressores, IgIV, PF ou rituximab. Houve vários relatos anedóticos e pequenos estudos retrospectivos sugerindo benefício, porém, subsequentes estudos controlados e duplos-cegos falharam em demonstrar eficácia.

NEURONOPATIA POR ENVENENAMENTO PELO CHUMBO

Introdução
1. A neuronopatia por chumbo é cada vez mais rara.
2. Observada em crianças que consomem tintas à base de chumbo em edifícios antigos e trabalhadores industriais que lidam com metais, baterias ou tintas contendo produtos à base de chumbo.

Fisiopatologia
Não é claro se o alvo primário do insulto tóxico é a célula do corno anterior ou, mais distalmente, o nervo periférico ou motor.

Prognóstico
Distúrbio é progressivo quando não tratado.

Diagnóstico
Manifestações Clínicas
1. Os pacientes podem não notar o início insidioso e progressivo da fraqueza nos membros superiores. Classicamente, há claro envolvimento motor do nervo radial, com uma fraqueza no músculo extensor do punho/digital. Quando os membros inferiores são envolvidos, é frequente a presença assimétrica de fraqueza da dorsiflexão do tornozelo.
2. Há poucas ou nenhuma queixa sensitiva e o exame para todas as modalidades sensitivas é geralmente bem preservado.

Manifestações Laboratoriais
1. Nível sérico elevado de coproporfirina, hemácias com pontilhados basófilos e conteúdo reduzido de hemoglobina sugerindo uma anemia microcítica/hipocrômica.
2. A coleta de urina de 24 horas revela níveis elevados de excreção de chumbo.

Achados Eletrofisiológicos
Os ECNs motora e sensitiva e a EMG são consistentes com uma neuronopatia motora axonal maior do que neuronopatia sensorial.

Tratamento
1. O tratamento mais importante é a remoção da fonte de exposição e terapia por quelação com 25 mg/kg/d (até 1 g/d) de ácido etilenodiaminotetracético (EDTA) IV por 3 dias.
2. *British anti-Lewisite* (BAL) e penicilamina também demonstram eficácia variável.

NEURONOPATIA POR INTOXICAÇÃO POR TÁLIO

Introdução
O tálio está disponível na forma de um rodenticida e, ocasionalmente, pode ser reconhecido em pessoas que são vítimas de tentativas de homicídio por envenenamento.

Patogênese
Não se sabe se o insulto primário é no corpo celular neuronal ou nos axônios. A base patológica para a toxicidade também é desconhecida.

Prognóstico
Uma dose letal de tálio em humanos é bastante variável, com uma média de 1 g ou 8 a 15 mg/kg, podendo ocorrer o óbito em menos de 48 horas após a ingestão de uma dose particularmente grande.

Diagnóstico

Manifestações Clínicas
1. Os pacientes geralmente manifestam dor em queimação e parestesia bilateral nos pés, dor abdominal e vômito.
2. Na intoxicação severa, pode ocorrer fraqueza proximal e envolvimento dos nervos cranianos. Alguns pacientes requerem ventilação mecânica em razão do envolvimento do músculo respiratório.
3. O marco do envenenamento por tálio é alopecia; no entanto, isto pode não ser evidente até a 3ª ou 4ª semana após a exposição e pode ser leve em alguns pacientes.

Manifestações Laboratoriais
1. Os níveis séricos e urinários de tálio estão elevados.
2. Os exames laboratoriais de rotina podem revelar anemia, azotemia e alterações na função hepática.
3. Níveis proteicos no LCR estão elevados.

Achados Eletrofisiológicos
EMG e ECN são consistentes com polineuronopatia sensório-motora axonal severa.

Tratamento
1. Na intoxicação aguda, a administração de ferrocianeto férrico II pode ser eficaz na prevenção da absorção intestinal do tálio. No entanto, não é claro se a medicação é eficaz uma vez que o tálio tenha sido absorvido.

2. Infelizmente, os agentes quelantes não foram demonstrados ser úteis.
3. A manutenção de diurese adequada irá ajudar a eliminar o tálio do organismo sem aumentar a disponibilidade tecidual.

NEURONOPATIA POR INTOXICAÇÃO POR ARSÊNICO

Introdução
O arsênico é outro metal pesado capaz de causar polineuronopatia sensitivo-motora tóxica. A neuronopatia começa 5 a 10 dias após a ingestão de arsênico, progredindo por várias semanas.

Fisiopatologia
A base patológica da toxicidade do arsênico é desconhecida.

Prognóstico
Rápida progressão para óbito, secundário ao colapso vascular, pode resultar se a dose ingerida for alta o suficiente.

Diagnóstico

Manifestações Clínicas
1. Início abrupto de desconforto abdominal, náusea, vômito, dor e diarreia, seguido, dentro de vários dias, pelo desenvolvimento de uma sensação de ardor nos pés e mãos.
2. Logo após, ocorre o desenvolvimento de progressiva perda de força muscular.
3. Na intoxicação severa, a fraqueza progride para os músculos proximais e os nervos cranianos. Alguns pacientes podem necessitar de ventilação mecânica.
4. Estes sinais e sintomas podem ser sugestivos de SGB.
5. As linhas de Mees, que são linhas transversas na base das unhas, podem-se tornar evidentes em 1 a 2 meses.

Manifestações Laboratoriais
1. A eliminação do sangue é rápida; portanto, a concentração sérica do arsênico não é diagnosticamente útil para o diagnóstico.
2. Os níveis de arsênico estão elevados na urina, cabelo e unhas dos pacientes afetados.
3. Similar à intoxicação por chumbo, hemácias com pontilhados basófilos, assim como anemia aplásica com pancitopenia, podem, ocasionalmente, ser observadas. Níveis proteicos elevados no LCR sem pleocitose, como observado na PDIA, também podem ser demonstrados.

Achados Eletrofisiológicos
A EMG e o ECN são consistentes com uma polineuronopatia sensitivo-motora axonal severa.

Tratamento
1. A terapia por quelação com BAL rendeu resultados inconsistentes em pequenos estudos retrospectivos.
2. O efeito benéfico, se algum, da terapia com BAL não é dramático e, portanto, seu uso não é recomendado.
3. O tratamento é de suporte.

NEURONOPATIA ASSOCIADA À DEFICIÊNCIA DE VITAMINA B_{12}

Introdução
1. A deficiência de vitamina B_{12} pode ocorrer como resultado de deficiência dietética (dieta vegetariana), falta de fator intrínseco (anemia perniciosa com destruição autoimune de células parietais,

ou gastrectomia), síndromes de má absorção (espru ou ressecção da extremidade inferior do íleo), defeitos genéticos na metionina-sintetase, e bactérias (síndrome da alça cega) ou parasitas (tênia).
2. A cobalamina é necessária para a demetilação do metiltetraidrofolato.
3. O tetraidrofolato, por sua vez, é importante na produção de coenzimas do folato, que são necessárias para a síntese de DNA.

Fisiopatologia
1. O mecanismo patogênico da neuronopatia associada à deficiência de cobalamina é desconhecido.
2. A neuronopatia pode resultar do comprometimento na síntese de DNA mencionado acima ou ser secundária a algum outro defeito bioquímico.

Prognóstico
Embora a neuronopatia possa ou não melhorar, deterioração subsequente é evitada pelo tratamento com vitamina B_{12}.

Diagnóstico
Manifestações Clínicas
1. Os pacientes manifestam dormência nas extremidades inferiores distais.
2. A dormência pode iniciar nas mãos e imitar a STC; porém, a dormência é secundária à mielopatia associada à deficiência de vitamina B_{12} e não à neuronopatia.
3. A combinação de hiporreflexia e respostas plantares extensoras em um paciente com extremidades dormentes e instabilidade da marcha deve levantar a suspeita de deficiência de vitamina B_{12}.

Manifestações Laboratoriais
1. Os níveis séricos de B_{12} estão reduzidos ou no limite normal inferior.
2. É útil determinar os níveis séricos e urinários de ácido metilmalônico e homocisteína em pacientes com níveis de B_{12} no limite normal inferior, porém com sintomas e sinais sugestivos de deficiência de cobalamina. Estes metabólitos estão aumentados em pacientes com deficiência de cobalamina e esta elevação pode preceder a redução nas concentrações séricas de B_{12}.
3. HC e esfregaço sanguíneo podem revelar o achado clássico de anemia megaloblástica; entretanto, as complicações neurológicas da deficiência de cobalamina podem ser evidentes antes das alterações hematológicas.
4. Pacientes com uma base autoimune para sua deficiência de B_{12} (anemia perniciosa) podem possuir autoanticorpos direcionados contra as células parietais gástricas.

Achados Eletrofisiológicos
1. A EMG e o ECN revelam características de uma polineuropatia sensitiva axonal maior que motora.
2. Os potenciais evocados somatossensoriais e a estimulação magnética demonstram lentidão da condução central.

Tratamento
A deficiência de cobalamina é tratada com injeções intramusculares diárias de 1 g de vitamina B_{12} por 5 dias e, então, 1 g IM todos os meses. O tratamento oral também é eficaz em alguns casos.

NEURONOPATIA ASSOCIADA À DEFICIÊNCIA DE COBRE

Introdução
A deficiência de cobre pode causar uma mieloneuronopatia indistinguível da degeneração combinada subaguda na deficiência de B_{12}.

Fisiopatologia

1. O cobre é absorvido no estômago e jejuno proximal, podendo, portanto, ocorrer deficiência de cobre como complicação de cirurgia gástrica.
2. Excesso de ingestão de zinco pode causar deficiência de cobre, pois o zinco estimula a produção de metalotioneína pelos enterócitos, resultando em absorção reduzida de cobre.
   a. Adesivos para dentaduras são a principal fonte de zinco e, provavelmente, a causa de deficiência de cobre. Medicamentos para resfriado e suplementos de zinco de venda livre são outras fontes.
   b. Outras possíveis causas de deficiência de cobre incluem subnutrição, prematuridade, nutrição parenteral total e ingestão de quelantes de cobre.

Prognóstico

1. Manifestações hematológicas geralmente se normalizam completamente com a terapia de reposição de cobre.
2. O grau de melhora clínica na mieloneuronopatia é mais variável e déficits residuais são comuns.

Diagnóstico

Manifestações Clínicas

1. A deficiência de cobre está associada a uma mieloneuronopatia incomum, neutropenia e, ocasionalmente, pancitopenia.
2. A maioria dos pacientes manifesta dormência e formigamento nas pernas, fraqueza, espasticidade e dificuldades de marcha que simulam a degeneração combinada subaguda na deficiência de B_{12}.

Manifestações Laboratoriais

1. Além dos baixos níveis séricos de cobre, o nível de ceruloplasmina pode estar baixo e o nível de zinco pode estar elevado.
2. Os pacientes também podem ter pancitopenia.
3. RM da medula espinal demonstra sinal ponderado em T_2 anormal na medula dorsal.

Achados Eletrofisiológicos

1. O ECN revela aspectos de uma polineuronopatia sensório-motora axonal.
2. Os potenciais evocados somatossensoriais demonstram condução comprometida nas vias centrais.

Tratamento

1. Reposição com altas doses orais de cobre elementar, na forma de gluconato de cobre ou cloreto de cobre (p. ex., 6 mg por dia por 1 semana, seguido por 4 mg por dia por 1 semana), seguido por suplementação oral a longo prazo com 2 mg por dia de cobre para manter os níveis séricos normais.
2. Avaliação periódica do cobre sérico é essencial para determinar a adequação da reposição.

NEUROPATIA ASSOCIADA À DEFICIÊNCIA DE VITAMINA E

Introdução

Três principais condições estão associadas à deficiência de vitamina E:
1. Absorção deficiente de lipídeos (p. ex., fibrose cística, colestase crônica, síndrome do intestino curto e linfangiectasia intestinal).
2. Transporte deficiente de lipídeos (abetalipoproteinemia, hipobetalipoproteinemia, abetalipoproteinemia e doença de retenção de quilomícrons).
3. Anomalia genética do metabolismo da vitamina E.

Fisiopatologia
1. A base patogênica para a neuronopatia é desconhecida.
2. A vitamina E possui propriedades antioxidantes e pode servir para modular a excitotoxicidade induzida pelo glutamato.
3. Os gânglios da raiz dorsal e os núcleos da coluna posterior apresentam a menor concentração de vitamina E no sistema nervoso.
4. Baixas concentrações de vitamina E podem deixar estes neurônios particularmente vulneráveis à deficiência da vitamina e seus possíveis efeitos neuroprotetores.

Prognóstico
O reconhecimento precoce é crucial, visto que o tratamento pode cessar e, algumas vezes, reverter os sintomas neurológicos.

Diagnóstico
Manifestações Clínicas
1. Os pacientes manifestam dormência, incoordenação e instabilidade da marcha.
2. O exame físico revela perda da percepção vibratória, propriocepção, um teste de Romberg positivo e ataxia. O exame ocular revela oftalmoplegia e retinopatia em pacientes com doença significativa. Os reflexos de estiramento muscular estão reduzidos.

Manifestações Laboratoriais
O nível sérico de vitamina E está reduzido.

Achados Eletrofisiológicos
1. O ECN sensitiva revela amplitudes reduzidas ou ausentes.
2. Os potenciais evocados somatosensoriais demonstram potenciais nervosos periféricos normais, com acentuada lentificação e atenuação das respostas centrais documentando lentificação da condução nervosa central com perda das fibras da coluna posterior.
3. Os estudos de condução motora estão normais.

Tratamento
1. O tratamento é iniciado com 400 mg de vitamina E 2 vezes ao dia, com aumento gradual da dose para 100 mg/kg/d, até a normalização dos níveis de vitamina E.
2. Pacientes com síndromes de má absorção necessitam de preparações de vitamina E miscíveis em água ou injeções IM de vitamina E em doses de 100 mg/semana.

POLINEURONOPATIA SENSITIVA OU SENSITIVO-MOTORA IDIOPÁTICA CRÔNICA

Introdução
1. As polineuronopatias sensitivas ou sensitivo-motoras crônicas adquiridas ocorrem em aproximadamente 3% dos adultos de meia-idade ou mais velhos.
2. Apesar da extensa avaliação, até 50% de todas as polineuronopatias não podem ser diagnosticadas e são classificadas como polineuronopatia idiopática crônica.

Fisiopatologia
A base patogênica é, por definição, desconhecida.

Prognóstico
1. Os sintomas sensitivos se iniciam nos dedos dos pés, progridem lentamente para as pernas e, eventualmente, alcançam a porção distal do membros superiores.

2. Em cerca de 50% dos pacientes, os sintomas sensitivos são confinados aos membros inferiores.
3. O tempo médio para o envolvimento dos membros superiores é de aproximadamente 5 anos.
4. Leve fraqueza e atrofia distal, envolvendo os músculos intrínsecos do pé, podem-se desenvolver ao longo do tempo.

Diagnóstico

Manifestações Clínicas
1. A maioria dos pacientes manifesta sintomas sensitivos entre 45 e 70 anos de idade.
2. Os pacientes geralmente se queixam de dormência, formigamento ou dor (p. ex., parestesia em pontada, ardor ou sensação de dor profunda) nos pés.

Manifestações Laboratoriais
1. O diagnóstico da polineuronopatia idiopática crônica é de exclusão.
2. Os testes laboratoriais para DM, AAN, VHS, eletroforese de proteínas séricas e urinárias (EFPS, EFPU), nível de B_{12}, e funções da tireoide, hepática e renal devem todos estar normais.

Achados Eletrofisiológicos
1. O ECN sensitivo demonstra amplitudes reduzidas ou ausentes, particularmente dos PANSs surais.
2. Os testes de condução motora demonstram amplitudes reduzidas dos nervos tibial posterior e fibular em cerca de 60%.
3. A EMG revela ondas positivas, potenciais de fibrilação e recrutamento reduzido nos músculos do membro inferior distal.
4. Dentro da categoria de polineuropatias sensitivas e sensitivo-motoras idiopáticas estão os pacientes que manifestam neuronopatia sensitivas puras de fibras de pequeno diâmetro.
   a. Por definição, estes pacientes apresentam uma condução nervosa normal.
   b. As biópsias cutâneas podem ser realizadas para medir a densidade das fibras nervosas intraepidérmicas.

Tratamento
1. Não há tratamento para reduzir a progressão ou reverter a "dormência" ou falta de sensação.
2. Minha abordagem para tratar a parestesia dolorosa e sensação de queimação associada à neuronopatia sensitiva idiopática crônica é similar ao tratamento da dor neuropática, independente da etiologia (p. ex., neuronopatia sensitivas dolorosas relacionadas com DM, infecção pelo HIV, infecção pelo herpes-zóster) (Tabela 8-3).

NEURONOPATIAS POR APRISIONAMENTO/COMPRESSÃO

Introdução
1. As neuronopatias por aprisionamento mais frequentes nos braços envolvem o nervo mediano no punho (síndrome do Túnel do Carpo [STC]) e as neuronopatias ulnares no cotovelo e, em menor extensão, no punho.
2. Nas pernas, a neuronopatia fibular na cabeça da fíbula é a mais comum.

Fisiopatologia
Compressão destes nervos, inicialmente, resulta em desmielinização focal e bloqueio da condução. Se a compressão é severa e prolongada, ocorre perda axonal secundária.

Prognóstico
Quando o tratamento conservador falha, a maioria dos pacientes melhora com cirurgia.

Diagnóstico
1. Os pacientes descrevem dormência, parestesia e fraqueza na distribuição dos nervos afetados.
2. O ECN é utilizado para demonstrar lentificação focal na área de compressão.

Tratamento
1. STC.
   a. Tratamento conservador com imobilização do punho em um ângulo neutro; um medicamento não esteroide (p. ex., ibuprofeno 200-800 mg, 3 a 4 vezes ao dia) é iniciado em pacientes com suspeita de STC.
   b. Na ausência de alívio com o tratamento conservador, encaminhamos os pacientes a um cirurgião de mãos.
2. Neuronopatia ulnar no cotovelo.
   a. Instruir os pacientes a não se apoiar no cotovelo.
   b. Cotoveleira para proteger o nervo ulnar contra compressão.
   c. Na ausência de melhora com o tratamento conservador, encaminhamos a um cirurgião.
3. Neuronopatia ulnar no punho.
   a. É importante obter uma imagem da mão com RM para procurar por anomalias estruturais (p. ex., cistos gangliônicos) que podem estar comprimindo o nervo.
   b. Recomenda-se cirurgia quando tais anomalias são evidentes, caso contrário, o tratamento é de suporte com fisioterapia e terapia ocupacional.
4. Neuronopatia fibular na cabeça da fíbula.
   a. A causa é compressão externa (p. ex., cruzar as pernas), e não por encarceramento.
   b. O tratamento é conservador: evitar cruzar as pernas, fisioterapia, órtese de tornozelo-pé para (pé equinismo).

DOENÇA DE CHARCOT-MARIE-TOOTH

Introdução
As várias categorias da CMT são subclassificadas de acordo com a natureza da patologia (p. ex., desmielinizante ou axonal), modo de herança (autossômica dominante, autossômica recessiva ou ligada ao cromossomo X), idade no início do quadro (p. ex., primeira infância ou infância/idade adulta) e gene específico mutado (Tabela 8-4).

Fisiopatologia
Mutações foram identificadas em vários genes nas diferentes formas da CMT. Novas mutações responsáveis por diferentes formas da CMT estão sendo encontradas a passos rápidos. Informações recentes podem ser encontradas na internet: http://www.molgen.ua.ac.be/CMTMutations/e laboratórios clínicos para testes genéticos podem ser encontrados na www.genetests.com.

Prognóstico
Há amplo espectro de gravidade, mesmo em subtipos específicos da CMT.

Diagnóstico
1. CMT1.
   a. Geralmente se manifesta entre a 1^a e a 3ª década de vida, com atrofia e fraqueza dos músculos fibulares, resultando em progressiva dorsiflexão do tornozelo. Atrofia e fraqueza dos músculos intrínsecos da mão ocorre depois.
   b. A maioria dos pacientes possui pé cavo, ou equinovaro e artelhos em martelo.
   c. Achados eletrofisiológicos.
      1) Geralmente os ECNs sensitivos nos membros inferiores e superiores são intensamente anormais na maioria dos pacientes com CMT1.
      2) Os ECNs motores revelam latências distais notavelmente prolongadas e velocidades lentas de condução, geralmente entre 20 a 25 m/s. Ao contrário das neuronopatias desmielinizantes adquiridas (PDIA/SGB e PDIC), bloqueio da condução e dispersão temporal não são observados.
   d. Testes genéticos estão disponíveis para a maioria dos subtipos comuns.

TABELA 8-4 Classificação da Doença de Charcot-Marie-Tooth e Neuronopatias Relacionadas

Nome	Patologia	Herança	Localização do Gene	Produto Gênico
CMT1	Desmielinização e bulbos de cebola			
CMT1A		AD	17p11.2	PMP-22
CMT1B		AD	1q21-23	P_0
CMT1C		AD	?	?
CMT1D		AD	10q21.1-22.1	ERG2
CMT1E (com surdez)		AD	17p11.2	Mutações pontuais no gene PMP-22
CMT1F		AD	8p13-21	Neurofilamentos de cadeia leve
CMT1X	Mista, desmielinizante e axonal (mais grave em homens do que em mulheres)	Dominante ligado ao X	Xq13	Conexina-32
CMT2	Degeneração axonal e atrofia			
CMT2A1		AD	1p36.3	KIF1B β
CMT2A2		AD	1p36.3	MFN2
CMT2B		AD	3q13-q22	RAB7
CMT2B1		AD	1q21.2	Lamina A/C
CMT2C com paralisia das cordas vocais e diafragma		AD	?	?
CMT2D (alélico ao AME5)		AD	7p14	Glicina tRNA sintetase
CMT2E (alélico ao CMT1F)		AD	8p21	Neurofilamentos de cadeia leve
CMT2F		AD	7q11-q21	Proteína de choque térmico 1, 27 kDa
CMT2G		AD	12q12	?
CMT2H		AD	8q21.3	
CMT2I (alélico ao CMT1B)		AD	1q22	MPZ
CMT2J (alélico ao CMT1B)		AD	1q22	MPZ
CMT2K (alélico ao CMT4A)		AD	8q13	GDAP1

TABELA 8-4	Classificação da Doença de Charcot-Marie-Tooth e Neuronopatias Relacionadas *(Cont.)*			
CMT2L (alélico ao HMN2 distal)		AD	12q24	Proteína de choque térmico 8
CMT2X		Ligado ao X	Xq24	?
Intermediária dominante (DI-CMT)	Mista, axonal e desmielinizante			
DI-CMTA		AD	10q24.1-q25.1	?
DI-CMTB		AD	19p12-p13.2	Dinamina-2
DI-CMTC		AD	1p34-p35	Tirosil-tRNA sintetase
CMT3 (Doença de Dejerine-Sottas, neuronopatia hipomielinizante congênita)	Grave hipomielinização, bulbos de cebola clássicos ou bulbos de cebola na lâmina basal	AD AD AD Pode haver formas AR, assim como formas esporádicas	17p11.2 1q21-23 10q21.1-22.1	PMP-22 P_0 ERG2
CMT4	Todas as formas apresentam hipomielinização			
CMT4A		AR	8q13-21.1	GDAP1
CMT4B		AR	11q23	MTMR2
CMT4C		AR	5q23-33	?
CMT4E (NMSH-Lom)		AR	8q24	NDRG1
CMT4F		AR	19q13.1-13.3	Periaxina
CMT4G		AR	10.q23.2	?
CMT4H		AR	12q12	Frabina
CMT4J		AR	6q21	FIG4
HNPP	Desmielinização, atrofia axonal e tomáculas	AD	17p11.2 1q21-23	PMP-22 P_0
ANH	Degeneração axonal	AD	17q24	SEPT9
NMSH-P	Neuronopatia	AD	3q13-q14	?
Neuronopatia axonal gigante	Inchaços axonais gigantes	AR	16q24	Gigaxonina

CMT, Charcot-Marie-Tooth; HNNP; neuronopatia hereditária sensível a compressão; ANH, amiotrofia neurálgica hereditária; AME, atrofia muscular espinal; NMSH-P, neuronopatia motora e sensitiva hereditária – proximal; AD, autossômica dominante; AR, autossômica recessiva; PMP-22, proteína da mielina periférica-22; P_0, proteína 0 da mielina; EGR2, proteína da resposta precoce ao crescimento 2; MTMR2, proteína vinculada à miotubularina 2; NDRG1, *n-myc downstream regulated gene;* KIF1Bβ, quinesina; GDAP1, proteína 1 indutora da diferenciação de gangliosídeos; RAB7- proteína RAB7 endossomal tardia GTPA, se pequena. Modificada com permissão de Amato AA, Russell J. *Neuromuscular Disease.* New York: McGraw-Hill; 2008.

2. CMT2.
  a. A idade pico do início dos sintomas na CMT2 é geralmente na 2ª década de vida, com alguns pacientes se tornando sintomáticos apenas na 7ª década de vida.
  b. As manifestações clínicas são muito similares àquelas da CMT1. A CMT2 está associada à paralisia das cordas vocais e fraqueza diafragmática, podendo se manifestar na primeira infância ou infância.
  c. Achados eletrofisiológicos.
    1) Os achados eletrodiagnósticos nos vários subtipos de CMT2 são bem distintos daqueles na CMT1.
    2) Os ECNs motores e sensitivos revelam amplitudes da PANs reduzidas ou ausentes nos membros superiores e inferiores.
    3) Latências distais são normais ou apenas ligeiramente aumentadas e as velocidades de condução também estão normais ou levemente lentas.
  d. Testes genéticos estão disponíveis somente para alguns tipos da CMT2.
3. CMT3 (doença de Dejérine-Sottas, neuronopatia hipomielinizante congênita).
  a. Manifesta-se como fraqueza generalizada e hipotonia ao nascimento.
  b. Desconforto respiratório e dificuldades de deglutição não são incomuns e, infelizmente, o curso geralmente é terminal em dias a alguns meses.
  c. Nos casos menos severos, os lactentes parecem normais ao nascimento, porém as habilidades motoras estão atrasadas. Algumas crianças alcançam locomoção independente, embora possam levar diversos anos para que isso ocorra.
  d. Achados eletrofisiológicos.
    1) Os achados característicos de condução nervosa na CMT3 são as manifestações de desmielinização profunda.
    2) PANSs são geralmente inadquiríveis.
    3) As velocidades de condução nervosa são extremamente lentas (tipicamente 5-10 m/s ou menos); as latências distais estão muito prolongadas, com amplitudes somente moderadamente reduzidas.
  e. Testes genéticos estão disponíveis para alguns subtipos. Segundo as evidências obtidas pelas mutações genéticas, a CMT3 é apenas uma forma mais severa da CMT1.
4. CMT4.
  a. Assemelha-se, clínica e eletrofisiologicamente, à CMT1/CMT3.
  b. O início do quadro pode ser da primeira infância se início da vida adulta.
  c. As biópsias de nervo revelam hipomielinização severa, com formação de bulbos de cebola na lâmina basal na CMT4A, bainhas de mielina excessivamente dobradas na CMT4B e bulbos de cebola clássicos na CMT4C.
  d. Achados eletrofisiológicos.
    1) PANSs são geralmente inadquiríveis.
    2) Os PAMCs geralmente são reduzidos em amplitude.
    3) O ECN motor é lento, variando de 10 a 30 m/s.
  e. Testes genéticos estão disponíveis para alguns tipos de CMT4.
5. Doença de Charcot-Marie-Tooth ligada ao X (CMTX).
  a. A CMTX é um distúrbio dominante ligado ao cromossomo X, que apresenta manifestações clínicas similares à CMT1, exceto porque a neuronopatia é muito mais severa em homens que em mulheres.
  b. A CMTX compreende, aproximadamente, 12% dos casos gerais de CMT.
  c. O início em homens geralmente ocorre nas primeiras duas décadas de vida. Em contraste aos homens, as portadoras obrigatórias do sexo feminino são frequentemente assintomáticas.
  d. Achados eletrofisiológicos.
    1) As alterações nos ECN são consistentes com desmielinização e degeneração axonal e são muito mais proeminentes em homens, quando comparadas às mulheres.
    2) Os PANSs são reduzidos em amplitude ou ausentes na maioria dos pacientes. Quando obteníveis, as latências distais e as velocidades de condução nervosa dos PANSs são baixas.
    3) As conduções nervosas motoras revelam amplitudes normais ou moderadamente reduzidas.

4) O prolongamento das latências motoras distais é maior nos homens do que em mulheres.
5) Em homens, as velocidades de condução motora se encontram na faixa de 30 m/s, enquanto que em mulheres elas são ligeiramente mais rápidas, na faixa de 35 a 45 m/s.
e. Testes genéticos estão disponíveis para análise de mutações no gene que codifica a conexina 32.

Tratamento
1. Não há terapias médicas específicas disponíveis para reverter ou retardar a progressão das várias formas de CMT.
2. O tratamento primário é de suporte.
3. Quando a dor espasmódica é severa, 325 mg de quinina na hora de dormir são administrados.
4. Fisioterapia e terapia ocupacional são essenciais para prevenir contraturas e otimizar as capacidades funcionais do paciente.
5. Alguns pacientes com dorsiflexão do tornozelo irão se beneficiar do uso de órteses (p. ex., órtese de tornozelo-pé para o equinismo). A utilização de órteses para mãos e dedos à noite, embora incômodo, pode ajudar a prevenir deformidades dos dedos em forma de garra.
6. Outros aparelhos ortopédicos podem ser úteis para ajudar na fraqueza intrínseca da mão distal.
7. Aconselhamento genético é imperativo para o paciente e outros membros familiares.

NEURONOPATIAS HEREDITÁRIAS SENSITIVAS E AUTONÔMICAS

Introdução
Há um grupo de raros distúrbios descrito como neuronopatias hereditárias sensitivas e autonômicas (NHSAs) que têm sido tradicionalmente classificadas em cinco tipos diferentes.

Fisiopatologia
Foram identificadas mutações em vários genes que codificam diferentes subtipos da NHSA.

Prognóstico
Os distúrbios são progressivos; porém, a morbidade e mortalidade são variáveis nos diferentes subtipos.

Diagnóstico
Ver Tabela 8-5.

Tratamento
1. Não há terapias médicas específicas disponíveis.
2. O tratamento é, primariamente, de suporte.
3. Prevenção de mutilações cutâneas com instrução aos pacientes e familiares com relação ao risco de trauma provocado por insensibilidade a dor.
4. Antibióticos apropriados para tratar as ulcerações cutâneas e osteomielite.
5. Fisioterapia e terapia ocupacional.

POLINEURONOPATIAS AMILOIDES FAMILIARES

Introdução
Há várias formas de PAF.

Fisiopatologia
Mutações nos genes da transtiretina (TTR), apolipoproteína A1 ou gelsolina são responsáveis pelas várias formas da PAF. Mutações na TTR são a causa mais comum.

TABELA 8-5 Neuronopatias Hereditárias Sensitivas e Autônomas

Tipo	Herança	Cromossomo	Gene	Início	Manifestações Clínicas	Neurofisiologia	Patologia
NHSA1	AD; raros casos de herança AR e ligada ao X também foram relatados	9q22	SPTLC1	Segunda a 4ª décadas	Perda da sensação de dor e temperatura; funções autonômicas relativamente poupadas (exceto pela sudorese reduzida); artropatias e úlceras nos pés são comuns; pode haver desenvolvimento de fraqueza	Amplitudes do PAMC e PANS podem estar normais ou apenas moderadamente reduzidas; registro justaneural: amplitudes reduzidas das fibras Aδ e C; QST anormal (particularmente a percepção de temperatura); RCS ausente	Maior perda distal do que proximal de pequenas fibras nervosas mielinizadas e desmielinizadas e maior perda de pequenas fibras que de grandes fibras mielinizadas.
NHSA2	AR	?	?	Primeira infância – infância	Grave perda da sensação de todas as modalidades sensitivas (particularmente toque-pressão/vibração); mutilação das mãos e pés; sudorese comprometida, impotência e função vesical comprometida	Amplitudes do PANSs ausentes; amplitudes do PAMC normais ou apenas moderadamente reduzidas; QST anormal (particularmente a percepção vibratória)	Ausência praticamente completo de grandes fibras mielinizadas; pequena perda de pequenas fibras mielinizadas e fibras desmielinizadas

NHSA3	AR	9q21	IKAP	Primeira infância	Grave disfunção autonômica (PA lábil, sudorese e temperatura); sensações de dor e temperatura mais reduzidas do que toque/vibração; ausência de papilas fungiformes e paladar; mortalidade aumentada	Amplitudes do PANS reduzida; leve lentificação das velocidades do PAMC; QST anormal; RCS normal	Intensa redução de pequenas fibras mielinizadas e fibras desmielinizadas e, em menor proporção, de grandes fibras mielinizadas; perda de neurônios nos gânglios simpáticos
NHSA4	AR	3q	Receptor trkA/NGF	Primeira infância	Ausência de sensação de dor e temperatura; febres episódicas, hipotensão postural, anidrose; automutilação; retardo mental	Amplitudes moderadamente reduzidas e lentas VCs dos PANSs e, em menor proporção, dos PAMCs; QST anormal (particularmente a percepção de temperatura); RCS intacta	Ausência virtual de pequenas fibras mielinizadas e fibras desmielinizadas e uma perda moderada de grandes fibras mielinizadas

(Continua)

TABELA 8-5 Neuronopatias Hereditárias Sensitivas e Autônomas (Cont.)

Tipo	Herança	Cromossomo	Gene	Início	Manifestações Clínicas	Neurofisiologia	Patologia
NHSA5	AD ou AR	?	?	Primeira infância	Indiferença congênita aos estímulos dolorosos, apesar da sensação intacta a todas as modalidades sensitivas e reflexos tendinosos profundos normais	PANSs, PAMCs, QST e RCS normais	Biópsias de nervo normais ou apenas leve perda de pequenas fibras mielinizadas e fibras desmielinizadas

NHSA, neuronopatia hereditária sensitiva e autônoma; AD, autossômica dominante; AR, autossômica recessiva; TrkA/NGF, tirosina quinase A/fator de crescimento neural; SPTLC1, base 1 de cadeia longa de serina palmitoil transferase; IKAP, proteína associada ao complexo I$_k$B quinase; PANS, potencial de ação nervoso sensorial; PAMC, potencial de ação muscular composto; QST, teste sensitiva quantitativo; RCS, resposta cutânea simpática; PA, pressão arterial.
Modificada com permissão de Amato AA, Russell J. *Neuromuscular Disease*. New York: McGraw-Hill; 2008.

Prognóstico

A maioria dos pacientes vai a óbito por complicações sistêmicas próximos ao 50 anos de idade, embora alguns pacientes não manifestem sintomas até uma idade mais avançada.

Diagnóstico

1. PAF associada à TTR.
   a. Caracterizada pelo desenvolvimento de uma polineuronopatia sensitivo-motora generalizada ou multifocal.
   b. STC sobreposta é comum e pode ser a manifestação inicial.
   c. Pacientes geralmente desenvolvem dormência nos membros inferiores distais na 3ª década de vida. Sensação de dor e temperatura são as modalidades sensitivas mais comumente afetadas. Os pacientes geralmente descrevem dores lancinantes e em pontada nos pés.
   d. A disfunção autonômica pode ser bem severa, resultando em impotência, hipotensão postural, constipação ou diarreia persistente.
   e. Posteriormente no curso da doença, atrofia e fraqueza da porção distal dos membros pode ser observada.
   f. Ocasionalmente há o desenvolvimento de neuronopatias cranianas.
   g. Opacidades vítreas também podem ser aparentes.
2. PAF associada à apolipoproteína A1.
   a. Os pacientes desenvolvem dormência e disestesias dolorosas nos membros inferiores na 4ª década de vida. Fraqueza e atrofia muscular também são observadas.
   b. Os sintomas progridem para os membros superiores distais e áreas mais proximais.
   c. A neuronopatia autonômica não é severa, porém alguns pacientes desenvolvem diarreia, constipação e gastroparesia.
3. PAF associada à gelsolina.
   a. Caracterizada pela combinação de distrofia corneana reticular e múltiplas neuronopatias cranianas (p. ex., paralisias faciais e fraqueza bulbar).
   b. O início dos sintomas geralmente ocorre na 3ª década de vida.
   c. Ao longo do tempo há o desenvolvimento de uma polineuronopatia sensitivo-motora generalizada leve.
4. Estudos eletrofisiológicos revelam anomalias consistentes com polineuronopatia sensitivo-motora axonal generalizada ou multifocal.
5. O diagnóstico da PAF pode ser feito com testes genéticos ou pela detecção de deposição amiloide nas biópsias do tecido adiposo abdominal, retal ou de nervo.

Tratamento

1. O transplante hepático tem sido utilizado para tratar a PAF relacionada com mutações da TTR, pois o fígado produz 90% da TTR do organismo. Os níveis séricos de TTR reduzem-se após o transplante e melhora nas manifestações clínicas e neurofisiológicas tem sido relatada. No entanto, um nível anormal de TTR pode continuar a ser sintetizado no SNC (pelo plexo coroide) e nos olhos e, potencialmente, resultar em déficits progressivos em razão do acúmulo local nestas áreas.
2. Não há outras terapias médicas e cirúrgicas específicas para as diferentes PAFs.
3. O tratamento é, principalmente, de suporte.
4. A dor neuropática pode ser tratada com uma variedade de medicamentos (Tabela 8-3).
5. Os sintomas autonômicos também podem ser parcialmente responsivos a terapia (ver seção sobre Neuronopatia Autonômica Idiopática).

DOENÇA DE FABRY

Introdução
A doença de Fabry (angioqueratoma corporal difuso) é um distúrbio ligado ao cromossomo X, que geralmente se manifesta em pessoas do sexo masculino durante a infância ou adolescência. Estudos recentes indicaram alta prevalência de sintomas clínicos incapacitantes nas pacientes heterozigotas do sexo feminino.

Fisiopatologia
O distúrbio é causado por mutações no gene da α-galactosidase localizado no cromossomo Xq21-22.

Prognóstico
O curso da doença é lentamente progressivo. A principal manifestação do distúrbio é aterosclerose prematura, resultando em hipertensão, insuficiência renal, doença cardíaca, AVE e óbito ao redor da 5ª década de vida.

Diagnóstico
Manifestações Clínicas
1. Os pacientes manifestam dor em queimação ou em pontada nas mãos e pés.
2. Lesões cutâneas características (angioqueratomas), que se manifestam na forma de exantema maculopapular púrpura-avermelhado ao redor do umbigo, escroto, região inguinal e períneo, podem ser observadas. Além disso, angiectasias vermelhas pontilhadas estão presentes nos leitos ungueais, mucosa oral e conjuntiva.
3. Ocasionalmente, as portadoras do sexo feminino desenvolvem leve neuronopatia sensitiva dolorosa.
4. Alguns pacientes que possuem uma variante cardíaca desenvolvem cardiomiopatia dilatada severa.

Manifestações Laboratoriais
Uma redução na atividade da α-galactosidase pode ser demonstrada nos leucócitos e fibroblastos cultivados.

Achados Eletrofisiológicos
O ECN e a EMG de agulha são tipicamente normais, pois o distúrbio afeta, principalmente, pequenas fibras nervosas desmielinizadas e mielinizadas de pequeno diâmetro.

Tratamento
1. Tratamento das manifestações sistêmicas (p. ex., hipertensão, doença cardíaca, insuficiência renal e AVE).
2. Tratar a dor neuropática (Tabela 8-3).
3. Foi comprovado que a terapia de reposição enzimática (TRE) com a infusão IV de 1 mg/kg de α-galactosidase (Fabrazyme) a cada 2 semanas é benéfica com relação à neuronopatia. A TRE foi associada à redução na dor neuropática e melhora de alguns dados neurofisiológicos; porém, não normaliza completamente a função do SNP.

DOENÇA DE REFSUM

Introdução
1. A doença de Refsum é um distúrbio peroxissomal do metabolismo de lipídeos, em que o ácido fitânico não sofre oxidação α.
2. A doença pode se manifestar da primeira infância ao início da vida adulta.

3. Uma tétrade de sintomas forma as manifestações clínicas cardinais do distúrbio:
   a. Neuronopatia periférica.
   b. Retinite pigmentosa (geralmente o primeiro sintoma que se manifesta na forma de cegueira noturna).
   c. Evidência de disfunção cerebelar.
   d. Conteúdo proteico elevado no LCR.

Fisiopatologia
1. Esta doença é herdada de forma autossômica recessiva e parece ser geneticamente heterogênea.
2. A doença de Refsum com início na infância ou início da vida adulta foi vinculada a mutações no gene que codifica a fitanoil-Coa hidroxilase. O ácido fitânico se acumula em vários órgãos, incluindo o SNC e o SNP, resultando em degeneração neuronal.
3. Suspeita-se que as mutações que ocorrem em vários genes que codificam as peroxinas (proteínas envolvidas no transporte/importação, biogênese e proliferação peroxissomal) sejam as causas alternativas da doença de Refsum, especialmente no tipo dos lactentes.

Prognóstico
Por ser potencialmente tratável, é importante diagnosticar a síndrome de Refsum precocemente.

Diagnóstico
Manifestações Clínicas
1. A doença de Refsum da primeira infância situa-se no espectro clínico da síndrome de Zellweger e ALD neonatal, embora seja muito mais branda em gravidade.
2. A doença de Refsum típica está associada a perda auditiva sensorioneural, anomalias na condução cardíaca, neuronopatia e alterações dérmicas (ictiose) que geralmente se manifestam na maioria dos pacientes ao redor do final da 2ª década de vida.
3. Atrofia e fraqueza muscular distal do membro inferior (p. ex., equinismo bilateral do tornozelo) são evidentes no início do quadro. A natureza inexorável da doença resulta em uma fraqueza muscular que progride proximalmente para os membros inferiores e superiores.
4. Alguns pacientes podem se queixar de parestesia e sensações de dor espontânea nos membros.
5. A neuronopatia pode ter curso flutuante.

Manifestações Laboratoriais
Os níveis séricos do ácido fitânico estão elevados.

Achados Eletrofisiológicos
1. O ECN sensitivo e motor pode demonstrar aspectos sugestivos de polineuronopatia sensitivo-motora generalizada axonal ou desmielinizante primária.

Tratamento
Eliminação da dieta de precursores fitânicos (fitóis: olhos de peixe, laticínios e produtos derivados de gorduras dos ruminantes) pode ajudar os pacientes com relação à redução das complicações clínicas da doença.

NEURONOPATIAS PORFÍRICAS
Introdução
1. As porfirias são um grupo de distúrbios hereditários causados por defeitos na biossíntese do heme. Há três formas principais de porfiria associadas à neuronopatia: porfiria aguda intermitente (PAI), coproporfiria hereditária (CPH) e porfiria variegada (PV).
2. Independente do tipo de porfiria herdada, as manifestações neurológicas agudas são similares e podem afetar o SNC e o SNP.

3. Pacientes com CPH e PV podem exibir lesões cutâneas fotossensíveis, que não são observadas na PAI.
4. Ataques de porfiria podem ser precipitados por determinadas drogas, alterações hormonais (p. ex., gravidez, fase lútea do ciclo menstrual) e restrições dietéticas.
5. Qualquer droga que seja metabolizada pelo sistema P450 no fígado pode induzir um ataque de porfiria.

Fisiopatologia

As porfirias são herdadas de forma autossômica dominante. A PAI está associada à deficiência da enzima porfobilinogênio desaminase, a CPH é causada por defeitos na coproporfirina-oxidase e a PV está associada à deficiência de protoporfirinogênio oxidase.

Prognóstico

A neuronopatia melhora com o tratamento.

Diagnóstico

Manifestações Clínicas

1. Os pacientes sofrendo um ataque de porfiria geralmente se queixam de dor abdominal aguda que pode imitar um abdome cirúrgico.
2. Em seguida, há o desenvolvimento de agitação e combatividade que pode progredir para alucinações evidentes e convulsões.
3. Em 48 a 74 horas, início de dor no membro inferior e lombalgia, seguidos por fraqueza motora semelhante à SGB, ocorre.
4. Pacientes podem se queixar de dormência e parestesia, embora possa ser difícil determinar a perda sensitiva causada pelo estado mental do paciente.
5. Os reflexos tendinosos profundos estão variavelmente reduzidos.
6. Disfunção autonômica manifestada por sinais de hiperatividade simpática (p. ex., dilatação pupilar, taquicardia e hipertensão) é comum.

Manifestações Laboratoriais

1. A concentração proteica do LCR pode estar normal ou moderadamente elevada.
2. A coloração da urina pode se tornar amarronzada devido à alta concentração de metabólitos de porfirina.
3. O diagnóstico é feito pela avaliação da urina ou fezes para a medição da concentração dos precursores do heme (ou seja, ácido δ-aminolevulínico, porfobilinogênio, uroporfobilinogênio, coproporfirinogênio e protoporfirinogênio). A redução das atividades específicas das enzimas também pode ser medida nos eritrócitos e leucócitos.
4. Triagem genética para PAI está rotineiramente disponível.

Achados Eletrofisiológicos

1. O ECN motor revela amplitudes reduzidas, com velocidades de condução nervosa normais ou apenas levemente reduzidas, e latências motoras distais normais ou ocasionalmente com leve prolongamento.
2. O ECN sensitivo geralmente demonstra preservação das velocidades de condução do PANS e latências sensitivas distais. Redução das amplitudes do PANS pode ser observada em alguns pacientes, porém este não é um achado tão comum como o achado de amplitudes reduzidas do PAMC.
3. EMG durante o estágio agudo da fraqueza demonstra primariamente recrutamento reduzido. Ao longo das próximas 4 a 6 semanas, naqueles pacientes com fraqueza clínica significativa, potenciais de fibrilação e ondas positivas podem ser observados nos músculos afetados.

Tratamento

1. O tratamento primário é a prevenção, conscientizando os pacientes sobre as drogas que podem precipitar o ataque porfírico agudo naqueles com porfiria conhecida.
2. Uma vez que o ataque ocorre, hematina e glicose devem ser administradas para prevenir o acúmulo dos precursores do heme.
3. A administração IV de glicose é iniciada a uma taxa de 10 a 20 g/h.
4. Se não houver melhora em 24 horas, 1 a 5 mg/kg/d de hematina IV por 3 a 14 dias deve ser administrada. Esta dose de hematina pode ser infundida ao longo de 30 a 60 minutos.
5. Sintomas autonômicos são tratados como discutido na seção de Neuronopatia Autonômica Idiopática.
6. Terapia de suporte, como discutido na seção de Síndrome de Guillain-Barré.

Bibliografia
Doenças do Neurônio Motor

Amato AA, Cornman EW, Kissel JT. Treatment of stiff-man syndrome with intravenous immunoglobulin. *Neurology*. 1994;44:1652-1654.

Amato AA, Russell J. *Neuromuscular Disease*. New York: McGraw-Hill; 2008.

Barker RA, Revesz T, Thom M et al. Review of 23 patients affected by the stiff man syndrome: clinical subdivision into stiff trunk (man) syndrome, stiff limb syndrome, and progressive encephalomyelitis with rigidity. *J Neurol Neurosurg Psychiatry*. 1998;65:633-640.

Brooks BR. Natural history of ALS: symptoms, strength, pulmonary function, and disability. *Neurology*. 1996;47(Suppl 2):S71-S82.

Brown P, Marsden CD. The stiffman and stiffman-plus syndromes. *J Neurol*. 1999;246:648-652.

Caress JB, Abend WK, Preston DC et al. A case of Hodgkin's lymphoma producing neuromyotonia. *Neurology*. 1997;49:258-259.

Dalakas M, Illa I. Post-polio syndrome: concepts in clinical diagnosis, pathogenesis, and etiology. *Adv Neurol*. 1991;56:495-511.

Dalakas MC, Fujii M, Li M et al. The clinical spectrum of anti-GAD antibody positive patients with stiff-person syndrome. *Neurology*. 2000;55:1531-1535.

Dalakas MC, Fujii M, Li M et al. High-dose intravenous immune globulin for stiffperson syndrome. *N Engl J Med*. 2001;345:1870-1876.

Desport JC, Preux PM, Truong CT et al. Nutritional assessment and survival in ALS patients. *Amyotroph Lateral Scler Other Motor Neuron Disord* 2000;1:91-96.

Dumitru D, Amato AA. Disorders of motor neurons. In: Dumitru D, Amato AA, Swartz MJ, eds. *Electrodiagnostic Medicine*. 2nd ed. Philadelphia: Hanley & Belfus; 2002:581-651.

Harding AE, Thompson PD, Kocen RS et al. Plasma exchange and immunosuppression in the stiff man syndrome. *Lancet*. 1989;1:915.

Iannaccone ST, Russman BS, Brown RH et al. Prospective analysis of strength in spinal muscular atrophy. *J Child Neurol*. 2000;15:97-101.

Isaacs H, Heffron JJA. The syndrome of continuous muscle fiber activity cured: further studies. *J Neurol Neurosurg Psychiatry*. 1974;37:1231-1235.

Jackson CE, Gronseth G, Rosenfeld J et al. Randomized double-blind study of botulinum toxin type B for sialorrhea in AIS patients. *Muscle Nerve*. 2009;39(2):137-143.

Lacomblez L, Bensimon G, Leigh P et al. Dose-ranging study of riluzole in amyotrophic lateral sclerosis. *Lancet*. 1996;347:1425-1431.

MacGowan DJL, Scelsa SN, Waldron M. An ALS-like syndrome with new HIV infection and complete response to antiretroviral therapy. *Neurology*. 2001;57:1094-1097.

Miller F, Korsvik H. Baclofen in the treatment of stiff-man syndrome. *Ann Neurol*. 1981;9:511-512.

Miller RG, Rosenberg JA, Gelinas DF et al. Practice parameter: the care of the patient with amyotrophic lateral sclerosis (an evidence-based review)–report of the Quality Standards Subcommittee of the American Academy of Neurology. *Neurology*. 1999;52:1311-1321.

Munsat TL, Andres PL, Finison L et al. The natural history of motor neuron loss in ALS. *Neurology.* 1988;38:452-458.

Rowland LP, Shneider NA. Amyotrophic lateral sclerosis. *N Engl J Med.* 2001;344:1688-1699.

Sharoqi IA. Improvement of stiff man syndrome with vigabatrin [letter]. *Neurology.* 1998;50:833-834.

Silbert PL, Matsumoto JY, McManis PG et al. Intrathecal baclofen therapy in stiff-man syndrome: a double-blind, placebo-controlled trial. *Neurology.* 1995;45:1893-1897.

Souza-Lima CF, Ferraz HB, Braz CA et al. Marked improvement in a stiff-limb patient treated with intravenous immunoglobulin. *Mov Disord.* 2000;15:358-359.

Spehlmann R, Norcross K, Rasmus SC et al. Improvement of stiff-man syndrome with sodium valproate. *Neurology.* 1981;31:1162-1163.

Stayer C, Tronnier V, Dressnandt J et al. Intrathecal baclofen therapy for stiff-man syndrome and progressive encephalomyelopathy with rigidity and myoclonus. *Neurology.* 1997;49:1591-1597.

Tan E, Lynn J, Amato AA et al. Immunosuppressive treatment of motor neuron syndromes. *Arch Neurol.* 1994;51:194-200.

Thorsteinsson G. Management of postpolio syndrome. *Mayo Clin Proc.* 1997;72:627-638.

World Federation of Neurology Research Group in Neuromuscular Disease. El Escorial Criteria for the diagnosis of amyotrophic lateral sclerosis. *J Neurol Sci.* 1994;124(Suppl):96-107.

Zerres K, Rudnik-Schoneborn S, Forrest E et al. A collaborative study in the natural history of childhood and juvenile onset spinal muscular atrophy (type II and III SMA): 569 patients. *J Neurol Sci.* 1997;146:67-72.

Zeres K, Wirth B, Rudnik-Schoneborn S. Spinal muscular atrophy: clinical and genetic correlations. *Neuromuscul Disord.* 1997;7(3):202-207.

Neuropatias Adquiridas

Alshekhlee A, Hussain Z, Sultan B et al. Guillain-Barré syndrome: incidence and mortality rates in US hospitals. *Neurology.* 2008;70(18):1608-1613.

Altman D, Amato AA. Lepromatous neuropathy. *J Clin Neuromusc Dis.* 1999;1:68-73. Amato AA, Anderson MP. A 51-year-old woman with lung cancer and neuropsychiatric abnormalities. *N Engl J Med.* 2001;345:1758-1765.

Amato AA, Barohn RJ. Diabetic lumbosacral radiculoneuropathyies. *Curr Treat Op Neurol.* 2001;3:139-146.

Amato AA, Collins MP. Neuropathies associated with malignancy. *Semin Neurol.* 1998;18:125-144.

Amato AA, Dumitru D. Acquired neuropathies. In: Dumitru D, Amato AA, Swartz MJ, eds. *Electrodiagnostic Medicine.* 2nd ed. Philadelphia: Hanley & Belfus; 2002:937-1041.

Amato AA, Russell J. *Neuromuscular Disease.* New York: McGraw-Hill; 2008.

Azulay JP, Rihet P, Pouget J et al. Long term follow up of multifocal motor neuropathy with conduction block under treatment. *J Neurol Neurosurg Psychiatry.* 1997;62:391-394.

Backonja M, Beydoun A, Edwards KR et al. Gabapentin for the symptomatic treatment of painful neuropathy in patients with diabetes mellitus: a randomized control trial. *JAMA.* 1998;280:1831-1836.

Balart LA, Perillo R, Roddenberry J et al. Hepatitis C RNA in liver of chronic hepatitis C patients before and after interferon alpha treatment. *Gastroenterology.* 1993;104:1472-1477.

Barohn RJ. Approach to peripheral neuropathy and neuronopathy. *Semin Neurol.* 1998;18:7-18.

Bolton CF, Young GG. Critical illness polyneuropathy. *Curr Treat Op Neurol.* 2000;2:489-498.

Bonomo L, Casato M, Afeltra A et al. Treatment of idiopathic mixed cryoglobulinemia with alpha interferon. *Am J Med.* 1987;83:7266-7730.

Callabrese LH. Therapy of systemic vasculitis. *Neurol Clin.* 1997;15:973-991.

Dalakas MC, Quarles RH, Farrer RG et al. A controlled study of intravenous immunoglobulin in demyelinating neuropathy with IgM gammopathy. *Ann Neurol.* 1996;40:792-795.

Diabetes Control and Complications Trial Research Group. The effect of diabetes on the development and progression of long-term complications in insulin-dependent diabetes mellitus. *N Engl J Med.* 1993;329:977-986.

Diabetes Control and Complications Trial. Effect of intensive diabetes treatment on nerve conduction in the Diabetes Control and Complications Trial. *Ann Neurol.* 1995;38:869-880.

Díaz-Manera J, Rojas-García R, Gallardo E et al. Response to methotrexate in a chronic inflammatory demyelinating polyradiculoneuropathy patient. *Muscle Nerve.* 2009;39(3):386-388.

Dutch Guillain-Barré Study Group. Treatment of Guillain–Barré syndrome with high-dose immune globulins combined with methylprednisolone: a pilot study. *Ann Neurol.* 1994;35:749-752.

Dyck PJ, Benstead TJ, Conn DL et al. Nonsystemic vasculitic neuropathy. *Brain.* 1987;110:843-854.

Dyck PJ, Daube J, O'Brien PC et al. Plasma exchange in chronic inflammatory demyelinating polyradiculoneuropathy. *N Engl J Med.* 1986;314:461-465.

Dyck PJ, Litchey WJ, Kratz KM et al. A plasma exchange versus immune globulin infusion trial in chronic inflammatory demyelinating polyradiculoneuropathy. *Ann Neurol.* 1994;36:838-845.

Dyck PJ, Low PA, Windebank AJ et al. Plasma exchange in polyneuropathy associated with monoclonal gammopathy of undetermined significance. *N Engl J Med.* 1991;325:1482-1486.

Dyck PJ, O'Brien PC, Oviatt KF et al. Prednisone improves chronic inflammatory demyelinating polyradiculoneuropathy more than no treatment. *Ann Neurol.* 1982;11:136-141.

Enevoldson TP, Wiles CM. Severe vasculitic neuropathy in systemic lupus erythematosis and response to cyclophosphamide. *J Neurol Neurosurg Psychiatry.* 1991;54:468-469.

Feldman EL, Bromberg MB, Albers JW et al. Immunosuppressive treatment in multi-focal motor neuropathy. *Ann Neurol.* 1991;30:397-401.

Frossard V, Ketterer N, Rosselet A et al. Early intensification and autologous stem cell transplantation in patients with systemic AL amyloidosis: a single-centre experience. *Ann Hematol.* 2009;88:681-685.

Ghini M, Mascia MT, Gentilini M et al. Treatment of cryoglobulinemic neuropathy with a-interferon [letter]. *Neurology.* 1996;46:588-589.

Graus F, Keimer-Guibert F, Rene R et al. Anti-Hu associated paraneoplastic encephalomyelitis: analysis of 200 patients. *Brain.* 2001;124:1138-1148.

Hahn AF, Bolton CF, Pillay N et al. Plasma-exchange therapy in chronic inflammatory demyelinating polyneuropathy: a double-blind, sham-controlled, cross-over study. *Brain.* 1996;119:1055-1066.

Hahn AF, Bolton CF, Zochodne D et al. Intravenous immunoglobulin treatment in chronic inflammatory demyelinating polyneuropathy: a double-blind, placebo-controlled, cross-over study. *Brain.* 1996;119:1067-1077.

Halperin JJ, Little BW, Coyle PK et al. Lyme disease: cause of a treatable peripheral neuropathy. *Neurology.* 1987;37:1700-1706.

Harati Y, Gooch C, Swenson M et al. Double-blind randomized trial of tramadol for the treatment of the pain of diabetic neuropathy. *Neurology.* 1998;50:1842-1846.

Heafield MTE, Gammage MD, Nightingale S et al. Idiopathic dysautonomia treated with intravenous immunoglobulin. *Lancet.* 1996;347:28-29.

Hodgkinson SJ, Pollard JD, McLeod JG. Cyclosporine A in the treatment of chronic demyelinating polyradiculopathy. *J Neurol Neurosurg Psychiatry.* 1990;53:327-330.

Hughes R, Bensa S, Willison H et al. Randomized controlled trial of intravenous immunoglobulin versus oral prednisolone in chronic inflammatory demyelinating polyradiculoneuropathy. *Ann Neurol.* 2001;50:195-201.

Hughes RA, Donofrio P, Bril V et al. Intravenous immune globulin (10% caprylatechromatography purified) for the treatment of chronic inflammatory demyelinating polyradiculoneuropathy (ICE study): a randomised placebo-controlled trial. *Lancet Neurol.* 2008;7(2):136-144. [Erratum in: *Lancet Neurol.* 2008;7(9):771].

Jankovic J, Gilden JL, Hiner BC et al. Neurogenic orthostatic hypotension: a doubleblind, placebo-controlled study with midodrine. *Am J Med.* 1993;95:34-48.

Kieburtz K, Simpson D, Yiannoutsos C et al. A randomized trial of amitriptyline and mexiletine for painful neuropathy in HIV infection. *Neurology*. 1998;51:1682-1688.

Kumar N. Copper deficiency myelopathy (human swayback). *Mayo Clin Proc*. 2006;81(10):1371-1384.

Kumar N, Gross JB, Ahlskog JE. Copper deficiency myelopathy produces a clinical picture like subacute combined degeneration. *Neurology*. 2004;63:33-39.

Kuwabara S, Misawa S, Kanai K et al. Neurologic improvement after peripheral blood stem cell transplantation in POEMS syndrome. *Neurology*. 2008;71(21):1691-1695.

Lacomis D, Petrella JT, Giuliani MJ. Causes of neuromuscular weakness in the intensive care unit: a study of ninety-two patients. *Muscle Nerve*. 1998;21:610-617.

Léger J-M, Chassande B, Musset L et al. Intravenous immunoglobulin therapy in multifocal motor neuropathy: a double-blind, placebo-controlled study. *Brain*. 2001;124:124-153.

Low PA, Gilden JL, Freeman R et al. Efficacy of midodrine vs. placebo in neurogenic orthostatic hypotension: a randomized, double-blind multicenter study. *JAMA*. 1997;227:1046-1051.

Mahttanakul W, Crawford TO, Griffin JW et al. Treatment of chronic demyelinating polyneuropathy with cyclosporine-A. *J Neurol Neurosurg Psychiatry*. 1996;60:185-187.

Max MB, Lynch SA, Muir J et al. Effects of desipramine, amitriptyline, and fluoxetine on pain in diabetic neuropathy. *N Engl J Med*. 1992;326:1250-1256.

Mendell JR, Barohn RJ, Freimer ML et al. Randomized controlled trial of WIG in untreated chronic inflammatory demyelinating polyradiculoneuropathy. *Neurology*. 2001;56:445-449.

Nations SP, Boyer PJ, Love LA et al. Denture cream: an unusual source of excess zinc, leading to hypocupremia and neurologic disease. *Neurology*. 2008;71(9):639-643.

Plasma Exchange/Sandoglobulin Guillain-Barré Syndrome Trial Group. Randomized trial of plasma exchange, intravenous immunoglobulin, and combined treatments in Guillain-Barré syndrome. *Lancet*. 1997;349:225-230.

Prodan CI, Bottomley SS, Holland NR et al. Relapsing hypocupraemic myelopathy requiring high-dose oral copper replacement. *J Neurol Neurosurg Psychiatry*. 2006;77(9):1092-1093.

Quan D, Rich MM, Bird SJ. Acute idiopathic dysautonomia: electrophysiology and response to intravenous immunoglobulin. *Neurology*. 2000;54:770-771.

RMC Trial Group. Randomised controlled trial of methotrexate for chronic inflammatory demyelinating polyradiculoneuropathy (RMC trial): a pilot, multicentre study. *Lancet Neurol*. 2009;8(2):158-164.

Saperstein DS, Katz JS, Amato AA et al. Clinical spectrum of chronic acquired demyelinating polyneuropathies. *Muscle Nerve*. 2001;24:311-324.

van der Meche FGA, Schmidtz PIM, and the Dutch Guillain–Barré Study Group. A randomized trial comparing intravenous immunoglobulin and plasma exchange in Guillain–Barré syndrome. *N Engl J Med*. 1992;326:1123-1129.

van Doom PA, Brand A, Strengers PFW et al. High dose intravenous immunoglobulin treatment in chronic inflammatory demyelinating polyneuropathy: a double-blind placebo controlled cross-over study. *Neurology*. 1990;40:209-212.

van Doom PA, Vermeulen M, Brand A et al. Intravenous immunoglobulin treatment in patients with chronic inflammatory demyelinating polyneuropathy. *Arch Neurol*. 1991;48:217-220.

Vermeulen M, van Doom PA, Brand A et al. Intravenous immunoglobulin treatment in patients with chronic inflammatory demyelinating polyneuropathy: a double blind, placebo controlled study. *J Neurol Neurosurg Psychiatry*. 1993;56:36-39.

Wechalekar AD, Hawkins PN, Gillmore JD. Perspectives in treatment of AL amyloidosis. *Br J Haematol*. 2008;140(4):365-377.

Wolfe GI, Baker NS, Amato AA et al. Chronic cryptogenic sensory polyneuropathy: clinical and laboratory characteristics. *Arch Neurol*. 1999;56:540-547.

Neuropatias Hereditárias

Amato AA, Dumitru D. Hereditary neuropathies. In: Dumitru D, Amato AA, Swartz MJ, eds. *Electrodiagnostic Medicine*. 2nd ed. Philadelphia: Hanley & Belfus; 2002:889-936.

Amato AA, Russell J. Neuromuscular Disease. New York: McGraw-Hill; 2008. Bergethon PR, Sabin TD, Lewis D *et al.* Improvement in the polyneuropathy associ-with familial amyloid polyneuropathy after liver transplantation. *Neurology.* 1996;47:944-951.

Bosch EP, Pierach CA, Bossenmaier I *et al.* Effect of hematin in porphyric neuropathy. *Neurology.* 1977;27:1053-1056.

Coehlo T. Familial amyloid polyneuropathy: new developments in genetics and treatment. *Curr Opin Neurol.* 1996;9:355-359.

Mendell JR. Charcot-Marie-Tooth neuropathies and related disorders. *Semin Neurol.* 1998;18:41-47.

Pareyson P. Axonal Charcot-Marie-Tooth disease: the fog is only slowly lifting. *Neurology.* 2007;68:1649-1650.

Steinberg D, MIze CE, Herndon JH *et al.* Phytanic acid in patients with Refsum's syndrome and response to dietary treatment. *Arch Intern Med.* 1970;125:75-87.

DISTÚRBIOS DA JUNÇÃO NEUROMUSCULAR E MIOPATIAS

Anthony A. Amato

MIASTENIA *GRAVIS*

Introdução

1. A miastenia *gravis* é uma doença autoimune causada por ataque imunológico à junção neuromuscular (JNM) pós-sináptica.
2. A incidência de miastenia *gravis* varia de 1 a 9 por milhão, enquanto que a prevalência varia entre 25 e 142 por milhão. A incidência da miastenia *gravis* é ligeiramente maior em mulheres do que em homens. A idade de início é bimodal para os homens e as mulheres. As mulheres demonstram incidências anuais com pico de 20 a 24 e 70 a 75 anos de idade, enquanto os homens apresentam taxas de pico de 30 a 34 e 70 a 74 anos de idade.
3. Pacientes com miastenia *gravis* podem ser classificados de acordo com os critérios de Osserman:
   a. Grupo 1: Miastenia ocular, 15 a 20%.
   b. Grupo 2A: Miastenia generalizada leve, 30%.
   c. Grupo 2B: Miastenia generalizada moderadamente grave, 20%.
   d. Grupo 3: Miastenia aguda fulminante, 11%.
   e. Grupo 4: Miastenia grave tardia, 9%.
4. Até 70% dos pacientes com miastenia *gravis* apresentam hiperplasia tímica e aproximadamente 10% possuem um timoma. Os timomas são muito mais comuns em pacientes entre 50 e 70 anos de idade. Significativamente, os timomas podem ser malignos e invasivos. O papel do timo na miastenia *gravis* é incerto.

Fisiopatologia

A miastenia *gravis* é um distúrbio autoimune adquirido na transmissão neuromuscular, no qual, na maioria dos pacientes, resulta da produção de anticorpos direcionados contra os receptores da acetilcolina (AChR) ou contra o receptor da tirosina quinase músculo específica (MuSK).

Prognóstico

1. Pelo menos 50% dos pacientes que, inicialmente, manifestam apenas sintomas oculares eventualmente desenvolvem uma forma mais generalizada da doença.
2. A maioria dos pacientes evolui para seu estado mais fraco nos primeiros 3 anos.
3. Os pacientes podem desenvolver fraqueza generalizada grave com insuficiência respiratória ou incapacidade de deglutir. Fraqueza respiratória e bulbar grave pode se desenvolver na ausência de fraqueza ocular ou nas extremidades.
4. Pacientes somente com fraqueza leve podem responder aos medicamentos anticolinesterásicos. No entanto, pacientes com fraqueza moderada ou grave requerem agentes imunossupressores ou imunomoduladores.

Diagnóstico

Manifestações Clínicas

1. Os marcos clínicos da miastenia *gravis* são fraqueza flutuante, caracterizada pela presença de fadiga anormal que melhora com o repouso.
2. Os pacientes geralmente se queixam de ptose, visão embaçada ou diplopia, particularmente após um período prolongado de leitura ou no final do dia. A ptose é a manifestação clínica em 50 a

90% dos pacientes, enquanto 15% apresentam visão embaçada ou diplopia. Chega um momento em que aproximadamente 90 a 95% dos pacientes se queixam de diplopia.
3. Disfagia e disartria ocorrem em até 1/3 dos pacientes.
4. Fraqueza proximal nos membros e pescoço é a manifestação clínica inicial em aproximadamente 20 a 30% dos indivíduos. Mais importante, aproximadamente 3% dos pacientes manifestam fraqueza predominantemente distal. Cefaloplegia secundária à fraqueza dos músculos extensores do pescoço não é incomum e pode ser a manifestação clínica inicial. Pode haver um início gradual, porém bem definido, de fadiga após atividades repetitivas.
5. Ocasionalmente, os pacientes apresentam insuficiência respiratória devido à fraqueza do diafragma e músculos acessórios da respiração.
6. Pacientes com anticorpos anti-MuSK frequentemente manifestam fraqueza bulbar ou proximal sem envolvimento ocular.

Testes Farmacológicos
1. O teste do edrofônio (Tensilon [não comercializado no Brasil]) pode ajudar a diagnosticar a miastenia *gravis*. O edrofônio é um agente anticolinesterásico e sua injeção resultará em um aumento transitório em AChR na JNM. Esta droga é algumas vezes escassa e pode não estar disponível.
   a. Os efeitos colaterais anticolinérgicos do edrofônio incluem fasciculações, bradicardia, náusea, vômito e aumento do lacrimejamento.
   b. Monitorizar o pulso e a pressão arterial de pacientes e estar preparado para administrar atropina para neutralizar os efeitos anticolinérgicos do edrofônio.
   c. Inserir uma agulha borboleta na veia antecubital e administrar uma dose-teste de 2 mg de edrofônio. Se não houver resposta em 30 segundos, uma dose adicional de 8 mg é administrada em incrementos (2 mg a cada 15 segundos).
   d. É mais importante avaliar um sinal objetivo de fraqueza muscular e não a resposta subjetiva dos pacientes. Sob esse aspecto, a avaliação da melhora da ptose ou oftalmoparesia é mais útil.
   e. O teste não é considerado positivo se apenas o paciente afirma que ele ou ela se sente mais forte.

Manifestações Laboratoriais
1. Os anticorpos anti-AChR são detectados em aproximadamente 80 a 90% dos pacientes com miastenia *gravis* generalizada, com uma ocorrência ligeiramente menor (70% dos pacientes) na forma ocular.
2. Os anticorpos anti-MuSK são observados em aproximadamente 1/3 dos pacientes sem anticorpos anti-AChR.
3. Os anticorpos antimúsculo estriado (também conhecidos como anticorpos antititin) são evidentes em aproximadamente 30% dos pacientes adultos com miastenia *gravis* e 80% dos pacientes que possuem timomas.
4. Os anticorpos antinucleares (AANs) e os testes de função tireoidiana podem estar anormais em pacientes com outras condições autoimunes associadas.

Achados Eletrofisiológicos
1. O teste de estimulação repetitiva é tipicamente realizado em um músculo intrínseco da mão, como o músculo abdutor do dedo mínimo; no entanto, em pacientes que apresentam somente fraqueza proximal, o trapézio também pode ser avaliado. Em pacientes que apresentem apenas fraqueza ocular ou bulbar, um músculo facial (orbicular do olho, ou orbicular oral) deve ser estudado.
   a. Primeiro realizar estimulação repetitiva com 2 a 3 Hz com o paciente em repouso. Normalmente, deve haver um decremento da amplitude do potencial de ação do músculo maior que 10%.
   b. Se um decremento anormal é demonstrado, o paciente é instruído a exercitar o músculo por 10 segundos a fim de avaliar a facilitação pós-exercício e a resultante melhora resultante no decremento na estimulação com 2 a 3 Hz imediatamente pós-exercício.

c. Se o decremento não melhorar com o repouso, o músculo é exercitado por 1 minuto para verificar se a exaustão pós-exercício causará um decremento anormal. Estimulação repetitiva com 2 a 3 Hz é realizada imediatamente após o exercício e uma vez por minuto durante os 5 a 6 minutos seguintes.
2. Se a estimulação nervosa repetitiva é normal, eletromiografia (EMG) de fibra única pode ser realizada. A EMG de fibra única documenta um aumento no *jitter* em 77 a 100% dos pacientes, de acordo com a gravidade da doença e músculo estudado.

Tratamento

1. Há várias estratégias terapêuticas comumente utilizadas para o tratamento da miastenia *gravis*.
   a. Inibidores da acetilcolinesterase (drogas anticolinesterásicas) (Tabela 9-1).
   b. Agentes imunossupressores/imunomoduladores (Tabela 8-1).
   c. Plasmaférese (PF).
   d. Timectomia.
2. O regime terapêutico utilizado em pacientes com miastenia *gravis* é individualizado e dependente da gravidade da miastenia, idade do paciente, presença ou ausência de timo aumentado e problemas médicos concomitantes.
3. Tenta-se tratar os pacientes com miastenia ocular somente com Mestinon. Se os pacientes ainda são sintomáticos com o tratamento com Mestinon, tentamos tratamento com prednisona em incrementos graduais (ver abaixo o tratamento com prednisona com a abordagem de "dose inicial baixa com aumento gradual da dose").
4. Pacientes em crise miastênica (severo desconforto respiratório ou fraqueza bulbar) representam a extremidade oposta do espectro.
   a. Estes pacientes devem ser internados em uma unidade de terapia intensiva (UTI) e acompanhados de perto, particularmente para função pulmonar.
   b. Quando a capacidade vital forçada declina para menos que 15 mL/kg ou a pressão inspiratória negativa é inferior a 30 cmH$_2$O, considerar intubação eletiva do paciente para proteger as vias aéreas e iniciar ventilação mecânica. Alternativamente, a pressão positiva de duplo nível nas vias aéreas (BiPAP) pode ser iniciada, podendo aliviar a necessidade de intubação em pacientes que não apresentem hipercapnia (ou seja, PaCO$_2$ superior a 50 mmHg).
   c. Iniciar PF até que ocorra retorno suficiente da força muscular do paciente e o mesmo possa ser retirado do ventilador. Imunoglobulina intravenosa (IgIV) pode ser um tratamento alternativo.
   d. Além de iniciar a PF e IgIV, geralmente iniciamos tratamento com altas doses de corticosteroides por volta do mesmo período.

TABELA 9-1 Drogas Anticolinesterásicas comumente Utilizadas para Miastenia *Gravis*

Droga	Via	Dose em Adultos	Dose em Crianças	Dose em Lactentes	Frequência
Brometo de neostigmina (Prostigmin)	VO	15 mg	10 mg	1-2 mg	A cada 2-3 h
Metilsulfato de neostigmina (Prostigmin injetável)	IM, IV	0,5 mg	0,1 mg	0,05 mg	A cada 2-3 h
Brometo de piridostigmina (Mestinon)	VO, IM, IV	60 mg 2 mg	30 mg 0,5-1,5 mg/kg	4-10 mg 0,1-0,5 mg	A cada 3-6 h A cada 3-6 h
Mestinon Timespan	VO,	180 mg			Na hora de dormir
VO, via oral; IM, intramuscular; IV, intravenoso.					

5. Terapias específicas.
   a. Inibidores da acetilcolinesterase.
      1) O inibidor da acetilcolinesterase brometo de piridostigmina (Mestinon) geralmente melhora a fraqueza em pacientes com miastenia *gravis*.
      2) Em adultos, iniciar piridostigmina a uma dose de 30 a 60 mg a cada 6 horas. Em crianças, iniciar a piridostigmina a uma dose de 1 mg/kg. Quando necessário, a dose é gradualmente titulada para controlar os sintomas miastênicos e reduzir o efeitos colaterais. A maioria dos adultos requer entre 60 e 120 mg de piridostigmina a cada 4 a 6 horas.
      3) Há (não no Brasil) uma formulação de piridostigmina de liberação controlada (Mestinon Timespan, 180 mg). Um comprimido de Mestinon Timespan pode ser fornecido aos pacientes que apresentam severa fraqueza generalizada ao despertar. Alternativamente, em pacientes com fraqueza apenas leve à moderada, é igualmente eficaz recomendar que os pacientes definam o alarme 30 minutos antes que eles ou elas necessitem levantar da cama e tomar uma dose regular de piridostigmina naquele momento.
      4) Pacientes podem desenvolver efeitos colaterais colinérgicos secundários ao acúmulo de AChR nos receptores muscarínicos e nicotínicos. Os efeitos colaterais muscarínicos incluem náusea, vômito, cólica abdominal, diarreia, aumento de secreções orais e brônquicas, bradicardia e, raramente, confusão ou psicose. Pré-tratamos os pacientes com efeitos colaterais significativos com medicamentos anticolinérgicos (p. ex., um comprimido de Anaspaz 4 vezes ao dia) 30 minutos antes da dose de piridostigmina.
   b. Corticosteroides.
      1) A maioria de nossos pacientes com miastenia *gravis* moderada a grave recebe prednisona. Geralmente, há duas estratégias terapêuticas utilizadas durante o uso de prednisona em pacientes com miastenia *gravis*.
         a) Tratamento agressivo com altas doses diárias de corticosteroides no início do tratamento.
         b) Uma abordagem "dose inicial baixa com aumento gradual da dose" *(start low and go slow)*.
         c) O regime de altas doses diárias resulta em uma melhora muito mais rápida da força muscular; porém, há cerca de 10 a 15% de chance de uma piora precoce. Esta piora transitória geralmente não é observada na abordagem "dose inicial baixa com aumento gradual da dose", mas os pacientes geralmente levam mais tempo para melhorar com esta abordagem.
      2) Em pacientes com miastenia generalizada moderada a grave, geralmente iniciamos o tratamento com 1 a 1,5 mg/kg/d de prednisona (até 100 mg) por 2 semanas e, então, trocamos para prednisona em dias alternados (p. ex., 100 mg dia sim dia não). Se os pacientes não toleram a prednisona em dias alternados, fornecemos doses equivalentes de prednisona diária (p. ex., 50 mg diariamente). Mantemos os pacientes nesta dose alta de prednisona até que sua força tenha se normalizado ou até que haja um platô na melhora. A seguir, gradualmente reduzimos a dose em 5 mg a cada 2 a 3 semanas, até 20 mg dia sim dia não. A esta altura, eu realizo redução adicional da dose em 2 mg a cada 4 semanas. Geralmente é com estas doses baixas que os pacientes podem ter uma recidiva.
      3) A maioria dos pacientes necessitará alguma quantidade de medicamentos imunossupressores; porém, tentamos encontrar as menores doses necessárias para manter sua força muscular.
      4) A adição de outros agentes imunossupressores (p. ex., azatioprina) pode ter um efeito poupador de prednisona. Muitos especialistas iniciam o tratamento simultâneo com um destes agentes, na esperança de que a dose de prednisona possa ser rapidamente reduzida a uma dose inferior que seria alcançada pela monoterapia com prednisona. Junto com a prednisona, geralmente iniciamos o tratamento com um agente de segunda linha em mulheres na pós-menopausa, pacientes com osteoporose ou aqueles com risco elevado de reação adversa aos corticosteroides (p. ex., pacientes com diabetes melito).
      5) Aproximadamente 5 a 15% dos pacientes sofrem um grau variável de piora inicial após serem iniciados em altas doses de esteroides. Se os pacientes possuem fraqueza moderada, é razoável hospitalizá-los pela primeira semana após o início do tratamento com altas doses de corticosteroides.

6) Em razão do risco de exacerbação com altas doses de corticosteroides, alguns defendem a abordagem de "dose inicial baixa com aumento gradual da dose". Os pacientes são iniciados com 15 a 20 mg/d e a dose é gradualmente aumentada em 5 mg a cada 2 a 4 dias ou até que uma melhora definida seja observada. Infelizmente, a melhora leva muito mais tempo com esta abordagem, não sendo, consequentemente, muito útil em pacientes com fraqueza severa. Reservamos esta abordagem para pacientes com doença generalizada leve não controlada com Mestinon ou para pacientes com miastenia ocular. No entanto, estudos recentes com micofenolato mofetil sugerem que em muitos pacientes a miastenia leve ou moderada pode ser controlada com uma dose diária de 20 mg de prednisona (*Muscle Study Group*, 2008). Portanto, temos, gradualmente, trocado para a abordagem de "dose inicial baixa com aumento gradual da dose" em muitos pacientes miastênicos, exceto aqueles com doença mais severa que necessitam de uma resposta mais rápida.

7) Há uma infinidade de potenciais efeitos colaterais graves à administração crônica de corticosteroides (p. ex., risco de infecção, diabetes melito, hipertensão, glaucoma, osteoporose e necrose asséptica das articulações).

8) Obtemos uma radiografia torácica e um teste cutâneo do derivado de proteína purificada (PPD) em populações de alto risco antes de iniciar os medicamentos imunossupressivos. Tratamento profilático com isoniazida pode ser necessário em pacientes com histórico de tuberculose ou aqueles com resultado positivo no teste de PPD.

9) Medir a densidade óssea com absorciometria de raios X de dupla energia (DEXA) na linha de base e a cada 12 meses durante o tratamento com corticosteroides.

10) Suplementação de cálcio (1 g/d) e vitamina D (400 a 800 UI/d) é iniciada para profilaxia contra osteoporose induzida por esteroides. Geralmente recomendamos o uso de antiácidos compostos de carbonato de cálcio, como o Tums, visto que também pode ajudar com a dispesia associada ao uso de esteroides.

11) Bifosfonatos são eficazes na prevenção e tratamento da osteoporose. Se a DEXA demonstra osteoporose na linha de base ou durante estudos de acompanhamento, iniciamos tratamento com alendronato 70 mg/semana. Nas mulheres pós-menopáusicas, realizamos o tratamento profilático com 35 mg de alendronato oral uma vez por semana se a DEXA exibir perda óssea na linha de base (não o suficiente para diagnosticar osteoporose neste estágio) ou se houver perda significativa da densidade óssea nas varreduras de acompanhamento. O alendronato pode causar esofagite grave e sua absorção é comprometida quando tomado com as refeições. Portanto, os pacientes devem ser instruídos a permanecer na posição vertical e não comer por pelo menos 30 minutos após tomarem uma dose de alendronato.

12) Não tratar profilaticamente com bloqueadores do receptor de histamina H2, a menos que o paciente desenvolva desconforto gastrointestinal ou possua histórico de doença ulcerosa péptica. Tums pode ajudar a prevenir qualquer desconforto e também serve como uma fonte de cálcio.

13) Pacientes são instruídos a iniciar dieta baixa em sódio, baixa em carboidratos e alta em proteínas para prevenir ganho de peso excessivo.

14) Os pacientes também recebem fisioterapia e são encorajados a iniciar um programa gradual de exercícios aeróbicos.

15) A pressão arterial é medida a cada consulta, junto com exames oculares periódicos para catarata e glaucoma. A glicemia de jejum e os níveis séricos de potássio são periodicamente verificados. Suplementação de potássio pode ser necessária se o paciente se torna hipocalêmico.

16) Miopatia esteroide *versus* recidiva da miastenia *gravis*: o tratamento prolongado com altas doses de esteroides e falta de atividade física pode causar atrofia das fibras musculares tipo 2, com fraqueza muscular proximal. Este quadro precisa ser diferenciado da fraqueza muscular em decorrência da recidiva de miastenia. Pacientes que se tornam mais fracos durante a redução da dose de prednisona ou que apresentem piora do decremento na estimulação repetitiva ou que demonstram *jitter* aumentado e presença de bloqueios na EMG de fibra única mais provavelmente sofrem uma piora da miastenia. Em contraste, os pacientes com altas doses contínuas de corticosteroides, estimulação repetitiva nor-

mal e resultados normais na EMG de fibra única, e outras evidências de toxicidade esteroide (ou seja, aparência cushingoide) podem sofrer de atrofia de fibras musculares tipo 2 e podem se beneficiar da fisioterapia e redução da dose de esteroides.
c. Azatioprina.
  1) Prescrevo azatioprina para pacientes com miastenia *gravis* generalizada moderada a severa, cuja doença não é bem controlada pela prednisona e Mestinon. Como mencionado previamente, iniciaremos o tratamento com azatioprina junto com a prednisona nos pacientes de maior risco para complicações em razão do uso de esteroides no início do tratamento.
  2) Antes de iniciar o tratamento com azatioprina, os pacientes podem ser testados para deficiência da enzima tiopurina-metiltransferase (TPMT). Pacientes heterozigotos para mutação na TPMT são capazes de tolerar azatioprina em baixas doses; porém, aqueles que são homozigotos não deveriam receber a droga, visto que não são capazes de metabolizá-la e podem desenvolver toxicidade severa da medula óssea.
  3) Em adultos, iniciamos a azatioprina a uma dose de 50 mg/d, gradualmente, aumentamos em 50 mg/semana até uma dose total de 2 a 3 mg/kg/d.
  4) Uma reação sistêmica caracterizada por febre, dor abdominal, náusea, vômito e anorexia ocorre em 12% dos pacientes, necessitando de descontinuação da droga. Esta reação geralmente ocorre nas primeiras semanas do tratamento e se resolve em alguns dias da descontinuação da azatioprina.
  5) Uma grande desvantagem da azatioprina é o longo período necessário para observar efeito. Um estudo duplo-cego, placebo-controlado, da azatioprina não exibiu benefício estatisticamente significativo em termos de redução na dose cumulativa de corticosteroides até os 18 meses de tratamento.
  6) Realizar hemograma completo (HC) e testes de função hepática (TFHs) – aspartato aminotransferase (AST), alanina aminotransferase (ALT), bilirrubinas e γ-glutamil transpeptidase (GGT) – todas as semanas até que o paciente esteja sob tratamento com doses estáveis de azatioprina e, então, a cada 3 meses. Reduzir a dose se a contagem leucocitária cai abaixo de 4.000/mm^3.
  7) O tratamento com a azatioprina é suspenso se a contagem leucocitária cair para 2.500/mm^3 ou a contagem absoluta de neutrófilos cair para 1.000/mm^3. Leucopenia pode-se desenvolver tão cedo quanto 1 semana ou tão tarde quanto 2 anos após o início da azatioprina. A leucopenia geralmente é revertida em 1 mês, sendo então possível reintroduzir a azatioprina sem recorrência da leucopenia severa.
  8) Descontinuar a azatioprina se os TFHs aumentarem mais que 2 vezes os valores basais. Geralmente, há o desenvolvimento de toxicidade hepática nos primeiros meses de tratamento, podendo levar meses para se resolver. Ocasionalmente, a azatioprina pode ser reintroduzida com sucesso, sem recorrência da disfunção hepática, após o retorno aos valores basais dos TFHs.
  9) Alopurinol deve ser evitado, pois sua combinação com a azatioprina aumenta o risco de toxicidade hepática e medular.
d. Ciclosporina.
  1) A ciclosporina primariamente inibe as respostas imunes dependentes das células T. Geralmente utilizamos a ciclosporina em pacientes refratários à prednisona e azatioprina.
  2) A maioria dos pacientes nota melhora em 2 a 3 meses do início do tratamento; portanto, o efeito da ciclosporina é muito mais rápido que o da azatioprina.
  3) Iniciar ciclosporina com 3 a 4 mg/kg/d em 2 doses divididas e, se necessário, gradualmente aumentar para 6 mg/kg/d.
  4) A dose da ciclosporina deveria ser inicialmente titulada para manter os níveis de vale de ciclosporina entre 50 e 150 mg/mL. Ajustar a dose para manter o nível de vale inferior a 150 ng/mL e o nível de creatinina inferior a 150% da linha de base.
  5) Pressão arterial, eletrólitos, função renal e níveis de vale da ciclosporina necessitam ser monitorizados.
e. Tacrolimus.
  1) O tacrolimus é similar à ciclosporina; porém, pode estar associado a menor número de efeitos colaterais. Portanto, muitos especialistas preferem o tacrolimus.

2) A dose inicial é de 0,1 mg/kg, podendo ser gradualmente aumentada até 0,2 mg/kg em 2 doses divididas, conforme necessário.
   3) A dose é titulada para manter um nível de vale de 5 a 15 mg/mL.
   4) Assim como a ciclosporina, é importante monitorizar a pressão arterial, os eletrólitos e a função real.
f. Micofenolato mofetil.
   1) O micofenolato mofetil inibe a proliferação dos linfócitos T e B, bloqueando a síntese de purina apenas nos linfócitos.
   2) O dose inicial é de 1 g 2 vezes ao dia, podendo ser aumentada em 500 mg/mês até 1,5 g 2 vezes ao dia.
   3) O micofenolato é excretado pelos rins; portanto, a dose não deve ser superior a 1 g/d (ou seja, 500 mg 2 vezes ao dia) em pacientes com insuficiência renal.
   4) Um benefício do micofenolato, quando comparado a outros agentes imunossupressores, é a ausência de toxicidade renal e hepática.
   5) O principal efeito colateral é a diarreia. Os efeitos colaterais menos comuns incluem desconforto abdominal, náusea, edema periférico, febre e leucopenia.
   6) O uso de micofenolato tem sido reduzido devido aos resultados de dois ensaios duplo-cegos, placebo-controlados que falharam em demonstrar qualquer benefício (*Muscle Study Group*, 200; Sanders *et al.*, 2008). Todavia, alguns especialistas ainda são fortes defensores e acreditam que o micofenolato seja benéfico em alguns pacientes. Dado seu alto custo e ausência de prova da eficácia em dois grandes ensaios clínicos, não prescrevemos mais esta droga de forma rotineira. No entanto, mantemos o micofenolato nos pacientes que estão respondendo bem ao tratamento.
g. IgIV.
   1) Alguns estudos constataram que a IgIV é equivalente à PF no tratamento da miastenia *gravis*, embora outros estudos tenham sugerido que a PF seja mais eficaz. Temos utilizado a IgIV com sucesso nos pacientes com crises miastênicas e, até que se prove o contrário, acredito que seja uma alternativa análoga à PF.
   2) A IgIV não foi comparada aos agentes imunossupressores mencionados acima.
   3) Geralmente utilizar a IgIV em pacientes com miastenia *gravis* generalizada moderada a grave a fim de aumentar a força muscular antes da timectomia. Também utiliza-se a IgIV em pacientes refratários a outras formas de imunoterapia ou em combinação com a prednisona para um efeito poupador de esteroides.
   4) Iniciar a IgIV (2 g/kg) lentamente, por 2 a 5 dias e repito as infusões em intervalos mensais por no mínimo 3 meses. Após este período, o tratamento é individualizado. Alguns podem necessitar de tratamento todas as semanas (0,4 a 2 g/kg), enquanto outros podem passar bem com um intervalo de vários meses entre cada infusão de IgIV.
   5) A função renal dos pacientes deve ser verificada, especialmente naqueles com diabetes melito, devido a risco de insuficiência renal induzida pela IgIV. Um nível sérico de IgA pode ser verificado antes do tratamento, pois aqueles com baixos níveis de IgA podem estar em risco de anafilaxia.
   6) Sintomas semelhantes à gripe – dores de cabeça, mialgias, febre, calafrios, náusea e vômito – são comuns e ocorrem em até metade dos pacientes recebendo IgIV. Estes sintomas podem ser reduzidos pela pré-medicação com um corticosteroide e reduzindo a taxa de infusão.
   7) Erupção cutânea, meningite asséptica, infarto do miocárdio e acidente vascular encefálico também podem complicar as infusões de IgIV. A IgIV deve ser evitada em pacientes com estados hipercoaguláveis e doença cardiovascular aterosclerótica significativa.
h. PF.
   1) A PF é utilizada em pacientes com crise miastênica ou naqueles com fraqueza moderada antes da timectomia, a fim de maximizar sua força pré-operatória.
   2) O curso típico envolve a troca de 2 a 3 L de plasma 3 vezes por semana até que a força muscular apresente melhora significativa (geralmente 5 a 6 trocas totais). A melhora é perceptível após duas a quatro trocas.

3) A PF reduz a concentração sérica de anticorpos anti-AChR, porém deve ser repetida a intervalos relativamente regulares em razão da duração limitada de seu efeito.
4) Após 1 semana de PF, os autoanticorpos começam a retornar. Portanto, terapia imunossupressora também deve ser iniciada.

i. Timectomia.
  1) A timectomia é claramente indicada em pacientes com um timoma.
  2) O papel da timectomia em pacientes com miastenia *gravis* sem timoma é incerto e foi o assunto de um *Guia de Prática Clínica* em 2000 desenvolvido pela *American Academy of Neurology*. A recomendação dos membros foi que a timectomia é uma opção para aumentar a probabilidade de melhora ou de remissão em pacientes com miastenia *gravis* não timomatosa.

j. Rituximab.
  1) Rituximab é um anticorpo monoclonal direcionado contra o marcador celular CD20 e irá causar depleção das células B por 6 meses a 1 ano ou mais. Visto que as células B são precursoras das células plasmáticas, a produção de anticorpos também cai ao longo do tempo.
  2) Alguns estudos de pequeno porte sugeriram que o rituximab pode ser eficaz em pacientes com miastenia *gravis* refratária, em particular aqueles com anticorpos anti-MuSK que podem ser difíceis de tratar.
  3) Temos utilizado o rituximab em pacientes com miastenia *gravis* refratária, e também como um substituto para pacientes necessitando de IgIV.
  4) A dose de rituximab é de 750 mg/m^2 (até 1 g). A dose é repetida em 2 semanas. Este curso de tratamento com rituximab é geralmente repetido a cada 6 a 9 meses.
  5) Os principais efeitos colaterais são as reações à infusão. Há risco elevado de infecção, pois o rituximab causa depleção das células B. Há alguns relatos de leucoencefalopatia multifocal progressiva em pacientes com lúpus eritematoso sistêmico que receberam a droga (eles também foram tratados no passado com outros agentes imunossupressores).

MIASTENIA *GRAVIS* AUTOIMUNE NEONATAL TRANSITÓRIA

Introdução
A miastenia *gravis* autoimune neonatal transitória desenvolve-se em cerca de 10% dos lactentes nascidos de mães com miastenia gravis.

Fisiopatologia
A fraqueza resulta da transferência passiva através da placenta dos anticorpos maternos anti-AChR.

Prognóstico
1. O início da doença geralmente ocorre nos primeiros 3 dias de vida e se manifesta com choro fraco, dificuldade em se alimentar devido a sucção deficiente, fraqueza generalizada e tônus reduzido, dificuldade respiratória, ptose e expressão facial reduzida (fraqueza muscular facial).
2. A fraqueza muscular geralmente é temporária, com duração média de aproximadamente 18 a 20 dias.
3. Alguns raros lactentes afetados nascem com artrogripose e apresentam algum grau de fraqueza persistente lactentes, talvez relacionada com lesão na JNM pelos anticorpos direcionados contra os componentes do AChR fetal.

Diagnóstico
1. O diagnóstico deve ser suspeitado em qualquer lactente nascido de mãe com miastenia *gravis*.
2. Mães de lactentes hipotônicos devem ser examinadas para sinais de miastenia *gravis*, pois nem todas as mães são sintomáticas.
3. O diagnóstico pode ser confirmado pela demonstração de anticorpos anti-AChR no soro do lactente ou resposta decremental ao estímulo repetitivo do nervo na criança ou mãe.

Tratamento

1. Lactentes com miastenia *gravis* neonatal e fraqueza podem ser tratados com medicamentos anticolinesterásicos por 3 a 6 semanas, até que os níveis de anticorpos tenham-se reduzido ao ponto em que suficientes fatores de segurança com um número significativo de JNM tenham sido restabelecidos.
2. Aqueles com fraqueza severa podem necessitar de ventilação mecânica e tratamento com PF.

SÍNDROME MIASTÊNICA DE LAMBERT-EATON

Introdução

1. A síndrome miastênica de Lambert-Eaton (SMLE) é o segundo distúrbio de JNM mais comum após a miastenia *gravis*.
2. A SMLE é um distúrbio imunológico causado por anticorpos anticanal de cálcio voltagem dependente (VGCC).
3. Cerca de 85% dos pacientes com SMLE possuem mais que 40 anos de idade, com a média etária no início do quadro ao redor dos 50 anos de idade.
4. Em aproximadamente 2/3 dos casos, a SMLE surge como distúrbio paraneoplásico, geralmente secundário ao carcinoma pulmonar de pequenas células. O carcinoma pulmonar de pequenas células é o agente ofensor em aproximadamente 90% dos casos paraneoplásicos de SMLE. Outras malignidades associadas à SMLE incluem os distúrbios linfoproliferativos, câncer pancreático, carcinoma de mama e ovário. Os sintomas da SMLE geralmente precedem o diagnóstico tumoral por uma média de 10 meses (pode variar de 5 meses a 4 anos).
5. No outro terço dos pacientes, a SMLE ocorre como um distúrbio autoimune sem câncer subjacente. Tais casos são mais comuns em mulheres e pacientes mais jovens e estão associados a outros distúrbios autoimunes.
6. As formas paraneoplásicas e não paraneoplásicas da SMLE são clínica e eletrofisiologicamente indistinguíveis.

Fisiopatologia

1. A SMLE é causada por anticorpos direcionados contra os VGCCs nos terminais nervosos motores pré-sinápticos.
2. Os anticorpos ligam-se aos VGCCs e, subsequentemente, inibem a entrada do cálcio, que é necessário para a secreção de AChR no terminal nervoso. Além disso, os anticorpos podem formar ligações cruzadas com os canais de cálcio adjacentes, precipitando o processo de internalização e degradação dos canais de cálcio.

Prognóstico

1. Os pacientes geralmente melhoram com o tratamento.
2. Pacientes com SMLE autoimune primária sem malignidade subjacente tendem a ter prognóstico favorável. No entanto, o prognóstico em pacientes com câncer subjacente está mais relacionado com aquele da malignidade, que geralmente é desfavorável.

Diagnóstico

Manifestações Clínicas

1. Pacientes com SMLE geralmente se queixam de fraqueza proximal e fácil fadigabilidade.
2. Ptose e diplopia são frequentemente transitórias e leves. Alguns pacientes desenvolvem disartria ou disfagia; porém, estes sintomas geralmente são secundários à secura da boca.
3. Disfunção autonômica, como saliva reduzida, olhos secos, visão embaçada, constipação, sudorese reduzida e impotência, é comumente observada em pacientes com SMLE.

4. Embora a maioria dos pacientes não tenha problemas respiratórios relacionados com o defeito na JNM (eles podem apresentar dispneia relacionada ao câncer de pulmão), raros casos de SMLE se manifestando com insuficiência respiratória foram documentados.
5. O exame neurológico demonstra fraqueza simétrica, proximal maior que distal, afetando as pernas mais do que os braços. Ptose leve, oftalmoparesia e fraqueza bulbar podem ser aparentes, porém não são tão comuns ou tão severas quanto na miastenia *gravis*. Os reflexos tendinosos profundos podem estar reduzidos ou ausentes, porém, são significativamente mais fáceis de obter após uma ligeira contração do músculo.

Manifestações Laboratoriais
1. Os anticorpos direcionados contra os VGCCs tipo P/Q dos terminais nervosos motores são detectados no soro em mais de 90% dos pacientes com SMLE (em casos paraneoplásicos e não relacionados com o câncer).
2. Anticorpos direcionados contra os canais de cálcio do tipo N, que estão localizados nos nervos autonômicos e periféricos, assim como nos neurônios cerebelares, corticais e medulares, estão presentes em 74% dos pacientes com SMLE e câncer de pulmão e em 40% dos pacientes sem câncer.
3. Alguns pacientes com SMLE paraneoplásica também possuem anticorpos anti-hu, assim como ganglionopatia sensitiva, degeneração cerebelar e encefalopatia associada.
4. Até 13% dos pacientes com SMLE também possuem anticorpos ligantes do AChR. Os anticorpos anti-AChR não são necessariamente patogênicos em pacientes com SMLE e podem apenas representar um epifenômeno.

Achados Eletrofisiológicos
1. Os estudos de condução nervosa (ECNs) motora revelam redução intensa na amplitude do potencial de ação muscular composto (PAMC).
2. Com 10 segundos de exercício, a estimulação repetida do nervo elícita um incremento na amplitude do PAMC devido à facilitação pós-exercício.
3. Se os pacientes são incapazes de cooperar, altas taxas de estimulação repetitiva com 20 a 50 Hz por até 10 segundos irá produzir a mesma resposta incremental. Eu não uso rotineiramente altas taxas de estimulação repetitiva, a menos que seja necessário, visto que podem ser bem dolorosas.
4. Estimulação repetitiva com 2 a 3 Hz demonstra um decremento anormal.
5. EMG de fibra única demonstra aumento no *jitter*.

Tratamento
1. Pacientes com SMLE devem ser submetidos a um exame completo para carcinoma subjacente, particularmente carcinoma envolvendo a cavidade torácica (ou seja, câncer pulmonar de pequenas células). Muitas outras neoplasias têm sido responsáveis por esta síndrome. Em pacientes com SMLE paraneoplásica, a força muscular pode melhorar com remoção cirúrgica do tumor, radioterapia e quimioterapia.
2. Em pacientes com ou sem tumor, diversos medicamentos terapêuticos podem ser administrados para auxiliar com os sintomas de fraqueza e fadiga.
    a. Inibidores da acetilcolinesterase.
        1) Geralmente tratamos os pacientes com Mestinon 60 mg 4 a 5 vezes por dia, como em pacientes com miastenia *gravis*.
        2) A resposta é variável e geralmente modesta em comparação àquela observada na miastenia *gravis*.
    b. 3,4-Diaminopiridina (3,4-DAP).
        1) As aminopiridinas bloqueiam os canais de potássio voltagem-dependentes, prolongando, consequentemente, a despolarização das terminações nervosas e facilitando a liberação de AChR.
        2) A 3,4-DAP (não comercializada no Brasil) ainda não é aprovada pela *Food and Drug Administration* (FDA). No entanto, o medicamento pode ser obtido para utilização humanitária em pacientes com SMLE a partir da *Jacobus Pharmaceutical Company* (Princeton, NJ) com aprovação pela FDA.

3) A dose inicial é de 20 mg 3 vezes ao dia, sendo gradualmente elevada até 80 mg/d para alcançar máximo benefício.
4) O medicamento parece ser bem tolerado, com alguns pacientes sofrendo parestesia oral e acral. Recomenda-se que doses não excedam 80 mg/d, visto que doses mais altas podem resultar em convulsões.
c. Agentes imunossupressores e outras terapias imunomoduladoras (Tabela 8-1).
1) Corticosteroides e outras imunoterapias são úteis.
2) A dosagem é similar àquela descrita na seção de miastenia *gravis*.
3) Ao contrário da miastenia *gravis*, não há lugar para a timectomia no tratamento da SMLE.
4) Plasmaférese pode ser benéfica em pacientes com SMLE, porém o efeito reduz após algumas semanas, devendo ser repetida.
5) Pequenos estudos, não controlados, demonstraram benefício com o uso de IgIV em pacientes com SMLE. A dose é similar àquela descrita para miastenia *gravis*.
6) Não está claro se o rituximab pode ser benéfico, porém é relevante considerá-lo em pacientes refratários.

BOTULISMO

Introdução

1. O botulismo é uma doença grave e potencialmente fatal causada por uma das várias neurotoxinas produzidas pela bactéria *Clostridium botulinum*.
2. Há oito tipos imunologicamente distintos de neurotoxinas botulínicas (NTBs) designadas alfabeticamente na ordem de descoberta: A, B, C1, C2, D, E, F e G.
3. Os tipos A, B e E são responsáveis pela maioria dos casos de intoxicação alimentar relatados; no entanto, os tipos D, F e G foram responsáveis por algumas mortes. A toxina tipo C afeta animais, mas não humanos.
4. Cinco formas clínicas de botulismo foram descritas: (a) botulismo clássico ou alimentar, (b) botulismo infantil, (c) botulismo oculto, (d) botulismo por ferimentos, e (e) botulismo inadvertido.
   a. Botulismo clássico ou alimentar.
      1) O método de transmissão da toxina botulínica geralmente é por meio de alimentos enlatados inadequadamente preparados.
      2) O número de fatalidades resultante do botulismo alimentar declinou de aproximadamente 50% antes de 1950 para aproximadamente 7,5% de 1976 a 1984.
      3) Pessoas com mais de 60 anos de idade são particularmente predispostas a complicações mais graves, a possivelmente uma recuperação menos completa e certamente uma maior taxa de letalidade.
   b. Botulismo infantil.
      1) Esta é a forma mais comum de botulismo nos Estados Unidos, com uma incidência de 1 por 100.000 nascidos vivos.
      2) A taxa de letalidade entre os lactentes reconhecidamente infectados com os esporos botulínicos é abaixo de 4%.
      3) Os esporos do *C. botulinum* inadvertidamente penetram no trato intestinal do lactente, germinam e colonizam esta região e, então, produzem a toxina que é absorvida através do lúmen intestinal.
      4) Estudos epidemiológicos revelam risco para botulismo em lactentes consumindo mel. Até 25% dos produtos à base de mel testados contêm esporos de *Clostridium botulinum*. Por causa disto, o mel deve ser evitado em lactentes.
   c. Botulismo oculto.
      1) Acredita-se que o botulismo oculto seja uma forma do botulismo infantil que ocorre em indivíduos com mais de 1 ano de idade.
      2) Os pacientes possuem uma apresentação clínica típica sugestiva de intoxicação botulínica com achados laboratoriais característicos; porém, nenhuma fonte de alimento ou ferida para a doença.

3) O distúrbio se manifesta em indivíduos que apresentam anomalias intestinais (p. ex., doença de Crohn ou após cirurgia gastrointestinal) que permitem a colonização da *C. botulinum*, resultando na produção *in vivo* da toxina.
d. Botulismo por ferimento.
   1) Uma ferida é infectada pela *C. botulinum* com uma subsequente produção *in vivo* da toxina. O típico insulto é algum tipo de trauma focal a um membro, com ou sem fratura exposta.
   2) Há cada vez mais relatos de botulismo por ferimento ocorrendo em usuários de drogas IV. A NTB tipo A geralmente é o agente ofensor; entretanto, o tipo B também foi implicado.
e. Botulismo inadvertido.
   1) Esta é a forma mais recente de botulismo e se refere ao casos iatrogênicos. Atualmente, a NTB é comumente utilizada para tratar distonias focais e outros distúrbios do movimento.
   2) Raramente, os pacientes podem desenvolver fraqueza distante ou generalizada após injeções focais da NTB. O mecanismo é, provavelmente, uma disseminação hematogênica da toxina.

Fisiopatologia
O efeito cumulativo da intoxicação por NTB é a inibição da liberação de AChR das vesículas.

Prognóstico
1. No adulto, a apresentação clínica da intoxicação botulínica é similar, independente se a doença é adquirida por via alimentar, ferida ou oculta (ou seja, suspeita gastrointestinal).
   a. Os pacientes desenvolvem disfagia, boca seca, diplopia e disartria, iniciando agudamente e progredindo por um período de 12 a 36 horas. A evolução da doença depende, em parte, da quantidade de toxina consumida.
   b. Sintomas gastrointestinais de náusea, vômitos ocasionais e diarreia inicial seguida por constipação, podem ocorrer antes ou simultaneamente com os sintomas neurológicos mencionados acima. Queixas associadas de cólica abdominais, fadiga exagerada e tonteira também podem ser descritas durante a evolução da doença.
   c. Os pacientes desenvolvem fraqueza progressiva, afetando primeiro as extremidades superiores e, então, as inferiores. Os pacientes podem começar a notar falta de ar antes do envolvimento das extremidades.
2. No botulismo por ferimento, as queixas gastrointestinais de náusea, vômito e geralmente cólicas abdominais são menos comuns do que no botulismo alimentar. O período de desenvolvimento dos sintomas é mais longo no botulismo por ferimento, visto que 4 a 14 dias são necessários para o período de incubação, comparado com horas para a ingestão de toxina ou esporos.
3. Em lactentes, a intoxicação botulínica pode-se manifestar com um amplo espectro total de gravidade, desde sintomas leves até morte súbita.
   a. Um sinal relativamente precoce é a constipação.
   b. Posteriormente, o lactente pode parecer apático, com uma redução nos movimentos espontâneos. Os pais podem notar que a criança possui uma habilidade deficiente de se alimentar em razão da redução na sucção.
   c. A função respiratória deve ser monitorizada de perto, visto que aproximadamente 50% dos lactentes requerem ventilação mecânica assistida. Esta necessidade de assistência respiratória pode ser causada não apenas por fraqueza nos músculos respiratórios como também por uma obstrução das vias aéreas secundária à fraqueza e perda do tônus dos músculos faríngeos.
   d. Várias semanas podem ser necessárias antes que o paciente exiba sinais de recuperação. A duração da ventilação mecânica depende da severidade da doença e do sorotipo do organismo infeccioso, com uma média de 58 dias para o tipo A e 26 dias para o botulismo do tipo B.
   e. A recuperação geralmente é satisfatória em todos os pacientes, desde que eles sejam cuidados em ambiente hospitalar desde as primeiras manifestações da doença. No idoso, as complicações associadas podem resultar em morte inevitável. Há sequelas a longo prazo da fadiga e leve redução na capacidade respiratória em alguns pacientes.

Diagnóstico

Manifestações Clínicas

1. A avaliação dos nervos cranianos revela ptose, redução do reflexo faríngeo, disfagia, disartria e fraqueza da face, abertura e fechamento da mandíbula, e língua.
2. Dependendo do tempo decorrido entre o início do quadro e o exame, os membros superiores e inferiores podem estar envolvidos em graus variáveis. Os membros superiores são tipicamente mais afetados do que os membros inferiores, com a observação ocasional de assimetria.
3. Os reflexos tendinosos profundos podem estar normais ou inicialmente reduzidos, com progressão para perda completa nos indivíduos severamente afetados.
4. Um exame minucioso do paciente pode revelar distúrbios da função autonômica afetando os sistemas simpático e parassimpático. As pupilas são geralmente pouco reativas à luz. Além disso, pode haver perda do controle cardíaco vagal, obstrução intestinal, hipotermia e retenção urinária possivelmente necessitando de cateterização. Adicionalmente, hipotensão sem taquicardia pode estar presente e uma falta de respostas vasomotoras à mudança postural pode ser observada.
5. Em casos de suspeita de botulismo por ferimento, o tegumento deve ser cuidadosamente examinado para ruptura macroscópica e contaminação da ferida, assim como para hematomas aparentemente pequenos com ou sem sinais de infecção.

Manifestações Laboratoriais

1. Amostras de fezes e soro podem ser enviadas para identificação da toxina; no entanto, este é um processo demorado.
2. Menos comum, o organismo pode ser cultivado a partir das fezes ou de um *swab* da ferida.

Achados Eletrofisiológicos

1. As amplitudes do PAMC tornam-se reduzidas; entretanto, não é incomum para pacientes examinados logo após o início dos sintomas demonstrar amplitudes normais.
2. A baixas taxas de estimulação repetitiva (2 a 3 Hz), mais de 50% dos pacientes demonstram resposta decremental. Cerca de 25% não revelam decremento a baixas taxas de estímulo, enquanto que 20% apresentam incremento.
3. Aproximadamente 90% dos lactentes com botulismo demonstram incremento nos estímulos repetitivos com 20 a 50 Hz.
4. Os achados na EMG de agulha podem variar de acordo com o período do exame.
   a. No início do curso da doença, geralmente há uma atividade insercional normal e uma falta de atividade espontânea anormal.
   b. Potenciais de fibrilação e ondas positivas podem ser encontrados em músculos severamente afetados.
   c. Os potenciais de ação das unidades motoras (PAUMs) possuem aspecto miopático.
   d. Aumentos anormais no *jitter* podem ser observados no início da doença em 40 a 50% dos estudos por EMG de fibra única.

Tratamento

1. Antitoxina deve ser administrada em até 24 horas do início dos sintomas, antes da toxina se ligar e entrar nos terminais nervosos. Uma vez que a toxina penetra no terminal nervoso, a antitoxina não é mais capaz de neutralizar a toxina.
2. A base do tratamento é de suporte, do ponto de vista de manter ventilação adequada e estar preparado para a realização rápida de ventilação mecânica.
3. As secreções devem ser controladas e nutrição adequada fornecida.
4. A constipação deve ser mantida sob controle.

PARALISIA POR CARRAPATO

Introdução
1. Há três grandes famílias de carrapatos: *Ixodidae* (carrapatos de corpo rígido), *Argasidae* (carrapatos de corpo mole) e *Nuttalliellidae*. Os carrapatos pertencentes às duas primeiras famílias são responsáveis por causar paralisia humana. Estas criaturas são encontradas mundialmente, primariamente habitando áreas rurais e despovoadas.
2. Na América do Norte, o carrapato *Dermacentor andersoni* (carrapato da madeira) geralmente causa a doença, porém o *Dermacentor variabilis* (carrapato do cão) também pode causar o distúrbio. Ocasionalmente, carrapatos como o *Amblyomma americanum* e *Amblyomma maculatum*, assim como outros, foram implicados na paralisia humana.
3. Na Austrália, o *Ixodes holocyclus* (carrapato australiano de marsupiais) causa doença especialmente severa em humanos.
4. O pico da ocorrência da paralisia causada por carrapatos é nos meses da primavera e verão. As crianças são 3 vezes mais propensas a estarem envolvidas do que os adultos.

Fisiopatologia
1. As fêmeas grávidas do carrapato geralmente são os agentes implicados, pois elas se alimentam por períodos consideravelmente longos (dias) e injetam mais toxina em seus hospedeiros do que os machos ou fêmeas não grávidas.
2. Nos casos de paralisia por carrapato na América do Norte, a toxina pode bloquear o canal de sódio nos nódulos de Ranvier e os terminais dos nervos motores distais.
3. A toxina liberada pelo carrapato australiano *I. holocyclus* (Ixovotoxina) provavelmente interfere com a liberação de acetilcolina na JNM, talvez de modo similar ao efeito da toxina botulínica.

Prognóstico
1. Os pacientes desenvolvem fraqueza progressiva subaguda, que pode necessitar de suporte ventilatório.
2. A remoção do carrapato resulta em uma melhora imediata na força muscular, exceto na variedade australiana, em que a fraqueza pode continuar a progredir até a insuficiência respiratória, mesmo após a remoção do carrapato.

Diagnóstico

Manifestações Clínicas
1. Os pacientes geralmente manifestam fraqueza ascendente, evoluindo durante o curso de algumas horas ou dias para paralisia flácida, podendo ser similar à síndrome de Guillain-Barré (SGB), miastenia *gravis* e botulismo.
2. O envolvimento precoce de nervos cranianos, incluindo oftalmoplegia interna e externa, fraqueza facial, disartria, disfagia e fraqueza de músculos respiratórios é uma manifestação saliente.
3. Pacientes podem queixar-se de dor, coceira, ardor ou dormência nas extremidades.
4. Os reflexos tendinosos profundos estão reduzidos ou ausentes.
5. Se houver um histórico recente de acampamento ou outros tipos de atividades de *laser* envolvendo áreas arborizadas e cobertas por grama, a suspeita de paralisia por carrapato deve ser levantada.

Manifestações laboratoriais
1. A concentração proteica do LCR geralmente é normal na paralisia por carrapato.
2. Os anticorpos anti-AChR estão ausentes.

Achados Eletrofisiológicos
1. Os ECNs sensitivos geralmente revelam amplitudes, latências e velocidades normais.
2. A velocidade de condução motora é geralmente baixa ou limítrofe nas extremidades fracas. As amplitudes do PAMC são limítrofes ou reduzidas.

3. A remoção do carrapato em vários dias da apresentação clínica resulta na resolução imediata das alterações de amplitude e velocidade de condução.
4. A estimulação nervosa repetitiva a baixas e altas taxas geralmente falha em revelar decremento ou incremento significativo.

Tratamento
1. O tratamento da paralisia por carrapato é a remoção imediata do carrapato, com hospitalização para observação do potencial de insuficiência respiratória iminente.
2. Iniciar tratamento de suporte e respiratório, como resumido na seção da SGB no Capítulo 8.
3. Uma procura meticulosa e abrangente por um carrapato é necessária. Os locais comuns para a presença de um carrapato incluem a linha inferior de implantação dos cabelos no pescoço, a região periauricular e a própria orelha, região parietal do escalpo, as axilas e a região inguinal.
4. Utilizar pinça e agarrar firmemente o carrapato o mais próximo possível da pele do paciente (ou seja, próximo das partes orais do carrapato). Um puxão firme e estável deve ser aplicado. O corpo do carrapato nunca deve ser perfurado, pois mais toxina pode ser liberada.
5. Em 24 a 48 horas da remoção do carrapato, a maioria dos pacientes está bem o suficiente para receber alta hospitalar, desde que o carrapato seja removido antes de perda funcional profunda.
6. Uma exceção é a variedade australiana do carrapato, que produz uma toxina tão virulenta que a fraqueza pode continuar a progredir até insuficiência respiratória mesmo após a remoção do carrapato.
    a. Antitoxina na forma de antisoro policlonal de cães está disponível para a forma Australiana da doença.
    b. O tratamento com o antissoro é caro e apenas eficaz se administrado nos estágios iniciais da paralisia, e pode estar associado à doença do soro.
    c. Suporte ventilatório contínuo é necessário por várias horas adicionais ou até que o paciente possa, novamente, sustentar a ventilação voluntária.

SÍNDROMES MIASTÊNICAS CONGÊNITAS

Introdução
Um número crescente de síndromes miastênicas congênitas (SMCs) distintas estão se tornando melhor caracterizadas. Os tipos individuais de SMCs são subdivididos de acordo com o esquema previamente utilizado dos locais pré-sináptico, espaço sináptico e pós-sináptico do sítio presumido da alteração. Diferente da miastenia *gravis* autoimune, estes distúrbios podem-se manifestar no primeiro ano de vida.

Fisiopatologia
1. Distúrbios pré-sinápticos.
    a. Miastenia infantil familiar (ressíntese ou **empacotamento** defeituoso de AChR).
    b. Insuficiência congênita de vesículas sinápticas e liberação quantal reduzida.
2. Distúrbios pós-sinápticos.
    a. Deficiência de acetilcolinesterase na placa motora.
    b. Síndrome miastênica congênita do canal lento.
    c. Síndrome miastênica congênita do canal rápido, baixa afinidade.
    d. Deficiência primária de AChR.
    e. Miastenia congênita com cinética cambiante.
    f. Deficiência de rapsina.
    g. Deficiência de plectina.
    h. Deficiência de MuSK.
    i. Deficiência a jusante de quinase 7 (Dok-7).

Prognóstico
1. A fraqueza muscular é estável ou gradualmente progressiva.
2. Os pacientes podem desenvolver insuficiência respiratória nos períodos de doença intercorrente.
3. Embora os pacientes possam melhorar com várias formas de tratamento (ver abaixo), a melhora não é tão dramática quanto aquela observada na miastenia *gravis* ou SMLE.

Diagnóstico
Manifestações Clínicas
1. O início pode ser congênito ou até o início da vida adulta.
2. Ptose e oftalmoparesia são comuns.
3. Fraqueza fatigável das extremidades, assim como dos músculos oculares e bulbares.
4. Resposta ao Tensilon é variável e dependente do subtipo específico de SMC. Os pacientes com deficiência de acetilcolinesterase e síndrome do canal lento podem piorar com o Tensilon.

Manifestações Laboratoriais
1. Os níveis séricos de creatinaquinase (CK) estão normais.
2. Anticorpos anti-AChR estão ausentes.
3. Teste genético está disponível somente em alguns laboratórios.

Achados Eletrofisiológicos
1. Os ECNs motora demonstram pós-descargas repetitivas em pacientes com deficiência de acetilcolinesterase e síndrome do canal lento.
2. ECN repetitivo com 2 a 3 Hz revela decremento anormal.
3. A EMG exibe pequenos PAUMs miopáticos sem atividade espontânea ou insercional anormal.
4. A EMG de fibra única demonstra aumento no *jitter*.
5. Estudos eletrofisiológicos sofisticados nos músculos intercostais são utilizados para definir os diferentes subtipos, porém não estão prontamente disponíveis.
6. Testes genéticos para alguns dos distúrbios estão disponíveis em laboratórios de pesquisa (checar www.genetests.com para relação dos laboratórios).

Tratamento
1. As SMCs não são autoimunes em etiologia e, portanto, os anticorpos anti-AChR não estão presentes. Consequentemente, os tratamentos dirigidos para a modulação do sistema imune (p. ex., PF, IgIV, timectomia, corticosteroides e outros agentes imunossupressores) não são eficazes na SMC.
2. Mestinon, 60 mg 4 vezes ao dia, pode aumentar a força muscular em pacientes com defeitos pré-sinápticos, deficiência primária de AChR e síndrome do canal rápido.
3. Em pacientes com a síndrome do canal rápido, o uso de 3,4-DAP 1 mg/kg/d é útil. Em alguns estudos, apenas alguns dos pacientes com deficiência primária de AChR responderam, enquanto houve ausência de melhora em outros pacientes com SMC.
4. Mestinon e 3,4-DAP podem resultar em piora em pacientes com a síndrome do canal lento e deficiência de acetilcolinesterase na placa motora.
5. Quinidina pode ajudar na síndrome do canal lento por encurtar e até normalizar a duração das aberturas dos canais mutantes. A administração de quinidina com níveis séricos de 0,7 a 2,5 µg/mL melhoraram os aspectos clínicos e eletrofisiológicos em pacientes com a síndrome do canal lento. No entanto, a FDA adverte contra a sua utilização em indicações não aprovadas devido ao risco de efeitos colaterais significativos (p. ex., síndrome hemolítico-urêmica, arritmia cardíaca).
6. A epinefrina pode ser benéfica em pacientes com mutações no gene Dok-7.
7. Pacientes com fraqueza respiratória podem beneficiar-se do tratamento com BiPAP.

MIOPATIAS INFLAMATÓRIAS
Introdução
1. As miopatias inflamatórias são um grupo heterogêneo de distúrbios caracterizados por fraqueza muscular, níveis séricos de CK elevados e inflamação observada na biópsia muscular.
2. As miopatias inflamatórias podem ser divididas em quatro grupos: o grupo mais comum idiopático, em que a etiologia é desconhecida; miosite associada a doença do tecido conectivo (DTC) e distúrbios autoimunes; miosite associada a câncer; e miosite causada por várias infecções.

MIOPATIAS INFLAMATÓRIAS

3. As principais categorias das miopatias inflamatórias idiopáticas incluem.
   a. Dermatomiosite (DM).
   b. Polimiosite (PM).
   c. Miosite por corpúsculo de inclusão (MCI).
   d. Miopatia necrosante (MN) autoimune.
4. Síndromes de superposição se referem à DM, PM e MN ocorrendo em associação a outra DTC autoimune, como o lúpus eritematoso sistêmico, doença mista do tecido conectivo, escleroderma, artrite reumatoide e síndrome de Sjögren.
5. A incidência anual das miopatias inflamatórias idiopáticas é aproximadamente de 1 por 100.000.
   a. DM e MCI são as miosites mais comuns.
   b. DM pode ocorrer desde a infância até a vida adulta.
   c. MCI é a miopatia mais comum em pacientes com mais de 50 anos de idade.
   d. PM é rara e sobrediagnosticada. Muitos casos de PM revelam ser MCI, MN, DM com mínima erupção cutânea ou distrofia muscular com inflamação.

Fisiopatologia

1. DM está associada à microangiopatia. Previamente, muitos investigadores consideravam que a miopatia ocorria em razão da destruição mediada pelo complemento dos capilares, resultando em isquemia/infarto do músculo. Estudos recentes sugerem que a hiperexpressão das proteínas induzidas por interferons do tipo 1 pode ser diretamente tóxica aos pequenos vasos sanguíneos, fibras musculares e pele.
2. A PM é causada por uma resposta autoimune mediada por células, antígeno-específica e HLA-restrita direcionada contra as fibras musculares.
3. O mecanismo patogênico da MN autoimune não é conhecido e é, provavelmente, multifatorial.
4. A patogênese da MCI é desconhecida.
   a. As alterações inflamatórias observadas na biópsia muscular são similares à PM e sugerem um ataque autoimune mediado por células.
   b. A ausência de melhora com várias terapias imunossupressoras e imunomoduladoras sugere que a MCI poderia ser uma miopatia degenerativa primária com inflamação secundária.

Prognóstico

1. DM, PM e MN são responsivas à imunoterapia.
2. A MCI é refratária à imunoterapia.

Diagnóstico

Manifestações Clínicas

1. DM.
   a. Pode-se manifestar com início agudo ou insidioso de fraqueza proximal maior do que distal.
   b. Erupção cutânea característica (p. ex., heliotrópio, erupção escamosa nas regiões da fronte e malar, tórax e pescoço, superfície extensora das extremidades/articulações, sinal de Gottron e pápulas, telangiectasia periungueal) geralmente acompanha ou precede a fraqueza muscular.
   c. Outros órgãos podem estar envolvidos: doença pulmonar intersticial (DPI) em 10 a 20%, miocardite, sangramento gastrointestinal secundário à vasculopatia intestinal, artrite.
   d. Incidência elevada de malignidade.
2. PM.
   a. Pode-se manifestar com início agudo ou insidioso de fraqueza proximal maior que distal.
   b. Ausência de erupção cutânea.
   c. Outros órgãos podem estar envolvidos: DPI em 10 a 20%, miocardite, artrite.
   d. Pode ter risco elevado de malignidade.
3. MCI.
   a. Manifesta-se com início insidioso de fraqueza proximal e distal.
   b. Nos braços, envolvimento precoce dos flexores do punho e dedos, com relativa preservação dos deltoides nas pernas e dos quadríceps e dorsiflexores do tornozelo ajuda a diferenciar a MCI de outras miopatias.

c. A fraqueza muscular geralmente é assimétrica. Disfagia grave pode-se desenvolver.
   d. Outros órgãos não estão envolvidos.
   e. Não há aumento no risco de malignidade.
4. MN.
   a. Pode-se manifestar com início agudo ou insidioso de fraqueza proximal maior que distal.
   b. Ausência de erupção cutânea.
   c. Outros órgãos podem estar envolvidos: miocardite, artrite.
   d. Pode haver risco elevado de malignidade.
   e. Geralmente se desenvolve no cenário de terapia hipolipemiante (p. ex., estatinas). No entanto, os pacientes não melhoram e ainda apresentam intensa fraqueza e níveis séricos elevados de CK (ver adiante) meses após a interrupção dos agentes hipolipemiantes.

Manifestações Laboratoriais
1. DM.
   a. O nível sérico de CK pode estar normal na DM, particularmente no início do curso da doença ou nos casos com início insidioso, porém, geralmente, está 10 vezes mais elevado do que o normal.
   b. O nível sérico de CK não é um bom indicador da atividade da doença.
   c. AANs podem ser detectados em pacientes com síndrome de superposição (p. ex., miosite associada e DTC subjacente).
   d. Um teste para anticorpos antiJo 1 deve ser realizado, visto que estão associados à DPI, que pode influenciar a terapia (ver adiante).
2. PM.
   a. O nível sérico de CK está elevado, geralmente 10 vezes mais que o normal.
   b. O nível sérico de CK não é um bom indicador da atividade da doença.
   c. AANs podem ser detectados em pacientes com a síndrome de superposição (p. ex., miosite associada e DTC subjacente).
   d. Um teste para anticorpos anti-Jo 1 deve ser realizado, visto que estão associados a DPI, que pode influenciar a terapia (ver abaixo).
3. MCI.
   a. O nível sérico de CK é normal ou somente ligeiramente elevado (< 10 vezes o normal).
   b. Autoanticorpos são comuns (presente em menos de 20% dos pacientes) e de significância incerta nesta população idosa.
4. MN.
   a. O nível sérico de CK está elevado, geralmente 10 vezes mais que o normal.
   b. O nível sérico de CK não é um bom indicador da atividade da doença.
   c. AANs podem ser detectados em pacientes com síndrome de superposição.
   d. Anticorpos antipartícula de reconhecimento de sinal (PRS) podem ser encontrados.

Aspectos Eletrodiagnósticos
1. A EMG demonstra atividade insercional e espontânea elevada (potenciais de fibrilação e ondas positivas).
2. Os PAUMs geralmente são pequenos em amplitude, curtos em duração, polifásicos e de recrutamento precoce.
3. Unidades de longa duração, frequentemente observadas nos distúrbios neurogênicos, também podem ser observadas, particularmente na MCI. Esta anomalia reflete cronicidade do processo miopático, ao contrário de um distúrbio neurogênico superposto.

Aspectos Histológicos
1. DM.
   a. A anomalia histopatológica característica é atrofia perifascicular; porém, esta atrofia nem sempre é evidente, geralmente sendo observada em pacientes com fraqueza de longa duração.

b. Infiltrado de células inflamatórias, quando evidente, é observado no perimísio e ao redor dos vasos sanguíneos (perivascular). O infiltrado predominante é de células dendríticas plasmocitoides, as produtoras naturais de interferon tipo 1.
   c. As proteínas induzidas por interferons do tipo 1 são hiperexpressas nos capilares e fibras musculares, particularmente as fibras musculares perifasciculares.
   d. Ao contrário da PM e MCI, não há células inflamatórias endomisiais ou invasão de fibras musculares não necróticas.
   e. Pode-se observar deposição de imunoglobulina, complemento e do complexo de ataque à membrana nos pequenos vasos sanguíneos.
   f. Inclusões tubulorreticulares nas paredes endoteliais podem ser encontradas na microscopia eletrônica (ME).
2. PM.
   a. A biópsia muscular demonstra infiltrado de células inflamatórias mononucleares endomisiais circundando e, ocasionalmente, invadindo as fibras musculares não necróticas.
   b. Deposição de imunocomplexo nos pequenos vasos sanguíneos não é observada.
3. MN.
   a. A biópsia muscular demonstra muitas fibras musculares necróticas e em regeneração. Entretanto, infiltrado de células inflamatórias é ausente ou escasso.
   b. Algumas biópsias podem exibir capilares com membranas basais espessadas (também conhecidos como "capilares em haste de cachimbo" [*pipe-stem*]).
4. MCI.
   a. A biópsia muscular demonstra infiltrado de células inflamatórias mononucleares endomisiais e invasão de fibras musculares não necróticas, similar à PM.
   b. Fibras musculares com um ou mais vacúolos marginados são frequentemente, porém, não invariavelmente, observadas.
   c. Número elevado de fibras rotas vermelhas e citocromo c oxidase negativas são observadas, indicativo de anomalias mitocondriais.
   d. Pode-se observar deposição amiloide em fibras musculares vacuolizadas. A natureza do amiloide é incerta. Embora alguns argumentem que há acúmulo anormal da proteína precursora de amiloide β-amiloide, tau, e outras conhecidas como "proteínas associadas ao Alzheimer" nas fibras musculares na MCI, evidências científicas estão faltando e são controversas.
   e. A ME pode demonstrar túbulo-filamentos de 15 a 21 nm no citoplasma das fibras musculares vacuolizadas e, em menor frequência, nos mionúcleos.
   f. Devido aos erros de amostragem, até 20 a 30% das biópsias musculares não irão demonstrar todas estas alterações histológicas, resultando em um diagnóstico errôneo de PM, a menos que o padrão clínico de fraqueza muscular, que é específico para a MCI, não seja reconhecido pelo clínico.

Tratamento

Imunoterapia é recomendada para DM, PM, MN e miosite sobreposta (Tabela 8-1). Não se recomenda este tratamento para a MCI, visto que a miopatia é refratária a tais terapias.
1. Corticosteroides.
   a. Em pacientes com fraqueza grave (incapazes de andar) ou com envolvimento sistêmico sério (miocardite, dispneia associada à DPI), geralmente iniciamos o tratamento com 1 g de Solu-Medrol IV diariamente por 3 dias e, então, prednisona oral.
   b. Em pacientes com fraqueza leve ou moderada, tipicamente iniciamos o tratamento com dose única de prednisona (0,75 a 1,5 mg/kg, até uma dose máxima de 100 mg) via oral (VO) todas as manhãs.
   c. Após 2 a 4 semanas de prednisona diária, eu troco para o tratamento em dias alternados (ou seja, 100 mg dia sim dia não).
   d. Em pacientes com doença mais severa, a droga é descontinuada mais lentamente por redução da dosagem em dias alternados durante 2 a 3 meses. Reduzir a dose em 10 mg/semana (p. ex., administração diária de 100 mg alternando com 90 mg por 1 semana, e então 100 mg

alterando com 80 mg por 1 semana, até que os pacientes estejam sendo tratados com 100 mg dia sim dia não).
e. Uma abordagem alternativa e mais comum à terapia de dias alternados é iniciar e manter os pacientes em esteroides diários. O regime mais comum (certamente pela maioria dos reumatologistas) é iniciar o paciente em prednisona diária 0,75 a 1,5 mg/kg (geralmente 60 mg diariamente) e manter esta dose em vez de mudar para o tratamento em dias alternados.
   1) Ocorre recidiva ou deterioração da condição em muitos pacientes sendo tratados com a terapia em dias alternados. Este tipo de terapia também é difícil de utilizar em pacientes diabéticos, em decorrência de flutuações diárias nos níveis sanguíneos de glicose com este regime.
   2) Não houve estudos clínicos de qualidade comparando os corticosteroides em dias alternados com os corticosteroides diários. Em minha experiência, ambas as abordagens parecem ser eficazes e apresentam efeitos colaterais similares.
f. Independente do regime corticosteroide específico utilizado, os pacientes são inicialmente vistos a cada 2 a 4 semanas e mantemos a alta dose de prednisona até que a força muscular dos pacientes volte ao normal ou até que a melhora na força alcance um platô (geralmente 4 a 6 meses).
g. Subsequentemente, a dose de prednisona é gradualmente reduzida em 5 mg a cada 2 a 3 semanas.
h. Quando a dose é reduzida para 10 mg diariamente ou 20 mg a cada dois dias, reduções adicionais de não mais que 2,5 mg a cada 2 semanas devem ser feitas.
i. Se um paciente não apresenta uma melhora significativa após 2 a 4 meses de prednisona, ou se houver exacerbação durante a redução da dose, eu adiciono um agente de segunda linha (p. ex., metotrexato, azatioprina, micofenolato mofetil ou IgIV) se eu já não tiver iniciado um junto com a prednisona (ver adiante).
   1) Adicionalmente, se houver recidiva durante a redução da dose, geralmente duplicamos a dose de prednisona (ou pelo menos retorno à dose em que o paciente permanecia estável).
   2) Uma vez que o paciente tenha reconquistado sua força, retomamos a redução da prednisona a uma taxa mais lenta.
j. Embora o nível sérico de CK seja monitorado, ajustes da prednisona e outros agentes imunossupressores devem ser baseados no exame clínico objetivo e não no nível de CK ou na resposta subjetiva do paciente.
   1) Aumento no nível sérico de CK pode sinalizar uma recidiva, porém, sem deterioração clínica objetiva, não aumentaríamos a dose do agente imunossupressor.
   2) Entretanto, em tais casos, iríamos manter a dose ou diminuir a taxa de redução da dose.
k. Uma dose de manutenção de prednisona geralmente é necessária para manter a resposta clínica.
l. O uso prolongado e de altas doses de esteroides e a falta de atividade física podem causar atrofia das fibras musculares tipo 2, com fraqueza muscular proximal que precisa ser diferenciada da fraqueza em razão da recidiva da miosite.
   1) Pacientes que se tornam mais fracos durante a redução da prednisona, apresentam aumento nos níveis séricos de CK e atividade espontânea anormal na EMG são mais propensos a sofrer uma piora da miosite.
   2) Em contraste, pacientes com nível sérico de CK normal e achados na EMG normais e outras evidências de toxicidade esteroide (p. ex., aspecto cushingoide) podem sofrer de atrofia das fibras musculares tipo 2 e poder-se-iam beneficiar da fisioterapia e redução da dose de esteroides.
2. Controle simultâneo com esteroides.
   a. Obter radiografia torácica e teste cutâneo de PPD antes de iniciar os medicamentos imunossupressivos. Tratamento profilático com isoniazida pode ser necessário em pacientes com histórico de tuberculose ou aqueles com resultado positivo no teste de PPD.
   b. Avaliar a densidade óssea com DEXA na linha de base e, anualmente, durante o tratamento com corticosteroides.
      1) Densidade óssea inferior a 2,5 desvios padrões abaixo do normal é considerado positivo para osteoporose.

2) Suplementação de cálcio (1 g/d) e de vitamina D (800 UI/d) é iniciada para profilaxia contra osteoporose induzida por esteroides.

3) Bifosfonatos são eficazes na prevenção e tratamento da osteoporose. Se a DEXA demonstra osteoporose na linha de base ou durante estudos de seguimento, eu inicio o tratamento com alendronato 70 mg/semana. Nas mulheres pós-menopáusicas, iniciamos o tratamento com alendronato 35 mg oralmente uma vez por semana como profilaxia para osteoporose. Os efeitos colaterais a longo prazo dos bifosfonatos não são conhecidos, especialmente em homens e mulheres pré-menopáusicas jovens. Naqueles pacientes, iniciamos o tratamento profilático com alendronato 35 mg oralmente uma vez por semana se a DEXA exibir perda óssea na linha de base (não o suficiente para diagnosticar osteoporose neste estágio) ou se houver perda da densidade óssea significativa nas varreduras de acompanhamento.

4) O alendronato pode causar esofagite severa e sua absorção é comprometida quando tomado com as refeições. Portanto, os pacientes devem ser instruídos a permanecer na posição vertical e não comer por pelo menos 30 minutos após tomarem uma dose de alendronato.

5) Bifosfonatos alternativos podem ser utilizados no lugar do alendronato.

c. Não tratar profilaticamente com bloqueadores do receptor de histamina H2, a menos que o paciente desenvolva desconforto gastrointestinal ou possua histórico de doença ulcerosa péptica. Carbonato de cálcio pode ser utilizado para suplementação de cálcio e dispepsia.

d. Pacientes são instruídos a iniciar uma dieta baixa em sódio, baixa em carboidratos e alta em proteínas para prevenir ganho de peso excessivo.

e. Fisioterapia é iniciada e os pacientes são encorajados a iniciar um programa gradual de exercícios aeróbicos.

f. A pressão arterial é mensurada a cada consulta, junto com exames oculares periódicos para catarata e glaucoma.

g. Glicemia de jejum e níveis séricos de potássio são periodicamente verificados.

1) Suplementação de potássio pode ser necessária se o paciente tornar-se hipocalêmico.

2) Agentes hipoglicêmicos orais ou insulina podem ser necessários em pacientes que se tornam hiperglicêmicos.

3. Terapias de segunda linha.

a. Estes agentes são utilizados em pacientes com resposta insatisfatória à prednisona ou que apresentem recidivas durante a redução da dose de prednisona, assim como por seu potencial efeito poupador de esteroides. Além disso, alguma vezes um agente de segunda linha é iniciado ao mesmo tempo em que os corticosteroides na esperança de que a melhora seja mais rápida e que possa haver um efeito poupador de esteroide a longo prazo.

1) O possível benefício pode ser balanceado pelo risco elevado de imunossupressão e outros efeitos colaterais adversos destes agentes. Os pacientes devem ser aconselhados com relação às incertezas existentes sobre esta questão.

2) Nenhum estudo demonstrou a razão risco/benefício de adicionar qualquer agente de segunda linha no início do tratamento da miosite.

3) Eu favoreço o uso de um agente de segunda linha no início do tratamento em pacientes com miosite severa (particularmente aqueles com envolvimento cardíaco ou pulmonar concomitante) e naqueles com riscos mais elevados em razão do uso crônico de esteroides (p. ex., mulheres na pós-menopausa e pacientes com osteoporose ou diabetes melito).

b. O metotrexato é meu agente de segunda linha de escolha, a menos que o paciente possua DPI, visto que o metotrexato pode causar fibrose pulmonar.

c. O micofenolato mofetil ou a azatioprina são meus agentes de segunda linha de escolha em pacientes com DPI.

d. Um estudo placebo-controlado e duplo-cego em pacientes com DM demonstrou que a administração de IgIV é eficaz, porém nenhum estudo similar foi realizado em pacientes com PM ou MN. Estudo duplo-cegos placebo-controlados não demonstraram benefício da administração de IgIV em pacientes com MCI.

e. O rituximab pode ser útil como um agente de segunda linha e há um grande estudo clínico em andamento. Diversos estudos abertos sugerem que o rituximab pode ser benéfico em pacientes com DM, PM e, particularmente, naqueles com DPI concomitante.
4. Metotrexato.
   a. Normalmente iniciamos o tratamento oral com metotrexato a uma dose de 7,5 mg/semana, administrada em 3 doses divididas em intervalos superiores a 12 horas.
   b. A dose é gradualmente elevada em 2,5 mg a cada 2 a 4 semanas, conforme necessário, até atingir a dose de 25 mg/semana.
   c. Se não houver melhora após 1 mês de 25 mg/semana de metotrexato oral, mudar para uma administração semanal de metotrexato parenteral (intramuscular [IM] ou IV) e aumentar a dose em 5 mg/semana, até um máximo de 60 mg/semana.
   d. Em pacientes com fraqueza muscular severa e/ou miocardite, iniciamos o metotrexato a 20 a 25 mg/semana (ao invés de 7,5 mg/semana) em combinação com corticosteroides.
   e. A dose do metotrexato precisa ser ajustada em pacientes com insuficiência renal.
   f. Os principais efeitos colaterais do metotrexato são alopecia, estomatite, DPI, teratogenicidade, oncogenicidade, risco de infecção e toxicidade medular, renal e hepática.
   g. Folato é iniciado simultaneamente.
   h. Visto que o metotrexato pode causar DPI, eu tendo a evitar seu uso em pacientes com miosite que já apresentem DPI associada. Eu também sempre procuro por um título de anticorpos anti-Jo1 no soro em decorrência do risco de DPI em pacientes com estes anticorpos.
   i. É necessária a realização de testes na linha de base e periódicos da função pulmonar com prova da capacidade de difusão em pacientes tratados com metotrexato.
   j. HCs e TFHs (AST, ALT e GGT) precisam ser acompanhados de perto. É importante monitorizar a GGT, visto que sua elevação é específica para disfunção hepática, enquanto que a AST e ALT podem estar elevadas em razão da miosite.
5. Micofenolato mofetil.
   a. O micofenolato mofetil inibe a proliferação dos linfócitos T e B, bloqueando a síntese de purina apenas nos linfócitos.
   b. O dose inicial é de 1 g 2 vezes ao dia, podendo ser aumentada em 500 mg/mês até 1,5 g 2 vezes ao dia.
   c. O micofenolato é excretado pelos rins; portanto, a dose não deve ser superior a 1 g/d (ou seja, 500 mg 2 vezes ao dia) em pacientes com insuficiência renal.
   d. Um benefício do micofenolato, quando comparado a outros agentes imunossupressores, é a ausência de toxicidade renal e hepática. Portanto, é o agente de segunda linha que utilizamos mais frequentemente após o metotrexato em pacientes com miosite.
   e. O principal efeito colateral é diarreia. Os efeitos colaterais menos comuns incluem desconforto abdominal, náusea, edema periférico, febre e leucopenia.
6. Azatioprina.
   a. Em adultos, iniciamos azatioprina a uma dose de 50 mg/d e, gradualmente, aumentamos em 50 mg/semana até uma dose total de 2 a 3 mg/kg/d.
   b. Uma grande desvantagem da azatioprina é que pode levar 9 meses ou mais para observar seu efeito.
   c. Antes de iniciar o tratamento com a azatioprina, os pacientes podem ser testados para TPMT. Pacientes heterozigotos para mutação na TPMT são capazes de tolerar a azatioprina a baixas doses; porém, aqueles que são homozigotos não deveriam receber a droga, visto que eles não são capazes de metabolizá-la e podem desenvolver toxicidade grave da medula óssea.
   d. Uma reação sistêmica caracterizada por febre, dor abdominal, náusea, vômito e anorexia ocorre em 12% dos pacientes, necessitando de descontinuação da droga. Esta reação geralmente ocorre nas primeiras semanas do tratamento e se resolve em alguns dias da descontinuação da azatioprina. A reintrodução da azatioprina geralmente resulta na recorrência da reação sistêmica.
   e. Outras grandes complicações da azatioprina são supressão da medula óssea, toxicidade hepática, pancreatite, teratogenicidade, oncogenicidade e risco de infecção.

f. Alopurinol deveria ser evitado, pois sua combinação com a azatioprina aumenta o risco de toxicidade hepática e medular.
   g. Realizar HP e TFHs a cada 2 semanas, até que o paciente esteja sob tratamento com doses estáveis de azatioprina e, então, uma vez por mês.
   h. Se a contagem leucocitária cair abaixo de 4.000/mm^3, reduzimos a dose. O tratamento com a azatioprina é suspenso se a contagem leucocitária declinar para 2.500/mm^3 ou a contagem absoluta de neutrófilos cair para 1.000/mm^3. Leucopenia pode-se desenvolver tão cedo quanto 1 semana ou tão tarde quanto 2 anos após o início da azatioprina na leucopenia grave.
   i. Descontinuar a azatioprina se os TFHs aumentarem mais que 2 vezes os valores basais. Geralmente, o desenvolvimento de toxicidade hepática ocorre nos primeiros meses de tratamento, podendo levar meses para se resolver. Ocasionalmente, a azatioprina pode ser reintroduzida com sucesso, sem recorrência da disfunção hepática, após o retorno aos valores basais dos TFHs. Novamente, é importante monitorizar os níveis de GGT, que é específico para o fígado, ao contrário de apenas AST e ALT, que poderiam estar elevadas secundário à hepatotoxicidade ou exacerbação da miosite.
7. IgIV.
   a. Um estudo prospectivo, duplo-cego e placebo-controlado de 15 pacientes com DM demonstrou melhora clínica significativa com a IgIV.
   b. O nível de IgA dos pacientes deve ser verificado antes do tratamento. Pacientes com baixos níveis de IgA estão em risco de sofrer reação anafilática.
   c. Iniciamos a IgIV (2 g/kg) lentamente, por 2 a 5 dias e repito as infusões em intervalos mensais por no mínimo 3 meses.
   d. A função renal dos pacientes deve ser verificada, especialmente daqueles com diabetes melito, em razão de risco de insuficiência renal induzida pela IgIV. O uso de IgIV é evitado em pacientes com insuficiência renal.
   e. Há um baixo risco de trombose com subsequente infarto do miocárdio ou acidente vascular encefálico. Por esta razão, evitamos a IgIV em pacientes com doença cardíaca aterosclerótica significativa.
   f. Sintomas semelhantes à gripe – dores de cabeça, mialgias, febre, calafrios, náusea e vômito – são comuns e ocorrem em até metade dos pacientes recebendo IgIV. Erupção cutânea e meningite asséptica podem ocorrer.
   g. Pré-medicamos os pacientes 30 minutos antes das infusões de IgIV com 100 mg de hidrocortisona IV, 25 mg de Difenidramina (Benadryl) IV (não comercializado no Brasil) e 650 mg de Tylenol oral. Isto reduz a incidência de dores de cabeça e mialgias.
8. Rituximab.
   a. Rituximab é um anticorpo monoclonal direcionado contra o marcador celular CD20 e irá causar a depleção das células B por 6 meses a 1 ano ou mais. Visto que as células B são precursoras das células plasmáticas, a produção de anticorpos também cai ao longo do tempo.
   b. Alguns estudos de pequeno porte sugeriram que o rituximab pode ser eficaz em pacientes com PM e DM, e um estudo clínico de grande porte realizado pelo NIH (*National Institutes of Health*) está, atualmente, em andamento.
   c. Temos utilizado o rituximab em pacientes com miosite refratária, com sucesso em alguns.
   d. A dose de rituximab é de 750 mg/m^2 (até 1 g). A dose é repetida em 2 semanas. Este curso de tratamento com rituximab geralmente é repetido a cada 6 a 9 meses.
   e. Os principais efeitos colaterais são as reações à infusão. Há um risco elevado de infecção, pois o rituximab causa depleção das células B. Há alguns relatos de leucoencefalopatia multifocal progressiva em pacientes com lúpus eritematoso sistêmico que receberam a droga (eles também foram tratados no passado com outros agentes imunossupressores).
9. Quando os tratamentos acima falham, os agentes de terceira linha incluem ciclosporina, tacrolimus e ciclofosfamida.
10. Ciclosporina.
    a. Iniciar a ciclosporina com 3 a 4 mg/kg/d em 2 doses divididas e, se necessário, gradualmente aumentar para 6 mg/kg/d.

b. A dose da ciclosporina deve ser inicialmente titulada para manter os níveis de vale de ciclosporina entre 50 e 200 mg/mL.
  c. Pressão arterial, eletrólitos, função renal e níveis de vale da ciclosporina necessitam ser monitorizados.
  d. Os efeitos colaterais da ciclosporina e tracolimus são toxicidade renal, hipertensão, desequilíbrio eletrolítico, desconforto gastrointestinal, hipertricose, hiperplasia gengival, oncogenicidade, tremor e risco de infecção.
11. Tacrolimus.
    a. O tacrolimus é similar à ciclosporina; porém, pode estar associado a um menor número de efeitos colaterais. Portanto, muitos especialistas preferem o tacrolimus.
    b. A dose inicial é de 0,1 mg/kg, podendo ser gradualmente aumentada até 0,2 mg/kg (em 2 doses divididas) conforme necessário.
    c. A dose é titulada para manter um nível de vale de 5 a 15 mg/mL.
    d. Assim como a ciclosporina, é importante monitorizar a pressão arterial, os eletrólitos e a função renal.
12. Ciclofosfamida.
    a. A eficácia da ciclofosfamida é controversa e seu uso tem geralmente sido reservado para pacientes refratários a prednisona, azatioprina, metotrexato e IgIV.
    b. O uso da ciclofosfamida também tem sido defendido em pacientes com DPI severa, visto que a melhora geralmente inicia mais rápido do que com a azatioprina.
    c. A ciclofosfamida pode ser administrada oralmente na dose de 1 a 2 mg/kg/d ou pela via IV na dose de 1 g/m^2/mês em pacientes com miosite severa e DI.
    d. Os principais efeitos colaterais são desconforto gastrointestinal, toxicidade medular, alopecia, cistite hemorrágica, teratogenicidade, esterilização e risco elevado de infecções e malignidades secundárias.
    e. É importante manter uma grande ingestão de líquidos para evitar cistite hemorrágica. Urinálise e HC necessitam ser acompanhados de perto (a cada 1 a 2 semanas no início da terapia e, em seguida, mensalmente).
    f. A dose da ciclofosfamida deve ser reduzida se a contagem leucocitária cair abaixo de 4.000/mm^3. O tratamento com ciclofosfamida é interrompido se a contagem leucocitária cair abaixo de 3.000/mm^3, se a contagem absoluta de neutrófilos cair abaixo de 1.000/mm^3, ou se houver evidência de hematúria. A ciclofosfamida pode ser reiniciada em dose mais baixa após a resolução da leucopenia, porém eu não reinicio a medicação em pacientes com hematúria.
13. Terapia de suporte.
    a. Fisioterapia.
        1) Exercícios de amplitude de movimento são iniciados para prevenir contraturas.
        2) Assim que o paciente melhora, exercícios para melhorar a força, função e marcha devem ser realizados.
    b. Terapia fonoaudiológica.
        1) Pacientes com disfagia devem ser submetidos a um estudo da deglutição.
        2) Se disfagia severa ou aspiração recorrente é documentada, a realização de uma gastrostomia endoscópica percutânea ou cricofaringotomia (na MCI) pode ser justificada.
14. Exames para o diagnóstico de malignidades.
    a. Há um risco elevado de câncer em pacientes com DM, PM e MN.
    b. As malignidades geralmente ocorrem em até 3 anos do diagnóstico da miosite.
    c. O histórico e exame físico completo devem ser obtidos, incluindo exames retais, de mama e pélvicos.
    d. Radiografia torácica deve ser realizada em todos os pacientes e ultrassonografia ou tomografia computadorizada (TC) pélvica e mamografias em mulheres.
    e. Colonoscopia deve ser realizada em todos os pacientes acima de 50 anos de idade, pacientes com fezes heme-positivas e naqueles com sintomas gastrointestinais (p. ex., dor abdominal, constipação persistente, sangue nas fezes).

TRIQUINOSE

Introdução
A triquinose é a doença parasitária mais comum do músculo esquelético.

Fisiopatologia
1. Após a ingestão de carne infectada com larvas encistadas, os sucos gástricos liberam as larvas que infectam o intestino.
2. A maturação do parasita ocorre no intestino. A seguir, larvas da segunda geração migram para a corrente sanguínea e linfáticos para invadir o músculo e provocar a resposta inflamatória.
3. O parasita amadurece e permanece entre as fibras musculares até ser consumido por outro organismo, completando, dessa maneira, o ciclo de vida.

Prognóstico
1. O pico das mialgias e fraqueza muscular ocorre na 3ª semana de infecção; porém, pode durar por vários meses.
2. A doença severa pode ser complicada por miocardite e infecção do sistema nervoso central (SNC).
3. Em pacientes imunocompetentes geralmente há recuperação completa em alguns meses.

Diagnóstico
Manifestações Clínicas
1. Dois a 12 dias após a ingestão de carne cozida inadequadamente (geralmente carne de porco), a forma larvária do nematoide se dissemina através da corrente sanguínea e invade a musculatura.
2. Os músculos mais frequentemente invadidos, em ordem de frequência, são o diafragma, músculos extraoculares, língua, músculos laríngeos, mandíbula, músculos intercostais, tronco e membros.
3. Os pacientes desenvolvem febre, dor abdominal, diarreia, mialgias generalizadas e fraqueza.
4. Edema periorbital, ptose, hemorragia subconjuntival; urticária eritematosa ou erupção petequial geralmente está presente.

Manifestações Laboratoriais
1. A maioria dos pacientes apresenta leucocitose eosinofílica e nível sérico elevado de CK.
2. Anticorpos séricos contra a *Trichinella spiralis* podem ser demonstrados 3 a 4 semanas após a infecção.

Histopatologia
1. Infiltração do músculo por células inflamatórias é mais comum.
2. Larvas, cistos, calcificação focal dos cistos, fibrose e granulomas podem ser observados.

Tratamento
1. Tiabendazol, 25 mg/kg 2 vezes ao dia por 10 dias, é o tratamento de escolha para larvas e nematoides maduros; porém, a eficácia contra as larvas encistadas não foi estabelecida.
2. Mebendazol pode ser eficaz contra as larvas circulantes e encistadas.
3. É aconselhável a administração concomitante de corticosteroides, visto que uma reação do tipo Herxheimer pode se desenvolver após a degeneração das larvas. A prednisona é iniciada a uma dose de 60 mg VO nos 2 primeiros dias de tratamento, seguido por uma redução em 10 mg a cada 2 dias.

MIOPATIA DO PACIENTE CRÍTICO (MIOPATIA QUADRIPLÉGICA AGUDA)

Introdução
1. Fraqueza muscular que se desenvolve em um paciente na UTI pode ser secundária a polineuropatia do paciente crítico, bloqueio neuromuscular prolongado ou uma miopatia especial.

2. Este distúrbio miopático tem sido denominado de "miopatia do paciente crítico" (MPC), miopatia quadriplégica aguda, miopatia do paciente agudo e miopatia associada aos filamentos espessos (miosina).
3. A MPC é pelo menos 3 vezes mais comum do que a polineuropatia do paciente crítico.

Fisiopatologia

1. O mecanismo de necrose das fibras musculares é desconhecido.
2. A miosina é seletivamente perdida em alguns pacientes.
3. Ocorre redução da inexcitabilidade da membrana muscular com esta miopatia.

Prognóstico

1. A letalidade é alta, aproximadamente 30% em um estudo de grande porte, sendo secundária à falência de múltiplos órgãos e septicemia, e não à miopatia.
2. A morbidade e letalidade na MPC parecem ser similares àquelas da neuropatia do paciente crítico.
3. Em pacientes que sobrevivem, a força muscular se recupera após vários meses.

Diagnóstico

Manifestações Clínicas

1. A MPC geralmente se desenvolve em pacientes que tenham recebido altas doses IV de corticosteroides e/ou bloqueadores neuromusculares despolarizantes.
2. O distúrbio também foi relatado em pacientes criticamente enfermos com septicemia ou falência de múltiplos órgãos que não receberam outros corticosteroides ou bloqueadores neuromusculares despolarizantes.
3. Pode haver predileção para o desenvolvimento da MPC em receptores de transplantes que receberam altas doses de corticosteroides IV durante o período perioperatório.
4. Pacientes com MPC exibem fraqueza muscular generalizada severa, que se desenvolve durante um período de vários dias. Ocasionalmente, a fraqueza muscular pode ser bem assimétrica e imitar um AVE.
5. A miopatia pode ser primeiramente reconhecida pela incapacidade de retirar o paciente do ventilador.
6. O exame sensitivo geralmente é normal, embora algumas vezes difícil de interpretar em um paciente intubado com estado de consciência alterado concomitante. Os reflexos tendinosos profundos estão reduzidos ou ausentes.

Manifestações Laboratoriais

O nível sérico de CK pode estar normal; porém, está moderadamente elevado em cerca de 50% dos pacientes.

Histopatologia

1. As biópsias musculares geralmente demonstram atrofia das fibras musculares tipo 2 com ou sem atrofia das fibras tipo 1, necrose das fibras musculares, e perda focal ou difusa de reatividade da enzima miosina-adenosina trifosfatase (ATPase).
2. Uma perda dos filamentos espessos (miosina) geralmente é aparente na imunoistoquímica e ME.

Achados Eletrofisiológicos

1. Os ECNs demonstram amplitudes dos PAMs significantemente reduzidas com latências distais e velocidades de condução normais.
2. Em contraste, as amplitudes do potencial de ação nervoso sensitivo (PANS) são normais ou ligeiramente reduzidas (> 80% do limite inferior do normal).
3. A EMG frequentemente demonstra potenciais de fibrilação e ondas positivas proeminentes. PAUMs polifásicos, de pequena amplitude, curta duração e recrutamento precoce das unidades motoras são evidentes. Nos casos severos, pode ser difícil recrutar qualquer PAUM.

Tratamento

1. Não há terapia médica além do tratamento de suporte e o tratamento das anomalias sistêmicas subjacentes (p. ex., antibióticos na septicemia, diálise na insuficiência renal).
2. Se os pacientes ainda estiverem recebendo altas doses de corticosteroides ou de bloqueadores neuromusculares despolarizantes, a medicação deve ser interrompida.
3. Os pacientes necessitarão de fisioterapia extensa para prevenir contraturas e ajudar na recuperação da força muscular e das capacidades funcionais.

DISTROFIA MUSCULAR DE DUCHENNE E DE BECKER

Introdução

1. A distrofia muscular mais conhecida é a distrofia muscular de Duchenne (DMD) recessiva e ligada ao X. A incidência é de aproximadamente 1 em 3.500 recém-nascidos do sexo masculino, com prevalência alcançando 1 em 18.000 pacientes do sexo masculino. Aproximadamente 1/3 dos casos de DMD resulta de mutações espontâneas no gene da distrofina localizado no cromossoma Xp21.
2. A distrofia muscular de Becker (DMB) representa uma forma da distrofinopatia mais branda que o fenótipo DMD mais grave, com o qual é alélico. A DMB pode ser diferenciada da DMD primariamente por sua taxa de progressão, combinada com a análise da distrofina. A incidência deste distúrbio é de aproximadamente 5 em 100.000, com prevalência de 2,4 por 100.000. Aproximadamente 10% dos casos resultam de mutações espontâneas.

Fisiopatologia

1. A distrofina é uma proteína estrutural que está intimamente ligada ao sarcolema e fornece integridade estrutural à membrana muscular.
2. O grande tamanho do gene é responsável pela alta taxa de mutação e por 1/3 dos casos causados por novas mutações espontâneas. Grandes deleções, variando de várias quilobases a mais de 1 milhão de pares de bases, podem ser demonstradas em aproximadamente 2/3 dos pacientes com distrofinopatia. Aproximadamente 5 a 10% dos casos de DMD são causados por mutações pontuais, resultando em códons de parada prematuros. Duplicações são evidentes em 5% dos casos. Mutações menores, que não são facilmente detectáveis, são responsáveis pelo restante dos casos.
3. Mutações rompendo o quadro de leitura translacional do gene resultam na perda quase total da distrofina e geralmente resultam em DMD, enquanto mutações na sequência dos nucleotídeos *(in-frame)* resultam na tradução da distrofina semifuncional de tamanho e/ou quantidade anormal, tipicamente resultando fenótipos clínicos atípicos ou de DMB. Embora haja exceções à "regra da leitura do quadro", 92% das diferenças fenotípicas são explicadas pelas mutações *in-frame* e *out-of-frame*.

Prognóstico

1. Crianças com DMD ficam confinadas a uma cadeira de rodas em torno dos 12 anos de idade e a maioria morre em razão de complicações respiratórias no final da adolescência ou ao redor dos 20 anos de idade.
2. A gravidade da DMB é variável. Pacientes com DMB são capazes de andar até além dos 15 anos de idade. A expectativa de vida é reduzida, com o óbito ocorrendo entre 23 e 89 anos de idade (média, 42 anos).

Diagnóstico

Manifestações Clínicas

1. A maioria das crianças do sexo masculino com DMD aparenta ser normal ao nascimento e adquire a habilidade de sentar e levantar normalmente ou somente com um pequeno atraso.
2. Um caminhar "desajeitado" e quedas frequentes são observados por volta dos 2 aos 6 anos de idade.

3. A fraqueza muscular é caracteristicamente mais severa proximalmente do que distalmente e maior nos membros inferiores que nos superiores.
4. As crianças ficam confinadas a uma cadeira de rodas em torno dos 12 anos de idade.
5. Arritmias cardíacas e insuficiência cardíaca congestiva podem ocorrer tardiamente na doença.
6. O músculo liso também é afetado e os pacientes podem desenvolver gastroparesia e pseudo-obstrução intestinal.
7. O sistema nervoso central também está envolvido na DMD e o QI médio das crianças afetadas é um desvio padrão abaixo da média normal.
8. A DMB apresenta um curso mais brando, com pacientes permanecendo capazes de andar após os 15 anos de idade. A idade média de perda da capacidade de andar independentemente é na 4ª década de vida.
9. Alguns pacientes com DMB manifestam somente mialgias, mioglobinúria, cardiomiopatia e hipercalemia assintomática.

Manifestações Laboratoriais
1. O nível sérico de CK está intensamente elevado (igual ou superior a 50 a 100 vezes o normal).
2. Pacientes com DMB apresentando somente mialgias induzidas pelo esforço físico podem apresentar nível sérico de CK apenas ligeiramente elevado (3 vezes o normal).

Histopatologia
1. A biópsia muscular revela evidência de degeneração e regeneração das fibras musculares. Há variação considerável no tamanho das fibras musculares, com fibras hipercontraídas e hipertróficas esparsas, além de fibras pequenas, redondas e regeneradas. Há aumento de tecido conectivo endomisial e perimisial.
2. A imunoistoquímica demonstra ausência de marcação da distrofina na membrana muscular na maioria dos casos de DMD; porém, a marcação pode ser normal ou apenas ligeiramente reduzida na DMB. Um padrão de marcação em mosaico pode ser evidente nas portadoras do sexo feminino.
3. A análise por *western blot* do tecido muscular avalia a quantidade e tamanho da distrofina presente. Na DMD, há intensa redução na distrofina (tipicamente < 3% do normal). Na DMB, a análise por *western blot* revela quantidade e/ou tamanho anormal da distrofina em grau menor do que observado na DMD.

Tratamento
1. Esteroides.
   a. A prednisona (0,75 mg/kg/d) é eficaz em melhorar a força e função, com pico aos 3 meses, e reduzir a velocidade de deterioração em crianças com DMD. Os efeitos benéficos são observados tão cedo quanto em 10 dias e são mantidos por pelo menos 3 anos. Doses mais baixas de prednisona (< 0,75 mg/kg/d) não são tão eficazes.
   b. Infelizmente, a prednisona em altas doses está associada a efeitos colaterais significativos, ganho de peso, retardo de crescimento, aspecto cushingoide, crescimento piloso excessivo, irritabilidade e hiperatividade. Além disso, a prednisona está associada a um risco elevado de infecções, formação de catarata, hipertensão, intolerância à glicose, osteoporose e osteonecrose.
   c. Uma vez que a criança esteja confinada à cadeira de rodas, gradualmente reduzimos a dose de prednisona.
   d. Um análogo da prednisona, o deflazacorte (ainda não aprovado pelo FDA nos Estados Unidos), foi estudado em alguns ensaios clínicos. Deflazacorte em doses de 0,9 mg/kg/d a 1,2 mg/kg/d pode ser tão eficaz quando a prednisona a 0,75 mg/kg/d e está associado a menor número de efeitos colaterais.
   e. Creatina mono-hidratada (5 a 10 g) é frequentemente receitada para pacientes com DMD ou DMB. Suplementação com creatina pode aumentar os estoques de fosfocreatina na musculatura e aumentar a ressíntese de ATP; entretanto, não há grandes estudos clínicos demonstrando sua eficácia.

DISTROFIA MUSCULAR DE DUCHENNE E DE BECKER

2. Terapia de suporte.
   a. O melhor controle deveria envolver neurologistas, fisiatras, fisioterapeutas, terapeutas ocupacionais, fonoaudiólogos, terapeuta respiratório, nutricionista, psicólogos e aconselhamento genético para avaliar todas as necessidades dos pacientes.
   b. A fisioterapia é o componente chave no tratamento de pacientes com distrofia muscular. Contraturas se desenvolvem no início da doença, particularmente nos tendões calcâneos, nas bandas iliotibiais e quadris; portanto, exercícios de alongamento também devem ser iniciados cedo (p. ex., aos 3 a 4 anos de idade).
3. Órtese.
   a. O uso apropriado de órteses pode retardar o uso de cadeira de rodas em aproximadamente 2 anos.
   b. Um fator principal responsável pela incapacidade da criança de se levantar ou andar é a fraqueza do quadríceps. A adição de um tutor longo de perna (órtese para joelho e pé) pode estabilizar o joelho, impedindo sua flexão. As crianças marcham com pernas rígidas; porém, não apresentam o mesmo problema com quedas que elas tinham previamente. Geralmente as crianças estão prontas para utilizar órteses quando elas não conseguem mais subir escadas, estão tendo grande dificuldade em se levantar do chão e estão tendo frequentes quedas diárias.
   c. Pode haver alguma vantagem no uso de uma órtese de plástico, leve, para joelho e pé, porém é difícil manter o pé reto com este tipo de dispositivo, enquanto que um tutor longo adaptado a uma bota ortopédica de cano longo fornece excelente estabilidade. A escolha entre plástico e metal geralmente depende das preferências pessoais do paciente e do médico.
   d. O uso de uma tala noturna para manter os pés em ângulos retos com a perna é importante em uma idade precoce. Contraturas do tornozelo quase nunca são observadas em pacientes que utilizam estas talas conscienciosamente.
4. Cirurgia.
   a. Cirurgia reconstrutiva das pernas geralmente acompanha o uso de tutores para manter as pernas estendidas e prevenir contraturas das bandas iliotibiais, quadril, flexores do joelho e dorsiflexores do tornozelo.
   b. Uma maneira simples de manter a função nas pernas com contraturas nas bandas iliotibiais, flexores do quadril e flexores do joelho é realizar tenotomias percutâneas dos tendões calcâneos, flexores do joelho, flexores do quadril e bandas iliotibiais. Este procedimento geralmente possibilita que uma criança que esteja cada vez mais dependente da cadeira de rodas volte a andar.
   c. Escoliose é uma complicação universal da DMD e resulta em dor, dano estético e talvez comprometimento respiratório. Cirurgia de fusão vertebral é considerada em crianças com desconforto significativo causado por escoliose igual ou superior a 35 graus. Normalmente a capacidade vital forçada (CVF) deve ser maior que 35% para minimizar o risco da cirurgia. A qualidade de vida parece melhorar após a estabilização vertebral; entretanto, a cirurgia não parece aumentar a função respiratória..
5. Falência ventilatória.
   a. A maioria dos pacientes com DMD morre em razão da insuficiência respiratória; portanto, é importante avaliar os sintomas e sinais do comprometimento respiratório durante cada consulta.
   b. Para pacientes com CVFs inferiores a 50% ou aqueles com disfunção respiratória sintomática é oferecido suporte ventilatório não invasivo, geralmente BiPAP.
   c. Pressões inspiratórias e expiratórias são tituladas para alívio sintomático e tolerabilidade do paciente.
   d. Em minha experiência, apenas alguns pacientes desejam traqueostomia e ventilação mecânica. No entanto, esta é uma decisão que deve ser feita pelo paciente. A traqueostomia deve ser oferecida aos pacientes, junto com um aconselhamento realista quanto ao que isso implica para o paciente e sua família.
6. Aconselhamento genético.
   a. As filhas de pais com DMB (homens com DMD são geralmente inférteis) e as mães de crianças afetadas que também possuem histórico familiar de DMD ou DMB são portadoras obrigatórias do gene mutado da distrofina.
   b. Mães e irmãs de pacientes com DMD ou DMB correm o risco de serem portadoras.

c. É essencial determinar o estado de portador de mulheres "em risco" para aconselhamento genético (ver abaixo). Existe uma probabilidade de 50% de que filhos nascidos de portadoras irão herdar a doença, enquanto que 50% das filhas nascidas tornar-se-ão portadoras.
d. Famílias portadoras geralmente são assintomáticas, porém, raramente, as distrofinopatias se manifestam clinicamente nas mulheres. Aproximadamente 8% das portadoras de DMD apresentam leve fraqueza muscular.
e. O nível sérico de CK pode estar precocemente elevado nas portadoras. Entretanto, um nível sérico normal de CK não exclui a condição de portadora. Níveis séricos de CK elevados são identificados em menos de 50% das portadoras obrigatórias e há uma taxa de falso-positivo de 2,5%.
f. O método mais confiável de detectar a condição de portador é com análise do DNA.
   1) Primeiro, os parentes afetados do sexo masculino devem ser avaliados para mutações no gene da distrofina. A detecção de uma mutação em tais pacientes com DMD torna a detecção de portador de parentes em risco do sexo feminino muito mais fácil, permitindo subsequente detecção pré-natal em fetos em risco. Se uma mutação é demonstrada em um parente afetado do sexo masculino, as mulheres em risco podem ser testadas para a mesma mutação.
   2) A condição de portador da mãe de um caso esporádico de DMD deve ser interpretada com cautela devido ao potencial de mosaicismo germinativo. Em um mosaico germinativo, a mutação envolve apenas uma porcentagem das células germinativas (ou seja, oócitos); porém, não está presente nos leucócitos em que a análise de DNA é realizada. Uma criança afetada pode ter uma mutação identificável na análise de DNA, enquanto que a mãe pode não ter mutação demonstrável nos leucócitos, porém ela ainda pode ser uma portadora. A taxa de recorrência dos portadores de mutações germinativas é desconhecida e depende no número de oócitos mutados, porém foi estimado ser de até 14%.
g. O diagnóstico pré-natal pode ser realizado com a análise do DNA das vilosidades coriônicas ou células do líquido amniótico quando há uma mutação identificável na família.
h. Quando mutações não são evidentes nos casos de DMD, a detecção do portador depende na análise menos confiável de ligação de muitos membros familiares realizando a análise de polimorfismo de comprimento de fragmentos de restrição.

DISTROFIA MUSCULAR DE CINTURAS DOS MEMBROS

Introdução
1. As distrofias musculares de cinturas dos membros (DMCMs) são um grupo heterogêneo que, clinicamente, assemelham-se às distrofinopatias, exceto pela ocorrência equivalente em homens e mulheres (Tabela 9-2).
2. A incidência e prevalência relatada da DMCM são de aproximadamente 6,5 por 100.000 nascidos vivos e 2 por 100.000 habitantes, respectivamente.
3. Estes distúrbios são herdados de modo autossômico recessivo ou, menos comumente, autossômico dominante. As DMCMs autossômicas dominantes são classificadas como tipo 1 (p. ex., DMCM-1), enquanto as formas recessivas são classificadas como tipo 2 (p. ex., DMCM-2). Uma subclassificação alfabética adicional foi aplicada a estes distúrbios, à medida que se tornaram genotipicamente distintos (p. ex., DMCM-2A, DMCM-2B).

Fisiopatologia
Foram descritas mutações em vários genes que codificam as proteínas sarcolemais, sarcoméricas e proteínas nucleares estruturais, assim como enzimas.

Prognóstico
O prognóstico é similar àquele da DMD e DMB.

Diagnóstico
1. Os pacientes podem manifestar fraqueza severa de início na infância similar à DMD ou um fenótipo mais benigno similar à DMB.

2. Na maioria dos casos, as manifestações clínicas, laboratoriais e histopatológicas das DMCMs são inespecíficas.
3. O nível sérico de CK está elevado.
4. As biópsias musculares demonstram aspectos distróficos similares àqueles descritos na DMB e DMD.

TABELA 9-2 Classificação Genética das Distrofias Musculares

Doença	Herança	Cromossomo	Proteína Afetada
Distrofias ligadas ao cromossomo X			
Duchenne/Becker	XR	Xp21	Distrofina
Emery-Dreifuss X1	XR	Xq28	Emerina
Emery-Dreifuss 2	XR	Xq26	Domínio 1-LIM (FHL1) 4 e 1/2
Distrofias musculares de cinturas dos membros (DMCM)			
DMCM 1A	AD	5q22.3-31.3	Miotilina
DMCM 1B	AD	1q11-21	Lamina A e C
DMCM 1C	AD	3p25	Caveolina 3
DMCM 1D	AD	6q23	?
DMCM 1E	AD	7q	?
DMCM 2A	AR	15q15.1-21.1	Calpaína 3
DMCM 2B	AR	2p13	Disferlina
DMCM 2C	AR	13q12	γ-Sarcoglicana
DMCM 2D	AR	17q12-21.3	α-Sarcoglicana
DMCM 2E	AR	4q12	β-Sarcoglicana
DMCM 2F	AR	5q33-34	δ-Sarcoglicana
DMCM 2G	AR	17q11-12	Teletonina
DMCM 2H	AR	9q31-33	Ubiquitina ligase E3 (TRIM 32)
DMCM 2I	AR	19q13	Proteína relacionada com a fukutina (FKRP)
DMCM 2J	AR	2q31	Titina
DMCM 2K	AR	9q31	POMT1
DMCM 2L	AR	11p13.4	Anoctamina 5
DMCM 2M	AR	9q31-33	Fukutina
DMCM 2N	AR	14q24	POMT2
DMCM 2O	AR	1p32	POMGnT1
Distrofias musculares congênitas (DMC)			
DMC 1A	AR	6q22-23	Cadeia α-2 da laminina
DMC 1C	AR	19q13	FKRP
DMC 1D	AR	22q12.3-q13.1	LARGE
Merosina + DMC	AR	12q13	Integrina α-7
DMC de Fukuyama	AR	9q31-33	Fukutina
DMC de Walker-Warburg	AR	9q31	POMT1
DMC de músculo-olho-cérebro	AR	1p32	POMGnT1

(Continua)

TABELA 9-2 Classificação Genética das Distrofias Musculares

Doença	Herança	Cromossomo	Proteína Afetada
Síndrome da coluna rígida	AR	1p35-36	Selenoproteína N1
Ullrich/Bethlem	AR/AD	21q22.3 e 2q37	Col 6A1, 6A2, 6A3
Distrofias distais/miopatias			
Welander	AD	2p13	?
Udd	AD	2q31	Titina
Markenbery-Griggs	AD	10q22.3-23.2	ZASP
Nonaka	AR	9p1-q1	GNE
Miyoshi	AR	2p13	Disferlina
Laing	AD	14q11	MyHC7
Outras distrofias			
Facioescapuloumeral	AD	4q35	?
Escapulofibular	AD	2q35	Desmina
	XR	Xq26.3	FHL1
Oculofaríngea	AD	14q11.2-13	PABP2
Distrofia miotônica 1	AD	19q13.3	DMPK
Distrofia miotônica 2	AD	3q21	ZNF9
DMED3	AD	6q24	Nesprina-1
DMED4	AD	14q23	Nesprina-2
Miopatia miofibrilar	AD	5q22.3-31.3	Miotilina
	AD	10q22.3-23.2	ZASP
	AD	7q32.1	Filamina-c
	AD	11q21-23	αB-Cristalina
	AD/AR	2q35	Desmina
	AR	1p36	Selenoproteína N1
	AD	10q25	Bag3
MCI hereditária			
MCI hereditária AR	AR	9p1-q1	GNE
MCI-H com DFT e doença de Paget	AD	9p13-p12	VCP
MCI-H 3	AD	17.p13.1	MyHC IIa

XR, ligada ao X; AR, autossômica recessiva; AD, autossômica dominante; *POMT, gene O-manosiltransferase*; POMGnT1, *O*-manose, β-1,2-*N-acetilglucosaminatransferase*; Col, colágeno; ZASP, *splicing* alternativo da banda Z da proteína contendo o motivo PDZ; GNE, UDP-*N*-acetil-glicosamina 2-epimerase/*N*-acetil-manosamina quinase; MyHC, cadeia pesada da miosina; DMED, distrofia muscular de Emery-Dreifuss; MCI-H, miosite por corpúsculo de inclusão hereditária; DFT, demência frontotemporal; VCP, proteína contendo valosina.

5. A imunoistoquímica e *imunoblot* demonstram distrofina normal. A imunomarcação da sarcoglicana, α-distroglicana, merosina, disferlina, caveolina-3 e miotilina pode ser utilizada para diagnóstico em alguns subtipos da DMCM. *Imunoblot (Western blot)* pode demonstrar concentração reduzida de disferlina no músculo ou monócitos periféricos. O *imunoblot* também pode revelar concentração reduzida de calpaína-3 no músculo; porém, um teste genético é necessário para confirmação da doença, pois a calpaína-3 pode estar secundariamente reduzida em outras distrofias (p. ex., disferlinopatia).

6. Testes genéticos estão disponíveis para muitas formas de DMCM (ver www.genetests.com para uma lista dos laboratórios que oferecem testes genéticos).

Tratamento
1. O tratamento é em grande parte de suporte, similar ao tratamento da DMD e DMB.
2. Fisioterapia e terapia ocupacional são importantes para prevenir contraturas e melhorar a função.
3. Não é claro se os corticosteroides podem melhorar a força muscular e retardar a progressão como na DMD, embora alguns pacientes com DMCM tenham relatado benefício de tal tratamento.
4. Modesta melhora na força foi relatada em um pequeno número de pacientes com DMCM tratados com ciclos curtos de creatina monoidratada (5 a 10 g/d).

DISTROFIA MUSCULAR CONGÊNITA

Introdução
As distrofias musculares congênitas (DMCs) são um grupo heterogêneo de distúrbios autossômicos recessivos, caracterizados por início perinatal de hipotonia com fraqueza proximal e contraturas articulares afetando os cotovelos, quadris, joelhos e tornozelos (artrogripose) (Tabela 9-2).

Fisiopatologia
Foram identificadas mutações em vários genes (Tabela 9-2). Estas mutações supostamente afetam a capacidade das proteínas sarcolemais de se ligar à matriz extracelular.

Prognóstico
O prognóstico da DMC clássica merosina negativa, DMC tipo Fukuyama, DMC de Walker-Warburg e DMC tipo Santavuori é bastante desfavorável, com óbito no início da infância. Alguns pacientes com deficiência apenas parcial de merosina e aqueles com DMCs clássicas com merosina normal podem viver até a vida adulta e manifestar fenótipos moderados similares à DMB.

Diagnóstico
1. As DMCs são classificadas de acordo com as manifestações clínicas, oftalmológicas, radiológicas e patológicas.
2. As principais categorias de DMCs são:
   a. O tipo clássico, ou ocidental.
   b. Tipo Fukuyama, caracterizado por defeitos na migração neuronal (ou seja, polimicrogiria) com retardo mental severo, convulsões e um curso de deterioração progressiva.
   c. Síndrome de Walker-Warburg, ou displasia oculocerebral.
   d. Doença de Santavuori, ou doença músculo-olho-cérebro.
3. O nível sérico de CK está elevado.
4. A EMG e o ECN são miopáticos. Nas merosinopatias, uma leve lentificação das velocidades de condução nervosa sensitiva e motora pode ser aparente.
5. A imagem por ressonância magnética (IRM) do cérebro demonstra desordens migracionais nas DMCs tipo Fukuyama, Walker-Warburg e Santavuori e evidência de hipomielinização cerebral na DMC deficiente de merosina.
6. As biópsias musculares demonstram distrofia. Imunocoloração para merosina está ausente na DMC deficiente de merosina. A imunomarcação para merosina e α-distroglicana está reduzida em pacientes com mutações envolvendo os genes FKRP, fukutina, POMGnT1 (proteína O-manose β-1,2-N-acetil-glucosamina transferase) e POMT1.
7. Testes genéticos estão disponíveis (ver www.genetests.com).

Tratamento
1. O tratamento das distrofias congênitas é de suporte.
2. Fisioterapia é importante para prevenir contraturas.
3. Medicamentos antiepilépticos são utilizados para o controle de convulsões.

DISTROFIA MUSCULAR FACIOESCAPULOUMERAL

Introdução
1. A incidência da distrofia muscular facioescapuloumeral (FSHD, do inglês *facioscapulohumeral muscular dystrophy*) se aproxima de 4 por milhão, com prevalência de aproximadamente 50 por milhão.
2. A doença é herdada de modo autossômico dominante. No entanto, há um grau variável de penetrância dos achados clínicos entre as famílias.

Fisiopatologia
1. A FSHD é um distúrbio autossômico dominante ligado à região telomérica do cromossomo 4q35.
2. O gene ainda não foi isolado; porém, um polimorfismo *Eco*RI nesta região está presente no cromossomo 4q35 na maioria dos pacientes com FSHD, como mencionado acima.
3. Este polimorfismo *Eco*RI é variável em comprimento, porém é reduzido quando comparado ao normal (FSHD, 10 a 30 quilobases [Kb]; normal, 50 a 300 kb).
4. A mutação resulta em um posicionamento do gene FSHD mais próximo ao telômero, um processo que pode causar alteração na transcrição dos genes vizinhos.

Prognóstico
1. Alguns pacientes com FSH sofrem uma exacerbação tardia de fraqueza muscular. Eles podem ter apenas fraqueza leve por anos, seguido por aumento intenso da fraqueza na distribuição típica ao longo de vários anos.
2. Cerca de 20% dos pacientes com FSHD, eventualmente, necessitarão de cadeira de rodas.
3. A FSHD está geralmente associada à longevidade normal.

Diagnóstico

Manifestações Clínicas
1. A idade de início geralmente é entre 3 e 44 anos, embora o início tenha sido descrito até os 75 anos de idade.
2. Tipicamente, os músculos da expressão facial são afetados precocemente. Os pacientes são incapazes de fechar completamente os olhos, podendo adormecer com as pálpebras incompletamente fechadas.
3. Fraqueza dos músculos estabilizadores da escápula resulta em rotação vertical e lateral da escápula com alamento escapular. Também há significativa fraqueza e atrofia do bíceps e tríceps braquial, com um volume relativamente normal dos músculos do antebraço, produzindo o assim chamado "braços do Popeye". Os músculos extensores do punho são mais fracos que os flexores do punho. A aparência facial e do tronco superior característica levou à nomeação da FSHD.
4. Alguns pacientes com FSHD manifestam somente alamento escapular.
5. Os músculos tibiais anteriores são os primeiros músculos do membro inferior a manifestar fraqueza e, ocasionalmente, os pacientes apresentam equinismo ("pé caído").
6. O envolvimento muscular pode progredir para a musculatura pélvica, produzindo postura hiperlordótica e marcha bamboleante. como na face, a fraqueza nos braços e pernas geralmente é assimétrica.
7. A fraqueza pode ser marcadamente assimétrica na face e membros.
8. Em raros pacientes, a manifestação clínica pode ser similar à DMCM, com preservação dos músculos faciais.
9. Fraqueza dos músculos ventilatórios pode ocorrer.

Manifestações Laboratoriais
1. O nível sérico de CK pode estar leve a moderadamente elevado ou pode estar normal em algumas pessoas.

2. É importante avaliar os testes de função pulmonar para envolvimento dos músculos ventilatórios.
3. Testes genéticos estão disponíveis para confirmar o diagnóstico.

Tratamento
1. Melhora modesta na força muscular foi relatada em pequeno número de pacientes com FSHD tratados com ciclos curtos de creatina monoidratada (5 a 10 g/d).
2. O tratamento é em grande parte de suporte, com fisioterapia para reduzir as contraturas.
3. Se o paciente é incapaz de levantar os braços acima da cabeça devido à falta de fixação escapular, estabilização cirúrgica da escápula ao tórax pode ser benéfica e aumenta a amplitude dos movimentos e função do braço. Reservamos esta abordagem para pacientes capazes de andar.
4. Pacientes com fraqueza grave do bíceps, tríceps e antebraço podem-se beneficiar do uso de uma órtese de antebraço ou talheres com garras adaptadas.
5. Órteses para tornozelo/pé são úteis em pacientes com equinismo secundário à fraqueza nos músculos tibiais e fibulares.
6. Transposição cirúrgica do tendão tibial posterior para o dorso do pé é particularmente útil em pacientes que apresentam uma grande intorção do pé ao caminhar.
7. BiPAP pode ser utilizada em pacientes com fraqueza nos músculos ventilatórios (ver a seção de Distrofia Muscular de Duchenne e Becker).

DISTROFIA MUSCULAR DE EMERY-DREIFUSS

Introdução
1. A distrofia muscular de Emery-Dreifuss (DMED) é caracterizada pela seguinte tríade:
   a. Contratura precoce nos tendões de calcâneo, cotovelos e músculos cervicais posteriores.
   b. Atrofia e fraqueza muscular lentamente progressiva com distribuição predominantemente umerofibular nos estágios iniciais.
   c. Cardiomiopatia com defeitos de condução.
2. Contraturas proeminentes são evidentes antes do desenvolvimento de fraqueza significativa.

Fisiopatologia
1. A forma mais comum da DMED é a ligada ao cromossomo X, porém há vários outros genótipos que podem causar o fenótipo da DMED.
   a. DMED ligada ao cromossomo X é causada por mutações em um gene (*STA*) localizado no cromossomo Xq28, que codifica a proteína emerina.
   b. DMED autossômica dominante (também conhecida como DMCM-1A) geralmente é causada por mutações no gene da lâmina-A/C.
   c. Recentemente foi relatado que outras formas de DMED autossômica dominante são causadas por mutações nos genes que codificam a nesprina-1 e nesprina-2.
2. A emerina, lâmina-A/C, nesprina-1 e nesprina-2 são proteínas do envelope nuclear expressas nas fibras dos músculos esqueléticos, cardíacos e lisos, assim como nas células cutâneas.
3. Mutações nestes genes resultam na desorganização da lâmina nuclear e em heterocromatina.

Prognóstico
1. O distúrbio é lentamente progressivo e até pacientes gravemente afetados geralmente são capazes de andar até a 3ª década de vida.
2. Ocorrem anomalias cardíacas potencialmente fatais ao redor do final da 2ª ou início da 3ª década de vida. Os defeitos de condução variam de bloqueio atrioventricular (AV) de primeiro grau até bloqueio cardíaco completo.
3. Embora as portadoras com mutações na emerina tipicamente não manifestem fraqueza muscular ou contraturas, elas podem desenvolver cardiomiopatia.
4. Pacientes com mutações na lâmina-A/C podem apresentar somente uma cardiomiopatia, podendo representar a forma mais comum de cardiomiopatia hereditária.

Diagnóstico

Manifestações Clínicas
As manifestações clínicas são as mencionadas na Introdução.

Manifestações Laboratoriais
1. O nível sérico de CK está normal ou leve a moderadamente elevado.
2. Eletrocardiogramas (ECGs) frequentemente revelam bradicardia sinusal, prolongamento do intervalo PR ou graus mais severos de bloqueio de condução.
3. Testes genéticos estão disponíveis.

Histopatologia
1. Biópsias musculares revelam aspectos miopáticos distróficos ou inespecíficos.
2. Biópsias musculares e cutâneas revelam ausência de emerina na membrana nuclear em pacientes com DMED ligada ao X.

Tratamento
1. É importante monitorizar a função cardíaca devido ao risco de arritmias e morte súbita.
2. Eu obtenho ECGs anuais em todos os pacientes (assim como nas possíveis portadoras) e consultas cardiológicas para pacientes com anomalias significativas.
3. Os pacientes podem necessitar de um marca-passo/desfibrilador e alguns especialistas até recomendam implantação profilática.
4. Exercícios de alongamento são indicados para minimizar contraturas.
5. Fora isso, não há tratamento médico específico.

DISTROFIA MUSCULAR OCULOFARÍNGEA

Introdução
1. A distrofia muscular oculofaríngea (DMOF) é herdada de modo autossômico dominante e geralmente se manifesta na 4ª a 6ª décadas de vida.
2. Há uma incidência aumentada em franco-canadenses e alguns hispânicos, que podem partilhar a herança comum da região basca da França e Espanha.

Fisiopatologia
1. A DMOF é causada por mutações envolvendo a repetição expandida do trinucleotídeo GCG no gene da proteína 2 de ligação à poli (A) *(PABP2)* no cromossomo 14q11.
2. Normalmente, há seis repetições do GCG que codificam segmentos de polialaninas no N-terminal da proteína. Aproximadamente 2% da população apresentam um polimorfismo com sete repetições GCG.
3. Na DMOF, há uma expansão para 8 a 13 repetições.
4. A função do *PABP2* e como a mutação no gene resulta em degeneração muscular não são claros.

Prognóstico
O início tardio da doença na maioria dos pacientes, combinado com a lenta progressão, geralmente não altera a longevidade do paciente, desde que atenção médica adequada seja buscada com relação ao aspecto nutricional desta doença.

Diagnóstico

Manifestações Clínicas
1. A maioria dos pacientes manifesta ptose bilateral. Disfagia é a manifestação inicial em até 25% dos pacientes.

2. Os músculos extraoculares estão afetados em aproximadamente 50% dos pacientes, porém, diplopia não é um sintoma comum.
3. Fraqueza muscular leve do pescoço e membros proximais pode ser detectada em alguns pacientes.

Manifestações Laboratoriais
1. O nível sérico de CK está normal ou ligeiramente elevado.
2. O diagnóstico pode ser confirmado por testes genéticos.

Tratamento
1. O uso de óculos especiais para apoiar as pálpebras ou o uso de fita adesiva para manter a pálpebra aberta podem ser utilizados para tratar a ptose.
2. O tratamento cirúrgico da ptose também pode ser realizado se os pacientes possuem suficiente força do músculo orbicular para permitir completo fechamento das pálpebras no pós-operatório.
3. Estudos de deglutição devem ser obtidos para averiguar o grau de dismotilidade faríngea e esofágica.
4. Pacientes com disfagia severa podem se beneficiar da miotomia cricofaríngea.
5. Alguns pacientes necessitarão da inserção de uma cânula de gastrostomia endoscópica percutânea pela disfagia (PEG) grave.

DISTROFIA MIOTÔNICA TIPO 1 (DM1)

Introdução
1. A distrofia miotônica tipo 1 (DM1) é um distúrbio autossômico dominante.
2. A incidência do distúrbio é de 13,5 por 100.000 nascidos vivos e a prevalência é de 3 a 5 por 100.000.
3. A DM1 pode-se manifestar em qualquer idade; o início na primeira infância é conhecido como distrofia miotônica congênita.

Fisiopatologia
1. A DM1 é causada por uma expansão instável da repetição polimórfica do trinucleotídeo citosina-timina-guanina (CTG) na região 3' não traduzida do gene da miotonina proteinoquinase no cromossomo 19q13.2.
2. As expansões CTG contendo RNA mensageiro (mRNA) mutante resultam no sequestro de proteínas ligadoras de RNA, prejudicando o processo normal de transcrição e emenda de outros mRNAs, que ficam retidos dentro do núcleo celular, resultando em tradução anormal de diferentes proteínas.

Prognóstico
1. A gravidade da DM1 está diretamente relacionada com o tamanho da repetição CTG.
2. O tamanho da repetição é instável e tipicamente se expande de uma geração para a próxima, o que explica o fenômeno de antecipação (isto é, a apresentação mais precoce dos sintomas e/ou doença mais severa a cada geração).
3. A expectativa de vida é reduzida. A mortalidade elevada se dá em razão da fraqueza respiratória e cardiomiopatia associadas.

Diagnóstico

Manifestações Clínicas
1. Calvície frontal, catarata subcapsular posterior, ptose, e atrofia dos músculos faciais e do músculo masseter/temporal são característicos.
2. Fraqueza dos membros se inicia distalmente e progride lentamente para os músculos proximais.
3. A miotomia é mais proeminente nas mãos.

4. Os músculos lisos do trato gastrointestinal também estão envolvidos, resultando em disfagia e pseudo-obstrução crônica.
5. O envolvimento do diafragma e músculos intercostais é comum, resultando em hipoventilação alveolar.
6. Estímulo central reduzido contribui para hipoventilação, resultando em sintomas sugestivos de apneia do sono: despertares noturnos frequentes, hipersonolência diurna excessiva e dores de cabeça matinais.
7. Anomalias cardíacas são comuns, com aproximadamente 90% dos pacientes apresentando defeitos da condução no ECG.
8. Morte súbita cardíaca secundária à arritmia é bem documentada; no entanto, a severidade da cardiomiopatia não necessariamente se correlaciona com a severidade da fraqueza dos músculos esqueléticos.
9. Prejuízo cognitivo, particularmente na memória e orientação espacial, pode ser prejuízo, embora estas anormalidades não sejam tão severas nos casos de início adulto quanto na forma congênita do distúrbio.

Manifestações Laboratoriais

1. O nível sérico de CK pode estar normal ou ligeiramente elevado.
2. Testes genéticos podem confirmar este distúrbio.
3. EMG demonstra descargas miotônicas.

Tratamento

1. Não há um tratamento que claramente melhore a força muscular.
2. Miotonia raramente justifica tratamento. Na verdade, algumas drogas que melhoram a miotonia (ou seja, quinina, procainamida e tocainida) podem potencializar as arritmias cardíacas e deveriam ser evitadas.
3. Se a miotonia é muito severa e necessita de tratamento, pode-se tentar fenitoína 100 a 300 mg diariamente ou mexiletina 150 mg diariamente a 300 mg 3 vezes ao dia.
4. Obter ECGs anuais para monitorizar para evidência de defeitos da condução/arritmias e insuficiência cardíaca direita por hipertensão pulmonar.
5. Consulta com cardiologista, monitorização pelo sistema Holter 24 horas e ecocardiogramas são necessários em pacientes com alterações significativas no ECG.
6. Alguns pacientes necessitarão de medicamentos antiarrítmicos ou inserção de um marca-passo.
7. Pacientes com distrofia miotônica estão em risco de complicações pulmonares e cardíacas decorrentes da administração de anestesia geral e bloqueadores neuromusculares. Estes agentes devem ser evitados quando possível.
8. Testes de função pulmonar são rotineiramente realizados.
9. Obter registro polissonográfico noturno em pacientes com sinais e sintomas de *cor pulmonale* ou apneia do sono.
10. Pacientes com hipoventilação significativa ou apneia do sono podem-se beneficiar da assistência ventilatória não invasiva com BiPAP.
11. Foi demonstrado que o modafinil, 200 a 400 mg/d, melhora a hipersonolência.
12. Alguns pacientes requerem excisão de suas cataratas.
13. Tornozeleiras são indicadas em pacientes com pé caído para auxiliar na marcha.
14. Aconselhamento genético.
    a. Os pacientes precisam estar cientes de que o risco de passar a doença para seus filhos é de 50% com cada gravidez.
    b. A severidade da doença geralmente aumenta de uma geração à seguinte, especialmente em crianças nascidas de mães com DM1.
    c. O diagnóstico pré-natal é possível via amniocentese ou amostra da vilosidade coriônica.

DISTROFIA MIOTÔNICA TIPO 2 OU MIOPATIA MIOTÔNICA PROXIMAL

Introdução
1. A distrofia miotônica tipo 2 (DM2) ou miopatia miotônica proximal (MMPRO) é um distúrbio autossômico dominante multissistêmico, caracterizado por fraqueza dos músculos proximais, mialgias e catarata.
2. Alguns pacientes apresentam manifestações quase idênticas à da DM1.

Fisiopatologia
1. A DM2 é causada por mutações no gene que codifica a proteína dedo de zinco 9 (*ZNF9*) no cromossomo 3q21.
2. As mutações são repetições expandidas de CCTG no íntron 1.
3. Assim como na DM1, esta repetição expandida provavelmente resulta na expressão de um pré-mRNA tóxico que sequestra as proteínas ligadoras de RNA, o que prejudica o *splicing* de outros mRNAs, incluindo aqueles dos canais iônicos.

Prognóstico
Fraqueza proximal lentamente progressiva se desenvolve na maioria dos pacientes.

Diagnóstico
1. As manifestações clínicas são similares à DM1, exceto que a fraqueza é muito menos severa e afeta, predominantemente, os músculos proximais e pacientes com MMPRO geralmente se queixam de rigidez e dor muscular.
2. O envolvimento cardíaco também é muito menos comum.
3. O início se dá na meia-idade ou adiante.
4. O nível sérico de CK está ligeiramente elevado.
5. A EMG demonstra descargas miotônicas.
6. Testes genéticos estão disponíveis para confirmar o diagnóstico.

Tratamento
1. O tratamento é similar àquele descrito na seção da DM1, embora complicações cardíacas e pulmonares sejam menos frequentes.
2. Aconselhamento genético.

MIOTONIA CONGÊNITA

Introdução
Há uma forma autossômica dominante (doença de Thomsen) e uma forma autossômica recessiva (doença de Becker) da miotonia congênita.

Fisiopatologia
Tanto a forma autossômica dominante quanto a autossômica recessiva da miotonia congênita são causadas por mutações no gene que codifica o canal de cloro da fibra muscular (*CLCN1*) no cromossomo 7q35.

Prognóstico
A longevidade não é adversamente afetada.

Diagnóstico
1. Miotonia congênita autossômica dominante.
   a. Há rigidez muscular que, geralmente, manifesta-se na infância.
   b. Os pacientes apresentam hipertrofia muscular generalizada resultando em aspecto hercúleo.

c. Miotonia de ação e percussão são evidentes.
  d. Os pacientes geralmente não são fracos.
  e. O nível sérico de CK está normal ou ligeiramente elevado.
  f. EMG demonstra descargas miotônicas.
2. Miotonia congênita autossômica recessiva.
  a. A miotonia é mais severa na forma recessiva e a severidade gradualmente aumenta durante as duas primeiras décadas de vida.
  b. Os pacientes desenvolvem fraqueza dos músculos proximais.
  c. Miotonia de ação e percussão são evidentes.
  d. Os pacientes geralmente não são fracos.
  e. O nível sérico de CK geralmente é 4 vezes maior que o normal.
  f. A EMG demonstra descargas miotônicas. Pós-descargas podem ser evidentes no ECN. O ECN após curto período de esforço físico pode ser anormal.

Tratamento
1. A maioria dos pacientes com miotonia congênita não requer tratamento médico.
2. Quando a miotonia é severa e limita a função, o uso de medicamentos antiarrítmicos e antiepilépticos, que interferem com o canal de sódio das células musculares, pode ser benéfico.
3. Iniciamos o tratamento com 150 mg diários de mexiletina e gradualmente aumentamos a dose se tolerado e necessário para controlar os sintomas até uma dose máxima de 300 mg 3 vezes ao dia. Os principais efeitos colaterais da mexiletina são diarreia, sensação de desfalecimento e dispepsia.
4. Se a mexiletina é ineficaz, 100 a 300 mg diários de fenitoína é o próximo passo.

PARALISIA PERIÓDICA SENSÍVEL AO POTÁSSIO

Introdução
1. A paralisia periódica hipercalêmica primária é transmitida de modo autossômico dominante e há um alto grau de penetrância em homens e mulheres.
2. A "paralisia periódica sensível ao potássio" é o termo de eleição, pois ataques de fraqueza não estão, necessariamente, associados à hipercalemia em todos os pacientes. No entanto, todos os pacientes são sensíveis ao potássio, visto que a administração de potássio pode torná-los fracos.

Fisiopatologia
A paralisia periódica sensível ao potássio é causada por mutações na subunidade α do canal de sódio voltagem-dependente *(SCN4A)*.

Prognóstico
A frequência dos ataques tende a diminuir com o tempo, embora fraqueza proximal permanente também possa se desenvolver.

Diagnóstico

Manifestações Clínicas
1. Na maioria dos pacientes, os sintomas se manifestam na 1ª década de vida.
2. Ataques de fraqueza muscular geralmente se desenvolvem no período da manhã, porém podem ocorrer a qualquer hora e são precipitados pelo repouso após exercício ou jejum.
3. Ao contrário da paralisia periódica hipercalêmica (discutida mais tarde nesse capítulo), raramente ocorre paralisia flácida generalizada.
4. A duração da fraqueza geralmente é menor que 2 horas, embora leve fraqueza muscular possa persistir por alguns dias.
5. A frequência dos ataques é altamente variável, com algumas pessoas afligidas várias vezes por dia, enquanto outras sofrem dificuldades 1 vez ao ano.
6. Alguns pacientes possuem miotonia clínica.

7. Hipercalemia secundária pode causar fraqueza generalizada semelhante à paralisia periódica hipercalêmica primária e deve ser excluída, particularmente em pacientes sem histórico familiar. Pacientes com causas secundárias de hipercalemia não exibem miotonia clínica ou elétrica.

Manifestações Laboratoriais
1. Os níveis séricos de potássio são normais entre os ataques de fraqueza.
2. Os ataques de fraqueza são geralmente associados ao aumento nos níveis séricos de potássio (até 5 a 6 mmol/L). Causas secundárias de hipercalemia precisam ser excluídas.
3. O nível sérico de CK pode estar normal ou ligeiramente elevado mesmo entre os ataques de fraqueza.
4. Testes genéticos estão disponíveis para confirmar o diagnóstico.

Achados Eletrofisiológicos
1. Os ECNs motora e sensitiva são normais entre e durante os ataques de fraqueza. Durante um ataque, as amplitudes do PAMC podem estar reduzidas ou ausentes em pacientes com fraqueza severa. As amplitudes do PAMC podem estar reduzidas em resposta ao exercício breve. O ECN mostra-se alterado após um longo período de esforço físico.
2. A EMG de agulha pode revelar descargas miotônicas que também podem ser observadas em pacientes sem miotonia clínica aparente.

Histopatologia
A biópsia muscular frequentemente revela vacúolos.

Tratamento
1. Recomenda-se terapia preventiva com dieta baixa em potássio e alta em carboidratos e prevenção de jejum, atividade estenuante e frio.
2. Os ataques agudos de fraqueza geralmente são pouco graves, de curta duração e não requerem tratamento.
3. Ingestão de carboidratos simples (p. ex., sucos de frutas, doces contendo glicose) resulta em excreção de insulina, que reduz os níveis séricos de potássio e pode aumentar a força.
4. Agonistas β-adrenérgicos (p. ex., metaproterenol, albuterol, salbutamol) podem ser eficazes para melhorar a força muscular e usados com segurança, desde que não haja arritmias cardíacas associadas.
5. O tratamento com glicose IV, insulina ou carbonato de cálcio é apenas raramente indicado em casos de ataques severos.
6. O tratamento profilático com acetazolamida (125 a 1.000 mg/d), clorotiazida (25 a 100 mg/d) e diclorfenamida (50 a 150 mg/d) pode reduzir a frequência dos ataques, além de ajudar com a miotonia.

PARAMIOTONIA CONGÊNITA

Introdução
1. A paramiotomia congênita é um distúrbio autossômico dominante com alta penetrância, no qual, como mencionado acima, é alélico à paralisia periódica hipercalêmica.
2. Alguns familiares apresentam manifestações clínicas da paralisia periódica hipercalêmica e da paramiotomia congênita.
3. O nome deriva da reação "para"-doxal ao exercício. Em contraste ao fenômeno de aquecimento observado em outras síndromes miotônicas, o exercício repetido piora a rigidez muscular em pacientes com paramiotomia congênita.

Fisiopatologia
A paramiotomia congênita com ou sem episódios de paralisia periódica é causada por mutações na subunidade α do canal de sódio voltagem-dependente *(SCN4A)*.

Prognóstico

Alguns pacientes desenvolvem ataques de fraqueza e fraqueza proximal permanente ao longo do tempo.

Diagnóstico

Manifestações Clínicas

1. Rigidez muscular com ou sem ataques de paralisia periódica é evidente na 1ª década de vida.
2. A temperatura fria também precipita miotonia e fraqueza.
3. Miotonia de percussão pode ser demonstrada, embora geralmente não seja proeminente.
4. Paramiotomia, particularmente das pálpebras, em geral é evidente na maioria dos pacientes.
5. A força muscular é normal nos intervalos entre os ataques de paralisia.

Manifestações Laboratoriais

1. O nível sérico de CK pode estar leve ou moderadamente elevado.
2. Os níveis séricos de potássio podem estar elevados em alguns pacientes durante um ataque de paralisia.
3. Testes genéticos estão disponíveis para confirmar o diagnóstico.

Achados Eletrofisiológicos

1. Os ECNs motora e sensitiva são normais entre e durante os ataques de fraqueza muscular. Durante um ataque, as amplitudes do PAMC podem estar reduzidas ou ausentes em pacientes com fraqueza severa.
2. Entre os ataques, as amplitudes do PAMC também reduzem se o membro é resfriado com água fria. O ECN pode revelar pós-descargas. O ECN mostra-se alterado após curto período de esforço físico e piora com o estímulo repetitivo ou exposição ao frio.
3. A EMG de agulha pode revelar descargas miotônicas que também podem ser observadas em pacientes sem miotonia clínica aparente.

Tratamento

1. A administração de mexiletina de 150 mg/ao dia a 300 mg, 3 vezes ao dia, tem sido utilizada para prevenir fraqueza e miotonia induzida pelo frio em pacientes com paramiotomia congênita associada.
2. A administração de 50 a 100 mg de clorotiazida algumas vezes é também eficaz em aliviar a miotonia.

MIOTONIAS AGRAVADAS PELO POTÁSSIO

Introdução

Este grupo de distúrbios inclui a miotonia congênita responsiva à acetazolamida, a miotonia flutuante e a miotonia permanente.

Fisiopatologia

Estes distúrbios também são causados por mutações na subunidade α do canal de sódio voltagem-dependente.

Prognóstico

A doença é geralmente responsiva à acetazolamida.

Diagnóstico

Manifestações Clínicas
1. Os pacientes desenvolvem miotonia que pode ser dolorosa. A severidade e frequência aumentam com a idade, pelo menos no início da vida adulta (ver no texto).
2. A miotonia é provocada pelo jejum, potássio e, em menor proporção, pelo exercício. A miotonia é aliviada pela ingestão de refeições ricas em carboidratos.
3. O exame revela força muscular normal.

Manifestações Laboratoriais
O nível sérico de CK pode estar normal ou ligeiramente elevado.

Achados Eletrofisiológicos
1. Os estudos sensitivos e motores de rotina estão normais. O ECN pode estar alterado após curto período de esforço físico.
2. A EMG de agulha demonstra a presença de potenciais miotônicos, porém a morfologia e recrutamento dos PAUMs estão normais.

Tratamento
1. A acetazolamida é eficaz em reduzir a miotonia e dor muscular associada. É iniciada com dose de 125 mg/d e titulada de acordo com a tolerância clínica até 250 mg 3 vezes ao dia.
2. Mexiletire 150 mg diariamente a 300 mg 3 vezes ao dia também é eficaz em alguns pacientes.

PARALISIA PERIÓDICA HIPOCALÊMICA FAMILIAR

Introdução
1. A paralisia periódica hipocalêmica tipo 1 é a forma mais frequente de paralisia periódica, com uma prevalência estimada de 1 por 100.000.
2. É um distúrbio autossômico dominante, com penetrância reduzida em mulheres (uma proporção de homens para mulheres de 3 ou 4 para 1).
3. É geneticamente heterogênea.

Fisiopatologia
1. A maioria dos casos de paralisia periódica hipocalêmica familiar (PPH tipo 1) é causada por mutações no gene *CACL1A3*, que codifica a subunidade α-1 do canal de cálcio voltagem-dependente da fibra muscular esquelética.
2. No entanto, vários familiares foram identificados com mutações no gene SCN4A, também conhecida como "PPH tipo 2".
3. Outros familiares, incluindo na PPH tipo 3, foram ligados a mutações no canal de potássio.

Prognóstico
A frequência dos ataques geralmente cai após os 30 anos de idade e alguns pacientes se tornam livres dos ataques ao redor dos 40 ou 50 anos de idade.

Diagnóstico

Manifestações Clínicas
1. O início dos sintomas geralmente ocorre nas primeiras duas décadas de vida, quando os pacientes observam o desenvolvimento de fraqueza episódica.
2. A maioria dos pacientes nota que alguma forma de exercício vigoroso inabitual ou esforço físico seguido por repouso ou sono geralmente precipita um ataque.
3. Outros fatores agravantes incluem refeições pesadas ricas em carboidratos e sódio, consumo de álcool, exposição ao frio e estresse emocional. Os acessos de fraqueza muscular podem ocorrer a

qualquer hora do dia, embora as primeiras horas da manhã sejam ligeiramente mais propensas a estarem associadas à fraqueza.

4. A gravidade de um ataque pode variar de fraqueza leve de um grupo muscular isolado a paralisia generalizada severa.
5. A frequência destes ataques de fraqueza muscular também é altamente variável, podendo ocorrer várias vezes em 1 semana ou 1 vez por ano.

Manifestações Laboratoriais

1. Ataques de fraqueza muscular estão associados a uma redução dos níveis séricos de potássio geralmente abaixo de 3 mEq/L. Causas secundárias de paralisia periódica hipocalêmica precisam ser excluídas.
2. Entre os acessos de fraqueza, o potássio sérico é normal.
3. Durante ataques severos de fraqueza, há oligúria com retenção urinária de sódio, potássio, cloro e água.
4. Testes genéticos estão disponíveis para confirmar o diagnóstico.
5. O ECG demonstra bradicardia, ondas T achatadas, prolongamento dos intervalos PR e QT e, particularmente, ondas U secundárias à hipocalemia.
6. O nível sérico de CK está normal ou ligeiramente elevado nos intervalos entre os ataques e aumenta durante um ataque de fraqueza.

Histopatologia

1. A biópsia muscular pode demonstrar um único ou múltiplos vacúolos intracelulares, agregados tubulares e dilatação do retículo sarcoplasmático.
2. Pacientes com as típicas mutações no gene *CACNL1A* são mais propensos a apresentar vacúolos, enquanto os agregados tubulares geralmente são observados em pacientes com mutações no *SCNA4*.

Achados Eletrofisiológicos

1. Os ECNs motora e sensitivo de rotina são normais entre os ataques de fraqueza. No entanto, um decremento da amplitude do PAMC pode ser observado após um longo período de esforço físico.
2. Durante o ataque paralítico, a amplitude do PAMC declina precipitadamente secundário à inexcitabilidade da membrana muscular. As amplitudes do PAMC também podem cair após breves exercícios.
3. A EMG de agulha entre os ataques de paralisia muscular geralmente não revela alterações.
4. No início de um ataque de fraqueza, um leve aumento nos potenciais espontâneos (potenciais de fibrilação e ondas positivas) e atividade insersional pode ser observado. À medida que o ataque paralítico progride, ocorre redução na amplitude e duração dos PAUMs voluntários, assim como uma redução geral no número de PAUMs que contribuem para o padrão de interferência.

Tratamento

1. As medidas preventivas incluem a prevenção de fatores provocadores (p. ex., ingestão de refeições ricas em carboidratos, exercício vigoroso).
2. Acetazolamida (125 a 1.500 mg/d) e sais de potássio (0,25 a 0,5 mEq/kg) também podem ser profilaticamente administrados para prevenir hipocalemia e ataques de fraqueza. Entretanto, a acetazolamida pode exacerbar ataques de fraqueza em pacientes com PPH tipo 2 causada por mutações no *SCNA4*.
3. Diclorfenamida (50 a 150 mg/d) parece ser pelo menos tão eficaz em reduzir a frequência e a gravidade dos ataques quanto a acetazolamida.
4. Trianterreno (25 a 100 mg/d) e espironolactona (25 a 100 mg/d) podem ser utilizados para prevenir ataques e melhorar a fraqueza entre os ataques quando a acetazolamida e a diclorfenamida não são eficazes.
5. Ataques agudos de fraqueza são tratados com sais de potássio orais (0,25 mEq/kg) a cada 30 minutos até melhora da força.

6. Se a condição do paciente impede o potássio oral, potássio IV (injeção em bolus 0,05 a 0,1 mEq/kg de cloreto de potássio [KCL] ou 20 a 40 mEq/L de KCL em 5% manitol/glicose) pode ser administrado.
7. A monitorização cardíaca é essencial durante o tratamento.

SÍNDROME DE KLEIN-LISAK-ANDERSEN OU ANDERSEN-TAWIL

Introdução
A síndrome de Klein-Lisak-Andersen, também conhecida como síndrome de Andersen-Tawil, é um distúrbio autossômico dominante específico, caracterizado pela tríade de paralisia periódica, arritmias ventriculares e manifestações dismórficas.

Fisiopatologia
Mutações no gene do canal de potássio *(KCNJ2)* localizado no cromossomo 17q23 são evidentes em alguns indivíduos afetados.

Prognóstico
Alguns pacientes desenvolvem fraqueza proximal leve permanente. Arritmias cardíacas potencialmente fatais também podem ocorrer.

Diagnóstico
Manifestações Clínicas
1. Esta forma de paralisia periódica pode estar associada a hipocalemia, calemia normal ou hipercalemia.
2. A cardiopatia varia de um intervalo QT longo assintomático até taquiarritmias ventriculares potencialmente fatais.
3. As principais manifestações dismórficas descritas incluem baixa estatura, escafocefalia, hipertelorismo, orelhas de implantação baixa, nariz amplo, micrognatia, palato alto e estreito, clinodactilia e dedos curtos, sindactilia e escoliose.
4. Os episódios de fraqueza periódica e arritmia cardíaca podem-se manifestar na primeira infância.
5. Não há evidências de miotonia e paramiotonia.

Manifestações Laboratoriais
1. O nível sérico de CK está normal ou ligeiramente elevado (menos que 5 vezes o nível normal).
2. Os níveis séricos de potássio podem estar normais, elevados ou reduzidos durante os ataques de fraqueza muscular.
3. Um intervalo QT prolongado está presente em 80% dos pacientes, embora alguns apresentem taquiarritmias ventriculares mais ominosas.

Histopatologia
As biópsias musculares frequentemente revelam agregados tubulares similares àqueles observados em outras formas de paralisia periódica.

Achados Eletrofisiológicos
1. Os ECNs sensitivos e motores estão normais.
2. Igualmente, a EMG está normal. Mais importante, não há descargas miotônicas.

Tratamento
1. O reconhecimento precoce dos potenciais distúrbios da condução cardíaca é importante, pois os mesmos podem ser tratados com agentes antiarrítmicos ou inserção de um marca-passo/ desfibrilador.
2. Acetazolamida (125 a 1.500 mg/d) pode prevenir ataques paralíticos em alguns pacientes.

HIPERTERMIA MALIGNA

Introdução
1. A incidência de hipertermia maligna (HM) em pacientes expostos a anestesia geral varia de 0,5 a 0,0005%.
2. Pelo menos 50% dos pacientes com HM foram previamente anestesiados sem manifestar clinicamente o distúrbio.

Fisiopatologia
1. Acredita-se que a HM surja secundária à liberação excessiva de cálcio pelo canal de cálcio do retículo sarcoplasmático, o receptor da rianodina.
2. Cálcio intracitoplasmático elevado resulta em excessiva contração muscular, aumento da utilização de oxigênio e ATP e produção excessiva de calor.
3. A suscetibilidade da HM é geneticamente muito heterogênea, com pelo menos seis genes diferentes identificados.

Prognóstico
Pacientes e membros familiares devem ser informados do risco elevado de subsequentes episódios de HM com anestesia.

Diagnóstico

Manifestações Clínicas
1. A HM é um distúrbio autossômico dominante, caracterizado por rigidez muscular severa, mioglobinúria, febre, taquicardia, cianose e arritmias cardíacas precipitadas por relaxantes musculares despolarizantes (p. ex., succinilcolina) e agentes anestésicos inalatórios (p. ex., halotano).
2. A HM geralmente ocorre durante a cirurgia, porém pode se manifestar no período pós-operatório. Raramente, ataques de HM se desenvolvem após exercício, ingestão de cafeína ou estres se.

Manifestações Laboratoriais
1. O nível sérico de CK pode estar normal ou ligeiramente elevado no período interictal em pacientes susceptíveis a HM.
2. Durante os ataques de HM, os níveis séricos de CK estão muito elevados e mioglobinúria pode se desenvolver.
3. Hipercalemia e acidose metabólica e respiratória são evidentes.

Tratamento
1. Agentes anestésicos desencadeadores não devem ser administrados nos pacientes em risco de HM.
2. A HM é uma emergência médica necessitando de várias etapas terapêuticas.
   a. O agente anestésico deve der descontinuado ao mesmo tempo em que oxigênio 100% é fornecido.
   b. Dantrolene, 2 a 3 mg/kg a cada 5 minutos até um total de 10 mg/kg, deve ser administrado.
   c. O estômago, bexiga urinária e trato gastrointestinal inferior são lavados com solução salina gelada e cobertores de resfriamento são aplicados.
   d. Acidose e hipercalemia são tratadas com bicarbonato de sódio, hiperventilação, dextrose e, ocasionalmente, cloreto de cálcio.
   e. O débito urinário deve ser mantido com hidratação, furosemida ou manitol.
   f. O paciente deve ser monitorizado e tratado para arritmias cardíacas.

MIOPATIAS CONGÊNITAS

Introdução
O termo "miopatia congênita" se refere a distúrbios miopáticos que se manifestam preferencialmente, porém não exclusivamente, ao nascimento (Tabela 9-3).

MIOPATIAS CONGÊNITAS

TABELA 9-3 Miopatias Congênitas

Doença	Herança	Gene/ Cromossomo	Manifestações Clínicas
Miopatia de central *core*	AD	Receptor da rianodina (RYR1)/19q13.1	Início: infância, ocasionalmente na vida adulta. Fraqueza dos membros proximais e leve fraqueza facial; anomalias esqueléticas; risco de HM
Miopatia do multicore/ minicore	AD, AR, esporádica	Selenoproteína N1/1p36 em algumas formas AR	Início: infância. Músculos faciais e proximais; rara fraqueza do MEO; cardiomiopatia e fraqueza respiratória; anomalias esqueléticas; risco de HM
Miopatia nemalínica	AR	Nebulina (NEM2)/2q21.2-q22	Forma infantil severa
	AR/AD	Actinina α (ACTA1)/1q42	Início na infância: hipotonia/fraqueza generalizada severa; fraqueza respiratória; anomalias esqueléticas; geralmente fatal no primeiro ano de vida
	AR/AD	Tropomiosina α (TMP3)/1q21-q23	Início precoce leve Subtipo mais comum
	AD	Tropomiosina β (TPM2)/9q13	Início: infância. Hipotonia e fraqueza leve generalizada; músculos faciais; rara ptose, MEO fraco; face dismórfica e anomalias esqueléticas
	AR	Troponina T lenta (TNNT1)/19q13	Início adulto Início na vida adulta; fraqueza proximal leve e, ocasionalmente, distal; ausência de anomalias faciais e esqueléticas
	AR/AD	Tropomiosina α (TMP1)/15q21-23	
Miopatia centronuclear/ miotubular Tipo neonatal severo	Ligada ao X	Miotubularina/Xp28	Hipotonia e fraqueza neonatal severa; fraqueza respiratória; ptose e MEO fraco; prognóstico desfavorável na maioria dos casos
Miopatia centronuclear Tipo infantil tardio	AR, talvez AD	Desconhecido	Subtipo mais comum Início: final da primeira infância ou início da infância; fraqueza e hipotonia generalizada; paralisia facial e do MEO; anomalias faciais; ptose
Miopatia centronuclear Tipo infantil tardio/adulto	AD	Dinamina 2 (alélico à doença de Charcot-Marie-Tooth tipo B dominante intermediária/19p13.2	Início no final da infância ou na vida adulta; predominância proximal e/ou distal; ptose é comum; músculos faciais e extraoculares variavelmente envolvidos; ausência de anomalias esqueléticas e faciais; anomalias sensitivas leves

(Continua)

TABELA 9-3	Miopatias Congênitas *(Cont.)*		
Doença	Herança	Gene/Cromossomo	Manifestações Clínicas
Desproporção congênita dos tipos de fibras	Esporádica	Grande parte desconhecido; 20-30% causado por tropomiosina α (TMP3)/1q21-q23; 6% causado por mutações no ACTA1	Início na infância; fraqueza generalizada não progressiva; ocasional fraqueza respiratória; anomalias esqueléticas e faciais
Miopatia com corpos redutores	Ligada ao X	Domínio 1-LIM (FHL1) 4 e 1/2 Xq26.3	Início da primeira infância à vida adulta; fraqueza generalizada ou proximal; pode apresentar fraqueza facial, respiratória ou assimétrica; anomalias esqueléticas
Miopatia com corpos de inclusão tipo impressões digitais	Geralmente esporádica	Desconhecido	Início na primeira infância; fraqueza proximal lenta ou não progressiva
Miopatia sarcotubular (alélica à DMCM-2H)	AR	Causada por mutações no TRIM 32	Início: primeira infância; fraqueza proximal +/- distal de lenta progressão
Miopatia trilaminar	Desconhecida; caso único	Desconhecido	Início na primeira infância: fraqueza generalizada; anomalias esqueléticas
Miopatia de corpos hialinos/miopatia familiar com lise das miofibrilas	AD ou AR	AD: cadeia pesada da β-miosina cardíaca/tipo lento (MYH7)/14q11.2 Possível AR: desconhecido/3p 22.2-p21.32	Início da infância à vida adulta; fraqueza na cintura dos membros ou escapulofibular ou fraqueza distal
Miopatia de Cap	AD	Tropomiosina β (TPM2)/9q13	Início na na primeira infância; fraqueza generalizada; anomalias esqueléticas
Miopatia com corpos com padrão de zebra	Desconhecida	Desconhecido	Início na na primeira infância; fraqueza generalizada – pode ser assimétrica e mais severa nos braços
Miopatia de agregados tubulares			
Tipo 1	AD	Desconhecido	Início: primeira infância ou início da vida adulta; fraqueza na cintura dos membros
Tipo 2	AR	Desconhecido	Início: primeira infância; miastenia congênita; fraqueza fatigável
Tipo 3	Esporádica	Desconhecido	Início adulto; mialgia

AD, autossômica dominante; AR, autossômica recessiva; fraqueza MEO (músculos extraoculares), oftalmoparesia; HM, hipertermia maligna; DMCM, distrofia muscular de cinturas dos membros.

Fisiopatologia
Uma variedade de mutações foi identificada para as formas específicas de miopatia congênita.

Prognóstico
As miopatias congênitas eram inicialmente consideradas não progressivas, embora agora seja claro que fraqueza progressiva possa ocorrer. Algumas formas são particularmente associadas a um prognóstico desfavorável e morte na infância (p. ex., miopatia miotubular ligada ao X, miopatia nemalínica do bastão de início na primeira infância).

Diagnóstico
1. Miopatias congênitas podem ser herdadas em padrão autossômico dominante, autossômico recessivo ou ligado ao X.
2. O nível sérico de CK está normal ou ligeiramente elevado.
3. Os ECNs estão normais. A EMG demonstra elevada instabilidade da membrana muscular e unidades motoras miopáticas na miopatia miotubular/centronuclear e, ocasionalmente, na malina.
4. O diagnóstico definitivo das miopatias congênitas geralmente requer biópsia muscular.
5. Testes genéticos estão disponíveis para algumas formas (ver www.genetests.com).

Tratamento
1. Não há tratamentos médicos disponíveis para melhorar a força ou reduzir a deterioração.
2. O tratamento é, em grande parte, de suporte, como discutido nas distrofias musculares.
3. Fisioterapia e terapia ocupacional são importantes para reduzir contraturas e melhorar a mobilidade e função.
4. Pacientes podem-se beneficiar do uso de órteses e outros aparelhos ortopédicos.
5. É importante aconselhar os pacientes e familiares do risco de HM nas miopatias de *central core* e do *multicore*.

DOENÇA DE POMPE

Introdução
1. A doença de Pompe (deficiência de maltase ácida) é um distúrbio autossômico recessivo causado por defeitos na via lisossomal da maltase ácida (α-glicosidase).
2. Há três subtipos clínicos reconhecidos da doença de Pompe:
   a. Uma forma infantil clássica ou severa.
   b. Uma forma infantil mais suave.
   c. Uma variante de início tardio (infância ou adolescência).
3. A incidência é inferior a 1 por 100.000 recém-nascidos.

Fisiopatologia
O distúrbio é causado por mutações no gene que codifica a maltase ácida (α-glicosidase) no cromossomo 17q21-23.

Prognóstico
A doença de Pompe infantil clássica é progressiva e, invariavelmente, fatal ao redor dos 2 anos de idade em razão da insuficiência cardiorrespiratória. Raros pacientes de início infantil apresentam uma progressão mais lenta da doença, porém, o processo ainda é invariavelmente fatal. A expectativa de vida é reduzida nos pacientes de início tardio da doença em decorrência da insuficiência ventilatória.

Diagnóstico
Manifestações Clínicas
1. Doença de Pompe infantil.
   a. As manifestações cardinais da doença incluem cardiomegalia maciça, macroglossia e hepatomegalia leve à moderada.

b. Os lactentes demonstram hipotonia e fraqueza progressiva nos primeiros 3 meses de vida. Dificuldade em se alimentar e fraqueza dos músculos respiratórios são comuns.

2. A forma de início tardio pode se manifestar desde a infância até a vida adulta. A idade típica de início dos sintomas é na 3^a ou 4ª décadas de vida, com fraqueza muscular generalizada proximal maior que distal e fraqueza dos músculos ventilatórios. Alguns pacientes manifestam apenas fraqueza muscular ventilatória (p. ex., dispneia).

Manifestações Laboratoriais

1. Deficiência da atividade da α-glicosidase pode ser demonstrada nas fibras musculares, fibroblastos, monócitos e urina. A forma mais rápida e, provavelmente, mais fácil de testar para doença de Pompe é avaliar a atividade da α-glicosidase em uma mancha de sangue seco. O ensaio enzimático de mancha de sangue seco precisa ser realizado no laboratório. O sangue pode ser enviado em um tubo com EDTA a um laboratório que possa realizar o ensaio da mancha de sangue (ver www.genetests.com para uma lista dos laboratórios que oferecem este teste).
2. Testes genéticos estão disponíveis para a procura de mutações no gene da α-glicosidase. Alguns laboratórios podem até realizar este teste em sangue residual no tubo com EDTA que foi enviado para a análise da mancha de sangue seco.
3. O nível sérico de CK está elevado em graus variáveis na doença de Pompe infantil; porém, pode estar normal na doença de Pompe de início adulto.
4. ECGs podem demonstrar desvio do eixo para a esquerda, intervalo PR curto, complexos QRS ampliados, ondas T invertidas, depressão do segmento ST ou taquicardia sinusal persistente.
5. Ecocardiogramas podem exibir cardiomiopatia hipertrófica progressiva.
6. Testes de função pulmonar podem exibir um distúrbio restritivo com CVF reduzida, pressões expiratórias e inspiratórias máximas reduzidas, e fadiga diafragmática precoce.

Achados Eletrofisiológicos

1. A condução nervosa sensitiva e motora em geral é normal.
2. A EMG de agulha revela abundantes potenciais de fibrilação, ondas positivas, e potenciais miotônicos e pseudomiotônicos. PAUMs voluntários demonstram as alterações tipicamente observadas nos distúrbios miopáticos crônicos.

Histopatologia

1. A manifestação característica na microscopia de luz é a formação de vacúolos nas fibras de tipo 1 e 2.
2. Os vacúolos reagem fortemente à coloração ácido periódicosschiff (PAS) e são sensíveis a diástase. Também há intensa marcação de fosfatase ácida nestes vacúolos, confirmando que os vacúolos preenchidos por glicogênio são lisossomos secundários.
3. Entretanto, a biópsia muscular na doença de Pompe de início tardio pode não demonstrar vacúolos PAS-positivos e pode exibir apenas manifestações miopáticas inespecíficas. Além disso, algumas vezes as biópsias apresentam aspecto mais neurogênico (devido ao acúmulo de glicogênio nas células do corno anterior), podendo até apresentar aspecto normal.
4. A atividade da α-glicosidase e o estoque de glicogênio podem ser medidos a partir de um pedaço congelado de tecido muscular.

Tratamento

1. A terapia de reposição enzimática (TRE) com alglucosidase alfa (Myozyme) apresenta um efeito benéfico na doença de Pompe infantil e seu uso é atualmente aprovado pela FDA. Não está claro se a TRE é eficaz na doença de Pompe de início tardio. A dose é de 20 mg/kg IV a cada 2 semanas. Os principais efeitos colaterais são reações à infusão.
2. Os músculos ventilatórios podem ser preferencialmente afetados e, portanto, as funções pulmonares devem ser acompanhadas de perto. Insuficiência ventilatória pode ser controlada por suporte ventilatório mecânico não invasivo (p. ex., BiPAP).
3. O diagnóstico pré-natal é possível via amniocentese ou amostra da vilosidade coriônica.

DEFICIÊNCIA DA ENZIMA DESRAMIFICADORA

Introdução
A deficiência da enzima desramificadora, também conhecida como doença de Cori-Forbes, é responsável por aproximadamente 25% das doenças de depósito de glicogênio.

Fisiopatologia
A doença é causada por mutações no gene da enzima desramificadora localizado no cromossomo 1p21.

Prognóstico
O curso é lentamente progressivo, porém brando, e a longevidade não é afetada.

Diagnóstico

Manifestações Clínicas
1. O início da fraqueza muscular geralmente é na 3^a a 4ª décadas de vida e é lentamente progressivo.
2. Aproximadamente 1/3 dos casos têm início na primeira infância e as etapas de aquisição motora podem ser retardadas.
3. Há atrofia e fraqueza proeminente dos músculos dos membros distais em cerca de 50% dos pacientes.
4. Cardiomiopatia também pode complicar a deficiência da enzima desramificadora.

Manifestações Laboratoriais
1. A deficiência da enzima desramificadora pode ser demonstrada com ensaio bioquímico do músculo, fibroblastos ou linfócitos.
2. O nível sérico de CK está 2 a 20 vezes maior que o normal.
3. ECGs podem revelar defeitos da condução e arritmias.
4. O ecocardiograma pode revelar achados sugestivos de cardiomiopatia hipertrófica obstrutiva.

Achados Eletrofisiológicos
1. A condução nervosa motora e sensitiva em geral está normal.
2. A EMG de agulha revela abundantes potenciais de fibrilação, ondas positivas e potenciais miotônicos e pseudomiotônicos. PAUMs voluntários demonstram as típicas alterações observadas nos distúrbios miopáticos crônicos.

Histopatologia
1. As biópsias musculares demonstram miopatia vacuolar com acúmulo anormal de glicogênio nas regiões subsarcolemais e intermiofibrilares das fibras musculares.
2. Ocorre imunomarcação intensa destes vacúolos com PAS, porém são parcialmente diástase-resistentes. Além disso, ao contrário da deficiência da α-glicosidase, não há marcação da fosfatase ácida nestes vacúolos, sugerindo que o glicogênio não se acumula, primariamente, nos lisossomos.

Tratamento
1. Não há tratamento médico específico para a fraqueza muscular.
2. Os pacientes são melhor controlados pela prevenção de hipoglicemia de jejum através de frequentes refeições pobres em carboidratos e manutenção de uma alta ingestão de proteínas.
3. Tratamento de suporte é necessário para pacientes com manifestações clínicas de insuficiência cardíaca congestiva.

DEFICIÊNCIA DA ENZIMA RAMIFICADORA

Introdução
A deficiência da enzima ramificadora, também conhecida como doença de Andersen ou doença com corpúsculos de poliglicosano, é causada pela deficiência da enzima capaz de criar a molécula de glicogênio ramificada, resultando em acúmulo de polissacarídeos no fígado, SNC, e músculos esqueléticos e cardíacos.

Fisiopatologia
É causada por mutações no gene da enzima ramificadora de glicogênio localizado no cromossomo 3.

Prognóstico
O curso da doença é variável.

Diagnóstico

Manifestações Clínicas
1. Há uma forma neuromuscular da doença, em que as manifestações clínicas iniciais compreendem fraqueza muscular e cardiomiopatia.
2. Fraqueza e atrofia podem ser predominantemente proximal ou distal.
3. Também há uma forma de deficiência da enzima ramificadora que se manifesta, principalmente, em adultos na forma de perda progressiva dos neurônios motores superiores e inferiores, envolvimento dos nervos sensitivos, ataxia cerebelar, bexiga neurogênica e demência.

Manifestações Laboratoriais
1. Deficiência da enzima ramificadora pode ser demonstrada no músculo.
2. O nível sérico de CK pode estar normal ou ligeiramente elevado.
3. ECG pode demonstrar defeitos de condução progressivos, resultando em bloqueio AV completo.
4. Ecocardiograma pode revelar cardiomiopatia dilatada.

Achados Eletrofisiológicos
1. Os achados da condução nervosa sensitiva e motora são tipicamente normais.
2. A EMG de agulha revela abundantes potenciais de fibrilação, ondas positivas e potenciais miotônicos e pseudomiotônicos. PAUMs voluntários demonstram as alterações tipicamente observadas nos distúrbios miopáticos crônicos.

Histopatologia
1. A microscopia de luz e eletrônica de rotina revela deposição de quantidades variáveis de polissacarídeos filamentosos e finamente granulares (corpúsculos de poliglicosano) no SNC, nos nervos periféricos (axônios e células de Schwann), pele, fígado, e músculos cardíacos e esqueléticos.
2. Estes corpúsculos de poliglicosano são PAS-positivos e diástase-resistentes.

Tratamento
1. Transplante hepático foi realizado em algumas crianças.
2. Acompanhamento a longo prazo (média de 42 meses) demonstrou que a maioria dos pacientes se torna livre de disfunção hepática, neuromuscular e cardíaca.
3. Nenhuma outra terapia médica foi demonstrada ser eficaz.
4. De resto, o tratamento é de suporte.

DISTÚRBIOS DINÂMICOS DE ARMAZENAMENTO DE GLICOGÊNIO

Introdução
1. Os distúrbios dinâmicos de armazenamento de glicogênio incluem deficiências de miofosforilase (doença de McArdle), fosfofrutoquinase, fosforilase b-quinase, fosfoglicerato quinase, fosfoglice-

rato mutase, lactato desidrogenase e β-enolase. Estes distúrbios são muito similares e estão associados a cãibras induzidas pelo exercício e, ocasionalmente, mioglobinúria com leve exercício.
2. Portanto, estes são considerados os distúrbios dinâmicos de armazenamento de glicogênio, ao contrário da doença de Pompe previamente descrita e deficiências da enzima desramificadora e ramificadora, que estão associadas à fraqueza permanente e não dinâmica.

Fisiopatologia
Estes distúrbios são causados por mutações nos respectivos genes.

Prognóstico
1. Aproximadamente 50% dos pacientes apresentam mioglobinúria associada ao exercício, enquanto 1/3 destes indivíduos apresenta vários graus de insuficiência renal.
2. Até 1/3 dos pacientes desenvolve fraqueza proximal permanente e leve secundária aos ataques recorrentes de rabdomiólise.

Diagnóstico
Manifestações Clínicas
1. O principal sintoma é a intolerância ao exercício, que geralmente começa na infância. Dor muscular, cãibras e mioglobinúria induzidas pelo esforço físico se desenvolvem tardiamente, e o diagnóstico geralmente é feito ao redor da 2^a e 3ª décadas de vida.
2. Alguns pacientes notam a presença do fenômeno de *second-wind* (segundo fôlego), no qual, após o início de mialgias ou cãibras leves induzidas pelo esforço físico, o indivíduo pode continuar com o exercício no mesmo nível ou em nível ligeiramente reduzido após um breve período de repouso.
3. Mioglobinúria raramente é observada em crianças e primariamente se manifesta na 2^a e 3ª décadas de vida.
4. Basicamente, a maioria dos pacientes apresenta exame físico normal entre os ataques de cãibra muscular.

Manifestações Laboratoriais
1. O nível sérico de CK está, invariavelmente, elevado na linha de base.
2. O teste do exercício no antebraço pode ser utilizado para diagnosticar vários distúrbios de glicólise.
   a. Os músculos do antebraço são exercitados, quando os pacientes rápida e ativamente abrem e fecham a mão por 1 minuto. Imediatamente após o exercício e, então, 1, 2, 4, 6 e 10 minutos após o exercício, amostras sanguíneas são novamente coletadas e analisadas para lactato e amônia.
   b. A resposta normal é um aumento de 3 a 4 vezes do nível basal nos níveis de lactato e amônia.
   c. Se não houver aumento nos níveis de lactato e amônia, o teste é considerado inconclusivo, sugerindo que os músculos não foram suficientemente exercitados.
   d. Um aumento nos níveis de lactato, mas não de amônia, é observado na deficiência de mioadenilatodeaminase (deficiência provavelmente não patogênica).
   e. Na deficiência de miofosforilase, fosfofrutoquinase, fosfoglicerato mutase, fosfogliceratoquinase, fosforilaseb-quinase, β-enolase e lactatodesidrogenase, há elevação do nível de amônia, porém não do nível de ácido lático.
   f. Testes genéticos estão disponíveis para confirmação de algumas deficiências.

Achados Eletrodiagnósticos
EMG e ECN geralmente são normais.

Histopatologia
1. Acúmulo excessivo de glicogênio nas áreas subsarcolemais e intermiofibrilares pode ser observado na microscopia de luz e eletrônica.

2. Imunomarcação para miofosforilase e fosfofrutoquinase pode ser rotineiramente realizada e exibe ausência em casos da deficiência respectiva.
3. As atividades enzimáticas podem ser avaliadas no tecido muscular para diagnóstico definitivo do subtipo específico da doença de armazenamento de glicogênio.

Tratamento
1. Exercícios isométricos intensos, como levantamento de peso e exercícios aeróbicos máximos, como corrida, devem ser evitados.
2. Os pacientes podem se beneficiar de condicionamento aeróbico leve a moderado. Um programa de exercícios leves a moderados melhora a capacidade do paciente se exercitar ao aumentar a resistência cardiovascular e o suprimento de substratos metabólicos necessários ao músculo.
3. Pacientes com a doença de McArdle devem ser instruídos a moderar suas atividades físicas e obter uma resposta *second-wind*. Qualquer programa de exercícios moderados deve ser precedido por 5 a 15 minutos de atividade de baixo nível de aquecimento para promover a transição ao *second wind*.
4. Uma dose de carga oral de glicose ou frutose antes das atividades pode ser eficaz na doença de McArdle, porém pode ser prejudicial na deficiência de fosfofrutoquinase.
5. Pacientes com mioglobinúria devem ser internados e hidratados para prevenir necrose tubular aguda.

DEFICIÊNCIA DE CARNITINA

Introdução
1. A deficiência de carnitina é o distúrbio muscular mais comum do metabolismo lipídico.
2. É um distúrbio sistêmico ou evidente apenas no músculo. A deficiência muscular de carnitina pode ser primária ou secundária a algum outro distúrbio miopático.

Fisiopatologia
A deficiência primária de carnitina foi associada a mutações no gene da proteína transportadora de carnitina sódio-dependente *(OCTN2)* localizado no cromossomo 5q33.1.

Prognóstico
O curso e a resposta à terapia de reposição com carnitina são variáveis.

Diagnóstico

Manifestações Clínicas
1. A deficiência muscular primária de carnitina geralmente se manifesta na infância ou início da vida adulta, porém o início neonatal também foi descrito.
2. Fraqueza muscular proximal progressiva e atrofia se desenvolvem.
3. O envolvimento cardíaco com hipertrofia ventricular, insuficiência cardíaca congestiva e arritmias ocorre em alguns pacientes.
4. Uma deficiência secundária de carnitina pode resultar de uma variedade de distúrbios, incluindo defeitos na cadeia respiratória, acidúria orgânica, endocrinopatias, distrofias, insuficiência renal e hepática e subnutrição, ou como um efeito tóxico de certos medicamentos. Não está claro se os pacientes com deficiência secundária de carnitina desenvolvem sintomas miopáticos.

Manifestações Laboratoriais
1. Os níveis plasmáticos e teciduais de carnitina estão severamente reduzidos na deficiência sistêmica primária de carnitina, enquanto a deficiência é muito menor (25 a 50% do normal) nas formas secundárias de deficiência de carnitina.
2. Somente os níveis musculares de carnitina estão reduzidos na deficiência muscular primária de carnitina.

3. O nível sérico de CK está normal em aproximadamente 50% dos pacientes com a forma miopática da doença, porém, pode estar elevado em até 15 vezes o valor normal.
4. Testes genéticos estão disponíveis.

Achados Eletrofisiológicos
1. ECN motora e sensitiva estão normais.
2. EMG de agulha geralmente é normal, porém, alguns pacientes com fraqueza profunda apresentam atividade insercional aumentada. Podem-se observar PAUMs de curta duração, pequena amplitude e polifásicos de recrutamento precoce.

Histopatologia
1. As fibras musculares contêm numerosos vacúolos e acúmulo anormal de lipídio.
2. O nível muscular de carnitina está dramaticamente reduzido (< 2 a 4% do normal).

Tratamento
1. A suplementação oral de L-carnitina (2 a 6 g/d) beneficiou alguns, porém não todos, os pacientes com deficiência de carnitina.
2. De resto, o tratamento é de suporte.

DEFICIÊNCIA DE CARNITINA-PALMITOILTRANSFERASE

Introdução
Deficiência de carnitina-palmitoiltransferase (CPT) é a causa mais comum de mioglobinúria.

Fisiopatologia
1. A deficiência de CPT é causada por mutações no gene *CPT2* localizado no cromossomo 1p32.
2. A deficiência de CPT prejudica o transporte de acilcarnitina através da membrana mitocondrial interna.
3. Portanto, a produção de ATP a partir do metabolismo dos ácidos graxos é prejudicada.

Prognóstico
Fraqueza persistente após ataques de mioglobinúria é incomum; porém, pode ocorrer.

Diagnóstico

Manifestações Clínicas
1. A apresentação clínica típica é dor e cãibra muscular após esforço intenso ou prolongado. Os sintomas também podem ser desencadeados pelo jejum ou infecção recente.
2. Mioglobinúria é uma manifestação comum desta doença e insuficiência renal pode ocorrer.
3. A maioria dos pacientes se torna sintomática ao redor da 2ª década de vida.
4. Entre os ataques, o exame físico é geralmente normal.

Manifestações Laboratoriais
1. O nível sérico de CK geralmente está normal, exceto quando o paciente realiza atividades físicas intensas ou fica em jejum por períodos prolongados.
2. O teste do exercício do antebraço é normal.
3. Testes genéticos estão disponíveis.

Achados Eletrofisiológicos
Os achados da EMG e ECN são tipicamente normais entre os ataques de mioglobinúria.

Histopatologia
1. Alterações macroscópicas geralmente não são observadas na microscopia de luz do tecido muscular.
2. A análise enzimática no tecido muscular pode confirmar a deficiência.

Tratamento
1. Pacientes com deficiência de CTP devem evitar qualquer situação que provoque dor muscular e os coloque em risco de mioglobinúria.
2. O efeito fisiológico do jejum deve ser explicado e o paciente deve ser avisado para não tentar realizar exercícios sob tais condições.
3. O uso de comprimidos de glicose ou de doces durante o exercício pode elevar ligeiramente a tolerância aos exercícios.
4. Se mioglobinúria é observada, o paciente deve ser internado e a função renal deve ser monitorizada.

MIOPATIAS MITOCONDRIAIS

Introdução
1. As miopatias mitocondriais podem ser causadas por mutações no DNA mitocondrial (mtDNA) ou nos genes nucleares que codificam as proteínas mitocondriais.
2. O mtDNA codifica 22 RNAs transportadores (tRNAs), 2 RNAs ribossômicos (rRNAs) e 13 mRNAs.
3. Os 13 mRNAs são traduzidos em 13 subunidades polipeptídicas dos complexos da cadeia respiratória.
4. A maioria das proteínas mitocondriais é codificada pelo DNA nuclear e estas proteínas são traduzidas no citoplasma e, subsequentemente, transportadas para o interior da mitocôndria.
5. Parece haver algum controle nuclear de replicação do genoma mitocondrial.

Fisiopatologia
1. Mutações foram identificadas em vários genes do mtDNA codificando os tRNAs. Distúrbios decorrentes destas mutações (p. ex., epilepsia mioclônica com fibras rotas vermelhas [MERRFs, do inglês *myoclonic epilepsy and ragged red fibers*] e miopatia mitocondrial, encefalopatia, acidose lática e episódios tipo AVE [MELAS]) apresentam um padrão típico de herança mitocondrial (p. ex., apenas da mãe aos filhos do sexo masculino e feminino).
2. Alguns distúrbios são causados por mutações nos genes nucleares responsáveis pela replicação do mtDNA (p. ex., síndromes de depleção do mtDNA, encefalomiopatia neurogastrointestinal mitocondrial [MNGIE, do inglês *mitochondrial neurogastrointestinal encephalomyopathy*] e oftalmoplegia externa progressiva [OEP]). Estes distúrbios podem ser herdados de forma autossômica recessiva ou dominante.
3. Outros distúrbios estão associados a deleções únicas, grandes, do mtDNA; porém, ocorrem esporadicamente (p. ex., síndrome de Kearns-Sayre [SKS]).

Prognóstico
O prognóstico depende do subtipo específico. Uma expectativa de vida reduzida está associada à maioria dos distúrbios.

Diagnóstico

Manifestações Clínicas
1. As apresentações clínicas das diferentes formas de miopatias mitocondriais são bem heterogêneas.
2. Os achados incluem baixa estatura, escoliose, ptose, oftalmoparesia, fraqueza proximal, cardiomiopatia, neuropatia, perda auditiva, neuropatia óptica, retinopatia pigmentar, endocrinopatia, convulsões mioclônicas, ataxia, dores de cabeça, sintomas tipo AVE (incluindo cegueira cortical), gastroparesia e pseudo-obstrução intestinal.

Manifestações Laboratoriais
1. O CK sérico pode estar normal ou elevado.
2. O ECG pode exibir alterações de condução em alguns distúrbios (p. ex., SKS).
3. Os níveis de lactato no soro e LCR podem estar normais ou elevados.
4. A RM do cérebro pode estar anormal (p. ex., MELAS).

Histopatologia
1. As alterações histopatológicas nas biópsias musculares de vários miopatias mitocondriais são inespecíficas.
2. As alterações mitocondriais são refletidas na técnica de coloração Tricômico de Gomori Modificado, com marcação vermelha do acúmulo subsarcolemal de mitocôndrias anormais, fornecendo a aparência característica das fibras musculares anormais (fibras rotas vermelhas).
3. A imunomarcação de enzimas oxidativas (NADH, SDH e COX) também é rotineiramente realizada para diagnosticar miopatias mitocondriais.
4. Alterações ultraestruturais na mitocôndria são aparentes na EMG. Estas alterações incluem um número elevado de mitocôndrias de aparência normal, mitocôndrias com volume aumentado e cristas anormais e mitocôndrias com inclusões paracristalinas.
5. Enzimas mitocondriais específicas (componentes da cadeia respiratória) podem exibir atividade reduzida.
6. Testes genéticos: mutações na mtDNA podem ser demonstradas em leucócitos, porém a especificidade é aumentada ao procurar por mutações no tecido muscular.

Tratamento
1. Não há terapias médicas para a maioria das miopatias mitocondriais.
2. Eu recomendo que os pacientes tomem coenzima Q (a dose em crianças é de 30 mg por dia; a dose em adultos é de 150 a 1.200 mg por dia).
3. Do mesmo modo, eu recomendo que os pacientes tomem creatina mono-hidratada (5 a 10 g/d).
4. Pacientes com MERRF e um distúrbio convulsivo mioclônico associado devem ser tratados com medicação antiepiléptica.
5. Pacientes e seus médicos devem estar cientes de que os pacientes com miopatias mitocondriais podem ser muito sensíveis a sedativos e agentes anestésicos, podendo resultar em hipoventilação alveolar e insuficiência respiratória.
6. Aos pacientes com CVFs inferiores a 50% ou aqueles com disfunção respiratória sintomática é oferecido suporte ventilatório não invasivo, geralmente BiPAP.
7. Reposição hormonal é realizada para endocrinopatias específicas associadas.
8. A inserção de um marca-passo pode ser necessária devido aos defeitos de condução cardíaca associados.
9. A cirurgia da pálpebra para corrigir a ptose pode ser realizada, desde que haja suficiente força facial para permitir completo fechamento das pálpebras no pós-operatório.
10. Pacientes com severa dismotilidade gastrointestinal podem necessitar de gastrostomia endoscópica percutânea (PEG) ou alimentação parenteral para suporte nutricional.
11. Órteses para joelho e pé podem ser benéficas para pacientes com fraqueza distal do membro inferior.

Bibliografia
Distúrbios da Junção Neuromuscular
Achiron A, Barak Y, Miron S *et al.* Immunoglobulin treatment in refractory myasthenia gravis. *Muscle Nerve.* 2000;23:551-555.

Amato AA, Russell J. *Neuromuscular Disease.* New York: McGraw-Hill; 2008.

Baek WS, Bashey A, Sheean GL. Complete remission induced by rituximab in refractory, seronegative, muscle-specific, kinase-positive myasthenia gravis. *J Neurol Neurosurg Psychiatry.* 2007;78(7):771.

Cherington M. Clinical spectrum of botulism. *Muscle Nerve.* 1998;21:701-710.

Ciafaloni E, Nikhar NK, Massey JM *et al.* Retrospective analysis of the use of cyclosporine in myasthenia gravis. *Neurology.* 2000;55:448-450.

Drachman DB. Myasthenia gravis. *N Engl J Med.* 1994;330:1797-1810.
Engel AG, Ohno K, Sine SM. Congenital myasthenic syndrome: recent advances. *Arch Neurol.* 1999;56:163-167.
Evoli A, Batocchi AP, Minisci C et al. Therapeutic options in ocular myasthenia gravis. *Neuromuscul Disord.* 2001;11:208-216.
Gajdos P, Chevret S, Clair B et al. Clinical trial of plasma exchange and high-dose intravenous immunoglobulin in myasthenia gravis. *Ann Neurol.* 1997;41:789-796.
Gronseth GS, Barohn RJ. Practice parameter: thymectomy for autoimmune myasthenia gravis (an evidence-based review): report of the Quality Standards Subcommittee of the American Academy of Neurology. *Neurology.* 2000;55:7-15.
Hain B, Jordan K, Deschauer M et al. Successful treatment of MuSK antibody-positive myasthenia gravis with rituximab. *Muscle Nerve.* 2006;33(4):575-580.
Harper CM, Engel AG. Quinidine sulfate therapy for the slow-channel myasthenic syndrome. *Ann Neurol.* 1998;43:480-484.
Hoch W, McConville J, Helms S et al. Autoantibodies to the receptor tyrosine kinase MuSK in patients with myasthenia gravis without acetylcholine receptor antibodies. *Nat Med.* 2001;7:365-368.
Howard JF. Intravenous immunoglobulin for the treatment of acquired myasthenia gravis. *Neurology.* 1998;51(Suppl 5):S30-S36.
Illa I, Diaz-Manera J, Rojas-Garcia R et al. Sustained response to rituximab in antiAChR and anti-MuSK positive Myasthenia Gravis patients. *J Neuroimmunol.* 2008;201-202:90-94.
Kaminski HJ, Daroff RB. Treatment of ocular myasthenia: steroids only when compelled. *Arch Neurol.* 2000;57:752-753.
Kincaid JC. Tick bite paralysis. *Semin Neurol.* 1990;10:32-34.
Kishnani PS, Corzo D, Nicolino M et al. Recombinant human acid [alpha]-glucosidase: major clinical benefits in infantile-onset Pompe disease. *Neurology.* 2007;68(2):99-109.
Muller JS, Herczegfalvi A, Vilchez JJ et al. Phenotypical spectrum of DOK7 mutations in congenital myasthenic syndromes. *Brain.* 2007;130(6):1497-1506.
Muscle Study Group. A trial of mycophenolate mofetil with prednisone as initial immunotherapy in myasthenia gravis. *Neurology.* 2008;71(6):394-399.
Newsom-Davis J Lambert-Eaton myasthenic syndrome. *Curr Treat Options Neurol.* 2001;3:127-131.
Palace J, Lashley D, Newsom-Davis J et al. Clinical features of the DOK7 neuromuscular junction synaptopathy. *Brain.* 2007;130(6):1507-1515.
Palace J, Newsom-Davis J, Lecky B. A randomized double-blind trial of prednisolone alone or with azathioprine in myasthenia gravis. *Neurology.* 1998;50:1778-1783.
Palace J, Wiles CM, Newsom-Davis J. 3,4-Diaminopyridine in the treatment of congenital (hereditary) myasthenia. *J Neurol Neurosurg Psychiatry.* 1991;54:1069-1072.
Sanders DB, Hart IK, Mantegazza R et al. An international, phase III, randomized trial of mycophenolate mofetil in myasthenia gravis. *Neurology.* 2008;71(6):400-406.
Sanders DB, Massey JM, Sanders LL et al. A randomized trial of 3,4-diaminopyridine in Lambert-Eaton myasthenic syndrome. *Neurology.* 2000;54:603-607.
Selcen D, Milone M, Shen XM et al. Dok-7 myasthenia: phenotypic and molecular genetic studies in 16 patients. *Ann Neurol.* 2008;64(1):71-87.
Rabinstein A, Wijdicks EE BiPAP in acute respiratory failure due to myasthenic crisis may prevent intubation. *Neurology.* 2002;59:1647-1649.
Tindall RS, Phillips JT, Rollins JA et al. A clinical therapeutic trial of cyclosporine in myasthenia gravis. *Ann N Y Acad Sci.* 1993;681:539-551.

Miopatias Adquiridas
Amato AA, Barohn RJ. Idiopathic inflammatory myopathies. *Neurol Clin.* 1997;15:615-648.
Amato AA, Barohn RJ. Evaluation and treatment of inflammatory myopathies. *J Neurol Neurosurg Psychiatry.* In press.

Amato AA, Gronseth GS, Jackson CE *et al.* Inclusion body myositis: clinical and pathological boundaries. *Ann Neurol.* 1996;40:581-586.
Amato AA, Russell J. Neuromuscular Disease. New York: McGraw-Hill; 2008. Badrising UA, Maat-Schieman MLC, Ferrari MD *et al.* Comparison of weakness progression in inclusion body myositis during treatment with methotrexate or placebo. *Ann Neurol.* 2002;51:369-372.
Chahin N, Engel AG. Correlation of muscle biopsy, clinical course, and outcome in PM and sporadic IBM. *Neurology.* 2008;70:418-424.
Dalakas MC. Polymyositis, dermatomyositis and inclusion body myositis. *N Engel Med.* 1991;325:1487-1498.
Dalakas, Illa I, Dambrosia JM *et al.* A controlled trial of high-dose intravenous immunoglobulin infusions as treatment for dermatomyositis. *N Engl J Med.* 1993;329:1993-2000.
Darrow DH, Hoffman HT, Barnes GJ *et al.* Management of dysphagia in inclusion body myositis. *Arch Otolaryngol Head Neck Surg.* 1992;118:313-317.
Lacomis D, Zochodne DW, Bird SJ. Critical illness myopathy. *Muscle Nerve.* 2000;23:1785-1788.
Levine TD. Rituximab in the treatment of dermatomyositis: an open-label pilot study. *Arthritis Rheum.* 2005;52(2):601-607.

Miopatias Hereditárias

Amato AA, Russell J. Neuromuscular Disease. New York: McGraw-Hill; 2008. Andrews CT, Taylor TC, Patterson VH. Scapulothoracic arthrodesis for patients with facioscapulohumeral muscular dystrophy. *Neuromuscul Disord.* 1998;8:580-584.
Angelini C, Pegoraro E, Turella E *et al.* Deflazacort in Duchenne dystrophy: study of long-term effect. *Muscle Nerve.* 1994;17:386-391.
Backman E, Henriksson KG. Low-dose prednisolone treatment in Duchenne and Becker muscular dystrophy. *Neuromuscul Disord.* 1995;5:233-241.
Bonifati MD, Ruzza G, Bonometto P *et al.* A multicenter, double-blind, randomized trial of deflazacort versus prednisone in Duchenne muscular dystrophy. *Muscle Nerve.* 2000;23:1344-1347.
DiMauro S, Lamperti C. Muscle glycogenoses. *Muscle Nerve.* 2001;24:984-999.
Fenichel G, Pestronk A, Florence J *et al.* A beneficial effect of oxandrolone in the treatment of Duchenne muscular dystrophy: a pilot study. *Neurology.* 1997;48:1225-1226.
Fenichel GM, Florence JM, Pestronk A *et al.* Long-term benefit from prednisone therapy in Duchenne muscular dystrophy. *Neurology.* 1991;41:1874-1877.
Fenichel GM, Griggs RC, Kissel J *et al.* A randomized efficacy and safety trial of oxandrolone in the treatment of Duchenne dystrophy. *Neurology.* 2001;56:1075-1079.
FSH Study Group. A prospective, quantitative study of the natural history of facioscapulohumeral muscular dystrophy (FSHD): implications for therapeutic trials. *Neurology.* 1997;48:38-46.
Griggs RC, Moxley RT, Mendell JR *et al.* Duchenne dystrophy: randomized, controlled trial of prednisone (18 months) and azathioprine (12 months). *Neurology.* 1993;43:520-527.
Haller RG. Treatment of McArdle's disease. *Arch Neurol.* 2000;57:923-924.
Iannaccone ST, Nanjiani Z. Duchenne muscular dystrophy. *Curr Treat Options Neurol.* 2001;3:105-117.
Jackson CE, Barohn RJ, Ptacek LJ. Paramyotonia congenita: abnormal short exercise test, and improvement after mexiletine therapy. *Muscle Nerve.* 1994;17:763-768.
Ketenjian AY. Scapulocostal stabilization for scapular winging in facioscapulohumeral muscular dystrophy. *J Bone Joint Surg Am.* 1978;60:476-480.
Moxley RT III. Myotonic disorders in childhood: diagnosis and treatment. *J Child Neurol.* 1997;12:116-129.
Tawil R, McDermott MP, Brown R Jr *et al.* Randomized trials of dichlorphenamide in the periodic paralyses. *Ann Neurol.* 2000;47:46-53.

DOR CRÔNICA

Robert D. Helme

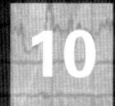

DOR CRÔNICA

Introdução

Definições
1. *Dor* é uma experiência sensitiva e emocional desagradável associada a dano tecidual real ou em potencial.
2. *Dor crônica* é a dor que continua depois do tempo de cura normal ou dor de qualquer origem presente há mais de 6 meses.
3. Outros termos úteis, especialmente na dor do câncer:
   a. *Dor irruptiva (breakthrough pain)* é a dor que ocorre inesperadamente na presença de analgesia de fundo estável.
   b. *Falha do final da dose* é a dor que ocorre entre doses regulares de analgésico devido à diminuição dos níveis teciduais efetivos entre doses.
   c. *Dor incidente* é a dor com o movimento e implica uma origem musculoesquelética ou envolvimento ósseo pelo câncer.
   d. *Dor de rebote* é a dor excessiva que vem após cessar o efeito analgésico.

Epidemiologia
1. Dependendo da definição, até 20% dos pacientes adultos atendidos pelos médicos do atendimento primário têm dor crônica.
2. A dor crônica aumenta com a idade dos 20 aos 60 anos, principalmente por afecções artríticas. Alcança um platô antes de ocorrer um declínio da frequência por volta dos 80 anos de idade.
3. Cerca de 50% dos pacientes com câncer têm dor em alguma fase de sua doença, e isto muitas vezes se torna o foco da conduta clínica.

Modelo Biopsicossocial da Dor Crônica Não Maligna
1. A relação entre a quantidade de estímulo nociceptivo e o grau de dor relatada ou os comportamentos relacionados com a dor dependem de fatores sociais, psicológicos e biológicos.
2. O nível de sofrimento e a expressão afetiva e comportamental da dor são mediados por reações caracterológicas e cognitivas ao estímulo nociceptivo e seu contexto ambiental (p. ex., a dor do câncer gera medo e exagera a experiência de dor).
3. Alterações na dor experimentada, o humor do paciente e os comportamentos demonstrados pelo paciente não são, muitas vezes, síncronos. Melhora da dor nem sempre é seguida por melhora semelhante no humor e na funcionalidade.
4. A conduta para dor crônica exige que o médico que faz o tratamento incorpore a natureza multidimensional da experiência de dor, os ajustes do tratamento e as recomendações adequadamente.

Classificação
A dor pode ser classificada por seu mecanismo patogênico.
1. Dor nociceptiva: causada por lesão tecidual direta, com resultante estimulação dos nociceptores nas fibras aferentes Aδ e C.
   a. Exemplos de dor nociceptiva somática profunda incluem artropatia e dor lombar.

b. A dor nociceptiva somática superficial inclui lesão da pele por trauma, estímulos químicos e térmicos e irritação das mucosas.
c. A dor nociceptiva visceral pode resultar de lesões nas cápsulas dos órgãos sólidos ou de distensão de uma víscera oca.
2. Dor neuropática: Causada por lesão dos componentes sensitivos do sistema nervoso e é independente da lesão somática.
   a. A dor neuropática periférica é derivada da ativação dos nervos aferentes, especialmente os associados aos nociceptores; exemplos incluem a lesão pós-cirúrgica, a neuralgia pós-herpética, a neuropatia diabética, o neuroma traumático, a compressão ou irritação de raízes nervosas, a dor do membro fantasma, as neuralgias e a síndrome dolorosa complexa regional tipo 2 (causalgia; SDCR-2).
   b. A dor neuropática central ocorre quando patologia dos elementos do neuroeixo central está envolvida na transmissão de estímulos nociceptivos, por exemplo, AVE, traumatismo raquimedular, siringomielia e esclerose múltipla que afetam o tálamo, o trato espinotalâmico ou as zonas de entrada das raízes posteriores.
3. Dor psicológica: Este é o tipo mais comum e se associa a fatores psicológicos (ansiedade e depressão) em resposta a um transtorno clínico geral. São encontrados exemplos no *Diagnostic and Statistical Manual of Mental Disorders, 4ª Edição (DSM-IV)*.
4. Mista: Os exemplos incluem câncer e doença degenerativa da coluna.
5. Incerta: Os exemplos incluem fibromialgia e a síndrome dolorosa complexa regional tipo 1 (distrofia simpática reflexa; SDCR-1).

Fisiopatologia
Mecanismos Fisiológicos
1. Vias para a dor.
   a. Nociceptores (p. ex., vaniloides controlados por íons, opioides controlados por ligantes, 5-hidroxitriptamina [5HT]) estão situados em aferentes primárias de pequeno diâmetro (mecânicas, térmicas, químicas e polimodais) que entram no corno posterior da medula espinal, terminando predominantemente nas lâminas 1, 2 (neurônios específicos de nociceptores) e 5 (neurônios de ampla variedade dinâmica).
   b. Informações aferentes modificadas são transmitidas a núcleos de retransmissão no tronco encefálico e ao tálamo medial e lateral predominantemente por meio das vias espinotalâmicas.
   c. Os impulsos talâmicos são transmitidos ao córtex somático primário ([córtex sensoriomotor] SM1, SM2), córtex límbico (cíngulo e ínsula) e córtex pré-frontal.
   d. Modulação descendente (excitatória e inibitória) ocorre por meio dos tratos descendentes, originados na substância cinzenta periaquedutal e nas vias reticulospinais (fascículo posterolateral da medula espinal).
2. Sensibilização.
   a. Ocorre sensibilização periférica dos nociceptores por estimulação nociva ou não repetida ou constante. Os mecanismos incluem:
      1) Mediadores inflamatórios, citocinas, prostaglandinas, neuromediadores e fatores tróficos.
      2) Transmissão efática.
      3) Modulação da parte simpática do sistema nervoso.
   b. Ocorre sensibilização central através de:
      1) Regulação para cima dos sistemas excitatórios (p. ex., glutamato por meio dos receptores *N*-metil *D*-aspartato [NMDA]).
      2) Inibição dos sistemas inibitórios (p. ex., GABA, glicina).
      3) Alteração do tecido ou da função do sistema nervoso (p. ex., proliferação glial, perda neuronal, expressão excessiva dos canais de sódio).

Mecanismos de Dor Neuropática
1. Atividade espontânea e ectópica dos neurônios mecanossensíveis aferentes lesionados.
2. Atividade ectópica nas fibras C restantes depois da lesão de outros tipos de fibras; isto pode ser responsável pela manutenção da sensibilização central da dor neuropática.

3. Sensibilização central.
   a. Facilitação dependente do uso: aumento da responsividade dos neurônios à aferência repetitiva das fibras "C", com redução do limiar de resposta, somação temporal e propagação dos campos dos receptores.
   b. Hipersensibilidade por desaferentação.

Mecanismos de Dor Visceral

1. Receptores com alto limiar, que normalmente são ativos quando há lesão aguda tornam-se sensibilizados com a estimulação prolongada.
2. Mecanorreceptores "silenciosos", que estão normalmente em repouso, tornam-se ativos com estímulos polimodais durante inflamação visceral.
3. A coluna posterior transmite algumas informações nociceptivas viscerais, juntamente com outras vias nociceptivas tradicionais.
4. A dor visceral causa ativação de uma parte diferente do córtex do cíngulo anterior, em comparação com a dor somática.
5. Com uma densidade mais baixa de inervação de um órgão, há menos resolução temporal e espacial da dor visceral.
6. A dor referida e as respostas autonômicas têm um limiar mais baixo para expressão quando há dor visceral.

Prognóstico

1. A qualidade de vida do paciente com dor é determinada pelo contexto mais amplo de atividade física, humor e funcionalidade social. O prognóstico é bom se esses fatores forem controlados.
2. A dor crônica responde mal à terapia farmacológica.
   a. Cerca de 30% dos pacientes têm uma resposta satisfatória à terapia unicamente com opioides a longo prazo. Contudo, metade, descontinua os opioides em consequência da toxicidade ou por outras razões.
   b. Até 50% dos pacientes com dor neuropática têm redução moderada da dor com adjuvantes não narcóticos (relacionados adiante, eles incluem os antiepilépticos e os antidepressivos). Somente 10 a 20% dos pacientes terão alívio completo da dor com essa abordagem. O efeito analgésico desses medicamentos de segunda escolha diminui com o tempo.
3. Cerca de 85% dos pacientes com dor de câncer terão resposta satisfatória ao tratamento convencional com narcóticos e não narcóticos. Os fatores que predizem uma resposta insatisfatória na dor do câncer incluem dor neuropática, dor incidente (dor ao movimento), múltiplas dores de diferentes mecanismos, dor que se tornou persistente, efeitos adversos do tratamento que são difíceis de controlar e antecedentes de uso abusivo de drogas ou álcool.
4. Nos pacientes com dor crônica não maligna, fatores de má adaptação psicossocial têm sido denominados "bandeiras amarelas" e incluem o seguinte:
   a. Atitudes e crenças mal-adaptativas.
      1) Crença de que a dor implica lesão constante ou incapacitação grave.
      2) Crença de que a dor precisa ser abolida antes que seja possível a melhora da funcionalidade física.
      3) Interpretação errônea catastrófica das experiências relacionadas com a dor.
      4) Crença de que a dor seja incontrolável.
      5) Crença de que o tratamento passivo (p. ex., medicamentos) seja mais útil do que o tratamento ativo (participativo) (p. ex., reabilitação).
   b. Comportamentos mal-adaptativos.
      1) Uso de repouso prolongado para aliviar a dor.
      2) Redução dos níveis de atividade, particularmente atividades pessoais da vida diária (AVD).
      3) Depender excessivamente de assistência.
      4) Alto consumo de álcool e de outras substâncias desde o início da dor.
      5) Participação irregular em exercícios físicos.

c. **Experiências prévias insatisfatórias com diagnóstico e tratamento.**
      1) Sanção dos profissionais da saúde sobre a incapacidade e fornecimento inadequado de intervenções que melhorem a funcionalidade.
      2) Diagnósticos ou recomendações conflitantes referentes à capacidade funcional.
      3) Profissionais da área da saúde que se concentram na perspectiva biomédica.
      4) Falha em atingir as estimativas hiperotimistas dos benefícios dos tratamentos.
   d. **Respostas emocionais mal-adaptativas.**
      Estas incluem frustração, depressão, raiva de si mesmo e dos outros, ansiedade (inclusive elevação do nível de sensibilidade a sensações corporais benignas ou hipervigilância) e medo do movimento.
   e. **Relações familiares disfuncionais.**
      1) Presença de um cônjuge superprotetor ou solícito.
      2) Relações familiares gerais insatisfatórias.
      3) Falta de suporte social.
   f. **Condições de trabalho.**
      1) Falta de atitude de apoio no local de trabalho.
      2) Ambiente de trabalho infeliz.
      3) Possibilidades limitadas para um retorno gradual ao trabalho.
      4) Falta de oportunidades alternativas de trabalho.

Diagnóstico

Formulação do Diagnóstico
1. Deve incluir diagnóstico médico (sempre que possível), os fatores psicológicos (afetivos e cognitivos) e os fatores sociais que estejam modulando a experiência de dor, além dos comportamentos exibidos pelo paciente e a família.
2. O objetivo central é identificar patologias corrigíveis, se possível.

Avaliação Geral
1. Também deve incluir uma avaliação dos objetivos e alvos do paciente.

Avaliação Médica
1. Deve incluir uma descrição minuciosa da queixa de dor.
2. O local da dor e sua irradiação e referência.
3. Intensidade da pior dor, da menor dor, e o nível habitual de dor devem ser classificados usando uma escala de graduação (p. ex., *The Brief Pain Inventory* [BPI]):
   a. Escala de graduação numérica (0-10, 0-20 ou 0-100).
   b. Escala de graduação verbal (p. ex., leve, moderada, intensa, horrível, torturante).
   c. Escala visual analógica (EVA) (marcação, em uma linha de 10 cm, da intensidade da dor com pontos fixos de "ausência de dor" e "a dor mais intensa" nas extremidades ou com marcadores numéricos progressivos; BPI, *Gracely Box Scales*).
4. Perfil temporal: dor contínua, intermitente, paroxística ou persistente.
5. Fatores que modulam a intensidade da dor, em particular fatores precipitantes, agravantes e de alívio.
6. Descritores de caráter. Exemplos úteis retirados do Questionário de Dor McGill incluem dor surda, aguda, ardência, penetrante e latejante.
7. Características autonômicas acompanhantes incluem distrofias da pele e/ou das unhas e devem-se observar alterações dos cabelos e alterações localizadas da temperatura da pele, sudorese e cor da pele.
8. Outros sintomas neurológicos (disestesias, como o formigamento e sensações de passagem de eletricidade, parestesias, analgesia) e sintomas musculares (fraqueza, rigidez e restrição articular) devem ser notados.
9. Certas características sugerem doença séria subjacente e justificam ampliar a avaliação: dor que acorda o paciente à noite; dor persistente e não modificada por nenhuma analgesia; características

sistêmicas, como perda de peso sem explicação, febre ou paciente que se queixa de que não se sente bem; sintomas que sugiram doença em órgãos específicos; e déficit neurológico progressivo.
10. Além de uma investigação inicial razoável, não se incentiva uma busca incansável de um diagnóstico "definitivo", a menos que os fatores aqui mencionados sejam pertinentes.

Apresentação Afetiva

1. De maneira ideal, este eixo deve ser quantificado por meio de questionários psicométricos padronizados ou por meio de métodos de automonitorização (medidas numéricas, diários). No entanto, é possível julgar o efeito de maneira ampla pela entrevista clínica, e a impressão deve ser registrada como parte essencial da história e exame da dor.
2. A ansiedade pode variar de leve irritação a um transtorno psiquiátrico definido com crises de pânico (p. ex., transtorno do estresse pós-traumático). O *Beck Anxiety Inventory* é boa medida para quantificar sintomas de ansiedade. Nos estados de ansiedade, há, frequentemente, aumento da consciência somática de sintomas benignos e também costuma haver interpretação errônea (muitas vezes exagero) dos sintomas.
3. A depressão varia de leve disforia à depressão intensa com ideação suicida. Os sintomas somáticos de depressão (insônia, falta de energia, alteração do peso) frequentemente fazem parte da síndrome da dor crônica e não devem ser automaticamente atribuídos à depressão. A ideação suicida deve ser avaliada em todos os pacientes com dor crônica. O *Beck Depression Inventory*, a *Zung Depression Scale* e a *Center for Epidemiological Studies-Depression Scale* são medidas úteis. A *Geriatric Depression Scale* é mais adequada para os idosos.
4. O medo do movimento tem sido identificado como forte fator afetivo para prever incapacidade. A Escala de Cinesiofobia de Tampa é uma medida para quantificar esse fator.
5. Devem-se identificar raiva e a hostilidade contra si, os profissionais de saúde, parentes e a administração do local de trabalho. Os pacientes também costumam ficar frustrados com a falta de melhora de sua condição.

Transtornos Psiquiátricos como Explicação Primária para Dor

1. Este diagnóstico deve ser feito com cuidado. É baixa a prevalência de dor psicogênica verdadeira ou primária. Ela deve ser avaliada, de preferência, por um psiquiatra ou psicólogo no ambiente de uma clínica multidisciplinar. Os exemplos incluem transtornos somatoformes, transtornos conversivos, hipocondria e transtorno da dor psicogênica (ver detalhes diagnósticos dessas entidades no *DSM-IV*).

Avaliação do Comportamento

1. Os comportamentos de busca de saúde devem ser registrados e, se possível, quantificados. Por exemplo, o número de vezes em que o paciente passou pelo médico local na semana anterior, o número de médicos que o paciente consultou ou pretende consultar e o número de medicamentos tomados.
2. São observados os comportamentos específicos de dor, como retraimento, defesa e gemência.
3. Muitos pacientes estão descondicionados, com fraqueza e rigidez generalizadas. Devem ser avaliados comportamentos relacionados com atividade, como evitar certas atividades e períodos de repouso prolongados. As AVD e as atividades sociais de que o paciente participa devem ser quantificadas.
4. "Comportamentos-alvo." Deve-se pedir ao paciente para identificar metas realistas que possam ser cumpridas no decorrer do tratamento.

Processos Cognitivos Relacionados com a Dor

1. Os processos cognitivos são importantes para modificar a experiência de dor. Essas atitudes, crenças ou percepções devem ser identificadas e corrigidas no decorrer do tratamento. Exemplos relevantes de testes psicométricos incluem *Survey of Pain Attitudes* e o *Coping Strategies Questionnaire*.
2. Crenças sobre a dor incluem as seguintes:
   a. Que ela implique uma doença séria ou potencialmente terminal.

b. Pacientes que acreditam que podem controlar sua dor têm humor melhor, enquanto que os pacientes que acreditam que sua dor é incontrolável ou apenas controlável com a medicação ou pelos prestadores de assistência à saúde têm humor pior.
c. Os pacientes que acreditam que podem atingir seus objetivos, apesar da dor, têm uma funcionalidade melhor e um afeto mais positivo.
d. As crenças sobre sofrimento, prejudicar a parte do corpo e criar maior lesão resultam em evitar o uso da parte do corpo e piora da incapacidade pela dor.
3. Estratégias e estilos para enfrentar a dor. Os pacientes que, por natureza, evitam enfrentar problemas se saem pior do que aqueles que confrontam os problemas da vida. Estratégias passivas de enfrentamento e reatividade emocional levam a um pior prognóstico.

Variáveis Psicossociais

1. Podem ser importantes na conduta para dor crônica, incluindo as seguintes:
   a. Relações com amigos e parentes próximos, em particular o grau de solicitude no relacionamento.
   b. Ambiente de trabalho.
   c. Apoios sociais.
   d. Ambiente doméstico e arredores imediatos.

Outros Pontos

1. Incluem litígio judicial e atitudes espirituais. Estas últimas são particularmente relevantes no tratamento da dor do câncer e na avaliação do risco de suicídio.

Sinais Físicos no Exame do Paciente com Dor Crônica

1. Deve ser realizado minucioso exame musculoesquelético e neurológico. O neurologista deve observar deformidade, amplitude de movimentos passiva e ativa, crepitação e sinais de inflamação, incluindo a dor no final da amplitude e dor à palpação local. Como parte do exame musculoesquelético, deve ser determinado o número de pontos dolorosos de "fibrosite".
2. Os sinais neurológicos incluem:
   a. Diminuição ou ausência de sensibilidade a modalidades sensitivas primárias, que não a sensibilidade dolorosa, incluindo sensibilidade tátil, térmica, vibratória e proprioceptiva e a correspondência para reconhecer a distribuição anatômica.
   b. Hipoalgesia: Redução da sensibilidade, categorizada pela distribuição anatômica (p. ex., dermátomo, nervo).
      1) Hiperalgesia: Aumento da dor relatada a partir de um estímulo que normalmente é doloroso (principalmente por estimulação com ponta da agulha, mas inclui estímulos mecânicos, térmicos, químicos), com um limiar reduzido para resposta. Este fenômeno costuma ser encontrado em uma distribuição não anatômica.
      2) Hiperpatia: Aumento da reação a um estímulo doloroso (geralmente mecânico, mas pode ser térmico), especialmente a estímulos repetitivos, muitas vezes acompanhada por um aumento do limiar a estímulos nocivos. Costuma ser encontrada em uma distribuição não anatômica. Pode haver persistência da dor induzida por segundos ou até minutos a horas.
      3) Alodinia: Dor causada por um estímulo que normalmente não provoca dor (p. ex., estímulo tátil, escovação da pele, estímulos mornos e frescos).

Síndromes Dolorosas Especiais

Dor Nociceptiva

1. Este é a dor que se origina dos receptores para dor encontrados nos nervos aferentes em ossos, músculos, articulações, tecidos conectivos e pele.
2. É descrita como surda, com momentâneas sensações agudas superpostas, embora muitos outros descritores sejam usados pelos pacientes. A dor é bem localizada no ponto da patologia e é sentida à palpação (hiperalgesia por pressão mecânica).

3. Pode haver referência da dor, fazendo-a simular a dor do tipo neuropático. Por exemplo, a ruptura de um disco pode produzir ciatalgia mesmo sem compressão da raiz. A dor esclerotogênica, tendo sua origem no osso, periósteo e tendões, pode ser referida a pontos distantes.
4. O movimento tende a exacerbar a dor.
5. Sinais inflamatórios estão variavelmente presentes.

Dor Neuropática

1. A dor neuropática se origina em neuropatias periféricas (pequena fibra), em neuropatias por encarceramento, em neuropatias localizadas e na dor do membro fantasma após amputação. O envolvimento de fibras "C" é demonstrado por percepção anormal ao calor e das fibras "C" e "A delta", por alteração da sensibilidade ao frio.
2. A causa mais comum de neuropatia de pequenas fibras isoladas é o diabetes melito incipiente ou mal controlado. Investigações de triagem e biópsia de nervo, em casos selecionados, podem excluir deficiência de vitaminas (especialmente deficiência nutricional), toxinas e drogas, vírus da imunodeficiência humana (HIV), síndromes paraneoplásicas e neuropatias hereditárias (p. ex., eritromelalgia, amiloidose).
3. A dor neuropática central inclui dor central pós-AVE e dor por mielopatias, como se encontra nos traumas, na esclerose múltipla e na mielopatia relacionada com o HIV.
4. A dor neuropática é frequentemente descrita como lancinante e em queimação. Pode haver dor e parestesias na área com hipoestesia. A dor oriunda de uma área de anestesia é chamada "anestesia dolorosa".
5. A dor pode não ter um padrão de dermátomo/nervo periférico pela história, mas terá uma distribuição ou padrão de nervo pelo exame. É preciso reconhecer os padrões sugestivos de uma lesão medular ou cortical.
6. Certos movimentos produzem tração do nervo e exacerbam a dor, por exemplo, a manobra da elevação do membro inferior em extensão, o estiramento femoral por extensão do quadril, testes de carga e outros.
7. Ao exame geralmente há dor provocada por estímulo.
8. Os instrumentos de triagem validados para determinar a probabilidade de que a dor tenha origem neuropática incluem o DN4, LANSS, NPQ, pain-DETECT e ID-Pain.

Síndrome Dolorosa Complexa Regional

1. Quando a dor surge dias a semanas depois de uma lesão somática, que pode ter sido grande ou trivial, e há uma predominância distal de achados anormais, excedendo o que se esperava com relação à lesão, faz-se o diagnóstico de SDCR-1. Os termos "distrofia simpática reflexa" e "dor mediada pelo simpático" foram usados no passado e ainda são adequados em algumas circunstâncias.
2. A dor é predominantemente em queimação (algumas vezes denominada causalgia). Há dor espontânea e provocada (alodinia e hiperalgesia) que se estende além de um ou mais dermátomos e pode ocupar partes dos vários dermátomos adjacentes.
3. Há sinais autonômicos acompanhantes (edema, breves alterações espontâneas de temperatura e cor, sudorese paroxística e persistente), sinais motores leves ocasionais (atrofia, fraqueza, tremor e distonia) e sinais distróficos (atrofia da pele e dos cabelos, alterações ungueais e osteoporose subadjacente).
4. Uma proporção de casos é aliviada por bloqueio simpático. Tais casos referidos como tendo dor mantida por meio do simpático. Um foco para posterior tratamento, nesses pacientes, vem a ser o bloqueio simpático prolongado. Diz-se que os casos restantes têm dor independente do simpático.
5. Na SDCR-2, há evidências de lesão nervosa. Isto não é encontrado na SDCR-1. A dor geralmente ocorre na ocasião da lesão. Os sinais são maiores na distribuição anatômica do nervo, mas a dor pode se propagar além dele como na SDCR-1. Geralmente, fica evidente a defesa da extremidade pelo paciente e frequentemente se desenvolve tremor ou distonia.

Síndrome da Fibromialgia

1. Descrita como uma síndrome de dor surda crônica, persistente e generalizada, e espontânea à palpação, ocorrendo principalmente em mulheres adultas. O pescoço, os ombros, a parte proximal dos braços e o quadril são as regiões predominantemente afetadas.

2. O *American College of Rheumatology* elaborou critérios diagnósticos que exigem que haja pelo menos 11 de 18 pontos dolorosos específicos. Estes ficam sobre os ventres musculares ou suas inserções.
3. Fadiga crônica, pouca resistência e insônia geralmente são proeminentes.
4. A afecção também costuma se associar a síndrome das pernas inquietas, a síndrome do intestino irritável, a síndrome da bexiga irritável, intolerância ao frio, disfunção cognitiva e leve hipotensão mediada por via neural ou A síndrome da taquicardia ortostática postural (POTS, do Inglês).
5. Depressão e ansiedade costumam estar presentes.
6. O mecanismo é incerto, e alguns médicos são céticos quanto A sua existência como doença independente, mas há um consenso de que uma sensibilização central primária esteja por trás da dor. A fibromialgia e estados relacionados são vistos como insensíveis aos opioides e não respondem aos anti-inflamatórios não esteroides (AINEs). A resposta aos antidepressivos é inconsistente. Recomenda-se exercício físico e mental graduado.

Tratamento

Visão Geral

A conduta para a dor não maligna deve ser direcionada a todos os aspectos da experiência de dor. Existem textos especializados que detalham as estratégias de conduta em situações especiais, inclusive câncer e cuidados paliativos, lesões ocupacionais e os extremos de idade. Aqui descrevemos os princípios gerais de tratamento; causas raras de dor e seu tratamento, incluindo aquelas de origem neurológica, não são descritas individualmente. Há limitadas evidências de alto nível para apoiar qualquer das abordagens de tratamento. Os pacientes são avaliados e tratados de maneira ideal em uma clínica multidisciplinar de dor se não responderem adequadamente em um tempo razoável a terapias individuais.

1. A dor pode ser modificada com o uso de agentes farmacológicos, procedimentos anestésicos, tratamentos físicos e, como último recurso, intervenções neurocirúrgicas.
2. Em geral, tenta-se o uso de potências ascendentes de analgésicos comuns para a dor nociceptiva e acrescentam-se analgésicos adjuvantes em série para a dor neuropática. A terapia combinada pode ser indicada depois que estratégias individuais comprovarem-se ineficazes, mas são limitadas as evidências para essa abordagem.
3. Medicação e procedimentos modificadores da doença têm mais sucesso quando oferecidos no contexto de um programa global de controle de dor.
4. As dificuldades emocionais da dor crônica podem ser abordadas pela terapia cognitivo-comportamental (TCC) ou por técnicas de expressão emocional. O uso concomitante de ansiolíticos ou antidepressivos é indicado quando a ansiedade for proeminente ou resistente às medidas conservadoras.
    a. Comportamentos de medo e fuga que limitam os movimentos também podem ser tratados com TCC e métodos de terapia comportamental, como a exposição graduada. Quase nunca se tem sucesso com medidas simples para tranquilizar o paciente.
5. O descondicionamento deve ser abordado com o uso de atividade física graduada e dirigida para alcançar metas.
6. Atitudes, percepções ou crenças disfuncionais devem ser controladas com o uso de orientação e TCC.
7. Devem ser empenhados esforços para aconselhar o cônjuge ou cuidador. Intervenções no local de trabalho e no ambiente doméstico devem ser tentadas a fim de melhorar a funcionalidade independente. Também às vezes é necessária experiência com socialização e assertividade.
8. Insônia e disfunção sexual devem ser abordadas nos momentos apropriados.
9. Prevenção de recidivas por exercícios e vigilância constantes é parte vital da estratégia global de tratamento.
10. Enfatiza-se, novamente, que as funções física e psicossocial são tão importantes quanto o alívio da dor. É importante melhorar a autoeficácia do indivíduo para atingir essas metas.
11. A revisão regular das metas e o avanço em sua direção são excepcionalmente úteis.

Princípios do Tratamento Farmacológico
1. O tratamento farmacológico deve, naturalmente, ter em vista o mecanismo suspeito de dor.
2. Princípios de administração de analgésicos.
    a. O objetivo é que a medicação seja usada em programa fixo e contingente.
    b. Analgesia adicional pode ser feita profilaticamente se for planejada uma atividade que provoque dor.
    c. A administração de medicamentos contingente à dor deve ser considerada, principalmente, na presença de uma exacerbação imprevista da dor (dor irruptiva) que não seja controlada por outros métodos. É necessário um ajuste do programa fixo se o uso de medicação contingente à dor se tornar regra.

Analgésicos Simples
1. Paracetamol
    a. Este é usado para dor nociceptiva leve com duração limitada. Não atenua a dor neuropática, mas pode ser útil quando esta for exacerbada por um componente nociceptivo.
    b. A dose é de 500 a 1.000 mg por via oral (VO) a cada 6 horas.
    c. O medicamento deve ser abandonado se uma dose de 4 g/d por 1 semana não produzir analgesia significativa.
    d. Os efeitos colaterais são mínimos, porém a superdosagem ou doses cumulativas excessivas podem resultar em insuficiência hepática. Relatou-se prolongamento dos tempos de protrombina e é preciso cuidado com pacientes que tomem anticoagulantes. Insuficiência renal aguda e crônica é um risco adicional, especialmente nos diabéticos.
2. AINEs.
    a. Estes medicamentos são usados para dor moderada, particularmente se houver uma fonte inflamatória. Evita-se o uso de longo prazo dos AINE quando possível. Têm benefício nulo ou limitado na dor neuropática.
    b. A eficácia de um AINE com relação a outro jamais foi claramente estabelecida. No entanto, um paciente pode responder melhor a um do que a outro. Pode-se tentar vários medicamentos sequencialmente nesta classe na presença de dor inflamatória.
    c. Estes medicamentos têm potencial para reações alérgicas e efeitos colaterais gastrointestinais, insuficiência renal, hipertensão e insuficiência cardíaca.
    d. Fatores de risco para toxicidade gastrointestinal incluem:
        1) Uso concomitante de dois medicamentos ou altas doses de AINE.
        2) Uso concomitante de anticoagulantes ou esteroides.
        3) Idade acima de 65 anos.
        4) História de úlcera péptica ou de sangramento gastrointestinal.
        5) Presença de comorbidade clínica séria, como hipertensão, diabetes melito ou doença renal, hepática ou cardiovascular.
    e. Estratégias para reduzir a toxicidade gastrointestinal:
        1) Evitar AINEs com toxicidade mais alta (p. ex., piroxicam e cetoprofeno) e usar agentes com toxicidade mais baixa (p. ex., ibuprofeno e diclofenaco).
        2) Usar um inibidor da bomba de prótons (p. ex., omeprazol, 20 mg/d) ou um análogo da prostaglandina (p. ex., misoprostol, 200 μg 4 vezes ao dia [4×/d]).
        3) Usar um inibidor da COX-II.
    f. Inibidores específicos da COX-II.
        1) Os inibidores da COX-II têm menos toxicidade gastrointestinal em comparação com os AINEs convencionais. No entanto, o celecoxibe perde o efeito protetor quando se coadministra aspirina.
        2) O rofecoxibe tem demonstrado risco cardiovascular mais alto do que o naproxeno.
        3) Os inibidores da COX-II devem ser usados quando necessário em pacientes com artrite reumatoide ou osteoartrite com alto risco de toxicidade gastrointestinal pelos AINEs convencionais.
        4) Os esquemas posológicos típicos são mostrados na Tabela 10-1.

TABELA 10-1	Esquemas Típicos de Posologia	
Medicamento	Faixa Posológica (mg)	Intervalos entre as Doses (h)
Indometacina	50-100	6-12
Diclofenaco	25-150	8-12
Ibuprofeno	200-1.600	6-8
Cetoprofeno	100-200	12-24
Naproxeno	250-1.000	12
Meloxicam	7,5-15	24
Celecoxibe	100-200	12-24
Rofecoxibe	12,5-25	24

Tramadol
1. O tramadol atua nos receptores μ de opioides e também aumenta a inibição serotonérgica e noradrenérgica da transmissão nociceptiva.
2. É usado para dor moderada a intensa. É mais útil nos pacientes com dor nociceptiva do que naqueles com dor neuropática.
3. O tramadol raramente pode induzir crises convulsivas e deve ser usado com cautela nos pacientes com epilepsia ou concomitantemente a inibidores seletivos da recaptação da serotonina (ISRS), inibidores da monoamina oxidase ou antidepressivos tricíclicos pela possibilidade de precipitar uma síndrome serotoninérgica. Outros efeitos colaterais comuns incluem náuseas, sedação e sudorese. Doses excessivas podem produzir depressão respiratória.
4. A formulação de liberação imediata pode ser administrada a cada 4 a 8 horas, e a formulação de liberação lenta pode ser dada a cada 12 horas.
5. A dose diária máxima total é de 400 mg/d.

Opioides
Visão Geral
1. Os opioides fracos, como a codeína e o dextropropoxifeno, são usados para dor moderada, e os opioides mais fortes são usados para dor maligna e não maligna quando outros analgésicos proporcionam alívio insuficiente da dor. Deve haver evidências de patologia subjacente que seja sabidamente responsiva aos opioides. Estes não são indicados para fibromialgia e síndromes relacionadas. Geralmente são necessárias doses mais altas para dor neuropática.
2. Os efeitos colaterais incluem náuseas, vômitos, insuficiência respiratória, confusão, sedação, hipotensão e *rash*.
3. Princípios da prescrição de opioides:
    a. Opioides de longa ação devem ser dados em intervalos fixos depois de titulação feita com formulação de curta ação.
    b. As associações de opioides devem ser evitadas.
    c. Em geral, deve-se evitar a associação meperidina/petidina em dor crônica, pois há alto risco de neurotoxicidade pelo acúmulo de metabólitos.
    d. Os indivíduos podem ter de tentar diferentes opioides para se determinar um com a melhor eficácia e menores efeitos colaterais.
    e. Na dor maligna, se houver o desenvolvimento de tolerância, pode-se tentar a rotação de opioides ou usar outras estratégias para aumentar a janela terapêutica. Na dor não maligna, o paciente deve ser submetido à avaliação multidisciplinar antes de se considerar a rotação de opioides.
    f. Dirigir, operar máquinas pesadas e realizar tarefas que exijam habilidades psicomotoras delicadas devem ser evitados durante a titulação da dose, mas não são contraindicados quando se alcançam doses estáveis.

Principais Opioides
1. Codeína.
    a. Geralmente usada isoladamente ou como parte de uma associação oral como analgésico.
    b. No corpo, é metabolizada a morfina, que é o composto ativo. Dez por cento dos brancos não conseguem metabolizar a codeína e não apresentarão analgesia.
    c. Por via oral, 10 mg de codeína são equivalentes aproximadamente a 1 mg de morfina. A dose de início pode não passar de 8 mg 4×/d. A dose máxima é de 60 mg 4×/d, já que não se obtém benefício terapêutico com doses mais altas e os efeitos colaterais são relacionados com a dose.
2. Morfina.
    a. Metabolizada a morfina-3-glucuronídeo e morfina-6-glucuronídeo (ou seja, um potente analgésico).
    b. Pode ser dada por via oral como formulação de liberação imediata ou de liberação lenta. As formulações de liberação lenta diferem um pouco em sua farmacocinética, e os pacientes não devem mudar de uma para outra.
    c. Outras vias de administração são bucal, subcutânea (SC), intramuscular (IM), intravenosa (IV), intratecal e epidural.
    d. A dose oral ou subcutânea de início habitual é de 5 a 10 mg a cada 3 a 4 horas. Metade dessa dose deve ser usada nos pacientes mais idosos. A dose máxima é determinada pela tolerabilidade.
    e. Compostos de longa ação, como metadona, devem ser usados de maneira fixa no tempo quando se alcança uma dose satisfatória, permitindo-se uma formulação de curta ação para a dor nos intervalos.
3. Oxicodona.
    a. Esta é 1,5 a 2 vezes mais potente do que a morfina.
    b. A dose de início típica é de 5 mg a cada 4 a 6 horas.
    c. Existe uma formulação de liberação controlada com início da analgesia em 30 minutos a 1 hora e duração de até 12 horas. A dose máxima é determinada pela tolerabilidade. Pode-se usar uma formulação de ação curta para a dor nos intervalos.
4. Hidromorfona.
    a. A hidromorfona é aproximadamente 5 vezes mais potente que a morfina.
    b. Pode ser dada por via oral, parenteral ou intraespinal.
    c. É altamente solúvel e podem ser dadas altas doses em pequenos volumes pela via parenteral. Isto também é vantajoso quando se usa a via SC (p. ex., em cuidados paliativos). É o opioide preferido na insuficiência renal aguda.
5. Fentanila.
    a. Existem formulações bucal, transdérmica, parenteral e transmucosa.
    b. Existem adesivos transdérmicos nas concentrações de 25, 50, 75 e 100 µg/h.
    c. Os adesivos são efetivos por 3 dias, e a meia-vida da fentanila é de 15 a 20 horas depois da remoção do adesivo.
    d. A fentanila, em geral, deve ser evitada em pacientes não expostos anteriormente aos opioides, mas esta não é uma proibição absoluta. De modo ideal, deve-se estabelecer uma dose estável de opioides antes da conversão para adesivos de fentanila.
    e. O adesivo de 25 µg/h é equivalente a 60 a 100 mg de morfina oral. O aumento das potências dos adesivos corresponde a múltiplos desse valor de equivalência.
    f. A fentanila transmucosa é usada para a dor do câncer que ocorre nos intervalos. É mais útil na dor incidente.
6. Buprenorfina.
    a. Este agonista opioide parcial está disponível como comprimido sublingual, como solução para uso intramuscular e intravenoso e como adesivo transdérmico.
    b. Os comprimidos de 200 µg são usados a cada 6 a 8 horas; as preparações parenterais são dadas em uma dose de 300 a 600 µg a cada 6 a 8 horas.
    c. Os adesivos transdérmicos estão disponíveis em taxas de absorção de 5, 10 e 20 µg/h e precisam ser substituídos a cada semana. É necessária cautela nos pacientes com um comprome-

timento respiratório ou exposição recente aos inibidores não seletivos da MAO. Efeitos colaterais, bem como interações medicamentosas, são comuns e precisam ser verificados antes do uso. Evita-se o uso em pacientes nunca expostos aos opioides.

7. Metadona.
   a. Tem propriedades de antagonista do receptor de NMDA e pode ser útil na dor crônica.
   b. Tem meia-vida variável, que aumenta com o uso prolongado.
   c. Seu uso em programas de desintoxicação de adictos tem reduzido sua aplicação no controle da dor.
   d. Deve ser utilizada por médicos que tenham experiência em seu uso ou que busquem consulta a esse respeito.

Rotação de opioides

1. A rotação de opioides é uma estratégia que se aproveita do fato de que existe tolerância cruzada incompleta entre os opioides.
2. Deve ser considerada nos casos de tolerância ou de efeitos colaterais relacionados com a dose.
3. A dose total do opioide em uso atual nas 24 horas é calculada e convertida na dose equivalente para morfina oral. Esta é, então, convertida na dose de 24 horas do opioide desejado em sua via desejada.
4. Se a mudança for para um opioide que não a metadona nem a fentanila, reduza, então, a dose em 25 a 50%.
5. Se a mudança for para fentanila transdérmica, então não se reduz a dose.
6. As mudanças para metadona devem ser realizadas por médicos que tenham experiência em seu uso.
7. Exemplos de equivalência são dados na Tabela 10-2.

Opioides para Dor Não Maligna

1. O paciente deve ser informado de que se está fazendo uma experiência porque não foi comprovada a eficácia dos opioides nessa situação.
2. Deve-se realizar uma avaliação psicológica se isto for prático. Em particular, deve-se identificar o risco do prejuízo e adicção relacionados com medicamentos.
3. O paciente deve ser informado sobre o risco e os benefícios do tratamento com opioides e deve se obter consentimento livre e esclarecido.
4. Pode ser preparado um contrato por escrito entre o paciente e o profissional que faz a prescrição, incluindo informações sobre dose, efeitos colaterais, medidas dos resultados e limites às quantidades prescritas.
5. Devem-se investigar comportamentos aberrantes do paciente e benefícios de seu tratamento em intervalos regulares.
6. Deve-se manter a clareza da documentação.

TABELA 10-2 Exemplos de Valores de Equivalência

Opioide	Equivalente Oral Aproximado da Morfina (1 mg)
Codeína, 30 mg VO	3
Buprenorfina, 0,2 mg SL	7,5
Petidina, 50 mg IM	20
Hidromorfona, 1 mg VO	5
Oxicodona, 10 mg VO	15-20

VO, via oral; SL, sublingual; IM, intramuscular.

7. Os médicos precisam estar vigilantes sobre suas próprias intenções ao prescreverem opioides a um paciente e precisam estar prontos para encurtar seu uso, se necessário.
8. Conquanto os médicos não devam enxergar os pacientes que precisam de opioides como adictos em potencial, devem estar atentos a qualquer comportamento aberrante que possa sugerir potencial para dano relacionado com as drogas.
9. Os comportamentos de adicção e manifestamente abusivos incluem:
    a. Vender drogas prescritas.
    b. Falsificar prescrições.
    c. Roubar ou emprestar medicamentos.
    d. Injetar formulações orais de medicamentos.
    e. Obter medicamentos prescritos de fontes não médicas.
    f. Usar abusivamente drogas ilícitas ou álcool concomitantemente.
    g. Aumentar repetidamente a dose sem aprovação.
    h. Perder repetidamente as prescrições.
    i. Buscar repetidamente prescrições de outros médicos ou do departamento de emergência sem informar o médico que habitualmente faz a prescrição ou depois de ser avisado para desistir.
    j. Deterioração funcional que parece estar relacionada com medicamentos.
    k. Evitar repetidamente mudanças do tratamento apesar de efeitos colaterais físicos ou psicológicos.
10. Os comportamentos aberrantes menores incluem:
    a. Queixar-se agressivamente da necessidade de mais medicamento.
    b. Acumular medicamentos durante períodos de redução dos sintomas.
    c. Solicitar medicamentos específicos.
    d. Adquirir abertamente medicamentos semelhantes de outras fontes.
    e. Aumentar a dose sem aprovação.
    f. Usar sem aprovação os medicamentos para tratar outros sintomas.
11. Conduta no comportamento aberrante:
    a. O comportamento aberrante maior deve ser tratado por desmame e suspensão dos opioides, sendo o tratamento feito em conjunto com um especialista em medicina da adicção ou fornecendo quantidades pequenas com maior frequência (p. ex., para 1 dia ou 1 semana).
    b. O comportamento aberrante menor exige reavaliação do paciente (expectativas, adequação do medicamento, causa subjacente para a dor), considerando-se a mudança do medicamento, testes na urina ou redução do intervalo de tempo para fornecimento da medicação. Discussões prévias sobre as condições para a prescrição devem ser reforçadas.

Medicamentos Adjuvantes para Dor
Antidepressivos
1. Estes são mais efetivos para dor neuropática. Podem ter certo efeito nas afecções musculoesqueléticas, como na lombalgia crônica e na síndrome da fibromialgia e suas condições relacionadas. Os efeitos analgésicos são independentes dos efeitos de modificação do humor. Os antidepressivos tricíclicos, em geral, têm a melhor eficácia; porém, a maioria dos estudos clínicos teve limitações e foram poucas as comparações diretas com outras classes. Os ISRS e outras novas classes de antidepressivos têm um papel mais incerto.
2. Antidepressivos tricíclicos.
    a. O mais estudado é a amitriptilina. Outros tricíclicos comumente usados são a nortriptilina e a desipramina.
    b. A dose de início para a amitriptilina é de 10 a 25 mg à noite; será menor nos idosos e frágeis. As doses podem ser aumentadas em 10 a 25 mg à noite a cada 3 a 7 dias. A dose ideal terá a melhor eficácia com o mínimo de efeitos colaterais. Se não houver benefício com 75 mg à noite ao longo de 4 semanas, esta estratégia deve ser abandonada. A faixa posológica para a desipramina é de 25 a 300 mg/d; para a nortriptilina, é de 50 a 150 mg/d e, para a dotiepina, de 100 a 200 mg/d.

c. Os efeitos colaterais são sedação, náuseas, constipação, hipotensão postural, embaçamento visual, boca seca, precipitação de glaucoma de ângulo estreito e retenção urinária, especialmente no idoso. Podem ocorrer arritmias nos pacientes predispostos, como aqueles com infarto do miocárdio recente. Se for um fator limitante a sedação com a amitriptilina, justifica-se tentar a nortriptilina.
3. Outros antidepressivos.
   a. ISRN: A duloxetina tem demonstrado recentemente um efeito na neuropatia diabética e na síndrome da fibromialgia. A dose é de 30 a 60 mg uma vez ao dia. Eventos adversos, especialmente náuseas, são relativamente comuns. Podem ocorrer interações medicamentosas, incluindo síndrome serotoninérgica. A venlafaxina tem sido usada para dor crônica em doses de 37,5 a 300 mg/d. Há apenas evidências anedóticas da eficácia.
   b. ISRS: Paroxetina (20-40 mg/d) e citalopram (20-40 mg/d) têm sido usados. É melhor reservar esses medicamentos para pacientes cuja depressão seja proeminente e que precisem de tratamento farmacológico ou quando outros adjuvantes não tiverem mostrado eficácia.

Antiepilépticos

1. Os antiepilépticos são usados como analgésicos adjuvantes na dor neuropática. Pregabalina e a gabapentina são usadas mais frequentemente do que fenitoína, valproato de sódio e lamotrigina.
2. A carbamazepina é o medicamento mais útil nas neuralgias verdadeiras (do trigêmeo, do glossofaríngeo e do occipital, mas não na "neuralgia" pós-herpética):
   a. A dose de início é de 50 mg/d e deve ser titulada ascendentemente em 50 mg/d a cada 2 a 3 dias até que se observe intolerância ou resposta clínica.
   b. Os efeitos colaterais comuns incluem toxicidade para o sistema nervoso central (sedação, náuseas, tonteiras, ataxia e diplopia), *rash*, hiponatremia e toxicidade hepática ou para a medula óssea.
   c. A oxcarbazepina pode substituir a carbamazepina se esta não demonstrar utilidade. Outros medicamentos (como o baclofeno, a gabapentina, a lamotrigina, o valproato, a fenitoína e o clonazepam), em geral, são menos úteis para esta condição.
3. Gabapentina.
   a. A gabapentina tem demonstrado funcionar por meio de bloqueio dos canais de cálcio na dor neuropática. As principais afecções para as quais ela tem mostrado seu efeito incluem a neuropatia periférica diabética e a neuralgia pós-herpética.
   b. A dose inicial é de 300 mg/d e pode ser aumentada 300 mg/d todos os dias por 3 dias e depois a cada semana até o aparecimento de resposta clínica ou toxicidade. A dose máxima geralmente dada é de 2.400 mg/d, fracionados em 3 doses; porém, doses mais altas de até 6.000 mg/d têm sido usadas efetivamente. É preciso cuidado nos pacientes com insuficiência renal, pois o medicamento é excretado por via renal. A falta de eficácia não impossibilita experimentar a pregabalina.
   c. Os efeitos colaterais incluem tonteiras, ataxia e sonolência. Seu perfil de efeitos colaterais é menos prejudicial que o dos antiepilépticos mais antigos.
4. Pregabalina.
   a. A pregabalina é o tratamento mais comprovado para dor neuropática, embora os estudos clínicos tenham curta duração. Também atua via bloqueio dos canais de cálcio. Têm sido realizados ensaios clínicos em neuropatia diabética dolorosa, neuralgia pós-herpética, dor por traumatismo raquimedular, dor pós-AVE e, mais recentemente, síndrome da fibromialgia.
   b. A dose inicial é de 75 mg à noite, sendo aumentada, em intervalos de dias, para 150 mg ×2/d. A dose máxima é de 300 mg 2×/d. O benefício fica aparente, em geral, em 1 a 2 semanas. É preciso cuidado com pacientes em insuficiência renal, pois o medicamento é excretado por via renal. A falta de eficácia não impede uma tentativa com gabapentina.
   c. Os efeitos colaterais incluem tonteiras e sonolência. Podem ocorrer embaçamento visual inesperado e edema dos membros inferiores. Pode-se observar ganho de peso nas doses mais altas.
5. Lamotrigina.
   a. Tem surgido alguma evidência anedótica sugerindo que a lamotrigina é útil na neuralgia do trigêmeo refratária, na dor por traumatismo raquimedular e em outras neuralgias. Um estudo mostrou benefício marginal na dor pós-AVE. As doses efetivas ficam em torno de 400 mg/d.

6. Valproato de sódio.
   a. Há evidências limitadas da eficácia em ampla variedade de supostas afecções dolorosas neuropáticas, incluindo a cefaleia pós-traumática. As doses, em geral, são mantidas baixas (p. ex., 200 mg 2 vezes ao dia [2×/d]), aumentando para 400 mg 2×/d, deste modo reduzindo os efeitos colaterais comumente encontrados com doses mais altas, como náuseas, perda de cabelos, ganho de peso e tremor.

Outros Agentes para Dor Neuropática
1. A mexiletina tem sido usada na neuropatia diabética e em outros estados dolorosos em doses de até 750 mg/d. A dose inicial é de 50 mg/d, sendo aumentada em 50 mg/d a cada 3 dias até que haja benefício clinicamente relevante ou até que surjam efeitos colaterais intoleráveis. Os efeitos colaterais incluem arritmias cardíacas, distúrbios gastrointestinais e tremores. É necessária uma avaliação cardíaca, incluindo eletrocardiograma (ECG), antes de seu uso.
2. A lidocaína IV/SC pode ser útil em alguns casos de dor neuropática intratável e, portanto, tem sido sugerida como teste preditivo para efetividade da mexiletina oral.

Agentes Tópicos
1. Existe grande variedade de medicamentos tópicos obtidos com prescrição ou de venda livre. De um modo geral, os agentes tópicos são razoavelmente seguros e vale a pena experimentá-los.
2. A lidocaína tópica tem mostrado ser eficaz na dor neuropática, em particular na neuralgia pós-herpética.
3. As preparações tópicas com capsaicina têm sido usadas na dor musculoesquelética e na dor neuropática com efeitos variáveis (p. ex., na neuralgia pós-herpética). A capsaicina tópica se associa a uma sensação de ardor. Deve ser evitada a aplicação com mucosas.
4. AINEs tópicos têm sido usados para dor musculoesquelética, novamente com efeitos variáveis. Podem, contudo, ser absorvidos sistemicamente e é preciso cuidado em pacientes com insuficiência renal. Aspirina tópica tem sido usada na neuralgia pós-herpética.

Outras Classes de Medicamentos
1. A quetamina tem atividade antagonista no receptor de NMDA e tem sido usada na dor crônica maligna e não maligna. Sua eficácia continua discutível.
2. Um esquema é a infusão SC contínua de quetamina, iniciando em uma dose de 100 mg ao longo de 24 horas, aumentando 200 mg/24 horas todos os dias até uma dose máxima de 500 mg/24 horas. A dose clinicamente efetiva é mantida por 72 horas. O uso diário de quetamina geralmente não é útil. Em alguns países, é encontrada para uso por inalação nasal. Seu uso deve ser supervisionado por um médico especialista em dor que tenha experiência.
3. A levodopa em baixa dose (p. ex., 100 mg à noite) tem sido usada para dor e disestesias que acompanham a síndrome das pernas inquietas (também agonistas dopaminérgicos de longa ação) e na dor neuropática (p. ex., dor aguda por herpes-zóster e na neuropatia diabética).
4. Medicamentos complementares e terapias alternativas, como acupuntura, costumam ser usados pelos pacientes sem o conhecimento de seu médico. Seu uso deve ser alvo de investigação cuidadosa, pois podem ocorrer interações medicamentosas (p. ex., a erva-de-são-joão é um IMAO). Experimentar essas terapias pode ser visto como uma intervenção ativa, tentando o autocontrole, e isto deve ser incentivado. No entanto, faltam evidências de benefício em quase todos os casos de tratamento médico alternativo.

Terapias Físicas
1. O exercício físico é uma parte intrínseca da maioria dos programas de controle de dor bem-sucedidos. Seu resultado é melhor quando a ele se juntam conceitos da terapia cognitivo-comportamental.
2. Outras modalidades são usadas no contexto de dor aguda ou podem ser usadas como adjuntos na dor crônica. É preciso cuidado para que o paciente não desenvolva uma dependência excessiva de medidas passivas.

3. Manipulação quiroprática e relacionadas e mobilização são melhores que o repouso ou a simples orientação para dor aguda no dorso.
4. Métodos de analgesia induzida pela estimulação incluem estimulação elétrica nervosa transcutânea e estimulação nervosa, epidural e cerebral.
5. Outras modalidades físicas com valor incerto incluem massagem e outras formas de "trabalho corporal", calor, frio e ultrassom.

Terapia Cognitivo-Comportamental e Outras Terapias Psicológicas
Visão Geral
1. O conceito cognitivo-comportamental de dor crônica expressa que as cognições (avaliações, crenças e expectativas) modificam o relacionamento entre um estímulo nociceptivo e os comportamentos associados à dor e às alterações do humor e suas consequências sociais. O paciente é incentivado a assumir um papel ativo no processo de tratamento.
2. A percepção cognitiva de dor que uma pessoa tem é afetada pelo humor, o ambiente e a fisiologia sistêmica.
3. A TCC ajuda o paciente a identificar os pensamentos e comportamentos mal-adaptativos e a desenvolver estratégias adaptativas.
4. Os métodos incluem técnicas comportamentais (estabelecimento de metas, atividade graduada, atividade em relação a alvos determinados) e estratégias cognitivas (novos conceitos cognitivos, redução da medicação). Também se ensinam ao paciente outras estratégias de enfrentamento, como controle da atenção, relaxamento, higiene do sono e resolução de problemas. Estratégias mal-adaptativas são desestimuladas. Finalmente, também se ensina a prevenção de recaídas.

Estabelecimento de Metas, Ritmo das Atividades e Atividade Dependente do Objetivo
1. O paciente é ensinado a estabelecer metas físicas e sociais realistas. Estas são então desmembradas em etapas administráveis e se ensina o paciente a se dirigir gradualmente a essas metas. O exercício físico graduado serve como plataforma para introduzir essas habilidades e como meio de combater o descondicionamento.
2. São usados gráficos de atividade e de metas a curto e longo prazos como instrumentos de motivação e como demonstração e lembrete do sucesso.
3. Usando tais estratégias, o paciente é ensinado a desenvolver estratégias de atividade dependentes do objetivo, e não estratégias dependentes da dor.
4. Isto reforça o senso de controle dos pacientes, e eles aprendem a atribuir sucesso aos seus próprios esforços.

Novos Conceitos Cognitivos
1. O paciente é afastado de uma concepção unicamente biomédica de seus problemas para uma que incorpora componentes biopsicossociais.
2. O paciente é ensinado de que o modo como a sensação de dor é interpretada pode mudar algumas das consequências da dor.
3. A "teoria do controle do portão", conquanto provavelmente uma aproximação do mecanismo fisiológico da dor, costuma ser usada como modelo para ilustrar que os fatores cognitivos são capazes de modificar o estímulo nociceptivo que chega.
4. O paciente é ensinado sobre o modelo do ABC – *Antecedent-Belief* (crença antecedente ou pensamento automático) – Consequência (emocional e comportamental) e é ensinado a contestar crenças ou pensamentos mal-adaptativos e a chegar a cognições mais adaptativas.
5. As crenças típicas seriam "não consigo controlar a dor" ou "é melhor eu não me movimentar porque assim posso ficar pior", e isto pode resultar em consequências como depressão e fuga das atividades. Isto pode ser contestado e substituído por algumas crenças mais saudáveis, como "tenho muitas estratégias para controlar minha dor, como..." ou "aumento da dor pode acontecer a qualquer momento e não significa que estou piorando". Estes pensamentos podem ajudar a diminuir a depressão e a melhorar a atividade.

Redução da Medicação
1. Muitos pacientes ficam excessivamente medicados, e a redução da medicação é benéfica para melhorar a funcionalidade e humor diários. Também é um meio de melhorar a autoeficácia, pois os pacientes passam a perceber que têm outras estratégias que podem ser usadas para controlar a dor e não têm que depender dos medicamentos.
2. Isto é feito usando um esquema de redução graduada, com o paciente inteiramente envolvido no processo de tomada de decisão.

Estratégias de Controle da Atenção
Estas são técnicas de distração pelo uso da imaginação para reduzir a experiência de dor.

Relaxamento Os métodos usados incluem o relaxamento muscular progressivo e a respiração profunda como meios de reduzir a tensão muscular. A hipnose pode ser útil em pacientes selecionados.

Prevenção de Recaídas O paciente é ensinado a esperar reveses e é ajudado a desenvolver estratégias para enfrentar tais reveses.

Exposição in vivo
1. A exposição *in vivo* é uma técnica comportamental que ajuda especificamente a lidar com o medo relacionado com o movimento e a atividade.
2. O paciente, com a ajuda do terapeuta, desenvolve uma hierarquia das atividades temidas. Pede-se então a ele para realizar as atividades menos temidas até que haja uma redução significativa do medo. Isto precisa ser repetido pelo paciente em uma base diária até que já não provoque medo. A tarefa menos temida a seguir é então abordada da mesma maneira até que ele se ocupe de todas as atividades.
3. Frequentemente, o paciente é capaz de se expor à atividade temida uma vez que tenha experimentado certo grau de sucesso e que a fundamentação da terapia seja bem compreendida.

Controle da Dor do Câncer
1. A dor do câncer frequentemente ocorre no contexto de mudanças de papel, sofrimento espiritual e emocional, outros sintomas físicos, terapias que exigem muito física e emocionalmente e morte iminente.
2. Tais mudanças devem ser abordadas por uma equipe multidisciplinar.
3. Frequentemente pode haver mais de uma dor, e elas devem ser avaliadas e tratadas individualmente.
4. A terapia de redução do tumor deve ser considerada como parte da estratégia global de controle da dor.
5. Quase sempre é obrigatória a medicação regular e sempre devem ser autorizadas doses nos intervalos.
6. O tratamento farmacológico deve ser dirigido aos mecanismos de dor suspeitos.
7. A formulação de opioide de liberação imediata é o melhor meio de iniciar a terapia. É aconselhável convertê-la em formulação de longa ação.
8. A dose para dor incidente geralmente é calculada como 1/6 da dose de 24 horas e deve ser uma formulação de liberação imediata. A dor incidente pode ser efetivamente tratada com fentanila transmucosa. A falha no final da dose implica que a dose de fundo de analgesia deve ser aumentada.
9. O tratamento profilático para atividades que induzam dor costuma ser útil (p. ex., nos banhos, trocas de curativos).
10. Os efeitos colaterais devem ser tratados agressivamente. Pode-se tentar a rotação de opioides quando a dor for responsiva a opioides, mas os efeitos colaterais limitarem o uso do opioide atual.
11. A terapia farmacológica multimodal pode ser usada para diminuir a necessidade de opioides.
12. Dor por metástases ósseas deve ser tratada com um AINE, um bifosfonato (se for causada por câncer de mama ou mieloma múltiplo), radioterapia ou terapia com radioisótopos.
13. Os mitos sobre opioides (p. ex., "você vai ficar viciado", "aumentar as doses de opioides significa que vou morrer mais cedo", "se aumentar as doses agora, não terei nada a que recorrer quando a doença ficar mais avançada") precisam ser abordados com todos os pacientes.

Controle da Dor no Idoso

1. Os idosos são um grupo heterogêneo, mas têm aumento da sensibilidade a superdoses, efeitos adversos e quedas causadas por sonolência ou falta de atenção induzidas pela medicação.
2. Alguns são capazes de tolerar as mesmas doses de medicação que os indivíduos mais jovens.
3. As doses iniciais dos analgésicos devem ser reduzidas à metade, exceto no caso do paracetamol. As elevações de doses devem ser instituídas com cautela.
4. Precisam ser consideradas as interações medicamentosas quando forem acrescentados novos medicamentos. A polimedicação aumenta o risco de complicações.
5. Medicamentos com efeitos colaterais sedativos devem ser usados com cautela, pois podem aumentar as quedas. Os antidepressivos tricíclicos podem causar incontinência ou retenção urinária. A maioria dos analgésicos e adjuvantes pode causar constipação que exija tratamento profilático prévio. Cuidado com a confusão subaguda encontrada com todos os analgésicos.
6. Os métodos não farmacológicos devem ser incentivados como meio de diminuir o risco de polimedicação.
7. Outros fatores, como perdas de relacionamentos, perdas de papéis na vida, diminuição da socialização, aumento das comorbidades clínicas, presença de outras síndromes geriátricas e mudanças da funcionalidade física, precisam ser considerados no tratamento global do paciente.
8. Pacientes com demência que relatam sentir dor geralmente a sentem de fato.
9. Métodos habituais de avaliação da intensidade da dor são aplicáveis a pacientes com demência leve que conservem a capacidade da linguagem.
10. Pacientes com demência grave que não são capazes de se comunicar verbalmente precisam que os cuidadores estejam atentos a comportamentos de dor com respeito à dor espontânea e provocada. Agitação e alterações do comportamento podem ser sinais de dor no momento e deve-se tentar usar um analgésico. Os mesmos comportamentos ocorrem por outras fontes de desconforto, como bexiga cheia ou constipação.

Terapias Invasivas

1. A causa de dor sempre deve ser investigada e o tratamento direcionado para sua correção. A artroplastia muitas vezes é o melhor analgésico. A possibilidade de encaminhamento cirúrgico apropriado faz parte de todas as avaliações iniciais.
2. Procedimentos cirúrgicos no sistema nervoso incluem tratotomia medular antecolateral, rizotomia posterior e procedimentos de estimulação na substância cinzenta periaquedutal, núcleos da base e medula espinal.
3. A exploração de neuromas e/ou a descompressão de nervos/raízes nervosas são realizadas por cirurgiões experientes nas técnicas. Ainda resta a possibilidade de que uma dor neuropática pós-operatória e a SDCR se apresentem como complicações.
4. Lesões por radiofrequência são comumente usadas nos pacientes com uma origem medular para a dor. A terapia eletrotérmica intradiscal é controversa. Lesão nervosa cirúrgica jamais é indicada na dor não maligna, mas é comumente usada nos pacientes com dor focal causada pelo câncer.
5. A estimulação da coluna posterior é útil em casos selecionados de dor na extremidade e SDCR-1 quando tiverem sido tentadas outras terapias e tenham-se mostrado inadequadas. Uma avaliação psicossocial completa é obrigatória antes da implementação no paciente com dor não maligna crônica.
6. A simpatectomia química é indicada em casos cuidadosamente escolhidos de SDCR-1 quando outras terapias não tiverem sucesso. Sempre deve ser usada com um programa de reabilitação física ativa. A simpatectomia cirúrgica já não é indicada como estratégia para controle da dor.
7. Abordagens mais recentes da terapia, como estimulação transcraniana e magnetoterapia, são realizadas em centros especializados.
8. A administração intratecal de medicamentos pode ser feita por médicos treinados em seu uso. Atualmente, a morfina é o único medicamento aprovado para esta finalidade, embora outros sejam usados.

Bibliografia

American Psychiatric Association. *Diagnostic and Statistical Manual of Mental Disorders.* 4th ed. Washington, DC: American Psychiatric Association; 1994.

Cousins MJ, Carr DB, Horlocker TT, Bridenbaugh PO, eds. *Cousins and Bridenbaugh's Neural Blockade in Clinical Anesthesia and Pain Medicine.* 4th ed. Philadelphia: Lippincott Williams & Wilkins; 2009.

Gibson SJ, Weiner DK, eds. *Pain in Older Persons.* Seattle: IASP Press; 2005.

McMahon SB, Koltzenburg M, eds. *Wall and Melzack's Textbook of Pain.* 5th ed. Edinburgh, UK: Elsevier Churchill Livingstone; 2006.

Mersky H, Bogduk N, eds. Classification of Chronic Pain: *Task Force on Taxonomy–International Association for the Study of Pain.* Seattle, WA: IASP Press; 1994.

Nicholas M, Molloy A, Tonkin L, Beeston L. *Manage Your Pain.* Sydney: ABC Books;. 2004.

Passik SD, Portenoy RK. Substance abuse issues in palliative care. In: Berger A, Portenoy RK, Weissman D, eds. *Principles and Practice of Supportive Oncology.* 2nd ed. Philadelphia: Lippincott–Raven Publishers; 1998:513-529.

CEFALEIA E DOR FACIAL
Elizabeth Loder ■ Paul Rizzoli

ENXAQUECA

Introdução
1. É a causa mais comum de cefaleia episódica grave.
   a. Quarenta e três por cento das mulheres e 18% dos homens apresentam enxaqueca ao longo da vida.
   b. Metade de todos os casos se inicia até os 25 anos de idade; 75% se iniciam antes dos 35 anos de idade.
   c. A enxaqueca está entre as 20 causas principais de incapacidade, a nível mundial; a incapacidade é desproporcionalmente concentrada nas mulheres de idade reprodutiva.
2. Quando precedida por sintomas neurológicos focais transitórios, a síndrome é denominada "enxaqueca com aura"; caso contrário, é conhecida como "enxaqueca sem aura". Quando presente por 15 ou mais dias por mês, por no mínimo 3 meses, é denominada enxaqueca crônica.

Fisiopatologia
1. Durante a crise de enxaqueca, a tomografia por emissão de pósitrons exibe ativação da região dorsal do tronco encefálico, incluindo a substância cinzenta periaquedutal e a ponte dorsal.
2. Os ramos terminais do nervo sensitivo primário que inervam os vasos da dura-máter liberam substâncias que causam inflamação e dilatação das artérias meníngeas e sensibilização dos neurônios trigeminais periféricos. A distensão e pulsação dos vasos meníngeos é percebida por estes neurônios sensibilizados na forma de dor e latejamento. Evidências sugerem que o cérebro enxaquecoso não se habitua aos sinais sensitivos de maneira normal.
3. A ativação desencadeada pela dor do sistema nervoso simpático e do sistema reticular ativador ascendente provavelmente causa sintomas autonômicos associados.

Prognóstico
1. A enxaqueca é uma condição de longa duração. A frequência e a gravidade comumente aumentam e caem de modo imprevisível, porém, ao longo do tempo, o distúrbio seguirá um dos seguintes padrões:
   a. A enxaqueca pode reduzir. A remissão aumenta com a idade e, em mulheres, geralmente é atribuída à menopausa. Durante um período de 1 ano, 10% dos sujeitos em um estudo tiveram remissão completa, enquanto que 30% tiveram remissão parcial.
   b. Os ataques de cefaleia podem-se tornar mais frequentes ao longo do tempo; porém, perdem os aspectos característicos da enxaqueca, como o vômito, e podem não satisfazer mais os critérios para enxaqueca.
   c. A enxaqueca progride em pequena porcentagem de pacientes, tornado-se crônica. Estudos longitudinais sugerem que aproximadamente 3% dos pacientes com cefaleia episódica basal progridem para dor de cabeça crônica durante um curso de 1 ano. Os fatores de risco para a progressão incluem o uso excessivo de medicamentos e obesidade.

Diagnóstico
1. Na enxaqueca episódica, há episódios distintos de dor de cabeça que duram de 4 a 72 horas se não tratados, ocorrendo, em média, 1 ou 2 vezes ao mês.

2. Duas das quatro características seguintes estão presentes: a dor de cabeça é unilateral, latejante, possui intensidade moderada ou severa e é agravada por atividades físicas rotineiras ou previne a realização destas atividades.
3. Pelo menos um dos seguintes sintomas deve estar presente durante a dor de cabeça: náusea e/ou vômito, fotofobia ou fonofobia.
4. A dor de cabeça não é atribuída a outro distúrbio.
5. Na enxaqueca crônica, as dores de cabeça que satisfazem estes critérios ocorrem 15 ou mais dias por mês, durante um período igual ou superior a 3 meses; dores de cabeça mais brandas, que não satisfazem completamente os critérios para enxaqueca, também podem estar presentes.
6. Quando provocada por estresse emocional, a dor de cabeça tipicamente aparece após o estresse: também conhecida como dor de cabeça de fim de semana. Nas mulheres, a enxaqueca pode ser provocada por supressão de estrógenos, geralmente ocorrendo na semana livre de pílula anticoncepcional nos regimes terapêuticos com contraceptivos orais combinados ou no final da fase lútea do ciclo menstrual natural.
7. Outros desencadeantes comuns da enxaqueca no indivíduo susceptível são:
   a. Substâncias ou sua supressão.
      1) Álcool.
      2) Nitroglicerina.
      3) Inibidores da fosfodiesterase utilizados para tratar disfunção erétil, como o sildenafil.
      4) Supressão de cafeína.
   b. Desafios cronobiológicos.
      1) Dormir muito ou dormir pouco; mudanças nos horários de sono.
      2) Trabalho em turno ou viagem a locais com fusos horários diferentes.
      3) Refeições irregulares ou suprimidas; jejum.
      4) Estímulos sensitivos, como luz brilhante, barulhos altos ou odores fortes.

Tratamento

1. Os indivíduos que sofrem de enxaqueca raramente passam sem um tratamento agudo durante os ataques individuais. O uso de tratamento agudo deve ser limitado a não mais do que 2 a 3 d/semana, a fim de evitar dor de cabeça pelo uso excessivo de medicamentos.
2. O objetivo da terapia abortiva é o de fornecer um rápido, bem tolerado e completo alívio da dor de cabeça e sintomas associados, com mínimo comprometimento da capacidade funcional.
3. A escolha do tratamento abortivo depende das características da dor de cabeça e da preferência do paciente.
   a. As terapias orais são convenientes e preferidas pela maioria dos pacientes. Elas são adequadas para dores de cabeça que se desenvolvem gradualmente e quando náusea e vômito não são proeminentes.
   b. As terapias não orais são mais eficazes e confiáveis quando as dores de cabeça evoluem rapidamente ou são acompanhadas por náusea e vômito. Estase gástrica pode comprometer a eficácia das terapias orais, mesmo em pacientes que não sentem náuseas e, portanto, resultados subótimos de uma terapia oral deveriam levar ao uso do tratamento não oral.
   c. Todas as formas de tratamento são mais eficazes quando utilizadas precocemente, enquanto a dor de cabeça ainda é branda.
4. Os triptanos (agonistas da serotonina com atividade sobre os receptores 1B e 1D) são os medicamentos de primeira linha para a terapia abortiva da enxaqueca; sete triptanos disponíveis são listados abaixo, porém nem todos estão disponíveis em todos os países.
   a. Almotriptano.
   b. Eletriptano.
   c. Frovatriptano.
   d. Naratriptano*.
   e. Rizatriptano.
   f. Sumatriptano*.
   g. Zolmitriptano*.

* Comercializados no Brasil.

5. Todos os triptanos estão disponíveis em formulações orais; o rizatriptano e o zolmitriptano também estão disponíveis na forma de comprimido oral dispersível que dissolve na boca, porém são absorvidos no intestino. O sumatriptano e o zolmitriptano também estão disponíveis em *spray* nasal, e o sumatriptano para injeção subcutânea (s.c) está disponível em 2 doses fixas em um autoinjetor. Um comprimido com a associação sumatriptano-naproxeno sódico também está disponível. Em alguns países, o sumatriptano está disponível sem receita médica, embora o contato com um farmacêutico geralmente seja necessário.
6. Os comprimidos orais e orais dispersíveis são utilizados na dor de cabeça leve ou leve a moderada para assegurar sua absorção. Eles devem ser administrados em suas doses ótimas, podendo ser repetidos a cada 2 horas (para o naratriptano a cada 4 horas), até que a dor de cabeça seja aliviada ou a dose máxima diária seja alcançada.
7. A Tabela 11-1 lista o tamanho dos comprimidos e doses ótima, única máxima e diária máxima dos triptanos orais.
8. Em suas doses ideais, as taxas de eficácia em 2 horas do almotriptano, eletriptano, rizatriptano, sumatriptano e zolmitriptano são similares. Eles também apresentam taxas de recidiva similares de aproximadamente 1/3.
9. As taxas de eficácia em 2 horas do frovatriptano e do naratriptano são aproximadamente a metade daquelas dos outros triptanos. No entanto, o tempo de ação destas duas drogas é prolongado devido à meia-vida de eliminação plasmática mais longa.
10. Os triptanos são geralmente bem tolerados. Os efeitos colaterais mais comuns dos triptanos orais são tonteira, parestesia e rubor. Pode ocorrer rigidez do pescoço e aperto torácico. Estas "sensações" geralmente são leves e transitórias. Se um determinado triptano não é eficaz ou tolerado, outro deve ser tentado.
11. Os triptanos são seletivos para a circulação craniana; porém, pode ocorrer um pequeno grau de constrição da artéria coronária. Portanto, eles são contraindicados em pacientes com doença arterial coronariana conhecida ou naqueles com alto risco para doença arterial coronariana. Hipertensão não controlada é uma contraindicação ao uso dos triptanos. Rizatriptano, sumatriptano e zolmitriptano também são contraindicados com o uso concomitante de um inibidor da monoamina oxidase. O uso concomitante do propranolol requer uma redução de 50% na

TABELA 11-1 Triptanos Orais

Triptanos	Tamanho dos Comprimidos (mg)	Doses Ideais (mg)	Doses Únicas Máximas (mg)	Doses ou Comprimidos Diários Máximos (mg)
Almotriptano	6,25 e 12,5	12,5	12,5	25 mg
Eletriptano	20 e 40	20	40	80 mg
Frovatriptano	2,5	2,5	2,5	7,5 mg
Naratriptano	1 e 2,5	2,5	2,5	5 mg
Rizatriptano	5 e 10	10[a]	10[a]	30[a] mg
Sumatriptano	25, 50 e 100	50	100	200 mg
Sumatriptano-Naproxeno	Comprimido de dose fixa com 80 mg de sumatriptano e 500 mg de naproxeno sódico			2 comprimidos
Zolmitriptano	2,5 e 5	2,5	5	10 mg

[a]Em pacientes sob terapia com propranolol de 5 e 15 mg, respectivamente.

dose do rizatriptano por interferir com a degradação deste triptano. O eletriptano não deve ser utilizado em até 72 horas após a ingestão de inibidores da atividade da CYP3A4 (antibióticos da família das micinas, medicamentos antifúngicos e antivirais).

12. A *U.S. Food and Drug Administration* emitiu um alerta de segurança sobre o risco da síndrome serotoninérgica quando os triptanos são utilizados com inibidores seletivos de serotonina ou com inibidores da recaptação da serotonina/norepinefrina. O FDA recomenda pesar o potencial risco da síndrome com o benefício esperado do uso desta combinação, discutindo com os pacientes e acompanhando-os de perto durante o tratamento.

13. Quando os medicamentos orais não aliviam com segurança a dor de cabeça em um tempo razoável, as vias não orais de administração devem ser consideradas.

14. As vias parenteral, nasal ou retal podem ser utilizadas para administrar medicamentos para a enxaqueca.
    a. Os seguintes *sprays* nasais são utilizados para tratar a enxaqueca:
       1) Sumatriptano (5 e 20 mg).
       2) Zolmitriptano (5 mg).
       3) Diidroergotamina (2 mg).
       4) Butorfanol.
    b. Os seguintes supositórios retais são ocasionalmente utilizados:
       1) Indometacina (50 mg).
       2) Ergotamina com cafeína.

15. A diidroergotamina e a ergotamina são agonistas não seletivos da serotonina com atividade em uma variedade de outros receptores, incluindo os receptores adrenérgicos e dopaminérgicos. Isto explica a tendência destas drogas em produzir ou agravar a náusea e a possibilidade de efeitos vasoconstritores mais pronunciados ou prolongados. Portanto, estas drogas também são contraindicadas em pacientes com doença arterial coronariana ou fatores de risco para doença arterial coronariana.

16. Os *sprays* nasais de sumatriptano e zolmitriptano podem, se necessário, ser repetidos após 2 horas, com um máximo de 40 e 10 mg em 24 horas, respectivamente. O *spray* nasal de sumatriptano é utilizado na dose de 20 mg e o *spray* nasal de zolmitriptano na dose de 5 mg. O *spray* nasal de diidroergotamina é administrado somente uma vez a cada 24 horas, em um total de quatro pulverizações de 0,5 mg cada. Os efeitos colaterais dos *sprays* nasais são congestão nasal, irritação nasal e gosto ruim na boca.

17. O supositório de indometacina é administrado em 1 dose de 50 a 100 mg, se necessário, repetido após meia a 1 hora, com um máximo de 200 mg em 24 horas. Seu efeito colateral mais comum é desmaio ortostático, devido ao efeito vasodilatador sistêmico. O medicamento é contraindicado na úlcera péptica e distúrbios hemorrágicos.

18. O supositório de ergotamina-cafeína contém 2 mg de ergotamina combinada com 100 mg de cafeína para melhorar sua absorção. Náusea e vômito são os efeitos colaterais mais comuns e, portanto, é importante administrar o medicamento com cautela. Os pacientes são aconselhados a administrar apenas 1/4 ou 1/3 de um supositório, repetindo, se necessário, a cada 30 minutos a 1 hora, com um máximo de dois supositórios por dia.

19. A injeção é outra via pela qual um medicamento pode ser administrado para a terapia abortiva da enxaqueca. Os dois medicamentos disponíveis para administração parenteral são.
    a. Diidroergotamina (1 mg/mL) (não comercializado no Brasil).
    b. Sumatriptano (6 mg/0,5 mL).

20. A dose usual de diidroergotamina é 1 mg administrada s.c., IV ou IM. Se administrada IV, a droga deve ser misturada com dextrose a 5% em água (5DW) não salina. Os pacientes devem ser pretratados com uma droga antiemética para prevenir piora ou precipitação de náusea ou vômito. Metoclopramida 10 mg, administrada IM ou IV, é comumente utilizada como pré-tratamento.

21. O sumatriptano está disponível para autoadministração com autoinjetor. A injeção é administrada s.c. em uma dose de 6 ou 4 mg, que pode ser repetida, se necessário, após 1 hora. O uso parenteral de sumatriptano durante a aura não prolonga ou piora os sintomas da aura; porém, não possui efeito na dor de cabeça subsequente. Portanto, pacientes com aura podem desejar

adiar seu uso para antes ou após o início da dor de cabeça. Os efeitos colaterais mais comuns da injeção de sumatriptano são uma sensação de calor, aperto ou formigamento, geralmente no tórax superior, região cervical anterior e face, e desmaio.

22. Quando a terapia abortiva está contraindicada, pouco tolerada ou ineficaz, ou quando as dores de cabeça ocorrem mais de uma vez por semana, a terapia preventiva deve ser considerada.
23. A terapia preventiva não necessariamente significa o uso de drogas. Há alguns indícios sobre os benefícios de tratamentos não farmacológicos, como o *biofeedback* com relaxamento assistido ou alterações no estilo de vida.
24. A qualidade e quantidade de evidências apoiando o uso de medicamentos preventivos variam consideravelmente. Medicamentos, fitoterápicos ou vitaminas que exibem benefício em pelo menos um estudo clínico controlado, randomizado, duplo-cego, bem conduzido e de grande porte incluem.
    a. Betabloqueadores.
        1) Atenolol.
        2) Bisoprolol.
        3) Metoprolol.
        4) Nadolol.
        5) Propranolol.
        6) Timolol.
    b. Tricíclicos.
        1) Amitriptilina.
        2) Pizotifeno.
    c. Bloqueadores do canal de cálcio.
        1) Flunarizina.
        2) Verapamil.
    d. Anticonvulsivos.
        1) Divalproato sódico.
        2) Topiramato.
    e. Inibidores da enzima conversora da angiotensina.
        1) Lisinopril.
    f. Bloqueadores dos receptores da angiotensina.
        1) Candesartana.
    g. Vitamina B2 (riboflavina).
    h. *Petasites (Butterbur)*.
25. Os betabloqueadores com atividade simpatomimética intrínseca não são eficazes na enxaqueca. O mecanismo de ação dos betabloqueadores na enxaqueca é desconhecido; porém, provavelmente, não é em razão da redução da pressão arterial.
26. Tricíclicos, como a amitriptilina e o pizotifeno, podem funcionar agindo sobre o sistema serotonérgico. O neurotransmissor serotonina inibe a transmissão dos sinais dolorosos.
27. Os bloqueadores do canal de cálcio são um grupo diferente de drogas; nem todos são benéficos na enxaqueca. Alguns podem produzir efeitos sobre os processos dependentes de cálcio envolvidos na enxaqueca, incluindo transmissão sináptica e estabilidade da membrana neuronal.
28. O divalproato de sódio e o topiramato são considerados eficazes em parte por potencializar os efeitos inibitórios do ácido-γ-aminobutírico (GABA-érgicos).
29. A escolha do medicamento preventivo depende das características da dor de cabeça, assim como de seus riscos, efeitos colaterais e possíveis benefícios, sempre considerando as condições coexistentes.
30. Quando um medicamento preventivo não fornece alívio ou não pode ser tolerado, outro certamente deve ser tentado. A experiência clínica sugere que as doses iniciais devem ser baixas e, então, gradualmente elevadas.
31. A atividade da dor de cabeça normalmente aumenta e reduz-se de forma imprevisível, portanto um período de tratamento de 2 a 3 meses é necessário para se ter certeza do efeito de uma droga. Este efeito é melhor determinado através do uso de um diário de dor de cabeça ou outras medidas objetivas da atividade da dor de cabeça.
32. Embora a terapia com droga única seja preferível, alguns pacientes com síndromes de cefaleia resistentes podem se beneficiar da combinação de 2, ou até 3, drogas preventivas.

33. Os betabloqueadores são contraindicados na bradicardia sinusal, bloqueio atrioventricular, doença pulmonar obstrutiva (asma) e diabetes melito.
34. Além de sedação, a amitriptilina pode causar secura na boca, constipação e ganho de peso; o pizotifeno pode causar ganho de peso e a flunarizina ocasionalmente causa depressão. A amitriptilina é contraindicada no glaucoma, hipertrofia da próstata, epilepsia e doença cardíaca; a flunarizina e o pizotifeno não apresentam contraindicações.
35. O verapamil em sua forma de liberação lenta pode ser administrado duas vezes ao dia; seus efeitos colaterais mais comuns são constipação e hipotensão. O verapamil é contraindicado no bloqueio atrioventricular e síndrome do nó sinusal doente, pois reduz a velocidade da condução atrioventricular.
36. Os antiepilépticos divalproato sódico e topiramato geralmente não são bem tolerados. O divalproato sódico pode causar náusea, tremor, ganho de peso e perda capilar, e o topiramato pode causar sedação, disfunção cognitiva, parestesias, perda de peso e cálculos renais. O divalproato sódico é contraindicado na disfunção hepática ou quando a função hepática é anormal. Exposição durante o primeiro trimestre da gravidez pode causar defeitos do tubo neural. Portanto, deve ser utilizado com cautela ou evitado nas mulheres em idade reprodutiva.
37. Na ausência de evidências em estudos clínicos que orientem a duração do tratamento, a maioria dos especialistas continua a estudar o tratamento por 4 a 6 meses, reduzindo a dose gradualmente após este período. Os medicamentos podem ser retomados quando as dores de cabeça recorrem. As drogas devem ser prescritas por no mínimo 6 meses e, após este período, a dose é gradualmente reduzida e o medicamento, quando possível, descontinuado.

ENXAQUECA COM AURA

Introdução

1. A enxaqueca com aura também é conhecida como enxaqueca clássica. É a dor de cabeça precedida por sintomas neurológicos transitórios focais, geralmente referidos como sintomas da aura. A maioria dos pacientes que apresenta enxaqueca com aura também apresenta ataques de enxaqueca sem aura.
2. Quando os sintomas da aura ocorrem por si mesmos, sem ser seguidos por dor de cabeça, a condição é denominada aura enxaquecosa sem dor de cabeça. No paciente de idade mais avançada, esta condição é uma consideração diagnóstica diferencial importante no ataque isquêmico transitório (AIT).
3. Ocorrência na população geral.
   a. A prevalência ao longo da vida é de 5%; a razão entre o número de homens e mulheres é de 1 para 2.
   b. A prevalência em 1 ano é de 3%; a razão entre o número de homens e mulheres é de 3 para 4.

Fisiopatologia

1. A aura é causada pela depressão alastrante cortical (DAC), que é uma onda de despolarização glial e neuronal que se alastra pelo córtex a uma velocidade de 3 mm/min.
2. Reduções modestas no fluxo sanguíneo ocorrem em resposta na esteira da DAC; porém, estas reduções não se correlacionam com os sintomas da aura e são improváveis de ser sua causa. É mais provável que as reduções no fluxo sanguíneo e os sintomas da aura ocorram em decorrência de alterações eletrofisiológicas desencadeadas pela DAC.
3. Uma variedade de mutações genéticas pode aumentar a susceptibilidade à DAC por afetar a estabilidade das membranas neuronais.
4. Uma ligação casual entre aura e dor de cabeça é incerta. Alguns acreditam que a DAC "silenciosa" pode desencadear a dor de cabeça na ausência de aura clinicamente aparente; outros acreditam que aura e cefaleia sejam processos independentes, embora geralmente paralelos.

Prognóstico

1. A enxaqueca com aura é um fator de risco para acidente vascular isquêmico, porém, o risco atribuível é pequeno. A relação é particularmente forte na circulação cerebral posterior, como evi-

denciado por um aumento de 15 vezes no risco de lesões cerebelares nos pacientes de enxaqueca com e sem aura.
2. A enxaqueca com aura é uma contraindicação ao uso de contraceptivos contendo estrogênio. A enxaqueca com aura pode aumentar o risco de doença cardiovascular.
3. O infarto migranoso é raro; quando ocorre, geralmente consiste de infarto isquêmico de um lobo occipital, resultando em hemianopsia homônima.

Diagnóstico
1. Os sintomas da enxaqueca com aura típica são visuais ou sensitivas. Quando a aura consiste em fraqueza, é denominada de enxaqueca hemiplégica. Três mutações associadas à enxaqueca hemiplégica foram identificadas.
2. Uma apresentação comum da aura visual típica é o escotoma cintilante, também conhecido como teicopsia ou espectros de fortificação. Parestesias digitolinguais, também denominadas de síndrome queiro-oral, representam a apresentação típica da aura somatossensitiva.
3. Geralmente, os sintomas da aura duram por cerca de 20 minutos, variando de 10 a 30 minutos. Quando eles duram por mais de 60 minutos, são referidos como aura prolongada e quando duram por mais de 24 horas são denominados *status* de aura migranosa.
4. O escotoma cintilante geralmente se inicia próximo ao centro do campo visual na forma de uma estrela cintilante, que se desenvolve em um círculo de linhas cintilantes, brilhantes e, às vezes, coloridas, em zigue-zague. O círculo abre-se no interior, formando um semicírculo ou uma forma de ferradura que, posteriormente, se expande para a periferia de um ou outro campo visual. No interior do distúrbio visual, uma faixa de obscurecimento acompanha as linhas em ziguezague cintilantes. Posteriormente, o distúrbio visual desaparece à medida que desvanece ou se move para o exterior no campo visual em que se desenvolveu.
5. As parestesias digitolinguais, tipicamente, iniciam-se nos dedos de uma mão, se estendem para os braços e, em um determinado momento, também envolvem a área do nariz/boca no mesmo lado dos dedos acometidos. A evolução do distúrbio somatossensitivo, similar àquele do escotoma cintilante, é lenta e geralmente leva de 10 a 30 minutos.
6. Embora raro, um distúrbio somatossensitivo progressivo, como na parestesia digitolingual da enxaqueca, pode ocorrer com derrame. O que diferencia um processo do outro é a resolução da sensação incômoda, no qual a regra primeiro-último se aplica: na enxaqueca, o que é envolvido primeiro, se resolve primeiro, enquanto que no derrame, o que é envolvido primeiro, se resolve por último.
7. Quando os sintomas da aura são fixos em sua lateralização, deve-se suspeitar de doença neurológica, especialmente quando ocorrem com dor de cabeça contralateral. Malformação arteriovenosa occipital é uma causa notória de enxaqueca com aura sintomática.

Tratamento
1. A enxaqueca com aura é tratada como enxaqueca em geral, exceto na terapia preventiva em que os betabloqueadores geralmente são evitados em razão da preocupação teórica de que estas drogas possam agravar os sintomas neurológicos.
2. Não existe um tratamento agudo prático e adequadamente validado para os sintomas da aura. Experimentalmente, a quetamina parece abortar a aura em aproximadamente metade dos casos. O uso de furosemida, supositórios de compazina ou reinalação em um saco de papel podem ser benéficos segundo relatos anedóticos. Alguns especialistas sugerem a realização de terapia preventiva com aspirina e/ou bloqueador do canal de cálcio quando auras frequentes são incômodas.

CEFALEIA TIPO TENSÃO

Introdução
1. A cefaleia tipo tensão é, algumas vezes, chamada de cefaleia de contração muscular ou cefaleia tensional.
2. Sua forma episódica (menos que 15 d/mês) está entre as síndromes de dor mais comuns, com uma prevalência ao longo da vida de 69% em homens e 88% em mulheres. A cefaleia tipo tensão

crônica é diagnosticada quando as dores de cabeça ocorrem 15 ou mais dias por mês por pelo menos 3 meses.
3. A cefaleia tipo tensão episódica geralmente é autotratada; pacientes com formas crônicas do distúrbio são mais propensos a buscar atenção médica.
4. Embora a carga da cefaleia tipo tensão possa ser modesta em nível individual, sua prevalência demonstra que é a maior causa de incapacidade associada à dor de cabeça a nível populacional.

Fisiopatologia
Contração sustentada dos músculos craniocervicais, causada por questões triviais como estresse, fatiga e privação do sono.

Prognóstico
Na ausência de uso excessivo de medicamentos, o prognóstico para a forma episódica do distúrbio é geralmente bom. Em um subgrupo de pacientes, a frequência das dores de cabeça episódicas pode, gradualmente, aumentar, tornando-as crônicas. Nestes casos, o prognóstico é menos favorável a menos que um fator causal como uso excessivo de medicamentos possa ser identificado e eliminado.

Diagnóstico
1. Ocorrem dores de cabeça intermitentes leves ou moderadas, durando de horas a dias.
2. As dores de cabeça geralmente são bilaterais e difusas.
3. A dor é descrita como aperto ou pressão e geralmente não está associada a outros sintomas.
4. Normalmente, a enxaqueca é erroneamente diagnosticada como cefaleia tipo tensão. Dores musculares ou no pescoço são comuns em ambos os distúrbios, não sendo específicas às cefaleias tipo tensão. Na enxaqueca, as típicas características e sintomas associados podem não se desenvolver se os ataques são tratados precocemente ou não progridem. Confusão entre estes dois tipos de cefaleia é minimizada quando o diagnóstico é baseado em registros provenientes de diários de dor de cabeça, em que os pacientes registraram sintomas associados e outras características da dor de cabeça.

Tratamento
1. As dores de cabeça geralmente respondem a analgésicos simples de venda livre. Evidência de eficácia é maior para drogas anti-inflamatórias não esteroidais (AINEs), porém o acetaminofeno também pode ser eficaz. Se este tratamento for útil, bem tolerado e infrequente, nenhum tratamento adicional é necessário.
2. Na cefaleia tipo tensão episódica que responde bem a analgésicos simples, o principal papel do médico é o de monitorizar a frequência de uso da medicação abortiva. Como regra geral, este uso deve ser limitado a não mais do que 2 a 3 dias por semana, a fim de prevenir o desenvolvimento de dor de cabeça por uso excessivo de medicamentos.
3. O uso de opioides ou medicações sedativas, embora eficaz, geralmente é desencorajado em razão das preocupações sobre o desenvolvimento de tolerância ou vício.
4. O tratamento preventivo deve ser considerado quando as dores de cabeça são incômodas ou incapacitantes mesmo com a terapia abortiva ótima, ou quando a frequência da dor de cabeça regularmente excede duas vezes por semana.
5. Os tratamentos preventivos eficazes incluem.
   a. Amitriptilina.
   b. Doxepina.
   c. Imipramina.
6. A amitriptilina e a doxepina são particularmente úteis quando também há insônia, pois estes medicamentos são sedativos. A imipramina é menos sedativa e melhor tolerada. Causa menos ganho de peso e possui menos efeitos colaterais anticolinérgicos, incluindo boca seca e constipação.
7. Uma boa dose inicial é de 25 mg na hora de dormir; a dose é então gradualmente aumentada até que alguma secura da boca se desenvolva. A dose de um tricíclico geralmente necessária para alcançar um efeito benéfico na cefaleia de tensão situa-se entre 25 e 75 mg/d.

CEFALEIA ATRIBUÍDA A RINOSSINUSITE

Introdução
1. Cefaleia leve é comum com a sinusite aguda, porém a sinusite crônica é considerada uma causa incomum de dor de cabeça ou facial crônica.
2. A prevalência é desconhecida, porém provavelmente alta, visto que os episódios leves e agudos podem se resolver espontaneamente e os sofredores podem tratar-se sem apoio médico.

Fisiopatologia
1. A dor de cabeça é causada por menor pressão nos seios em decorrência da obstrução dos orifícios, em particular dos complexos ostiomeatais (seios maxilares) e dos ductos nasofrontais (seios frontais).
2. A obstrução normalmente é causada por inchaço da mucosa nasal, geralmente na base dos orifícios anatomicamente estreitos, e envolve todos os seios.

Prognóstico
O prognóstico geralmente é bom para sinusite aguda não complicada.

Diagnóstico
1. A sinusite aguda pode ser causada por viroses e condições não infecciosas, como alergias. A sinusite bacteriana também é uma possibilidade, particularmente se os sintomas persistem além de 10 dias ou pioram após melhora inicial.
2. A dor de cabeça geralmente é localizada na região frontal ou maxilar e descrita como uma pressão. Se o seio esfenoide está envolvido, a dor pode ser occipital, frontal, temporal ou periorbital.
3. Os sintomas são característicos de uma infecção respiratória superior prolongada, porém, duram menos de 4 semanas na sinusite aguda, 4 a 8 semanas na sinusite subaguda e mais de 8 semanas na forma crônica. Sensibilidade facial, congestão, anosmia, corrimento nasal purulento, febre, tosse ou halitose podem ocorrer.
4. A dor da sinusite esfenoide pode ser agravada ao se curvar, levantar e andar, e náusea e vômito podem ocorrer.
5. Recomenda-se a realização de tomografia computadorizada (TC) com cortes coronais dos seios paranasais quando os episódios são recorrentes ou quando uma sinusite bacteriana crônica é suspeita.

Tratamento
1. Observação e tratamento sintomático sem uso de antibióticos são apropriados em casos leves por até 2 semanas, visto que muitos episódios se resolvem espontaneamente.
2. A escolha do antibiótico é baseada no provável patógeno, custo e efeitos adversos. Um tratamento comum para a sinusite aguda em adultos é um curso de 10 a 14 dias de amoxicilina 250 a 500 mg 3 vezes ao dia.
3. Corticosteroides nasais em *spray*, irrigação com salina, anti-histamínicos, descongestionantes e outras drogas aliviadoras de sintomas podem ser úteis. A melhora com qualquer tratamento pode levar até 7 dias.
4. O uso de antibióticos para sinusite crônica é controverso, e o encaminhamento para um alergista ou otorrinolaringologista deve ser considerado.

CEFALEIA EM SALVAS

Introdução
1. A cefaleia em salvas também é conhecida como neuralgia migranosa ou cefaleia do despertador.
2. É relativamente rara, com prevalência menor que 1%. A razão entre o número de homens e mulheres é de aproximadamente 14 para 1.

Fisiopatologia

1. A cefaleia em salvas é causada por uma combinação de vasodilatação arterial e inflamação neurogênica, provavelmente na circulação extracraniana, envolvendo principalmente a artéria oftálmica, originando a dor caracteristicamente intensa e constante em volta do olho.
2. Os sintomas autonômicos são, provavelmente, causados por uma alteração localizada no balanço autonômico a favor do parassimpático e em detrimento do sistema simpático, sugerindo envolvimento hipotalâmico.

Prognóstico

A forma episódica pode mudar para crônica e vice-versa. Remissão e piora são imprevisíveis. Os pacientes podem ter um único período de ataques em salva ou podem sofrer estes ataques repetitivamente ao longo da vida.

Diagnóstico

1. Estas são dores de cabeça unilaterais, geralmente localizadas ao redor do olho, sendo descritas como dor intensa, aguda e constante.
2. As dores de cabeça duram de 30 a 120 minutos e ocorrem diariamente ou quase todos os dias, uma ou mais vezes por dia, geralmente acordando o paciente do sono precoce durante o primeiro período do sono REM (Movimento Rápido dos Olhos).
3. A dor de cabeça deve estar associada com um ou mais sinais ou sintomas autonômicos envolvendo o olho afetado e/ou a narina ipsolateral, como lacrimejamento, ptose, miose, vermelhidão, congestão e coriza. A sudorese frontal ipsolateral é geralmente reduzida, embora este histórico seja difícil de obter.
4. As dores de cabeça são geralmente associadas à agitação, em que o paciente fica balançando o corpo, caminhando lentamente em passos largos, batendo a cabeça na parede, e assim por diante.
5. As dores de cabeça ocorrem em episódios distintos, com surtos que duram de semanas a meses com períodos variáveis de remissão (85%) ou cronicamente sem remissão (15%). A forma crônica pode ser primária (crônica desde o início) ou secundária (inicialmente episódica).
6. O diagnóstico desta forma de dor de cabeça altamente incapacitante geralmente é tardio; em uma série de pacientes o tempo médio do diagnóstico correto foi de 3 anos após o primeiro ataque.
7. Lesões da fossa craniana média podem causar dor neurálgica ou alteração sensitiva na distribuição da primeira divisão do nervo trigêmeo com ptose ou miose, porém sem alterações na sudorese (síndrome paratrigeminal oculossimpática). Estudos por imagem são necessários para excluir as alterações estruturais.

Tratamento

1. Fatores desencadeantes comuns das crises de cefaleia são o uso de álcool e o cochilo durante o dia, que deveria ser evitado quando a condição está ativa.
2. Terapia abortiva é mais eficaz com.
   a. Sumatriptano, 6 ou 4 mg por injeção s.c.
   b. Oxigênio, 100%, inalado a uma taxa de 8 a 10 L/min.
3. Terapia preventiva é mais eficaz com:
   a. Verapamil.
   b. Lítio.
4. Esteroides podem ser utilizados como "tratamento ponte", porém é preciso cautela para evitar o uso frequente ou prolongado, visto que os esteroides podem causar osteonecrose e pacientes desesperados são propensos ao uso excessivo. Se a prevenção imediata da dor de cabeça é necessária, um curso de prednisona geralmente fornece alívio em 24 a 48 horas. A dose inicial é de 60 mg/d, que deve ser administrada por 3 a 5 dias, seguida por uma redução gradual de 5 mg/d a cada 2 dias.
5. O tratamento de manutenção com verapamil ou lítio deve ser iniciado logo após o início dos ataques. Muitos pacientes com cefaleia em salvas alcançam completa prevenção dos ataques de

dor de cabeça na terapia preventiva, ao contrário da melhora parcial que comumente ocorre com a terapia preventiva da enxaqueca. Uma dose inicial comum de verapamil é de 120 mg LS (liberação sustentada), com aumentos de 120 mg LS/d/sem. O resultado do aumento da dose é geralmente evidente em 3 a 5 dias.
6. É prudente obter um eletrocardiograma (ECG) basal para determinar a condução atrioventricular, repetindo o exame para cada aumento de dose além de 480 mg LS/d.
7. A dose diária de verapamil necessária para obter alívio na cefaleia em salvas geralmente é muito maior que as doses utilizadas para o tratamento de hipertensão. Existem relatos de pacientes que necessitaram de até 960 mg/d para obter alívio da dor de cabeça.
8. Se o alívio completo das dores de cabeça não pode ser obtido com verapamil ou a dose necessária não pode ser tolerada por causa de hipotensão ou constipação, lítio deve ser adicionado na dose máxima tolerada. Uma pequena dose de lítio além do verapamil geralmente é o suficiente, ou seja, 150 a 300 mg 2 vezes ao dia.
9. Alternativamente, o lítio pode ser usado sozinho e o verapamil adicionado quando a terapia com droga única não é eficaz. O lítio utilizado sozinho é particularmente eficaz na cefaleia em salvas crônica, porém altas doses podem ser necessárias para alívio. Uma dose inicial típica é de 300 mg 3 vezes ao dia de carbonato de lítio.
10. O verapamil está contraindicado no bloqueio atrioventricular e síndrome do nó sinusal doente; constipação e hipotensão são seus efeitos colaterais mais comuns.
11. O lítio é contraindicado no desequilíbrio eletrolítico e quando a restrição de sódio ou terapia diurética é necessária. Seus efeitos colaterais mais comuns são náusea, tremor e diarreia. O nível sérico deve ser mantido abaixo de 1,5 mEq/L e determinado regularmente, assim como os eletrólitos e a função renal e tireoidiana. Os sintomas de toxicidade do lítio variam de tremor a convulsões.
12. O tratamento preventivo deve ser continuado na duração usual dos episódios em salva, que duram, geralmente, de 2 a 3 meses, e então descontinuado até o início do próximo episódio em salva.

CEFALEIAS ASSOCIADAS AO ESFORÇO E ATIVIDADE SEXUAL

Introdução
1. Dor de cabeça desencadeada pelo esforço físico pode ser devida a:
    a. Cefaleia primária do esforço, em que a dor de cabeça é provocada e ocorre apenas com o exercício físico.
    b. Atividade sexual, sendo no caso importante diferenciar entre a cefaleia orgásmica e pré-orgásmica. Hemorragia subaracnóidea e dissecção arterial devem ser excluídas nos casos de cefaleia orgásmica de início repentino.
    c. Enxaqueca preexistente desencadeada por esforço, em que a dor de cabeça geralmente ocorre após esforço prolongado e não imediatamente.

Fisiopatologia
1. A fisiopatologia das cefaleias de esforço é incerta. No caso de exacerbações de enxaqueca e cefaleias pré-orgásmicas, a fisiopatologia provavelmente é similar à da enxaqueca, com vasodilatação arterial e inflamação neurogênica.
2. A cefaleia primária do esforço físico e as cefaleias orgásmicas benignas podem ser causadas por inflamação perivascular, que é de origem neurogênica, em consequência de vasodilatação ou distensão vascular.

Prognóstico
1. O prognóstico geralmente é imprevisível. A cefaleia primária do esforço físico ou a cefaleia associada à atividade sexual geralmente melhoram ao longo do tempo sem tratamento.
2. Cefaleia de esforço, ocorrendo como parte da enxaqueca, pode responder a terapia preventiva da enxaqueca, particularmente os betabloqueadores.

Diagnóstico

Dor de cabeça pulsátil desencadeada somente pelo esforço físico é característica da cefaleia primária do esforço físico; pode ser mais propensa a ocorrer com esforços realizados em altas altitudes ou em altas temperaturas. A cefaleia pré-orgásmica é uma dor profunda e maçante na cabeça e pescoço, com uma sensação de tensão ou rigidez muscular. A dor de cabeça aumenta com a excitação sexual e intensifica-se com o orgasmo. A cefaleia orgásmica é uma dor de cabeça latejante, repentina e intensa, que ocorre abruptamente com o orgasmo. A hemorragia subaracnóidea e a dissecção arterial devem ser excluídas com estudos por imagem apropriados.

Tratamento

1. Os anti-inflamatórios são geralmente bastante eficazes.
   a. A cefaleia pré-orgásmica ou primária do esforço físico pode ser pré-tratada com um AINE 30 minutos a 1 hora antes do esforço ou relação sexual. A indometacina parece ser particularmente eficaz. A dose inicial típica é de 25 mg; quando necessário, esta dose pode ser aumentada para 50 mg.
   b. Propranolol 20 a 40 mg, ingerido 30 minutos a 1 hora antes do esforço físico ou relação sexual também é eficaz; se necessário, o propranolol e a indometacina podem ser administradas junto.
   c. Se a supressão a longo prazo das dores de cabeça é desejada, betabloqueadores e bloqueadores da entrada de cálcio, em doses comumente utilizadas para enxaqueca, podem ser tentados.

CEFALEIA HÍPNICA

Introdução

A cefaleia hípnica é uma dor de cabeça incomum noturna que ocorre em pessoas com mais de 50 anos de idade.

Fisiopatologia

A fisiopatologia é desconhecida, embora possivelmente similar à de cefaleia em salvas.

Prognóstico

A história natural do distúrbio ainda não foi bem caracterizada; a experiência clínica sugere um bom prognóstico para remissão eventual.

Diagnóstico

Dor de cabeça bilateral ou generalizada, geralmente leve a moderada, que se desenvolve durante o sono, despertando o paciente. Normalmente dura de 15 minutos a 3 horas e ocorre mais de 15 d/mês.

Tratamento

Lítio, 300 a 600 mg na hora de dormir.
O tratamento na hora de dormir com cafeína, geralmente uma dose de 200 mg, também pode ser eficaz.

HEMICRANIA PAROXÍSTICA

Introdução

1. Os ataques são similares em todos os sentidos àqueles da cefaleia em salvas, exceto pela maior frequência e duração reduzida. O tratamento é diferente daquele da cefaleia em salvas, com uma alta porcentagem de pacientes respondendo completamente à indometacina.
2. Hemicranias paroxísticas podem ocorrer em formas episódicas ou crônicas.

Fisiopatologia
A fisiopatologia é desconhecia, embora possivelmente similar à da cefaleia em salvas.

Prognóstico
1. Geralmente, a condição pode ser muito bem controlada preventivamente. No entanto, a continuação da terapia pode ser necessária, embora, algumas vezes, a em dose menor do que a inicialmente necessária para aliviar as dores de cabeça.
2. A terapia a longo prazo com indometacina precisa ser monitorizada do ponto de vista gástrico e renal; o primeiro inclui exames para o desenvolvimento de anemia (hemoglobina, ferritina).

Diagnóstico
1. Dor de cabeça unilateral, descrita como intensa, aguda e localizada na região supraorbital, orbital ou temporal.
2. As dores de cabeça duram por 2 a 30 minutos e ocorrem diariamente ou quase todos os dias, com uma frequência de 5 ou mais vezes por dia.
3. As dores de cabeça estão associadas a um ou mais sinais e sintomas autonômicos ipsolaterais, como lacrimejamento, vermelhidão, congestão e rinorreia.
4. As dores de cabeça ocorrem em episódios com remissões ou cronicamente.

Tratamento
1. A terapia abortiva geralmente é ineficaz em razão da curta duração da dor de cabeça.
2. A terapia preventiva com indometacina normalmente é eficaz. Doses de até 150 mg/d devem ser tentadas antes de concluir que a droga é ineficaz, porém, doses de manutenção de 25 a 50 mg, 4 vezes ao dia, são geralmente eficazes. Se a indometacina estiver contraindicada, for ineficaz ou pouco tolerada, pode-se tentar medicamentos preventivos típicos de cefaleia em salvas.

CEFALEIA EM FACADA

Introdução
Esta também é denominada *job and salts* ou "cefaleia do furador de gelo". É mais comum em pacientes que também apresentam enxaqueca.

Fisiopatologia
A fisiopatologia é desconhecida, porém provavelmente vascular.

Prognóstico
Dores de cabeça em facada geralmente não são graves e o prognóstico para remissão é bom.

Diagnóstico
Ocorrem pontadas curtas de dor unilaterais ou bilaterais, isoladamente ou em salva, na primeira e segunda divisão do nervo trigêmeo. Estas dores duram alguns segundos e ocorrem de modo imprevisível.

Tratamento
1. Quando as cefaleias em facada ocorrem ocasionalmente, apenas a tranquilização é necessária e os pacientes geralmente não desejam tratamento.
2. Quando elas ocorrem frequentemente, geralmente apresentam boa resposta à terapia preventiva com AINEs. A indometacina é geralmente utilizada em doses de 25 a 50 mg, 3 a 4 vezes por dia. A duração ótima do tratamento é desconhecida. A cessação periódica da droga é prudente; pode ser reinstituída se o ataque recorre.

NEURALGIA TRIGEMINAL

Introdução
A neuralgia trigeminal também é conhecida como tique doloroso; a incidência é de 4 por 100.000 habitantes por ano.

Fisiopatologia
1. Geralmente nenhuma causa pode ser identificada; porém, em alguns casos pode haver compressão do nervo trigêmeo por uma artéria tortuosa, causando desmielinização focal. Na esclerose múltipla, provavelmente é causada por uma placa desmielinizante na zona de entrada da raiz trigeminal.
2. A desmielinização causa hiperexcitabilidade axonal e os axônios lesionados próximos uns dos outros tornam-se suscetíveis a acoplamento químico. A descarga síncrona dos axônios hiperexcitáveis, ativada por um leve estímulo mecânico e recrutando fibras de dor adjacentes, causa dor intensa.

Prognóstico
O tratamento médico é geralmente eficaz, e remissões espontâneas ocorrem. Se a terapia médica é ineficaz ou pouco tolerada, a realização de cirurgia para tratar uma alça vascular deve ser considerada, especialmente no período tardio da evolução da doença, quando a remissão espontânea é menos provável.

Diagnóstico
1. Há paroxismos de 1 segundo a 2 minutos de dor severa e lancinante em regiões supridas pelas divisões maxilar e mandibular do nervo trigêmeo. Uma dor maçante pode ocorrer entre os episódios.
2. Múltiplos ataques podem ocorrer durante o dia.
3. Toque leve ou outro estímulo das zonas desencadeantes podem evocar dor, especialmente na dobra nasolabial ou na boca. Dor intensa pode causar espasmo muscular da face, imitando um tique.
4. A ressonância magnética (RM) realçada por contraste pode revelar compressão vascular do gânglio trigeminal.

Tratamento
1. A Tabela 11-2 exibe os medicamentos que são utilizados para tratar a neuralgia trigeminal.
2. A carbamazepina é a droga de escolha.
3. As opções terapêuticas cirúrgicas podem ser consideradas na falha da terapia médica. As escolhas são.
   a. Termocoagulação por radiofrequência.
   b. Descompressão microvascular.
   c. Radiocirurgia estereotáxica.

CEFALEIA POR USO EXCESSIVO DE MEDICAMENTOS

Introdução
1. Também conhecida como cefaleia "de rebote", esta síndrome de dor de cabeça crescente, no contexto de uso crescente do tratamento agudo para dor de cabeça, é mais comum em pacientes com cefaleia precedente, especialmente enxaqueca.
2. Definições do uso excessivo de medicamentos são baseadas em evidência da qualidade variável e incorporam a frequência e a regularidade do uso; elas diferem para várias categorias de medicamentos. Há considerável controvérsia sobre quais categorias de medicação aguda podem causar dor de cabeça por uso excessivo de medicamentos.

TABELA 11-2 Medicamentos Utilizados para Tratar a Neuralgia Trigeminal

Medicamentos	Doses Iniciais (mg/d)	Doses de Manutenção (mg/d)	Precauções Pré-Tratamento	Importantes Efeitos Colaterais
Carbamazepina	300	1.500-2.000	Hematologia, eletrólitos, ECG	Sedação, hiponatremia, leucopenia
Fenitoína	300	300-400	Hematologia, ECG	Hirsutismo, hipertrofia gengival
Baclofeno	15	80	Nenhuma	Sedação
Lamotrigina	25	300-600	Função renal e hepática	Erupção cutânea
Gabapentina	900	2.400-3.600	Função renal	Sedação
Clonazepam	1,5	6-8	Nenhuma	Sedação
Valproato sódico	500	1.500-2.000	Hematologia, função hepática	Ganho de peso, perda capilar, náusea

ECG, eletrocardiograma.

Fisiopatologia

A fisiopatologia da cefaleia por uso excessivo de medicamentos não é bem compreendida, porém, pode ser causada por alterações na sensibilidade ou densidade de receptores como um resultado da exposição crônica às drogas.

Prognóstico

O prognóstico é bom para pacientes que se submetem à retirada da medicação; porém, padrões estabelecidos do uso medicamentoso podem ser difíceis de reverter e a recidiva é comum.

Diagnóstico

1. A qualidade e o local da dor de cabeça são variáveis; porém, a dor de cabeça deve ter sido desenvolvida ou piorada no contexto do uso excessivo regular de medicamentos agudos para dor de cabeça por um período igual ou superior a 3 meses.
2. A apresentação clínica geralmente é uma dor de cabeça de grau baixo ou moderado, com características de cefaleia tipo tensão e com exacerbações migranosas sobrepostas.
3. É mais comum em pacientes com distúrbios preexistentes de cefaleia primária, como a enxaqueca, e pode ocorrer quando drogas ofensoras são utilizadas por outras razões, como artrite.
4. A dor de cabeça geralmente se resolve ou retrocede a seu padrão prévio em 2 meses da descontinuação da medicação suspeita.

Tratamento

1. É importante identificar e tratar a cefaleia por uso excessivo de medicamentos, pois é uma causa comum de falha no tratamento; tem-se forte impressão clínica de que torna menos eficaz o tratamento preventivo.
2. As drogas ofensoras comuns incluem vasoconstritores, como cafeína ou descongestionantes. A cafeína é um ingrediente presente em muitas medicações para dor de cabeça aguda. Ela permanece no sistema por 2 ou 3 dias e não deveria ser utilizada por mais de 2 ou 3 d/semana. Uma maior frequência de ingestão pode ser permitida para os triptanos de ação curta, que apresentam meia-vida de eliminação plasmática de 2 a 4 horas. Menor frequência de ingestão precisa ser considerada para os alcaloides do Ergot, ergotaminas e di-hidroergotamina, pois estas drogas induzem vasoconstrição por 3 a 5 dias.

3. No uso excessivo de medicamentos que não provocam síndromes de abstinência clinicamente perigosas, a retirada é melhor realizada rapidamente, a fim de evitar regimes complexos de retirada da droga e comportamentos de barganha. Quando os opioides ou medicamentos contendo barbituratos são usados em excesso, uma redução gradual deve ser realizada e a hospitalização pode ser necessária para supervisão e tratamento dos sintomas de abstinência.
4. Uma prática comum é o uso de terapia esteroide a curto prazo, em combinação com a retirada da medicação, para minimizar a ocorrência de dores de cabeça severas por abstinência. Pode-se tentar o uso de Decadron 4 mg, 3 vezes ao dia por vários dias; alguns clínicos utilizam um período de redução de prednisona de 3 a 6 dias, começando com uma dose de 15 mg 4 vezes ao dia, com reduções de 5 mg todos os dias. Para o tratamento de dores de cabeça severas que ocorrem nos intervalos entre as doses, o efeito sedativo das fenotiazinas são geralmente úteis. Os tratamentos físicos, como massagem sobre o nervo occipital, podem ser úteis. É melhor evitar o uso de opioides ou triptanos durante a fase inicial da abstinência.
5. A hospitalização é recomendada quando o tratamento ambulatorial da abstinência não for bem sucedido ou for contraindicado. No hospital, protocolos parenterais podem ser utilizados para controlar as dores de cabeça. Na ausência de contraindicações cardiovasculares, a administração IV de diidroergotamina 1 mg a cada 8 horas por 3 dias é geralmente útil; doses de ergotamina devem ser precedidas por um antiemético, como a metoclopramida ou a fenotiazina, administradas por via oral ou parenteral. Esteroides IV, como hidrocortisona 100 mg, também podem ser utilizados para dores de cabeça severas.
6. Uma vez que as dores de cabeça tenham se tornado intermitentes, uma terapia abortiva eficaz deveria ser fornecida para as dores de cabeça severas, preferencialmente utilizando medicamentos antienxaqueca específicos, como os triptanos e os alcaloides do Ergot.
7. Simultaneamente à retirada do medicamento, a terapia preventiva para a dor de cabeça subjacente deve ser otimizada. Nestes casos, a terapia combinada com mais de um agente preventivo pode ser útil, especialmente se uma resposta insatisfatória a um tratamento preventivo prévio tiver induzido o uso excessivo de medicamentos.
8. O esquema do tratamento de manutenção com opioides de ação prolongada é algumas vezes recomendado para pacientes cujas dores de cabeça não respondem à terapia preventiva agressiva e à retirada do medicamento. Tais decisões devem ser tomadas em base individual; porém, evidências crescentes sugerem que apenas 1/4 ou menos destes pacientes experimentam alívio duradouro com estes tratamentos. O desenvolvimento de hiperalgesia induzida por opioides é cada vez mais reconhecido como um problema potencial, e o uso inapropriado de medicamentos é um risco persistente mesmo em pacientes que não exibem problemas no início da terapia. É aconselhável a consulta com um clínico experiente no tratamento com opioides de síndromes dolorosas não malignas.

CEFALEIA PÓS-TRAUMÁTICA
Introdução
1. Lesões de cabeça e pescoço são comuns, podendo resultar em grande variedade de síndromes dolorosas da cabeça. A maioria é leve e autolimitada; porém, algumas persistem.
2. A incidência da cefaleia pós-traumática depende do tipo e local da lesão, porém varia de 30 a 90%. A dor de cabeça em lesões leves é mais comum do que geralmente reconhecido e alguns especialistas acreditam que a frequência da dor de cabeça está inversamente relacionada com a gravidade da lesão na cabeça.
3. A cefaleia pós-traumática é muito comum em soldados que tenham sobrevivido a lesões por explosão.
4. A dor pós-traumática na cabeça e pescoço geralmente está associada a outros sintomas, incluindo comprometimento cognitivo, humor lábil e anomalias de atenção.

Fisiopatologia
1. A fisiopatologia da cefaleia pós-traumática não é completamente compreendida. Lesão neural, particularmente ruptura do axônio causada por trauma, ou deslocamento do cérebro no interior

do crânio, podem ser a base de alguns dos sintomas. A condição também pode ter vias em comum com os distúrbios cefaleicos primários.
2. Queixas no pescoço são comuns na cefaleia pós-traumática e lesões cervicais secundárias a lesões de flexão/extensão (contusão no pescoço) podem contribuir para a dor.

Prognóstico
1. O prognóstico da cefaleia pós-traumática é extremamente variável e, dependendo dos sistemas de compensação, pode diferir entre os países.
2. Outros fatores de risco para um prognóstico desfavorável incluem envelhecimento, sexo feminino e distúrbios psiquiátricos preexistentes.

Diagnóstico
1. O local, a intensidade e as características associadas da dor de cabeça são variáveis. Alguns pacientes apresentam dores de cabeça de baixo grau, semelhantes a cefaleia tipo tensão, com dores proeminentes no pescoço e músculos; outros apresentam episódios que se assemelham a enxaqueca, incluindo sintomas associados de náusea, vômito, fotofobia e fonofobia. Um padrão misto de dores de cabeça é comum.
2. As dores de cabeça tipicamente começam até 7 dias após a lesão. Cefaleia pós-traumática crônica é diagnosticada quando as dores de cabeça persistem por pelo menos 3 meses.

Tratamento
O tratamento depende das características da dor de cabeça e consiste de terapias empregadas para enxaqueca e cefaleia tipo tensão. Dor no pescoço associada à dor de cabeça pode responder aos tratamentos físicos, como massagem ou exercício. Nas formas crônicas do distúrbio, os resultados do tratamento são comumente insatisfatórios, especialmente em razão da possibilidade de piora das queixas cognitivas com o uso de terapias para dor de cabeça.

HEMICRANIA CONTÍNUA

Introdução
A hemicrania contínua é uma dor de cabeça unilateral e persistente, que não muda de lado e é completamente responsiva ao tratamento com indometacina.

Fisiopatologia
A fisiopatologia é desconhecida, porém similaridades com a cefaleia em salvas e outras cefalalgias trigeminais sugerem uma etiologia comum.

Prognóstico
A história natural do distúrbio ainda não foi bem estudada. Remissões podem ocorrer, porém são imprevisíveis.

Diagnóstico
1. A dor de cabeça é persistente e moderada com arroubos de dor severa, limitada a um lado da cabeça.
2. Alívio completo ou quase completo é obtido com os AINEs, especialmente com a indometacina, quando administrada em doses apropriadas.
3. Sintomas autonômicos ipsolaterais locais, como lacrimejamento, avermelhamento, congestão e rinorreia, estão presente durante as exacerbações.

Tratamento
1. A terapia preventiva é necessária em decorrência da natureza constante da dor de cabeça. Um tratamento comum é a indometacina 25 a 50 mg 3 vezes ao dia. Outros AINEs podem ajudar, porém geralmente, são, ineficazes. O tempo ideal de tratamento é desconhecido.
2. O principal risco da terapia prolongada é ulceração e sangramento gastrointestinal.

CEFALEIA ATRIBUÍDA À HIPERTENSÃO ARTERIAL

Introdução
1. Dor de cabeça e hipertensão são condições comuns e frequentemente coexistem.
2. No entanto, hipertensão crônica leve ou moderada é causa improvável de dor de cabeça. Hipertensão (HTN) mais grave pode causar dor de cabeça por si só; porém, também é capaz de agravar uma condição cefaleica preexistente, como a enxaqueca.

Fisiopatologia
1. A dor de cabeça aguda pode ser causada por uma crise hipertensiva, presumivelmente porque o aumento repentino na pressão arterial é transmitido às artérias cerebrais de grande calibre sensíveis à dor. Provavelmente, a pré-eclâmpsia e a eclâmpsia também produzem dor de cabeça através de mecanismos similares.
2. O feocromocitoma pode produzir aumentos repentinos e intermitentes na pressão arterial com dor de cabeça resultante.
3. A encefalopatia hipertensiva também pode produzir dor de cabeça em razão do extravasamento de plasma e eritrócitos.

Prognóstico
Quando o controle da pressão arterial é alcançado ou a causa subjacente da hipertensão é eliminada, o prognóstico é bom.

Diagnóstico
1. As cefaleias hipertensivas geralmente são bilaterais e latejantes em natureza. Há piora com a atividade física.
2. Causas específicas das dores de cabeça hipertensivas podem ser suspeitas com base na situação clínica e aspectos associados. Por exemplo, a pré-eclâmpsia é um diagnóstico provável quando as dores de cabeça hipertensivas ocorrem no final da gravidez ou no puerpério, enquanto o feocromocitoma deve ser suspeito quando tais dores de cabeça ocorrem em paroxismos, com sudorese, palpitações ou ansiedade.

Tratamento
O tratamento é direcionado à suposta causa subjacente; frequentemente o tratamento inclui medidas tradicionais de controle da pressão arterial.

MENINGITE

Introdução
A incidência de meningite infecciosa, e de seus organismos causais, varia com a idade, gênero e localização geográfica. Nos Estados Unidos, aproximadamente 2/3 dos casos têm causas virais e 1/3 tem causas bacterianas.

Fisiopatologia
1. A dor de cabeça é causada por inflamação das meninges por agentes infecciosos que penetraram a barreira hematoencefálica.
2. A meningite viral pode ser causada por um grande número de viroses. As causas comuns são enterovírus, herpes simples tipo 2 e vírus varicela-zóster.
3. A epidemiologia da meningite bacteriana mudou com a introdução de vacinas contra o *Haemophilus influenzae* tipo B, varicela e pneumococos. Os estreptococos do grupo B, as espécies do gênero *Listeria* e as micobactérias são algumas causas da meningite bacteriana.

Prognóstico

O prognóstico depende do organismo causal, condição subjacente do paciente e rapidez do tratamento. Para muitas formas de meningite viral, o prognóstico a longo prazo é bom. Porém, a taxa de letalidade na meningite bacteriana é mais alta e morbidade neurológica persistente pode ocorrer em até 1/4 dos sobreviventes. Dor de cabeça persistente pode ocorrer com todas as formas de meningite e pode algumas vezes ser intratável.

Diagnóstico

1. A dor de cabeça associada à meningite tipicamente se desenvolve em estreita associação com a inflamação meníngea e se resolve em 3 meses do tratamento eficaz ou desaparecimento da infecção.
2. As característica da dor de cabeça são variáveis. A dor na cabeça pode ser intensa e dor e rigidez cervical geralmente são sintomas associados proeminentes.
3. O diagnóstico depende da punção lombar (PL) e análise do LCR, precedidos por neuroimagem (TC ou RM) na suspeita de hidrocefalia ou de lesões que ocupam espaço (abscesso).
4. Na meningite asséptica (não infecciosa), a análise do LCR tipicamente exibe pleocitose linfocítica, níveis proteicos moderadamente elevados, nível normal de glicose e ausência de organismos infecciosos.
5. Na meningite infecciosa, a análise revela aumento na contagem de leucócitos, maior na infecção bacteriana (1.000 a 5.000/mm^3) do que na meningite viral (100 a 1.000/mm^3).
6. O suposto patógeno é identificado por meio de:
   a. Coloração de Gram do LCR.
   b. Cultura de LCR e sangue (meningite bacteriana), ou determinações do título de anticorpos nas amostras séricas colhidas na fase aguda e convalescente (meningite viral).

Tratamento

1. Na ausência de terapia antiviral específica, a meningite viral é tratada com terapia de suporte apenas.
2. Na suspeita de meningite bacteriana, a mesma deve ser tratada imediata e empiricamente com antibióticos. O tratamento pode ser ajustado após a identificação da bactéria.

   Tratamentos empíricos iniciais típicos dependem do organismo suspeito, como descrito no Capítulo 17, e para adultos incluem:
   a. Ceftriaxona, 2 g IV a cada 12 horas.
   b. Cefotaxima, 2 g IV a cada 4 horas.
   c. Cloranfenicol, 12,5 mg/kg IV a cada 6 horas e trimetoprim/sulfametoxazol, 5 mg/kg IV a cada 6 horas (se alérgico a penicilina).
3. O tratamento sintomático da dor de cabeça associada é realizado com analgésicos simples, como acetaminofeno ou AINEs. O uso de opioides pode ser necessário e apropriado nas dores de cabeça mais severas.
4. A antibioticoterapia é frequentemente combinada com tratamento corticosteroide, normalmente dexametasona. O uso de corticosteroides na meningite permanece controverso.

HEMORRAGIA SUBARACNÓIDEA

Introdução

1. A hemorragia subaracnóidea é uma consideração diagnóstica importante na dor de cabeça de início muito agudo, devido ao alto índice de morbidade e letalidade associado a esta entidade.
2. A incidência é de 10 por 100.000 habitante por ano; a média etária é de 50 anos.
3. Fatores de risco.
   a. Tabagismo.
   b. Hipertensão.
   c. Parente de primeiro grau com hemorragia subaracnóidea.

Fisiopatologia
1. A dor de cabeça é causada pela inflamação química da pia-aracnoide em razão da presença de sangue no espaço subaracnóideo.
2. Sangramento no espaço subaracnóideo geralmente ocorre secundário a um aneurisma, porém, ocasionalmente, uma malformação arteriovenosa ou como resultado de um distúrbio hemorrágico.

Prognóstico
1. Doze por cento dos pacientes morrem antes de receber cuidados médicos.
2. Quarenta por cento dos pacientes hospitalizados morrem no primeiro mês.
3. Um terço daqueles que sobrevivem apresentam grandes déficits neurológicos.

Diagnóstico
1. Há uma dor de cabeça de início muito agudo, geralmente severa em intensidade e associada à náusea e vômito; algumas vezes esta dor pode ocorrer com perda (temporária) da consciência e irritação meníngea ao exame.
2. Um terço a metade dos pacientes apresenta um histórico de dores de cabeça de início agudo similares nos dias ou semanas anteriores à ocorrência da hemorragia (cefaleia sentinela).
3. A TC craniana é o teste diagnóstico de escolha; a TC detecta sangue no espaço subaracnóideo em:
   a. Noventa a 95% dentro de 24 horas do início dos sintomas.
   b. Oitenta por cento 3 dias após o início dos sintomas.
   c. Setenta por cento 5 dias após o início dos sintomas.
   d. Cinquenta por cento 1 semana após o início dos sintomas.
   e. Trinta por cento 2 semanas após o início dos sintomas.
4. Na suspeita clínica de uma hemorragia subaracnóidea e achados negativos na TC craniana, uma PL deve ser realizada.

Tratamento
1. Clipagem cirúrgica ou embolização endovascular do aneurisma, resultando em obliteração por trombose.
2. Obliteração da malformação arteriovenosa por embolização endovascular causando trombose, por ressecção, ou por radiação pela técnica de *gamma-knife*.

HEMATOMA SUBDURAL

Introdução
1. No hematoma subdural, o sangue se acumula sob a dura-máter quando as veias-ponte se rompem. O hematoma subdural agudo pode ocorrer após um traumatismo craniano, enquanto que o hematoma subdural crônico é mais comum em adultos de idade mais avançada e pode ocorrer após uma lesão leve na cabeça.
2. A incidência do hematoma subdural crônico é aproximadamente de 1,5 a 3 por 100.000 habitantes por ano. O hematoma subdural agudo ocorre em 5 a 25% dos pacientes com lesões cranianas severas.
3. Os fatores predisponentes incluem.
   a. Anticoagulação.
   b. Traumatismo craniano.
   c. Idade avançada.
   d. Distúrbios hemorrágicos ou anticoagulação.
   e. Hipotensão intracraniana.

Fisiopatologia

1. O sangue se acumula quando as veias-ponte se rompem e o hematoma resultante pressiona os vasos sanguíneos meníngeos adjacentes sensíveis à dor.

Prognóstico

1. A taxa de letalidade é de aproximadamente 30% aos 6 meses e depende da idade e condição neurológica no momento do diagnóstico.
2. O diagnóstico pode ser tardio em casos de traumatismo craniano leve ou desenvolvimento insidioso.

Diagnóstico

1. A apresentação clínica pode ser sutil e facilmente confundida com outros distúrbios. Dor de cabeça é um sintoma comum; porém, o comprometimento cognitivo ou alteração do nível de consciência dificulta a obtenção da história clínica.
2. Outros sintomas podem incluir equilíbrio instável, hemiparesia, afasia e comprometimento cognitivo.
3. Hemiparesia, hiper-reflexia, alteração do nível de consciência, papiledema ou paralisia do terceiro ou sexto nervo craniano podem estar presentes ao exame.
4. A TC craniana é o teste diagnóstico de eleição na suspeita de hematoma agudo; o hematoma deve ser hiperdenso com relação ao tecido cerebral. Em hematomas mais antigos, a lesão pode ser isodensa com relação ao tecido cerebral e RM pode ser necessária se o desvio da linha média não estiver presente.

Tratamento

1. A evacuação cirúrgica por trepanação ou craniotomia é indicada na maioria dos casos sintomáticos ou quando um efeito de massa estiver presente. O resultado da cirurgia é imprevisível, podendo ocorrer complicações (Capítulo 1).
2. Hematomas pequenos em pacientes estáveis podem ser observados sem intervenção cirúrgica.

HERPES-ZÓSTER OFTÁLMICO

Introdução

1. Dor facial ou na cabeça pode ser causada pela infecção do nervo trigêmeo pelo vírus herpes-zóster, especialmente do ramo oftálmico.
2. O distúrbio se torna mais comum com o avanço da idade.
3. A vacinação contra a varicela infantil pode algum dia reduzir a incidência do distúrbio, porém, no momento, as crianças não são rotineiramente vacinadas. A vacina contra a varicela atualmente está disponível e seu uso é indicado em adultos com mais de 60 anos de idade.

Fisiopatologia

1. O herpes-zóster é causado pela reativação do vírus da varicela-zóster latente no gânglio trigeminal. É manifestado por uma erupção vesicular na região do nervo afetado.
2. Além da idade, o risco aumenta com:
   a. Doença neoplásica, especialmente neoplasias linfoproliferativas.
   b. Imunossupressão causada por vírus da imunodeficiência humana ou terapia imunossupressora crônica para uma variedade de distúrbios.

Prognóstico

1. O herpes-zóster oftálmico causa complicações oculares em cerca da metade dos pacientes. Estas complicações incluem irite, ceratite e episclerite.
2. Até 3/4 dos pacientes podem desenvolver neuralgia pós-herpética, ou seja, dor que persiste por mais de 1 mês após a resolução das lesões cutâneas.

Diagnóstico
1. A dor pode preceder a erupção herpética em até 1 semana. Pode variar desde um prurido leve até dor severa e é unilateral no lado da infecção reativada.
2. Em até 7 dias, uma erupção maculopapular aparece na região do nervo afetado e evolui para um estágio vesicular com o desenvolvimento de pústulas, ulceração, crostas e eventual resolução.
3. A resolução ocorre em aproximadamente 1 mês, porém pode resultar em cicatriz residual.

Tratamento
1. A terapia antiviral deve ser iniciada o mais rápido possível, visto que pode reduzir o risco de dor persistente e complicações oculares.
2. As drogas utilizadas incluem.
   a. Aciclovir, 800 mg 5 vezes por dia.
   b. Fanciclovir, 500 mg a cada 8 horas.
   c. Valaciclovir, 1.000 mg a cada 8 horas.
3. O tratamento é geralmente continuado por 7 dias.
4. Deve-se obter consulta oftalmológica para avaliar as complicações oftálmicas.
5. Antidepressivos tricíclicos, como amitriptilina ou doxepina, podem ser iniciados junto com os antivirais para ajudar a reduzir ou prevenir a neuralgia pós-herpética.
6. Outras opções de tratamento para a neuropatia pós-herpética incluem.
   a. Opioides (de curta e longa duração).
   b. Gabapentina 300 a 600 mg VO 3 vezes ao dia.

ARTERITE TEMPORAL

Introdução
1. Também denominada arterite de células gigantes ou craniana, esta é uma vasculopatia sistêmica que tipicamente afeta as artérias temporais.
2. Outros vasos de grande calibre, como aorta e carótida, também podem estar afetados.
3. É mais comum em mulheres com mais de 50 anos de idade e a incidência aumenta com a idade.

Fisiopatologia
1. As artérias afetadas exibem inflamação transmural das paredes arteriais, com infiltração de linfócitos e células gigantes. Ocorre estreitamento luminal, resultado em isquemia distal.
2. A perda visual é causada por lesão isquêmica da retina e nervo óptico.
3. O evento causal é desconhecido; porém, infecções virais e outras causas infecciosas são supostos desencadeadores. Fatores genéticos desempenham um papel na susceptibilidade.

Prognóstico
1. Perda parcial ou total da visão é a complicação mais temida e ocorre em até 1/3 dos pacientes não tratados.
2. A identificação e o tratamento precoce são importantes para prevenir complicações visuais.

Diagnóstico
1. A dor de cabeça está presente na maioria dos pacientes e ocorre em uma relação temporal estreita com outros sintomas, como espessamento das artérias temporais e alterações visuais. A cefaleia geralmente se resolve em 3 dias após tratamento adequado com esteroides.
2. A dor de cabeça geralmente começa insidiosamente, é persistente e moderada em intensidade e pode estar associada à sensibilidade da pele e escalpo ou áreas de necrose. O local da dor de cabeça é variável.
3. Febre, rigidez dos músculos pélvicos e escapulares (polimialgia reumática), claudicação e dor mandibular ao mastigar são outros sintomas comuns.
4. Pulsações da artéria temporal podem estar ausentes.

5. Para o diagnóstico definitivo, recomenda-se a realização de biópsia da artéria temporal, sendo desejável em razão dos potenciais danos causados pelo tratamento com esteroides. A maioria dos especialistas acredita que as biópsias possam ser obtidas em até uma semana após o início do tratamento com esteroides. Pode ser necessária a obtenção de múltiplas biópsias para a obtenção de um diagnóstico, pois algumas áreas dos vasos podem não estar afetadas.
6. Uma velocidade de hemossedimentação (VHS) acima de 80 mm/h é encontrada na maioria dos pacientes com arterite temporal, porém os valores podem ser difíceis de interpretar devido às variações segundo idade, sexo e comorbidades. Os níveis de proteína C reativa são menos variáveis e estão acima de 2,45 mg/dL na maioria dos pacientes; estes níveis podem estar elevados mesmo quando a VHS é normal. Anemia também é comum.
7. Ultrassonografia dúplex das artérias temporais pode exibir um "sinal de halo" ao redor do vaso afetado.

Tratamento

1. Prednisona, 60 mg/d, deve ser iniciada o mais rápido possível para prevenir perda visual. A melhora da maioria dos sintomas é evidente em até 3 dias e, após este período, a dose é gradualmente reduzida.
2. Tratamento a longo prazo com esteroides (até 1 ano) pode ser necessário e é guiado pelos sintomas, VHS e níveis da proteína C reativa.
3. Terapia imunossupressora com drogas como a azatioprina e metotrexato algumas vezes é realizada.
4. Consulta oftalmológica é indicada.

HIPERTENSÃO INTRACRANIANA IDIOPÁTICA

Introdução

1. Também chamada de pseudotumor cerebral ou hipertensão intracraniana benigna, este é um distúrbio de causa desconhecida marcado por pressão intracraniana (PIC) cronicamente elevada. Dor de cabeça está presente na grande maioria dos pacientes e pode ser o sintoma de apresentação.
2. A incidência anual varia de 1 a 2 casos por 100.000 habitantes. É mais comum nas mulheres e nos indivíduos acima do peso. A incidência atinge seu ponto máximo na 3ª década.

Fisiopatologia

1. A causa subjacente da PIC elevada é desconhecida, porém, supostamente, resulta de um desequilíbrio entre a produção e a absorção de LCR, o aumento da resistência à absorção, ou obstrução funcional do seio venoso lateral.
2. A tensão proveniente do inchaço ou a pressão dos seios venosos dilatados sobre os vasos cerebrais de grande porte sensíveis à dor podem produzir dor de cabeça.
3. Obesidade, anemia e uso de substâncias como contraceptivos contendo estrógenos, vitamina A ou tetraciclina podem afetar o equilíbrio do LCR e provocar a condição.

Prognóstico

A complicação mais temida é a perda visual, que pode ocorrer em até 1/4 dos pacientes não tratados.

Diagnóstico

1. Cefaleia diária difusa e não latejante está presente em mais de 90% dos pacientes.
2. A dor de cabeça pode ser agravada pela tosse, espirro ou outras manobras de Valsalva.
3. O estado de consciência é normal, porém papiledema, um ponto cego ampliado, paralisia do sexto nervo craniano ou um defeito no campo visual podem ser encontrados ao exame.
4. Uma PIC superior a 200 mmH$_2$O nos pacientes não obesos e acima de 250 mmH$_2$O nos pacientes obesos é demonstrada na realização de PL na posição reclinada; a composição do LCR é normal, embora um baixo conteúdo proteico possa ser observado.

5. A dor de cabeça ocorre em uma relação temporal estreita com o desenvolvimento de PIC elevada e se resolve em até 72 horas da redução bem sucedida da pressão.
6. A RM craniana com gadolínio é útil para determinar outras causas dos sintomas, como hidrocefalia ou trombose venosa.
7. Os achados obtidos pela neuroimagem são geralmente normais, com exceção dos ventrículos pequenos ou, em alguns casos, sela vazia.
8. Ruídos intracranianos, dormência facial, tinito, obscurecimentos visuais transitórios e visão dupla podem ocorrer.
9. Aproximadamente metade dos pacientes apresenta déficits do campo visual, geralmente ampliação do ponto cego e redução da visão periférica.
10. Consulta oftalmológica é essencial para avaliação cautelosa dos campos visuais, acuidade visual e função papilar.

Tratamento
1. A terapia médica é utilizada para pacientes sem perda visual e inclui.
   a. Um medicamento, geralmente acetazolamida, para reduzir a PIC.
   b. Perda de peso quando apropriado.
   c. Esteroides são utilizados por alguns clínicos na presença de perda visual.
2. A terapia cirúrgica é reservada para pacientes com perda visual ou resposta insatisfatória à terapia médica e inclui:
   a. Procedimentos de derivação do LCR, especialmente a derivação lomboperitoneal.
   b. Fenestração da bainha do nervo óptico, que alguns acreditam ser o melhor procedimento para preservar a visão.
   c. A colocação de *stent* na obstrução funcional do seio venoso lateral está em estudo.

CEFALEIA POR BAIXA PRESSÃO DO LCR

Introdução
A dor de cabeça atribuída à baixa pressão do LCR pode ocorrer espontaneamente ou como resultado de trauma dural, possibilitando o extravasamento de LCR. A PL ou outro trauma é uma causa comum.

Fisiopatologia
Um volume reduzido de LCR causa dilatação compensatória das veias e seios cerebrais, com resultante tensão sobre os vasos cerebrais sensíveis a dor. Esta dor é acentuada pela postura ereta.

Prognóstico
Se a causa da fístula liquórica puder ser corrigida, a dor de cabeça resolver-se-á em até 48 horas (geralmente muito antes). A resolução espontânea também pode ocorrer.

Diagnóstico
1. A dor de cabeça em geral é generalizada e grave. Quando a dor de cabeça é secundária à PL ou punção dural acidental na anestesia, ela geralmente se desenvolve em até 5 dias do procedimento.
2. A dor de cabeça piora minutos após o paciente se levantar ou sentar e melhora minutos após o paciente se deitar.
3. Pode estar associada a tinito, audição hiperaguda, fotofobia e náusea.
4. A PL exibe uma pressão de abertura menor que 60 mmH$_2$O.
5. A RM craniana realçada com gadolínio pode demonstrar realce paquimeníngeo e, ocasionalmente, pequenos hematomas subdurais.
6. Indícios de fístula liquórica podem ser observados na tomografia computadorizada associada à mielografia, na mielografia convencional ou na cisternografia com radionuclídeos.

Tratamento

1. Inicialmente, pode-se tentar um tratamento conservador, com repouso, hidratação IV e cafeína oral.
2. Tampão sanguíneo peridural, idealmente realizado próximo ao sítio da fístula, pode ser efetuado quando o tratamento conservador não for ineficaz. Tampões sanguíneos repetidos podem ser necessários.
3. Injeções de selantes de fibrina algumas vezes são realizadas.
4. Nos casos refratários, em que o sítio da fístula é conhecido, o reparo cirúrgico da dura-máter pode ser realizado.

TROMBOSE VENOSA CEREBRAL

Introdução

A trombose venosa cerebral é uma causa incomum de AVE, com dor de cabeça; porém, sua incidência é aumentada durante a gravidez e puerpério em mulheres usando contraceptivos contendo estrógenos e em indivíduos com doenças inflamatórias crônicas ou síndromes de hiperviscosidade.

Fisiopatologia

1. Há formação de coágulos sanguíneos nas veias corticais e nos seios venosos do cérebro (raramente, somente nas veias corticais).
2. Alterações locais no fluxo sanguíneo, lesões nas paredes dos vasos ou hipercoagulabilidade podem predispor à formação de um coágulo.
3. Congestão venosa devido ao coágulo causa interrupção no suprimento sanguíneo às áreas adjacentes do cérebro, podendo resultar em edema e hemorragia cerebral, produzindo dor de cabeça.

Prognóstico

Um quarto a 1/3 dos pacientes se recupera completamente; a taxa de letalidade em casos não tratados é de no mínimo 10%. Alguns pacientes apresentam comprometimento neurológico residual, convulsões ou dor de cabeça.

Diagnóstico

1. O início pode ser agudo ou insidioso. Em aproximadamente metade dos pacientes, a síndrome evolui em um período de 2 dias a 1 mês.
2. Dor de cabeça e convulsão são as manifestações iniciais mais comuns. Déficits neurológicos focais, especialmente paralisia do sexto nervo craniano, sinais de PIC elevada e estado alterado de consciência também podem ocorrer.
3. Deve-se suspeitar de trombose do seio cavernoso na paralisia dolorosa do terceiro ou sexto nervo craniano.
4. A dor de cabeça está presente na maioria dos pacientes com trombose venosa cerebral, porém não apresenta características especiais, podendo imitar os distúrbios cefaleicos primários, como a enxaqueca.
5. O diagnóstico é baseado na neuroimagem.
    a. A RM craniana é a técnica de eleição, exibindo um infarto cuja distribuição não corresponde a uma oclusão arterial.
    b. A venografia por ressonância magnética visualiza os seios durais e as veias corticais de grande porte.
    c. A TC craniana com contraste pode exibir o "sinal do delta vazio", que representa o realce do seio sagital superior circundando o trombo não realçado.
6. Níveis plasmáticos do dímero-D menores que 500 µg/L estão associados a uma baixa probabilidade de trombose venosa cerebral.

Tratamento
1. Heparina IV é utilizada (com o objetivo de obter um tempo de tromboplastina parcial 2 a 2,5 vezes do controle).
2. A terapia trombolítica sistêmica é utilizada em alguns centros especializados.
3. A maioria dos especialistas recomenda terapia anticoagulante contínua com warfarin por 3 a 6 meses.

DISSECÇÃO DA ARTÉRIA CARÓTIDA

Introdução
A incidência é de 2,5 a 3 por 100.000 habitantes/ano. É mais comum na meia-idade.

Fisiopatologia
Uma pequena laceração na túnica íntima da artéria permite que o sangue entre e disseque as camadas internas da artéria, formando um hematoma intramural. Isto causa estenose ou oclusão completa da artéria. A dissecção pode ser espontânea, talvez em decorrência da fraqueza inerente da parede do vaso causada pela presença de distúrbios no tecido conectivo, ou pode resultar de um trauma mecânico. A dor de cabeça é, presumivelmente, ocasionada por irritação direta das fibras sensitivas do nervo trigêmio que inervam a carótida e trafegam em um plexo com fibras autonômicas.

Prognóstico
1. A dor de cabeça associada à dissecção se resolve espontaneamente na maioria dos pacientes, geralmente em uma semana.
2. A maioria dos pacientes com dissecções intramurais se recuperam bem após o tratamento, embora as taxas de letalidade precoce possam alcançar 10% e alguns pacientes possam apresentar comprometimento neurológico persistente.

Diagnóstico
1. Os seguintes sinais ou sintomas ipsolaterais são comuns.
    a. Dor, especialmente na região cervical anterior, face ou olho, ou na área temporal.
    b. Miose e ptose (síndrome de Horner parcial).
    c. Paralisia de nervos cranianos inferiores.
2. Isquemia cerebral, na forma de AIT ou infarto, ocorre em 75% dos pacientes.
3. A angiografia cervical por RM com sequências axiais em T1 através do lúmen do vaso pode exibir um "sinal crescente" brilhante circundando com ausência aparente de fluxo *(flow-void)*.

Tratamento
1. Anticoagulação com heparina, seguida por 3 a 6 meses de terapia com warfarin, geralmente é recomendada.
2. Tratamento IV com ativador do plasminogênio tecidual tem sido utilizado em pacientes que procuram atenção médica até 3 horas do início dos sintomas.
3. Procedimentos cirúrgicos, como angioplastia com *stent*, embolização ou laqueadura são raramente utilizados.

Bibliografia
Antonaci F, Pareja JA, Caminero AB *et al.* Chronic paroxysmal hemicrania and hemicrania continua. Parenteral indomethacin: the "Indotest". *Headache*. 1998;38:122-128.
Ayanzen RH, Bird CR, Keller PJ *et al.* Cerebral MR venography: normal anatomy and potential diagnostic pitfalls. *Am J Neuroradiol*. 2000;21(1):74-78.
Barnsley L, Lord S, Bogduk N. Whiplash injury. *Pain*. 1994;58:283-307.
Bateman GA. Association between arterial inflow and venous outflow in idiopathic and secondary intracranial hypertension. *J Clin Neurosci*. 2006;13(5):550-556; discussion 557.

Bates D, Ashford E, Dawson R et al. Subcutaneous sumatriptan during the migraine aura. Sumatriptan Aura Study Group. *Neurology.* 1994;44:1587-1592.

Buccino G, Scoditti U, Patteri I et al. Neurological and cognitive long-term outcome in patients with cerebral venous sinus thrombosis. *Acta Neurol Scand.* 2003;107(5):330-335.

Cassidy JD, Carroll LJ, Cote P et al. Effect of eliminating compensation for pain and suffering on the outcome of insurance claims for whiplash injury. *N Engl J Med.* 2000;342:1179-1186.

Cockburn DM, Douglas IS. Herpes zoster ophthalmicus. *Clin Exp Optom.* 2000;83(2):59-64.

Cote P, Hogg-Johnson S, Cassidy JD et al. The association between neck pain intensity, physical functioning, depressive symptomatology and time-to-claim-closure after whiplash. *J Clin Epidemiol.* 2001;54:275-286.

Durcan FJ, Corbett JJ, Wall M. The incidence of pseudotumor cerebri. Population studies in Iowa and Louisiana. *Arch Neurol.* 1988;45(8):875-877.

Eberhardt RT, Dhadly M. Giant cell arteritis: diagnosis, management, and cardiovascular implications. *Cardiol Rev.* 2007;15(2):55-61.

Einhaupl KM, Villringer A, Meister W et al. Heparin treatment in sinus venous thrombosis. *Lancet.* 1991;338(8767):597-600.

Ekseth K, Bostrom S, Vegfors M. Reversibility of severe sagittal sinus thrombosis with open surgical thrombectomy combined with local infusion of tissue plasminogen activator: technical case report. Neurosurgery. 1998;43(4):960-965. Evans RW. Post-traumatic headaches. *Neurol Clin.* 2004;22(1):237-249. Evans RW, Rozen TD. Etiology and treatment of new daily persistent headache. *Headache.* 2001;41(8):830-832.

Farb RI, Vanek I, Scott JN et al. Idiopathic intracranial hypertension: the prevalence and morphology of sinovenous stenosis. *Neurology.* 2003;60(9):1418-1424.

Gabai IJ, Spierings EL. Prophylactic treatment of cluster headache with verapamil. *Headache.* 1989;29:167-168.

Hadjikhani N, Sanchez del Rio M, Wu O et al. Mechanisms of migraine aura revealed by functional MRI in human visual cortex. *Proc Natl Acad Sci U S A.* 2001;98:4687-4692.

Hunder GG, Bloch DA, Michel BA et al. The American College of Rheumatology 1990 criteria for the classification of giant cell arteritis. *Arthritis Rheum.* 1990;33(8):1122-1128.

Headache Classification Subcommittee of the International Headache Society. The International Classification of Headache Disorders. *Cephalalgia.* 2004;24(Suppl 1):9-160.

Karbassi M, Raizman MB, Schuman JS. Herpes zoster ophthalmicus. *Sury Ophthalmol.* 1992;36(6):395-410.

Kasch H, Bach FW, Jensen TS. Handicap after acute whiplash injury: a 1-year prospective study of risk factors. *Neurology.* 2001;56:1637-1643.

Levine HL, Setzen M, Cady RK et al. An otolaryngology, neurology, allergy, and primary care consensus on diagnosis and treatment of sinus headache. *Otolaryngol Head Neck Surg.* 2006;134:516-523.

Limmroth V, Katsarava Z, Fritsche G et al. Features of medication overuse headache following overuse of different acute headache drugs. *Neurology.* 2002;59:1011-1014.

Limmroth V, Katsarava Z, Fritsche G et al. Headache after frequent use of serotonin agonists zolmitriptan and naratriptan. *Lancet.* 1999;353:378.

Mickeviciene D, Schrader H, Surkiene D et al. A historical cohort study on posttraumatic headache outside the medicolegal context. *Cephalalgia.* 2001;21:524.

Obelieniene D, Bovim G, Schrader H et al. Headache after whiplash: a historical cohort study outside the medico-legal context. *Cephalalgia.* 1998;18:559-564.

Radhakrishnan K, Ahlskog JE, Cross SA et al. Idiopathic intracranial hypertension (pseudotumor cerebri). Descriptive epidemiology in Rochester, Minn, 1976 to 1990. *Arch Neurol.* 1993;50(1):78-80.

Ramadan NM, Keidel M. Chronic posttraumatic headache. In: Olesen J, Tfelt-Hansen P, Welch KMA, eds. *The Headaches.* 2nd ed. Philadelphia: Lippincott Williams and Wilkins; 2000:771-780.

Raskin NH. The hypnic headache syndrome. *Headache.* 1988;28:534-536.

Scher AI, Stewart WF, Ricci JA *et al.* Factors associated with the onset and remission of chronic daily headache in a population-based study. *Pain.* 2003;106:81-89.

Scholten-Peeters GG, Verhagen AP, Bekkering GE *et al.* Prognostic factors of whiplash-associated disorders: a systematic review of prospective cohort studies. *Pain.* 2003;104:303-322.

Schreiber CP, Hutchinson S, Webster CJ *et al.* Prevalence of migraine in patients with a history of self-reported or physician-diagnosed "sinus" headache. *Arch Intern Med.* 2004;164:1769-1772.

Sjaastad O, Spierings EL. "Hemicrania continua": another headache absolutely responsive to indomethacin. *Cephalalgia.* 1984;4:65-70.

Spitzer WO, Skovron ML, Salmi LR *et al.* Scientific monograph of the Quebec Task Force on Whiplash-associated Disorders: redefining "whiplash" and its management. *Spine.* 1995; 20(Suppl 8):1S-73S.

Stewart WF, Wood C, Reed ML *et al.* Cumulative lifetime migraine incidence in women and men. *Cephalalgia.* 2008;28:1170-1178.

Yamaguchi M. Incidence of headache and severity of head injury. *Headache.* 1992;32:427-431.

ACIDENTE VASCULAR ENCEFÁLICO E TRANSTORNOS CEREBROVASCULARES

Steven K. Feske

ACIDENTE VASCULAR ENCEFÁLICO ISQUÊMICO E ATAQUE ISQUÊMICO TRANSITÓRIO

Introdução
1. O acidente vascular encefálico (AVE) é a terceira maior causa de morte nos Estados Unidos e a causa mais comum de incapacidade a longo prazo.
2. O acidente vascular encefálico completo e o ataque isquêmico transitório (AIT) possuem a mesma fisiopatologia, sendo diferenciados principalmente pela duração da isquemia e infarto resultante.
3. O AIT foi arbitrariamente definido como uma isquemia cerebral focal, com sintomas se resolvendo completamente em 24 horas. A neuroimagem revelou que os diversos eventos, com sintomas durando horas antes da completa resolução, são, na verdade, infartos cerebrais. Isto resultou em uma revisão das definições do AIT, que leva em conta os dados obtidos por imagens.

Histórico
1. O início do AVE geralmente é repentino, e os sintomas variam de acordo com o território da isquemia.
2. A história é direcionada para diferenciar o AVE e o AIT de outras causas de déficits focais repentinos, como enxaqueca e convulsões focais.
3. Os fatores subjacentes na história que sugerem a causa de AVE são:
   a. Doença cardíaca, incluindo fibrilação atrial e doença arterial periférica.
   b. Fatores de risco ateroscleróticos (hipertensão, diabetes, hipercolesterolemia, tabagismo, estilo de vida sedentário, histórico familiar de AVE e doença aterosclerótica).
   c. História sugerindo trombofilia, traumatismo craniano ou cervical, ou dor no pescoço, face e cabeça que sugerem dissecção arterial; história de febre, calafrios, sintomas cardíacos ou abuso de drogas que sugerem endocardite.
4. Quando terapias trombolíticas agudas são consideradas, o momento exato do início dos sintomas e os problemas que contraindicam tais terapias devem ser determinados.

Fisiopatologia
1. A maioria dos casos de isquemia cerebral é causada por bloqueio de uma artéria cerebral. As causas mais comuns de oclusão são:
   a. Tromboembolia a partir das câmaras ou válvulas cardíacas, ou de outras fontes como a aorta.
   b. Aterosclerose em artéria de médio ou grande porte, particularmente as artérias carótidas, causando estenose com redução do fluxo sanguíneo distal ou trombose local com consequente embolia arterioarterial em um vaso cerebral.
   c. Hipertrofia e estenose luminal de pequenos vasos cerebrais causadas por uma exposição crônica à hipertensão (HTN), diabetes melito (DM) e hiperlipidemia.
2. Causas menos comuns de oclusão vascular incluem dissecção arterial cervical; arterite (vasculite de grandes ou pequenos vasos); vasospasmo; trombofilia; e, raramente, embolia originada de outros materiais não trombóticos, como gordura, ar, tumor, líquido amniótico ou dispositivos médicos intravasculares. Os principais distúrbios subjacentes ao AVE são listados na Tabela 12-1; porém, a maioria é infrequente em comparação à embolia de fonte cardíaca e aterosclerose de grandes vasos ou doença de pequenos vasos.

TABELA 12-1	Principais Causas de Acidente Vascular Encefálico

Doença dos grandes vasos
  Doença aterosclerótica de artérias de grande e médio calibre: hiperlipidemia, HTN, DM, hiper-homocisteinemia, radioterapia, pseudoxantoma elástico
  Doença não aterosclerótica de artérias de grande e médio calibre: dissecção arterial, displasia fibromuscular, doença de Moya-Moya, sarcoidose, vasculite fúngica ou tuberculosa, vasculite pelo vírus varicela-zóster, síndromes vasculíticas sistêmicas, angeíte isolada do SNC
Doença dos pequenos vasos
  Lipohialinose, aterosclerose, infecções (sífilis, TB, criptococos), vasculite
Cardioembolismo
  HTN, fibrilação atrial, doença cardíaca valvular, cardiomiopatia, embolia paradoxal, trombo atrial esquerdo, trombo mural ventricular após IM, endocardite bacteriana, endocardite trombótica não bacteriana (câncer, síndrome do anticorpo antifosfolipídeo), mixoma atrial esquerdo
Estados protrombóticos
  Contraceptivos orais, gravidez e puerpério, síndrome do anticorpo antifosfolipídio, doença falciforme, câncer, policitemia vera, trombocitose essencial, PTT, CID, fatores prótrombóticos intensamente elevados, deficiência ou disfunção da proteína C, proteína S, ou antitrombina III, resistência à proteína C ativada (fator V de Leiden hereditário ou adquirido), mutação fator IG20210A, mutação no gene do fator II (G20210A), disfibrinogenemias, distúrbios da fibrinólise
Abuso de drogas
  Vasospasmo, vasculite, arritmias cardíacas, endocardite, aneurisma micótico, injeção de material infectado ou trombogênico
Causas variadas
  CADASIL, doença de Fabry, síndrome de Sneddon, MELAS

PTT, púrpura trombocitopênica trombótica; CID, coagulação intravascular disseminada; CADASIL, arteriopatia cerebral autossômica dominante com infartos subcorticais e leucoencefalopatia; MELAS, encefalopatia mitocondrial com acidose lática e episódios tipo AVE; SNC, sistema nervoso central, TB, tuberculose; IM, infarto do miocárdio; HTN, hipertensão; DM, diabetes melito.

Prognóstico

O resultado de um evento isquêmico individual depende do local, magnitude e duração da isquemia e, consequentemente, da extensão e duração do AVE completo. O risco de AVE completo após um AIT depende do mecanismo do AIT e do sucesso das terapias preventivas e agudas.

Diagnóstico

Exame

1. O examinador deve observar a temperatura, pressão arterial (PA), ritmo cardíaco, a qualidade dos pulsos carotídeos e a presença de sopros, a qualidade dos sons cardíacos e presença de sopros cardíacos lineares, e quaisquer achados que possam sugerir um mecanismo especial, como hemorragias lineares (endocardite) ou petéquias púrpura trombocitopênica trombótica.
2. O exame neurológico deve definir a localização e a síndrome clínica de AVE. Este exame possibilita a predição do vaso envolvido e do mecanismo de oclusão vascular.

Principais Síndromes de Acidente Vascular Encefálico

1. Síndrome no território da artéria cerebral média (ACM): Perda hemissensitiva, hemiparesia e paresia do olhar contralateral, geralmente com perda do campo visual contralateral e sinais corticais (afasia com lesões hemisféricas esquerdas; heminegligência com lesões à direita).

2. Síndromes dos ramos (parcial) da ACM: Afasia não fluente (afasia de Broca quando perisilviana e afasia motora transcortical quando não perisilviana) quando envolve os ramos da divisão anterior e afasia fluente (afasia de Wernicke quando perisilviana e afasia sensitiva transcortical quando não perisilviana) quando envolve os ramos da divisão posterior da ACM esquerda.
3. Síndrome da artéria cerebral anterior (ACA): Fraqueza predominando e déficits sensitivos nas pernas, preservação da visão. Sinais frontais bilaterais sugerem uma origem comum das duas artérias cerebrais anteriores.
4. Síndrome da artéria cerebral posterior (ACP): Hemi ou quadrantanopsia homônima contralateral, geralmente com função motora e sensitivo-motora intacta ou com déficits motores associados.
    a. Perda de memória causada por infarto temporal medial.
    b. Alexia sem agrafia causada por infarto no córtex visual dominante e esplênio do corpo caloso.
    c. Agnosias, como distúrbios de reconhecimento e nomeação de cores, e prosopagnosia (distúrbio de reconhecimento facial), secundárias a infarto do córtex têmporo-occipital inferior.
5. Síndrome da porção média da artéria basilar, sugerindo estenose aterosclerótica ou oclusão da porção média da artéria basilar com disfunção pontina (disartria, diplopia horizontal, vertigem, quadriparesia) e cerebelar.
6. Síndrome da porção superior da artéria basilar, sugerindo oclusão embólica da artéria basilar distal com disfunção mesencefálica (vigília reduzida; diplopia vertical e horizontal; ptose bilateral; pupilas desiguais e irregulares pouco reativas), talâmica e occipital.
7. Síndromes lacunares geralmente indicam oclusão de um pequeno vaso cerebral (p. ex., síndrome sensitiva pura ou motora pura sem perda visual ou achados corticais [sem afasia ou hemineligência]) ou hemiparesia isolada com ataxia. Disartria é comum quando tais infartos lacunares ocorrem na ponte ou na cápsula interna.
8. Infartos em zonas de fronteira (zonas limítrofes) ocorrem quando uma região do cérebro está sujeita a um fluxo sanguíneo reduzido em razão de uma oclusão vascular proximal ou a uma redução global na perfusão causada por hipotensão sistêmica.
    a. Um AVE em zonas limítrofes anteriores tipicamente produz a síndrome do "homem no barril", caracterizada por fraqueza nas pernas e extremidades superiores proximais, com relativa preservação das extremidades superiores distais devido ao infarto em zonas limítrofes entre a ACA e a ACM na convexidade frontal alta.
    b. AVE em zonas limítrofes posteriores pode produzir a síndrome de Balint (astereognosia, ataxia óptica e apraxia ocular) por infarto em zonas de fronteira entre a ACM e a ACP na região parietoccipital.

Neuroimagem

1. Os objetivos da neuroimagem logo após o AVE são:
    a. Definir o sítio e o local de um infarto estabelecido e a extensão do tecido isquêmico em risco.
    b. Identificar o sítio de uma oclusão vascular aguda.
    c. Identificar hemorragia ou lesões inesperadas que se assemelham ao infarto cerebral agudo.
2. Tomografia computadorizada (TC) e angiografia por TC.
    a. A TC sem contraste identifica de forma confiável, a hemorragia aguda. É insensível ao infarto nas primeiras horas do AVE. No entanto, alterações discretas são algumas vezes detectadas: "sinal da ACM hiperdensa" de trombo no tronco da ACM (pequeno sinal na fissura silviana indicando trombo nos ramos mais distais da ACM) ou hipodensidade, perda da diferenciação entre a substância branca e cinzenta e apagamento de sulcos. Todas estas alterações indicam sinais precoces de infarto. A perda da diferenciação entre a substância branca e cinzenta geralmente é observada na região de interface entre a cápsula e os gânglios da base e na ínsula ("sinal da costela insular").
    b. A angiografia por TC permite a avaliação da patência dos vasos cerebrais, desde o arco aórtico até o pescoço, e dos grandes vasos intracranianos, pelo menos até o primeiro ramo além do círculo de Willis.
    c. As técnicas de TC de perfusão fornecem informações precisas sobre a extensão do infarto estabelecido e do tecido hipoperfundido em risco de infarto.

3. RM e ARM.
   a. As imagens ponderadas em difusão (DWI) da RM são muito mais sensíveis que a TC para a detecção precoce de infarto. Nesta sequência, há um sinal hiperintenso no infarto cerebral agudo em minutos após o infarto do tecido cerebral. A correlação com um hipossinal nos mapas de coeficiente de difusão aparente (CDA) diferencia o infarto agudo de outras causas de sinal hiperintenso na DWI.
   b. A ARM define o fluxo nos vasos cerebrais, desde o arco aórtico até as artérias intracranianas; porém, utiliza métodos que podem superestimar o grau de estenose.
   c. As técnicas de perfusão por RM podem fornecer informações sobre a extensão do infarto estabelecido e do tecido hipoperfundido em risco.
4. Angiografia convencional.
   a. É mais sensível e específica que a ATC ou a ARM e permanece o padrão ouro do diagnóstico por imagem das lesões vasculares; entretanto, raramente é necessária nas lesões agudas, exceto como parte da terapia intervencionista.
5. Ultrassonografia carotídea com Doppler.
   a. Inclui a avaliação das curvas de velocidade de fluxo sanguíneo no Doppler e obtenção de imagens anatômicas por técnicas em escala de cinza e fluxo colorido.
   b. É uma técnica amplamente disponível, não invasiva e, em mãos experientes, define e quantifica com segurança a maioria das lesões ateroscleróticas carotídeas proximais.
   c. A morfologia das ondas Doppler também pode fornecer informações indiretas sobre as estenoses localizadas a montante e a jusante que estão fora do campo de visualização da ultrassonografia carotídea.
6. Doppler Transcraniano (DTC).
   a. O DTC permite a obtenção de imagens do fluxo dos grande vasos do círculo de Willis, das artérias cerebrais média proximal, anterior e posterior, da artéria oftálmica e das artérias vertebral e basilar. Informações sobre a direção e velocidade do fluxo possibilitam a identificação de estenose ou vasoespasmo dos vasos intracranianos e a avaliação das vias de colateralização.
   b. Altas velocidades de fluxo sugerem estreitamento vascular secundário à estenose ou vasoespasmo, ou fluxo elevado em razão de estados generalizados de alto fluxo, como malformações arteriovenosas ou fluxo colateral no contexto de estenose ou oclusão em outro sítio. Por ser uma técnica segura e não invasiva, exames seriados de ultrassonografia podem ser realizados. Sua aplicação mais valiosa é na avaliação seriada da gravidade do vasoespasmo cerebral após hemorragias subaracnóideas (HSA).

Outros Testes para Avaliação do Acidente Vascular Encefálico
1. Eletrocardiograma (ECG), radiografia torácica (RT), glicose, eletrólitos, nitrogênio uréico sanguíneo (NUS), creatinina, hemograma completo (HC) com contagem de plaquetas e tempo de protrombina ([TP], índice de normalização internacional [INR]), e tempo de tromboplastina parcial ativada (TTPa) são testes que devem fazer parte da avaliação inicial para ajudar a determinar a causa do evento e para fornecer informações críticas para o planejamento da terapia aguda.
2. Proteína C reativa (CRP) ou VHS, culturas sanguíneas e ecocardiograma são exames importantes a serem realizados na presença de febre ou sopro cardíaco, ou quando houver outras razões para suspeitar de endocardite.
3. Na suspeita de abuso de drogas, uma triagem toxicológica é de valor.
4. Na fase pós-aguda, é indicada a realização de ecocardiografia, monitorização do ritmo cardíaco, definição da vasculatura cerebral e testes laboratoriais direcionados aos fatores de risco para AVE:
   a. Glicemia de jejum; colesterol total, lipoproteínas de baixa densidade (LDL) e lipoproteína de alta densidade (HDL); e triglicérides.
   b. Elevação dos nívcis séricos de CRP de alta sensibilidade e hiper-homocisteinemia foram identificados como fator de risco modificável para a aterosclerose.

c. A ecocardiografia transesofágica deve ser considerada já que a visualização de ateroma aórtico, válvulas ou apêndice atrial esquerdo, ou a definição de um forame oval patente (FOP) irá alterar a terapia preventiva secundária, pois a sensibilidade da ecocardiografia transtorácica é baixa para lesões nestes locais.

Tratamento
Terapia Aguda do Acidente Vascular Encefálico Isquêmico
Considerações Hemodinâmicas

1. A perfusão cerebral depende da pressão arterial média (PAM), com base na relação hemodinâmica básica [FSC = (PAM – PVC)/RCV, em que FSC = fluxo sanguíneo cerebral, PVC = pressão venosa cerebral e RCV = resistência cerebrovascular].
2. Áreas do cérebro distais às artérias ocluídas ou estenosadas podem ser supridas por vasos colaterais. Quando completamente dilatadas (ou seja, autorreguladas para maximizar o FSC), o fluxo nestes vasos se torna passivamente dependente da PAM. Portanto, é desejável manter uma PAM alta no contexto do AVE agudo.
3. É comum para pacientes com AVE agudo apresentarem elevações agudas da PA no início do quadro.
    a. Em geral, a PA não deve ser reduzida, a menos que:
        1) A redução da PA seja necessária para satisfazer os critérios de uma trombólise segura (ver a seção de Trombólise Intravenosa e Tabelas 12-2 e 12-3) ou quando os problemas médicos exijam sua redução:
            a) Infarto agudo do miocárdio.
            b) Dissecção da aorta.
            c) Crise hipertensiva com envolvimento de órgão-alvo (insuficiência cardíaca congestiva, insuficiência renal aguda, encefalopatia hipertensiva).
    b. Em outras complicações, não foi estabelecido um limiar acima do qual a PA deveria ser tratada agudamente; no entanto, as diretrizes da *American Stroke Association* sugerem que a terapia deve ser evitada a menos que a PA diastólica seja superior a 120 mmHg ou a PA sistólica superior a 220 mmHg.
    c. Pacientes com elevação excessiva da PA e que sejam candidatos ao uso do ativador do plasminogênio tecidual (tPA) devem ser tratados agudamente para atingir uma PA tolerável para terapia com tPA (PA sistólica ≤ 185, PA diastólica ≤ 110). As metas e regimes anti-hipertensivos padronizados após o ensaio clínico NINDS *(National Institute of Neurological Disorder and Stroke)* de tPA intravenoso e recomendados pela *American Stroke Association* são exibidos na Tabela 12-2.

Considerações Metabólicas

1. Deve-se realizar monitorização com oximetria de pulso e administração de oxigênio suplementar quando a saturação de oxigênio for menor que 95%.
2. Tanto a hipertermia como a hiperglicemia podem aumentar a extensão do infarto final; portanto, como regra, os pacientes devem receber medicamentos antipiréticos e resfriamento externo para manter a temperatura corporal normal e insulina para evitar elevação excessiva de glicose.

Trombólise Intravenosa

1. Todos os pacientes devem ser considerados para terapia trombolítica IV com tPA em até 3 horas do início dos sintomas de AVE.
2. Pacientes que podem ser tratados nas primeiras 3 a 4,5 horas do início dos sintomas devem ser considerados para terapia IV com tPA quando não satisfazem os seguintes critérios adicionais de exclusão: idade superior a 80 anos, NIHSS superior a 25, terapia com anticoagulantes orais, histórico de AVE prévio, ou DM.[1]

---

[1] A *American Stroke Association* recentemente aprovou esta expansão da janela terapêutica para o tPA IV, com base nos resultados dos recentes dados do ensaio clínico ECASS III e do SITS-ISTR.

TABELA 12-2	Terapia Anti-Hipertensiva Aguda para Administração Intravenosa do Ativador do Plasminogênio Tecidual

Controle da PA *antes* do tratamento com tPA IV
Para PAS > 185 mmHg ou PAD > 110 mmHg, administrar
- Labetalol*, 10-20 mg IV por 1-2 min.; pode repetir uma vez, ou
- Nitropaste*, 1 a 2 pol., ou
- Nicardipina, 5 mg/h, com aumento de 2,5 mg/h a cada 5-15 minutos; dose máxima de 15 mg/h; após obtenção da PA desejável, reduzir para 3 mg/h

Se a PA não declina e permanece > 185/110, não administrar tPA

Controle da PA *durante* e *após* tratamento com tPA IV

Monitorar a PA durante as primeiras 24 h após o início do tratamento; a cada 15 min durante o tratamento e nas primeiras 2 h e, em seguida, a cada 30 min por 6 h, e então a cada hora por 16 h

Se a PA sistólica é de 180-230 mmHg ou a PA diastólica de 105-120 mmHg por 2 ou mais leituras em um intervalo de 5-10 min, administrar:
- Labetalol, 10 mg IV por 1-2 min. Pode repetir a cada 10-20 min; dose máxima de 300 g, ou
- Labetalol, 10 mg IV seguido por uma infusão de 2-8 mg/min

Se a PA sistólica é > 230 mmHg ou a PA diastólica é de 121-140 mmHg por duas ou mais leituras em um intervalo de 5-10 min, administrar:
- Labetalol, 10 mg IV por 1-2 min. Pode repetir a cada 10-20 min.; dose máxima de 300 mg, ou
- Labetalol, 10 mg IV seguido por uma infusão de 2-8 mg/min, ou
- Nicardipina, 5 mg/h IV; aumentar a dose até obter o efeito desejado, aumentando 2,5 mg/h a cada 5 min até uma dose máxima de 15 mg/h

Se a PA não é controlada, considerar a administração de nitroprussiato de sódio (dose inicial de 0,5 µg/kg/min)

*Não comercializado no Brasil.
IV, intravenoso; PA, pressão sanguínea arterial.
Fonte: Guidelines for early management of adults with ischemic stroke. *Stroke.* 2007;38:1655.

3. As indicações e contraindicações para a trombólise IV estão listadas na Tabela 12-3.
4. Para pacientes elegíveis, o tPA IV deve ser administrado logo após a conclusão da avaliação básica. A dose de tPA é de 0,9 mg/kg até uma dose máxima total de 90 mg. Dez por cento desta dose é administrada em bolo por 1 a 2 minutos. O restante é infundido por 1 hora. É aconselhável que os departamentos de emergência estabeleçam protocolos para a administração de tPA para acelerar a preparação e minimizar erros.
5. A PA deve ser controlada dentro dos parâmetros recomendados por 24 horas após a administração de tPA (Tabela 12-2), e os pacientes devem ser rigorosamente monitorizados para evidência de hemorragia com exames neurológicos seriados e TC de acompanhamento.
6. Nenhuma medicação anticoagulante e antiplaquetária adjuvante deve ser dada por 24 horas após a trombólise IV.

Terapias Intra-Arteriais

1. Na disponibilidade de médicos experientes e unidades adequadas, a angiografia de emergência possibilita a remoção mecânica de coágulos e a administração de agentes trombolíticos intra-arteriais em pacientes se apresentando após 3 a 4,5 horas do início dos sintomas ou que não irão tolerar com segurança o tratamento sistêmico. Tais terapias demonstraram promover recanalização precoce das artérias ocluídas, que se correlaciona com resultados favoráveis. Um estudo controlado de pacientes com oclusão proximal da ACM demonstrou benefício clínico da trombólise intra-arterial, quando a mesma é aplicada dentro de 6 horas do início dos sintomas. No entanto, as abor-

TABELA 12-3	Indicações e Contraindicações para Uso Intravenoso do Ativador de Plasminogênio Tecidual no Acidente Vascular Encefálico Isquêmico Agudo

Indicações
1. AVE isquêmico agudo com déficits incapacitantes
2. Até 3 horas do início dos sintomas (e em 3-4,5 h com os critérios de exclusão adicionais mencionados abaixo sob "Contraindicações absolutas, item 4.")[a]
3. TC de crânio sem evidências de infarto estabelecido, hemorragia ou uma explicação alternativa para o déficit neurológico focal

Contraindicações absolutas
1. Hemorragia na TC de crânio; infarto estabelecido, ou outro diagnóstico que contraindica o tratamento (tumor, abscesso etc.)
2. Tumor ou malformação vascular do SNC
3. Déficit moderadamente ou rapidamente regressivo
4. Somente para janela de 3-4,5 h: > 80 anos de idade, NIHSS > 25, tomando anticoagulantes orais, histórico de prévio AVE ou diabetes melito

Contraindicações relativas[b]
1. Endocardite bacteriana
2. Trauma significativo nos últimos 3 meses
3. AVE nos últimos 3 meses
4. Histórico de hemorragia intracraniana ou sintomas suspeitos de HSA
5. Cirurgia de grande porte nos 14 dias anteriores ou cirurgia de pequeno porte nos 10 dias anteriores, incluindo biópsia hepática e renal, toracocentese e punção lobar
6. Punção arterial em sítio não passível de compressão nos 7 dias anteriores
7. Hemorragia gastrointestinal, urológica ou pulmonar nos últimos 21 dias
8. Diátese hemorrágica ou hemodiálise
9. TPP > 40 s: INR > 1,5; contagem de plaquetas < 100.000 mm^3
10. PAS > 185 ou PAD > 110, apesar de terapia para baixar agudamente a PA
11. Crise convulsiva no início do AVE[c]
12. Glicose < 50 ou > 400[c]

[a]A *American Stroke Association* recentemente aprovou esta expansão da janela terapêutica para o tPA IV baseado nos resultados dos recentes dados do ensaio clínico ECASS III e do SITS-ISTR (ver *NEJM*. 2008; 359:1317 e *Lancet*. 2008;372:1303.)
[b]Estas contraindicações são tiradas do estudo em tPA IV realizado pelo *National Institute of Neurological Disorders and Stroke* (NEJM. 1995;333:1581). Na prática clínica, onde o risco de incapacidade permanente devido ao AVE é grande, decisões podem favorecer a terapia.
[c]Esta contraindicação relativa se destina a prevenir o tratamento de pacientes com déficits focais provocados por causas outras que a oclusão vascular. Se o déficit persiste após a correção da glicose anormal ou, idealmente, se um rápido diagnóstico de oclusão vascular pode ser estabelecido por angiografia por TC ou angiografia por ressonância magnética, então o tratamento pode ser indicado.
TC, tomografia computadorizada SNC, sistema nervoso central; HSA, hemorragia subaracnóidea; TTP, tempo de tromboplastina parcial; PA, pressão sanguínea arterial; INR, índice de normalização internacional; PAS, pressão arterial sistólica; PAD, pressão arterial diastólica.

dagens intravasculares no tratamento de AVEs agudos ainda estão sendo avaliadas. A trombólise IV convencional não deve ser adiada em detrimento ao tratamento intravascular.
2. O uso simultâneo de heparina, agentes antiplaquetários e hipertensão induzida não foi estabelecido por estudos clínicos sistemáticos e, atualmente, tem como base protocolos institucionais.

Uso Precoce de Terapias Antiplaquetárias e Anticoagulantes
1. Não foi demonstrado que a administração aguda de aspirina e de outros agentes antiplaquetários reduza a extensão do AVE, embora a instituição precoce de baixa dose de aspirina tenha me-

lhorado o prognóstico em estudos clínicos de grande porte, possivelmente por reduzir a incidência de eventos recorrentes precoces nas primeiras duas semanas.
2. Foi estudado o uso precoce de heparina não fracionada e heparinas de baixo peso molecular, com resultados variáveis.
3. Parece haver algum benefício na prevenção de eventos recorrentes precoces em pacientes com estenose carotídea e fibrilação atrial.
4. Logo que considerada segura, a terapia anticoagulante deve ser retomada em pacientes com válvulas cardíacas prostéticas necessitando de anticoagulação e em pacientes com lesões cardíacas que apresentam risco de embolia.
5. Dados anedóticos sugerem que a reperfusão do tecido lesionado é mais propensa a causar conversão hemorrágica quando anticoagulantes são administrados, quando os AVEs são extensos, quando doses em bolo de heparina são utilizadas e quando o nível de anticoagulação é excessivo. Portanto, é preciso ter cautela quando a terapia anticoagulante é iniciada logo após o AVE isquêmico agudo.

Profilaxia da Trombose Venosa Profunda
1. Pacientes imobilizados após um AVE agudo devem ser tratados com baixa dose de heparina subcutânea ou heparina de baixo peso molecular, ou utilizar botas de compressão pneumática para minimizar o risco de trombose venosa profunda (TVP).
2. Pacientes que não podem receber anticoagulantes podem-se beneficiar do tratamento com aspirina para prevenção de TVP.

Hemicraniectomia
1. Nos pacientes com grandes infartos hemisféricos e "edema cerebral maligno", em que a terapia médica do edema cerebral e o efeito de massa podem ser prejudiciais, a hemicraniectomia, remoção de um grande segmento do osso craniano subjacente e realização de duraplastia, pode aliviar diretamente a pressão intracraniana (PIC), o desvio da linha média e a hérnia cerebral ao permitir a herniação do tecido edemaciado através do defeito cirúrgico. Esta técnica pode simplificar a terapia médica e aumentar a taxa de sobrevida após AVEs extensos.
2. A hemicraniectomia pode salvar vidas, porém o paciente e familiares devem entender que o AVE subjacente incapacitante não é alterado.

Prevenção Secundária do Acidente Vascular Encefálico Isquêmico
Terapias Antiplaquetárias
Foi demonstrado que o tratamento com baixas doses de aspirina (81 a 650 mg/d), aspirina combinada com dipiridamol (25 mg de aspirina/200 mg de dipiridamol, 2 vezes ao dia), e clopidogrel (75 mg/d), reduz o risco de eventos recorrentes após o AVE e o AIT. Os benefícios obtidos com o tratamento combinado de aspirina e clopidogrel não são superiores ao tratamento monoterápico ou ao tratamento combinado de aspirina e dipiridamol para a prevenção secundária em geral. Entretanto, para pacientes com fibrilação atrial que não podem tomar Warfarin, a terapia combinada de aspirina com clopidogrel confere proteção adicional contra o AVE isquêmico, embora com um risco hemorrágico adicional (ver a seção de Fibrilação Atrial). A aspirina geralmente é usada em doses de 81 a 325 mg, embora doses mais altas possam ser mais eficazes em pacientes com resistência relativa à aspirina. Doses mais baixas conferem um menor risco hemorrágico.

Fibrilação Atrial
1. Vários estudos demonstraram que o Warfarin reduz o risco de acidente vascular cerebral em pacientes com fibrilação atrial e que a ocorrência de AVE nestes pacientes tende a ser durante os intervalos da terapia anticoagulante.
2. Todos os pacientes com fibrilação atrial paroxística persistente ou recorrente devem ser tratados com warfarin, com um valor ideal de INR de aproximadamente 2 a 3, a menos que haja contra-indicações para seu uso (um dos quais é risco de falha terapêutica).

ACIDENTE VASCULAR ENCEFÁLICO ISQUÊMICO E ATAQUE ISQUÊMICO TRANSITÓRIO

3. A aspirina também reduz o risco de AVE em pacientes com FA, embora seu efeito seja menor do que o da Warfarin. Um recente estudo clínico demonstrou que a combinação de aspirina e clopidogrel é mais eficaz do que a aspirina em prevenir AVEs no contexto de FA, no entanto, há um risco elevado de hemorragia, principalmente gastrointestinal.
4. Pacientes com fibrilação atrial isolada (com menos de 60 anos de idade, ausência de AVE ou AIT prévio, ECG e ecocardiograma normal, ausência de HTN, ausência de DM) são a única exceção. O risco de AVE nestes pacientes é comparável àquele da população geral, com a terapia anticoagulante não sendo indicada para a prevenção *primária*. Tais pacientes devem receber baixa dose de aspirina.

Estenose Arterial Intracraniana

O estudo sobre Warfarin e aspirina na doença intracraniana sintomática (*Warfarin-Aspirin Symtomatic Intracranial Disease* – WASID) revelou que o risco aumentado de hemorragia grave se sobrepõe a qualquer benefício da prevenção do AVE isquêmico. Portanto, a maioria dos pacientes com estenose intracraniana sintomática deve ser tratada com agentes antiplaquetários. Em pacientes com estenoses intracranianas sintomáticas que, apesar da terapia com agentes antiplaquetários e Warfarin, continuam a ter sintomas isquêmicos focais, a angioplastia com *stent* tem sido realizada com sucesso.

Doença das Válvulas Cardíacas e Outras Doenças Cardiovasculares

1. O tratamento com anticoagulantes pode ser benéfico em pacientes com doença reumática, com outras doenças valvulares e evidência de AVE embólico ou AIT; no entanto, os subgrupos de pacientes que devem ser tratados com anticoagulação a longo prazo ainda não foram claramente definidos.
2. Anticoagulação é claramente indicada para pacientes com prótese valvular mecânica e risco embólico elevado. A faixa ótima do INR para anticoagulação varia com o tipo e posição da válvula. A Tabela 12-4 exibe os limites ótimos de INR recomendados pelo *American College of Chest Physicians* para pacientes com próteses valvulares mecânicas.

TABELA 12-4 Faixa de INR Recomendada para Anticoagulação de Pacientes com Próteses Valvulares Mecânicas

Tipo da Prótese/Posição/Condição Complicadora	INR Recomendado (Intervalo)
Válvula de duplo folheto (St. Jude Medical)/Posição aórtica	2,5 (2-3)
Válvula de disco basculante/Posição mitral	3 (2,5-3,5)
Válvula de duplo folheto/Posição mitral	3 (2,5-3,5)
Válvula de duplo folheto (CarboMedics)/Posição aórtica/AE de tamanho normal e RSN	2,5 (2-3)
Válvula de disco basculante (Medtronic Hall)/AE de tamanho normal e RSN	2,5 (2-3)
Válvula mecânica/fatores de risco adicionais, ou seja, FA, IM, AAE, lesão endocárdica, baixa FEVE	3 (2,5-3,5) + baixa dose de aspirina[a]
Válvula tipo gaiola-bola ou válvula de disco	3 (2,5-3,5) + baixa dose de aspirina[a]
Válvula mecânica/embolia sistêmica apesar do INR terapêutico	3,0 (2,5-3,5) + baixa dose de aspirina[a]
Válvula mecânica/durante intervalos em que a warfarin deve ser descontinuada	Heparina de baixo peso molecular

[a] 75-100 mg diariamente.
AE, átrio esquerdo; RSN, ritmo sinusal normal; IM, infarto do miocárdio; AAE, aumento atrial esquerdo; INR, índice de normalização internacional.

3. Pacientes com cardiomiopatia dilatada apresentam um risco aumentado de AVE embólico, no qual é reduzido com *warfarin*, porém o limiar de anticoagulação não foi bem definido. Um grande estudo constatou um risco elevado com fração de ejeção (FE) inferior a 0,35, aumentos progressivos no risco com FE declinante e redução do risco com warfarin.
4. Não foram estabelecidos padrões claros para o tratamento de AIT ou AVE criptogênico no contexto de um FOP. Com um FOP, o risco de infarto é aparentemente elevado na presença de um aneurisma de septo atrial. A alta frequência de FOP na população saudável faz deste um problema terapêutico difícil e importante.
5. No momento, é razoável recomendar que pacientes com AVE ou AIT e FOP recebam agentes antiplaquetários, que aqueles com trombose venosa identificada recebam anticoagulação por pelo menos 3 meses, que estados hipercoaguláveis sejam tratados com anticoagulação a longo prazo e que o fechamento do FOP seja considerado nos AITs ou AVEs recorrentes sob tratamento com Warfarin. Ainda não foi estabelecido se o tamanho grande da abertura ou a simples presença de aneurisma do septo atrial justifica o fechamento.
6. O fechamento pode ser realizado por cirurgia aberta ou pela inserção transvenosa de dispositivos projetados para esta finalidade.

Estenose Carotídea e Outras Indicações para Terapia Cirúrgica
1. Pacientes com AIT ou com AVEs parciais no território da artéria carótida interna (ACI) e com estenose aterosclerótica significativa da artéria carótida devem ser considerados para endarterectomia carotídea tão logo que possível no caso de AITs e logo que for considerado seguro após AVEs parciais.
   a. O benefício da endarterectomia carotídea em pacientes sintomáticos (AVE ou AIT prévio) com estenose igual ou superior a 70% foi claramente estabelecido em vários estudos clínicos. Estes estudos iniciais falharam em demonstrar benefício em pacientes com estenose arterial inferior a 30%. Os dados do estudo NASCET *(North American Symptomatic Carotid Endarterectomy Trial)* sugerem que pacientes com estenose de 30 a 69% apresentam um risco intermediário e que, naqueles com estenose superior a 50%, um pequeno benefício cirúrgico alcança significação estatística após 5 anos.
   b. Em pacientes assintomáticos, a prevenção do AVE primário por endarterectomia carotídea permanece controversa. Dois estudos demonstraram, após 5 anos de seguimento, um pequeno benefício em favor da endarterectomia carotídea em pacientes com estenose igual ou superior a 60 a 70%. Estes estudos atribuíram a mesma relevância para as AVEs precoces, que são mais bem representadas no grupo cirúrgico devido ao risco de AVE perioperatório, embora os acidentes vasculares encefálicos precoces confiram uma carga mais alta de incapacidade cumulativa. Os estudos não constataram um risco crescente de acidente vascular cerebral e benefício da endarterectomia carotídea com graus crescentes de estenose acima de 60%. Portanto, é difícil dar um parecer sobre os limiares para a endarterectomia carotídea nos pacientes assintomáticos. Com os dados disponíveis, é razoável recomendar a endarterectomia carotídea em indivíduos assintomáticos com estenose assintomática severa e baixo risco cirúrgico, especialmente quando imagens ou exames seriados de ultrassonografia exibem piora da estenose. As drogas estatinas e a aspirina podem ser uma alternativa razoável.
2. Experiências recentes com angioplastia e inserção de *stent* nas lesões estenóticas carotídeas sugerem uma segurança razoável e eficácia geral similar ou ligeiramente inferior. Este procedimento se tornou uma alternativa à endarterectomia, principalmente em pacientes de alto risco cirúrgico.

Fatores de Risco para Aterosclerose e Doença de Pequenos Vasos
1. Terapia anti-hipertensiva.
   a. A HTN é um fator de risco principal para o acidente vascular cerebral, mesmo em níveis abaixo dos limiares convencionalmente definidos como normais. Elevações sistólicas e diastólicas aumentam o risco de AVE. Portanto, a PA deveria ser controlada em todos os pacientes em risco de AVE. Os alvos do tratamento são exibidos na Tabela 12-5. Vários agentes podem ser utilizados para controlar a PA. O estudo HOPE *(Heart Outcomes Prevention Evaluation)* sugere que os inibidores da enzima conversora da angiotensina, além de seu efeito hipotensor, são capazes de prevenir adicionalmente o AVE.

ACIDENTE VASCULAR ENCEFÁLICO ISQUÊMICO E ATAQUE ISQUÊMICO TRANSITÓRIO

TABELA 12-5 Objetivos do Tratamento para Hipertensão e Dislipidemia

Fator de Risco	Objetivo do Tratamento para Prevenção Secundária	
	AHA	ADA
HTN		
PAS, mmHg	< 140 (130[a])	130
PAD, mmHg	< 90 (80[a])	80
Dislipidemia		
LDL, mg/dL	< 100 (< 70[b])	< 100 (< 70[c])
HDL, mg/dL	> 35	> 40 em homens; > 50 em mulheres
CT, mg/dL	< 200	
TG, mg/dL	< 200	< 150

[a]Aqueles com diabetes ou doença renal crônica.
[b]Aqueles em alto risco em razão de múltiplos fatores de risco.
[c]Aqueles com doença cardiovascular manifesta.
AHA, *American Heart Association*; ADA, *American Diabetes Association*; HTN, hipertensão; PAS, pressão arterial sistólica; PAD, pressão arterial diastólica; LDL, lipoproteína de baixa densidade; HDL, lipoproteína de alta densidade; CT, colesterol total; TG, triglicérides

2. Estatinas e terapia hipolipemiante.
   a. Elevação do colesterol LDL e triglicérides e baixo colesterol HDL são fatores de risco para doença vascular aterosclerótica, incluindo o AVE. Foi demonstrado que os inibidores da 3-hidroxi-3-metilglutaril coenzima A redutase (HMG-CoA) (estatinas) reduzem os níveis de colesterol LDL e podem reduzir os níveis de triglicérides e elevar o colesterol HDL em alguns pacientes. Também foi demonstrado que estes agentes reduzem o risco de mortalidade de aterosclerótica e de eventos vasculares, incluindo o AVE. Eles também podem conferir benefícios além daqueles como hipolipemiantes. Os triglicérides podem responder ao controle glicêmico e terapia com fibratos, embora as estatinas também possam contribuir para o benefício. Niacina e fibratos são mais eficazes em elevar o colesterol HDL, embora estes agentes devam ser usados com cautela em diabéticos. Quando combinada com as estatinas, a niacina pode causar hiperglicemia; fibratos podem causar miosite. Os objetivos do tratamento da hiperlipidemia são exibidos na Tabela 12-5.
   b. O estudo SPARCL demonstrou que os pacientes tratados com terapia hipolipemiante intensiva (administração diária de 80 mg de atorvastatina com LDL alvo < 70) logo após um AVE isquêmico agudo apresentam risco reduzido de AVE recorrente. Esta abordagem é razoável; porém, requer vigilância para miopatia e doença hepática.
3. Outros fatores de risco.
   a. Em todos os casos, perda de peso, nutrição adequada, moderação no uso de álcool, abandono do tabagismo e exercícios físicos regulares devem ser encorajados como primeiras etapas ou etapas concomitantes na terapia de fatores de risco modificáveis.
4. Hiper-homocisteinemia.
   a. A hiper-homocisteinemia contribui para o risco de AVE por dois mecanismos: promovendo aterosclerose e promovendo trombose. Embora estudos clínicos não tenham demonstrado diminuição na taxa de AVE após a redução dos níveis de homocisteína com altas doses de tratamento vitamínico, é razoável recomendar o consumo diário de multivitaminas (B6 1,7 mg diariamente, B12 2,4 μg diariamente, folato 0,4 mg diariamente) para pacientes com hiper-homocisteinemia (> 10 μmol/L). Alguns subgrupos com alto risco de aterosclerose podem-se beneficiar de terapia vitamínica mais agressiva.

Outras Lesões Arteriais
1. Muitas doenças, além da aterosclerose, podem resultar em AVE (Tabela 12-1).
    a. A mais comum destas é a dissecção arterial. Dissecção da artéria carótida ou vertebral é mais comum, podendo causar sintomas pelo comprometimento do lúmen dos vasos e fluxo distal ou por embolização decorrente da formação de trombo no sítio de laceração endotelial. Este último risco é, provavelmente, reduzido por anticoagulação e agentes antiplaquetários, e um período de 3 a 6 meses de anticoagulação é uma terapia adequada até que a lesão esteja estável, seja com recanalização ou pelo fechamento permanente do vaso dissecado.
    b. Dor de cabeça ou doença sistêmica, especialmente com VHS ou PCR elevado, deve sugerir vasculite cerebrovascular como uma possível causa de um AVE ou AIT.
        1) Quando arterite de células gigantes é fortemente suspeita, terapia com 60 a 80 mg de prednisona deve ser iniciada para minimizar o risco de perda visual. O diagnóstico pode ser confirmado com biópsia da artéria temporal após o início do tratamento.
        2) Quando a perda visual já tenha ocorrido em um olho em razão de arterite temporal, há evidências anedóticas que o uso precoce de altas doses de metilprednisolona minimiza o risco de perda visual no outro olho.
        3) Vasculite sistêmica com manifestações neurológicas e angeíte primária do SNC são tratadas com corticosteroides (p. ex., 60 a 80 mg de prednisona diariamente), com ou sem outros agentes imunossupressores.
        4) A vasculite primária do SNC geralmente requer imunossupressão mais potente com ciclofosfamida ou outros agentes.
        5) É importante diferenciar a vasculite isolada do SNC do linfoma intravascular ou outros distúrbios semelhantes para garantir uma seleção terapêutica apropriada.
        6) A angeíte do SNC deve ser diferenciada da síndrome da vasoconstrição cerebral reversível com base na apresentação aguda, achados normais ou quase normais no LCR e reversibilidade angiograficamente demonstrada da estenose e dilatações, que é um aspecto característico da síndrome da vasoconstrição cerebral reversível. Raramente, uma biópsia cerebral será necessária para diferenciar estes distúrbios.

Estados Trombofílicos
1. Os dois estados trombofílicos mais importantes a considerar durante a avaliação de pacientes com AVE arterial são a trombofilia e a síndrome dos anticorpos antifosfolípides (SAAF).
    a. O câncer, especialmente os adenocarcinomas do trato gastrointestinal, pulmões ou mama, pode induzir um estado de hipercoagulabilidade, caracterizado pela ativação da produção de trombina e dos sistemas fibrinolíticos. Isto pode ser evidenciado pelos achados laboratoriais (níveis elevados de dímero D e de produtos da degradação de fibrina); no entanto, é incomum uma coagulação intravascular disseminada verdadeira com consumo de fibrinogênio, plaquetas e fatores de coagulação com prolongamento do INR, TTPa e tempo de trombina.
    b. Nestes pacientes, os AVEs podem ser causados por trombose *in situ* nos vasos cerebrais, embolização decorrente de lesões cardíacas, como endocardite marântica, ou embolização venosa através de um FOP ou desvio arteriovenoso. Até que uma terapia mais definitiva para o câncer possa ser instituída, a anticoagulação pode reduzir o risco trombótico nestes pacientes.
2. As principais manifestações da SAAF são os eventos trombóticos arteriais ou venosos recorrentes, trombocitopenia e, em mulheres, abortos espontâneos recorrentes durante o segundo trimestre. Outros sintomas e sinais incluem enxaquecas, livedo reticular e, raramente, coreia. Os achados laboratoriais mais comuns são: títulos elevados de anticorpos anticardiolipina (IgG, IgM ou IgA), anticorpos antiβ_2-glicoproteína, evidência de um anticoagulante circulante (lúpus) em vários testes funcionais de coagulação (p. ex., teste do veneno da víbora de Russel diluído, TTPa modificado, teste de reposição de plasma, prova de neutralização de plaquetas para dependência de fosfolipídeos), trombocitopenia, anticorpos antinucleares (AAN) positivos e resultado falso-positivo na reagina plasmática rápida (RPR). O AVE é a manifestação mais comum da trombose arterial, havendo uma tendência a recidivas no mesmo leito vascular (arterial ou venoso) que os eventos prévios. Pacientes com SAAF e história de um único AVE ou

AIT devem receber terapia de intensidade moderada (INR 1,4 a 2,8) com warfarin ou 325 mg de aspirina diariamente. Com eventos recorrentes, anticoagulação sistêmica (INR 2 a 3) ou heparina de baixo peso molecular com ou sem agentes antiplaquetários deve ser fornecida.
3. Outras causas de trombofilia incluem deficiência ou disfunção hereditária ou adquirida de antitrombina III, proteínas C e S, mutação no fator V de Leiden, resistência adquirida à proteína C ativada e mutação *G20210A* no gene da protrombina. Estes estados foram claramente vinculados à trombose venosa. A associação com eventos arteriais como o AVE tem sido mais difícil de confirmar. Alguns estudos de populações jovens com AVE observaram uma associação estatística. É razoável considerar terapia antiplaquetária ou anticoagulação a longo prazo quando estes distúrbios são implicados pela associação a AVEs e AITs inexplicáveis; no entanto, nenhum estudo clínico sistemático desta questão guia a escolha clínica.

TROMBOSE DOS SEIOS VENOSOS CEREBRAIS

Introdução

O AVE também pode ocorrer em consequência da oclusão dos seios venosos cerebrais ou das veias corticais cerebrais por um trombo. Embora muito menos comum do que a oclusão arterial, este é um mecanismo importante de AVE, especialmente no final da gravidez, no puerpério e em outros estados trombofílicos.

Histórico

O histórico importante é a presença de condições que predispõem o paciente à trombose venosa, como mulheres no final da gestação ou no puerpério, ou pacientes com outras evidências de estados trombofílicos. Os pacientes podem apresentar dor de cabeça, déficits focais e convulsões focais. Alguns pacientes terão dores de cabeça com ou sem perda visual progressiva ou obscurecimentos visuais, e a trombose dos seios venosos deve ser considerada como uma possível causa subjacente em todos os pacientes com a síndrome do pseudomotor cerebral.

Fisiopatologia

A maioria das tromboses de seios venosos ocorre no contexto de hipercoagulabilidade, como na gravidez ou puerpério, ou nas outras trombofilias listadas acima (ver Estados Trombofílicos sob a seção de Tratamento do Acidente Vascular Encefálico Isquêmico e Ataque Isquêmico Transitório). Trauma, inflamação ou tumor adjacente, fístulas arteriovenosas durais ou anomalias anatômicas podem contribuir em alguns casos. Os infartos resultantes são supostamente causados pela congestão do fluxo sanguíneo capilar decorrente de pressões venosas elevadas. Conversão hemorrágica é comum nos infartos venosos.

Prognóstico

Assim como os AVE arteriais, o prognóstico depende da extensão, local e grau de hemorragia; porém, os AVEs venosos em geral são menos completos no território do infarto e, em muitos casos, a recuperação neurológica é excelente.

Diagnóstico

Exame

Assim como nos AVEs arteriais, sinais neurológicos focais são os achados mais proeminentes. Sinais bilaterais, convulsões, dor de cabeça, papiledema e outras evidências de PIC elevada devem levantar suspeitas de infarto venoso.

Neuroimagem

1. A TC de crânio pode exibir hiperdensidade na região de um seio venoso trombosado ou no local de uma veia cortical trombosada. Na TC com contraste, o seio sagital superior da dura-máter aparece hiperdenso, pelo preenchimento do contraste, com área hipodensa central, criando o "sinal do

delta vazio". Além disso, um infarto venoso pode ser visualizado como hipodensidade, edema ou hemorragia na região dos seios afetados, por exemplo, na região parassagital (trombose do seio superior) ou no lobo temporal (trombose do seio transverso). Estes infartos podem cruzar as fronteiras dos territórios arteriais típicos fornecendo uma pista de que sejam secundários à oclusão venosa. A venografia por TC pode exibir ausência de preenchimento pelo contraste nos seios trombosados.

2. A RM pode exibir intensidades de sinais consistentes com trombose aguda (sinal isointenso em imagens ponderadas em T_1 e hipointenso em imagens ponderadas em T_2) ou subagudo (sinal hiperintenso em imagens ponderadas em T_1 e T_2) nos seios afetados, assim como manifestações de infarto venoso, geralmente com conversão hemorrágica. A venografia por RM pode exibir ausência de fluxo nos seios trombosados.
3. A angiografia é mais específica que a venografia por RM ou TC, porém, quando estas técnicas estão disponíveis, geralmente não é necessária para estabelecer o diagnóstico.

Punção Lombar
Os achados na punção lombar são inespecíficos. A pressão do LCR pode estar elevada, a proteína pode estar elevada, e pode haver números aumentados de eritrócitos e leucócitos.

Testes Laboratoriais
Os exames laboratoriais podem ajudar a revelar evidências de inflamação, infecção ou trombofilia subjacente (ver seção de Estados Trombofílicos).

Tratamento
1. Anticoagulação com heparina é indicada para a maioria dos casos de trombose dos seios venosos. Pacientes com e sem hemorragia nos infartos venosos parecem se beneficiar desta terapia. A duração da anticoagulação crônica com warfarin não é padronizada, e decisões devem ser baseadas na reversibilidade da causa subjacente e nos problemas anatômicos de recanalização e fluxo colateral.
2. Canulação transvenosa do seio afetado com trombólise guiada por cateter e remoção mecânica do trombo pode ser indicada quando os pacientes apresentam déficits severos devido ao envolvimento do sistema venoso profundo ou envolvimento extenso dos seios superficiais.

ACIDENTE VASCULAR ENCEFÁLICO HEMORRÁGICO (HEMORRAGIA CEREBRAL)

Introdução
A hemorragia intracraniana é responsável por aproximadamente 15% dos acidentes vasculares encefálicos. Estes AVEs podem ser causados por HSA ou a uma hemorragia nos ventrículos ou parênquima cerebral.

Histórico
A HSA geralmente se manifesta pelo início repentino de uma dor de cabeça grave e explosiva, rigidez no pescoço, fotofobia, náusea e vômito. Pacientes podem ter perda focal de função e perda repentina da consciência, na qual pode ser transitória.

Assim como os outros AVEs, os sintomas de hemorragia intraparenquimal dependem do sítio do acidente vascular encefálico. Os típicos sintomas são perda focal repentina da função com dor de cabeça. Geralmente os sintomas irão piorar nos primeiros minutos e horas após o início. Pacientes com hemorragias no tronco encefálico superior e estruturas diencefálicas críticas terão perda da consciência no início do quadro. Aqueles com grandes hemorragias hemisféricas nos gânglios da base, áreas lobares ou no cerebelo podem rapidamente progredir para coma à medida que a hemorragia se expande e o efeito de massa aumenta.

ACIDENTE VASCULAR ENCEFÁLICO HEMORRÁGICO (HEMORRAGIA CEREBRAL)

Fisiopatologia
Há muitas causas de hemorragia intracraniana. Hematomas epidurais e subdurais não são classificados como acidentes vasculares encefálicos e, portanto, não são discutidos nesta seção.
1. A HSA é geralmente causada por ruptura de um aneurisma sacular intracraniano.
2. Hemorragia intraparenquimosa é mais comumente devida a HTN de longa duração. Tais hemorragias hipertensivas estão tipicamente localizadas nos gânglios da base, tálamo, ponte ou cerebelo.
3. Hemorragias lobares (localizadas na substância branca subcortical) em pacientes idosos geralmente resultam de angiopatia amiloide cerebral (AAC). Em indivíduos mais jovens, coagulopatia e malformações arteriovenosas são as causas habituais.
4. Várias malformações vasculares cerebrais podem resultar em hemorragia. Estas malformações incluem malformações arteriovenosas, fístulas arteriovenosas durais e malformações cavernosas. As malformações venosas e telangiectasias capilares raramente causam hemorragia.
5. Coagulopatias, como aquelas associadas ao uso de warfarin ou a trombocitopenia relacionados com vários distúrbios malignos e hematológicos, podem causar hemorragias, nas quais geralmente são multifocais.
6. Tumores podem causar hemorragias espontâneas, especialmente glioblastoma multiforme, oligodendrogliomas e certos tumores metastáticos, particularmente provenientes do pulmão, melanoma, carcinoma de células renais e coriocarcinoma.
7. Hematomas podem ocorrer no contexto de abuso de drogas, especialmente de estimulantes como a cocaína, que causam aumento intenso na PA e, raramente, vasculite.
8. Infartos venosos por trombose dos seios venosos geralmente possuem um componente hemorrágico ou um coágulo. Hemorragia secundária também pode complicar os infartos arteriais.

Prognóstico
O prognóstico varia amplamente com o local e extensão da hemorragia e com a ocorrência e controle das complicações.

Diagnóstico
1. HSA
    a. Todos os pacientes com dor de cabeça severa repentina devem ser avaliados para possível HSA. O examinador deve checar a presença de rigidez na nuca, hemorragias retinianas sub-hialoides e déficits neurológicos discretos, especialmente neuropatias cranianas.
    b. A sensibilidade da TC de crânio ao sangue agudo depende da extensão da HSA e do tempo decorrido desde sua ocorrência. A Tabela 12-6 fornece estimativas provenientes de um estudo. Estas estimativas podem ser altas, pois alterações discretas foram interpretadas como positivas e nenhum dos pacientes considerou dores de cabeça leves como sinais de pequenos extravasamentos de sangue.

TABELA 12-6 Sensibilidade da Tomografia Computadorizada na Hemorragia Subaracnóidea

Tempo Decorrido após a HSA	TC Positiva (%)
2 d	96
5 d	85
1 semana	50
2 semanas	30
3 semanas	Quase zero

HSA, hemorragia subaracnóidea; TC, tomografia computadorizada.
Fonte: van Gijn J, van Dongen KJ. The time course of aneurysmal hemorrhage on computed tomograms, *Neuroradiology*. 1982;23:153-156, com permissão.

c. A PL deve ser realizada para eliminar definitivamente o diagnóstico quando o histórico é sugestivo e a TC é negativa, pois um pequeno, porém significativo, número de casos talvez não seja detectado pela TC. Os achados de HSA na PL são de hemácias e xantocromia (em uma amostra centrifugada). Embora tenham sido propostas muitas maneiras de diferenciar a PL traumática da HSA verdadeira, como declínio no número de eritrócitos em amostras seriadas, a opinião do médico realizando a PL, crenação dos eritrócitos e citologia para detecção de eritrófagos, nenhum destes métodos é confiável.
d. Xantocromia é quase 100% sensível por até duas semanas; porém, somente se a espectrofotometria for utilizada para detecção. Pode levar várias horas para a xantocromia se desenvolver.
e. Quando o contexto clínico sugere HSA e a TC e PL não são definitivas, angiografia deve ser realizada para procurar por um aneurisma.
f. Pacientes com HSA são classificados pelos sistemas de graduação de Hunt-Hess e de Fisher para facilitar as decisões terapêuticas (Tabelas 12-7 e 12-8). Após estabilização, os pacientes devem ser submetidos à angiografia dos quatro vasos para procurar por aneurismas intracranianos.

2. Hemorragia intraparenquimatosa.
    a. A hemorragia intraparenquimatosa é identificada como uma hiperdensidade na TC de crânio e como um sinal que varia com o tempo em intensidade na RM.
    b. As sequências na RM em gradiente eco são mais sensíveis para a hemossiderina residual de pequenas hemorragias antigas, e podem ser úteis para revelar a presença de AAC quando esta é suspeita, embora muitos pacientes com suposta AAC não apresentem evidências de múltiplas hemorragias nas sequências em gradiente eco.

TABELA 12-7 Classificação Clínica de Hunt-Hess de Pacientes com Hemorragia Subaracnóidea de Acordo com o Risco Cirúrgico

Grau I – Assintomático ou dor de cabeça mínima e ligeira rigidez nucal
Grau II – Dor de cabeça moderada a grave, rigidez nucal, ausência de déficit neurológico, exceto, paralisia dos nervos cranianos
Grau III – Sonolência; confusão, leve déficit focal
Grau IV – Estupor, hemiparesia moderada a grave, possivelmente rigidez descerebrada precoce, distúrbios vegetativos
Grau V – Coma profundo, rigidez descerebrada, aparência moribunda
Grau VI – Morte

Fonte: Hunt WE, Hess RM. Surgical risk as related to time of intervention in the repair of intracranial aneurysms. *J Neurosurg*. 1968;28:14-20, com permissão.

TABELA 12-8 Escala de Fisher Modificada da HSA

Grau 1 – Hemorragia não evidente na TC
Grau 2 – Hemorragia < 1 mm de espessura
Grau 3 – Hemorragia > 1 mm de espessura
Grau 4 – HSA de qualquer espessura, com hemorragia intraventricular ou extensão ao parênquima encefálico.

Fonte: Fisher C, *et al. Neurosurgery*. 1980;6:1-9.

ACIDENTE VASCULAR ENCEFÁLICO HEMORRÁGICO (HEMORRAGIA CEREBRAL) 391

c. Para a classificação e prognóstico, o volume de hemorragia pode ser estimado pela fórmula $(d^1 \times d^2 \times d^3)/2$,[2] onde "d" representa um diâmetro do coágulo.
d. Além de observar a extensão e localização da hemorragia, o examinador deve inspecionar as imagens para evidência de extensão intraventricular, edema, desvio da linha média, herniação uncal, tonsilar e subfalcina, lesões vasculares subjacentes, infarto primário ou secundário, ou tumor.
e. Quando a TC e RM não fornecem explicação adequada da causa de hemorragia, angiografia convencional deve ser fortemente considerada quando o paciente é um candidato cirúrgico.

Tratamento
Princípios Gerais
(Ver também Capítulo 1).
1. Correção das coagulopatias.
   a. Para todos os pacientes com hemorragia intracraniana, o TP (INR), o TTPa e as plaquetas devem ser verificados, e anomalias devem ser corrigidas o mais rápido possível. Terapias disponíveis para correção de INR elevado incluem plasma fresco congelado (PFC), vitamina K, concentrado de complexo de protrombina (CCP) e fator VII recombinante ativado (rFVIIa).
      1) Vitamina K, 10 mg IV, deve ser administrada naqueles com INR elevado. O efeito é retardado em pelo menos 6 horas; portanto, outras terapias devem ser simultaneamente instituídas para conseguir correção mais imediata. A taxa de infusão IV deve ser inferior a 1 mg/min para minimizar o risco de anafilaxia.
      2) A administração de 2 a 6 unidades de PFC deve ser realizada o mais rápido possível para uma correção mais rápida do TTPa ou INR elevado. Esta terapia repõe os fatores de coagulação depletados e sua ação se inicia rapidamente; no entanto, a correção completa requer 15 a 20 mL/kg. Muitas horas são necessárias para administrar este volume e há risco de sobrecarga volêmica.
      3) rFVIIa (15 a 90 µg/kg) também pode corrigir um INR elevado quase que imediatamente. Entretanto, por sua meia-vida ser curta (2,6 horas), doses repetidas podem ser necessárias e o risco de complicações tromboembólicas é alto.
      4) O concentrado de complexo de protrombina (CCP) também pode corrigir o INR elevado quase que imediatamente com baixos volumes. Preparações de CCP contêm os fatores de coagulação dependentes da vitamina K II, VII, IX e X, sendo, portanto, uma abordagem mais fisiológica do que o rFVIIa, e a presença de proteína C modera o risco de tromboembolismo. A dose é ajustada pelo peso e depende da severidade da coagulopatia e do produto de CCP utilizado; consequentemente, a dose é melhor individualizada por um hematologista familiarizado com os recursos do hospital.
      5) A terapia ideal para hemorragia associada a warfarin é provavelmente o tratamento combinado de CCP, PFC e vitamina K.
   b. A defibrinogenação é melhor corrigida com crioprecipitado.
   c. O efeito da heparina é revertido com a administração IV de 10 a 50 mg de sulfato de protamina por 1 a 3 minutos (1 a 1,5 mg/1.000 U heparina, se administrado em 30 minutos da interrupção da infusão de heparina; 05, mg/1.000 U de heparina entre 30 e 45 minutos da interrupção da infusão de heparina. Pacientes recebendo sulfato de protamina devem ser observados de perto para sinais de hipersensibilidade.
   d. A trombocitopenia ($< 100 \times 10^3/\mu L$) deve ser corrigida com transfusão de plaquetas. Metas mais modestas para a correção contínua de plaquetas podem ser necessárias em distúrbios resistentes à transfusão plaquetária.
2. Correção da PA elevada: Muitos pacientes com hemorragia intracraniana exibirão PA elevada. Aqueles com HSA devem ter suas PA normalizadas usando agentes IV, como nicardipina, labetalol, esmolol ou nitroprussiato de sódio.
   a. Nicardipina é iniciada a 5 mg/h e a é aumentada até obter o efeito desejado, em incrementos de 2,5 mg/h a cada 5 minutos até 1 dose máxima de 15 mg/h.

---
[2] O volume da elipse é igual a $4\pi/3(d^1/2 \times d^2/2 \times d^3/2)$, portanto, simplificando, aproximadamente $(d^1 \times d^2 \times d^3)/2$.

b. Labetalol (não comercializado no Brasil, em que se usa Metoprolol – 5 mg/5 mL) é administrado em doses intermitentes (10 a 20 mg IV por 2 minutos; em seguida, 40 a 80 mg IV a cada 10 minutos até que a PA desejada seja alcançada ou 300 mg tenha sido administrado; após, repetir a dose eficaz a cada 6 a 8 horas) ou por infusão contínua (1 a 8 mg/min). Alguns cuidados são necessários para evitar bradicardia excessiva. O labetalol pode ser convertido para doses orais de 200 a 400 mg a cada 6 a 12 horas.
c. O esmolol (Brevibloc, 10 mg/mL e 250 mg/mL) é administrado na forma de uma dose de carga de 20 a 30 mg/min IV por 1 minuto, seguido por uma dose de manutenção inicial de 2 a 12 mg/min, aumentando a dose por 2 a 3 mg/min a cada 10 minutos, até que a PA desejada seja alcançada (dose máxima de 20 mg/min ou 300 µg/kg/min).
d. Cerca de 10 a 20 mg de hidralazina pode ser administrada pela via IV a cada 4 a 6 horas.
e. Cerca de 0,625 a 1,2 mg de enalapril pode ser administrado pela via IV a cada 6 horas.
f. O nitroprussiato de sódio deve ser evitado nas emergências neurológicas, pois pode elevar a PIC; no entanto, pode ser utilizado quando uma redução urgente da PA é necessária e outros agentes são ineficazes. É administrado na forma de infusão contínua a 0,25 a 10 µg/kg/min. A dose inicial deve ser baixa para evitar a redução abrupta excessiva que ocorre em alguns pacientes logo que a droga é iniciada. Pode ocorrer toxicidade por cianeto com infusão rápida e prolongada. Acidose metabólica, níveis elevados de lactato e a relação lactato/piruvato elevada, e conteúdo de oxigênio venoso misto aumentado sugere toxicidade clínica. Há elevação dos níveis de cianeto com o aumento da taxa de infusão, e taxas de infusão sustentadas superiores a 4 µg/kg/min podem ser tóxicas. Os sintomas de toxicidade surgem em níveis sanguíneos de cianeto de 0,05 a 0,1 mg/dL. Os níveis de tiocianato variam com a dose cumulativa. Níveis tóxicos não são bem estabelecidos. Os níveis devem permanecer abaixo de 1,75 µmol/L. Embora os níveis possam ser úteis para confirmar a suspeita diagnóstica, o diagnóstico e a decisão de prosseguir com a terapia devem ser baseados no histórico de exposição e achados clínicos.

3. Manutenção da pressão de perfusão cerebral (PPC): PA de pacientes com hemorragia intraparenquimatosa deve ser controlada sem redução excessiva. Os valores definitivos ideais não foram estabelecidos; porém, PAs sistólicas inferiores a 160 mmHg são provavelmente mais adequadas, enquanto problemas devido a um FSC comprometido são evitados. Na suspeita de PIC elevada, a monitorização da PIC possibilita a mensuração da PPC, com base na relação: PPC = PAM – PIC. Quando a PIC é monitorizada, a PPC deve ser mantida acima de 60 a 70 mmHg. Este valor é idealmente alcançado reduzindo a PIC aos valores normais com medidas médicas ou cirúrgicas (Capítulo 1), porém algumas vezes o uso de drogas vasopressoras pode ser necessário para o alcance de valores adequados da PAM, como:
a. Fenilefrina, 2 a 10 µg/kg/min.
b. Dopamina, 2 a 10 µg/kg/min, ou
c. Norepinefrina, iniciando-se com 0,05 a 0,2 µg/kg/min e aumentando a dose até obter o efeito desejado.

Hemorragia Subaracnóidea

Cuidados Gerais

1. Pacientes com HSA devem ter avaliação neurocirúrgica para discutir angiografia e reparo precoce do aneurisma por cirurgia aberta com clipagem ou embolização intra-arterial. Anomalias de coagulação e plaquetas devem ser prontamente corrigidas conforme descrito acima. Os pacientes devem ser monitorizados em uma unidade de cuidados intensivos com enfermeiros experientes em avaliação e manejo neurológico. Os pacientes devem ser colocados em repouso em quarto silencioso com estímulo sensitivo adequado, como leitura, rádio ou visitantes familiares. Exames neurológicos frequentes devem ser realizados em busca de alterações no nível de consciência e novos sinais focais.
2. Analgésicos adequados devem ser administrados, incluindo.
   a. Acetaminofeno, 325 a 1.000 mg.
   b. Oxicodona, 5 a 10 mg a cada 4 horas.
   c. Fentanil, 50 a 150 µg a cada 1 a 2 horas.
   d. Morfina, 1 a 20 mg a cada 2 a 3 horas.

ACIDENTE VASCULAR ENCEFÁLICO HEMORRÁGICO (HEMORRAGIA CEREBRAL)

Fentanil e morfina podem ser administrados por infusão contínua, dividindo a dose total necessária em 24 horas por 24 para conseguir uma taxa aproximada de infusão por hora. Leve sedação com benzodiazepínicos pode ser necessária. Anticonvulsivantes profiláticos (p. ex., fenitoína, dose de carga de 20 mg/kg e 300 mg ou mais diariamente, conforme necessário para manter os níveis terapêuticos) podem ser administrados, pois uma convulsão precoce pode aumentar o risco de recidiva hemorrágica. Laxativos minimizam o esforço que irá transitoriamente elevar a PIC.
3. Hidratação adequada deve ser realizada com salina normal. O sódio sérico e o volume urinário devem ser monitorizados, visto que os pacientes podem desenvolver perda renal de sal, síndrome de secreção inadequada do hormônio antidiurético (ADH), ou diabetes insipidus. Hiponatremia é comum. Há evidências de secreção inapropriada de ADH com eliminação inadequada de água livre, assim como perda renal de sódio renal, provavelmente estimulada pelo fator natriurético atrial ou outros fatores plasmáticos presentes no contexto de doença cerebral. Em razão do fato de que a distinção clínica destas duas causas de hiponatremia pode ser difícil, pois a regulação desordenada de ADH e a perda renal de sódio podem ocorrer simultaneamente, e porque a contração de volume e a desidratação podem aumentar o risco de vasospasmo cerebral, a hiponatremia no contexto de HSA deve ser tratada com uma reposição de sódio adequada e reposição e manutenção volêmica, assim como restrição de água livre.

Terapia Cirúrgica
1. A terapia definitiva da HSA por aneurisma intracraniano é a obliteração do aneurisma roto. Assim que o paciente mostrar-se estável, angiografia dos quatro vasos deve ser realizada para definir o aneurisma roto e quaisquer outros aneurismas. O controle definitivo do aneurisma roto pode ser alcançado por clipagem cirúrgica ou embolização endovascular. De modo ideal, as equipes cirúrgicas e de neurorradiologia intervencionista colaboram para individualizar a escolha da terapia com base nas características do paciente e do aneurisma. Aneurismas não rotos podem ser tratados durante a cirurgia inicial ou posteriormente com base em princípios cirúrgicos.
2. Outras complicações da HSA para as quais a intervenção cirúrgica é indicada são o efeito de massa causado por grandes hematomas necessitando de descompressão cirúrgica e hidrocefalia que requer drenagem ventricular. Na maioria dos casos, a hidrocefalia irá se resolver após a fase aguda da doença, embora alguns pacientes necessitem de derivação ventriculoperitoneal para drenagem a longo prazo.

Vasospasmo Cerebral
1. Nimodipina 60 mg é administrada pela via oral ou por cânula nasogástrica a cada 4 horas por 21 dias para melhorar o resultado.
2. Hidratação adequada deve ser fornecida com salina normal.
3. O DTC é uma técnica segura e confiável, utilizada para acompanhar pacientes para evidência de vasospasmo cerebral. Um estudo de base dos vasos que formam o círculo de Willis deve ser realizado logo após a admissão hospitalar. Em seguida, estudos seriados podem ser realizados durante o período de risco nas primeiras 2 a 3 semanas após a hemorragia. Soluções coloides, como a albumina, podem ser administradas para expansão volêmica.
4. Após o controle cirúrgico do aneurisma, HTN induzida pode minimizar o comprometimento do fluxo sanguíneo no contexto de vasospasmo. Isto pode ser alcançado com expansão volêmica e agentes vasopressores, como fenilefrina (10 a 1.000 µg/min, aumentando a dose até a obtenção do efeito desejado). A resposta clínica determinará o nível de elevação necessária, que geralmente é uma PA sistólica de 160 a 200 mmHg ajustada para eliminar sinais isquêmicos.
5. Se no exame clínico e DTC os pacientes apresentarem evidência de isquemia persistente devido ao vasospasmo apesar da terapia médica, uma angiografia deve ser realizada para confirmar a suspeita de vasospasmo. Terapia intra-arterial do vasospasmo refratário com angioplastia com balão e vasodilatadores, como papaverina e bloqueadores do canal de cálcio, deve seguir protocolos institucionais.

Hemorragia Intraparenquimatosa
Os principais problemas da terapia em pacientes com hemorragias intracerebrais são:
1. Prevenção da hemorragia contínua pela correção precoce das alterações da coagulação e plaquetárias (ver a seção de Princípios Gerais).

2. Controle precoce da PA elevada (ver a seção de Princípios Gerais).
3. Identificação e controle de problemas cirúrgicos urgentes, como um efeito de massa ameaçador, hipertensão intracraniana (Capítulo 1) e hidrocefalia.
4. Diagnóstico definitivo da causa da hemorragia e tratamento definitivo da causa subjacente.

Bibliografia

Acidente Vascular Encefálico Isquêmico e Ataque Isquêmico Transitório

Adams RJ, Albers G, Alberts MJ et al. Update to the AHA/ASA recommendations for the prevention of stroke in patients with stroke and transient ischemic attack. *Stroke.* 2008;39:1647-1652.

Adams HP, del Zoppo G, Alberts MJ et al. Guidelines for the early management of adults with acute ischemic stroke: a guideline from the American Heart Association/American Stroke Association Stroke Council, Clinical Cardiology Council, Cardiovascular Radiology and Intervention Council, and the Atherosclerotic Peripheral Vascular Disease and Quality of Care Outcomes in Research Interdisciplinary Working Groups. *Stroke.* 2007;38:1655-1711.

Amarenco P, Bogousslaysky J, Callahan A et al. High-dose atorvastatin after stroke or transient ischemic attack. *N Engl J Med.* 2006;355:549-559.

American Diabetes Association. Standards of medical care in diabetes-2009. *Diabetes Care.* 2009;32(Suppl 1):S13–S61.

Barnett HJM, Taylor DW, Eliasziw M et al. Benefit of carotid endarterectomy in patients with symptomatic moderate or severe stenosis. *N Engl J Med.* 1998;339:1415-1425.

Chimowitz MI, Lynn MJ, Howlett-Smith H et al. Comparison of warfarin and aspirin for symptomatic intracranial arterial stenosis. *N Engl J Med.* 2005;352:1305-1316.

del Zoppo GJ, Saver JL, Jauch EC et al. Expansion of the time window for treatment of acute ischemic stroke with intravenous tissue plasminogen activator: a scientific advisory from the American Heart Association/American Stroke Association. *Stroke.* [Epub May 28, 2009].

Furlan A, Higashida R, Wechsler L et al. Intra-arterial prourokinase for acute ischemic stroke: the PROACT II Study: a randomized controlled trial. *JAMA.* 1999;282:2003-2011.

Hajj-Ali RA, Calabrese LH. Central nervous system vasculitis. *Curr Opin Rheumatol.* 2009;21:10-18.

Johnston SC. Transient ischemic attacks. *N Engl J Med.* 2002;347:1687-1692.

Lim W, Crowther MA, Eikelboom JW. Management of antiphospholipid antibody syndrome: a systemic review. *JAMA.* 2006;295:1050-1057.

Long-Term Intervention with Pravastatin in Ischaemic Disease (LIPID) Study Group. Prevention of cardiovascular events and death with pravastatin in patients with coronary heart disease and a broad range of initial cholesterol levels. *N Engl J Med.* 1988;339:1349-1357.

National Institute of Neurological Disorders and Stroke rt-PA Stroke Study Group. Tissue plasminogen activator for acute ischemic stroke. *N Engl J Med.* 1995;333:1581-1587.

North American Symptomatic Carotid Endarterectomy Trial Collaborators. Beneficial effect of carotid endarterectomy in symptomatic patients with high-grade carotid stenosis. *N Engl J Med.* 1991;325:445-453.

Powers WJ. Oral anticoagulation therapy for the prevention of stroke. *N Engl J Med.* 2001;345:1493-1495.

Sacco RL, Adams R, Albers G et al. Guidelines for the prevention of stroke in patients with ischemic stroke or transient ischemic attack. *Stroke.* 2006;37:577-617.

Salem DN, Stein PD, Al-Ahmad A et al. Antithrombotic therapy in valvular heart disease–native and prosthetic. *Chest.* 2004;126:457S-482S.

Trombose dos Seios Venosos Cerebrais

de Bruijn SFTM, Stam J. Randomized, placebo-controlled trial of anticoagulant treatment with low-molecular-weight heparin for cerebral sinus thrombosis. *Stroke.* 1999;30:484-488.

Einhäupl KM, Villringer A, Meister W et al. Heparin treatment in sinus venous thrombosis. *Lancet.* 1991;338:597-600.

Acidente Vascular Encefálico Hemorrágico

Bederson JB, Connolly ES, Batjer HH *et al*. Guidelines for the management of aneurysmal subarachnoid hemorrhage: a statement for healthcare professionals from a special writing group of the Stroke Council, American Heart Association. *Stroke*. 2009;40:994-1025.

Broderick J, Connolly S, Feldmann E *et al*. Guidelines for the management of spontaneous intracerebral hemorrhage in adults: 2007 update. *Stroke*. 2007;38:2001-2023.

Mendelow AD, Gregson BA, Fernandes HM *et al*. Early surgery versus initial conservative treatment in patients with spontaneous supratentorial intracerebral haematomas in the International Surgical Trial in Intracerebral Haemorrhage (STICH): a randomised trial. *Lancet*. 2005;365:387-397.

Molyneux AJ, Kerr RS, Yu LM *et al*. International Subarachnoid Aneurysm Trial (ISAT) of neurosurgical clipping versus endovascular coiling in 2143 patients with ruptured intracranial aneurysms: a randomized comparison of effects on survival, dependency, seizures, rebleeding, subgroups, and aneurysm occlusion. *Lancet*. 2005;366:809-817,

DISTÚRBIOS DO MOVIMENTO 13
Lewis Sudarsky

DOENÇA DE PARKINSON E DISTÚRBIOS ASSOCIADOS

Introdução
1. A doença de Parkinson (DP) foi descrita em 1817 por James Parkinson, que observou as manifestações características de lentificação dos movimentos, rigidez, tremor de repouso e marcha arrastada.
2. A DP é o segundo distúrbio neurodegenerativo mais comum após a doença de Alzheimer, afetando meio milhão de pessoas nos Estados Unidos.
3. A incidência da doença está associada à idade; ocorre, infrequentemente, antes dos 40 anos de idade. A prevalência é de aproximadamente 1% aos 65 anos, e de 3% aos 85 anos de idade.
4. É, primariamente, um distúrbio do controle motor, embora uma variedade de sintomas não motores também ocorra.
5. É o motivo mais frequente de encaminhamento para um especialista em distúrbios do movimento.

Fisiopatologia
1. A DP resulta de uma perda dos neurônios dopamínicos nos gânglios basais. A patologia exibe deficiência das células pigmentadas na *pars compacta* da substância negra; estas células contêm neuromelanina e produzem o neurotransmissor dopamina. As projeções de dopamina para o caudado e putamen facilitam o movimento. Quando a perda celular excede 60%, ocorre uma deficiência crítica de dopamina no prosencéfalo, resultando em sintomas motores.
2. A causa da doença é desconhecida.
    a. Alguns neurônios da substância negra contêm inclusões (corpúsculos de Lewy), com agregados de α-sinucleína e ubiquitina.
    b. A DP é considerada um distúrbio complexo, produto de vários fatores genéticos e ambientais.
    c. Embora a DP típica com início após os 50 anos de idade não seja herdada, há mutações em um único gene que causam uma forma do Parkinson. Exemplos incluem as mutações na α-sinucleína e mutações do gene parkin localizado no cromossomo 6, e a mutação do gene LRRK-2 situado no cromossomo 12. Estas síndromes genéticas da DP geralmente apresentam um início mais precoce.

Prognóstico
1. A perda de células dopaminérgicas na DP é progressiva, começando vários anos antes dos sintomas clínicos e continuando por 15 anos ou mais.
    a. A taxa de progressão é variável e a mobilidade pode ser sustentada com terapia de reposição dopaminérgica.
    b. Flutuações motoras ocorrem em 40 a 50% dos pacientes sob terapia com levodopa aos 5 anos, e em 75 a 80% dos pacientes aos 10 anos de terapia. A maioria dos pacientes apresenta incapacidade significativa aos 15 anos, embora outros mantenham uma resposta estável à medicação, bom equilíbrio e preservação da função cognitiva.
    c. Demência (30%) e quedas surgem como questões limitadoras do tratamento em pacientes com DP de longa duração.

2. A progressão da doença pode ser acompanhada usando medidas clínicas, como a escala unificada de avaliação da DP (UPDRS, disponível no endereço www.wemove.org) ou através de testes de imagem, como tomografia por emissão de pósitrons (PET) ou tomografia computadorizada por emissão de fóton único (SPECT) usando marcadores radioisotópicos. As células dopaminérgicas não criam um sinal visível na imagem por ressonância magnética.

Diagnóstico

1. O diagnóstico é feito com base nos dados clínicos; não há testes laboratoriais. O início é tipicamente assimétrico. As manifestações clínicas cardinais são:
   a. Tremor de repouso: Tipicamente um tremor das mãos de "rolar pílulas", algumas vezes afetando os membros inferiores ou a mandíbula.
   b. Bradicinesia: Lentificação dos movimentos, dificuldade em iniciar movimentos. Esta é a principal fonte de incapacidade, algumas vezes descrita pelo paciente como fraqueza ou sensação de peso.
   c. Rigidez com hipertonia: Um sinal físico que é observado quando o paciente está sendo movido passivamente. A hipertonia é observada mais facilmente no punho e pescoço.
   d. Postura curvada/marcha arrastada: Uma postura fletida é característica da DP. A marcha arrastada também é típica, porém constitui a manifestação menos específica no diagnóstico diferencial.
2. O caso típico inicia-se assimetricamente nos membros com um tremor de repouso. Um diagnóstico de DP também tem como base um número de outros achados menos quantificáveis: perda da expressão facial, disartria hipofônica, ptialismo, micrografia.
3. Sintomas não motores, como constipação, olfação reduzida e transtorno do comportamento do sono de movimento rápido dos olhos *(REM)* podem ocorrer no início da doença, antes da rigidez e do tremor.
4. Há um grau de imprecisão no diagnóstico clínico. Dez a 15% dos pacientes em uma clínica de DP terão uma síndrome relacionada ao invés de DP. A ocorrência precoce (em até 1 ano) de desequilíbrio e quedas deveria sugerir um diagnóstico alternativo. Falha em responder a levodopa geralmente indica outro diagnóstico. O diagnóstico diferencial da DP é revisado na Tabela 13-1.
5. Vários sinais auxiliam no reconhecimento dos distúrbios neurodegenerativos relacionados:
   a. Atrofia de múltiplos sistemas (AMS).
      1) AMS é uma sinucleinopatia, com a patologia envolvendo o sistema nigroestriatal, o cerebelo e o sistema nervoso autonômico. É doença mais agressiva, com progressão para morte em 5 a 10 anos, e uma resposta parcial ou reduzida ao tratamento dopaminérgico.
      2) Manifestações: Os critérios de consenso para um diagnóstico de AMS são revisados na Tabela 13-2.
         a) Sinais de falência autonômica (hipotensão ortostática proeminente, disfunção urogenital).
         b) Ataxia progressiva.
         c) Outros "sinais suspeitos" reforçando o diagnóstico: apneia do sono, estridor, anterocolis.
   b. Demência com corpúsculos de Lewy (DCL).
      1) A DCL faz parte do espectro da DP, com patologia mais extensa no prosencéfalo.
      2) Manifestações.
         a) Demência, distúrbios do comportamento e psicose intermitente presentes nos primeiros 2 anos.
         b) Transtornos do sono e transtorno do comportamento do sono REM.
         c) Parkinsonismo.
   c. Paralisia supranuclear progressiva (PSP).
      1) Na PSP há neurodegeneração de estruturas no prosencéfalo superior e diencéfalo, com acúmulo de proteínas tau neurofibrilares.

TABELA 13-1 Diagnóstico Diferencial da Doença de Parkinson

Distúrbios neurodegenerativos com parkinsonismo atípico
    Paralisia supranuclear progressiva
    Atrofia de múltiplos sistemas (AMS)
        Síndrome de Shy-Drager
        Atrofia olivopontocerebelar (AMS-C)
    Demência com corpúsculos de Lewy
    Degeneração corticobasal
    Demência frontotemporal com parkinsonismo
    Síndrome de sobreposição Alzheimer-Parkinson
    Parkinson – esclerose lateral amiotrófica – demência de Guam
    Doença de Huntington: variante rígida
    Doença de Hallervorden-Spatz
    Síndrome da acinesia pura
    Marcha congelada progressiva primária
Parkinsonismo secundário
    Tóxico
        MPTP (metil-4-fenil-tetraidropiridina)
        Manganês
        Monóxido de carbono
    Induzida por drogas
        Drogas neurolépticas
        Metoclopramida, proclorperazina
        Reserpina
    Doença vascular (parkinsonismo arteriosclerótico)
        Lacunas nos gânglios basais
        Doença de Binswanger
    Hidrocefalia
    Trauma
    Tumor
    Degeneração hepatocerebral crônica
    Doença de Wilson
        Infecciosa
        Parkinsonismo pós-encefalítico
        Doença de Creutzfeldt-Jakob
        HIV/AIDS

      2) Manifestações.
          a) Desequilíbrio ou quedas no início do doença.
          b) Distonia axial.
          c) Alterações oculomotoras (particularmente falha do desvio do olhar conjugado para baixo).
    d. Degeneração corticobasal.
      1) Degeneração corticobasal também é uma "taupatia", com início assimétrico.
      2) Manifestações.
          a) Apraxia.
          b) Perda sensitivo cortical.

TABELA 13-2	Critérios de Consenso para o Diagnóstico de Provável Atrofia de Múltiplos Sistemas

Uma doença esporádica, progressiva, de início adulto, caracterizada por:
 Falência autonômica envolvendo incontinência urinária (incapacidade de controlar a liberação de urina, com disfunção erétil em pacientes do sexo masculino) ou queda ortostática da pressão sistólica de pelo menos 30 mmHg e da pressão diastólica de 15 mmHg em até 3 min após se levantar, e
 1. Parkinsonismo (bradicinesia com rigidez, tremor ou instabilidade postural) pouco responsivo a levodopa ou
 2. Síndrome cerebelar (marcha atáxica com disartria cerebelar, ataxia dos membros ou disfunção cerebelar oculomotora)

Gilman S et al. *Neurology*. 2008;71:670-676.

   c) Movimentos de "membro alienígena".
   d) Geralmente há perda focal de volume cerebral (atrofia lobar) nas imagens.
6. Ocasionalmente, os pacientes irão ter uma síndrome parkinsoniana axial e distúrbio de marcha ("parkinsonismo da metade inferior") associada à doença cerebrovascular de pequenos vasos. Parkinsonismo secundário proveniente da exposição neuroléptica (parkinsonismo induzido por drogas) deve sempre ser considerado, visto que é um distúrbio tratável. Drogas como a metoclopramida (Plasil), a proclorperazina (Compazina: não comercializada no Brasil) e os antipsicóticos atípicos não devem ser ignoradas. Drogas neurolépticas se ligam fortemente aos tecidos, com os sinais motores podendo persistir por 4 a 12 semanas após a descontinuação destas drogas. DP induzida por toxinas, relacionada com manganês, monóxido de carbono ou MPTP, deve ser considerada na ocorrência de exposições ambientais.

Tratamento

Há três componentes para a terapia: (1) terapia inicial da DP com medicação dopaminérgica durante um "período de lua de mel" da resposta da medicação, durando de 3 a 6 anos; (2) controle da doença mais avançada, incluindo flutuações motoras e discinesias; e (3) controle dos sintomas não motores e alteração do estado mental. Não há algoritmo para o tratamento; o tratamento deve sempre ser individualizado.

Terapia Inicial da Doença de Parkinson

1. Após confirmação do diagnóstico, considerar se o paciente apresenta suficiente incapacidade para justificar alguma forma de reposição dopaminérgica. A terapia de reposição dopaminérgica é fornecida para pacientes que tenham dificuldade em realizar as atividades diárias, dificuldade em caminhar, ou pacientes cujo emprego seja comprometido.
2. Há várias opções terapêuticas para pacientes com DP recentemente diagnosticada, que ainda não necessitam de reposição dopaminérgica:
   a. Rasagilina (Azilect – não comercializado no Brasil: Esta droga é um inibidor da monoamino oxidase-B, com benefícios sintomáticos discretos no início da DP. Nos estudos clínicos, esta droga retardou a progressão da incapacidade motora nos primeiros 2 anos. A dose inicial é de 0,5 mg, que pode ser aumentada para 1 mg após 1 semana. A dose deve ser novamente reduzida para 0,5 mg após a adição da levodopa. Visto que a inibição da MAO é seletiva, a droga pode ser utilizada junto com a levodopa e uma reação à tiramina é bastante rara em pacientes em uma dieta-padrão. Os efeitos colaterais incluem transtornos do sono e hiper ou hipotensão. Normalmente, não deve ser fornecida com meperidina ou inibidores seletivos da recaptação da serotonina (ISRS).
   b. Selegilina (Niar): Outro inibidor da enzima monoamino oxidase-B, com alguns benefícios sintomáticos no início da DP. Pode elevar o humor e ajudar com a fadiga. Em um estudo clí-

nico de grande porte, a selegilina retardou a introdução da levodopa por um ano. Cinco miligramas geralmente são suficientes, fornecidos 1 vez ao dia pela manhã. Nenhuma dieta especial é necessária com doses inferiores a 15 mg. Efeitos colaterais infrequentes incluem insônia, náusea e hipotensão. A droga não é bem tolerada por pacientes confusos. como com a rasagilina, interações adversas foram descritas com a meperidina e os antidepressivos ISRSs. Uma forma da selegilina oralmente dispensável e rapidamente absorvida (Zelepar – não comercializado no Brasil) evita o metabolismo hepático de primeira passagem. A dose é reduzida de acordo (1,25 a 2,5 mg)..

c. Amantadina: Esta droga mais antiga é um liberador de dopamina e antagonista dos receptores de glutamato. É geralmente útil, particularmente com o tremor em pacientes com doença inicial. Na DP mais avançada pode ajudar a reduzir a discinesia. A dose é de 100 a 300 mg; os efeitos colaterais incluem livedo reticular e alucinação.

d. Drogas anticolinérgicas: Para pacientes mais jovens com tremor como principal sintoma inicial, triexifenidil (Artane 2 mg, 3 vezes ao dia), benztropina (Congentin, 0,5 mg 2 vezes ao dia) ou etopropazina (Parsitan 50 a 100 mg, 3 vezes ao dia) podem ser úteis (disponíveis no Brasil: Biperideno [Akineton] e Triefenidil [Artane]). Estas drogas podem precipitar retenção urinária ou agravar confusão, e são pouco toleradas em pacientes mais velhos. Outros efeitos colaterais incluem boca seca.

e. Opções de neuroproteção: Atualmente não há nenhuma evidência de que qualquer uma das drogas retarde a perda celular de dopamina na DP, embora diversas drogas promissoras estejam sendo testadas em estudos clínicos. Coenzima Q (CoQ)-10 a 1.200 mg/d apresentou algum efeito sobre a progressão dos escores das AVDs em um pequeno estudo-piloto.

3. Para pacientes cuja DP tenha começado a afetar suas atividades diárias, resultando em certo grau de incapacidade, alguma forma de reposição dopaminérgica é indicada. O limiar para terapia inicial de reposição dopaminérgica são um tanto subjetivos, conforme determinado pelo médico e o paciente. As opções incluem levodopa ou o uso de um agonista sintético da dopamina de ação direta. Metade dos pacientes com DP inicial pode ser tratada com sucesso com um agonista dopaminérgico como monoterapia por 3 a 5 anos. Complicações motoras podem ser adiadas, uma vantagem particular para pacientes mais jovens. Levodopa permanece a terapia inicial de eleição para pacientes mais velhos (com mais de 65 anos de idade), pacientes clinicamente frágeis e aqueles com problemas cognitivos e comportamentais.

   a. Agonistas dopaminérgicos (ropinirol, pramipexol).
      1) Vantagens.
         a) Complicações motoras são adiadas.
         b) Melhor resultado sobre indicadores substitutos (imagem) em estudos clínicos randomizados.
      2) Desvantagens.
         a) Custo mais elevado.
         b) Mais eventos adversos.
         c) Sonolência, ataques repentinos de sono.
   b. Preparações de levodopa (Prolopa, Prolopo HBS, Lidopa + Corbidopa, Stalevo).
      1) Vantagens.
         a) Mais fácil de usar (pode ser titulado).
         b) Eficácia superior.
         c) Mais tolerada em pacientes idosos frágeis e naqueles com alterações cognitivas e comportamentais.
      2) Desvantagem: efeitos colaterais surgidos durante o tratamento (flutuações, discinesias).

4. Medicamentos utilizados para reposição dopaminérgica.
   a. Carbidopa/levodopa: a base da terapia para a maioria dos pacientes com DP e a droga com o melhor índice terapêutico. É uma combinação de levodopa com carbido, um inibidor da DOPA descarboxilase periférica. Em doses superiores a 75 mg, a carbidopa reduz a descarboxilação periférica da levodopa, aumenta em 4 vezes sua disponibilidade no sistema nervoso central (SNC) e reduz náusea e hipotensão. O Sinemet (não mais comercializado no Brasil, onde fórmulas genéricas estão disponíveis) está disponível em comprimidos de 25/100,

10/100 e 25/250. A dose inicial habitual de levodopa é de 50 a 100 mg, 2 a 3 vezes ao dia, aumentando a dose conforme necessário para 300 a 600 mg. Os efeitos colaterais incluem náusea, hipotensão, constipação, confusão e alucinações. Nenhuma preparação intravenosa (IV) está disponível para pacientes cirúrgicos, porém os comprimidos podem ser esmagados e administrados por cânula nasogástrica (NG).

b. Sinemet CR (50/200 e 25/100: não comercializado no Brasil): Carbidopa/levodopa em matriz polimérica projetada para retardar a absorção entérica e meia-vida de 3 a 4 horas. A absorção é incompleta e o início do efeito geralmente leva 40 a 60 minutos. Alguns pacientes consideram esta droga variável e não confiável.

c. Benserazida/levodopa (Prolopa 25/100 e 50/200): Uma tocarbidopa/levodopa alternativa, usando um inibidor da descarboxilase diferente. É vendido, primariamente, na Europa e disponível no Brasil, onde também são fórmulas de rápida dispersão oral (Prolopa dispersível) e de liberação lenta (Prolopa HBS).

d. Pramipexol (Siferol; também disponível em fórmula de liberação lenta – Sifroler): agonista dopaminérgico D2 e D3. Utilizado para monoterapia inicial, ou como terapia adjuvante da DP (com levodopa). A titulação inicial começa a 0,125 mg 3 vezes ao dia, procede lentamente durante 2 a 3 semanas para alcançar 0,5 a 0,75 mg 3 vezes ao dia; uma dose igual ou superior a 3 mg/d é geralmente necessária para a monoterapia após o primeiro ano. Efeitos adversos incluem náusea, sonolência, edema das pernas, confusão e alucinações. Há relatos clínicos de pacientes sob tratamento com pramipexol e ropinirol adormecendo enquanto dirigem. Pacientes não devem dirigir se sonolência for relatada. Também há relatos de dificuldade de controle de impulsos, como jogo compulsivo.

e. Ropinirol (Requip: não comercializado no Brasil): Um agonista dopaminérgico D2 e D3. Utilizado para monoterapia inicial ou como terapia adjuvante da DP (com levodopa). Há uma faixa dinâmica muito ampla, com doses tão altas quanto 27 mg/d ou mais. A titulação inicial começa com 0,25 mg 3 vezes ao dia, procede lentamente durante 2 a 3 semanas para alcançar 1 a 3 mg 3 vezes ao dia; uma dose igual ou superior a 16 mg/d geralmente é necessária para monoterapia após o primeiro ano. Efeitos adversos incluem náusea, sonolência, edema das pernas, confusão e alucinações. Esta droga é metabolizada no fígado pelas enzimas CYP1A2 e pode interagir com outros medicamentos que compartilham esta via. Há raros relatos de pacientes sob tratamento com pramipexol e ropinirol adormecendo enquanto dirigem. Ropinirol é atualmente disponível na forma de preparações de liberação sustentada (Requip XL: não no Brasil), que apresenta cinética estável por 24 horas, é mais fácil de titular, pode ser iniciada a 2 mg/d e avançada por 2 mg/d/semana. Há menos náusea e transtornos do sono; porém, apresenta custo mais elevado.

f. Bromocriptina: agonista dopaminérgico derivado da ergotamina mais antigo utilizado na terapia inicial e terapia adjuvante da DP. Quando utilizada isoladamente, a dose inicial deve ser pequena (2,5 mg; metade de um comprimido 2 vezes ao dia), avançando ao longo das semanas para um alvo terapêutico de 5 mg, 3 vezes ao dia. Doses de até 30 a 60 mg podem ser necessárias para monoterapia após o primeiro ano. Os efeitos colaterais incluem náusea, hipotensão, confusão, alucinações, edema das pernas, eritromelalgia; raramente fibrose pulmonar ou retroperitoneal. Alterações nas válvulas cardíacas também foram relatadas e monitorização ecocardiográfica anual é aconselhável. (Dado outras opções, esta droga não é recomendada).

g. Pergolida: Um agonista dopaminérgico derivado da ergotamina mais antigo utilizado como monoterapia para a doença de Parkinson inicial, assim como terapia adjuvante para a doença mais avançada. A dose inicial é de 0,05 mg 3 vezes ao dia, titulando lentamente para 0,5 mg 3 vezes ou mais ao dia. Os efeitos colaterais incluem náusea, hipotensão, confusão, alucinações, edema das pernas, eritromelalgia; raramente fibrose pulmonar ou retroperitoneal. Alterações nas válvulas cardíacas também foram relatadas, e monitorização anual com ecocardiografia é aconselhável. (Dado outras opções, esta droga não é recomendada).

h. Cabergolina: Um agonista dopaminérgico derivado da ergotamina mais novo, que pode ser usado como monoterapia para a DP inicial, embora não aprovada pela *Food and Drug Administration* (FDA) para esta finalidade nos Estados Unidos. Esta droga apresenta uma meia-vida longa e pode ser administrada 2 vezes por semana. Os efeitos colaterais incluem náusea, hipotensão, confusão, edema das pernas, rara fibrose pulmonar ou retroperitoneal. Alterações nas válvulas cardíacas também foram relatadas, e monitorização anual com ecocardiografia é aconselhável.

5. Para anorexia e náusea em pacientes sob Levodopa, as opções incluem carbidopa extra (Lodosyn 25 mg: não comercializada no Brasil). Pacientes com náusea geralmente são mais tolerantes às fórmulas de liberação lenta, visto que a droga atinge seu efeito máximo mais gradualmente. A adição de um antiemético, como a (Tigan: não comercializada no Brasil) trimetobenzamida 25 mg 3 vezes ao dia, ou domperidona (Motilium) 10 mg antes de cada dose, pode ser necessária para combater os efeitos colaterais gastrointestinais (GI) das drogas dopaminérgicas.

Controle da Doença mais Avançada

1. À medida que a DP progride ao longo do tempo, os pacientes podem ter dificuldade em manter uma resposta terapêutica estável e independência nas atividade diárias. Complicações motoras, como flutuações de fim de dose, flutuações aleatórias *(on-off)* e discinesia se desenvolvem com frequência crescente em pacientes após 5 a 6 anos de terapia com levodopa. Marcha congelada *(freezing)* quedas também se desenvolvem ao longo do tempo, independente da escolha da terapia inicial.
2. A levodopa possui meia-vida de 90 a 120 minutos. Muitos pacientes com DP avançada ou de longa duração sofrem um efeito de fim de dose da droga em 2 a 3 horas, visto que a biodisponibilidade da droga declina. Na doença mais avançada, as flutuações motoras se tornam mais repentinas, inconstantes e imprevisíveis. Para estender o efeito da levodopa, as opções incluem doses mais frequentes, uso de uma preparação de levodopa de ação mais prolongada ou a adição de um inibidor da enzima monoamino oxidase B ou da enzima catecol-*o*-metiltransferase (COMT). A outra opção principal é a adição de um agonista dopaminérgico de ação mais prolongada como uma segunda droga.
   a. Rasagilina (Azilect): Retarda a degradação enzimática da levodopa e dopamina. A rasagilina geralmente é utilizada no tratamento inicial da DP sintomática, porém também pode ser utilizada para estabilizar as flutuações motoras. Quando administrada a 0,5 mg uma vez/d, a rasagilina aumenta em 15% o tempo *on* em pacientes com flutuação. Os efeitos colaterais incluem tonteira, flutuações da PA e aumento da discinesia.
   b. Entacapone (Comtan): Retarda a degradação enzimática da levodopa e dopamina através de um mecanismo periférico. Aumenta a disponibilidade da levodopa ao SNC e melhora a sua cinética. (É ineficaz sem levodopa). A dose é de 200 mg, administrada com cada dose de levodopa. Não é necessária a titulação da dose, embora a dose possa ser reduzida para 100 mg se necessário. Aumenta o tempo *on* nos estudos clínicos em 15%. Os efeitos colaterais incluem descoloração da urina e infrequentemente diarreia. Pode aumentar a discinesia.
   c. Levodopa/carbidopa/entacapone (Stalevo): Combinação de drogas que fornece levodopa/carbidopa com entacapone em uma dose fixa: 50/12,5/200, 100/25/200, 150/37,5/200 e 200 (Brasil: 50, 100, 150). É conveniente para pacientes tomando entacapone.
   d. Tolcapone (Tasmar – 100 e 200 mg): Um inibidor da COMT mais potente do que o entacapone em estudos clínicos, além de apresentar ação mais prolongada. A dose é de 100 a 200 mg, 3 vezes ao dia. Os efeitos colaterais incluem hepatotoxicidade grave, ocasionalmente fatal, e diarreia não infrequente. Devido ao pequeno número de casos de falência hepática súbita, um consentimento informado é necessário e testes de função hepática (TFHs) devem ser monitorizados a cada duas semanas durante o primeiro ano de tratamento, a cada 4 semanas nos 6 meses subsequentes e, após, a cada 8 semanas.
3. Ocasionalmente, o uso de um agonista dopaminérgico como terapia primária é mais vantajoso para pacientes com discinesias incômodas, com a administração, se necessário, de uma pequena dose de Sinemet para intensificar o efeito. A dose de ropinirole pode ser aumentada para 24 a 30 mg e a do pramipexol para 4,5 a 6 mg. O uso suplementar de amantadina pode reduzir a discinesia em muitos pacientes.
4. Estimulação cerebral profunda *(DBS)*, um procedimento neurocirúrgico, é uma opção para pacientes com flutuações motoras severas e discinesias incapacitantes, e encaminhamento para um programa cirúrgico é algumas vezes apropriado. O resultado cirúrgico não é bom em pacientes com alterações do estado mental e a cirurgia pode exacerbar a disartria.

5. Dificuldade em iniciar a marcha ou marcha congelada *(freezing)* é um problema particularmente frustrante. O congelamento é algumas vezes superado por estímulos visuais e alguns pacientes podem usar uma bengala invertida para passar sobre ela (uma variação desta técnica é o uso de um ponteiro a *laser* para fornecer um alvo visual para o início dos passos). O problema nem sempre se resolve com o aumento das doses do medicamento dopaminérgico, embora isto deva ser tentado. Instabilidade postural e quedas recorrentes podem se tornar um problema após 5 a 10 anos de DP. Tais pacientes apresentam dificuldade em levantar-se de uma cadeira e são facilmente deslocados para trás. A lamentável realidade é que o tratamento medicamentoso nem sempre melhora o equilíbrio. O risco de quedas pode se elevar à medida que os pacientes têm a mobilidade melhorada pelo medicamento. A cirurgia nem sempre melhora o período *on* da marcha congelada ou as quedas. O melhor tratamento para este problema é uma intervenção baseada em fisioterapia para melhorar o equilíbrio axial e a mobilidade.

Sintomas não Motores. Embora as complicações motoras possam ser controladas com medicamentos disponíveis e uso ocasional de neurocirurgia funcional (*DBS*), os sintomas não motores são cada vez mais reconhecidos como uma causa contributiva de incapacidade na DP. Apatia e depressão são comuns, e alterações do estado mental ocorrem com maior frequência na doença mais avançada. Uma variedade de problemas no sistema nervoso autonômico, dor e transtornos do sono podem representar grandes problemas para alguns pacientes.

1. Hipotensão postural ocorre na DP devido ao envolvimento autonômico e aos efeitos dos medicamentos. Inibidores da descarboxilase devem ser otimizados, inibidores de MAO-B devem ser descontinuados. Alguns pacientes necessitam de suplementação mineralocorticoide (Florinef, 0,1 a 0,3 mg/d) e meias elásticas. Midodrina (Proamatine ou Gutron, 2,5 a 5 mg 3 vezes ao dia: não comercializado no Brasil) ocasionalmente é necessária.
2. Alguns pacientes requerem medicação para instabilidade vesical. Recomenda-se cautela, visto que as drogas anticolinérgicas podem agravar a confusão mental.
3. A motilidade GI também é um problema comum na DP, e pacientes geralmente requerem medicação para constipação. O polietilenoglicol (Muvinlax) normalmente é eficaz quando utilizado diariamente: 14 g dissolvidos em 0,25 L de água.
4. O ptialismo resulta de uma taxa reduzida de deglutição e não da produção elevada de secreções. Todavia, a redução de saliva é algumas vezes benéfica. Opções incluem injeção da parótida com toxina botulínica, uso sublingual de uma gota de atropina solução oftálmica a 1% 2 vezes ao dia, ou utilização de adesivo de escopolamina de absorção transdérmica.

Controle das Alterações do Estado Mental

1. Dificuldade cognitiva, transtorno comportamental e transtorno do sono não são enfatizados nas descrições clássicas de DP; porém, cada um destes sintomas gera um problema terapêutico comum. Na DP, o delírio é geralmente transitório, reversível e associado aos medicamentos. Todos os medicamentos antiparkinsonianos apresentam o potencial de causar delírio, até mesmo psicose transitória. É melhor minimizar o uso de drogas anticolinérgicas, inibidores da MAO-B e agonistas dopaminérgicos em pacientes com alterações do estado mental. A estratégia de eleição em tais pacientes é a de evitar a polifarmácia e se concentrar em uma única droga com o melhor índice terapêutico (carbidopa/levodopa). Utilizar a menor dose capaz de fornecer mobilidade adequada.
    a. Clozapina (Leponex): o uso de clozapina em baixas doses (12,5 a 75 mg na hora de dormir) tem sido útil quando alucinações, pensamento paranoico e agitação noturna persistem com doses mínimas de levodopa. A clozapina pode causar sonolência diurna; porém, não parece exacerbar os sintomas motores da DP (na verdade, o tremor pode melhorar). Os pacientes devem ser monitorizados para leucopenia e agranulocitose com a realização semanal de um hemograma completo (HC). O fabricante mantém um registro nacional.
    b. Outros antipsicóticos atípicos (quetiapina 25 a 150 mg; risperidona 0,5 a 3 mg) são algumas vezes utilizados neste contexto visto que não necessitam monitorização da contagem de células sanguíneas. Novamente, baixas doses são recomendadas. Com o tempo, estas drogas se

acumulam, podendo piorar os sintomas motores. Sedação é outro efeito colateral maior. Antipsicóticos mais antigos, como haloperidol e clorpromazina, devem ser evitados na DP.
- c. Aviso em tarja preta: em pacientes idosos com demência, o uso de qualquer dos antipsicóticos atípicos está associado a um leve aumento no risco de morte por doença cardiovascular ou pneumonia. Estas drogas devem ser utilizadas com cautela e a uma baixa dose; porém, podem reduzir as alucinações e a agitação, assim como ajudar os pacientes a dormir à noite.
2. Demência ocorre em 20 a 40% dos pacientes com DP idiopática em 10 a 15 anos. Confusão episódica (mesmo sem medicação), lentificação e manifestações comportamentais frontais são observadas com maior frequência. Os inibidores da colinesterase (donepezil, galantamina, rivastigmina) apresentam um efeito benéfico sobre o comportamento nestes pacientes, e produzem melhoras mensuráveis (embora modestas) na função cognitiva.
3. Transtornos do sono são atualmente reconhecidos como um problema importante na DP, sendo mais frequentes em pacientes com comprometimento cognitivo. Alguns pacientes com DP despertam com rigidez e sensação desagradável, incapazes de se virar na cama. Estes pacientes podem necessitar de medicação adicional na hora de dormir. Para outros pacientes, os distúrbios no controle do sono podem ser agravados por medicamentos antiparkinsonianos. Alguns pacientes apresentam sonolência diurna, um problema frequente em pacientes sob tratamento com agonistas dopaminérgicos; muitos possuem insônia à noite. O sono é fragmentado, podendo haver reversão do ciclo sono-vigília. O uso criterioso de medicamentos para dormir ou de antidepressivos sedativos pode, algumas vezes, quebrar o ciclo. Drogas estimulantes, como modafinil (Stavigile 100 a 200 mg), metilfenidato (Ritalina 5 a 10 mg) e suplementos de cafeína, têm sido utilizadas para neutralizar a sonolência diurna. Dirigir veículos deve ser restringido nos pacientes com DP que sofrem de sonolência diurna. Um transtorno do comportamento do sono de movimento rápido dos olhos foi descrito na DP, com movimentos noturnos ativos (falar, gritar, dar socos, chutar ou pular para fora da cama) durante o sono. Esta síndrome pode ser melhorada com a administração de clonazepam (Rivotril 0,5 a 1 mg na hora de dormir).

DISTÚRBIOS HIPERCINÉTICOS DO MOVIMENTO

Os distúrbios hipercinéticos do movimento são agrupados em categorias descritivas: tremor, distonia, coreia, atetose, discinesia, mioclonia e tique. Na prática, as síndromes ocasionalmente se sobrepõem. A discinesia tardia, por exemplo, pode assumir a forma de um movimento coreiforme, distonia ou uma estereotipia motora complexa semelhante a um tique. Algumas vezes é possível ir além do reconhecimento descritivo para o diagnóstico patofisiológico ou molecular.

Tremor Essencial e Suas Variantes

1. Tremor é definido como um movimento repetitivo, involuntário e rítmico em torno de um eixo fixo, geralmente uma articulação.
2. Tremor de repouso, como ocorre na DP, pode, geralmente, ser diferenciado do tremor com movimento (tremor de ação). O tremor de ação pode ainda ser classificado como tremor fisiológico amplificado (algumas vezes amplificado por medicamentos ou um distúrbio metabólico), tremor essencial e tremor cerebelar.
3. Os tremores tarefa-específicos ocorrem somente com um movimento em particular, e não em outros momentos. O tremor da escrita primário é um exemplo.

Introdução
O tremor essencial é o distúrbio de movimento mais comum, com uma prevalência de 350/100.000 habitantes, 3 vezes mais que a DP, com a qual é algumas vezes confundido.

Fisiopatologia
O tremor essencial possui um mecanismo central. Estudos de imagem funcional exibem atividade aumentada nas vias eferentes cerebelares para o tronco encefálico ou tálamo. Em muitos casos, o tremor essencial possui uma base genética, com padrão de herança autossômico dominante.

Prognóstico

1. O início varia amplamente, desde a adolescência até além dos 60 anos de idade; a doença geralmente apresenta um curso similar entre os familiares afetados.
2. A progressão é lenta, por décadas.

Diagnóstico

1. O tremor essencial é um tremor de ação de 4 a 10/s, podendo ser grande o suficiente para interferir com as atividades da vida diária.
   a. Tipicamente envolve simetricamente os membros superiores e pode envolver a cabeça ou a voz.
   b. Há tanto um tremor postural quanto um tremor membro-cinético. O tremor membro-cinético é multidirecional e não aumenta em amplitude à medida que o alvo é aproximado (ao contrário do tremor cerebelar).
   c. Alguns pacientes com tremor essencial grave também apresentam um pouco de tremor de repouso, porém ausência de bradicinesia, dismetria ou sinais cerebelares.
   d. O tremor essencial da cabeça pode ser confundido com tremor distônico da cabeça, que é direcionalmente específico e geralmente está associado a um grau de torcicolo.
   e. Atualmente, não há testes diagnósticos ou marcadores genéticos; a função da tireoide deve ser verificada e estudos de cobre realizados conforme apropriado.
   f. A eletromiografia (EMG) de superfície revela um padrão sincronizado de ativação nos músculos antagonistas.

Tratamento

1. Nem todos os pacientes com tremor essencial necessitarão de tratamento farmacológico.
   a. A medicação diária geralmente é reservada para pacientes com algum grau de incapacidade: dificuldade em escrever, beber de um copo, alimentar-se e de cuidar de si próprio.
   b. Pacientes que melhoram com álcool geralmente irão responder ao tratamento com β-bloqueadores.
   c. É importante definir o resultado esperado no tratamento do tremor essencial. Uma redução de 30 a 60% na amplitude do tremor é uma boa resposta.
   d. A fim de alcançar melhores reduções da amplitude do tremor, os pacientes podem necessitar de tratamento cirúrgico.
2. Agentes de primeira linha.
   a. Propranolol (Inderal) é eficaz em dose de 40 a 240 mg. A dose inicial é de 10 a 20 mg 3 vezes ao dia ou 60 mg da preparação de ação prolongada (no Brasil: Rebafen LA 80 e 160 mg). As contraindicações incluem asma, insuficiência cardíaca e diabetes insulino-dependente. Os efeitos colaterais incluem hipotensão, fadiga, depressão e disfunção sexual. Outros β-bloqueadores podem ser úteis em determinados pacientes; porém, não oferecem um melhor controle do tremor.
   b. Primidona (Primid) é a terapia de eleição para pacientes com doença cardiovascular, e aqueles com contraindicações específicas aos β-bloqueadores. É mais fácil de utilizar, particularmente para pacientes idosos frágeis com múltiplos problemas médicos. A dose usual é de 50 mg à noite ou 2 vezes ao dia; a dose inicial é de 25 mg para evitar sedação e náusea. Há aumento progressivo para 250 mg ou acima; doses anticonvulsivantes não são necessárias. A primidona é metabolizada pelo fígado e induz a produção de enzimas microssomais hepáticas.
3. Os agentes de segunda linha incluem alguns dos novos anticonvulsivantes (gabapentina, topiramato), benzodiazepínicos (clonazepam), mirtazapina e metazolamida.
   a. As respostas são menos consistentes, evidência para eficácia é difícil de estabelecer, porém cada uma destas drogas tem sido útil para alguns pacientes.
   b. Terapias alternativas incluem toxina botulínica e neurocirurgia funcional. O botox é particularmente útil para o tremor de cabeça.
4. Neurocirurgia funcional.
   a. Talamotomia estereotáxica ou DBS elétrica no núcleo intermediário ventral pode produzir reduções na amplitude do tremor em mais de 80% na PD e no tremor essencial.

b. Complicações graves (hemorragia intracraniana, infecção) ocorrem em menos de 5% dos casos.
c. Nos estudos comparativos, os pacientes preferem a DBS à talamotomia, embora a DBS seja uma opção mais cara e problemas com as derivações e *hardware* não sejam infrequentes.

Outros Tremores

1. Tremor fisiológico amplificado é geralmente rápido (8 a 12/s) e não alcança uma amplitude incapacitante, a menos que haja um problema com a função da tireoide ou uma medicação.
2. Os medicamentos que causam tremor estão listados na Tabela 13-3.
3. Lesões vasculares das eferências cerebelares a nível do mesencéfalo produzem uma combinação de tremor postural cerebelar, tremor de repouso e rigidez extrapiramidal (tremor de Holmes).
4. Tremor ortostático é uma variante do tremor essencial.
   a. Os pacientes relatam desconforto ou instabilidade nas pernas, ativados pelo ato de levantar e que geralmente melhoram quando o paciente começa a caminhar. O tremor nas pernas é rápido (16/s) e nem sempre visível; porém, é palpável e pode ser demonstrado pela EMG de superfície.
   b. O clonazepam é a droga de escolha, porém o tratamento de não respondedores é difícil.

Distonia

Introdução

1. A distonia é definida como uma síndrome de contração muscular sustentada ou espasmódica, resultando em movimentos de torção e posturas anormais.
   a. Espasmos musculares involuntários são lentos (tônicos) ou rápidos, porém tendem a ser repetitivos.
   b. A distonia é tradicionalmente classificada como primária ou secundária, generalizada ou focal. A distonia secundária ocorre como produto de outra doença neurológica.
   c. A prevalência da distonia primária de início na infância é de 2 a 3/100.000 habitantes. Distonias focais são mais comuns, provavelmente excedendo 30/100.000, visto que estes distúrbios nem sempre são reconhecidos e são subdiagnosticados.

TABELA 13-3 Medicamentos que Induzem Tremor

Hormônio tireoideano, Synthroid
Epinefrina
Anfetamina, fenilefrina e outros simpatomiméticos
Cafeína, teofilina e outros xantenos
Nicotina
Lítio
Valproato
Fenotiazinas e antipsicóticos atípicos
Antidepressivos tricíclicos
Metilbrometo
Amiodarona
Ciclosporina, FK506
Glutamato monossódico
Corticosteroides (em altas doses)
Insulina, agentes hipoglicemiantes orais
Álcool (abstinência)
Intoxicação por metais (chumbo, arsênico, bismuto, mercúrio, manganês)

Fisiopatologia

1. A fisiopatologia da distonia não é bem compreendida. Supostamente reflete um desequilíbrio químico e/ou fisiológico nos gânglios basais ou tronco encefálico. Na distonia primária generalizada (*DYT1* ou distonia de Oppenheim), não há neuropatologia na microscopia óptica. O distúrbio é causado por uma deleção de trinucleotídeos no cromossomo 9, uma região que codifica a proteína torsina-A. A torsina-A é expressa nos neurônios dopaminérgicos, onde supostamente funciona como uma proteína chaperona. Mutações nos genes que codificam a GTP-ciclohidrolase 1 e a tirosina-hidroxilase também produzem distonia generalizada. Todos estão envolvidos no metabolismo ou tráfego das monoaminas neurotransmissoras. A distonia geralmente é uma manifestação secundária a doenças bem caracterizadas dos gânglios basais, incluindo a DP e a doença de Wilson.
2. Nos últimos 5 anos, houve uma explosão de conhecimento sobre a genética das distonias primárias. Diversas formas genéticas do distúrbio foram identificadas; as mais comuns são resumidas na Tabela 13-4. A mutação no gene *DYT1* é autossômica dominante, com penetrância variável; o distúrbio é expresso em 30% dos portadores do gene. A distonia DYT1 é mais frequentemen-

TABELA 13-4 Genética e Diagnóstico Diferencial da Distonia

Mutação Genética	Alteração Proteica	Doença
Distonia Primária		
DYT1	Torsina A	Distonia de Oppenheim (distonia muscular deformante)
DYT3		Distonia/parkinsonismo ligada ao X (Lubag)
DYT5	GTP ciclohidrolase 1	Distonia responsiva a dopa
DYT6		Fenótipo misto (Amish, Menonita)
DYT7		Início na idade adulta, distonia cervical
DYT11	Sarcoglicana-ε	Distonia mioclônus
DYT12	ATP 1A3	Distonia/parkinsonismo de início rápido

Doença	Alteração Proteica
Distonia Secundária	
Doença de Wilson	
Síndrome de Hallervorden-Spatz	Pantotenatoquinase 2
Neuroacantocitose	
Síndrome de Lesch-Nyhan	
Calcificação familiar dos gânglios da base	
Parkinson e distúrbios relacionados (AMS, PSP, DCB)	
Lipofuscinose ceroide	
Lipidose distônica (com histiócitos azul-marinhos)	
Gangliosidose GM1 adulta	
Encefalopatia mitocondrial (Leigh Leber)	
Necrose estriatal juvenil	
Paralisia cerebral	

ASM, atrofia de múltiplos sistemas; PSP, paralisia supranuclear progressiva; DCB, degeneração corticobasal.

te encontrada na população judaica Ashkenazi. Tipicamente causa grave distonia generalizada de início na infância; porém, mutações algumas vezes são observadas em adultos com um distúrbio mais limitado. O gene *DYT7* é expresso na forma de torcicolo hereditário.
3. As distonias secundárias são um grupo variado de distúrbios estruturais, metabólicos e neurodegenerativos. O denominador comum parece ser uma lesão nos gânglios da base. Exemplos incluem doença de Wilson, deficiência de pantotenato quinase (doença de Hallervorden-Spatz), necrose estriatal juvenil e paralisia cerebral.

Prognóstico
1. O prognóstico na distonia depende da etiologia.
2. As distonias de início na idade adulta que começam focalmente em geral não se generalizam.

Diagnóstico
1. O reconhecimento da distonia requer identificação dos movimentos involuntários e posturas anormais como um distúrbio neurológico, em oposição a um problema musculoesquelético ou psicológico.
2. Em grande número de pacientes, a distonia é inicialmente diagnosticada erroneamente como psicogênica. A distinção entre distonia psicogênica e orgânica é um dos problemas mais difíceis na neurologia, visto que não há testes laboratoriais. Ao contrário de uma contratura, a distonia geralmente pode ser reduzida, com remissão do distúrbio quando o paciente está adormecido.
3. Neuroimagem (cabeça e/ou medula espinal) geralmente é obtida para excluir uma causa secundária.
4. O teste genético geralmente é reservado para pacientes com alguma suspeita de probabilidade com base no início precoce ou histórico familiar.

Tratamento
Distonia Generalizada
1. É difícil a supressão da distonia generalizada com o uso de medicação, embora uma variedade de medicamentos possa produzir benefício sintomático parcial.
   a. Para a maioria dos pacientes com início precoce, um ensaio terapêutico de carbidopa/levodopa é justificado para excluir distonia responsiva à dopa. Este distúrbio produz distonia com variação diurna, sendo fortemente responsivo ao tratamento. A ausência de resposta com 400 a 600 mg de levodopa exclui o diagnóstico.
2. Alguns pacientes se beneficiam de uma abordagem combinada.
   a. Triexifenidil (Artane): iniciar com 2 mg 2 vezes ao dia (dose menor para crianças); doses de até 30 mg ou mais podem ser utilizadas em pacientes mais jovens.
   b. Relaxantes musculares (ciclobenzaprina, clonazepam, diazepam) podem ser úteis, embora a sedação seja geralmente um problema limitante.
   c. Carbamazepina (Tegretol) é algumas vezes útil nas distonias generalizadas, particularmente na distonia paroxística.
   d. Baclofeno (Lioresal) é ocasionalmente útil, particularmente nas distonias cranianas. Também pode ser administrado na forma de preparação intratecal através de uma bomba implantada programável para pacientes com distonia generalizada severa afetando o tronco e membros inferiores.
   e. Tetrabenazina (Xenazine: não comercializado no Brasil): esta droga, um agente depletor de dopamina, foi recentemente aprovada pelo FDA para tratamento da doença de Huntington (DH). Iniciando com dose de 12,5 a 25 mg, a dose pode ser aumentada conforme necessário até 50 mg 3 vezes ao dia ou mais. É muito eficaz; porém, pode causar síndrome parkinsoniana ou depressão.
3. Outras opções podem ser consideradas em pacientes com distonia severa que não respondem ao tratamento isolado ou combinado com estas drogas.
   a. Palidotomia ou DBS talâmica ou palidal apresenta resultados dramáticos em pacientes com distonia generalizada primária.

Distonia Focal

1. Distonia focal (torcicolo, distonia oromandibular, blefaroespasmo, cãibra do escrivão) pode ser tratada com injeção intramuscular de toxina botulínica. Há diversas preparações de toxina botulínica.
   a. Toxina botulínica A é um peptídeo grande (peso molecular: 150.000), que age pré-sinapticamente na junção neuromuscular. A proteína SNAP-25 é inativada, bloqueando a liberação de acetilcolina. Os efeitos persistem por 2 a 4 meses.
   b. A toxina botulínica B age na mesma sinapse, porém em um sítio diferente.
   c. Há contradições em se tratar um distúrbio de origem no SNC com um agente bloqueador neuromuscular periférico, porém os tratamentos são eficazes sem efeitos colaterais sistêmicos.
   d. Os resultados dependem do adequado direcionamento aos músculos ativos e os melhores resultados são obtidos com orientação da EMG.
   e. A longo prazo, há desenvolvimento de um grau de resistência à toxina botulínica em aproximadamente 20% dos pacientes, caracterizado por aumento da dose e resposta reduzida. Metade destes pacientes possui anticorpos mensuráveis à toxina botulínica. Mudar para um diferente sorotipo é algumas vezes útil.
2. Agentes botulínicos.
   a. Botox é uma proteína purificada extraída da toxina botulínica A. É muito potente, porém apresenta uma boa margem de segurança quando administrada por injeção intramuscular. Efeitos colaterais sistêmicos são raros quando a dose é inferior a 500 unidades. Doses na faixa de 60 a 300 unidades geralmente são utilizadas para tratar distonia cervical. Vinte e 5 unidades por lado é a dose usual para os músculos orbitais no tratamento de espasmo hemifacial ou blefaroespasmo.
   b. Dysport é outra preparação da toxina botulínica A, amplamente utilizado na Europa; 400 unidades de Dysport equivalem a 100 unidades de Botox.
   c. Myobloc é um sorotipo B da toxina botulínica. Vem pré-diluído e pronto para usar; 5.000 unidades de Myobloc equivalem a 100 unidades de Botox. Efeitos colaterais (boca seca, disfagia) são mais frequentes, e a duração da ação ligeiramente menor.

Coreia, Atetose e Discinesia

Introdução

1. Coreia é caracterizada por movimentos irregulares, breves e involuntários da face, tronco e membros.
   a. Coreia, do grego, significa dança. Os movimentos são semelhantes à dança; porém, a coreografia parece aleatória e os movimentos são imprevisíveis. A marcha apresenta um caráter particular de marionete.
   b. A DH é uma doença hereditária neurodegenerativa descrita no século XIX. A média de idade do início é de 35 anos. As manifestações cardinais são coreia e alterações cognitivas e comportamentais. A prevalência é de 6/100.000 habitantes.
   c. Coreia reumática aguda (coreia de Sydenham) foi descrita no século XIX. É uma complicação imunológica da infecção estreptocócica, sendo menos comum na era dos antibióticos.
2. O espectro dos distúrbios de movimentos coreicos também inclui hemibalismo, um movimento involuntário, unilateral de grande amplitude com arremesso dos membros no lado afetado. É causado por um pequeno AVE no núcleo subtalâmico. Atetose é um movimento de contorção involuntário e lento. A atetose da paralisia cerebral é um bom exemplo. O termo "discinesia" compreende uma variedade de movimentos coréicos e distônicos, frequentemente um efeito colateral da medicação. As discinesias normalmente são repetitivas e estereotipadas e geralmente envolvem a área perioral (estalo dos lábios e protrusão da língua).

Fisiopatologia

1. Todos os distúrbios mencionados acima produzem um desequilíbrio no circuito dos gânglios basais, com subativação da via estriatal indireta. O resultado final é uma redução da atividade no núcleo subtalâmico e globo pálido interno, reduzindo o funcionamento dos gânglios basais.

2. Na DH, a mutação no cromossomo 4 é uma repetição expandida de trinucleotídeos CAG. A proteína mutante possui toxicidade cumulativa, resultando em neurodegeneração na vida adulta média. Os neurônios espinhosos do putâmen, que utilizam ácido γ-aminobutírico (GABA) e encefalina como neurotransmissores, são os mais vulneráveis. Basicamente, há comprometimento de uma variedade de neurotransmissores e proteínas mensageiras intracelulares. Há evidências recentes que sugerem que a proteína normal pode funcionar como um fator de transcrição.

Prognóstico
1. O prognóstico depende da etiologia da coreia.
2. Na DH, a típica idade de início é aos 35 anos, com grande variação (desde abaixo de 10 anos até mais de 60 anos). Há uma correlação inversa entre o número de repetições CAG e a idade de início.
3. Progressão para perda de locomoção, demência e morte ocorre em 20 anos ou mais.
4. Depressão comórbida é comum, e há um risco elevado de suicídio na DH.

Diagnóstico
1. O diagnóstico diferencial dos movimentos coréicos involuntários é amplo e é resumido na Tabela 13-5. O denominador comum nestes vários transtornos é um distúrbio no funcionamento dos gânglios basais.
2. Após o reconhecimento, o primeiro passo é a avaliação do histórico familiar e exposições medicamentosas pertinentes.
3. Na ausência de um histórico familiar ou de exposição a uma droga neuroléptica, os exames devem incluir uma técnica de imagem. Na DH, há perda de massa no núcleo caudado. Acidentes vasculares encefálicos no tálamo e região subtalâmica podem produzir coreia.

TABELA 13-5 Diagnóstico Diferencial da Coreia

Doença de Huntington
Coreia hereditária benigna
Neuroacantocitose
Atrofia dentatorubral-palidoluisiana
Calcificação familiar dos gânglios basais
Coreoatetose paroxística cinesiogênica
Degeneração hepatocerebral adquirida
Coreia reumática aguda (doença de Sydenham)
Lúpus eritematoso sistêmico
Coreia senil
Encefalite
HIV
Coreia gravídica
Hemicoreia vascular aguda
Discinesia induzida por drogas:
    Neurolépticos
    Cocaína
    Drogas anticolinérgicas
    Anti-histamínicos
    Contraceptivos orais
    Levodopa e agonistas dopaminérgicos

4. Testes laboratoriais incluem a pesquisa de anticorpos antinucleares (AAN), título de antiestreptolisina O e detecção de acantócitos em esfregaços espessos.
5. Se houver coreia progressiva e um histórico familiar negativo, considerar a realização de testes genéticos para DH. Em alguns pacientes com DH, o histórico familiar não é, inicialmente, informativo.

Tratamento

1. Para pacientes com coreia, o tratamento é mais bem direcionado ao distúrbio subjacente. Os movimentos coreicos podem ser severos e incapacitantes, e supressão do movimento involuntário com medicação pode ser apropriada. Pacientes com DH geralmente necessitam, primariamente, de atenção à depressão, questões nutricionais, seus cuidadores e sistema de suporte.
   a. Neurolépticos: Coreia pode ser reduzida com drogas antipsicóticas convencionais, como haloperidol em baixa dose (0,5 a 2 mg). Doses maiores são contraproducentes, visto que acumulam rapidamente e produzem efeitos colaterais motores.
   b. Antipsicóticos atípicos: Quetiapina (25 a 150 mg) e clozapina (12,5 a 75 mg) geralmente são úteis para agitação e problemas comportamentais na DH mais avançada.
   c. Tetrabenazina: Esta droga, um agente depletor da dopamina, foi recentemente aprovada pelo FDA para tratamento da DH. Iniciando com 12,5 a 25 mg, a dose pode ser aumentada conforme necessário para 50 mg 3 vezes ao dia ou mais. É eficaz, porém pode causar síndrome parkinsoniana ou exacerbar a depressão.
   d. Amantadina (100 a 300 mg): Algumas vezes é útil para reduzir coreia na DH, embora os efeitos sejam modestos.
   e. Benzodiazepínicos: Diazepam e clonazepam são, algumas vezes, úteis como adjuvantes na DH.
   f. CoQ-10, creatina: Estes agentes são bem tolerados em pacientes com DH e melhoram a energética celular. No momento, não há forte evidência de que estes agentes reduzam a progressão da doença.
   g. Anticonvulsivantes (fenitoína, carbamazepina): Estas drogas são eficazes para coreia paroxística.

Discinesia Tardia

Discinesia tardia ocorre com a exposição crônica a drogas neurolépticas. Um mínimo de 3 meses é geralmente necessário. Os movimentos involuntários são secundários ao bloqueio crônico do receptor dopaminérgico D2, com aumento da expressão do receptor e seus mensageiros intracelulares. Através do receptor D2, a dopamina possui um efeito inibitório sobre a via estriatal indireta. A síndrome é menos comum com os antipsicóticos atípicos mais novos.

Prognóstico

1. A discinesia tardia é, algumas vezes, reversível ao longo de 1 ano se o início do quadro for recente e o medicamento ofensor for imediatamente retirado. Geralmente é persistente e não progressiva.

Tratamento

1. Para distúrbios de movimentos tardios, não há um medicamento ideal.
   a. Sempre reavaliar a necessidade de drogas neurolépticas. Em alguns pacientes, o distúrbio irá resolver-se-á se estes medicamentos forem eliminados, embora possa ocorrer intensificação da discinesia durante um curto período de tempo.
   b. A supressão da discinesia com doses crescentes de drogas neurolépticas não é recomendada, visto que o efeito a longo prazo é o agravamento da fisiopatologia subjacente. Mudança para um antipsicótico atípico mais novo pode ser útil. A clozapina é, ocasionalmente, bem-sucedida quando outros medicamentos falham.
   c. Agentes depletores da dopamina, como o tetrabenazina, podem ser úteis, embora os efeitos colaterais incluam hipotensão e um risco significativo de depressão.

Mioclonia
Introdução
1. Mioclonia é uma contração muscular tipo choque e breve, geralmente menos que 150 ms de duração, originando-se no SNC.
2. Pode ser limitada em extensão (focal, segmentar) ou mais difusa (multifocal, generalizada).
3. Asterixis, definido como um breve lapso de ativação muscular tônica, é um fenômeno relacionado.
4. A mioclonia ocorre em uma variedade de distúrbios neurológicos e metabólicos.

Diagnóstico
1. Mioclonia pode ser classificada pela etiologia ou com base em sua fisiologia.
2. A principal distinção fisiológica é entre a mioclonia epiléptica e não epiléptica. O eletroencefalograma (EEG) é útil para esta diferenciação.
3. Demências neurodegenerativas e distúrbios causados por príons geralmente exibem mioclonia.
4. Em pacientes hospitalizados, mioclonia geralmente ocorre como uma manifestação de uma encefalopatia metabólica, como na insuficiência renal, hiponatremia ou hipoglicemia. A avaliação deve incluir a dosagem de glicose, eletrólitos, cálcio, magnésio, nitrogênio uréico no sangue, creatinina e TFHs.
5. Medicamentos e toxinas exógenas também podem produzir mioclonia. Exemplos incluem bismuto, lítio, meperidina, levodopa, fenitoína, propofol e os antidepressivos ISRSs.
6. Uma mioclonia de ação é ocasionalmente observada após a parada cardíaca (na mioclonia pós-anóxica e na síndrome de Lance-Adams).
7. A mioclonia medular é tipicamente regular (periódica) e de expressão restrita. Reflete um distúrbio dos mecanismos segmentares da medula espinal e pode ser observada após mielografia com contraste ou anestesia raquidiana.

Tratamento
1. A terapia deve ser direcionada à encefalopatia subjacente, quando possível. Na mioclonia cortical, valproato e anticonvulsivantes, que aumentam a produção do GABA, são particularmente eficazes. Para a mioclonia não associada à epilepsia ou encefalopatia, clonazepam geralmente é a droga de escolha. Estes agentes devem ser tentados empiricamente.
    a. Clonazepam: Eficaz em doses de 0,5 mg a 18 mg/d, em doses divididas. Os efeitos colaterais incluem sedação, particularmente com altas doses, tolerância e uma síndrome de abstinência após o uso crônico.
    b. Valproato (Depakote): Particularmente eficaz na mioclonia epiléptica. Tratar para alcançar um nível sérico terapêutico (250 a 750 mg 3 vezes ao dia).
    c. Piracetam: Esta droga, não aprovada pelo FDA nos Estados Unidos, é amplamente utilizada para o tratamento de mioclonia na Europa. A dose usual varia de 1.200 a 16.000 mg/d; é bem tolerada em doses de até 24 g/d. O levetiracetam (Keppra), 500 mg 2 vezes ao dia, pode, algumas vezes, ser utilizado em seu lugar.

Tiques e Síndrome de Tourette
Introdução
1. Um tique é um movimento repetitivo estereotipado, de maior duração e mais complexo do que uma contração mioclônica. Pode aparentar ser uma caricatura de um movimento voluntário que assumiu vida própria.
2. Um tique possui um componente subjetivo: Há uma necessidade de movimentar e uma sensação de alívio após o movimento. Pode ser suprimido por algum tempo pela força de vontade; porém, o desconforto subjetivo aumentará.
3. Alguns tiques são simples, envolvendo um grupo muscular isolado, outros são complexos.
4. Os tiques podem incluir vocalização.
5. A síndrome de Tourette (ST) foi descrita em 1885 por George Gilles de La Tourette, à medida que ele examinava os distúrbios de movimento no hospital da Salpêtrière em Paris. O distúrbio parece ser genético, com expressão variável.

Diagnóstico da Síndrome de Tourette
1. Os critérios diagnósticos incluem tiques motores múltiplos, pelo menos um tique vocal e início antes dos 18 anos de idade. Os tiques aumentam e reduzem de modo imprevisível ao longo do tempo; tiques antigos recorrem e novos tiques aparecem. Ecolalia e coprolalia (profanação) ocorrem em aproximadamente 20%. Distúrbios neurocomportamentais, como o transtorno obsessivo-compulsivo (TOC) e o transtorno de déficit de atenção com hiperatividade (TDAH) ocorrem em mais da metade dos pacientes com a ST.
2. Outros distúrbios relacionados incluem transtorno crônico de tique (múltiplos tiques motores presentes por mais de 1 ano) e transtorno de tique transitório. Estes transtornos de tique podem fazer parte do espectro de Tourette. Um membro familiar pode ter apenas tiques ou apenas TOC.
3. Os tiques também podem ser um fenômeno secundário, ocorrendo com outras doenças neurológicas, como encefalite, discinesia tardia, DH ou distonia.

Tratamento
1. O princípio essencial da terapia é o de identificar primeiro a fonte de sofrimento do paciente.
2. Distúrbios comportamentais, como TOC e TDAH, podem responder à medicação apropriada (fluoxetina, clomipramina, metilfenidato). Se a supressão do tique é o objetivo do tratamento, opções incluem as seguintes:
   a. Clonidina (Atensina): Esta droga é um agonista α_2-adrenérgico. Iniciar com 0,1 mg/d e avançar para 1 a 2 mg/d. Vários meses podem ser necessários para obter melhora. Sedação, fadiga e hipotensão são os efeitos colaterais. A droga não deve ser retirada rapidamente, pois pode ocorrer hipertensão-rebote.
   b. Tenex: (não comercializada no Brasil) Guanfacina: Esta droga é um agonista α_2-adrenérgico, com um mecanismo similar à clonidina. A dose é de 1 a 2 mg/d.
   c. Benzodiazepínicos, como clorazepam (Tranxilene) 3,75 a 15 mg 3 vezes ao dia e clonazepam (Rivotril) 0,5 a 2 mg 2 vezes ao dia, podem reduzir a frequência dos tiques.
3. Drogas neurolépticas, como haloperidol e pimozida, irão, finalmente, funcionar; porém, doses mais baixas são preferíveis para minimizar o risco de um distúrbio de movimento tardio.
   a. Risperidona (Risperdal): Pode ser útil (0,5 a 2 mg) para a supressão de tique e angústia subjetiva associada. Uma vez que o controle é alcançado, o uso de outro agente, como a clonidina ou um benzodiazepínico, pode ser mais bem sucedido.
   b. Haloperidol (Haldol): A dose inicial é de 0,5 mg, 1 ou 2 vezes ao dia. Doses de 2 a 5 mg/d podem ser necessárias. Doses mais altas devem ser evitadas.
   c. Pimozida (Orap): Esta droga é um neuroléptico, vendido especificamente para a ST. A dose inicial é de 1 a 2 mg/d; doses de 6 a 16 mg/d podem ser necessárias.

Síndrome das Pernas Inquietas
Introdução
1. A síndrome das pernas inquietas (SPI) foi descrita por Ekbom na década de 1940. O desconforto subjetivo e a necessidade de mover são as principais perturbações, e os sintomas são aliviados ao caminhar. Os pacientes descrevem uma sensação de "formigamento" nas pernas e uma incapacidade de se manter sentado.
2. O distúrbio piora à noite; movimentos periódicos das pernas durante o período de sono estão frequentemente associados.
3. A SPI é atualmente reconhecida como comum, afetando até 5 a 10% das pessoas com mais de 50 anos de idade na atenção primária à saúde. Em alguns casos pode haver um histórico familiar.
4. O paciente deve ser examinado para distúrbios associados, como deficiência de ferro e neuropatia periférica.

Tratamento
1. Medicação dopaminérgica é a primeira linha de tratamento, desde que o desconforto seja suficiente para justificar o uso destes medicamentos.

a. 100 a 200 mg de Prolopa ou Carbidopa/Levodopa na hora de dormir pode suprimir os sintomas.
   b. Os novos agonistas dopaminérgicos são bastante eficazes em doses relativamente baixas: Pramipexol 0,25 a 0,5 mg, ropinirol 0,5 a 2 mg na hora de dormir. Uma segunda dose pode ser necessária durante o dia para alguns pacientes.
   c. Requip XL 2 mg (no Brasil: Sifrol ER 1,5 mg) pode ser eficaz durante 24 horas.
2. Pacientes que ainda sentem desconforto após o uso de drogas dopaminérgicas podem melhorar com a adição de gabapentina ou baixas doses de opiáceos (tramadol 25 a 50 mg na hora de dormir), embora seja um distúrbio crônico e os opiáceos devam ser utilizados apenas quando absolutamente necessário. A terapia de reposição de ferro pode ser útil, porém, deve sempre ser combinada com uma avaliação diagnóstica dirigida para a descoberta da causa de deficiência de ferro.

OUTROS DISTÚRBIOS DE MOVIMENTO
Ataxia
Introdução
1. O termo ataxia, em grego, significa irregularidade ou desordem. Nós utilizamos o termo para descrever uma incoordenação de movimento de origem cerebelar. O paciente exibe dismetria (ultrapassagem do alvo), dificuldade com movimentos alternados rápidos, e pode haver tremor de intenção. Geralmente há uma disartria cerebelar (fala irregular, pouco modulada) e um distúrbio oculomotor associado.
2. A ataxia da marcha é característica; há aumento da base de sustentação durante a marcha, com passos irregulares. O paciente anda como se estivesse bêbado.
3. A ataxia é fácil de reconhecer, frequentemente difícil de diagnosticar e quase impossível de tratar.

Prognóstico
O prognóstico na ataxia depende da etiologia do distúrbio. Tumores da fossa posterior, doença por príon e degeneração paraneoplásica são rapidamente progressivas (meses a alguns anos), embora alguns pacientes com degeneração cerebelar pura de início adulto permaneçam capazes de andar 15 ou 20 anos após o diagnóstico.

Diagnóstico
1. Ataxia pode resultar de uma lesão do cerebelo através de trauma, infecção ou desmielinização ou doença vascular. As ataxias neurodegenerativas são divididas em dois grandes grupos, hereditárias e esporádicas. como observado por Harding, as classificações descritivas mais antigas são problemáticas. Atualmente, estas doenças são classificadas com base em sua genética e marcadores moleculares. Uma lista parcial está inclusa na Tabela 13-6. As ataxias hereditárias apresentam uma prevalência combinada de 5/100.000 habitantes. Um número similar de casos é esporádico. Uma determinação completa do histórico familiar é, portanto, a etapa inicial mais importante na avaliação.
2. As ataxias hereditárias (ver Tabela 13-6) são classificadas como autossômicas dominantes, autossômicas recessivas e outras formas de herança (incluindo mitocondrial). As ataxias herdadas dominantemente são difíceis de diagnosticar a partir de suas manifestações clínicas, visto que há uma grande sobreposição. A degeneração pigmentar da retina caracteriza a SCA-7. Os pacientes com SCA-3 (doença de Machado-Joseph) podem apresentar distonia significativa ou, ocasionalmente, uma síndrome parkinsoniana. Alguns pacientes com SCA-6 apresentam episódios distintos de vertigem, ataxia ou náusea, o que é de interesse visto que a mutação afeta o gene *CACNA1A* do canal de cálcio. (Mutações pontuais no mesmo gene causam ataxia episódica tipo 2 e enxaqueca hemiplégica familiar.) Testes de DNA geralmente são necessários para diagnosticar qualquer destas doenças, a menos que o diagnóstico tenha sido confirmado em outro membro familiar.
3. A ataxia de Friedreich foi descrita em 1861. A forma típica apresenta início entre 8 e 25 anos de idade, com ataxia, disartria e um distúrbio da medula espinal (perda sensitiva, reflexos ausentes,

TABELA 13-6	Causas de Ataxia
Ataxia hereditária	
1. Autossômica dominante	
SCA1	Estados Unidos, Europa Setentrional
SCA2	Cuba, Caribe
SCA3/doença de Machado-Joseph	Portugal, Açores, mundial
SCA6	Um distúrbio do canal de cálcio
SCA7	Com degeneração pigmentar da retina
DRPLA	
Ataxia episódica, tipos 1 e 2	
2. Autossômica recessiva	
Ataxia de Friedreich	
Ataxia com deficiência de vitamina E	
Ataxia-telangiectasia	
3. Mitocondrial	
Ataxia esporádica	
1. Toxinas: álcool, fenitoína, citosina-arabinosídeo	
2. Hipertermia	
3. Trauma	
4. Distúrbios metabólicos	
Hipotireoidismo	
Abetalipoproteinemia	
Distúrbios do ciclo da ureia	
5. Degeneração cerebelar paraneoplásica	
6. Ataxia neurodegenerativa	
AMS cerebelar (atrofia olivopontocerebelar)	
Degeneração cortical cerebelar pura	

AMS, atrofia de múltiplos sistemas; DRPLA, atrofia dentatorrubral-palidolusiana.

resposta plantar extensora). Manifestações associadas incluem pé cavo, escoliose e uma cardiomiopatia hipertrófica. O distúrbio é autossômico recessivo, sendo o produto de uma repetição expandida de trinucleotídeos GAA no cromossomo 9. A proteína frataxina está envolvida no metabolismo mitocondrial. Os pacientes apresentam deficiências no metabolismo energético mitocondrial e são vulneráveis ao estresse oxidativo. Ferro se acumula na mitocôndria das células miocárdicas. A disponibilidade de testes genéticos resultou na observação de um espectro mais amplo da doença, incluindo pacientes com início tardio, com reflexos medulares preservados e uma forma mais restrita do distúrbio. As manifestações clínicas da ataxia com deficiência de vitamina E são similares às da ataxia de Friedreich. Este distúrbio é tratável, com cessação da progressão com a reposição de vitamina E.

4. Em casos de ataxia progressiva com histórico familiar negativo (ataxia esporádica), os exames são concentrados na procura de um distúrbio metabólico tóxico, paraneoplásico ou tratável. A avaliação deve incluir a obtenção de imagens (para caracterizar a topografia da degeneração cerebelar e para procurar por evidências de AMS), dosagem do hormônio estimulante da tireoide (TSH), nível de vitamina E, eletroforese de lipoproteínas, lactato e piruvato (para distúrbio mitocondrial) e procura por anticorpos antineuronais (em particular o anticorpo antiYo). Testes genéticos também devem ser considerados. como a DH, muitos pacientes com ataxia hereditária não apresentam histórico familiar.

5. A apresentação cerebelar da AMS é diferenciada pela presença de sinais extrapiramidais e/ou autonômicos. Na RM pode haver atrofia do tronco encefálico, sinal aumentado no putâmen ou fibras cruzadas da ponte (sinal da cruz queimada). Degeneração cerebelar cortical pura é caracterizada por expressão clínica mais limitada e progressão mais lenta ao longo dos anos.

Tratamento

1. Na ataxia de Friedreich, o tratamento é dirigido para estimular a função mitocondrial em um esforço de melhorar a energética celular e reduzir a progressão da doença.
2. Benefícios neuroprotetores modestos foram sugeridos em estudos clínicos iniciais com CoQ e idebenona.
   a. CoQ: Para a terapia neuroprotetora da ataxia de Friedreich, a CoQ é administrada a 360 U/d com 2.000 U/d de vitamina E.
   b. Idebenona (terapia investigacional; não aprovada ou vendida nos Estados Unidos ou no Brasil): Uma dose de 15 mg/kg/d tem sido utilizada em ensaios clínicos, embora estudos mais recentes relatassem benefícios com dose maior (45 mg/kg).
3. Para todas as outras ataxias neurodegenerativas, o tratamento é, principalmente, de suporte. A farmacoterapia das ataxias tem sido decepcionante. Na ataxia, as terapias com base na reabilitação são geralmente mais bem sucedidas. Em esforços para aumentar o tônus serotonérgico no córtex cerebelar, estudos pilotos exploraram a resposta ao trimetoprim, tetrahidrobiopterina, buspirona, tandespirona e sertralina. Embora alguns pacientes relatem melhoras subjetivas, tem sido difícil demonstrar benefício em estudos clínicos randomizados. Parte do problema é que ataxias neurodegenerativas diferem no mecanismo de supressão do circuito cerebelar.
   a. Buspirona (BuSpar): Tratamento inicial com 5 mg 3 vezes ao dia, aumentando a dose para 10 a 20 mg 3 vezes ao dia tem sido explorado em pacientes com ataxia. Alguns pacientes levemente afetados e ainda móveis observaram ganhos modestos na marcha e equilíbrio.
   b. Sertralina (Zoloft): Doses de 25 a 100 mg têm sido utilizadas para o tratamento de sintomas motores e afetivos/comportamentais em pacientes atáxicos.
   c. Primidona (Primid): Doses de 25 a 100 mg 2 vezes ao dia têm sido utilizadas para o tremor cerebelar, com sucesso variável. O tremor cerebelar pode ser incapacitante e severo, além de ser difícil de controlar com medicamentos.
4. Alguns casos respondem a DBS talâmica ou talamotomia.

Espasticidade

Introdução

Espasticidade é caracterizada por aumento no tônus, hiper-reflexia e rigidez dependente da velocidade do movimento passivo. No exame dos membros, isto é manifestado na forma de rigidez "em canivete".

Fisiopatologia

A espasticidade ocorre com um distúrbio dos neurônios motores superiores. O resultado é a perda dos mecanismos inibitórios segmentares da medula espinal, com aumento da atividade no fuso muscular e hiperativação dos neurônios motores α.

Diagnóstico

1. A espasticidade pode ser secundária a uma patologia cerebral ou medular.
   a. Espasticidade cerebral é mais comum com AVE e lesão ao nascimento (paralisia cerebral).
   b. A espasticidade medular geralmente é o resultado de trauma, doença desmielinizante ou espondilose cervical.
2. A espasticidade gera diversos problemas clínicos. Alguns pacientes sofrem espasmos flexores desconfortáveis nas pernas. Pacientes capazes de andar apresentam dificuldade com a marcha pelas pernas rígidas. A rigidez pode limitar o uso dos membros em pacientes com função parcial.

Tratamento

1. A farmacoterapia da espasticidade é direcionada aos sintomas intrusivos positivos (geralmente espasmo flexor). Estas drogas não ajudarão nos sintomas negativos, como fraqueza muscular, que é a principal limitação funcional para muitos pacientes. Em altas doses, a maioria das drogas para espasticidade aumentará a fraqueza, portanto há uma negociação terapêutica. Estas drogas podem ser utilizadas em combinação.
   a. Baclofeno (Lioresal), um agonista GABA-B, promove inibição na medula espinal. A dose inicial é de 10 mg 2 vezes ao dia, que pode ser aumentada se tolerado para 80 a 120 mg em doses divididas. Os efeitos colaterais comuns incluem sedação, tonteira, náusea e fraqueza. O baclofeno não deve ser fornecido a pacientes convulsivos. Pacientes capazes de andar geralmente não toleram doses superiores a 60 mg. TFHs devem ser monitorizados nas primeiras 6 semanas. Baclofeno intratecal pode ser administrado através de uma bomba programável em pacientes com espasticidade refratária a agentes orais. Implantação cirúrgica é necessária. Complicações incluem infecção, e um funcionamento ruim da bomba pode resultar em grave intoxicação.
   b. Diazepam (Valium) age em um sítio de ligação para os benzodiazepínicos que promove inibição medular mediada pelo GABA. A dose inicial é de 2 mg 2 ou 3 vezes ao dia. Alguns pacientes paraplégicos se beneficiam com doses de até 40 a 60 mg/d, embora sedação seja, geralmente, uma manifestação limitante. A ingestão de álcool deve ser limitada. Pacientes em tratamento prolongado com benzodiazepínicos desenvolvem dependência e podem ter uma síndrome de abstinência.
   c. Tizanidina (Sirdalud) é um agonista α_2; aumenta a inibição pré-sináptica dos neurônios motores. A dose inicial é de 2 mg/d; a dose é gradualmente aumentada ao longo de semanas, em incrementos de 4 mg até alcançar a dose de 8 a 12 mg 3 vezes ao dia. Os efeitos colaterais incluem fraqueza, hipotensão, sedação e boca seca. Os TFHs devem ser verificados nas primeiras 6 semanas de tratamento.
   d. Dantrolene (Dantrium) age diretamente no músculo esquelético, interferindo com a liberação de cálcio do retículo sarcoplasmático. A dose inicial é de 25 mg/d, sendo aumentada ao longo de 4 semanas até alcançar a dose 200 a 400 mg. Fraqueza é um efeito colateral frequente e associado à dose. O dantrolene é frequentemente utilizado em pacientes incapazes de andar, com espasticidade cerebral. Pode causar hepatotoxicidade grave e não deve ser administrado em pacientes com doença hepática conhecida. Os TFHs devem ser monitorizados.
2. A toxina botulínica (Botox) vem cada vez mais sendo utilizada em pacientes com espasticidade. As principais vantagens são sua capacidade de agir sobre um músculo específico e a ausência de efeitos colaterais sistêmicos. As desvantagens incluem o alto custo e a necessidade de procedimentos repetidos para administrar o Botox 3 a 4 vezes por ano. O Botox pode ser utilizado para uma variedade de distúrbios espásticos caracterizados por marcha espástica, embora a fisiologia da marcha espástica seja complexa e a aplicação precise ser ajustada e direcionada. Deve ser utilizado no contexto de terapia de reabilitação, de preferência por alguém que possa distinguir os vários padrões e direcionar seu uso para músculos específicos. Fraqueza nas pernas e quedas podem resultar da aplicação excessivamente vigorosa de Botox. Ocasionalmente, o Botox ajuda a melhorar a função dos membros superiores, quando a rigidez restringe o uso dos braços nas atividades diárias. Também pode ajudar com o cuidado vesical de pacientes incapazes de andar com espasmo da musculatura adutora.

Síndrome da Pessoa Rígida

Introdução

1. Descrita por Moersch e Woltman em 1956, a síndrome do homem rígido é um distúrbio autoimune com rigidez involuntária dos músculos axiais e espasmo muscular doloroso. É rara, porém, provavelmente, é subdiagnosticada.
2. Os critérios diagnósticos incluem lenta progressão da rigidez nos músculos axiais e proximais dos membros, hiperlordose e deformidade da coluna vertebral, e espasmos dolorosos episódicos precipitados por movimentos ativos ou passivos, algumas vezes desencadeados por estímulos

dolorosos ou descontrole emocional. O exame neurológico básico é de resto normal. Alguns pacientes apresentam marcha peculiar, espástica e lenhosa (Frankenstein).
3. Há uma resposta terapêutica aos benzodiazepínicos, embora grandes doses geralmente sejam necessárias para manter o benefício. Detalhes do tratamento são encontrados no Capítulo 8.

Fisiopatologia
A síndrome da pessoa rígida é um distúrbio autoimune e muitos pacientes possuem um histórico pessoal ou familiar de outras doenças autoimunes (tireoidite, anemia perniciosa, diabetes, vitiligo). Oitenta por cento apresentam anticorpos contra a descarboxilase do ácido glutâmico ou anticorpos anticélulas das ilhotas. Parece haver um distúrbio da inibição mediada pelo GABA no SNC. Uma variante da síndrome da pessoa rígida foi descrita em associação com o câncer de mama.

Tratamento
1. Os benzodiazepínicos são a primeira linha de tratamento, porém grandes doses são necessárias para manter o benefício.
   a. Pode ser necessária a administração de 40 a 60 mg/d de diazepam e alguns pacientes requerem mais de 100 mg/d.
   b. Baclofeno também tem sido utilizado para tratar o espasmo e rigidez muscular nesta síndrome. Pode ser administrado oralmente em doses de até 80 a 120 mg ou por via intratecal através de uma bomba ou catéter implantado cirurgicamente.
2. Imunoterapia é necessária para obter o controle dos sintomas em pacientes mais severamente afetados. Prednisona e azatioprina têm sido utilizadas.
3. Plasmaférese e imunoglobulina IV também têm sido eficazes na forma de terapia de resgate, porém não são adequadas para o tratamento a longo prazo.

DISTÚRBIOS PSICOGÊNICOS DO MOVIMENTO

Os distúrbios do movimento psicogênico são comuns, particularmente em um centro de cuidados terciários. Embora os sinais destes pacientes sejam algumas vezes confusos, a principal dificuldade constitui no controle destes sinais uma vez que o problema é reconhecido. O controle de tais pacientes é intensivo em consumo de recursos. Embora curas dramáticas e respostas ao placebo ainda ocorram, um padrão de doença pode continuar por anos sem resolução satisfatória. Vários sinais de alerta sugerem a possibilidade de um distúrbio psicogênico; porém, lembre-se de que, *só porque um distúrbio de movimento parece estranho ou incomum não significa que seja psicogênico.*
1. Variabilidade inesperada de um momento a outro nas manifestações neurológicas.
2. Padrão não fisiológico de fraqueza ou perda sensitiva. Procurar por perda vibratória que respeitam a linha média, ou falta de desenvolvimento de força e compensação postural nos membros contralaterais (sinal de Hoover).
3. Um padrão de marcha que requer equilíbrio e habilidade atlética para sua execução (astasia-abasia).
4. Um histórico de vários outros problemas médicos de significação incerta.
5. Ganho secundário, litígio sem solução ou fingimento óbvio.

Bibliografia
Diederich NJ, Goetz CG. Drug-induced movement disorders. *Neurol Clin.* 1998;16:125-139.
Gasser T, Bressman S, Durr A et al. Molecular diagnosis of inherited movement disorders. *Mov Disord.* 2003;18:3-18.
Gilman S, Wenning GH, Low P et al. Second consensus statement on the diagnosis of multiple system atrophy. *Neurology.* 2008;71:670-676.
Jankovic J, Brin M. Therapeutic uses of botulinum toxin. *N Engl J Med.* 1991;324:1186-1194.
Kurlan R. Tourette's syndrome: current concepts. *Neurology.* 1989;39:1625-1630.
Lang AE, Lozano AM. Parkinson's disease, I and II. *N Engl J Med.* 1998;339: 1044-1053, 1130-1143.

Marsden CD, Obeso JA. The functions of the basal ganglia and the paradox of stereo-tactic surgery in Parkinson's disease. *Brain.* 1994;117:877-897.

Meige M, Feindel E. *Tics and Their Treatment.* New York: William Wood and Co.; 1907. [Translated into English by S. A. K. Wilson.].

Tan E, Ashizawa T. Genetic testing in spinocerebellar ataxias: defining a clinical role. *Arch Neurol.* 2001;58:191-195.

Weiner WJ, Reich SG. Agonist or levodopa for Parkinson disease? *Neurology.* 2008;7:470-471.

NEUROLOGIA COMPORTAMENTAL E DEMÊNCIA   14
Kirk R. Daffner ▪ David A. Wolk

TRANSTORNOS DA ATENÇÃO E DAS FUNÇÕES EXECUTIVAS
Introdução
Definições
1. A atenção envolve um conjunto de processos neurais que permitem a uma pessoa selecionar quais estímulos ou pensamentos serão o centro da consciência, enquanto filtram fatores de distração em potencial.
    a. Os componentes da atenção incluem nível de alerta, orientação (desvio de direção dos órgãos sensitivos), seletividade (concentração em certos estímulos) e a capacidade de manter o processamento (vigilância) e dividir recursos (durante tarefas duplas ou múltiplas).
    b. A interrupção da atenção provavelmente debilita a maioria das funções cognitivas.
2. As funções executivas são um conjunto de processos cerebrais complexos que exercem controle volicional de baixo para cima sobre a cognição e o comportamento.
    a. As funções executivas fundamentais incluem memória de trabalho, monitorização, inibição e iniciação.
    b. As funções executivas facilitam as respostas comportamentais apropriadas para o contexto, enquanto inibem as inadequadas, mantendo e afastando os conjuntos cognitivos e monitorizando e ajustando a atividade mental contínua. Fazem a mediação do *insight*, do julgamento e das habilidades para solução de problemas.
    c. As funções executivas estão muito estreitamente ligadas à capacidade de uma pessoa de permanecer independente.

Síndromes de Apresentação
1. Estado confusional agudo (ECA).
    a. O ECA é um transtorno da função cognitiva superior que reflete a perda de uma corrente coerente normal de pensamento ou ação.
    b. Sua característica destacada é uma interrupção da "matriz de atenção" do paciente.
    c. "Delírio" é um termo alternativo para ECA que os neurologistas geralmente reservam para pacientes agitados que exibem instabilidade autonômica e alucinações.
2. Transtorno do déficit da atenção e hiperatividade (TDAH).
    a. Define-se o TDAH pelos níveis inapropriados de atenção, impulsividade ou hiperatividade que, de acordo com os critérios atuais, devem se manifestar antes da idade de 7 anos.
    b. Trinta a 60% das crianças com TDAH continuarão a ter sintomas na idade adulta, os quais podem incluir desatenção, desorganização, impulsividade, labilidade afetiva, problemas de aprendizagem e comprometimento das funções executivas (i. e., síndromes disexecutivas), que perturbam as atividades diárias.
3. Síndromes disexecutivas.
    a. Cognitivas: Diminuição do planejamento e da memória de trabalho, pouco *insight*.
    b. Comportamentais: Impulsividade, desinibição, perseveração.
    c. Motivacionais: Apatia, abulia.

Fisiopatologia

Componentes Neuroanatômicos
1. Circuitos frontal-subcorticais.
   a. Lobos frontais → núcleos da base (caudado) → globo pálido/substância negra → tálamo (dorsal medial/ventral anterior) → lobos frontais.
   b. A interrupção em algum ponto desses circuitos pode levar a consequências comportamentais semelhantes.
   c. Existem circuitos topograficamente distintos com nós fundamentais no córtex frontal posterolateral, córtex frontal medial e córtex frontal orbital.
   d. Mais frequentemente, a interrupção do circuito frontal dorsolateral se associa a sinais cognitivos, saída do circuito frontal medial a alteração da monitorização e a da motivação e do circuito frontal orbital à falta de inibição.
2. Sistemas de neurotransmissores ascendentes.
   a. Noradrenalina (NA) do *locus coeruleus* ajuda a mediar o nível de alerta e melhora a razão sinal-ruído (i. e., reduz as distrações).
   b. Dopamina (DA) da área tegmentar ventral é necessária para o funcionamento do córtex pré-frontal e manutenção do envolvimento comportamental apropriado.
   c. Acetilcolina (ACh) do prosencéfalo basal e dos sistemas reticulares do tronco encefálico pode modular a excitabilidade de amplas regiões do tálamo e do córtex e influenciar a capacidade global de processamento de informações.

Transtornos
1. A atenção e as funções executivas podem ser debilitadas por uma ampla variedade de condições clínicas neurológicas e psiquiátricas.
2. As causas comuns incluem as seguintes:
   a. Encefalopatia toxicometabólica (inclusive efeitos colaterais de medicamentos).
   b. Lesão multifocal (inclusive doença cerebrovascular, traumatismo craniano fechado, esclerose múltipla).
   c. Causas ocorridas durante o desenvolvimento (p. ex., TDAH).
   d. Doenças degenerativas (inclusive demência frontotemporal variante comportamental [DFT-vc], doença de Alzheimer [DA] e doença de Parkinson [DP]).
   e. Condições neuropsiquiátricas (p. ex., ansiedade, depressão, hipomania/mania, esquizofrenia).
   f. Transtornos do nível de alerta e do sono (inclusive apneia do sono e narcolepsia).

Prognóstico
O prognóstico é variável e depende das condições subjacentes.

Diagnóstico
História (muitas vezes muito dependente de informações obtidas de informantes), exame do estado mental (EEM), incluindo testes da atenção complexa/funções executivas (p. ex., geração de lista de palavras, *digit span* na ordem reversa, tarefas grafomotoras sequenciais e alternantes, tarefas de *go/no-go*), avaliação neuroclínica e triagem toxicometabólica são usados no diagnóstico.

Tratamento

Princípios Gerais
1. Revisão das medicações: eliminar medicações não essenciais, tendo atenção particular com aquelas com efeitos colaterais anticolinérgicos, sedativos ou parkinsonianos.
2. Rever e tratar afecções sistêmicas/clínicas (p. ex., cardíacas, pulmonares, renais, endócrinas, dolorosas e do sono).
3. Identificar e tratar afecções neuropsiquiátricas que possam contribuir para o comprometimento da atenção e das funções executivas (p. ex., ansiedade, depressão, hipomania/mania e psicose).

Medicamentos
Problemas de Atenção

1. Estimulantes (Tabela 14-1): a aprovação da *Food and Drug Administration* (*FDA*) se limita ao TDAH e à narcolepsia. Os efeitos colaterais podem incluir insônia, anorexia, exacerbação dos tiques, agitação, ansiedade, sintomas psicóticos e crises convulsivas. Têm ocorrido eventos adversos cardiovasculares sérios, inclusive morte súbita, em pacientes com problemas cardíacos significativos e há relatos de eventos cerebrovasculares e cardiovasculares em adultos. Os riscos em potencial devem ser analisados com o paciente (e, quando apropriado, com a família do paciente). Monitorize a pressão arterial, especialmente nos pacientes com hipertensão. Evite o uso concomitante de inibidores da monoamina oxidase (IMAO). Há numerosas medicações atualmente à disposição que variam em sua farmacocinética, com preparações de curta ação, ação intermediária e longa ação. Diferentes estimulantes têm eficácia semelhante. No entanto, os pacientes podem reagir melhor a um estimulante do que a outro. A duração da ação costuma ser consideração fundamental na escolha do estimulante.
2. A modafinila tem mecanismo de ação diferente dos estimulantes (inclusive ativação do sistema orexinérgico, inibição dos transportadores da dopamina e da noradrenalina, elevação das catecolaminas, do glutamato e da serotonina extracelulares e diminuição do ácido γ-aminobutírico [GABA]) e está aprovada para a sonolência diurna excessiva relacionada com a narcolepsia, transtorno do sono por trabalho em turnos e como adjunto no tratamento da apneia do sono obstrutiva. Parece ser eficaz no tratamento de TDAH em crianças e adultos, mas não recebeu ainda aprovação da FDA. Os efeitos colaterais em potencial incluem insônia, cefaleia, náuseas, nervosismo e aumento da pressão arterial. Além disso, há risco de diminuição do apetite, perda de peso e problemas dermatológicos significativos, especialmente em crianças e adolescentes. A FDA advertiu contra seu uso em crianças.

TABELA 14-1 Estimulantes

Medicação	Dose Inicial	Faixa Posológica[a]
Curta ação		
Metilfenidato	5 mg 2×/dia – 3×/dia	Até 60 mg/d
Dextroanfetamina	5 mg 1×/dia – 2×/dia	Até 40 mg/d
Dexmetilfenidato	2,5 mg 1×/dia – 2×/dia	Até 20 mg/d
Anfetamina- dextroanfetamina	5 mg 1-2×/dia	Até 40 mg/d
Ação intermediária		
Metilfenidato LA/SR	20 mg pela manhã	Até 60 mg/d
Dextroanfetamina SR	5-10 mg pela manhã	Até 40 mg/d
Anfetamina- dextroanfetamina ER	10 mg pela manhã	Até 30 mg/dia
Longa ação		
Metilfenidato	18-20 mg pela manhã	54-60 mg/d
Metilfenidato em adesivo	10 mg	Até 30 mg/d
Dexmetilfenidato ER	5 mg	Até 20 mg/d
Outros (não estimulantes)[b]		
Modafinila	100 mg 1×/dia – 2×/dia	Até 400 mg/d
Atomoxetina	40 mg 1×/dia	Até 100 mg/d

[a] Alguns clínicos aumentam essas medicações até doses ainda mais altas, enquanto monitorizam cuidadosamente as condições clínicas de seus pacientes.
[b] A modafinila e a atomoxetina têm mecanismos de ação diferentes dos estimulantes; 2×/d, 2 vezes ao dia; 3×/d, 3 vezes ao dia; 1×/d, 1 vez ao dia; LA, longa ação; SR, liberação lenta; ER, liberação prolongada.

3. "Potencializadores" de catecolaminas.
   a. A atomoxetina é um inibidor seletivo da recaptação da noradrenalina que tem aprovação da FDA para uso em crianças acima de 6 anos, adolescentes e adultos. Dose para adultos: começar com 40 mg/d; aumentar para 80 a 100 mg/d em dose única diária ou 2 vezes ao dia (2×/d). Os efeitos colaterais em potencial incluem desconforto gastrointestinal (GI), aumento da pressão arterial, disfunção sexual, retenção urinária, possíveis problemas cardíacos e potencial aumento do risco de pensamento suicida em crianças e adultos. Tem menos probabilidade que os estimulantes de causar insônia e está contraindicada em pacientes em uso de IMAO ou com glaucoma de ângulo estreito.
   b. Bupropiona: Embora não sejam conhecidos os mecanismos neuroquímicos precisos, provavelmente afeta os sistemas NA e DA. Há aumento do risco de crises convulsivas, especialmente se forem dados mais do que 450 mg/d ou mais do que 150 mg da formulação de liberação de ação imediata de uma vez ou se o paciente tiver bulimia. Inicie a bupropiona com 75 a 100 mg 2×/d e aumente até 400 mg (fracionados em 3 doses); bupropiona de liberação prolongada (SR), 150 mg todas as manhãs, aumentando para 2×/d (com cerca de 8 horas de intervalo entre as doses) até 400 mg/dia; ou bupropiona XL, 150 mg todas as manhãs, aumentando até 300 mg/d (ou raramente, 450 mg/d). As contraindicações incluem o uso de IMAO e transtornos epilépticos. Considere usar um antiepiléptico concomitante se o paciente não apresentar crises convulsivas, mas tiver risco mais alto de apresentá-las (p. ex., antecedentes de lesão cerebral traumática e eletroencefalograma [EEG] anormal). A bupropiona pode ser particularmente útil para pacientes desatentos com sintomas concomitantes de depressão.
   c. Agonistas α_2-adrenérgicos: Há abundantes receptores α_2 no córtex pré-frontal, e estudos têm sugerido que os agonistas possam melhorar a memória de trabalho e o foco de atenção. A clonidina (0,1 mg/d, aumentando até 2×/d, até 0,6 mg/d) e a guanfacina (1 mg/d, aumentando até 3 mg/d) somente têm aprovação da FDA para o tratamento de hipertensão. Os efeitos colaterais incluem boca seca, sonolência, tonteiras, constipação e hipotensão ortostática. A guanfacina, um agonista α_2 mais seletivo, tende a sedar menos.
   d. Outros (Tabela 14-2): Antidepressivos tricíclicos (ATC) (p. ex., nortriptilina, desipramina), inibidores seletivos da recaptação da serotonina (ISRS) ou inibidores seletivos da recaptação da serotonina-noradrenalina (ISSN) (p. ex., venlafaxina) podem ser considerados terapia primária ou adjuntiva para falta de atenção, especialmente quando os pacientes manifestam problemas concomitantes com ansiedade, depressão, dor ou distúrbios do sono.

Disfunção Executiva
1. V. "Tratamento para Transtornos da Atenção e das Funções Executivas" anteriormente neste Capítulo.
2. Agonistas(AD)/moduladores da dopamina (Tabela 14-3) podem aumentar a motivação, diminuir a apatia e melhorar a memória de trabalho ou outras funções executivas. Evidências sustentam a noção de que há um nível ideal de atividade da dopamina e que sua redução ou excesso levam à disfunção.
   a. A aprovação da FDA para a maioria desses medicamentos se limita ao tratamento da DP. Depois da discussão com o paciente e/ou o cuidador, os clínicos podem considerar o tratamento "empírico" dos sintomas disexecutivos com agentes que potencializem a atividade da dopamina. Em tais circunstâncias é crucial monitorizar de perto se os sintomas estão melhorando e avaliar o impacto dos efeitos colaterais negativos em potencial.
   b. Comece com a dose mais baixa possível e aumente muito lentamente.
   c. A resposta do paciente e os efeitos colaterais devem ser seguidos em base regular usando itens que possam ser medidos ou contados (p. ex., número de dias em que o paciente se vestiu sem auxílio, número de crises emocionais na semana anterior, peso corporal, pressão arterial na posição ortostática). Os efeitos colaterais em potencial dessa classe de medicação incluem sedação, hipotensão postural, alucinações, sintomas GI (p. ex., náuseas) e edema periférico. A amantadina também se associa a efeitos colaterais semelhantes aos dos anticolinérgicos.
   d. Tivemos maior sucesso com o pramipexol.

TABELA 14-2 Antidepressivos

Medicação	Dose Inicial	Faixa Posológica
ISRS		
Fluoxetina	10-20 mg/d	Até 80 mg/d
Sertralina	25-50 mg/d	Até 200 mg/d
Paroxetina	10-20 mg/d	Até 60 mg/d
Citalopram	10-20 mg/d	Até 100 mg/d
Escitalopram	10 mg/d	Até 60 mg/d
Fluvoxamina	12,5-25 mg/d	100 mg/d
Antagonistas do 5-HT$_2$		
Trazodona	25-50 mg à noite	Até 300 mg/d
Nefazodona	50 mg à noite	Até 600 mg/d
ATC		
Nortriptilina	10 mg à noite	50-75 mg (nível sérico terapêutico: 50-150 ng/mL)
Desipramina	10 mg 2×/dia – 3×/dia	Até 150 mg (nível sérico terapêutico: 150-300 ng/mL)
ISSN		
Venlafaxina	25 mg 2×/dia – 3×/dia	Até 375 mg/d
Venlafaxina ER	37,5 mg	Até 375 mg/d
Duloxetina	20 mg 1×/dia – 2×/dia	Até 120 mg/d
Outros		
Bupropiona	75-150 mg/d	Até 450 mg/d
Bupropiona SR	100-150 mg/d	Até 450 mg/d
Bupropiona ER	150 mg/d	Até 450 mg/d
Mirtazapina	15 mg à noite	Até 90 mg/d

Para pacientes idosos, as doses iniciais apropriadas podem ser mais baixas.
ISRS, inibidores seletivos da recaptação da serotonina; ATC, antidepressivos tricíclicos; 2×/d, 2 vezes ao dia; 3×/dia, 3 vezes ao dia; ISSN, inibidores seletivos da recaptação da serotonina e da noradrenalina; ER, liberação prolongada; SR, liberação lenta.

TABELA 14-3 Agentes Dopaminérgicos

Medicação	Dose Inicial	Faixa Posológica Diária
Pramipexol	0,125 mg 1×/dia – 3×/dia	0,375-4,5 mg
Pergolida	0,05 mg	0,05-5 mg
Bromocriptina	1,25 1×/dia – 2×/dia	2,5-100 mg
Ropinirol	0,25 1×/dia – 3×/dia	0,25-24 mg
Amantadina	100 mg	100-300 mg
Selegilina	5 mg	5-10 mg

1×/dia, 1 vez ao dia; 3×/d, 3 vezes ao dia; 2×/d, 2 vezes ao dia.

TABELA 14-4 Inibidores da Colinesterase

Medicação	Dose de Início	Objetivo Posológico	Comentários
Donepezila	5 mg	Aumentar até 10 mg após 4-6 semanas	Posologia 1×/dia
Rivastigmina	1,5 mg 2×/dia	Aumentar 3 mg a cada 2-4 semanas (conforme a tolerância), até 6 mg 2×/dia	? Impacto de sua atividade butilcolinesterase em ↓ a progressão da doença
Rivastigmina em adesivo	4,6 mg/d	9,5 mg/d	
Galantamina	4 mg 2×/dia	Aumentar 8 mg/d aprox. a cada 4 semanas até 12 mg 2×/dia	? Impacto de sua modulação do receptor nicotínico sobre os sintomas e ↓ da progressão da doença na DA
Galantamina ER	8 mg/d	Até 24 mg/d	
Huperzina A	50 μg 2×/dia	Até 400 μg/d	(100 μg = 5 mg de donepezila)

Donepezila, rivastigmina e galantamina também são disponibilizadas em soluções orais (Brasil: apenas a Rivastigmina)
2×/d, 2 vezes ao dia; DA, doença de Alzheimer.

    e. Muitas vezes, a dose de medicação usada é mais baixa do que a tipicamente prescrita para a DP. No entanto, em casos de abulia profunda, doses muito altas desses medicamentos têm sido usadas.
3. Inibidores da colinesterase (Tabela 14-4) podem aumentar o tono colinérgico do prosencéfalo basal ao córtex frontal, com o potencial de melhorar a atenção e as funções executivas.

Apatia
1. Define-se apatia como um transtorno da motivação. Manifesta-se com uma diminuição dos comportamentos com objetivo apropriados para a idade e a formação do paciente, geralmente incluindo perda de independência em uma ou mais atividades instrumentais da vida diária (AIVD), como fazer compras, dirigir veículos, usar transporte público ou lidar com as finanças. Os pacientes com apatia não são responsivos emocionalmente e não se envolvem com o ambiente.
    a. A abulia pode ser vista como uma apresentação mais extrema da apatia, com acentuadas limitações para iniciar comportamentos intencionais.
    b. A acinesia reflete um transtorno do movimento, manifestando-se como falta de inclinação para iniciar movimentos.
2. Os agonistas da DA podem ser úteis (Tabela 14-3).
3. Também são usados estimulantes (Tabela 14-1).

Comportamental/Ambiental
Depende da gravidade dos comprometimentos.
    1. Princípios gerais.
        a. Estratégias organizacionais/técnicas de gerenciamento do tempo.
        b. Suporte/orientação externos.
        c. Aumento da estrutura (incluindo limpar e organizar os alojamentos em que o paciente vive, que podem ser sujos, se o paciente morar sozinho).
        d. Rotinas estáveis.

e. Recompensas e consequências concretas em resposta às ações do paciente.
   f. Planejamento para o futuro do paciente.
   g. Orientação dos cuidadores e suporte para eles.
2. Encaminhamentos.
   a. Terapeuta ocupacional, fonoaudiólogo ou especialista em reabilitação para trabalhar técnicas organizacionais.
   b. Assistente social para ajudar a garantir a segurança e o planejamento adequados para o futuro e o apoio necessário ao cuidador.

TRANSTORNOS DO NÍVEL DE ALERTA E DA VIGÍLIA

Introdução
É necessário um nível de alerta apropriado, mas isso não é suficiente para a consciência e a realização de tarefas cognitivas específicas.

Fisiopatologia
1. Componentes neuroanatômicos: Sistema ativador reticular, tálamo, regiões corticais bilaterais.
2. Transtornos: Transtornos primários do sono, doença cerebrovascular, lesão cerebral traumática, efeitos colaterais de medicações.

Prognóstico
O prognóstico é variável e depende das condições subjacentes.

Diagnóstico
1. História, enfatizando o ciclo sono-vigília, sintomas de apneia, movimentos periódicos das extremidades e narcolepsia. É preciso obter informações da pessoa que dorme com o paciente, inclusive uma história de roncos, apneia, movimentos bruscos ou de chutar as cobertas de si.
2. Revisão dos medicamentos e das doenças sistêmicas.
3. Diário do sono.
4. Considere um estudo formal do sono.

Tratamento
1. Medicamentos: Estimulantes, modafinila (Tabela 14-1).
2. Melhore a higiene do sono: Tempos consistentes de ir para a cama e de acordar; evitar cafeína, especialmente depois do meio-dia; limitar o consumo de álcool; evitar atividades estressantes antes da hora de dormir; evitar sonecas diurnas; rotina consistente de exercícios.
3. Se possível, simplifique o esquema médico.
4. O Capítulo 5 traz uma discussão detalhada dos transtornos do sono.

TRANSTORNOS DA MEMÓRIA

Introdução
1. Embora a memória possa ser definida em termos de vários processos mentais, o foco clínico está na memória explícita (declarativa). Ela envolve a capacidade de lembrar-se de eventos relacionados com um contexto temporal ou espacial específico (memória episódica/nova aprendizagem) ou de recordar-se de informações armazenadas de um modo mais permanente sem referência ao contexto específico de aprendizagem (memória semântica/fatos).
2. A síndrome amnésica se caracteriza por atenção relativamente bem preservada; perda de memória anterógrada; e perda de memória retrógrada – eventos que ocorreram mais próximo do início da perda de memória são menos recordados (lei de Ribot).

Fisiopatologia

1. **Componentes neuroanatômicos:** O sistema límbico e os lobos frontais desempenham um papel crucial na memória episódica. O neurotransmissor ACh, envolvido nas vias desde o prosencéfalo basal até as estruturas límbicas, facilita o processo. Em geral, uma taxa rápida de esquecimento (com perda de dados armazenados e redução da capacidade até de "reconhecer" informações previamente aprendidas quando os testes são de múltipla escolha ou com perguntas do tipo verdadeiro/falso) sugere fortemente um comprometimento no sistema límbico. Dificuldades de ativação-recuperação, marcadas por reconhecimento preservado no contexto de pouca recordação, podem indicar problemas com o funcionamento da rede frontal.
2. **Transtornos.**
   a. Demências degenerativas (ver adiante).
   b. Outras lesões do sistema límbico ou das redes frontais (p. ex., lesão cerebral traumática, anóxia, síndrome de Korsakoff, encefalite límbica [p. ex., encefalite por herpes simples, encefalites paraneoplásicas], doença cerebrovascular).

Prognóstico

O prognóstico é variável e depende das condições subjacentes.

Diagnóstico

História, EEM e exame neurológico: para detectar transtornos de memória mais sutis, o EEM deve incluir testes apropriados ao nível de escolaridade e nível funcional pré-mórbido do paciente.

Tratamento

Medicamentos

1. Inibidores da colinesterase (Tabela 14-4).
   a. Aumento da disponibilidade da ACh.
   b. Atualmente, a aprovação da FDA para os inibidores da colinesterase inclui o tratamento de demência do tipo Alzheimer e da demência associada à doença de Parkinson.
   c. Alguns ensaios clínicos mostram que os inibidores da colinesterase resultam em melhora modesta da função cognitiva relativamente ao placebo. Além da melhora da função cognitiva, há evidências de um impacto benéfico sobre as AVDs e redução dos sintomas comportamentais/neuropsiquiátricos, especialmente os que têm intensidade mais leve. Não se tem certeza sobre o impacto no adiamento da institucionalização. Estudos indicam a eficácia dos inibidores da colinesterase no tratamento de pacientes com demência vascular e com demência mista. Os pacientes com demência por corpos de Lewy (DCL) podem mostrar melhora notável da cognição e das alucinações visuais.
   d. Os clínicos podem considerar o tratamento "empírico" usando inibidores da colinesterase para outras condições com distúrbios da memória (p. ex., esclerose múltipla, lesão cerebral traumática). Em tais circunstâncias, é crucial monitorizar rigidamente se os sintomas estão melhorando e conhecer o impacto de potenciais efeitos colaterais negativos.
      1) A donepezila é um inibidor reversível da acetilcolinesterase tomado uma vez ao dia. Além de inibir a atividade da acetilcolinesterase, a rivastigmina inibe a atividade da butilcolinesterase, e a galantamina revela ligação alostérica com os receptores nicotínicos, mas os benefícios clínicos desses mecanismos adicionais não foram comprovados. Embora, inicialmente, a rivastigmina e a galantamina precisassem de 2 doses por dia, a rivastigmina atualmente está disponível em adesivo para uso uma vez ao dia, e a galantamina como comprimido de longa ação tomado uma vez ao dia. Não há evidências claras de que um agente seja mais eficaz do que outro. Os pacientes variam em termos de qual medicação é mais tolerada.
      2) Os efeitos colaterais em potencial dos inibidores da colinesterase incluem desconforto GI (p. ex., náuseas, anorexia, diarreia, vômitos, perda de peso), insônia, sonhos vívidos, agitação, tonteiras e cãibras. Alguns pacientes têm efeitos colaterais inaceitáveis com uma medicação, mas toleram outra. Portanto, vale a pena considerar uma troca para outro agente antes de desistir dessa classe de medicamentos.

e. Tacrina, o primeiro agente disponibilizado, raramente é usado em razão de seu potencial de toxicidade hepática e meia-vida curta.
  f. Huperzina A, um inibidor da acetilcolinesterase fitoterápico, oferece uma alternativa para pacientes que preferem um tratamento "natural". Mostrou eficácia em ensaios clínicos para DA e para TDAH, embora não seja aprovado pela FDA para nenhuma das indicações. Vem em comprimidos de 50 µg. A dose típica é de uma pílula 2 vezes ao dia. Podem-se usar até quatro pílulas ao dia se tolerado, pois isso é necessário para o benefício terapêutico ótimo.
2. Ervas medicinais.
  a. Não são sujeitas à mesma pesquisa minuciosa que os medicamentos que precisam de aprovação pela FDA.
  b. *Ginkgo biloba* pode ter propriedades antioxidantes, aumentar o fluxo sanguíneo cerebral, inibir o fator ativador de plaquetas e ter leves efeitos estimulantes. A combinação dessas ações pode ser relevante para sua eficácia em potencial no tratamento de demência e talvez de outros transtornos com um comprometimento cognitivo. O tratamento variou de 120 a 360 mg em doses fracionadas. Um estudo controlado (usando 40 mg 3×/dia [3/d]) em pacientes com provável DA mostrou que o *Ginkgo* é levemente benéfico, embora uma grande taxa de desistência tornasse difícil a interpretação. *Ginkgo* não parece tornar mais lento o desenvolvimento da demência em pacientes com um comprometimento cognitivo leve (CCL) e em adultos idosos normais.
3. A memantina, substância química parente da amantadina, é um antagonista não competitivo do receptor de *N*-metil D-aspartato (NMDA) com afinidade moderada e propulsor fraco da dopamina. Tem efeito antagonista maior como antagonista do NMDA em níveis altos de ativação do receptor do que nos níveis baixos. Vem em comprimidos de 10 mg, e a dose é de até 40 mg/d. Usada há anos na Europa, a memantina recebeu aprovação (tipicamente 10 mg 2×/d) da FDA para demência moderada a grave do tipo Alzheimer. Estudos comprovam sua eficácia em potencial na DA, na demência vascular e na demência mista. Embora possa ajudar a proteger contra a excitotoxicidade induzida pelo glutamato, a melhora sintomática da memória e da cognição pode resultar de melhora da relação sinal-ruído na transmissão através dos receptores de NMDA e, possivelmente, de AMPA. O tratamento combinado com inibidores da colinesterase parece ser tolerado e pode ser mais efetivo do que usar apenas inibidores da colinesterase.

Estratégias Comportamentais/Ambientais para Transtornos Amnésicos
1. Dispositivos mnemônicos.
2. Aumento da profundidade da codificação.
3. Ensaio.
4. Pistas externas para auxiliar na recuperação.
5. Uso de pistas escritas.

DESCONTROLE/CRISES COMPORTAMENTAIS

Introdução
Agitação, agressividade e crises intensas de comportamento emocional estão entre as consequências mais perigosas e socialmente indesejáveis dos transtornos neuropsiquiátricos.

Fisiopatologia
1. Componentes neuroanatômicos: A regulação comportamental depende da função apropriada das estruturas límbicas (p. ex., hipotálamo, tonsila) e das redes frontais (p. ex., córtex frontal orbital). Muitas substâncias neuroquímicas, incluindo a serotonina, a ACh, o GABA, a noradrenalina, a dopamina e os andrógenos, desempenham papel modulador importante.
2. Transtornos: Uma ampla variedade de transtornos pode associar-se às crises comportamentais, incluindo delírio/ECA, demência, doença cerebrovascular, lesão cerebral traumática (LCT), transtornos do desenvolvimento e doenças psiquiátricas, como esquizofrenia, mania, depressão psicótica e transtornos da personalidade.

Prognóstico
O prognóstico é variável e depende das condições subjacentes.

Diagnóstico
Usa-se a história (inclusive fatores precipitantes, história clínica e psiquiátrica, condições neurológicas de base), EEM, avaliação neuroclínica e triagem toxicometabólica para o diagnóstico. Os itens de história a considerar incluem violência física, emocional ou sexual; transtorno do estresse pós-traumático (TEPT); comportamento antissocial ou criminoso; LCT; e os ambientes de trabalho e domiciliar do paciente.

Tratamento
Princípios Gerais
1. Avalie e trate enfermidades concomitantes (p. ex., estado toxicometabólico, infecção, dor, constipação, transtornos endócrinos, distúrbios do sono), especialmente nos pacientes cognitivamente vulneráveis (p. ex., pacientes com demência ou retardo mental).
2. Identifique e trate sintomas neuropsiquiátricos e transtornos que podem estar contribuindo (p. ex., depressão, ansiedade, hipomania/mania, transtorno do pensamento).
3. Simplifique o esquema médico se possível.

Medicamentos
1. O tratamento depende da urgência/caráter agudo da situação.
   a. Se um paciente estiver muito agitado ou for perigoso, considere haloperidol na dose de 5 mg pela via intramuscular (IM) ou intravenosa (IV) isoladamente ou combinado a 1 a 2 mg de lorazepam IM/IV; ou 2,5 a 5 mg IM/IV de droperidol isoladamente ou combinado a 2,5 a 5 mg IM/IV de midazolam. Repetir se necessário até que o comportamento esteja sob controle. Neurolépticos e benzodiazepínicos têm sido usados como agentes únicos para tratar agitação/violência aguda. Combinar as duas classes de medicamentos leva à sedação mais rápida. (para pacientes mais idosos ou com deficiência cognitiva, são apropriadas doses muito mais baixas, mas a proporção de benzodiazepínico para o neuroléptico deve ser aproximadamente a mesma.) Monitorize rigidamente os sinais vitais do paciente e peça um eletrocardiograma (ECG), quando possível, para pesquisar um prolongamento do QT causado pelo neuroléptico (especialmente haloperidol IV).
   b. Se a situação for menos urgente, considere as intervenções analisadas a seguir.
   c. Como com todos os tratamentos, o objetivo é tentar maximizar a eficácia e a segurança enquanto se minimizam os efeitos colaterais indesejáveis.
   d. Também devem ser instituídas estratégias comportamentais que podem reduzir ou eliminar a necessidade de medicamentos.
2. Estabilizadores do humor.
   a. Antiepilépticos (Tabela 14-5) têm sido usados há mais de três décadas por suas propriedades estabilizadoras do humor e potencialmente estabilizadoras do comportamento. Deve-se mencionar que nenhum estudo clínico randomizado e controlado demonstrou sua eficácia no tratamento da agitação e de outros sintomas neuropsiquiátricos associados à demência.
      1) O ácido valproico, geralmente dado como divalproato de sódio, tem aprovação da FDA para o tratamento da mania aguda no transtorno bipolar e é comumente usado na terapia de manutenção.
      2) A carbamazepina tem longa história de uso no tratamento das crises emocionais e comportamento explosivo. Sua formulação de liberação prolongada tem aprovação da FDA para o tratamento da mania aguda ou dos episódios mistos associados ao transtorno bipolar.
      3) A oxcarbazepina provavelmente tem efeitos semelhantes e não tem o risco dos transtornos hematológicos. Tem menos probabilidade de apresentar efeitos colaterais tóxicos além daqueles vistos com a carbamazepina.
      4) A lamotrigina tem aprovação da FDA para terapia de manutenção no transtorno bipolar.
      5) Outros anticonvulsivantes têm sido estudados usando graus variáveis de controle experimental.

TABELA 14-5 Antiepilépticos como Estabilizadores do Humor em Potencial

Medicação	Dose de Início	Faixa Terapêutica	Comentários
Ácido valproico	125-250 mg 1×/dia – 2×/dia	75-125 µg/mL	Acompanhar com PFH, hemograma, plaquetas, ganho de peso, sedação, desconforto GI, tremor; existe uma preparação IV
Carbamazepina	100 mg 1×/dia – 2×/dia	8-12 µg/mL	Acompanhar com PFH, hemograma, Na, sedação, ataxia, tonteiras
Carbamazepina ER	200 mg 1×/dia	8-12 µg/mL	
Oxcarbazepina	300 mg 2×/dia	Até 2.400 mg/d em doses fracionadas	Controlar Na
Lamotrigina	25-50 mg/d	300-500 mg/d em doses fracionadas	Risco de *rash* (reduzido pela titulação muito lenta de doses)
Gabapentina	100-300 mg antes de dormir	Até 1.200 mg 3×/dia	Sedação
Tiagabina	2-4 mg/d	Até 32 mg em doses fracionadas	Tonteiras, sedação, pode aumentar a ansiedade
Topiramato	12,5-25 mg/d	Até 400 mg/d em doses fracionadas	Risco de efeitos colaterais cognitivos; monitorizar pressão intraocular em razão do risco de glaucoma

1×/d, 1 vez ao dia; 2×/d, 2 vezes ao dia; PFH, provas de função hepática; GI, gastrointestinal; IV, via intravenosa; Na, sódio; ER, liberação prolongada; 3×/d, 3 vezes ao dia.

    6) Em geral, o objetivo é de doses e níveis terapêuticos semelhantes aos apropriados para o tratamento de epilepsia.
  b. O lítio deve ser usado com cautela nos pacientes com doença cerebral macroscópica. Comece com 300 mg/dia ou 150 mg 2×/d. Aumente lentamente, em incrementos não superiores a 300 mg/d. O lítio tem baixo índice terapêutico: níveis de 1 são necessários para os melhores resultados no transtorno bipolar primário, mas um nível de 2 causará sintomas neurotóxicos na maioria dos pacientes. Desidratação, diuréticos, vômitos ou diarreia podem levar a uma grande elevação dos níveis de lítio; condições que induzem o rim a conservar sódio também aumentarão a reabsorção de lítio dos túbulos renais. Os efeitos colaterais comuns do uso de lítio por longo prazo incluem hipotireoidismo e diabetes insipidus nefrogênico. Ambas as condições podem agravar os comprometimentos neurológicos. A função renal deve ser monitorizada pelo menos semanalmente durante o ajuste da dose e pelo menos a cada trimestre daí em diante. A tireotropina (TSH) e o T_4 devem ser verificados a cada 3 a 6 meses e novamente se o paciente desenvolver novos sintomas compatíveis com hipotireoidismo.
3. Betabloqueadores.
  a. Propranolol, 20 a 480 mg/d.
  b. Investigar sinais de hipotensão e bradicardia no paciente.
  c. A asma é uma contraindicação relativa. A melhora pode não ser notável por semanas.
4. Neurolépticos atípicos (Tabela 14-6).
  a. Eles têm aprovação da FDA para os sintomas psicóticos e a agitação associada à esquizofrenia. Muitos têm aprovação da FDA para mania aguda ou episódios mistos associados ao transtorno bipolar, bem como para terapia de manutenção. Os neurolépticos atípicos tam-

TABELA 14-6 Neurolépticos Atípicos

Medicação	Dose de Início	Faixa Posológica	Comentários
Clozapina	6,25-25 mg/d	25-300 mg 2×/dia	Mínimos efeitos extrapiramidais. Risco de supressão da MO (controles frequentes com hemograma), crises convulsivas em doses mais altas. Os pacientes com DP e psicose podem responder a doses muito baixas. Existem preparações orodispersíveis e IM
Olanzapina	1,25-5,0 mg antes de dormir	2,5-20 mg/d	Ganho de peso; intolerância à glicose; existem preparações em comprimidos orodispersíveis e IM
Risperidona	0,25-1,0 mg 1×/dia – 2×/dia	0,5-3 mg 2×/dia	Dos neurolépticos atípicos, é o que mais provavelmente causa efeitos extrapiramidais; existem preparações orodispersíveis e IM
Quetiapina	12,5-25 mg 1×/dia – 2×/dia	25-600 mg/d	Ganho de peso; sedação
Ziprasidona	20-40 mg 1×/dia – 2×/dia	20-160 mg/d	↑ Intervalo QTc com significância clínica não esclarecida; neutra para o peso; existe prep. IM
Aripiprazol	10-15 mg/d	15-30 mg/d	Neutra para o peso; existe prep. IM

2×/d, 2 vezes ao dia; MO, medula óssea; DP, doença de Parkinson; IM, via intramuscular; 1×/d, 1 vez ao dia.

bém têm sido amplamente usados para ajudar no tratamento dos pacientes não psicóticos cujo comportamento seja potencialmente perigoso para si mesmos ou para outros.
  b. Todos os neurolépticos atípicos de primeira geração bloqueiam o receptor D_2 da dopamina e o receptor serotonérgico $5\text{-}HT_2$ e outros receptores da dopamina e da serotonina em um grau que difere entre os vários agentes.
  c. Esses medicamentos têm diferentes impactos sobre os receptores histamínicos, α-adrenérgicos e colinérgicos.
  d. Em geral, os efeitos colaterais em potencial dos neurolépticos incluem sonolência, tonteiras, hipotensão ortostática, acatisia, sinais extrapiramidais, distonia, síndrome neuroléptica maligna e discinesia tardia. Embora os efeitos colaterais neurológicos sejam menos frequentes e menos graves com os neurolépticos atípicos, comparados aos típicos, todos eles podem ocorrer, e os pacientes com doenças e transtornos cerebrais preexistentes são mais vulneráveis a experimentá-los.
  1) Os efeitos colaterais extrapiramidais podem ser abordados com baixas doses de amantadina, pramipexol ou bromocriptina (Tabela 14-3), enquanto se monitoriza o agravamento dos problemas comportamentais subjacentes.
  2) A distonia pode ser tratada com anticolinérgicos parenterais (p. ex., 50 mg de difenidramina ou 2 mg de benzatropina).
  3) A acatisia pode ser melhorada com 20 a 40 mg de propranolol 3×/d.
  4) A síndrome metabólica (obesidade, hipertrigliceridemia, baixa lipoproteína de alta densidade [HDL], hipertensão, hiperglicemia) pode ser pesquisada monitorizando-se peso, circunferência da cintura, glicemia de jejum, perfil lipídico em jejum e pressão arterial.
  5) Há, cada vez mais, evidências de que o uso de medicação neuroléptica típica e atípica se associe a um aumento do risco de morte e de eventos cardiovasculares, especialmente nos

idosos. O risco pode aumentar com doses mais altas da medicação. Estudos clínicos randomizados têm sugerido que os neurolépticos atípicos (p. ex., olanzapina, risperidona) têm certo grau de eficácia no tratamento dos sintomas comportamentais em pacientes idosos com demência. No entanto, os benefícios podem ser superados pelos efeitos colaterais. Sugerimos evitar essa classe de medicação, quando possível, ao tratar idosos com demência; discutir os riscos/benefícios/incertezas com os cuidadores; usar a dose mais baixa possível; e descontinuar a medicação se não tiver efeito.

5. Benzodiazepínicos (Tabela 14-7): Um aumento da atividade do GABA pode reduzir a ansiedade e ter um efeito calmante. No entanto, há o risco de se reduzir a inibição, com um aumento paradoxal do descontrole comportamental.

6. A buspirona, um agonista da 5-hidroxitriptamina 1A ($5\text{-}HT_{1A}$), pode reduzir comportamentos agressivos. Comece com 5 mg 3×/d. Aumente até 60 mg/d em doses fracionadas. Os efeitos costumam demorar a surgir. Os efeitos colaterais tendem a ser pouco importantes e incluem cefaleias e náuseas. A buspirona não suprime o impulso respiratório e, por isso, pode ser usada em pacientes com doença pulmonar.

7. ISRS (Tabela 14-2) podem reduzir a irritabilidade e as crises comportamentais, especialmente, nos pacientes com ansiedade e disforia concomitantes. Alguns ISRS (p. ex., sertralina e especialmente o citalopram) têm demonstrado reduzir os problemas comportamentais nos idosos com demência. Podem ser a medicação mais eficaz, atualmente, à disposição para tratar alguns dos problemas comportamentais associados à DFT.

   a. Em geral, sugerimos que, para pacientes neurológicos, os ISRS sejam iniciados em doses mais baixas do que o habitual (p. ex., 5 mg de fluoxetina, citalopram ou paroxetina; 12,5 mg de sertralina).

   b. Os efeitos colaterais em potencial dos ISRS incluem disfunção sexual, aumento da apatia, síndrome das pernas inquietas/movimentos periódicos das extremidades, acatisia, agitação, distúrbios do sono e a síndrome serotoninérgica (emergência clínica envolvendo alteração do estado mental, instabilidade autonômica e hiperatividade neuromuscular).

   c. Os clínicos têm usado vários tratamentos para a disfunção sexual induzida pelos ISRS, incluindo sildenafila (50 a 100 mg conforme necessário), bupropiona (75 a 150 mg/d) e buspirona (15 a 30 mg 2×/d). Opções menos estudadas incluem a ciproeptadina (4 a 12 mg conforme necessário), amantadina (100 a 300 mg/d) ou outros agentes dopaminérgicos (Tabela 14-3).

8. Trazodona é um antagonista de $5\text{-}HT_2$; usam-se 25 a 300 mg/d para ajudar a tratar os pacientes agitados. Essa medicação é sedativa e há pequeno risco de priapismo (~ 1/6.000).

9. Inibidores da colinesterase (Tabela 14-4) têm mostrado efeitos benéficos sobre o comportamento e os sintomas neuropsiquiátricos (geralmente de intensidade mais leve) em pacientes com provável DA.

TABELA 14-7 Benzodiazepínicos

Medicação	Dose Inicial	Faixa Posológica
Lorazepam	0,25-1,0 mg 3×/dia	Até 6 mg/d
Clonazepam	0,25-0,5 mg 3×/dia	Até 20 mg/d
Alprazolam	0,25-0,5 mg 3×/dia	Até 4-5 mg/d; alto risco de ansiedade de rebote devido à meia-vida curta. Sintomas intensos com a retirada abrupta
Oxazepam	10 mg 3×/dia	Até 120 mg/d
Diazepam	1-2 mg 3×/dia	Até 40 mg/d
Clorazepato	3,75-15 mg/d	Até 60 mg/d

3×/d, 3 vezes ao dia.

Medidas Comportamentais/Ambientais

1. Segurança: Proteja o paciente de fazer mal a si mesmo. Proteja os cuidadores de comportamentos potencialmente prejudiciais.
2. Tente identificar e evitar eventos precipitantes.
3. Oriente os cuidadores sobre o tratamento (p. ex., distração suave).
4. Reduza a estimulação ambiental excessiva e estabeleça um ambiente calmo e "previsível".
5. Tenha certeza de que os pacientes não tenham acesso a armas de fogo.
6. Melhore a fidelidade sensitiva quando possível (p. ex., óculos, aparelhos auditivos).
7. Melhore a higiene do sono.
8. Garanta uma ingestão adequada de líquidos e nutrientes.
9. Tente estabelecer um esquema de exercícios.

OUTRAS AFECÇÕES NEUROPSIQUIÁTRICAS

Os neurologistas muitas vezes cuidam de pacientes que sofrem de uma variedade de afecções neuropsiquiátricas. Eles devem conhecer as questões diagnósticas e estar preparados para fornecer o tratamento inicial. No entanto, os pacientes complicados (p. ex., aqueles com antecedentes psiquiátricos significativos, aqueles com alto risco de violência contra si mesmos ou contra outros, ou aqueles resistentes aos tratamentos de primeira escolha), geralmente devem ser encaminhados para psiquiatras qualificados com vivência especial nessa área.

Depressão Maior e Distimia

Introdução

Depressão Maior

1. A depressão maior se caracteriza por humor depressivo e perda de interesse ou prazer, ocorrendo a maior parte do tempo durante um período de pelo menos duas semanas.
2. Os sintomas fundamentais incluem perda de peso (sem dieta), distúrbios do sono, retardo psicomotor ou agitação, fadiga, sentimentos de inutilidade/culpa, problemas com concentração/tomada de decisões e/ou pensamentos recorrentes de morte.
3. Esses sintomas se associam a um sofrimento significativo ou a um comprometimento da funcionalidade diária.
4. Os problemas cognitivos tendem a envolver a atenção, a função executiva e os aspectos de ativação-recuperação da memória.
5. Depressão clinicamente significativa é comum nos pacientes neurológicos como reflexo direto de disfunção/lesão cerebral ou como reação às incapacidades associadas.

Distimia. A distimia reflete um humor cronicamente depressivo que dura mais de 2 anos e se associa a alterações do apetite, alterações do sono, fadiga, baixa autoestima, diminuição da concentração e desesperança.

Prognóstico

A depressão não tratada provavelmente causará uma erosão das condições funcionais e cognitivas do paciente.

Diagnóstico

1. História.
2. EEM (incluindo informações sobre o humor, nível de energia, libido, sono, apetite, ideação/planos/tentativas de suicídio).
3. Escalas formais de humor (p. ex., Inventário Beck de Depressão) são úteis, mas não substituem uma entrevista clínica detalhada.

Tratamento
Medicamentos (Tabela 14-2)
1. ISRS (ver informações anteriormente).
    a. Os ISRS costumam ser a primeira medicação iniciada em razão de seu perfil de efeitos colaterais/tolerabilidade relativamente bons. Também podem ser úteis para pacientes que sofram de distimia.
    b. Os ISRS podem causar/exacerbar a apatia, que, algumas vezes, é tomada por depressão.
    c. Os ISRS muitas vezes são menos efetivos do que terapias alternativas (p. ex., bupropiona, ISSN, estimulantes) para pacientes que também manifestam diminuição do nível de alerta/envolvimento/funcionalidade executiva.
    d. A descontinuação abrupta, especialmente dos ISRS de ação mais curta (paroxetina, sertralina, fluvoxamina) pode levar a sintomas pseudogripais (cefaleia, náuseas, mal-estar), parestesias, tonteiras e depressão de rebote.
2. Antidepressivos tricíclicos (ATC).
    a. Uma questão importante é a dos efeitos colaterais anticolinérgicos, incluindo boca seca, retenção urinária, sedação, constipação, exacerbação de glaucoma e confusão, especialmente nos indivíduos cognitivamente vulneráveis.
    b. Doença no sistema de condução cardíaco deve ser descartada por ECG antes de se iniciar a terapia, especialmente nos pacientes com mais de 40 anos.
    c. ATC com aminas secundárias (p. ex., desipramina, nortriptilina) têm propriedades anticolinérgicas mais fracas e causam menos hipotensão postural do que os ATCs com aminas terciárias (p. ex., amitriptilina, imipramina).
    d. Os níveis sanguíneos dos ATCs secundários são de fácil acesso e úteis para a monitorização do agente terapêutico.
    e. Se possível, os ATCs devem ser reduzidos lentamente para se evitarem os sintomas de rebote colinérgico (p. ex., desconforto GI, cefaleia).
    f. Alguns argumentam que os ATCs são o tratamento mais efetivo para pacientes depressivos com perda de peso significativa e distúrbio do sono. Também podem ser particularmente úteis nos depressivos com dor, ansiedade ou problemas de sono. Os ATCs têm menos probabilidade de suprimir a libido e de inibir o orgasmo do que os ISRS.
    g. ATCs e ISRS aumentam o risco de quedas em pacientes idosos. Com os ATCs, a causa costuma ser a hipotensão ortostática, enquanto que, com os ISRS, a questão é de leve comprometimento motor.
3. ISSN (Tabela 14-4): Em baixas doses, a venlafaxina bloqueia a recaptação da serotonina; em doses mais altas, bloqueia a recaptação da serotonina e da noradrenalina. Os efeitos colaterais em potencial incluem insônia, sedação, hipertensão, sudorese e disfunção sexual. Em razão de sua meia-vida relativamente curta, os clínicos precisam ter em mente sua "síndrome da descontinuação" (tonteiras, parestesias, mal-estar, náuseas e cefaleias) e, desse modo, reduzir gradual e lentamente a medicação. A duloxetina é mais um ISSN que trata depressão. Também tem a aprovação da FDA para o manejo da neuropatia diabética, do transtorno de ansiedade generalizada e da fibromialgia. Os efeitos colaterais GIs são relativamente comuns.
4. Bupropiona (Tabela 14-2).
5. Os IMAOs são antidepressivos efetivos que também têm propriedades ansiolíticas. Tendem a ser usados nos casos de depressão refratária ao tratamento e devem ser prescritos por clínicos que tenham experiência com essa classe de medicação.
    a. Tranilcipromina: A dose inicial é de 10 mg 2-3×/d; aumentar até 30 a 60 mg/d. Essa medicação também tem efeitos estimulantes.
    b. Fenelzina: A dose inicial é de 15 mg 2-3×/d; aumentar até 60 a 90 mg/d.
    c. Os efeitos colaterais mais sérios envolvem interação perigosa com certos alimentos (contendo tiramina) (vinho tinto, cerveja, queijos envelhecidos, favas) e medicamentos (p. ex., certos remédios para resfriado, meperidina, antidepressivos), que pode precipitar uma crise hipertensiva, AVE ou síndrome serotoninérgica (alteração do estado mental, febre, tremor, mioclonias e desregulação autonômica, possivelmente levando ao óbito). Os pacientes devem

consultar seu médico antes de tomar qualquer medicamento novo e devem ser advertidos especificamente sobre medicamentos simpatomiméticos isentos de prescrição (MIP). Deve haver uma demora (geralmente de 2 semanas) entre a parada de um IMAO e o início do tratamento com vários medicamentos (p. ex., ATC, muitos ISRS). Também são necessárias precauções em termos do adiamento do tratamento com um IMAO depois que o paciente fez uso de vários outros medicamentos.

Advertência
1. Os antidepressivos podem precipitar mania/hipomania em indivíduos vulneráveis. É frequente a necessidade de acrescentar um estabilizador do humor.
2. A hipomania causada pelos antidepressivos pode-se manifestar com irritabilidade, agitação, ansiedade intensa, desinibição ou julgamento prejudicado, sem euforia. Sempre deve ser considerada a possibilidade de hipomania relacionada com antidepressivos quando o comportamento de um paciente deteriora depois de iniciado um antidepressivo.

Psicoterapia
1. Combinada à farmacoterapia, a psicoterapia pode ser uma estratégia eficaz para tratar a depressão.
2. Também dá aos pacientes neurológicos um caminho muito necessário no qual trabalhar o ajuste a como a doença teve impacto sobre suas vidas.

Ansiedade

Introdução
A ansiedade é sintoma comum nos pacientes neurológicos e tem componentes cognitivos, somáticos, afetivos e comportamentais.
1. A experiência cognitiva é de preocupação ou medo.
2. Somaticamente, os pacientes podem sentir agitação ou desconforto interior, tensão muscular, falta de ar, pressão no peito, diaforese ou náuseas.
3. Comportamentalmente, podem parecer hiperativos e/ou irritáveis, evitar a exposição a certos estímulos e, repetitivamente, buscar tranquilização.
4. A ansiedade pode debilitar a atenção e as funções executivas.

Diagnóstico
1. História, incluindo antecedentes familiares de transtornos de ansiedade.
2. EEM.
   a. Ao avaliar pacientes com um comprometimento cognitivo, são essenciais as observações sobre o comportamento (p. ex., procedimento, movimentos e expressão facial do paciente) e os relatos dos cuidadores.
   b. Interrogue especificamente sobre trauma e transtorno de estresse pós-traumático (TEPT), obsessões e compulsões e fobias.
3. A investigação deve incluir a identificação de afecções clínicas/endocrinológicas subjacentes (p. ex., hipertireoidismo, hipercortisolismo, hiperparatireoidismo, crises parciais) ou medicamentos/substâncias que possam causar ou exacerbar a ansiedade (p. ex., simpatomiméticos; cafeína, álcool).

Tratamento
Medicamentos. Deve-se pensar em medicamentos nos pacientes cuja ansiedade se associa a sofrimento significativo, irritabilidade, distúrbios do sono e/ou interrupção das atividades da vida diária.
1. Benzodiazepínicos (Tabela 14-7) proporcionam um alívio rápido da ansiedade e têm efeito no manejo a curto prazo desses sintomas. Esses medicamentos aumentam o risco de comprometimento cognitivo e comportamental, especialmente nos pacientes com disfunção do lobo frontal, e podem exacerbar distúrbio da marcha. Comece o tratamento com baixas doses e titule até surgir o efeito ou se desenvolverem efeitos colaterais indesejáveis. Se os pacientes precisarem de tratamento por um prazo mais longo para sua ansiedade, inicie um antidepressivo (ou buspirona) e então diminua gradualmente o benzodiazepínico.

2. Antidepressivos (Tabela 14-2): ISRS, ISSN e ATC são eficazes no tratamento da ansiedade. Os clínicos geralmente começam com um ISRS. O início da ação é mais lento que com os benzodiazepínicos. O tratamento com antidepressivos é particularmente apropriado nos pacientes que têm uma mistura de ansiedade e depressão. Em geral, os clínicos devem iniciar a terapia com ISRS em uma dose mais baixa do que a usada para depressão, pois inicialmente exacerbam a ansiedade.
3. A buspirona tem a vantagem de se associar a menos efeitos colaterais do que os benzodiazepínicos. No entanto, muitas vezes essa medicação tem menos efeito e pode haver uma demora de até algumas semanas antes da resposta máxima.
4. Os neurolépticos atípicos (Tabela 14-6) tendem a ficar reservados para pacientes extremamente ansiosos que também revelem pensamentos paranoides ou delirantes. Dados os riscos em potencial dos neurolépticos atípicos, devem ser feitos esforços para prescrever outras classes de medicamentos.

Psicoterapia/Medidas Comportamentais
1. Considere as intervenções psicossociais (p. ex., psicoterapia, terapia cognitivo-comportamental [TCC], aconselhamento pelos clínicos que acompanham o tratamento, grupos de apoio, técnicas de relaxamento) que tenham em vista ajudar os pacientes a lidarem com os estressores que enfrentam.
2. Para alguns pacientes, a ansiedade pode ser reduzida significativamente quando os clínicos são capazes de abordar inteiramente suas perguntas e preocupações.

Psicose

Introdução
A psicose também é conhecida como transtorno do pensamento.
1. Pode manifestar-se como alucinações, delírios (inclusive paranoia), comportamento ou fala bizarra e desorganizada ou movimentos altamente incomuns (p. ex., posturas, imobilidade) não explicados por um transtorno definido dos movimentos.
2. Manifestações mais sutis de um transtorno do pensamento podem incluir associações estranhas, fala vaga, crenças incomuns às quais o paciente se apega intensamente ou suspeitas inadequadas.
3. Pode-se ver um transtorno do pensamento em pacientes que sofrem de delírio, encefalopatia tóxica (p. ex., secundária a medicamentos como as anfetaminas, a fenciclidina [PCP], a dietilamida do ácido lisérgico [LSD]), transtorno epiléptico temporolímbico (muitas vezes com comportamento social e funções executivas relativamente preservados), demência, transtorno do humor (depressão grave ou mania), estresse incontrolável (i. e., transtornos psicóticos breves) ou enfermidades do espectro da esquizofrenia.

Diagnóstico
1. História (estado psiquiátrico e cognitivo de base, eventos precipitantes, história de medicamentos).
2. EEM, exame neuroclínico, triagem toxicometabólica e, muitas vezes, neuroimagem e EEG.

Tratamento
1. Neurolépticos atípicos (Tabela 14-6) são a base do tratamento.
2. Esses medicamentos têm seu impacto mais imediato sobre a agitação, a irritabilidade e as crises comportamentais. Alucinações, pensamento desorganizado e delírios costumam levar mais tempo para se resolverem. Delírios persistentes associados à esquizofrenia tendem a ser mais resistentes ao tratamento.
3. O tratamento mais eficaz dos pacientes com DP que revelam sintomas psicóticos incapacitantes (p. ex., alucinações, delírios) é a clozapina (em baixas doses), que não tende a exacerbar os sintomas motores.
   a. Dados alguns dos efeitos colaterais perigosos da clozapina, é sensato começar o tratamento com outro neuroléptico atípico (p. ex., quetiapina, olanzapina).

b. Se o aumento desses medicamentos até níveis eficazes for impedido pelo desenvolvimento de sintomas parkinsonianos mais intensos, volte à clozapina.
4. Os pacientes psicóticos com transtornos do humor concomitantes precisam de tratamento adicional de sua mania ou depressão (Tabelas 14-2 e 14-5).

DEMÊNCIA

Diagnóstico

1. Os seguintes critérios de diagnóstico são comuns à demência de qualquer tipo, de acordo com o *Diagnostic and Statistical Manual of Mental Disorders*, 4ª Edição *(DSM-IV-TR)*:
   a. Desenvolvimento de múltiplos déficits cognitivos manifestos por.
      1) Comprometimento da memória.
      2) Um (ou mais) dos seguintes distúrbios cognitivos.
         a) Afasia.
         b) Apraxia.
         c) Agnosia.
         d) Distúrbio da funcionalidade executiva.
   b. Os déficits cognitivos mencionados representam um declínio do nível funcional prévio e causam um comprometimento significativo da funcionalidade social ou profissional.
   c. Os déficits não ocorrem exclusivamente durante o transcorrer de um delírio.
2. São usados outros critérios diagnósticos para causas específicas de demência.
3. Os clínicos devem ter conhecimento de que nem todas as demências se manifestam com déficits de memória proeminentes.
4. Como refletido nos critérios do *DSM-IV-TR*, o delírio e o ECA precisam ser descartados como causa para a disfunção cognitiva vista nos pacientes com suspeita de demência. Várias características clínicas podem ajudar nessa diferenciação (Tabela 14-8). O delírio tem múltiplas etiologias, mas costuma decorrer de desarranjos toxicometabólicos ou infecções. Os pacientes com demência têm particular probabilidade de desenvolver delírio em decorrência dessas perturbações.
5. A Tabela 14-9 relaciona muitas causas de demência. Este capítulo explorará um grupo seleto dessas causas.

TABELA 14-8 Características de Demência *versus* Delírio

	Demência	Delírio
Início	Meses a anos	Horas a dias
Evolução	Constante	Flutuante
Duração	Anos	Dias
Atenção	Intacta nas fases leves/moderadas	Alterada (hipovigilante ou hipervigilante)
Nível de alerta	Normal	Flutuante
Ciclo sono-vigília	Geralmente normal	Frequentemente perturbado
Alucinações visuais	Infrequentes	Frequentes
Tremor	Infrequente	Frequente
Mioclonias	Infrequentes	Frequentes
Crises convulsivas	Incomuns	Mais comuns

TABELA 14-9 Causas de Demência

Neurodegenerativas
  Doença de Alzheimer
  Demência frontotemporal
  Demência por corpos de Lewy
  Doença de Huntington
  Degeneração corticobasal
  Paralisia supranuclear progressiva
  Atrofia de múltiplos sistemas
  Doença por grãos argirofílicos
  Doença de Wilson
  Doença de Hallervorden-Spatz
  Doenças mitocondriais
  Doença de Kufs
  Leucodistrofia metacromática
  Adrenoleucodistrofia
Inflamatórias/infecciosas
  Esclerose múltipla
  Sífilis
  Doença de Lyme
  HIV
  Doença de Creutzfeldt-Jakob
  Vasculite primária do SNC
  Vasculite secundária a outros transtornos autoimunes (i. e., lúpus)
  Sarcoide
  Meningite crônica (i. e., tuberculose, *Cryptococcus*)
  Encefalite viral (i. e., HSV)
  Doença de Whipple
  Lúpus eritematoso sistêmico
  Síndrome de Sjögren

Vasculares
  Demência vascular
  Lesão hipóxico-isquêmica
  Pós-CABG
  CADASIL (arteriopatia autossômica dominante cerebral com infartos subcorticais e leucoencefalopatia)
Metabólicas/toxinas
  Hipotireoidismo
  Deficiência de vitamina B_{12}
  Deficiência de tiamina (Wernicke-Korsakoff)
  Deficiência de niacina (pelagra)
  Deficiência de vitamina E
  Uremia/demência da diálise
  Doença de Addison/Cushing
  Encefalopatia hepática crônica
  Exposição a metais pesados
  Exposição ao álcool
Neoplásicas
  Tumor (depende da localização)
  Encefalite límbica paraneoplásicas (anti-hu)
  Sequelas agudas e crônicas de irradiação cerebral (encefalopatia aguda e subaguda, necrose por radiação, lesão cerebral tardia difusa)
  Quimioterapia
  Granulomatose linfomatoide

Esta lista não é exaustiva, pois qualquer lesão cerebral pode resultar em demência, dependendo da localização. Algumas doenças podem pertencer a múltiplas categorias.
HIV, vírus da imunodeficiência humana; SNC, sistema nervoso central; HSV, vírus do herpes simples; CABG, revascularização cirúrgica do miocárdio.

DEMÊNCIAS NEURODEGENERATIVAS
Doença de Alzheimer
Introdução

1. A DA é a demência degenerativa mais comum e causa um declínio progressivo da função cognitiva.
2. Na maioria dos casos (95%), um déficit de memória episódica é a queixa inicial predominante, mas podem existir déficits de atenção, do processamento visuoespacial, da nomeação/linguagem

e das funções executivas. Com o passar do tempo, esses últimos domínios cognitivos vão ficando cada vez mais envolvidos, e os pacientes costumam chegar ao ponto em que já não são capazes de realizar suas atividades da vida diária, reconhecer familiares e manter a continência. O déficit de memória reflete o comprometimento do armazenamento da memória, opostamente às dificuldades de codificação e recuperação que tendem a ser reveladas pelos pacientes com um comprometimento da rede frontal.
3. São comuns sintomas psiquiátricos, como depressão, apatia, agitação e franca psicose.
4. Ocasionalmente, ocorrem apresentações atípicas com patologia de regiões cerebrais mais focais.
5. Chega a 5 milhões o número de pessoas que apresentam DA nos EUA. A prevalência aumenta de cerca de 3%, em pessoas acima de 65 anos, para 47% naqueles com mais de 85 anos.

Fisiopatologia
Genética
1. Em 2 a 5% dos casos, a doença é transmitida de maneira autossômica dominante.
   a. Três mutações genéticas conhecidas resultam nesse modo de herança:
      1) Mutações da proteína precursora do amiloide no cromossomo 21 (por isso, a associação quase invariável de patologia de Alzheimer com a trissomias do 21/síndrome de Down).
      2) Proteína da pré-senilina 1 no cromossomo 14.
      3) Proteína da pré-senilina 2 no cromossomo 1.
   b. Essa mutações podem resultar em aumento do acúmulo da proteína 42 do β-amiloide (Aβ), que é considerada a forma neurotóxica do Aβ.
   c. As proteínas codificadas pelas pré-senilinas 1 e 2 provavelmente estão envolvidas na clivagem da proteína precursora do amiloide, da qual deriva o Aβ.
   d. Os pacientes com as formas autossômicas dominantes de DA frequentemente têm uma idade de início mais baixa, geralmente antes dos 60 anos e até na 4ª ou 5ª década.
2. Os restantes 95% dos casos são considerados esporádicos, com exceção de alguns casos descritos familiais não dominantes.
   a. Esses pacientes geralmente se tornam sintomáticos na 7ª década ou mais tarde.
   b. Múltiplos fatores genéticos e ambientais podem desempenhar um papel no desenvolvimento e momento de aparecimento da DA nos casos esporádicos. Os seguintes podem aumentar o risco de DA clínica:
      1) Ter um parente em primeiro grau com DA.
      2) Ter antecedentes de AVE ou traumatismo craniano (particularmente se associado à perda de consciência).
      3) Gênero feminino.
      4) Presença do alelo ε4 do gene da apolipoproteína (APOE) no cromossomo 19, o qual codifica para uma proteína transportadora de colesterol que pode estar envolvida na remoção do Aβ.
         a) Ter pelo menos um alelo ε4 confere um aumento de risco de 3 vezes de DA nos casos esporádicos.
         b) Pacientes com o alelo ε4 tendem a apresentar início da doença em uma idade mais baixa.
         c) Em contraposição, o alelo ε2 pode reduzir o risco de DA, servindo como fator de proteção.

Patologia
1. Os principais achados patológicos de DA são placas de amiloide, emaranhados neurofibrilares e perda neuronal.
2. As placas de amiloide são um acúmulo extracelular de Aβ. As placas neuríticas são placas de amiloide cercadas por processos neuríticos distróficos e podem ser neurotóxicas. Há uma correlação modesta entre a carga de placas e a intensidade da doença.
3. Os emaranhados neurofibrilares são estruturas helicoidais pares intracelulares compostas por proteína tau hiperfosforilada. Os emaranhados parecem correlacionar-se bem com a intensidade da doença e com a morte neuronal. Estão presentes no hipocampo, tonsila, núcleo basal (de Meynert), *locus coeruleus*, núcleo posterior da rafe e neocórtex (mais proeminentemente nos córtices de associação parietal posterior e temporal).

Neuroquímica
1. Há redução do conteúdo de ACh e da atividade da colina-acetiltransferase em decorrência da degeneração do prosencéfalo basal.
2. Essa perda de ACh se associa ao comprometimento da memória e a outros comprometimentos cognitivos.
3. A eficácia dos medicamentos para a colinesterase apoia ainda mais o papel da depleção de ACh na fenomenologia clínica.
4. Também ficam comprometidos outros sistemas de neurotransmissores.

Prognóstico
1. O curso médio da doença é de 5 a 10 anos a partir do início dos sintomas.
2. A maioria dos pacientes morre por outras condições clínicas, inclusive pneumonia ou causas cardíacas.

Diagnóstico
1. Exceto pela DA "definida", que é um diagnóstico patológico fundamentado em um dos vários critérios patológicos definidos, o diagnóstico é clínico.
2. De acordo com os critérios do Instituto Nacional de Transtornos Neurológicos e da Comunicação e AVE e da Associação para a Doença de Alzheimer e Transtornos Relacionados (NINCDS – ADRDA, em Inglês), a DA provável é definida como declínio progressivo da memória e de pelo menos algum outro domínio cognitivo sem outra causa identificável. Mostrou-se que esses critérios têm alta sensibilidade (em torno de 90%), mas uma especificidade menos impressionante (60% a 70%). Vários exames subsidiários podem ser úteis, particularmente, no contexto dos casos atípicos.
3. Deve-se realizar ressonância magnética (RM) ou tomografia computadorizada (TC) para descartar lesões estruturais ou doença cerebrovascular significativa. Pode-se ver atrofia temporal medial, temporal posterior e parietal.
4. A tomografia computadorizada com emissão de fóton único (SPECT)/tomografia por emissão de pósitrons (PET) positiva podem aumentar modestamente a sensibilidade e a especificidade do diagnóstico de DA; hipoperfusão bilateral dos lobos parietal e temporal posterior é compatível com o diagnóstico.
5. Alguns clínicos determinam a proteína tau (aumento) e Aβ (diminuição) nos casos atípicos, mas ainda não ficou clara a utilidade diagnóstica desses testes.
6. A detecção do alelo ε4 não faz o diagnóstico, mas pode aumentar a especificidade nos pacientes que preenchem os critérios clínicos.

Tratamento
Agentes Modificadores da Doença em Potencial.
1. O α-tocoferol (vitamina E) é um antioxidante que inibe a formação de radicais livres e a peroxidação dos lípides. Em um estudo clínico, mostrou-se que 2.000 UI/d adiavam a progressão clínica em 20 a 30 semanas, incluindo o tempo para colocação em uma instituição e desenvolvimento de demência grave. No entanto, artigos mais recentes sobre níveis mais altos de mortalidade geral com a vitamina E em altas doses (> 400 UI/d) têm reduzido o entusiasmo pelo que é, no máximo, um benefício modesto, e seu uso já não é uma suplementação recomendada.
2. Os anti-inflamatórios não esteroidais (AINE), estatinas, *Ginkgo biloba* e altas doses de vitamina B (B_{12}, B_6 e ácido fólico em suplementação) foram propostos como intervenções modificadoras da doença em potencial com certo apoio epidemiológico e das ciências básicas. Infelizmente, em todos os casos, estudos clínicos randomizados e controlados foram amplamente desapontadores.
3. As possibilidades futuras incluem a vacina contra Aβ, imunização passiva, inibição das secretases γ e β (envolvidas no processamento da proteína precursora do amiloide), fatores neurotróficos, inibição do acúmulo de proteína tau e novos agonistas colinérgicos.

Tratamento Sintomático
1. Mostrou-se que os inibidores da colinesterase (ver partes anteriores do capítulo e Tabela 14-4) resultam em modesta melhora da função cognitiva relativamente ao placebo em alguns estudos

clínicos. Além da melhora do funcionamento cognitivo, há evidências de redução dos sintomas comportamentais e adiamento da institucionalização.
2. A memantina (ver nas partes anteriores deste capítulo) demonstrou melhora da cognição com relação ao placebo no tratamento da DA moderada a grave em um estudo clínico de 28 semanas. Os potenciais efeitos modificadores da doença pela medicação, em razão de sua teórica inibição da morte celular excitotóxica mediada pelo glutamato, merecem melhor investigação. Faltam dados que sustentem benefícios na DA leve. O tratamento com memantina, juntamente com os inibidores da colinesterase, parece mais eficaz do que usar unicamente os inibidores da colinesterase na DA moderada a grave.
3. O tratamento sintomático para os sintomas neuropsiquiátricos e déficits cognitivos específicos deve ser buscado, como já foi descrito anteriormente.
4. Trate enfermidades clínicas concomitantes e afecções crônicas (p. ex., diabetes, hipertensão) porque os pacientes com DA provável têm diminuição da reserva cognitiva.

Comprometimento Cognitivo Leve

Introdução

1. Pensa-se que o CCL represente a transição do envelhecimento normal para a demência, em particular, para a DA. Originalmente, essa entidade era definida como comprometimento isolado da memória no contexto de capacidades cognitivas e funcionais gerais preservadas. Formulações mais recentes têm dividido a síndrome em subtipos amnésico e não amnésico; no último, o comprometimento cognitivo é de um domínio fora da memória. Alguns têm imposto maior categorização, com base no número de domínios de comprometimento (domínio único ou múltiplos domínios).
2. Os pacientes passam de CCL para DA em uma taxa de 10 a 15% por ano, em comparação com 1 a 2% de conversão dos controles com idade correspondente em estudos envolvendo clínicas especializadas em memória. Uma proporção dos pacientes, até 40%, pode não sofrer a conversão, e o diagnóstico de CCL nem sempre representa a manifestação inicial de um processo neurodegenerativo. Além disso, nos estudos epidemiológicos, as taxas de conversão são mais baixas, e 20 a 40% dos pacientes finalmente "revertem ao normal" em avaliações subsequentes (i. e., já não se qualificam para a designação CCL).
3. Embora se tenha levantado a hipótese de que o CCL não amnésico represente um estado pré-clínico para demência não DA (p. ex., DFT), uma proporção significativa desses pacientes também parece se converter em DA clínica. Esse achado sugere que as designações não distinguem claramente diferentes processos neurodegenerativos.
4. A epidemiologia do CCL é incerta, dada a heterogeneidade da definição usada em vários estudos. Poder-se-ia argumentar que todos os pacientes com DA obrigatoriamente tiveram um período transicional de CCL.

Fisiopatologia

1. Verificou-se, em muitos pacientes com CCL amnésico que foram levados à autópsia, que tinham emaranhados neurofibrilares no hipocampo e no córtex entorrinal. Há achados variáveis de placas de amiloide no neocórtex. Esses achados são compatíveis com a noção de que o CCL costuma representar um período de transição para a DA.
2. Menos comumente, encontram-se outras doenças com patologia no lobo temporal medial, talvez explicando a taxa de conversão incompleta para DA.
3. Até agora, não há dados de autópsias de pacientes com CCL não amnésico.

Prognóstico

1. A taxa de conversão para DA foi descrita anteriormente.
2. Alguns fatores parecem modificar a taxa de conversão para DA clínica. Em geral, esses "preditores" são todos característicos dos pacientes com DA. Por exemplo, memória episódica mais afetada, maior atrofia do hipocampo, hipometabolismo nas regiões temporal e parietal posterior

com FDG-PET, Aβ mais baixo no LCR e a presença de um alelo ε4 associam-se todos a uma taxa mais alta de conversão a DA.
3. Vários estudos usando o novo ligante da PET *Pittsburgh Compound-B* (PiB), que permite a visualização *in vivo* das placas de amiloide, têm relatado que cerca de 60% dos pacientes com CCL têm retenção elevada do marcador, indicando a patologia da doença de Alzheimer. Essa proporção é compatível com os dados de autópsias e longitudinais. Como esperado, parece que pacientes com CCL e retenção elevada de PiB têm muito mais probabilidade de evoluir clinicamente, sugerindo que as imagens do amiloide possam, no futuro, desempenhar um papel prognóstico em tais pacientes.

Diagnóstico
1. O diagnóstico é feito em base clínica e os critérios variam. Os pacientes precisam manifestar queixas cognitivas e ter evidências objetivas de comprometimento de um ou mais domínios relativamente às normas correspondentes para a idade e a escolaridade. Mas devem se sair bem em outros testes da função cognitiva geral e não ter dificuldade significativa com atividades da vida diária. É importante observar que não se podem qualificar para um diagnóstico clínico de demência.
2. Dependendo de a memória ser ou não afetada e do número de domínios cognitivos envolvidos, pode-se fazer a classificação do CCL em subcategorias.

Tratamento
1. Vários ensaios clínicos têm examinado o papel dos inibidores da colinesterase nesses pacientes. Os resultados têm sido mistos com, no máximo, pequena demora do tempo até a conversão ou outras medidas clínicas. Assim sendo, não há, atualmente, um consenso sobre o uso desses agentes.
2. São necessárias mais pesquisas para determinar o manejo apropriado; esse grupo de pacientes pode-se beneficiar das novas intervenções modificadoras da doença que estão sendo desenvolvidas para a DA clínica.

Demência Frontotemporal
Introdução
1. Algumas síndromes clínicas se associam ao termo DFT. Existe considerável controvérsia com referência a como agrupar essas diferentes síndromes e se tal categorização está relacionada com alguma patologia subjacente. Tradicionalmente, foram descritas três síndromes clínicas:
   a. Variante comportamental da DFT.
      1) Esta é marcada primariamente por alterações da personalidade e do comportamento; vê-se uma variedade de alterações comportamentais, desde a apatia até a desinibição. Os pacientes podem demonstrar comportamento social impróprio, como fazer gestos ou comentários sexuais, hiperfagia, comportamento de utilização e abulia. A falta de *insight* e de empatia é característica comum.
      2) Os testes neuropsicológicos da função do lobo frontal costumam ser anormais, especialmente a atenção e as funções executivas (poupando relativamente o armazenamento da memória e a função visuoespacial), mas esse pode não ser o caso se a doença afetar primariamente os lobos frontais orbitomediais (a maioria dos testes frontais feitos de maneira rápida avalia a função dos lobos frontais dorsolaterais). O desempenho nos testes costuma ser marcado por grande variabilidade, refletindo o comprometimento frontal subjacente.
      3) Pode ser encontrada atrofia isolada do lobo frontal ou frontotemporal direita no início da evolução.
   b. Afasia progressiva (não fluente) primária (APP).
      1) A APP se destaca, inicialmente, pelo comprometimento seletivo da fluência da fala, semelhantemente à afasia de Broca.
      2) Os pacientes produzem erros parafásicos fonêmicos e têm comprometimento da produção e da compreensão do significado com base na sintaxe.

3) Também podem revelar apraxia orofacial (p. ex., "mostre como você apagaria uma vela").
4) A fluência léxica (p. ex., "em quantas palavras que começam com (F) você consegue pensar?") é comprometida.
5) Outros domínios cognitivos permanecem relativamente preservados, e a atrofia geralmente se limita às regiões frontal e temporal perissilviana dominante nas fases iniciais.
6) Formulações recentes dividiram a APP nas variantes agramática, semântica e logopênica. Alguns trabalhos têm sugerido que a variante logopênica frequentemente se associa, primariamente, às alterações patológicas da DA encontradas na autópsia.
c. Demência semântica.
  1) Nesta forma, há perda de semântica ou do significado atribuído às palavras e objetos.
  2) Os pacientes são anômicos e cometem frequentes erros parafásicos semânticos, muitas vezes sendo capazes somente de produzir a categoria supraordenada para um item (p. ex., "animal", em lugar de "girafa").
  3) A fluência de categoria (p. ex., "o nome de quantos animais você consegue falar em um minuto?"), definir palavras e a leitura e escrita de palavras irregulares (p. ex., "dislexia de superfície") podem estar todas comprometidas.
  4) Outros domínios cognitivos permanecem relativamente intactos, e a atrofia frequentemente se limita ao lobo temporal anterior e inferolateral esquerdo inicialmente na evolução.
  5) Também foi descrita uma variante temporal direita associada a alterações primariamente comportamentais.
2. Apesar dessa classificação sindrômica, com o passar do tempo, é possível observar as características de todos os três tipos, refletindo um envolvimento frontal e temporal mais difuso. A doença frequentemente se manifesta na 5ª e na 6ª década e pode ser tão comum quanto a DA nessa faixa etária. Em alguns casos, particularmente quando familial, podem apresentar-se características de parkinsonismo e de doença do neurônio motor (DNM). A última é denominada DFT- DNM. Também há considerável sobreposição clínica e patológica com a síndrome corticobasal e a paralisia supranuclear progressiva (PSP). Alguns incluem essas afecções no espectro da DFT.

Fisiopatologia

1. A patologia é variada na DFT. Alguns têm usado o termo "degeneração lobar frontotemporal" (DLFT) para definir o espectro de patologias associadas à síndrome clínica da DFT. Encontra-se envolvimento dos lobos frontal e temporal anterior, poupando, de modo relativo, os lobos occipital e parietal e temporal posteriores. O hipocampo é menos envolvido que estruturas límbicas mais anteriores (i. e., tonsila). Os núcleos da base e a substância negra também podem estar envolvidos.
2. A patologia da DFT é heterogênea, com mais de 15 diferentes patologias descritas, incluindo uma proporção que tem patologia de DA subjacente, apesar da manifestação como DFT.
3. Veem-se corpos de inclusão de Pick em menos de 20% dos casos (por isso, a mudança do nome de doença de Pick para DFT).
4. Alguns dividiram as diferentes expressões patológicas da DFT em tauopatias, proteinopatias TDP-43 e outras. As tauopatias e as proteinopatias TDP-43 constituem, aproximadamente, 90% dos casos de DFT.
5. As tauopatias estão ligadas ao acúmulo de proteína tau associada aos microtúbulos. A doença de Pick, a degeneração corticobasilar e a PSP são incluídas nesse grupo.
6. Antes da descoberta das TDP-43, a maioria desses casos era denominada demência sem histopatologia distinta (DSHD). Diferentes subtipos dessa espécie patológica parecem associar-se à demência semântica, à afasia não fluente progressiva e às DNM.
7. A doença, muitas vezes, é esporádica, embora uma minoria significativa de casos seja familial. Verificou-se que quatro genes se associam à DFT. Um envolve o gene tau no cromossomo 17 e se associa a parkinsonismo. A mutação do gene da programulina, que é vizinho, também foi recentemente descrita como associada à DFT. Uma causa menos comum envolve mutações do gene 2B da proteína do corpo multivesicular carregado e do gene da proteína contendo valosina. Verificou-se, em várias famílias com o genótipo DFT-DNM, ligação ao cromossomo 9p.

Prognóstico
1. A estimativa de duração da vida após o diagnóstico é de 3 a 10 anos.
2. Doença do neurônio motor ou extrapiramidal concomitante pode ser importante fator de prognóstico (declínio mais rápido).
3. Há alguns casos de pacientes com a variante comportamental que não possuem evidências de disfunção executiva e que parecem ter uma evolução muito lenta e minimamente progressiva (ainda não se tem clareza se esses casos refletem verdadeiramente um processo neurodegenerativo).

Diagnóstico
1. O diagnóstico é clínico e tem sensibilidade e especificidade relativamente altas, mas faltam estudos clínicos prospectivos abordando essa questão.
2. O armazenamento de memória relativamente poupado pode ajudar a diferenciar DFT de DA.
3. Imagens estruturais com RM ou TC podem demonstrar atrofia focal.
4. PET/SPECT também comprovaram ser úteis para diferenciar DFT de DA, demonstrando hipoperfusão/hipometabolismo bifrontal e bitemporal na variante comportamental.

Tratamento
1. Há algumas evidências de que os níveis de serotonina podem estar baixos na DFT e de que o tratamento com ISRS pode melhorar os sintomas comportamentais (Tabela 14-2).
2. Também podem ser necessários neurolépticos atípicos para as manifestações comportamentais mais graves (Tabela 14-6).
3. A condição poupada do sistema colinérgico na DFT provavelmente é subjacente à clara falta de utilidade dos inibidores da acetilcolinesterase.
4. Como com outras demências, os sintomas cognitivos devem ser o alvo e deve-se buscar fazer estudos clínicos com vários agentes.

Demência por corpos de Lewy
Introdução
1. A DCL pode ser a segunda forma mais comum de demência neurodegenerativa depois da DA. Encontra-se patologia com corpos de Lewy em até 35% dos casos de demência.
2. Caracteriza-se por flutuações da cognição, alucinações visuais e leves características extrapiramidais. As alucinações tendem a ser bem formadas e costumam conter pessoas ou animais. Os pacientes ficam perturbados em graus variáveis em decorrência das alucinações.
3. A cognição tende a ser mais comprometida nos domínios da função executiva, da atenção, da velocidade de processamento e das capacidades visuoespaciais.
4. A memória é comprometida nos níveis de codificação e recuperação, mas, de um modo geral, em grau menor que na DA.
5. Depressão e transtorno de comportamento no sono de movimentos oculares rápidos (REM) são relativamente comuns. O segundo, mesmo na ausência de sintomas cognitivos ou extrapiramidais, pode predizer o desenvolvimento de DCL ou DP.
6. Exacerbação acentuada dos sinais extrapiramidais com neurolépticos e parkinsonismo persistente depois da retirada são sugestivos de DCL em pacientes com demência.
7. É substancial a sobreposição clínica com a demência associada à DP (DDP) e, muitas vezes, é arbitrário distinguir uma da outra.

Fisiopatologia
1. Os corpos de Lewy corticais (inclusões neuronais esféricas, intracitoplasmáticas e eosinofílicas contendo as proteínas α-sinucleína e ubiquitina) e a neurite de Lewy (inclusões de α-sinucleína nos processos neurais) são encontrados em autópsia desses pacientes e provavelmente contribuem para a demência. O envolvimento fora do tronco encefálico é, particularmente, proeminente nas estruturas do córtex temporal e límbicas.
2. A patologia dos corpos de Lewy, na substância negra, *locus coeruleus* e núcleo basal, também pode resultar em alguns sintomas cognitivos da DCL.

3. Adicionalmente, a patologia de Alzheimer é comum nesses pacientes, com 60% ou mais alcançando os critérios patológicos para DA. No entanto, a proporção de placas neuríticas e de emaranhados neurofibrilares parece ser consideravelmente menor.
4. A presença de um alelo ε4 da apolipoproteína pode ser um fator de risco para DCL, e sua prevalência aumenta nos pacientes com DP e demência, opostamente aos pacientes com DP sem demência.

Prognóstico
A evolução é semelhante, se não mais rápida, que aquela na DA, com sobrevida de 2 a 12 anos.

Diagnóstico
1. O diagnóstico é feito com base no quadro clínico mencionado. Ter duas das três características primárias (flutuações, alucinações visuais e parkinsonismo leve) é considerado DCL "provável".
2. As flutuações são notoriamente difíceis de quantificar e, em geral, é pequena a confiabilidade entre classificadores. Ter três ou mais dos seguintes oferece sensibilidade e especificidade razoáveis para o diagnóstico de DCL: (i) sonolência diurna excessiva, (ii), sono diurno por 2 horas ou mais, (iii), encarar o vazio por períodos de tempo prolongados, (iv) períodos de fala desorganizada, ilógica ou incoerente.
3. Perfil cognitivo consistindo em comprometimento das capacidades visuoespaciais e da atenção no contexto de memória e nomeação relativamente preservadas distingue, com razoável acurácia, os pacientes com DCL daqueles com DA.
4. Por definição, as características parkinsonianas não devem preceder o início da demência em mais de 12 meses.
5. Deve ser realizado estudo por imagens estruturais para descartar outros processos contribuintes em potencial, como os AVE.
6. SPECT e PET podem revelar hipoperfusão/hipometabolismo occipital, o que pode ajudar a diferenciar DCL de DA.

Tratamento
A DCL é difícil de tratar e exige um equilíbrio delicado para tentar melhorar os sintomas motores sem exacerbar a confusão nem as alucinações.
1. Sintomas motores: É sensato fazer uma tentativa com L-dopa ou agonistas dopaminérgicos (Tabela 14-3), embora possa resultar em aumento das alucinações e da confusão.
2. Depressão: O tratamento com ISRS ou bupropiona (Tabela 14-2) pode ser eficaz. Deve-se considerar a eletroconvulsoterapia (ECT) nos casos graves e refratários.
3. Psicose: Neurolépticos atípicos, como a quetiapina, olanzapina ou clozapina (Tabela 14-6), devem ser usados porque têm menos probabilidade que os neurolépticos típicos de exacerbar os sintomas extrapiramidais. A clozapina é a que tem menor probabilidade de exacerbar tais os sintomas, mas, em razão de seu perfil de efeitos colaterais, provavelmente deve ficar reservada para uso depois de falha de tratamento com outro neuroléptico atípico. Todos esses agentes podem piorar a fadiga e a confusão. Em geral, esses medicamentos devem ser usados muito cautelosamente, pois é comum a sensibilidade aos neurolépticos na DCL e, como já foi discutido, todos esses agentes podem aumentar a mortalidade nos idosos.
4. Cognição: Os inibidores da colinesterase podem melhorar a atenção e a velocidade de processamento e melhoram as alucinações e os sintomas comportamentais (Tabela 14-4). A rivastigmina tem sido estudada mais rigorosamente, mas outros inibidores da colinesterase provavelmente têm eficácia semelhante. Consistentemente com o maior déficit colinérgico no DCL do que na DA, alguns têm sugerido maior benefício terapêutico na primeira. Teoricamente, o aumento dos níveis de ACh pode piorar os sintomas extrapiramidais, mas, clinicamente, isso não se comprovou problemático.

Doença de Huntington (ver também Capítulo 13)

Introdução
1. A doença de Huntington é um transtorno autossômico dominante de penetrância completa e que causa declínio cognitivo progressivo, anormalidades motoras extrapiramidais acentuadas e sintomas psiquiátricos.

DEMÊNCIAS NEURODEGENERATIVAS

2. É comum o comprometimento das funções executivas e da atenção.
3. Déficits visuoespaciais também são frequentemente vistos.
4. Sintomas cognitivos podem preceder os sintomas motores.
5. Perda do controle motor voluntário e desenvolvimento de coreia (movimentos involuntários rápidos em múltiplas articulações) e outros sintomas extrapiramidais são as marcas distintivas da doença.
6. Depressão é a manifestação psiquiátrica mais comum, mas podem ocorrer apatia, mania, ansiedade e pensamento delirante.
7. Os pacientes tendem a se tornar sintomáticos na meia-idade, mas relata-se início desde os primeiros anos de vida até a 3ª idade.
8. A doença é muito rara, ocorrendo em 5 a 10/100.000.

Fisiopatologia
1. A doença de Huntington é causada por mutação em um gene no cromossomo 4 para a proteína huntingtina.
2. A doença surge quando uma repetição do trinucleotídeo CAG se expande a mais de 39 repetições (36 a 39 repetições são consideradas indeterminadas).
3. Grande número de repetições se associa a um início da doença mais precoce.
4. Como a expansão é mais provável de ocorrer na espermatogênese, os casos com início mais cedo tendem a ser transmitidos por meio do pai.
5. Ocorre degeneração mais proeminentemente no estriado, mas também há perda neuronal no córtex e em outros núcleos da substância cinzenta profunda.
6. Produtos proteolíticos da proteína huntingtina contendo repetições de poliglutamina são sequestrados nos núcleos das células e podem interferir com a regulação celular.

Prognóstico
1. A doença de Huntington, inevitavelmente, leva ao óbito, geralmente 15 a 25 anos depois da apresentação inicial.
2. O óbito geralmente é causado por complicações clínicas.
3. Há uma taxa relativamente alta de suicídios.

Diagnóstico
1. O diagnóstico deve ser considerado nos pacientes que apresentam coreia, particularmente se houver declínio cognitivo ou sintomas psiquiátricos concomitantes.
2. Os antecedentes familiares tornam o diagnóstico mais óbvio, e os testes genéticos podem ser confirmatórios.
3. Os testes genéticos pré-sintomáticos são controversos e devem envolver aconselhamento genético.
4. A RM frequentemente revela atrofia significativa do caudado mais tarde na evolução da doença, mas pode ser normal no início dela.

Tratamento
1. Atualmente, não há tratamento para tornar mais lenta a evolução da doença.
2. Queixas psiquiátricas e cognitivas devem ser tratadas sintomaticamente.
3. A coreia pode responder aos neurolépticos.

Síndrome Corticobasilar
Introdução
1. A síndrome corticobasilar (SCB) é marcada por um transtorno motor extrapiramidal assimétrico progressivo marcado com declínio cognitivo referível a uma disfunção dos lobos parietal e frontal.
2. Um parkinsonismo assimétrico rígido-acinético ou distonia (geralmente na extremidade superior) é proeminente.
3. Apraxia intensa (ideomotora, cinética das extremidades e de abertura dos olhos), perda sensitiva cortical e o fenômeno do membro alienígena (o membro "tem mente própria"; até 50% dos pacientes manifestam isso) são outras características comuns.

4. Apraxia orofacial, disartria, mioclonias reflexas, paralisia supranuclear do olhar (horizontal, opostamente à vertical, permitindo a diferenciação da PSP) e instabilidade postural também podem ser vistos.
5. Demência é comum na apresentação, com disfunção executiva proeminente além da apraxia. Produção lenta de fala, afasia não fluente e anartria podem todas estar presentes. Em alguns casos, os sintomas de linguagem podem ser proeminentes, e alguns desses pacientes recebem o diagnóstico de APP.
6. O armazenamento da memória geralmente fica preservado, mas é comum o comprometimento da codificação e da recuperação.
7. Depressão e apatia são características neuropsiquiátricas comuns.
8. O início da doença geralmente se dá na 6ª década, tendo 45 anos o caso mais jovem publicado.

Fisiopatologia
1. Atrofia proeminente dos lobos frontal e parietal é marca distintiva da doença, que geralmente é relativamente simétrica à época do óbito.
2. Também se vê degeneração da parte compacta da substância negra.
3. Alguns se referem à patologia da SCB como *degeneração* corticobasilar para enfatizar que essa forma de patologia se associa não apenas à SCB, mas também a outras síndromes clínicas, incluindo os fenótipos da DFT. É complexa a sobreposição genética, patológica e clínica entre essas afecções. Há artigos publicados sobre famílias em que alguns membros apresentam suspeita clínica de DFT, enquanto outros, de doença corticobasilar. Alguns trabalhos baseados em autópsias têm sugerido que uma parte significativa dos pacientes com esse fenótipo clínico tem patologia de DA subjacente.

Prognóstico
A doença evolui a óbito em 5 a 10 anos.

Diagnóstico
1. O diagnóstico é difícil e feito em base clínica, outros estudos servindo de apoio.
2. Os achados de RM ou TC podem ser normais no início da doença, mas se vê atrofia assimétrica frontal posterior e parietal na maioria dos pacientes. À medida que a doença evolui, a atrofia se torna mais simétrica.
3. SPECT/PET demonstram diminuição do fluxo sanguíneo cerebral/metabolismo da glicose em regiões nas quais se encontra atrofia à RM, bem como nas áreas corticais frontal e temporal mediais. A redução bilateral da captação de 18-fluordopa no putame e no caudado também é compatível com o diagnóstico.

Tratamento
1. O tratamento da disfunção motora é difícil.
2. Alguns pacientes mostram melhora modesta com carbidopa/levodopa.
3. As mioclonias podem responder ao clonazepam.
4. A toxina botulínica pode ser considerada para distonia dolorosa.
5. O tratamento dos sintomas neuropsiquiátricos e cognitivos deve ser sintomático.
6. Os clínicos devem ter em mente que os neurolépticos "típicos" podem piorar os sintomas extrapiramidais.

DEMÊNCIA NÃO NEURODEGENERATIVA
Demência Vascular
Introdução
1. A demência vascular é uma doença heterogênea composta por múltiplas etiologias, incluindo leucoaraiose, infartos de pequenos vasos, múltiplos AVEs corticais ou um único AVE ocorrido em localização estratégica.

2. Em decorrência da heterogeneidade de etiologia, há uma heterogeneidade clínica concomitante. Múltiplos infartos lacunares ou uma doença significativa na substância branca (a chamada "doença de Binswanger") resultam em apatia, comprometimento da rede frontal e sinais corticospinais e bulbares. Os AVEs de grandes vasos causam síndromes específicas do local da lesão, como afasia, agnosia e assim por diante.
3. A demência vascular é a segunda ou terceira forma mais comum de demência (as estimativas variam de 10% a mais de 33%).
4. A prevalência de patologia de DA coexistente (em mais de 50% dos casos diagnosticados com demência vascular) e o fato de que eventos vasculares parecem acelerar o início da DA clínica tornam problemáticas as estimativas da prevalência real da demência vascular.

Fisiopatologia

1. Os fatores de risco para demência vascular são considerados os mesmos que para o AVE.
2. A leucoaraiose é marcada por alterações de sinal da substância branca na RM ou na TC e se associa patologicamente à perda de axônios e à desmielinização.
3. Envelhecimento, hipertensão, diabetes e arteriosclerose produzem estreitamento e tortuosidade dos vasos da substância branca profunda. Esse estreitamento provavelmente resulta em pouca reserva vascular e leucoaraiose no contexto de hipoperfusão episódica. Pensa-se que a desestruturação da substância branca cause desconexão funcional entre as estruturas da substância cinzenta.
4. A isquemia das estruturas da substância cinzenta profunda também pode contribuir para a disfunção cognitiva.
5. Os infartos corticais causam comprometimento direto da(s) função(ões) cognitiva(s) subservida(s) por aquelas áreas do córtex.

Prognóstico

1. A evolução é variável. A média de tempo até o óbito depois do diagnóstico é de aproximadamente 4 anos.
2. As causas de óbito incluem complicações da demência, AVE e infartos do miocárdio.

Diagnóstico

1. Conforme definido pelos critérios do *National Institute of Neurological Disorders and Stroke* (Instituto Nacional de Transtornos Neurológicos e AVC) e da *Association Internationale pour la Recherche et Enseignement em Neurosciences* (Associação Internacional para a Pesquisa e Ensino em Neurociências) (NINDS-AIREN), a demência vascular provável exige declínio cognitivo da memória e de dois outros domínios que interfiram com as atividades da vida diária do paciente.
2. A evolução temporal deve sugerir uma causa vascular, incluindo o início no prazo de 3 meses depois de AVE, início abrupto e/ou evolução gradual.
3. A neuroimagem precisam sustentar o diagnóstico, com evidências de AVE corticais apropriadamente localizados, AVE subcorticais ou extensa doença da substância branca.
4. Existem outros critérios diagnósticos; porém, a maioria tem demonstrado especificidade relativamente alta e baixa sensibilidade.
5. O uso do Escore Isquêmico Hachinski pode aumentar a sensibilidade, mas é menos útil em diferenciar demência vascular de demência mista.

Tratamento

1. As medidas preventivas podem desempenhar papel importante em tornar mais lenta a evolução da doença, mas nenhum estudo definitivo mostrou alguma intervenção com benefício específico na demência vascular.
2. Como a hipertensão é um fator de risco para AVE e demência vascular, o controle adequado deve ser um objetivo; verificou-se que a redução da pressão arterial protege contra a demência em geral.

3. Outros fatores de risco de AVE, incluindo o tabagismo, a hiperlipidemia e o diabetes também devem ser controlados, pois, provavelmente, associam-se à demência vascular.
4. A importância da redução do risco se faz ainda mais saliente pelo achado de que o AVE pode acelerar o início da DA clínica.
5. Foi demonstrado que o uso de inibidores da colinesterase (Tabela 14-4) em pacientes com demência vascular ou mista tem leve benefício cognitivo.
6. Viu-se um benefício semelhante com a memantina (ver seção "Transtornos da Memória, Tratamento").
7. Dada a alta associação com depressão depois de AVE, é sensato experimentar um antidepressivo (Tabela 14-2) se houver suspeita de um componente afetivo.
8. Como o comprometimento da rede frontal (p. ex., executivo) é um achado neuropsiquiátrico comum, o tratamento sintomático deve ser considerado como descrito anteriormente.

Hidrocefalia com Pressão Normal

Introdução
1. A hidrocefalia com pressão normal (HPN) se caracteriza pela tríade clínica de demência, comprometimento da marcha e incontinência urinária.
2. Os achados da marcha e cognitivos, em geral, ocorrem cedo na evolução, enquanto a incontinência tende a ocorrer mais tarde.
3. A demência se caracteriza por comprometimento da atenção, da concentração e das funções executivas.
4. Apatia pode ser uma característica importante.
5. A HPN é mais prevalente na 6^a e na 7ª décadas, mas pode ser vista em qualquer idade.
6. A prevalência global não foi bem estabelecida, mas pode representar 1% de todos os pacientes com demência.

Fisiopatologia
1. A HPN resulta de uma produção de LCR maior que sua absorção. Pensa-se que isso seja causado, mais comumente, pela absorção insuficiente pelas granulações e vilosidades aracnóideas.
2. A maioria dos casos é idiopática, mas muitos são secundários a eventos como hemorragia subaracnóidea prévia, meningite, trauma ou elevação das proteínas no LCR.
3. Embora a pressão intracraniana seja "normal" por definição, acredita-se que ocorram elevações transitórias da pressão no aumento do volume ventricular. Os cornos frontais frequentemente estão desproporcionalmente aumentados, resultando em estiramento das fibras motoras para os membros inferiores e esfíncteres, que estão localizadas nessa região. A compressão da substância branca frontal provavelmente também é responsável pelos achados cognitivos.

Prognóstico
1. Se não for tratada, há o risco de progressão para um estado abúlico/acinético.
2. A resposta à derivação ventricular é variável, mas aqueles pacientes com dificuldade de marcha isolada ou uma duração mais curta da demência parecem ter uma probabilidade mais alta de bom resultado.
3. Mais de 2 anos de demência, presença de doença cerebrovascular significativa e sintomas cognitivos corticais predizem um mau prognóstico.

Diagnóstico
1. O diagnóstico pode ser difícil. É necessário estabelecer o contexto clínico apropriado e encontrar evidências de hidrocefalia na TC ou RM.
2. Não é fácil a diferenciação de hidrocefalia *exvacuo* (i. e., atrofia, como se vê na DA, ou com a doença cerebrovascular), mas certos indícios radiográficos são úteis, sendo eles a atrofia cortical menos proeminente na HPN, aumento de volume desproporcional dos cornos frontal e inferior e fluxo aquedutal proeminente na RM.

3. A medida da complacência cerebral com injeções lombares é mais uma modalidade em potencial para diagnóstico.
4. Também se tem usado a cisternografia com radioisótopos, mas é relativamente insensível e inespecífica.
5. Uma abordagem mais tradicional é uma punção lombar de alto volume (30 mL de LCR), o que pode produzir melhora transitória da cognição e da marcha, mas são frequentes os resultados falso-negativos.
6. A drenagem lombar temporária pode mostrar-se teste melhor para o benefício em potencial da derivação, mas ainda parece ter sensibilidade e especificidade limitadas; o efeito da própria derivação estabelece definitivamente o diagnóstico.

Tratamento

1. O tratamento cirúrgico geralmente é com derivação ventriculoperitoneal.
2. As dificuldades de atenção e das funções executivas e a apatia podem ser tratadas sintomaticamente, como já foi descrito anteriormente.

DEMÊNCIA CAUSADA POR PROCESSOS INFECCIOSOS
Demência da Síndrome da Imunodeficiência Adquirida

Introdução

1. A demência associada ao HIV (vírus da imunodeficiência humana) se deve à infecção primária pelo HIV e deve ser distinguida do comprometimento cognitivo em decorrência de infecções oportunistas.
2. O declínio cognitivo ocorre ao longo de 6 meses ou mais.
3. A demência se caracteriza como sendo do "tipo subcortical", envolvendo comprometimento da atenção/concentração, lentidão psicomotora e perda de memória no nível da codificação e recuperação.
4. Depressão e/ou apatia podem ser proeminentes.
5. À medida que a doença evolui, os pacientes podem tornar-se cada vez mais retraídos, existindo, frequentemente, mutismo nas fases finais.
6. Desde a introdução da terapia antirretroviral de alta atividade (HAART), a porcentagem de pacientes com síndrome da imunodeficiência adquirida (AIDS) que desenvolvem demência caiu a menos de 10%.
7. Demência raramente é a queixa de apresentação na AIDS.

Fisiopatologia

1. Uma carga viral cerebral elevada se associa ao desenvolvimento de demência nas populações, mas não é necessariamente alta em qualquer indivíduo.
2. Macrófagos multinucleados e leucoencefalopatia são achados patológicos. Estruturas da substância cinzenta subcortical também são proeminentemente envolvidas.
3. Pode ocorrer atrofia cortical nos lobos frontal e temporal com a progressão.
4. Infecção direta dos neurônios é improvável como fonte importante de disfunção neuronal ou óbito, mas efeitos ambientais locais (tóxicos) podem ser considerados.
5. A apoptose neuronal pode ser acelerada na AIDS.
6. O benefício protetor da terapia contra o HIV que penetra pouco no sistema nervoso central (SNC) sugere que a fisiopatologia da demência seja iniciada sistemicamente.

Prognóstico

1. Sem tratamento, o tempo do diagnóstico ao óbito é de aproximadamente 6 meses.
2. Com tratamento antirretroviral, esse tempo pode se prolongar, e alguns mostram progressão muito lenta.

Diagnóstico
1. O diagnóstico é feito com base em achados clínicos nos pacientes com HIV.
2. Deve-se procurar fazer testes para o HIV nos pacientes com perfil cognitivo apropriado, particularmente nos pacientes jovens ou com fatores de risco para infecção pelo HIV.
3. Achados neurológicos focais sugerem uma infecção oportunista do SNC.
4. A RM é importante para descartar infecções oportunistas, como toxoplasmose e leucoencefalopatia multifocal progressiva, bem como linfoma primário do SNC.
5. Em pacientes com demência associada ao HIV sem infecções oportunistas, a RM pode mostrar aumento mal definido de sinal da substância branca nas imagens ponderadas em T_2 e atrofia cerebral difusa.
6. Hipermetabolismo subcortical inicial e hipometabolismo cortical/subcortical mais tardio foi visto com PET.
7. A espectroscopia de RM demonstra aumento da sensibilidade, em comparação com a RM convencional, em estudos preliminares.
8. Deve-se examinar o LCR para descartar meningite criptocócica, citomegalovírus (CMV) e neurossífilis. Biomarcadores do LCR, incluindo a carga viral, podem vir a provar-se úteis.

Tratamento
1. O tratamento deve objetivar reduzir a carga viral plasmática.
2. A HAART deve ser usada até se conseguir o objetivo.
3. Não está claro quais combinações particulares de antirretrovirais são mais efetivas no tratamento da demência.
4. Os análogos dos nucleosídeos penetram na barreira hematoencefálica mais efetivamente do que outros antirretrovirais.
5. A azidotimidina (AZT) tem sido estudada mais rigorosamente e, de fato, resulta em melhora neurocognitiva.
6. A selegilina pode ter um efeito neuroprotetor nesses pacientes.
7. Deve-se buscar tratamento sintomático da disfunção cognitiva deve ser perseguido.

Neurossífilis

Introdução
1. A sífilis é uma doença sexualmente transmissível causada pelo *Treponema pallidum*.
2. A sífilis terciária, que ocorre em 30% dos pacientes sem tratamento, pode produzir demência.
3. A sífilis meningovascular (geralmente ocorrendo 2 a 10 anos depois da infecção) pode produzir demência e AVE por meio de oclusão arterítica dos vasos.
4. A paralisia geral, que é uma encefalite crônica de baixo grau, ocorrendo 15 a 30 anos depois da infecção inicial, produz lento declínio intelectual.
5. Quase qualquer sintoma neuropsiquiátrico pode estar presente, incluindo psicose, megalomania, mania e depressão.
6. Uma significativa minoria (20 a 40%) tem apenas demência. Pobre atenção e memória (com base no comprometimento da codificação e da recuperação) são características comuns.
7. Pode ocorrer redução da produção de fala e anomia.
8. A paralisia pseudobulbar pode ser mais uma característica proeminente.
9. Frequentemente, estão presentes sinais e sintomas de outras manifestações de sífilis terciária, incluindo *tabes dorsalis*, pupilas de Argyll-Robertson e atrofia óptica.

Fisiopatologia
1. Pensa-se que a paralisia geral seja causada por infecção direta do SNC.
2. A atrofia é mais pronunciada nos córtices frontal e temporal.
3. A organização cortical é perturbada com a perda neuronal e a proliferação dos astrócitos e da micróglia.
4. Infiltrados inflamatórios em torno dos vasos penetrantes podem ser vistos.
5. A doença tende a ser mais agressiva nos pacientes com HIV, presumivelmente em razão do comprometimento do sistema imune.

Prognóstico
1. Cerca de metade de todos os pacientes melhora com o tratamento.
2. A parada da progressão naqueles que não melhoram é mais um desfecho potencial.

Diagnóstico
1. Qualquer paciente com sinais ou sintomas suspeitos para o diagnóstico deve ser submetido a testes sorológicos.
2. A sorologia para reagina rápida do plasma (RPR) proporciona uma triagem inicial, mas associa-se a resultados falso-positivos (os resultados falso-negativos ocorrem menos comumente).
3. Um teste positivo deve ser seguido por um teste sorológico treponêmico, como o anticorpo treponêmico fluorescente (FTA), para confirmar o diagnóstico.
4. Se houver suspeita de sífilis terciária, deve-se pedir LCR.
5. Espera-se um nível elevado de proteínas, pleiocitose e *teste Venereal Disease Research Laboratory* (VDRL) positivo, mas, se pelo menos um for encontrado, deve-se fazer o tratamento.

Tratamento
1. O tratamento de escolha é a penicilina G na dose de 4 milhões de unidades IV a cada 4 horas por 10 dias.
2. Para pacientes que têm alergia à penicilina, as alternativas são amoxicilina, doxiciclina e ceftriaxona; porém, sabe-se menos sobre a eficácia.
3. O LCR deve ser examinado a cada 3 a 6 meses, buscando-se o retorno gradual à normalidade das proteínas e células, bem como o desaparecimento ou redução estável do título do VDRL.
4. Devido a um aumento da taxa de falhas de tratamento com o HIV, alguns têm recomendado o tratamento adicional com penicilina benzatina intramuscular semanalmente por 3 semanas ou com 200 mg de doxiciclina 2×/d por 30 dias depois do tratamento inicial. É preciso estudar melhor as medidas profiláticas em pacientes HIV-positivos. As recorrências devem ser cuidadosamente rastreadas nesses pacientes por até 2 anos depois do tratamento.

Doenças por Príons
Introdução
1. Esses transtornos representam uma coleção de doenças neurodegenerativas por acúmulo anormal da proteína dos príons.
2. Podem ocorrer esporadicamente, como na doença de Creutzfeldt-Jakob (DCJ; 85% dos casos) ou em famílias, como na insônia familiar fatal (IFF), síndrome de Gerstmann-Sträussler-Scheinker (SGSS) e doença de Creutzfeldt-Jakob familiar.
3. Uma pequena porcentagem de casos foi adquirida iatrogenicamente de hormônio do crescimento humano em *pool*, transplantes de córnea e equipamento cirúrgico esterilizado de modo incompleto.

Doença de Creutzfeldt-Jakob
1. A tríade clínica clássica é de demência, mioclonias e ataxia.
2. Muitas vezes, uma demência rapidamente progressiva precede o início das anormalidades progressivas piramidais, extrapiramidais e cerebelares.
3. As variantes manifestam anormalidades visuoespaciais (variante de Heidenhaim) e ataxia (variante de Brownell-Oppenheimer) mais proeminentes.
4. Esta doença geralmente se manifesta na 5ª à 7ª décadas e tem uma incidência anual de menos de 1 por milhão.

Nova Variante da Doença de Creutzfeldt-Jakob
1. Uma nova variante da doença de Creutzfeldt-Jakob (nvDCJ) foi vista, primariamente, no Reino Unido e pensa-se que seja a forma transmitida aos seres humanos da encefalopatia espongiforme bovina (doença da vaca louca).

2. A evolução é mais indolente do que a DCJ esporádica e marcada por sintomas neuropsiquiátricos e sensitivos mais proeminentes.
3. A idade de início, em média, é na 2ª década de vida, e o caso mais jovem publicado era de um paciente com 12 anos.

Síndrome de Gerstmann-Straüssler-Scheinker
1. A SGSS é uma doença familiar com ataxia espinocerebelar proeminente e diminuição dos reflexos.
2. Demência, DNM e doença extrapiramidal estão variavelmente presentes.
3. Os pacientes geralmente se apresentam pouco depois dos 30 anos ou mais tarde.

Insônia Familiar Fatal
1. Esta doença por príon se destaca por insônia intensa, disautonomia e ataxia.
2. Podem ocorrer sinais extrapiramidais e piramidais, sendo a demência menos proeminente.

Fisiopatologia
1. Os príons causadores de doença são isoformas anormais de proteína de príons humana que fazem com que a forma normal se desdobre em isoforma anormal, levando ao acúmulo da proteína anormal.
2. As diferentes síndromes clínicas são um reflexo das diferenças de localização e forma da histopatologia.
3. A DCJ esporádica demonstra alterações espongiformes, gliose e perda neuronal na substância cinzenta. Diferentemente da DCJ esporádica, na SGSS, existem muitas placas de proteína amiloide.
4. As placas de proteína de príons densa cercadas por um halo de alterações espongiformes (placas floridas) são peculiares da nvDCJ.
5. A IFF tem poucas alterações espongiformes, mas a gliose do tálamo, das olivas inferiores e do cerebelo se destaca.

Prognóstico
1. A mediana e a média de sobrevida para a DCJ esporádica são de 4 e 7 meses, respectivamente, morrendo até 90% dos pacientes no primeiro ano.
2. A nvDCJ tem uma evolução um pouco mais longa, com uma mediana de sobrevida de 14,5 meses.
3. A evolução para a SGSS pode ser de até 10 anos.

Diagnóstico
1. DCJ.
   a. O diagnóstico é feito com base nos achados clínicos.
   b. Em 1 a 2/3 dos pacientes, estará presente o achado característico no EEG de ondas *sharp* periódicas trifásicas generalizadas com 1 a 2 Hz.
   c. A RM também provou ser útil nas imagens com recuperação de inversão com atenuação do líquido livre (FLAIR) e, especialmente, nas imagens ponderadas em difusão.
   d. Foram descritas hiperintensidades no córtex, núcleos da base, tálamo e cerebelo.
   e. No contexto clínico apropriado, a proteína 14-3-3 detectada no LCR tem alta sensibilidade e especificidade para DCJ.
   f. A biópsia cerebral ou a autópsia são definitivas.
2. nvDCJ.
   a. Os critérios diagnósticos são relativamente sensíveis.
   b. Os casos prováveis exigem pelo menos 6 meses de um transtorno psiquiátrico progressivo e pelo menos quatro de cinco sintomas clínicos, incluindo ataxia, demência, transtorno extrapiramidal de movimentos, disestesias persistentes e sintomas psiquiátricos precoces.
   c. O EEG não deve mostrar o padrão clássico da DCJ esporádica.
   d. A RM deve ser compatível com o diagnóstico. Imagens ponderadas em T_2, FLAIR e ponderadas em difusão podem mostrar aumento do sinal no pulvinar e/ou nos núcleos dorsomediais do tálamo.
   e. A biópsia da tonsila é promissora na detecção de nvDCJ.

3. SGSS e IFF.
  a. A SGSS e a IFF podem ser diagnosticadas clinicamente com atenção aos antecedentes familiares.
  b. Os achados de RM costumam ser normais na IFF, mas a PET pode mostrar hipometabolismo talâmico e no cíngulo.
  c. Também se pode fazer a genotipagem.

Tratamento
1. Atualmente, não existe tratamento.
2. Pode-se buscar o tratamento sintomático, mas há poucos dados sustentando qualquer agente em particular.

ESTADOS DE DEFICIÊNCIA VITAMÍNICA/TOXINAS
Deficiência de B_{12}

Introdução
1. A deficiência de vitamina B_{12} pode resultar em queixas cognitivas e psiquiátricas. Elas podem variar do leve comprometimento da memória à demência e sintomas neuropsiquiátricos graves.
2. Mielopatia (degeneração subaguda combinada da medula espinal) e neuropatia periférica de grandes fibras também são anormalidades comuns no sistema nervoso.
3. A manifestação hematológica da deficiência de B_{12}, a anemia macrocística com núcleos hipersegmentados dos neutrófilos, nem sempre está presente no contexto dos sintomas neurológicos.
4. A epidemiologia ainda não ficou estabelecida, mas alguns estudos têm mostrado que até 15% dos idosos têm a deficiência.
5. Pensa-se que os pacientes com HIV e AIDS, bem como as populações desnutridas e os vegetarianos vegans, tenham uma alta prevalência.

Fisiopatologia
1. A causa mais comum de deficiência de B_{12} é a anemia perniciosa.
2. Outras etiologias em potencial incluem deficiência na dieta, ressecção gástrica (perda do fator intrínseco) ou doença do íleo (parte do intestino em que ocorre a absorção).
3. A vitamina B_{12} é um cofator em duas reações enzimáticas, a conversão da homocisteína em metionina e a conversão de metilmalonil-coenzima A (CoA) em succinil-CoA.
4. Pensa-se que o efeito hematológico seja causado pelo impacto da deficiência de B_{12} na quantidade de 5,10-metileno tetra-hidrofolato, importante na síntese das purinas.
5. Ainda não está clara a causa da disfunção do SNC na deficiência de B_{12}, mas pensa-se que seja um comprometimento da síntese de mielina.
6. No entanto, na medula espinal, há evidências da degeneração da mielina e dos axônios.
7. Vê-se desmielinização na substância branca cerebral.

Prognóstico
1. Se não for tratada, os baixos níveis de B_{12} podem produzir mielopatia progressiva, encefalopatia e anemia.
2. É possível, pelo menos, resolução parcial dos déficits cognitivos e talvez das alterações na substância branca.

Diagnóstico
1. O diagnóstico se baseia na detecção de um baixo nível sérico de B_{12}.
2. No entanto, valores normais baixos podem se associar ao estado de deficiência e deve ser pedida a dosagem de homocisteína e de ácido metilmalônico.
3. O aumento dos níveis de qualquer um dos dois sugere deficiência relativa de vitamina B_{12}.

4. A RM da coluna vertebral pode revelar hiperintensidades de sinal ponderado em T_2 na coluna posterior da medula.
5. A substância branca cerebral também pode mostrar hiperintensidades ponderadas em T_2.

Tratamento
1. O tratamento é com 1.000 μg IM de cianocobalamina por 5 dias.
2. Se a causa da deficiência não puder ser corrigida, são necessárias injeções mensais ou altas doses orais (1 mg/d).
3. Vários déficits cognitivos associados podem ser tratados sintomaticamente.

Síndrome de Korsakoff

Introdução
1. A síndrome de Korsakoff costuma vir após a encefalopatia de Wernicke e associa-se, mais comumente, ao uso crônico de álcool.
2. A encefalopatia de Wernicke se caracteriza pelo início relativamente agudo de um estado confusional com a presença de ataxia, oftalmoplegia e nistagmo.
3. A síndrome de Korsakoff é mais notável pelos déficits de memória anterógrados e retrógrados fora de proporção para o comprometimento dos outros domínios cognitivos. No entanto, é frequente encontrar comprometimento executivo frontal e apatia, bem como fabulação.
4. Estudos epidemiológicos têm sugerido baixa ocorrência da doença.

Fisiopatologia
1. Pensa-se que a deficiência de tiamina (vitamina B_1) seja subjacente ao transtorno.
2. Os alcoólicos são particularmente propensos à síndrome devido à pouca ingestão na dieta e pelo comprometimento da absorção de tiamina.
3. Outras formas de desnutrição ou má absorção também podem causar o transtorno.
4. São encontradas lesões periventriculares com hemorragia petequial nas regiões do terceiro e quarto ventrículos.
5. As lesões no mesencéfalo e no cerebelo explicam algumas das manifestações clínicas da encefalopatia de Wernicke.
6. Pensa-se que os déficits de memória da síndrome de Korsakoff se relacionem com a lesão do núcleo anterior do tálamo e/ou dos corpos mamilares.
7. A lesão da parte dorsomedial do tálamo pode contribuir para o comprometimento da função executiva.
8. Pensa-se que a tiamina seja importante no metabolismo da glicose e na produção de energia.
9. As demandas mais altas de energia das estruturas periventriculares lesionadas podem torná-las mais suscetíveis à deficiência de tiamina.

Prognóstico
A maioria dos pacientes não melhora nem se recupera com o passar do tempo.

Diagnóstico
1. O diagnóstico é basicamente clínico.
2. História de uso abusivo de álcool, desnutrição e encefalopatia de Wernicke sugere fortemente o diagnóstico em um paciente com achados de memória predominantes.
3. A RM pode revelar lesões periventriculares ou atrofia dos corpos mamilares.

Tratamento
1. A reposição de tiamina com 100 mg/d IV ou IM pode reverter os sinais e sintomas da encefalopatia de Wernicke e impedir a continuação da deterioração.
2. Os inibidores da colinesterase têm resultados mistos, mas, provavelmente, devem ser experimentados (Tabela 14-4).

Exposição a Metais Pesados

Introdução
1. A exposição a vários agentes metálicos pode resultar em demência, muitas vezes associada à doença do sistema nervoso periférico e à doença sistêmica.
2. Chumbo, mercúrio, manganês, arsênico, tálio, alumínio, ouro, estanho, bismuto, níquel e cádmio associam-se a comprometimento da função intelectual.
3. Essas toxinas também tendem a produzir sinais e sintomas extrapiramidais e cerebelares.

Fisiopatologia
Esses agentes, provavelmente, interferem com o metabolismo celular e produzem dano estrutural ao cérebro.

Prognóstico
Uma vez ocorrida a lesão estrutural, é improvável a recuperação, mas a progressão pode ser detida.

Diagnóstico
1. O diagnóstico se baseia no quadro clínico e no potencial para exposição.
2. Várias dessas exposições têm achados específicos altamente sugestivos do diagnóstico, por exemplo, linhas de Mees na intoxicação por arsênico, ponteado basófilo na exposição ao chumbo e alopecia na intoxicação por tálio.
3. Exames do sangue ou da urina para metais pesados fornecem o diagnóstico mais definitivo.

Tratamento
1. A remoção da exposição é crucial.
2. O tratamento com quelação, geralmente com ácido etilenodiaminotetra-acético (EDTA) ou penicilamina também pode ser útil e resultar em recuperação parcial.
3. Justifica-se o tratamento sintomático dos déficits cognitivos.

Agradecimento
Agradecemos ao Dr. Barry Fogel pelos comentários valiosos.

Bibliografia
American Psychiatric Association. *Diagnostic and Statistical Manual of Mental Disorders (DSM-IV-TR)*, Fourth Edition (Text Revision). Washington DC: American Psychiatric Association; 2000.
Ballard CG, Waite J, Birks J. Atypical antipsychotics for aggression and psychosis in Alzheimer's disease. *Cochrane Database Syst Rev.* 2009;3476.
Barrett ES. The use of anticonvulsants in aggression and violence. *Psychopharmacol Bull.* 1993;29:75-81.
Bieniek SA, Ownby RL, Penalver A et al. A double-blind study of lorazepam versus the combination of haloperidol and lorazepam in managing agitation. *Pharmacotherapy.* 1998;18:57-62.
Birks J. Cholinesterase inhibitors for Alzheimer's disease. *Cochrane Database Syst Rev.* 2006;5593.
Chiarello RJ, Cole JO. The use of psychostimulants in general psychiatry: a reconstruction. *Arch Gen Psychiatry.* 1987;44:286-295.
Cummings JL. *Clinical Neuropsychiatry*. New York: Grune & Stratton; 1985.
Cummings JL. Frontal-subcortical circuits and human behavior. *Arch Neurol.* 1993;50:873-880.
Daffner KR, Searl MM. The dysexecutive syndromes. In: Miller B, Goldenberg G, eds. *Handbook of Clinical Neurology*. New York: Elsevier; 2007.
DeKosky ST, Williamson JD, Fitzpatrick AL et al. Ginkgo biloba for prevention of dementia: a randomized controlled trial. *JAMA.* 2008;300:2253-2262.

Doody RS, Stevens JC, Beck C et al. Practice parameter: management of dementia (an evidence-based review)–report of the Quality Standards Subcommittee of the American Academy of Neurology. *Neurology.* 2001;56:1154-1166.

Evans DA, Funkenstein HH, Albert MS et al. Prevalence of Alzheimer's disease in a community population of older persons: higher than previously reported. *JAMA.* 1989;262:2551-2556.

Ferman TJ, Bradley BF. Dementia with Lewy bodies. *Neurol Clin.* 2007;25:741-760.

Fogel BS, Schiffer RB, Rao SM, eds. *Neuropsychiatry.* Baltimore: Williams & Wilkins; 1996.

Goldman-Rakic PS. Circuitry of primate prefrontal cortex and regulation of behavior by representational memory. In: Plum F, Mountcastle VB, Geiger ST, eds. *The Handbook of Physiology, Section 1: The Nervous System, Vol V., Higher Functions of the Brain, Part 1.* Bethesda: American Physiological Society; 1987.

Greenhill LL, Osman BB, eds. Ritalin: *Theory and Practice.* 2nd ed. Larchmont, NY: Mary Ann Liebert; 2000.

Growden JH, Rosser MN. *The Dementias.* Boston: Butterworth-Heineman; 1998.

Hachinski VC, Lassen NA, Marshall J. Multi-infarct dementia: a cause of mental deterioration in the elderly. *Lancet.* 1974;2:207-210.

Hardy J, Selkoe DJ. The amyloid hypothesis of Alzheimer's disease: progress and problems on the road to therapeutics. *Science.* 2002;297:353-356.

Heilman KM, Valenstein E, eds. *Clinical Neuropsychology.* 4th ed. New York: Oxford University Press; 2003.

Josephs KA. Frontotemporal dementia and related disorders: deciphering the enigma. *Ann Neurol.* 2008;64:4-14.

Knopman DS, DeKosky ST, Cummings JL et al. Practice parameter: diagnosis of dementia (an evidence-based review)–report of the Quality Standards Subcommittee of the American Academy of Neurology. *Neurology.* 2001;56:1143-1153.

Kumar R. Approved and investigational uses of modafinil: an evidence-based review. *Drugs.* 2008;68:1803-1839.

Maidment I, Fox C, Boustani M. Cholinesterase inhibitors for Parkinson's disease dementia. *Cochrane Database Syst Rev.* 2006;4747.

Marin RS. Apathy: a neuropsychiatric syndrome. *J Neuropsychiatry Clin Neurosci.* 1991;3:243-254.

Mayeux R, Saunders AM, Shea S et al. Utility of the apolipoprotein in the diagnosis of Alzheimer's disease. *N Engl J Med.* 1998;338:506-511.

McDowell S, Whyte J, D'Esposito M. Differential effect of a dopaminergic agonist on prefrontal function in traumatic brain injury patients. *Brain.* 1998;121:1155-1164.

McKeith I. Dementia with Lewy bodies and Parkinson's disease with dementia: where two worlds collide. *Pract Neurol.* 2007;7:374-382.

McKeith IG, Galasko D, Kosaka K et al. Consensus guidelines for the clinical and pathologic diagnosis of dementia with Lewy bodies (DLB): report of the consortium on DLB international workshop. *Neurology.* 1996;47:1113-1124.

McKhann G, Drachman D, Folstein M et al. Clinical diagnosis of Alzheimer's disease: report of the NINCDS-ADRDA Work Group under the auspices of the Department of Health and Human Services Task Force on Alzheimer's Disease. *Neurology.* 1984;34:939-944.

McShane R, Areosa SA, Minakaran N. Memantine for dementia. *Cochrane Database Syst Rev.* 2006;3154.

Mesulam MM, ed. *Principles of Behavioral and Cognitive Neurology.* 2nd ed. New York: Oxford University Press; 2000.

Mittelman MS, Haley WE, Clay OJ et al. Improving caregiver well-being delays nursing home placement of patients with Alzheimer disease. *Neurology.* 2006;67:1592-1599.

Morris J, Storandt M, Miller JP et al. Mild cognitive impairment represents early-stage Alzheimer disease. *Arch Neurol.* 2001;58:397-405.

Muller U, von Cramon DY. The therapeutic potential of bromocriptine in neuropsychological rehabilitation of patients with acquired brain damage. *Prog Neuropsychopharmacol Biol Psychiatry.* 1994;18:1103-1120.

Petersen RC. Mild cognitive impairment as a diagnostic entity. *Intern Med.* 2004;256:183-194.

Petersen RC, Stevens JC, Ganguli M et al. Practice parameter: early detection of dementia: mild cognitive impairment (an evidenced-based review). Report of the Quality Standards Subcommittee of the American Academy of Neurology. *Neurology.* 2001;56:1133-1142.

Petersen RC, Thomas RG, Grundman M et al. Vitamin E and donepezil for treatment of mild cognitive impairment: Alzheimer's Disease Cooperative Study Group. *N Engl J Med.* 2005;352:2379-2388.

Post RM, Weiss SR, Chuang DM. Mechanisms of actions of anticonvulsants in affective disorders: comparisons with lithium. *J an Psychopharmacol.* 1992;12(Suppl 1):23S-35S.

Ray WA, Chung CP, Murray KT et al. Atypical antipsychotic drugs and the risk of sudden cardiac death. *N Engl J Med.* 2009;360:225-235.

Roman GC, Tatemichi TC, Erkinjuntti T et al. Vascular dementia: diagnostic criteria for research studies-report of the NINDS-AIREN International Workshop. *Neurology.* 1993;43:250-260.

Royal! DR. Executive dyscontrol: an important factor affecting the level of care received by older retirees. *J Am Geriatr Soc.* 1998;46:1519-1524.

Schatzberg AF, Cole JO, DeBattista C. *Manual of Clinical Psychopharmacology.* 4th ed. Washington DC: American Psychiatric Publishing; 2003.

Shader RI, Greenblatt DJ. Use of benzodiazepines in anxiety disorders. *N Engl J Med.* 1993;328:1398-1405.

Sink KM, Holden KF, Yaffe K. Pharmacological treatment of neuropsychiatric symptoms of dementia: a review of the evidence. *JAMA.* 2005;293:596-608.

Silver J, Yudofsky S. Propanolol for aggression: literature review and clinical guidelines. *Int Drug Ther Newsletter.* 1985;20:9-12.

Snowden DA, Greiner LH, Mortimer JA et al. Brain infarction and the clinical expression of Alzheimer disease: the Nun Study. *JAMA.* 1997;277:813-817.

Vermeer SE, Prins ND, den Heiher T et al. Silent brain infarcts and the risk of dementia and cognitive decline. *N Engl J Med.* 2003;348:1215-1222.

Wender PH. *Attention-Deficit Hyperactivity Disorder in Adults.* New York, Oxford University Press; 1995.

NEURO-OFTALMOLOGIA 15
Marc J. Dinkin ▪ Don C. Bienfang

DISTÚRBIOS DA POSIÇÃO PALPEBRAL
Ptose
Introdução
Pequenas assimetrias da posição palpebral são comuns; geralmente o paciente é a melhor fonte de informação com relação à importância destas assimetrias.

Fisiopatologia
O principal músculo que mantém a pálpebra aberta é o levantador da pálpebra, que é inervado pelo terceiro nervo craniano; outro músculo secundário é o músculo de Müller inervado pelo sistema nervoso simpático.

Prognóstico
O prognóstico depende da causa.

Diagnóstico
1. Paralisia parcial do terceiro nervo craniano, miastenia *gravis* ou a ptose leve da síndrome de Horner são as possíveis causas consideradas por um neurologista na maioria dos casos adquiridos de ptose da pálpebra superior.
2. A ptose miastênica geralmente exibe diversas características especiais: ocorre ptose secundária à retração palpebral contralateral (sinal da cortina). A ptose melhora após o fechamento do olho por 15 minutos (teste do repouso), aplicação de gelo por 1 minuto (teste do gelo) ou com a administração de edrofônio (teste do Tensilon).
3. A presença de ptose em pacientes com a síndrome de Horner está associada à miose ipsolateral e, ocasionalmente, anidrose. Pode ocorre elevação da pálpebra superior com a aplicação tópica do agonista alfa apraclonidina.
4. Quando estas entidades são excluídas por exame clínico e testes apropriados, o clínico constatará que a maioria dos casos "novos" de ptose da pálpebra superior é, na verdade, antiga, se fotografias, como na carteira de motorista, forem revisadas.
5. Trauma local, lesão da superfície ocular e uso crônico de esteroide tópicos são outras causas.
6. Deiscência do levantador, um desprendimento do tendão levantador de sua inserção, pode ocorrer com o envelhecimento, pelo uso de lentes de contato ou após cirurgia para catarata.

Tratamento
1. Ptose palpebral leve e severa de qualquer etiologia pode ser melhorada com procedimentos cirúrgicos que elevam a pálpebra, como descrito no Volume 4 do livro *The Principles and Practice of Ophtalmology* de Albert e Jakobiec.
    a. Alguns cuidados são necessários, pois há um risco de a ptose ser a primeira manifestação clínica em miopatias que, posteriormente, irão envolver outros músculos oculares.
    b. Uma úlcera de córnea pode-se desenvolver quando o procedimento cirúrgico acarretar uma incapacidade parcial de fechar a pálpebra e a perda do reflexo de Bell. Isto é particularmente comum em casos de oftalmoplegia progressiva crônica.

2. Em alguns casos, pode ser útil o uso de "muletas palpebrais" ajustadas por um oftalmologista habilidoso na parte posterior dos óculos.
3. O uso de fita adesiva para fixar a pálpebra na fronte geralmente não é um método bem-sucedido a longo prazo.

Retração Palpebral

Introdução
Esta entidade é geralmente confundida com exoftalmia, que é semelhante.

Fisiopatologia
1. A maioria dos casos de retração adquirida da pálpebra superior é secundária à oftalmopatia tireoidea. Os dois principais mecanismos são hiperatividade simpática sobre o músculo de Müller e cicatrização do músculo levantador da pálpebra ou da própria pálpebra. Tais casos podem vir acompanhados de atraso palpebral ou de uma incapacidade em abaixar a pálpebra quando se olha para baixo, algumas vezes denominado de sinal de von Graefe.
2. Quando a retração palpebral é causada por uma lesão na região dorsal do tronco cerebral (ou seja, síndrome de Parinaud), é chamada de sinal de Collier. Ocorre quando as fibras comissurais posteriores, que inibem o núcleo caudado central (que inerva os músculos levantadores da pálpebra), são lesionadas.
3. Ptose palpebral do lado oposto e fraqueza do músculo reto superior ipsolateral são outras causas.

Prognóstico
O prognóstico depende da etiologia.

Tratamento
1. Um cirurgião plástico oftalmológico pode corrigir este problema enfraquecendo o pequeno músculo simpático-mediado de Müller (ver Volume 4 do livro *The Principles and Practice of Ophthalmology* de Albert e Jakobiec).
2. Em casos de retração palpebral devido à doença tireoidiana, a criação de uma pequena adesão lateral entre as pálpebras superior e inferior é um procedimento igualmente bem sucedido e mais fácil. Isto é realizado pela abrasão cirúrgica de comprimentos iguais da margem palpebral da pálpebra superior e inferior e, então, posicionando as pálpebras em aposição anatômica com a realização de uma sutura de colchoeiro que atravessa ambas as margens palpebrais. A sutura deve ser mantida no local por 2 a 3 semanas e, então, removida.
3. Infelizmente, embora fosse de se esperar, o tratamento bem-sucedido da tireoide não elimina este problema.

PUPILAS ASSIMÉTRICAS (ANISOCORIA)

Introdução
Na ausência de estrabismo ou de quaisquer outros achados neurológicos, a maioria das assimetrias pupilares é fisiológica ou provocada por uma causa local.

Fisiopatologia
Visto que a pupila é inervada pelo sistema simpático (que dilata a pupila) e parassimpático (no que contrai via o terceiro nervo craniano), há uma longa lista de condições neurológicas que podem resultar em anisocoria pelo comprometimento de um destes sistemas. As entidades mais essenciais para se diagnosticar rapidamente são uma paralisia do terceiro nervo craniano causada por aneurisma, que tipicamente afeta precocemente a função pupilar, e uma síndrome de Horner secundária à dissecção da carótica, que é um fator de risco para um AVE.

Prognóstico
Pupilas anormalmente pequenas raramente causam muitos problemas ao paciente, a menos que haja uma catarata presente. Pupilas dilatadas resultam em ofuscamento pela luz.

Diagnóstico

Embora pupilas assimétricas constituam um problema comum, muitas causas não são uma manifestação de patologia grave. Dois simples princípios gerais podem ser aplicados para determinar qual pupila está anormal, a grande ou a pequena. Primeiro, a pupila anormal é aquela que não se movimenta normalmente. Segundo, se a anisocoria é mais aparente na luz brilhante, o problema é com a pupila dilatada não contraindo adequadamente por lesão no esfíncter da íris, pupila de Adie ou paralisia do nervo oculomotor. Se a anisocoria é mais aparente no escuro, a provável causa é uma síndrome de Horner, que está impedindo a dilatação da pupila menor. Colírios específicos confirmam uma síndrome de Horner e localizam a lesão ao longo três sistemas neurais (Tabela 15-1). Vários colírios podem ser utilizados para determinar a causa de uma pupila dilatada (Tabela 15-2).

Tratamento

1. Pupilas pequenas, como na síndrome de Horner, causam poucos problemas ao paciente e podem ser ignoradas.
2. Na síndrome de Horner, as pálpebras podem ser cirurgicamente tratadas, se necessário.
3. Pupilas dilatadas, como na pupila de Adie, paralisia do terceiro nervo craniano em decorrência do uso de drogas e trauma, causam mais problemas visuais e podem necessitar de tratamento.
    a. Se o esfíncter pupilar é responsivo, uma droga, como a pilocarpina, pode ser utilizada para reduzir a pupila. Infelizmente, este procedimento traz riscos. A pilocarpina é uma droga desagradável ao paciente e pode causar deslocamento da retina. Deve-se utilizar a menor dose possível eficaz. Comercialmente, esta dose é de 0,25%. Esta dose pode ser necessária 2 a 3 vezes ao dia para manter a miose.
    b. Outra solução é o uso de uma lente de contato com um círculo artificialmente pintado na periferia, criando, desse modo, uma abertura reduzida.
4. Antes que qualquer das medidas acima seja realizada, o controle da causa subjacente da anisocoria deve ser feito (p. ex., reparo do aneurisma causando neuropatia do terceiro nervo craniano, anticoagulação para dissecção da carótida causando síndrome de Horner).

TABELA 15-1 Colírios Utilizados para Confirmar e Localizar a Síndrome de Horner

Droga	Cocaína (10%)	Hidroxianfetamina (1%)	Apraclonidina (0,5%)
Mecanismo de ação	Bloqueia a recaptação da NE do terminal dos neurônios de terceira ordem no dilatador da íris e dilata a pupila normal	Aumenta a liberação de NE do neurônio de terceira ordem	Ativação dos receptores α_1 no músculo dilatador da íris ocorre em razão da hipersensibilidade por denervação
Efeito sobre a anisocoria	Exacerba a anisocoria da SH de qualquer ordem	Exacerba a anisocoria somente na SH de terceira ordem	Reverte a anisocoria e a ptose por SH
Razão	Não há NE na sinapse final na síndrome de Horner (não importa qual neurônio na cadeia está lesado)	Lesões de primeira e segunda ordem deixam o neurônio de terceira ordem intacto e, portanto, até o lado com a SH dilatará.	A pupila normal não irá dilatar, pois a ativação dos receptores α_1 é compensada pela atividade do receptor preganglionar α_2

SH, síndrome de Horner; NE, norepinefrina.

TABELA 15-2	Colírios Utilizados para Determinar a Causa de uma Pupila Dilatada	
Droga	Pilocarpina (diluída a 0,1%)	Pilocarpina (concentrada a 1%)
Mecanismo de ação	A pilocarpina é um medicamento colinérgico que ativa o sistema parassimpático. A pilocarpina diluída irá ativar somente os constritores capilares que apresentem hipersensibilidade por denervação	A pilocarpina a 1% irá contrair qualquer pupila dilatada, a menos que os receptores tenham sido farmacologicamente bloqueados por um bloqueador parassimpático como a atropina
Efeito	Na síndrome de Adie e algumas paralisias do terceiro nervo craniano causará constrição das pupilas dilatadas. Não possui efeito sobre as pupilas farmacologicamente dilatadas	Se ocorrer constrição pupilar, a causa não é farmacológica, exceto na dilatação farmacológica de fim de dose, em que a pilocarpina causará constrição pupilar.

DISTÚRBIOS DOS MOVIMENTOS OCULARES

Miopatias

Miopatias Degenerativas

Introdução Lentamente progressiva e geralmente com um histórico familiar sugestivo, este grupo de entidades é expresso em muitas partes do corpo além do olho. O paciente pode apresentar limitação da motilidade extraocular e ptose bilateral. A pupila é poupada (Tabela 15-3).

Fisiopatologia Algumas miopatias que afetam os músculos extraoculares refletem um distúrbio da mitocôndria, originando as "fibras rotas vermelhas" observadas patologicamente, enquanto outras resultam de mutações somáticas afetando a função dos miócitos. O estrabismo nas miopatias mitocondriais geralmente é simétrico, de modo que o paciente não sofre de diplopia.

TABELA 15-3	Miopatias Afetando os Músculos Extraoculares				
Miopatia	Oftalmoplegia Externa Progressiva	Síndrome de Kearns-Sayre	Distrofia Miotônica	Distrofia Muscular Oculofaríngea	Miopatia Centronuclear
Fisiopatologia	Mutações mitocondriais, como no RNA transportador	Grandes mutações mitocondriais	Repetição CTG em um gene da proteína quinase	Repetição CTG no gene da proteína ligadora do poliadenilato	Mutação ligada ao X na miotubularina
Sintomas associados	Ptose. A limitação dos MEO é igual em ambos os olhos, portanto, tipicamente, não há diplopia	Como OEPC + degeneração pigmentar da retina e bloqueio cardíaco	Ptose sem estrabismo, miotonia, diabetes, defeitos cardíacos, calvície, catarata	Ptose, disfagia se manifestando após os 40 anos de idade, mais comum em canadenses franceses	Hipotonia grave na infância

RNA, ácido ribonucleico; MEO, músculos extraoculares; CTG, citosina-timina-guanina; GCG, guanina-citosina-guanina; OEPC, oftalmoplegia externa progressiva crônica.

Prognóstico Estas entidades geralmente apresentam um curso deteriorante constante durante um período prolongado.

Diagnóstico O diagnóstico depende dos achados clínicos, de biópsia e eletrofisiológicos característicos.

Tratamento
1. Normalmente não há tratamento para as miopatias degenerativas dos músculos oculares, como a oftalmoplegia externa progressiva crônica (OEPC), que restaure o movimento normal dos olhos. Cuidado especial deve ser exercido, visto que estas condições geralmente se manifestam primariamente com ptose palpebral antes de surgirem outras manifestações.
2. Se um procedimento cirúrgico é realizado para elevar a pálpebra e, posteriormente, o paciente perde a reação de Bell em razão da perda da função do reto superior ou ao desenvolvimento de fraqueza da função do músculo orbicular, uma úlcera da córnea pode se desenvolver. (O tratamento para este quadro é discutido na seção das paralisias do sétimo nervo craniano.) Esta é uma sequência de eventos tão frequente que o oftalmologista experiente aprende a reconhecer que uma úlcera da córnea após a cirurgia é a primeira pista de que um paciente possui OEPC.
3. Pelo fato de a ptose palpebral ser tão desfigurante e perturbadora visualmente, as muletas palpebrais são a melhor solução nesta condição. Na maioria dos casos, assim que a fraqueza do músculo extraocular se estabiliza, óculos de prisma podem ser fornecidos para permitir uma visão binocular única. Os prismas são especialmente eficazes nesta condição, visto que há pouco ou nenhum movimento ocular.

Miopatia da Doença de Graves

Introdução O efeito autoimune sobre os músculos extraoculares em alguns pacientes com doença de Graves resulta em hipertrofia muscular, diplopia, proptose e, quando grave, neuropatias ópticas compressivas.

Fisiopatologia
1. Os músculos mais comumente afetados são o reto inferior e o reto medial, nesta ordem, resultando em diplopia.
2. O músculo se torna inelástico e rígido, restringindo o movimento na direção de seu agonista.
3. Frequentemente ocorre proptose progressiva, que pode ajudar a proteger o olho da compressão do nervo óptico.

Tratamento
1. A oftalmopatia tireóidea geralmente é responsiva a uma combinação de cirurgias de recuo muscular e prisma.
2. A cirurgia deve ser adiada até que a fase ativa da orbitopatia tenha passado.
3. Em alguns casos, o tratamento intravenoso (IV) com esteroides pode diminuir a inflamação e reduzir os sintomas.
4. Radioterapia orbitária ocasionalmente é utilizada em casos graves; porém, sua eficácia é duvidosa e pode ser complicada por efeitos colaterais pós-radiação.
5. No caso de lesão ao nervo óptico, a remoção de uma parede óssea da órbita pode descomprimir o nervo e prevenir subsequente perda de visão.

Trauma Orbitário

Introdução
Traumatismo mecânico direto sobre a órbita pode resultar em uma série desconcertantemente complexa de distúrbios de movimentos oculares, tanto por restringir os músculos extraoculares como pela lesão aos nervos motores oculares. Os princípios do manejo compartilham muitas características.

Fisiopatologia
1. É neste grupo de entidades que imagens detalhadas por tomografia computadorizada (TC) das paredes e conteúdos orbitários são indispensáveis, visto que sua capacidade de demonstrar alterações é superior que a imagem por ressonância magnética (RM).

2. Decisões devem ser tomadas rapidamente com relação à causa da disfunção do músculo ocular. Conforme o tempo passa, a cicatrização se torna um problema que irá complicar subsequentes reparos; portanto, quaisquer problemas, como encarceramento do músculo em fraturas e desinserção dos músculos do globo ocular, precisam ser tratados cirurgicamente logo no início. Ao mesmo tempo, uma quantidade considerável de deformidade orbitária pode ser bem tolerada.
3. Pode haver o subsequente desenvolvimento de hemorragia ou inflamação sobre ou ao redor do músculo afetado.

Prognóstico
O prognóstico depende inteiramente da causa e da gravidade do comprometimento.

Diagnóstico
O diagnóstico geralmente é claro, dado o histórico.

Tratamento
1. Quando um estado final tenha sido alcançado, o tratamento combinado de cirurgia muscular e o uso de prismas apropriados tem como objetivo a obtenção de pelo menos algum grau de visão única quando o olhar está posicionado para frente e para baixo.
   a. Estas são as posições mais importantes para uma visão única em adultos e deveria ser o primeiro objetivo de todas as terapias.
   b. Se a visão única não pode ser alcançada, o uso de um oclusor oftálmico, geralmente no olho com pior motilidade, pode ser a única solução.
2. O trauma iatrogênico aos músculos oculares também é comum após cirurgia de catarata, retina, orbital e sinusal. Uma grande proporção destes processos parece ser miopatias restritivas, e recuos apropriados dos músculos afetados geralmente são realizados. Anestesia peribulbar pode causar trauma ao cone muscular, com maior incidência mais alta no olho esquerdo, refletindo maior dificuldade na injeção precisa pelos cirurgiões destros.

DISTÚRBIOS DA JUNÇÃO NEUROMUSCULAR
Miastenia *Gravis*

Introdução
A miastenia *gravis* afetando o olho é tão similar à miastenia generalizada que o leitor é apresentado a este tópico no Capítulo 9.

Prognóstico
Quando a miastenia *gravis* ocular ocorre isoladamente (sem miastenia sistêmica), há uma chance de aproximadamente 50% de o paciente desenvolver sintomas sistêmicos dentro de 2 anos.

Tratamento
1. O desafio da miastenia ocular é sua variação. Isto torna a adaptação do prisma e as soluções terapêuticas cirúrgicas uma opção somente no raro caso que estabiliza-se. Dada a natureza da doença, esta decisão pode ser difícil e arriscada.
2. Um problema particular com o uso de prismas nesta condição, e muitas das condições descritas neste capítulo, é que a visão dupla pode variar muito dependendo da direção do olhar. Resta-nos esperar que o paciente esteja visualmente alinhado quando olhar para frente e para baixo; o uso de dois óculos diferentes pode ser necessário.
   a. A solução mais fácil é o uso de um dispositivo que artificialmente embaça a visão em um olho; no entanto, este dispositivo não necessariamente precisa ser um oclusor, que chama atenção para o paciente.

DISTÚRBIOS DOS NERVOS OCULOMOTORES

    b. Um embaçamento adequado sem tanta desfiguração cosmética pode ser alcançado usando-se óculos com uma lente fosca. Uma solução de baixo custo é a aplicação de esmalte transparente a uma lente, espalhado de leve na lente com o dedo antes que o esmalte seque.
3. Alguns consideram que a ptose palpebral através da oclusão de um olho deveria ser uma boa solução para a diplopia. A opinião dos pacientes difere, visto que uma pálpebra caída é muito desfigurante. Muitos pacientes preferem ter a pálpebra sustentada por uma muleta ou fita adesiva, mesmo que isso resulte em uma visão dupla.
4. A terapia sistêmica para miastenia ocular pura é um pouco diferente do tratamento da miastenia generalizada e é discutida nos textos de neurologia geral. Se o problema ocular pode ser contornado com facilidade pelo paciente, a terapia sistêmica deve ser limitada aos medicamentos mais facilmente tolerados, como inibidores da colinesterase e o uso episódico de corticosteroides. Alguns estudos observacionais concluíram que a terapia esteroide sistêmica pode reduzir a taxa de conversão para miastenia *gravis* ocular; porém, até agora não houve estudos clínicos conclusivos.

Botulismo
Introdução
Paralisia flácida pode ser causada pela toxina botulínica, que é secretada pela bactéria *Clostridium botulinum* e pode contaminar determinados alimentos ou feridas. Geralmente a toxina é pré-formada no alimento; porém, na infecção da ferida, é elaborada pela bactéria.

Fisiopatologia
As toxinas botulínicas inibem a liberação de acetilcolinesterase na junção neuromuscular pré-sináptica, resultando em paralisia flácida.

Diagnóstico
Deve-se suspeitar de botulismo em qualquer paciente com uma paralisia que se inicia nos músculos oculares e "desce" para os membros e músculos respiratórios, com ausência de sintomas sensitivos. As principais manifestações são náusea, vômito, disfagia, diplopia, pupilas dilatadas ou fixas, e boca extremamente seca refratária à ingestão de líquidos. Fraqueza autonômica e respiratória pode-se desenvolver. A toxina pode ser isolada no soro, fezes ou alimentos recentemente consumidos. A eletromiografia de fibra única pode confirmar a localização na junção neuromuscular.

Prognóstico
A recuperação ocorre ao longo de 1 a 3 meses. A sobrevida é de 90 a 95% com tratamento intensivo, porém um atraso no tratamento e idade mais avançada predizem prognóstico menos favorável.

Tratamento
1. Terapia de suporte e respiratória rigorosa é a base do tratamento para manter o paciente vivo durante a doença.
2. Antitoxina trivalente A-B-E pode reduzir a progressão da doença, embora não acelere a reversão dos sintomas ativos. Doença do soro ocorre em um subgrupo de pacientes.

DISTÚRBIOS DOS NERVOS OCULOMOTORES
Paralisia do Terceiro Nervo Craniano
Introdução
Esta condição ocorre, principalmente, com o envelhecimento, diabetes, tumor e aneurisma. Uma avaliação para determinar a causa é mais importante com este nervo do que com os nervos cranianos IV ou VI.

Fisiopatologia
1. Paralisias apenas parciais do terceiro nervo craniano implicam que a causa não destruiu completamente o nervo; isso não deve ser reconfortante.

2. Em uma paralisia completa, a preservação da pupila reafirma que um aneurisma não é a causa, embora raras exceções ocorram.
3. O terceiro nervo divide-se em um ramo superior (reto superior e levantador da pálpebra) e inferior (medial, inferior, retos superiores, oblíquo inferior e fibras parassimpáticas) no seio cavernoso anterior; portanto, lesões isoladas no ramo superior ou inferior podem ajudar a detectar a localização.
4. Paralisias nucleares do terceiro nervo causam ptose bilateral (o núcleo caudal central inerva bilateralmente) e podem afetar a elevação do olho contralateral (decussação das fibras do reto superior).

Prognóstico
1. Se tumor ou aneurisma é a causa, o prognóstico para recuperação é desfavorável, especialmente se a paralisia estiver presente por um longo tempo e se uma regeneração aberrante tenha-se iniciado.
2. Paralisias com preservação das pupilas, cuja causa seja provavelmente vasculopatia, apresentam melhor prognóstico, embora a resolução possa levar vários meses.

Diagnóstico
Não é a finalidade deste capítulo fornecer uma avaliação completa das paralisias do terceiro nervo. Porém, é sábio avaliar minuciosamente os pacientes com suspeita de paralisia do terceiro nervo, pois as miopatias, miastenia e várias outras condições podem enganar o clínico.

Tratamento
1. A correção por prisma ou cirurgia de uma paralisia completa e bem estabelecida do terceiro nervo craniano é desafiadora e as expectativas do paciente deveriam ser modificadas de acordo.
   a. A primeira e mais esperada terapia é o tempo.
   b. Durante este período é, provavelmente, melhor que um oclusor, quando necessário, seja diariamente alternado entre os dois olhos.
   c. Grande parte da resolução da maioria das paralisias idiopáticas do terceiro nervo craniano ocorrerá nos primeiros 2 a 3 meses.
   d. Cirurgiões geralmente esperam 6 meses antes de considerar a cirurgia.
2. O reparo cirúrgico da paralisia dos músculos oculares depende em grande parte da presença de algum tônus no músculo fraco e de outro músculo funcionante que possa ser transplantado ao músculo disfuncional. No caso de paralisias do terceiro nervo craniano, o único músculo disponível para transplante é o oblíquo superior, que pode ter sua inserção deslocada para perto do local de inserção do reto superior.
   a. Em uma paralisia completa do terceiro nervo craniano, é aconselhável o uso de suturas ajustáveis. A ptose, que alguns pacientes consideram esteticamente inaceitável, pode geralmente ser concertada por cirurgia apropriada; porém, a visão dupla permanece um desafio. Relatos de resultados bem-sucedidos estão em nível de caso clínico e não são rotineiramente esperados.
   b. Se a paralisia do terceiro nervo craniano é parcial, pode haver opções para o tratamento combinado de cirurgia e uso de prisma com o objetivo de obter visão única pelo menos quando o olhar estiver posicionado para frente e para baixo.
   c. Tempos depois, a situação se torna ainda mais complexa se uma degeneração aberrante ocorre.

Paralisias do Quarto Nervo Craniano

Introdução
Paralisias do quarto nervo craniano (troclear) produzem diplopia vertical e de torção, embora muitos pacientes identifiquem somente o componente vertical. Ao contrário das paralisias do terceiro nervo craniano, as paralisias do quarto nervo craniano podem, geralmente, ser tratadas com diversas manobras.

Fisiopatologia
O quarto nervo craniano emerge da parte dorsal do tronco cerebral inferior e sofre decussação para inervar o músculo oblíquo superior contralateral, que deprime (abaixa) os olhos quando em adução, torce os olhos para dentro (intorção) e contribui à abdução. A maioria dos casos adquiridos é causada

por traumatismo craniano ou idiopáticas. Paralisias congênitas do quarto nervo craniano são comuns e frequentemente não identificadas pelo paciente.

Prognóstico

Geralmente há recuperação espontânea considerável ou completa das paralisias idiopáticas em 2 a 3 meses. O prognóstico em casos traumáticos não é bom; nestes casos, as paralisias podem ser bilaterais.

Diagnóstico

1. O olho afetado eleva-se na abdução. Inclinação da cabeça em direção ao ombro com o olho mais alto em adução piora a hipertrofia, porém, para o lado oposto, a torna melhor. O paciente enxerga uma linha horizontal como duas linhas que se aproximam em uma extremidade apontando como uma seta para o olho afetado.
2. A diplopia é mais severa no olhar para baixo contralateral ao olho afetado.
3. Inspeção minuciosa do fundo pode revelar exciclodesvio do olho.
4. O primeiro indício de paralisia bilateral do quarto nervo craniano é quando o paciente prefere posicionar o mento para baixo ao invés de inclinar a cabeça. Tipicamente isto ocorre pela presença de uma exotropia que melhora quando o paciente olha para cima. De resto, o diagnóstico de paralisia bilateral do quarto nervo craniano pode ser desafiador.
5. Lesão aos fascículos ou núcleo troclear no tronco cerebral é rara e resulta em paralisia contralateral do quarto nervo craniano.

Tratamento

1. O paciente pode já ter descoberto que, inclinando a cabeça para o lado oposto ao músculo fraco, resolve muitos dos problemas de visão dupla.
   a. Para muitas paralisias parciais do quarto nervo craniano, o principal problema para o paciente é a visão dupla vertical ao olhar para baixo. Um par diferente de óculos de leitura com um prisma vertical pode ser a solução.
   b. Se o desvio vertical não pode ser resolvido por um prisma (geralmente quando a potência total do prisma teria de ser utilizada em adolescentes), a cirurgia do músculo pode ser necessária. O quarto nervo craniano é muito longo e se a lesão axonal é próxima ao corpo celular, vários meses podem ser necessários para que os axônios em regeneração alcancem o músculo.
2. Outra abordagem é o relaxamento cirúrgico do antagonista ipsolateral, ou seja, o oblíquo inferior. Esta cirurgia trata simultaneamente o problema de torção e de hiperdesvio. Este procedimento não é adequado para corrigir a diplopia nas paralisias duradouras do quarto nervo craniano. Dependendo das medidas nas várias posições do olhar, cirurgia nos músculos contralaterais que controlam os movimentos verticais, o reto superior, o reto inferior e até os músculos verticais ipsolaterais, pode ser necessária.

Paralisias do Sexto Nervo Craniano

Introdução

Em razão de sua natureza simples, este problema fornece um excelente exemplo da diferença no tratamento de fraqueza muscular *versus* uma paralisia muscular.

Fisiopatologia

O longo curso deste nervo, quando isolado das outras estruturas do tronco encefálico, aumenta as causas potenciais de disfunção. O sexto nervo origina-se na ponte, percorre superiormente ao longo do clivo, penetra no canal de Dorello, atravessa o seio cavernoso e, então, entra na órbita. Extremos na pressão intracraniana (alta ou baixa) podem produzir paralisias bilaterais do sexto nervo, visto que o nervo é forçado contra a face superior do clivo.

Prognóstico

O prognóstico depende da causa, porém, em casos de mononeuropatia isquêmica, uma recuperação máxima pode ser esperada em 2 a 3 meses.

Diagnóstico

1. Se o músculo reto lateral estiver completamente paralisado, o movimento de abdução do olho será realizado somente até a linha mediana. Esta abdução é alcançada pelo relaxamento do reto medial e pelas forças elásticas normais da órbita.
2. O alcance da linha mediana não é evidência de contração ativa do reto lateral. Tempos depois, à medida que o reto medial se contrai, o olho não conseguirá alcançar nem a linha mediana.

Tratamento

1. Se não houver evidência de função ativa do reto lateral, não existe um procedimento capaz de melhorar a função deste músculo. A única solução é a de importar o tônus muscular de outros músculos, geralmente do músculo reto superior e inferior do mesmo lado, usando um procedimento de compartilhamento muscular.
   a. O músculo reto medial pode ser enfraquecido pelo recuo muscular e quimiodenervação com Botox (5 unidades); porém, isto não será suficiente para endireitar o olho. Algum tônus ativo deve ser fornecido por um músculo funcionante para neutralizar o tônus no reto medial.
   b. A análise pode ser dificultada pela contração do reto medial, embora haja algum tônus no reto lateral.
   c. Para explorar esta situação, realizar um teste em que o olho é agarrado por algum dispositivo e, com o olho na posição aduzida, uma contração ativa contra esta pegada pelo reto lateral é demonstrada.
2. Se houver tônus no músculo reto lateral, como evidenciado pelo movimento de abdução além da linha mediana ou pela tração ativa sobre a pinça quando o olho é aduzido e o paciente é solicitado para abduzir o olho (contraindo por meio do encurtamento do músculo, porém deixando sua inserção no globo inalterada), o olho irá se movimentar lateralmente em alinhamento com o olho contralateral.
   a. Cirurgiões com experiência nos músculos oculares possuem uma ideia aproximada de quanta contração deve ser realizada junto com o enfraquecimento do músculo reto medial através do recuo da inserção sobre o globo ocular a fim de alcançar alinhamento.
   b. O enfraquecimento do reto medial pode ser realizado de modo que o local da inserção muscular possa ser ajustado após o término do efeito da anestesia (a técnica de sutura ajustável).
3. Geralmente, a cirurgia não é considerada até que todas as esperanças de recuperação espontânea tenham se esgotado, geralmente 6 meses.
   a. Após a recuperação da paralisia do sexto nervo, há, geralmente, um período durante o qual o paciente apresenta uma visão única em parte do campo de visão horizontal e diplopia no repouso. Durante este período, a aplicação de fita adesiva na superfície da lente para bloquear parcialmente a visão no olho com o músculo fraco pode ser útil.
   b. A maioria dos clínicos que lida com estes problemas encorajam os pacientes a exercitarem o músculo do olho parético. Isto é realizado colocando-se um oclusor oftálmico em um olho em um dia e no outro olho no próximo.
   c. Novamente, assim como para o terceiro e quarto nervos cranianos, em casos mais brandos o uso de prisma pode ser suficiente.

Paralisias do Sétimo Nervo Craniano (Facial Motor)

Introdução

Esta condição é comumente observada em qualquer centro com um serviço neurológico ativo.

Fisiopatologia

O sétimo nervo é vulnerável a inflamação (p. ex., doença de Lyme, sarcoidose, síndrome de Guillain-Barré), e lesão induzida por traumatismo e tumor. As paralisias idiopáticas do sétimo nervo (p. ex., paralisia de Bell) são supostamente em razão do HSV1. Se a lesão é proximal, a fraqueza dos músculos da expressão facial pode vir acompanhada de hiperacusia (nervo para o músculo estapédio) e alterações no paladar (nervo corda do tímpano). Paralisias faciais por lesão do neurônio motor inferior incluem o músculo frontal; porém, este músculo é poupado nas lesões do neurônio motor superior em razão do controle supranuclear cortical bilateral.

Prognóstico
Há dois princípios dominantes que governam o prognóstico nesta condição.
1. Se a paralisia da função motora não está associada à anestesia da córnea, a probabilidade da ocorrência de cicatrização e perda da visão é muito menor.
2. O segundo princípio é que a fusão cirúrgica das pálpebras deveria ser realizada o mais depressa possível. Um erro comum é o de esperar até a ocorrência de ulceração avançada ou até que uma cicatrização tenha se desenvolvido antes de realizar uma tarsorrafia. Tentativas de corrigir o problema na fase tardia da evolução da doença geralmente resultam em lesão permanente ao olho.

Diagnóstico
Observando o quanto o paciente consegue fechar o olho faz o diagnóstico.

Tratamento
1. Em casos leves – em que há alguma preservação do fechamento palpebral, uma boa reação de Bell e o prognóstico final para recuperação é bom – tratamento com lubrificação intensa durante o dia (geralmente com os colírios mais viscosos) ou uma pomada à noite pode ser suficiente. O fechamento manual do olho pelo dedo do paciente durante o dia duplica o ritmo de piscar.
2. Em geral, um curativo oclusivo do olho é decepcionante.
    a. A capacidade de um olho abrir mesmo sob um curativo mais firme é impressionante. Sob tais circunstâncias, o paciente não só possui uma pálpebra aberta como também a possibilidade adicional de atrito entre o curativo e a superfície corneana.
    b. Se o paciente ou um amigo é habilidoso e motivado, o uso de fita adesiva, frequentemente observada e trocada após limpeza completa da pele das pálpebras, pode manter a pálpebra fechada e é especialmente útil durante a noite.
3. Um fechamento palpebral cirúrgico deveria ser realizado precocemente na maioria dos casos em que a complicação possa durar mais do que algumas semanas.
    a. Muitas vezes, a união das margens laterais da pálpebra, permitindo apenas uma pequena abertura medialmente para inspeção do olho e, especialmente, da córnea, é o suficiente. Uma técnica comum é a abrasão das margens palpebrais, justapondo-as com uma sutura firme ancorada em protetores. A sutura pode ser removida em 2 semanas. Uma vantagem desta técnica é que a tarsorrafia pode ser gradualmente retirada à medida que a condição melhora. Uma desvantagem é que normalmente a margem palpebral e os cílios são permanentemente cicatrizados de maneira desagradável. Além disso, esta técnica é menos útil se as porções mediais das pálpebras também tiverem de ser fechadas. Neste nível, há mais tração e a ponte cutânea que se forma entre as pálpebras pode esticar criando uma banda disforme através da fissura interpalpebral.
    b. Uma fusão mais firme usando menos margem palpebral pode ser criada realizando incisão na linha cinzenta da pálpebra (a porção mais superficial do músculo orbicular do olho) de apenas 1 ou 2 mm de profundidade. As duas superfícies cruentas das pálpebras superior e inferior podem ser unidas com uma sutura de colchoeiro absorvível. Esta união é muito forte, utiliza apenas uma pequena porção da margem palpebral e pode ser realizada medial ou lateralmente.
4. Outra abordagem é o implante de pesos de ouro na pálpebra superior, o uso de molas, e reinervação da musculatura facial por enxerto de nervo. Estas técnicas são mais bem executadas por um cirurgião plástico experiente.
5. Na ocorrência de ulceração por exposição da córnea, além do fechamento palpebral, uma lente de contato gelatinosa pode ser temporariamente necessária para auxiliar na cicatrização. Mesmo assim, o desenvolvimento de uma cicatriz é provável.

6. Tratamento médico adequado do processo subjacente (p. ex., prednisona quando apropriado para paralisia de Bell idiopática) pode acelerar a recuperação e reduzir o risco à córnea. No caso de paralisia de Bell, tratamento em 48 horas parece reduzir o risco de fraqueza permanente.

Múltiplos Nervos Cranianos

Introdução
Em geral, a ocorrência de déficits no III, IV, V_1, V_2 nervos cranianos, fibras simpáticas e VI nervo craniano reflete uma doença do seio cavernoso. A síndrome do ápice orbital pode incluir todos acima, exceto o V2, com a adição de acuidade visual reduzida por lesão do nervo óptico (Tabela 15-4).

Fisiopatologia
Dependendo do local, na maioria dos casos um processo de tamanho considerável ou capaz de se disseminar é necessário para causar esta entidade. Câncer, granulomas e certas infecções são as causas usuais.

Prognóstico
1. A melhor esperança é que a resolução da doença subjacente alivie o problema.
2. A segunda melhor esperança é de que haja suficiente equilíbrio entre os grupos opostos (III versus VI), de modo que o olho mantenha-se em posição quase reta, salvo completa ptose da pálpebra superior, que torna toda a questão irrelevante. Em geral, estas situações são complexas e diferem de caso para caso; portanto, a terapia pode ser única para cada caso.
3. Esta entidade é geralmente detectada tarde demais para uma terapia eficaz.

Mucormicose

Fisiopatologia
Mucormicose é um fungo com amplas hifas não septadas que se ramificam em ângulos retos. Causa invasão e lesão vascular; porém, também pode infiltrar diretamente as estruturas oculares e orbitais. É tipicamente observada em pacientes diabéticos ou em uso prolongado de esteroides.

Diagnóstico
Tipicamente, os pacientes apresentam dor de cabeça e dor facial, e podem ter proptose ou celulite orbitária. Transtornos visuais podem resultar de estrabismo via uma doença de ápice orbitária ou seio cavernoso. Perda visual pode ocorrer por neuropatias ópticas invasivas ou infartos da retina/coroide.

Prognóstico
Esta condição progride rapidamente e possui prognóstico desfavorável, especialmente quando disseminação da infecção além dos seios for aparente.

TABELA 15-4 Síndromes de Neuropatias Cranianas Múltiplas

II	III	IV	V_1	V_2	V_3	VI	VII	De Horner	Síndrome
√	√	√	√			√		√	Ápice orbital
	√	√	√	√		√		√	Seio cavernoso
	√	√	√	√	√	√			Seio cavernoso/cavo de Meckel
		√	√	√	√				Síndrome de Gradenigo (ápice petroso)
						√	√		Pontina

Tratamento
1. Consulta com um otorrinolaringologista e infectologista será necessária. Geralmente, uma biópsia, *não uma cultura*, do tecido nasal será necessária para confirmar o diagnóstico.
2. Será necessário tratamento com anfotericina B, com doses iniciando-se a 0,25 mg/kg e avançando para 1 mg/kg, combinado com desbridamento e, talvez, incluindo exenteração.

TRANSTORNOS SUPRANUCLEARES DOS MOVIMENTOS OCULARES
Oftalmoplegia Internuclear
Introdução
Embora haja exceções, a maioria sendo de relatos clínicos, as duas principais causas desta condição são esclerose múltipla (EM) e AVE; outra situação é o paciente ocasional com miastenia *gravis*, cujos sintomas imitam esta condição.

Fisiopatologia
1. Oftalmoplegia internuclear (OIN) é causada por lesão do fascículo longitudinal medial (FLM), que contém fibras interneuronais provenientes do núcleo do abducente que são ativadas durante o desvio ipsolateral do olho. As fibras sofrem decussação e ativam o núcleo do reto medial contralateral para aduzir o olho contralateral.
2. O problema é que esta condição se assemelha, enganosamente, a uma fraqueza do reto medial. No entanto, ao contrário da fraqueza no músculo reto medial, os olhos destes pacientes geralmente podem unir as duas imagens nas posições primárias, permitindo que eles olhem para frente sem a ocorrência de visão dupla e que leiam olhando para baixo com sucesso, visto que a convergência geralmente é preservada.

Prognóstico
O prognóstico depende da etiologia.

Diagnóstico
Fraqueza da coordenação do músculo reto medial com o reto lateral algumas vezes é expressa apenas por um "deslizamento lento para dentro" do olho, adução no olhar lateral, com ou sem nistagmo do olho abduzido. Algumas vezes, a fraqueza em adução é expressa somente como um atraso durante as sacadas.

Tratamento
1. As terapias utilizadas no estrabismo, que podem ser aplicadas a uma fraqueza de um músculo individual, nem sempre funcionam nesta condição. Felizmente, muitas vezes não há necessidade de se fazer nada.
    a. A adição de prisma aos óculos é geralmente suficiente para alinhar as imagens nas duas direções de olhar importantes mencionadas acima (posição de olhar para frente e para baixo).
    b. Geralmente não é possível alcançar uma normalização do movimento ocular que irá permitir visão única em todas as direções.
    c. Há relatos de sucesso com cirurgia projetada para afetar o alinhamento em uma direção sem comprometer o alinhamento em outras (quase sempre envolvendo uma sutura de fixação posterior); porém, estes relatos são anedóticos. Uma redução na quantidade de rotação da cabeça necessária para visão única foi o máximo que fomos capazes de realizar.
2. Quando a causa de OIN não é corrigível (p. ex., miastenia *gravis* ou um tumor tratável), o melhor a fazer é tranquilizar o paciente informando-o de que geralmente pode obter visão única, mesmo em um campo de visão limitado, com o uso de prisma ou rotando a cabeça.

Desvios Verticais

Introdução
O desvio vertical é um estrabismo vertical em todas as posições do olhar, que resulta de um tônus vestibular assimétrico mediando a posição vertical do olho.

Fisiopatologia
Desvios verticais correspondem a danos nos sistemas vestibulares que normalmente governam a posição vertical do olho em resposta à inclinação da cabeça e corpo. Estas vias seguem de cada utrículo para os centros motores oculares verticais e sofrem decussação na ponte. O desvio vertical pode, portanto, ocorrer por lesão ao longo de qualquer região do tegmento do tronco encefálico. Doença cerebelar também pode causar desvio vertical, visto que os sistemas cerebelares modulam a via vestibular. Parte desta via segue o FLM, de modo que os desvios verticais geralmente ocorrem em conjunto com as OINs. Desvio vertical pode ser observado sozinho ou como parte de uma reação de desvio ocular (*tit reaction*) patológica, que é acompanhada por torção ocular e inclinação da cabeça. Embora o desvio vertical possa, teoricamente, resultar de uma lesão unilateral do oitavo nervo craniano, esta associação é tão rara que a presença de uma inclinação pode ajudar a predizer uma lesão central em casos de vertigem.

Prognóstico
O prognóstico depende da causa, sendo, portanto, incerto.

Diagnóstico
1. Desvios verticais podem ser mais aparentes nos extremos do olhar lateral e são, portanto, facilmente confundidos com paralisias do quarto nervo craniano e paralisias do oblíquo inferior.
2. Na maioria dos casos, os desvios verticais não correspondem ao padrão das paralisias do quarto nervo craniano e a inclinação da cabeça geralmente ocorre na direção do olho mais alto.
3. Pode haver uma redução na magnitude dos desvios verticais quando o paciente é colocado na posição supina, pois os efeitos gravitacionais sobre o utrículo são removidos. Este efeito não é observado no mesmo grau nos desvios verticais decorrentes das paralisias do quarto nervo craniano.
4. No desvio vertical, a visão dupla pode ser ignorada pelos pacientes à medida que eles aprendem a movimentar a cabeça, e não os olhos, ao olhar para algo.

Tratamento
1. Uma pequena quantidade de hipertropia residual interferindo com a visão na posição primária pode ser tratada com o uso de prisma. Raramente, o desvio de ângulo é tal que a cirurgia muscular é necessária.
2. Entretanto, em tais casos, ressecção (contração) do músculo reto inferior do olho hiperdesviado pode ajudar.

Paralisia do Olhar

Fisiopatologia
1. A paralisia do olhar horizontal pode resultar de uma lesão no campo frontal do olho contralateral ou na ponte ipsolateral, afetando a formação reticular parapontina (FRPP) ou o núcleo abducente, que, juntos, iniciam o olhar.
2. A paralisia do olhar vertical tende a ser secundária a lesões no tronco encefálico que danificam o núcleo rostral intersticial do fascículo longitudinal medial (riFLM), que inicia as sacadas verticais, ou o núcleo de Cajal, que ajuda a controlar a manutenção do olhar vertical e torsional.
3. Lesões afetando o córtex ou as conexões entre o córtex e o tronco encefálico (paralisia supranuclear do olhar) tipicamente causam paralisia do olhar voluntário; porém, poupam os reflexos vestíbulo-oculares governados pelos circuitos intrínsecos do tronco encefálico. Esta paresia supranuclear do olhar pode ser observada na paralisia supranuclear progressiva e também foi observada após a parada cardíaca.

4. Pacientes com paralisia do olhar não apresentam visão dupla. Terapia pode não ser necessária nestes pacientes, pois eles são capazes de alcançar a linha mediana através do relaxamento da direção do olhar. Aprender a virar a cabeça pode ser o suficiente, particularmente para as paralisias do olhar horizontal. Pacientes com paralisia do olhar vertical são mais incapacitados. A pessoa que não consegue olhar para baixo apresenta dificuldade para ler e a pessoa que não consegue olhar para cima tem o pescoço dolorido.

Prognóstico
O prognóstico depende do potencial para eliminação da causa e viabilidade do tecido nervoso residual.

Diagnóstico
A localização da lesão pode ser elucidada comparando o olhar voluntário com os reflexos vestíbulo-oculares (RVOs) para diferenciar as lesões na FRPP frontal contralateral ou ipsolateral (RVOs intactos) das lesões nucleares abducentes (RVOs afetados). Sinais neurológicos associados e a RM ajudam a confirmar o sítio de lesão e a esclarecer a causa. Se a conciência estiver comprometida, pode-se considerar a possibilidade de que o olhar tônico para um lado é secundário a um AVE do lobo frontal contralateral, caso em que o EEG pode ser útil.

Tratamento
1. Para aqueles incapazes de olhar para baixo, a introdução de prismas de base inferior de potência apropriada em ambas as lentes dos óculos de leitura é útil. Em geral, olhar para cima é menos importante para adultos, porém, da mesma maneira, os prismas de base superior em óculos de distância podem ser úteis para estes pacientes. Para aqueles incapazes de olhar para a direita, prismas em ambas as lentes com base para a esquerda serão úteis e vice-versa para aqueles incapazes de olhar para a esquerda.

2. O que pode ser realizado com o prisma, também pode ser tentado cirurgicamente. Ressecções apropriadas ou recessão dos músculos antagônicos irá mover os dois olhos, de modo que a direção necessária do olhar é alcançada mais facilmente. Infelizmente, a cirurgia é menos precisa e menos previsível que os prismas. Se a cirurgia não é perfeitamente balanceada entre os dois olhos, pode desenvolver-se visão dupla.

Distúrbios Supranucleares Combinados
O clínico deve estar ciente de outros distúrbios supranucleares raros e suas implicações para localização e diagnóstico.

Síndrome de "um e meio" (one-and-a-half)
Esta síndrome se refere a uma paralisia do olhar ipsolateral (por lesão afetando o complexo formação reticular parapontina (FRPP)/abducente ipsolateral) combinada a OIN durante o olhar contralateral (pelo rompimento das fibras do FLM que se originam na ponte contralateral, próximo ao núcleo abducente ipsolateral). Esta síndrome é mais comum no AVE do tronco cerebral; porém, também ocorre na EM.

Oftalmoplegia Internuclear Divergente Bilateral
A oftalmoplegia internuclear divergente bilateral (WEBINO) se manifesta na forma de OIN em qualquer direção, acompanhada por exotropia. Localiza a lesão no tronco encefálico, próximo ao trajeto distal (rostral) do FLM bilateral, podendo também afetar as fibras responsáveis pela convergência. Tipicamente ocorre em pacientes com EM, porém também pode ser secundária a AVE.

NISTAGMO E CONDIÇÕES RELACIONADAS

Introdução
Com enorme número de possíveis causas e situações clínicas, o nistagmo geralmente faz parte de um distúrbio neurológico complexo do tronco encefálico ou de uma intoxicação mais mundana.

Fisiopatologia

O nistagmo é definido como um movimento oscilatório dos olhos, em que a primeira fase é um movimento de perseguição lenta. Se a segunda fase também for lenta, então é denominado de nistagmo pendular, porém se for rápida, o termo "nistagmo em sacadas" é utilizada. Em geral, o comprometimento da visão pelo nistagmo e condições associadas, como o *bobbing* ocular, é diretamente proporcional à amplitude do movimento, produzindo uma instabilidade visual (osciliopsia) capaz de reduzir substancialmente a visão. Geralmente, o sistema vestibular central é comprometido; porém, uma lesão no sistema vestibular periférico, na via aferente da visão, nas vias de manutenção do olhar e no córtex também podem produzir nistagmo.

Prognóstico

O prognóstico é variável, mas geralmente desfavorável para recuperação espontânea.

Diagnóstico

O movimento oscilatório característico é tão diferente dos movimentos oculares normais que confusão entre estes movimentos é pequena. O clínico deve observar minuciosamente o nistagmo para determinar se é sacádico ou pendular. A direção (horizontal, vertical, torsional ou uma combinação) deve ser determinada, assim como o grau em que o nistagmo é conjugado (ambos os olhos se movimentam no mesmo sentido) ou dissociado, significando que a amplitude é maior em um olho. Para auxiliar na diferenciação entre as várias formas de nistagmo, as fases podem ser estudadas com o eletrooculograma (EOG) ou com rastreamento magnético. O exame do fundo de olho com oftalmoscopia direta pode ajudar a detectar casos discretos (vários tipos de nistagmo, suas características e suposta localização são discutidos na Tabela 15-5 e sob a seção de Tratamento abaixo).

Tratamento

1. Se o nistagmo é limitado a um olho, pode ser ignorado ou o paciente pode usar um oclusor oftálmico. O mesmo vale se o nistagmo é incômodo em uma direção do olhar outra que as primárias, para frente ou para baixo.
2. O nistagmo periódico alternante é um nistagmo sacádico horizontal que exibe um redução progressiva na frequência, seguido por uma pausa e, então, nistagmo na direção oposta. Tipicamente, resulta de uma lesão no nódulo e úvula do cerebelo. Responde bem ao agonista GABA baclofeno.
3. O nistagmo associado à ataxia episódica familiar é responsivo à acetazolamida.
4. O nistagmo pendular adquirido é uma consequência frequente da EM quando a desmielinização afeta o integrador neural, uma rede de neurônios que ajuda a manter o olho em uma posição excêntrica quando necessário (núcleo vestibular medial, flóculo). Pode ser responsivo à gabapentina ou ao antagonista do glutamato memantina.
5. A miorritmia oculomastigatória é um raro nistagmo de convergência/divergência, que é acompanhado por movimentos de mastigação. É patognomônico para a doença de Whipple do sistema nervoso central (SNC) (infecção do sistema nervoso com a bactéria *Tropheryma whipplei*) e, portanto, requer tratamento com ceftriaxona IV, seguido por terapia crônica com sulfametoxazol e trimetoprim (Bactrim).
6. O nistagmo infantil (nistagmo congênito) é um nistagmo horizontal, geralmente pendular, caracterizado por uma aceleração da fase lenta e pode resultar de perda visual aferente de início precoce. Geralmente há um "ponto nulo" que se refere a uma posição do olhar em que o nistagmo é minimizado.
    a. Terapia prismática que força o paciente a posicionar os olhos no ponto nulo a fim de olhar para frente é, portanto, uma terapia simples e eficaz.
    b. Alternativamente, um procedimento cirúrgico pode ser feito para aproximar o ponto nulo da posição primária do olhar. Estas são variações do "procedimento de Kestenbaum". Eles podem ser aplicados a um ou, mais comumente, ambos os olhos. Novamente, o desafio é ser suficientemente habilidoso ou afortunado para que tudo termine igual nos dois olhos, de modo que o nistagmo não seja substituído por diplopia.

TABELA 15-5 Tipos, Características e Provável Localização do Nistagmo

Nistagmo	Tipo	Direção	Características Especiais	Suposta Localização
Nistagmo de início precoce				
Nistagmo infantil	P	H	Ponto nulo	Vias aferentes
Nistagmo latente	S	H	Fase lenta acelerada Fase rápida em direção da olho fixador	Núcleo do trato óptico
Spasmus nutans	P	H	Dissociado com inclinação da cabeça e balanço *(nodaing)* da cabeça	Semelhante ao do glioma do nervo óptico
Nistagmo associado a lesões do sistema visual				
Perda da visão monocular	P	V	Dissociado ou monocular	Nervo óptico
Nistagmo em gangorra	P, S	V, T	Movimentos em gangorra	Quiasma, tronco encefálico/tálamo
Nistagmo vestibular				
Nistagmo vestibular periférico	S	H, TV, TH	Segue a Lei de Alexander* Efeito inibidor da fixação ocular	Labirinto ou oitavo nervo
Nistagmo vestibular central	–	–	Puramente direcional Fixação ocular não causando inibição do nistagmo	
Nistagmo vertical para cima	S	V	–	NVM ou tronco encefálico
Nistagmo vertical para baixo	S	V	Acentuado lateralmente	Junção bulbome-dular
Torsional	S	T	–	Bulbo lateral, raramente mesencéfalo
Horizontal	S	H	–	Núcleo vestibular medial
Periódico alternante (Cerebelo)	S	H	Muda de direção após intervalo	Úvula/nódulo do cerebelo
Nistagmo pendular adquirido				
Com distúrbios da mielina	P	V, H, T	Desconjugado	Integrador neural
Miorritmia oculomastigatória	P	COM/DIV	Com movimentos mastigatórios Somente com a doença de Whipple	Núcleo reticular do tegmento pontino
Tremor oculopalatino	P	V	Com tremor palatino	Triângulo de Mollaret
Nistagmo de origem cortical				
Nistagmo ictal	S, P	H	+/- oscilações pupilares	Lobo parietoccipital
Comprometimento dos centros de perseguição ocular	S	H	Fase lenta para longe da lesão	Lobo parietal

P, pendular; S, sacádico; H horizontal; V, vertical; T, torsional; TV torsional-vertical; TH, torsional-horizontal; COM/DIV, convergência-divergência.

*A Lei de Alexander afirma que a intensidade do nistagmo aumenta quando o olhar está na direção da fase rápida.

7. O tratamento com toxina botulínica (Botox) seria uma boa solução e tem sido relatado sucesso com seu uso; porém, os resultados geralmente são decepcionantes. O efeito é temporário, porém, o mais problemático é a tendência que o Botox possui de migrar para os músculos que não devem ser enfraquecidos, resultando no desenvolvimento de diplopia e ptose da pálpebra superior (ver Tabela 15-6 para um resumo dos tratamentos para nistagmo).
8. Uma entidade que pode ser responsiva à terapia é a neuromiotonia, que é uma contração transitória de um músculo individual.
   a. Um exemplo comum é a mioquimia do orbicular, em que fascículos individuais do músculo orbicular contraem por um momento. Pacientes com mioquimia do orbicular devem ter suas glândulas paratireoides palpadas, visto que tumores nesta região podem desenvolver estes sintomas. Mais comumente, no entanto, é um sintoma de estresse e fadiga.
   b. Mioquimia do músculo oblíquo superior é outra expressão comum da neuromiotonia e apresenta causas similares.

TABELA 15-6 Tratamentos Cirúrgicos e Clínicos do Nistagmo

Nistagmo	Tratamento	Mecanismo Proposto
Nistagmo infantil	Tenotomia do músculo reto horizontal	Aproximação do ponto nulo à posição primária do olhar
	Lentes de contato	Nistagmo reduzido pela retroalimentação aferente
	Cirurgia para criar divergência	O paciente é obrigado a convergir, o que deprime o NI
	Procedimento de Kestenbaum: ressecção do reto horizontal	Aproximação do ponto nulo à posição primária do olhar
	Procedimento de Anderson: recessão dos músculos retos horizontais	Aproximação do ponto nulo à posição primária do olhar
	Prismas	Coloca o ponto nulo na posição primária do olhar
Nistagmo periódico alternante	Baclofeno	Agonista GABA
	Grande recessão dos músculos retos horizontais	Mudança do ponto nulo
Nistagmo vertical para baixo	3,4-Diaminopiridina	Restaura a inibição do desvio para cima pelo cerebelo através do bloqueio do canal de K^+
Nistagmo pendular adquirido	Gabapentina	Inibição do receptor NMDA
	Memantina	Antagonismo do glutamato
	Dispositivo servomecânico	Deslocamento dos prismas para ajustar a imagem em sintonia com o nistagmo
Nistagmo adquirido	Injeção de toxina botulínica A	Enfraquecimento dos músculos responsáveis pelo nistagmo
Nistagmo latente	Injeção de toxina botulínica A	Prevenção do olhar que induz NL
Tremor oculopalatino	Desinserção do músculo reto vertical	Enfraquecimento dos movimentos verticais

NI, nistagmo infantil; GABA, ácido gama-aminobutítrico; NMDA, N-metil-D-aspartato; NL, nistagmo latente.

c. Finalmente, um dos outros músculos extraoculares pode estar envolvido, particularmente, após radiação de seu nervo.
   d. Uma característica consistente da mioquimia e neuromiotonia é a presença de espasmos pelo uso prolongado do músculo, como no caso do orbicular comprimindo ambas as pálpebras. A segunda característica é a demonstração de uma função deficiente do músculo.
   e. As três condições são comumente responsivas à gabapentina ou carbamazepina.
   f. O enfraquecimento cirúrgico do músculo oblíquo inferior e oblíquo superior de um olho com mioquimia do oblíquo superior pode ser útil em casos que não respondam ao tratamento farmacológico.

PERDA VISUAL OBSERVADA PELO NEUROLOGISTA
Causas Retinianas
Amaurose Fugaz

Introdução Amaurose fugaz refere-se à cegueira monocular transitória causada por êmbolos localizados na artéria retiniana central ou em seus ramos. Geralmente dura alguns segundos a minutos. A descrição clássica é a do aparecimento de uma mancha escura; porém, este nem sempre é o caso.

Fisiopatologia Os êmbolos presentes na circulação retiniana podem ser de três tipos: colesterol (que apresenta um aspecto amarelo e brilhante), cálcio (aparência esbranquiçada) e fibrina. Se o êmbolo é autolisado, então a perda da visão é transitória. Do contrário, ocorre oclusão da artéria retiniana central (OARC) ou oclusão do ramo da artéria retiniana (ORAR), ambos devendo ser tratados por um oftalmologista.

Algumas formas de cegueira monocular transitória não são devidas ao êmbolo. Estas incluem enxaqueca retiniana, que é seguida por dor de cabeça, e vasoespasmo da artéria oftálmica, uma entidade rara resultando em ataques recorrentes de perfusão reduzida das arteríolas retinianas.

Prognóstico A cegueira monocular transitória apresenta risco de subsequente oclusão retiniana, AVE cortical ou ataque isquêmico transitório.

Diagnóstico Para direcionar a avaliação, deve-se prestar atenção à duração dos episódios, sintomas associados durante os episódios, sua frequência, a quantidade de visão perdida e causas precipitantes. Exame fundoscópico do olho com pupila dilatada é essencial para procurar por êmbolos no ramo da artéria retiniana, que confirma a causa e pode direcionar os exames (êmbolos de colesterol tendem a se originar nas artérias carotídeas, enquanto os calcificados geralmente se originam nas válvulas cardíacas ou aorta). Os exames devem incluir avaliação da carótida, ecocardiograma cardíaco, monitor Holder e perfil lipídico. Em pacientes jovens, uma procura por causas de hipercoagulabilidade pode ser justificada.

Tratamento
1. A terapia depende da etiologia.
2. Quando uma estenose grave e sintomática da artéria carótida é encontrada, deve-se considerar a realização de endarterectomia ou o uso de *stents*.
3. Se fibrilação atrial, trombo cardíaco, ou distúrbio plaquetário (geralmente há um histórico familiar) é revelado, anticoagulação é indicada.
4. Muitos casos não evidenciam uma patologia identificável, e o médico pode desejar utilizar alguma forma de terapia antiplaquetária, como aspirina ou clopidogrel.
5. Colesterol elevado pode ser controlado com estatina.
6. Enxaqueca retiniana pode responder à profilaxia típica contra enxaqueca.
7. Vasoespasmo da artéria oftálmica, quando diagnosticado, pode cessar com o uso de bloqueadores de canais de cálcio.

Neuropatias Ópticas
Lesão no nervo óptico geralmente se manifesta na forma de perda precoce da acuidade central e percepção de cores em razão de altas necessidades metabólicas das fibras maculopapilares. Esta manifes-

ção será acompanhada por um escotoma central ou cecocentral (extensão do ponto cego fisiológico ao de fixação). Certos padrões de perda do campo visual periférico também são sugestivos de lesão no nervo óptico, incluindo escotomas arqueados (segue um trajeto semelhante a um arco das fibras nervosas da retina) ou defeitos altitudinais (embora o último também possa ocorrer com ORAR superior ou inferior). O sinal mais específico de uma neuropatia óptica é o defeito pupilar aferente relativo, que se manifesta como uma dilatação de ambas as pupilas quando uma fonte de luz é deslocada de um olho intacto para o olho com neuropatia óptica (o teste de luz alternada), embora este sinal possa estar presente com doença retiniana severa, como oclusão da artéria retiniana central.

Neuropatia Óptica Isquêmica Anterior

A neuropatia óptica isquêmica anterior (NOIA) pode ser dividida em duas formas: arterítica e não arterítica. A primeira resulta da vasculite de vasos de médio calibre da arterite de células gigantes (ACG), enquanto a segunda tende a ocorrer de forma isolada.

Arterite de Células Gigantes

Introdução Esta condição é em grande parte limitada aos indivíduos idosos de descendência europeia. Pacientes com polimialgia reumática apresentam risco aumentado e cefaleia é uma manifestação regular.

Fisiopatologia Inflamação de células gigantes da membrana mediana das artérias de médio calibre reduz o lúmen, resultando em isquemia. A causa desta inflamação não é clara. Pode afetar a artéria oftálmica e todos os seus ramos e, portanto, pode causar NOIA assim como OARC e ORAR. Pode até afetar a circulação do nervo posterior, produzindo uma neuropatia óptica isquêmica sem alterações na aparência da cabeça do nervo óptico (neuropatia óptica isquêmica posterior, NOIP).

Prognóstico Esta é uma enfermidade aguda. Nos casos não tratados, grande parte do dano ocorre no início do curso da doença. Quando não tratada, pode resultar em severa perda visual bilateral. Em raros casos, pode ser complicada por AVE da circulação posterior ou infarto do miocárdio.

Diagnóstico

1. Perda súbita da visão em um olho, algumas vezes precedida por amaurose fugaz, com o achado de edema pálido da cabeça do nervo e, talvez, uma hemorragia em lençol na borda da cabeça do nervo é característico desta condição.
2. Se for seguido por perda da visão no olho contralateral com os mesmos achados, o diagnóstico é quase certo, porém a maioria dos casos não evolui.
3. Sintomas associados resultam da isquemia no território dos ramos da artéria carótida externa e incluem dor de cabeça, sensibilidade no escalpo e claudicação da mandíbula, com dor na mandíbula apenas durante a mastigação. Sintomas sistêmicos geralmente acompanham a doença, incluindo fadiga, febre, mialgias e artralgias. Sinais importantes incluem uma artéria temporal distendida e sensível.
4. Quando suspeita, a ACG deve induzir uma procura imediata por alterações laboratoriais associadas, incluindo uma velocidade de hemossedimentação (VHS) elevada, proteína C reativa (PCR), trombocitose e anemia. Tratamento com esteroides (ver abaixo) não deve ser adiado até que estes resultados estejam disponíveis. Elevação da VHS é de 95% e a PCR é 97% sensível à doença.
5. Um diagnóstico definitivo pode ser feito com biópsia da artéria temporal revelando infiltrado linfocítico com ou sem células gigantes.
6. A ACG pode ser oculta, significando que não há sintomas associados à perda visual.

Tratamento

1. Há duas situações de emergência em que altas doses de glicocorticoides orais ou IV são indicados:
    a. A primeira é quando o paciente com ACG está sofrendo de amaurose fugaz.
    b. A segunda é quando um paciente tenha perdido a visão recentemente em decorrência de ACG.
    c. Com base no fato de que a VHS geralmente volta aos níveis normais em aproximadamente 3 dias após terapia intensiva com esteroides, o esquema de doses deve ser de 1 g/d de metilprednisolona por 3 dias seguido por prednisona oral nos níveis usualmente utilizados para tratamento da ACG.

2. Se aparentemente não houver nenhuma ameaça à visão ou risco de AVE, tratamento com prednisona oral pode ser iniciado. Um estudo clínico adequado para o estabelecimento de uma dose apropriada nunca foi realizado, porém 1 mg/kg de peso corporal de prednisona por dia é provavelmente adequado.
   a. Biópsia deve sempre ser realizada para estabelecer o diagnóstico. O período para a realização da biópsia é de aproximadamente 4 dias após o início da prednisona, embora biópsias positivas tenham sido relatadas meses após o início do tratamento.
   b. Infelizmente para o paciente, a terapia com prednisona com todos seus efeitos colaterais desagradáveis deve ser prolongada. O olho e o tronco encefálico, os dois tecidos mais frequentemente atacados, permanecem vulneráveis por aproximadamente 2 meses; portanto, uma alta dose deve ser continuada por este período.
   c. Após 2 meses, redução gradual da dose deve ser iniciada. Um grande problema neste estágio é o de decidir o quão rápido a dose deve ser reduzida e se em algum ponto a doença tenha-se reativado em nível perigoso. É provavelmente melhor retornar às doses altas com base nos sintomas e não na VHS. Normalização completa da VHS não é comum na ACG e uma tentativa em alcançar uma VHS normal somente prolongará além do necessário o tratamento com altas doses.
3. Visto que a ACG é uma doença de muitos meses de duração, recomenda-se que a redução gradual da dose seja iniciada aos 2 meses do início da terapia, com o alvo de nenhum tratamento após 9 a 12 meses. Isto permanece uma regra prática, porém casos individuais devem ser tratados diferentemente.
4. Terapia em dias alternados com esteroides e outras drogas imunomoduladoras não é eficaz no tratamento desta condição.
5. A adição de terapia antiplaquetária pode reduzir o risco de eventos isquêmicos associados à ACG.

Neuropatia Óptica Isquêmica Anterior não Arterítica

Introdução A neuropatia óptica isquêmica anterior não arterítica (NOIA-NA) é tipicamente observada em homens mais velhos com alguma *predisposição* para vasculopatias, especialmente hipertensão. A maioria dos pacientes apresentará uma escavação pequena ou ausente do nervo óptico no outro olho. Outras causas incluem perda sanguínea severa, cirurgia de revascularização coronária e longos procedimentos cirúrgicos com o paciente deitado de bruços.

Fisiopatologia Atualmente, a melhor evidência sugere que há uma oclusão das artérias ciliares posteriores, que são pequenos vasos que nutrem a cabeça do nervo óptico. Aparentemente, esta oclusão inicia uma cascata patológica de edema, podendo resultar em uma síndrome do compartimento no contexto de uma cabeça do nervo já anatomicamente "cheia". Portanto, uma razão escavação/disco pequena parece ser um fator de risco.

Prognóstico
1. O olho afetado possui aproximadamente 1/3 de chance de melhorar, piorar ou ficar sem mudança evolutiva.
2. Em uma pequena porcentagem dos casos, o outro olho será afetado meses a anos mais tarde.

Diagnóstico
Esta condição imita a NOIA da ACG, exceto pela extensão da perda de visão, que é geralmente muito menor, e pela ausência de sintomas e sinais associados da ACG que sugerem uma enfermidade sistêmica. O disco óptico apresenta-se elevado e hiperêmico, tipicamente com hemorragias e manchas em flocos de algodão. O achado de uma razão escavação/disco pequena no olho contralateral ajuda o diagnóstico. Angiografia fluoresceínica irá demonstrar extravasamento de contraste no disco óptico.

Tratamento
1. Não há evidências convincentes de que qualquer terapia seja útil nesta condição.
2. Se o paciente apresenta pressão intraocular elevada, medicamentos tópicos que normalizam a pressão podem ser indicados.
3. O uso de 25 a 100 mg de levodopa 3 vezes ao dia foi proposto, porém necessita confirmação.

4. A descompressão da bainha do nervo óptico não é útil.
5. Estudos não controlados e de pequeno porte sugeriram que a melhora na acuidade visual pode ser superior aos controles históricos com injeções intravítreas de triancinolona ou do inibidor do fator de crescimento endotelial vascular (VEGF) bevacizumab; porém, estudos clínicos controlados de grande porte são necessários para investigação mais completa destes possíveis tratamentos.
6. Há algumas evidências de que a apneia obstrutiva do sono não tratada pode ser um fator de risco para a NOIA, possivelmente devido à hipóxia noturna e, portanto, alguns clínicos perguntarão sobre os sintomas e encaminharão o paciente para diagnóstico e tratamento adequado.
7. Em alguns casos foi demonstrado que o inibidor da fosfodiesterase modafinil está associado a NOIA-NA. Estudos maiores são necessários para confirmar a causa, mas é aconselhável interromper tais medicamentos em pacientes com esta condição.

Neuropatia Óptica Isquêmica Anterior Diabética

Introdução Os pacientes diabéticos podem apresentar uma forma branda de NOIA.

Fisiopatologia A fisiopatologia é incerta.

Prognóstico Esta entidade apresenta um prognóstico favorável sem terapia.

Diagnóstico Embora esta entidade seja similar aos outros tipos de NOIA, o paciente é, provavelmente, um diabético juvenil cujo diabetes está sob controle.

Tratamento Não há tratamento específico para este distúrbio.

Neuropatias Ópticas Intrínsecas e Compressivas

Fisiopatologia A maioria das disfunções causadas por estas entidades é secundária à compressão direta, porém, em alguns casos, a interrupção do suprimento sanguíneo pode desempenhar um papel. Um aspecto unificador é que a perda da visão tende a ser progressiva. Tumores que tendem a comprimir o nervo óptico incluem os meningiomas da asa esfenoidal, meningiomas da bainha do nervo óptico, tumores hipofisários com extensão anterior, e metástases à órbita. Aneurismas do segmento oftálmico da artéria carotídea também podem comprimir o nervo. Gliomas podem-se desenvolver no nervo óptico durante a infância, caso em que a patologia é aquela de um astrocitoma pilocítico benigno. Estes tumores tipicamente se originam em associação com a neurofibromatose tipo I. Gliomas do nervo óptico em adultos são extremamente raros, porém são tipicamente malignos (glioblastoma multiforme, GM) e apresentam prognóstico altamente desfavorável.

Prognóstico A duração do insulto e a idade do paciente são variáveis importantes.

Diagnóstico RM com contraste para excluir tumor é essencial em qualquer caso de perda visual progressiva inexplicável. A TC com contraste pode demonstrar calcificações nos meningiomas. Os meningiomas da bainha do nervo óptico podem apresentar uma aparência de trilho de trem nas seções axiais, visto que a bainha está aumentada e intensificada pelo contraste e há extensões perpendiculares através do nervo. A angiografia por RM ou TC pode ser utilizada para demonstrar aneurismas compressivos.

Tratamento
1. Para lesões compressivas, a principal abordagem terapêutica é a remoção da lesão ofensora.
   a. Uma questão que precisa ser decidida é se um tumor está infiltrando o nervo óptico ou apenas comprimindo-o. A simples compressão pode ser tratada com ressecção, enquanto que a infiltração pode necessitar de radiação direta ao nervo com risco elevado de neuropatia óptica induzida pela radiação.
   b. Meningiomas: quando um meningioma comprime o nervo de fora para dentro, excisão cirúrgica com radiação para tumor não completamente ressecável é uma abordagem comum. No entanto, se houver envolvimento direto da bainha do nervo, a cirurgia geralmente é complicada por mais perda visual.

c. Radiação dos meningiomas da bainha do nervo óptico apresenta algum benefício, porém o efeito é geralmente temporário. Estes tumores apresentam um crescimento tão lento que, normalmente, a espera vigilante é uma opção razoável.
d. Em adultos, os gliomas malignos do nervo óptico são tratados como seriam os GBMs em outros locais, com uma combinação de ressecção, radiação e quimioterapia.

Neuropatia Óptica Hereditária de Leber (NOHL)

Introdução Esta doença mitocondrial se manifesta na forma de uma neuropatia óptica aguda a subaguda em um olho, seguida após semanas a meses por uma ocorrência similar no olho contralateral. Geralmente ocorre em pacientes jovens do sexo masculino, porém pode ocorrer em pacientes do sexo feminino e também foi relatada em pacientes mais velhos.

Fisiopatologia Noventa por cento dos casos desta condição são devidos a mutações genéticas nos locos mitocondriais 11778, 3460 ou 14484. O padrão hereditário é matrilinear. Melhora ou estabilização da visão é uma ocorrência rara, porém é mais comum em pacientes com a mutação 14484.

Diagnóstico Um homem com um histórico familiar positivo e que apresente neuropatias ópticas seriadas deve ser testado para a doença. Tipicamente, a natureza metabólica da doença resulta em um escotoma cecocentral produzido por lesão do feixe máculo-papilar. Na fase inicial da doença, é característica a presença de vasos sanguíneos telangiectásicos no, ou próximo ao, disco óptico.

Tratamento
1. Alegações de terapias bem sucedidas devem ser vistas condicionalmente já que, nesta condição, melhora espontânea pode ser observada sem tratamento.
2. Deve-se assumir que um nervo já lesado pela neuropatia óptica hereditária de Leber é mais vulnerável a toxinas; portanto, recomendações para se evitar tabagismo, álcool e outras toxinas provavelmente são fundamentadas.
3. Terapias que visam a melhora da função nervosa foram decepcionantes. Estas incluem o uso de esteroides, descompressão cirúrgica, coenzima Q10, succinato, vitamina K, vitamina C, tiamina e vitamina B_2 (riboflavina).

Atrofia Óptica Autossômica Dominante (Doença de Kjer)

Introdução Pacientes com esta condição apresentam neuropatias ópticas bilaterais crônicas progressivas na infância.

Fisiopatologia A mutação é no gene *OPA*, que codifica uma proteína envolvida na manutenção da rede mitocondrial.

Diagnóstico Em uma criança, a atrofia do nervo óptico com ou sem escavação é sugestiva da doença de Kjer; porém, imagens devem ser obtidas para excluir uma lesão compressiva antes da realização de testes genéticos.

Prognóstico A visão geralmente se estabiliza ao redor de 20/200.

Tratamento Não há tratamento conhecido.

Neuropatia Óptica Induzida por Radiação

Introdução
1. A maioria destes casos é de pacientes com um tumor próximo aos nervos ópticos tratado com radiação.
2. Quando a radioterapia é o único tratamento, esta forma de neuropatia óptica geralmente aparece somente após 1 ano da terapia. No entanto, o uso concomitante de alguns agentes quimioterapêuticos pode acelerar o processo.

Fisiopatologia Atualmente, o melhor palpite é que a radiação induz uma vasculite.

Prognóstico Embora o prognóstico seja desfavorável, há exceções.

Diagnóstico O diagnóstico geralmente é estabelecido quando a recorrência do tumor originalmente tratado tenha sido excluída. Pode haver edema da cabeça do nervo óptico, assim como manchas em flocos de algodão circundantes devido a uma retinopatia concomitante induzida pela radiação. RM pode demonstrar realce do nervo.

Tratamento
1. Esta condição, que pode ocorrer 1 ano ou mais após a radiação do nervo óptico, é quase intratável.
2. Há defensores do regime terapêutico descrito abaixo. Este protocolo terapêutico árduo deve ser iniciado no início do processo da doença.
    a. Oxigênio hiperbárico por pelo menos 20 sessões de 90 minutos a uma pressão atmosférica de 2,4 é o único tratamento considerado eficaz.
    b. Simultaneamente, pode-se realizar a administração IV de 1 g/d de SoluMedrol (Metilprednisolona) por 3 dias, seguido por dose oral decrescente por 2 semanas.
    c. A adição de pentoxifilina, 400 mg 2 ou 3 vezes ao dia, também tem sido recomendada.

Neurite Óptica Retrobulbar

Introdução
Esta é uma causa comum de perda monocular da visão em uma pessoa jovem, especialmente mulheres, e está intimamente associada à EM.

Fisiopatologia
A neurite óptica é uma desmielinização inflamatória do nervo óptico. Pode ocorrer no contexto de EM ou de forma isolada. A perda visual progride por 2 a 4 semanas e, então, começa a melhorar em cerca de 1 mês.

Prognóstico De acordo com o *Optic Neuritis Treatment Trial*, 95% dos pacientes alcançará uma acuidade visual de 20/40, ou melhor, em cerca de 1 ano. Na verdade, grande parte da melhora ocorre em até 6 meses. Embora ocorra melhora sem tratamento na maioria dos casos, a visão inicial pode não ser recuperada. Redução permanente na sensibilidade ao contraste e percepção de cores é comum.

Diagnóstico
1. Embora um clínico possa suspeitar fortemente que o paciente manifestando início relativamente súbito de perda da visão, defeito pupilar aferente relativo, dor ao movimento dos olhos e exame do fundo de olho normal tenha neurite óptica retrobulbar, é aconselhável fortalecer o diagnóstico pela RM com contraste das órbitas, na qual deveria revelar realce do nervo óptico. Casos de compressão por tumor ou aneurisma podem enganar até os clínicos experientes.
2. A principal determinação deve ser se o paciente possui ou não EM. Sem RM do cérebro e medula espinal, esta determinação pode ser difícil. Se a RM demonstra três ou mais lesões maiores que 3 mm na substância branca periventricular, o paciente tem uma chance de aproximadamente 50% de desenvolver EM nos próximos 5 anos. Na ausência de lesões, o risco é de 16%. Em muitos centros, um grande problema é a possibilidade de o radiologista hipervalorizar a RM, chamando qualquer mancha branca minúscula de "possível EM". Esta é uma situação em que as imagens deveriam ser revisadas.

Tratamento
1. Neurite retrobulbar primeiramente tratada com 3 dias de metilprednisolona IV a uma dose de 1 g/d, seguida por esteroides orais a uma dose de 1 mg/kg por 11 dias com uma redução ao longo de 4 dias (20, 10, 0 e 10 mg), irá resolver-se mais rapidamente do que quando não tratada. Entretanto, não haverá um efeito significativo sobre a acuidade visual em 1 ano. O uso de esteroides IV na neurite óptica não é uma indicação absoluta, a menos que a neurite seja bilateral ou o paciente tenha uma visão deficiente no olho não afetado.
2. Os pacientes tratados são menos prováveis de serem diagnosticados com EM clinicamente definida nos 2 anos seguintes. No entanto, após 2 anos de tratamento, a expressão de EM nos grupos tratados e não tratados começa a se igualar.

3. Há várias opções de "terapias modificadoras da doença" para pacientes com neurite óptica e evidência de desmielinização subclínica na RM cerebral. Estas terapias são discutidas no Capítulo 7.
4. Doses modestas de esteroides orais são capazes de aliviar a dor da neurite óptica retrobulbar; porém, o uso de esteroides é contraindicado. O *Optic Neuritis Treatment Trial* demonstrou que os esteroides orais aumentaram a taxa de recorrência da neurite óptica.

Neuromielite Óptica

Introdução Esta doença foi descrita por Dévic como a ocorrência concomitante de neurite óptica e mielite transversa. Atualmente sabe-se que os dois eventos podem ocorrer separados por anos e que episódios podem recorrer.

Fisiopatologia Ao contrário da EM mediada por células, a neuromielite óptica (NMO) resulta de uma resposta autoimune humoral. Foi demonstrado que os anticorpos antiaquaporina 4 apresentam uma especificidade de 73 a 91%. Embora a NMO fosse originalmente considerada poupar o cérebro, é agora reconhecido que as áreas corticais de alta expressão de aquaporina 4 podem ser afetadas. A patologia pode exibir necrose, deposição perivascular de complemento e perda axonal, além de desmielinização inflamatória.

Prognóstico A severidade da perda visual na NMO tende a ser maior do que na neurite óptica associada à EM.

Diagnóstico Os critérios de 2006 enunciados por Wingerchuk incluem mielite transversa e neurite óptica associada a dois dos seguintes critérios de suporte: mielite transversa se estendendo por três ou mais segmentos vertebrais, RM não diagnóstica para EM e título de anticorpo positivo para aquaporina 4. Entretanto, visto que a neurite óptica da NMO pode necessitar de um tratamento mais agressivo do que aquela da EM, e visto que a mielite transversa não ocorre por anos, alguns clínicos realizam testes para a detecção de anticorpos antiaquaporina 4 no início da neurite óptica não claramente associada à EM.

Tratamento Esteroides IV ainda são utilizados para tratar a neurite óptica da NMO. No entanto, não há evidências de que o tratamento com interferons seja eficaz. Ao contrário, imunomodulação sistêmica ou direcionada às células B é utilizada. Nenhum estudo clínico duplo-cego e placebo-controlado foi concluído até o momento; porém, há estudos que defendem o uso de plasmaférese, azatioprina e imunoglobulina intravenosa (IgIV).

Papiledema

Introdução Papiledema é definido como a presença de papilite bilateral (edema bilateral da cabeça do nervo óptico) devido a pressão intracraniana elevada. Ao contrário de outras neuropatias ópticas, o papiledema precoce tende a poupar a acuidade visual, a percepção de cores e o campo central, pois o feixe maculopapilar está relativamente preservado. Ao contrário, manifesta-se como perda do campo de visão periférico, geralmente do quadrante nasal inferior. No entanto, se não tratada, a acuidade pode, eventualmente, ser severamente afetada. Na fundoscopia, as cabeças do nervo óptico estão elevadas e congestionadas (inflamadas), e carecem de pulsações venosas espontâneas. Hemorragias peripapilares, manchas em flocos de algodão e pregas lineares na retina estão presentes nos estágios mais avançados.

Fisiopatologia A pressão intracraniana (PIC) elevada é transferida para o LCR perineural e comprime o nervo óptico anterior, reduzindo, desse modo, o fluxo axoplasmático dos resíduos celulares, resultando em edema. Este quadro também resulta em congestão venosa e, consequentemente, hemorragias papilares. Certos pacientes sem comunicação bilateral entre o LCR e o espaço perineural, podem não exibir papiledema na presença de PIC elevada ou o papiledema pode-se manifestar somente em um olho.

Prognóstico
1. O prognóstico depende da duração e severidade do papiledema.
2. Certos achados associados indicam um prognóstico desfavorável para perda da visão em casos de papiledema. O principal é hipertensão sistêmica. Outros incluem um alto grau de edema do disco óptico, hemorragias peripapilares subretinianas, perda da acuidade visual no início do quadro, idade avançada, miopia, *shunts* de vasos optociliares e glaucoma.

Diagnóstico

1. A obtenção de imagens com RM ou TC com contraste deve ser a primeira etapa diagnóstica na avaliação do papiledema. A fim de excluir uma lesão tumoral como causa.
2. A venografia por ressonância magnética (VRM) também deve ser adquirida para excluir trombose de seio venoso (TSV) cerebral.
3. Punção lombar confirma pressão elevada, porém deve ser realizada apenas quando a presença de lesão tumoral ou TSV da circulação venosa profunda, que poderia resultar em herniação, tenha sido excluída por técnicas de imagem. A pressão de abertura deveria ser avaliada enquanto o paciente está deitado, o mais relaxado possível e com suas pernas estendidas.
4. A punção lombar também é útil para detectar infiltração inflamatória, infecciosa ou neoplásica do LCR que tenha resultado em PIC elevada ao obstruir as granulações aracnoideas e reduzir sua reabsorção.
5. Diante de uma RM/VRM negativa, PIC elevada e LCR normal, o diagnóstico de hipertensão intracraniana idiopática (HII, pseudomotor cerebral) é confirmado. Este quadro geralmente ocorre em mulheres jovens e obesas que exibem dor de cabeça, diplopia horizontal (por disfunção do sexto nervo craniano), zumbido pulsátil e papiledema. Pode ocorrer remissão da condição após um ou 2 anos, porém, em alguns pacientes, parece ser crônica.
6. Uma causa comum, porém geralmente ignorada, de papilite bilateral é hipertensão maligna, portanto a pressão arterial deve ser verificada e o fundo de olho deveria ser examinado para sinais de lesão na retina.

Tratamento

1. Lesões tumorais responsáveis pela PIC elevada devem ser tratadas de acordo.
2. Se a PIC elevada for causado por um medicamento, como tetraciclina, vitamina A, ácido nalidixico, nitrofurantoína ou lítio, estas drogas deveriam, é claro, ser interrompidas.
3. Causas inflamatórias, como sarcoide, podem ser tratadas com esteroides.
4. Causas inflamatórias, como doença de Lyme, devem ser tratadas com os antibióticos apropriados (ceftriaxona no caso de Lyme).
5. O tratamento da neoplasia leptomeníngea é tumor-específico, porém pode envolver radiação e/ou altas doses de metotrexato sistêmico ou intratecal.
6. Acetazolamida pode ser utilizada para reduzir a PIC e é o tratamento de primeira linha para pacientes com HII. Alguns médicos utilizam até 4 g/d. Alguns pacientes podem responder à furosemida. Redução do peso é muito importante e topiramato pode ajudar nesta questão.
7. Se a terapia médica não for eficaz, então a PIC pode ser reduzida com uma derivação ventriculoperitoneal ou lomboperitoneal.
8. A descompressão da bainha do nervo óptico é um método alternativo e parece proteger ambos os nervos ópticos mesmo quando realizada somente em um lado. Tratamentos cirúrgicos para HII são revisados na Tabela 15-7.
9. PL repetida também é eficaz, mas pouco prática.
10. Cateterismo venoso cerebral também foi utilizado no cenário de seios venosos de circunferência reduzida.
11. A perda de peso ajuda a tratar e prevenir recorrências.
12. Recomenda-se cautela ao abaixar a pressão arterial nos casos de hipertensão sistêmica e PIC elevada. Uma queda súbita na pressão arterial pode causar perda da visão. No entanto, a combinação de hipertensão sistêmica e PIC elevada predispõe à perda de visão.

Cada um dos tratamentos cirúrgicos acima possui vantagens e desvantagens, e na ausência de um ensaio estudo prospectivo, a escolha precisa ser individualizada.

Edema de Disco Óptico Unilateral

Introdução

O edema de disco óptico unilateral pode ser chamado de "papilite" pelo oftalmologista, embora este nome não necessariamente signifique inflamação verdadeira como a causa do edema. Pode haver um leve edema da cabeça do nervo óptico em cerca de 30% dos casos de neurite óptica, porém, na sua

TABELA 15-7	Tratamentos Cirúrgicos da Hipertensão Intracraniana Idiopática Refratária			
	Derivação Ventriculo-peritoneal (DVP)	Derivação Lombo-peritoneal (DLP)	Fenestração da Bainha do Nervo Óptico	Cateterismo Venoso
Melhora visual	38,7%	44,6%	80%	47%
Complicações (Brazis, 2008)	• Revisões necessárias com menor frequência que a DLP • Requer craniotomia e há riscos associados de hemorragia, infecção e convulsão • Cefaleia de baixa pressão, tratável com derivação programável	• Requer mais revisões do que a DVP • Maior risco de obstrução da derivação, quando comparada à DVP • Dor abdominal • Migração da derivação • Malformação de Chiari adquirida	• Insuficiências tardias podem ocorrer • Pode não controlar as dores de cabeça • Distúrbios da motilidade ocular (geralmente temporário) • Bolhas conjuntivais • Hemorragia orbital • Traumatismo do nervo óptico • Síndrome do ápice orbital • Glaucoma de ângulo fechado intraoperatório • Deterioração da função visual, cegueira transitória • Oclusão do ramo da artéria retiniana ou da artéria retiniana central	• Somente potencialmente útil em casos de estenose do seio transverso • Não é muito estudado

presença, causas alternativas devem ser consideradas. Em pacientes com mais de 40 anos de idade, a NOIA-NA deve ser considerada, como discutido acima. Etiologias infecciosas também devem ser consideradas no contexto certo, como sífilis e, em raros casos, doença de Lyme. Vasculitide sistêmica, como o lúpus eritematoso sistêmico (LES), também pode causar neuropatia óptica. Sarcoidose pode ou não causar edema de disco e geralmente afeta outras estruturas orbitais.

Uma elevação do disco óptico também pode ocorrer na presença de drusas, que são pequenos depósitos de cálcio no disco óptico. Podem parecer refrateis, porém, drusas profundas são difíceis de distinguir de outras causas de elevação. Raramente podem estar associadas a um defeito do campo visual.

Diagnóstico

1. A cabeça do nervo está inchada e geralmente apresenta capilares dilatados. A presença de leucócitos no vítreo sobre os nervos edemaciados confirma uma causa inflamatória.
2. Na suspeita de sarcoidose, infecção do SNC ou infiltração neoplásica, punção lombar é indicada para auxiliar no diagnóstico.
3. Alguns consideram a combinação de VHS elevada e edema de disco uma indicação para terapia esteroide, pois poderia representar uma forma de ACG.
4. Drusas, quando suspeitadas, podem ser confirmadas por TC de órbitas, ultrassom modo-B ou fotografia autofluorescente.

Tratamento Causas inflamatórias geralmente são responsivas à terapia esteroide sistêmica. Neuropatias ópticas sifilíticas devem ser tratadas com penicilina, enquanto aquelas por doença de Lyme são tratadas com ceftriaxona.

Neuropatias Ópticas Tóxicas e Nutricionais

Introdução Certas toxinas e medicamentos podem produzir lesão do nervo óptico, assim como deficiências nutricionais crônicas.

Fisiopatologia Depende do agente e, na maioria dos casos, é incerta. Uso excessivo de tabaco e álcool foi associado a neuropatias ópticas bilaterais (ambliopia tabaco-álcool); porém, é provável que a lesão resulte de deficiências nutricionais associadas.

Prognóstico O prognóstico depende da etiologia. No caso de toxicidade ocular por etambutol, pode haver melhora com a interrupção da terapia.

Diagnóstico O diagnóstico deve ser considerado sempre que houver uma perda lentamente progressiva da função do nervo óptico em ambos os olhos no cenário de um agente potencialmente tóxico ou estado nutricional deficiente. Deficiência de vitamina B_{12} pode causar neuropatias ópticas bilaterais, assim como neuropatia, demência e degeneração da coluna posterior. A perda do campo visual tende a se manifestar na forma de escotomas cecocentrais.

Tratamento
1. A primeira terapia é a remoção do agente ofensor. A segunda é a correção das deficiências metabólicas (p. ex., vitamina B_{12}) com suplementação. Tratamentos combinando as duas terapias na esperança de que algum agente adicional irá ajudar a tratar uma neuropatia tóxica (p. ex., neuropatia tabaco/álcool) geralmente são decepcionantes. No entanto, a interrupção do tabagismo e álcool é benéfica.
2. Nas fases iniciais do envenenamento por metanol e etilenoglicol, a administração de etanol ajuda a bloquear o metabolismo da toxina. Bicarbonato ajuda no tratamento da acidose e a diálise acelera a eliminação da toxina. Geralmente, na presença destas duas toxinas, é difícil a instituição de uma terapia eficaz antes da ocorrência de dano permanente.

Neuropatias Ópticas Neoplásicas

Introdução O nervo óptico pode raramente ser afetado pela infiltração maligna através do espaço leptomeníngeo ou na cabeça do nervo óptico. O cenário mais comum é de infiltração leucêmica, que é uma emergência, visto que perda permanente da visão pode ocorrer sem tratamento imediato. Além disso, neuropatias ópticas paraneoplásicas podem muito raramente ocorrer em associação à proteína anti-CV1.

Diagnóstico Perda visual e papilite no cenário de leucemia são altamente sugestivas de neuropatia óptica leucêmica. Se a doença leptomeníngea é suspeitada, uma punção lombar deveria ser realizada.

Prognóstico e Tratamento Radiação urgente à cabeça do nervo óptico ou quimioterapia pode resultar na rápida resolução da neuropatia óptica.

Neuropatias Ópticas Traumáticas

Introdução Esta entidade é considerada quando a perda da visão após um traumatismo craniano não é explicada por lesão ocular direta.

Fisiopatologia Em alguns casos, o trauma resulta em compressão direta do nervo pelo sangue ou fragmentos ósseos. Na ausência de tais achados, a lesão pode ser o resultado de lesões por cisalhamento, visto que o nervo é transitoriamente forçado contra o arcabouço ósseo orbitário em desaceleração.

Prognóstico Visto que muitos casos aparentemente melhoram sem qualquer terapia eficaz, o prognóstico deveria sempre ser esperançoso.

Diagnóstico Nesta entidade, a obtenção de uma neuro imagem de alta qualidade é necessária. É geralmente surpreendente como um pequeno traumatismo craniano é capaz de causar esta entidade. Nos casos unilaterais, deveria haver um defeito pupilar aferente relativo. TC é superior à RM, visto que é melhor para detectar fraturas e fragmentos ósseos.

Tratamento
1. Se uma lesão compressiva (fragmento do osso ou hematoma) é demonstrada, pode haver indicação de reparo cirúrgico ou descompressão.
2. Na demonstração de um hematoma orbital comprimindo o nervo óptico, cantotomia lateral pode ser útil.
3. Se houver a impressão de que há algum edema ao redor do nervo óptico que poderia estar comprometendo sua função, pode haver indicação de uso de esteroides sistêmicos por alguns dias.
4. Sangue na bainha do nervo óptico ou sob o periósteo ao redor do nervo pode ser drenado.
5. A maioria dos casos de neuropatia óptica carece destas características. Tentativas de estender a lógica do tratamento do traumatismo da medula espinal com grandes doses de esteroides IV para o nervo óptico, que é anatomicamente muito diferente, não se provou eficaz e o mesmo se aplica à cirurgia de descompressão do canal óptico se não houver uma deformidade identificável. A instituição destas duas terapias não demonstrou vantagens sobre a conduta expectante, em que a recuperação espontânea é geralmente observada.

DISTÚRBIOS DA SELA E QUIASMA

Introdução
Compressão do quiasma óptico caracteristicamente causa hemianopsia bitemporal, visto que as fibras que inervam o campo temporal de cada olho decussam para alcançar o trato óptico contralateral. A causa mais comum de lesão quiasmática é compressão por tumor, principalmente por adenoma hipofisário. Se o adenoma é secretor de prolactina, a apresentação clínica pode incluir perda de libido, amenorreia e galactorreia em razão do desequilibrio hormonal. Podem ocorrer defeitos agudos no campo bitemporal devido a hemorragia súbita no interior de um tumor hipofisário (apoplexia hipofisária), que também pode causar oftalmoplegia aguda pela infiltração do sangue no seio cavernoso. Craniofaringiomas, que são mais frequentes em crianças e tipicamente incluem espaços císticos e depósitos de cálcio, podem comprimir o quiasma de cima para baixo. Outras causas de lesão quiasmática incluem cistos da fenda de Rathke, meningiomas e trauma, enquanto que doença intrínseca pode ser dvida a desmielinização ou um glioma expansivo.

Apresentação Clínica
A compressão quiasmática classicamente resulta em hemianopsia bitemporal, visto que as fibras inervando o campo temporal em cada olho decussam através do quiasma. A compressão inicial de baixo para cima (ou seja., adenomas hipofisários) pode resultar em defeitos bitemporais superiores, enquanto que a compressão de cima (p. ex., craniofaringioma) pode resultar e por defeitos bitemporais inferiores. Se o quiasma é fixado anteriormente, a compressão do trato óptico pode resultar em hemianopsia homônima, enquanto que um quiasma fixado posteriormente pode resultar em compressão do nervo óptico pelo tumor. Se a região de um dos nervos ópticos posteriores é afetada, então um escotoma central ou completo ipsolateral pode ser acompanhado por defeito temporal superior no olho contralateral (escotoma juncional) (um sumário das várias complicações visuais dos tumores selares pode ser encontrado na Tabela 15-8).

Tratamento
1. Ressecção cirúrgica é o tratamento de primeira linha para adenomas hipofisários com perda da visão. A abordagem tipicamente é transesfenoidal. Cirurgia hipofisária minimamente invasiva usando abordagem endoscópica geralmente é realizada. Abordagem intracraniana também pode ser utilizada, especialmente para meningiomas.

TABELA 15-8 Sintomas Visuais das Lesões Selares

Defeito	Localização	Ilustração
Hemianopsia bitemporal	Quiasma óptico	
Defeitos bitemporais superiores	Quiasma óptico (lesões comprimem de baixo para cima)	
Defeitos bitemporais inferiores	Quiasma óptico (lesões comprimem de cima para baixo)	
Defeitos altitudinais ou centrais, cecocentrais	Nervo óptico (quiasma pós-fixado)	
Central no olho ipsolateral temporal superior no contralateral	Junção do quiasma e nervo óptico	
Hemianopsia bitemporal reduz a área de sobreposição do campo visual, dificultando o alinhamento dos dois olhos em casos de estrabismo latente	Diplopia horizontal (não paralítica)	Normal / Bitemporal
Nistagmo em gangorra: um olho sofre extorção e depressão, enquanto o outro sofre intorção e elevação.	Quiasma ou junção mesencéfalo-diencéfalo	

2. Prolactinomas podem reduzir-se em resposta a agonistas dopaminérgicos, como cabergolina e bromocriptina.
3. Tumores secretores do hormônio de crescimento podem responder a análogos da somatostatina, como octreotide, em conjunto com cirurgia.
4. Radioterapia raramente pode ser utilizada para tratar tumor residual.

Prognóstico

1. Após a ressecção dos adenomas hipofisários, normalização dos defeitos visuais ocorreu em 40,5% e alguma melhora em 51,2% dos pacientes em uma série de 289 pacientes com perda visual (Mortini, 2005).
2. Complicações da ressecção tumoral incluem fístula liquórica, meningite, neuropatias cranianas, diabetes insipidus, perda de visão devido à lesão do nervo ou quiasma óptico e, raramente, morte.

PERDA RETROQUIASMÁTICA DO CAMPO VISUAL

Introdução

A perda visual por lesão em estruturas situadas atrás do quiasma óptico (trato óptico, núcleo geniculado lateral, radiações ópticas, alça de Meyer, lobo occipital) causará um defeito no campo homônimo contralateral. Defeitos no campo visual são ditos ser mais congruentes (tendo a mesma forma em cada olho) no cenário de lesões mais posteriores (ostensivamente porque as fibras do olho esquerdo e direito são mais entremeadas), porém este dogma foi contestado. Lesões do trato óptico ou combinadas do lobo occipital superior e inferior tendem a causar hemianopsia homônima. Lesões isquêmicas do núcleo geniculado lateral podem causar uma hemianopsia setorial, com o defeito ocorrendo no campo visual central ou no campo visual superior e inferior preservando o centro. Isto depende se a artéria coróidea anterior ou lateral é afetada. Lesões nas radiações ópticas (fibras cursam através do lobo parietal) ou córtex occipital superior causam defeitos no campo visual inferior, enquanto que lesões na alça de Meyer (lobo temporal) ou córtex occipital inferior irão causar defeitos no campo visual superior (Tabela 15-9). Lesões isquêmicas do lobo occipital podem resultar em dois fenômenos únicos:

1. Preservação da mácula ocular: ocorre porque a ponta occipital responsável pela visão central pode ter um duplo suprimento sanguíneo a partir das artérias cerebrais média e posterior.
2. Preservação do crescente temporal: a preservação do campo visual temporal do olho contralateral à lesão decorre da preservação do córtex visual primário mais anterior.

Prognóstico

A recuperação dos campos visuais depende da etiologia. Pode haver recuperação significativa do campo visual no caso de AVE, porém isto ocorre principalmente nos primeiros 6 meses após o evento.

Tratamento

1. Se o paciente perde metade do campo visual em ambos os olhos, é tentador o uso de prisma com a base voltada para o ponto cego para deslocar o campo que não pode ser visto para uma parte funcionante do campo visual.
   a. A maioria dos paicentes não se adapta a esta terapia, embora haja exceções.
   b. A potência do prisma varia de 20 a 40 dioptros.
   c. Uma modificação mais recente envolve a colocação do prisma somente na metade superior ou inferior da lente. Isto pode ser mais tolerável.

TABELA 15-9 Perda do Campo Visual por Lesão nas Vias Retroquiasmáticas Ópticas

Localização	Defeito do Campo Visual	Características	Ilustração
Trato óptico	Hemianopsia homônima	Tipicamente incongruente	
Núcleo geniculado lateral	Hemianopsia setorial. O padrão depende de qual artéria alimentadora é ocluída	**Artéria coróidea anterior:** Etoranopsia quádrupla **Artéria coróidea lateral:** Setoranopsia horizontal	
Radiação óptica	Quadrantanopsia inferior	–	
Alça de Meyer	Quadrantanopsia superior	–	
Córtex occipital	Hemianopsia homônima	Tipicamente congruente Preservação macular Crescente temporal	

2. Durante a leitura, os pacientes com hemianopsia homônima esquerda apresentam dificuldades em achar o início da próxima linha. Uma régua ou um pedaço de barbante colocado na borda esquerda do texto pode ajudá-los.
3. Aqueles com hemianopsia homônima direita podem perceber que, ao ler, pulam de uma linha para a linha superior ou inferior. O uso do dedo indicador para concentrar a atenção em um única linha pode ajudar.
4. Finalmente, há defensores da terapia de restituição visual (TRV), que envolve estímulos visuais repetitivos ao longo da zona de transição entre o escotoma e o campo visual intacto. Embora alguns estudos tenham demonstrado alguns graus de expansão do campo visual quando comparado aos controles, a melhora pode simplesmente ser um resultado do aumento da frequência de sacadas no campo visual hemianópico. Após o controle da fixação, nenhuma melhora objetiva foi observada mesmo quando os pacientes relataram melhora subjetiva.

PERDA VISUAL NÃO ORGÂNICA

A perda visual não orgânica pode ocorrer em associação com a convicção do paciente de que os sintomas são reais, caso em que é referida como um transtorno de conversão. Alternativamente, alguns pacientes podem intencionalmente fingir ter perda visual, caso em que o termo "dissimulação" é utilizado.

Transtorno de Conversão

Introdução

Este é um dos primeiros transtornos psiquiátricos a receber atenção; ainda permanece uma parte proeminente de qualquer prática neurológica. A frequência é especialmente alta nas práticas neuroftalmológicas, visto que a possibilidade de doença estrutural geralmente já foi excluída no momento do encaminhamento.

Fisiopatologia

Freud acreditava que o sintoma estava substituindo um conflito reprimido. Alguns estudos demonstraram um diagnóstico psiquiátrico em aproximadamente 50% dos pacientes, porém havia apenas uma pequena proporção de pacientes que tinham sofrido abuso na infância. Em um estudo, o ganho financeiro desempenhou um papel em até 86% dos casos.

Prognóstico

Mesmo sem qualquer forma de tratamento, os sintomas parecem desaparecer com o tempo na maioria dos casos.

Diagnóstico

O diagnóstico da perda visual não orgânica pode ser desafiador; porém, determinados achados suportam o diagnóstico.
1. Perda grave da visão monocular com um exame ocular normal E sem um defeito pupilar aferente.
2. Escotoma central sem perda significativa da acuidade visual.
3. Perda do campo visual em forma de estrela ou espiral.
4. Grande variabilidade intrateste e interteste.
5. Confusão hemianopsia/perda monocular: alguns pacientes, achando que cada olho enxerga um lado do campo visual, irá exibir o seguinte padrão não orgânico: visão reduzida em um olho, uma hemianopsia ipsolateral durante o teste do olho "afetado", campo visual total no olho não afetado e uma hemianopsia completa no lado afetado durante teste com ambos os olhos abertos.

Há várias técnicas adicionais que podem ajudar o clínico a fazer a determinação com maior confiança (Tabela 15-10).

TABELA 15-10   Testes para Detectar a Perda Visual Não Orgânica

Testes para perda visual grave

Método do choque	Mostre ao paciente uma frase engraçada ou de apelo emocional em uma fonte muito pequena para ele ler e espere por uma reação apropriada que revele uma melhor acuidade.
Efeito de Narciso	Rotacione um espelho em frente do paciente e procure por perseguição visual.
	OCNs: gire um tambor optocinético em frente do paciente. Falha em suprimir o nistagmo optocinético indica acuidade visual superior a 20/200.

Testes para dissimulação

Propriocepção	Pedir ao paciente para juntar os dedos em frente dele, uma tarefa facilmente realizada somente com a propriocepção. O dissimulado geralmente irá achar que a visão é necessária e "falhará" no teste.
Sinal de John Hancock	O dissimilado pode não ser capaz de assinar seu nome, embora a visão geralmente não seja necessária.
Escolha forçada	Teste: o paciente é solicitado a escolher a resposta correta de duas alternativas em várias tarefas. Mesmo sem visão, a taxa de sucesso deveria ser de ~50%, porém em dissimulados é geralmente muito menor.

Perda visual unilateral

Teste do Prisma	Colocar um prisma de base temporal constituído de quatro dioptros em frente do olho afetado, enquanto se olha para a tabela de Snellen. Se movimento ocular é detectado pelo examinador ou diplopia reconhecida pelo paciente, a acuidade visual é próxima daquela da letra de Snellen.
Teste dos óculos vermelho-verde	Um gráfico com letras, algumas vermelhas e outras verdes, é visualizado pelo paciente com o uso de óculos com lentes verdes e vermelhas. Se o olho direito (atrás da lente vermelha) é cego, o mesmo é somente capaz de ver letras verdes. Visto que os pacientes não sabem quais letras são vermelhas e quais são verdes, não há como fingir neste teste. Um efeito similar pode ser alcançado com o uso de óculos com lentes polarizadas com uma tabela de letras polarizadas.

Testes para perda do campo visual periférico

Perda tubular do campo visual	Coloque o paciente de frente para uma tela tangente preta e teste seus campos visuais com um alvo de 2 mm, a 1 m de distância. Registre com giz a extensão do campo visual preservado. Agora teste novamente a 2 m usando um estímulo de 4 mm. A óptica requer a extensão do diâmetro do campo a distâncias mais longas, porém, em casos não orgânicos, o diâmetro geralmente permanece o mesmo.
Teste da "força"	Enquanto o paciente está olhando para seu nariz com seu olho contraído, explicar que você está testando a força. Peça ao paciente para apertar a mão distante na periferia. No caso de perda visual não orgânica, os resultados podem diferir substancialmente do exame de confronto do campo visual.

Tratamento
Somos tentados a recorrer ao psiquiatra para ajudar com este problema, porém nem sempre isso é necessário. Muitos casos são causados por estresses temporários e se resolvem com o passar do tempo.

ILUSÕES E ALUCINAÇÕES VISUAIS
Introdução
Alucinações visuais se referem à percepção de estímulos visuais que não existem, porém o paciente acredita que estes estímulos existem. Ilusões descrevem os fenômenos visuais que são reconhecidos pelo paciente como não refletindo a realidade. Ilusões e alucinações visuais ocorrem em incontáveis contextos, variando de condições psiquiátricas até lesões estruturais puras das vias visuais.

Fisiopatologia
Vários tipos merecem discussão. Alucinações pedunculares se referem às alucinações recorrentes complexas e vívidas que podem ocorrer em pacientes com lesões no tronco encefálico. Estas alucinações podem representar uma lesão nos sistemas reticulares ascendentes. Charles Bonnet descreveu uma síndrome em que pacientes com perda visual devido a quase qualquer causa apresentam alucinações visuais complexas, provavelmente devido a um fenômeno de desaferentação (visão reduzida). Embora estas imagens sejam geralmente amigáveis e inofensivas, elas podem ser perturbadoras e muitos pacientes precisam ser tranquilizados de que estas visões não representam doença psicológica. Distúrbios no lobo occipital relacionados com convulsões, AVE ou com variante Heidenhain da doença de Creutzfeldt-Jakob tendem a causar alucinações geométricas e mais simples. Enxaquecas são, provavelmente, a causa mais comum de alucinações visuais corticais, frequentemente causando padrões geométricos chamados de espectros de fortificação. Palinopsia, que se refere à persistência anormal de uma imagem, pode ocorrer com o uso de certos medicamentos e na disfunção das vias visuais posteriores devido à convulsão, AVE ou tumor. Em alguns casos, a palinopsia se manifesta na forma de um vestígio de imagem ou mancha atrás de um alvo visual em movimento. Certos medicamentos podem causar palinopsia, incluindo nefazodona, clomifeno, baclofeno e topiramato.

Prognóstico
O prognóstico depende da causa, porém, em geral, é bom, mesmo sem tratamento. No caso de palinopsia induzida por drogas, os sintomas podem persistir por meses após a remoção do medicamento responsável.

Diagnóstico
Pacientes com perda visual severa devem ser indagados sobre a presença de alucinações visuais, visto que a síndrome de Charles Bonnet pode, frequentemente, ser ignorada.

Tratamento
1. Pacientes com a síndrome de Charles Bonnet requerem tranquilização de que esta não representa uma doença psiquiátrica. Esta síndrome pode responder ao tratamento com carbamazepina.
2. A aura migranosa pode não responder à terapia abortiva; porém, pode ser reduzida em frequência com medicamentos profiláticos para enxaqueca, como o ácido valproico, topiramato, amitriptilina e propranolol.

Bibliografia
Albert DM, Jakobiec FA, eds. *Principles and Practice of Ophthalmology*, Vol 4. Philadelphia: WB Saunders; 1994.
Arnold A. Treatment of anterior ischemic optic neuropathy. *Semin Ophthalmol.* 2002;17:39-46.
Barnett JH, Bernstein EF, Callow AD *et al.* The Amaurosis Fugax Study Group: amaurosis fugax (transient monocular blindness): a consensus statement. In: Bernstein EF, ed. *Amaurosis Fugax.* New York: Springer-Verlag; 1988.

Beck RW, Trobe JD. Optic Neuritis Study Group: the Optic Neuritis Treatment Trial: putting the results in perspective. *Ophthalmology.* 1995;15:131-135.

Beck RW, Trobe JD. Optic Neuritis Study Group: what have we learned from the Optic Neuritis Treatment Trial? *Ophthalmology* 1995;102:1504-1508.

Bienfang DC. Neuroophthalmology of the pupil and accommodation. In: Albert DM, Jakobiec FA, eds. *Principles and Practice of Ophthalmology*, Vol 4. Philadelphia: WB Saunders; 1994:2470-2482.

Bienfang DC, Kurtz D. Management of functional visual loss. *J Am Optom Assoc.* 1998;69:12-21.

Borruat FX, Schatz NJ, Glaser JS et al. Radiation optic neuropathy: report of cases, role of hyperbaric oxygen therapy, and literature review. *Neuroophthalmology.* 1996;16:255-266.

Bray WH, Giangiacomo J, Ide CH. Orbital apex syndrome. *Sury Ophthalmol.* 1987;32(2):136-140.

Brazis PW. Clinical review: the surgical treatment of idiopathic pseudotumour cerebri (idiopathic intracranial hypertension). *Cephalalgia.* 2008;28(12):1361-1373.

Capo H, Guyton DL. Ipsilateral hypotropia after cataract surgery. *Ophthalmology.* 1996;103:721-730.

Devere TR, Lee AG, Hamill MB et al. Acquired supranuclear ocular motor paresis following cardiovascular surgery. *J Neuroophthalmol.* 1997;17(3):189-193.

Donahue SP, Lavin PJM, Mahoney B et al. Skew deviation and inferior oblique palsy. *Am J Ophthalmol.* 2001;132:751-756.

Feldon SE. Visual outcomes comparing surgical techniques for management of severe idiopathic intracranial hypertension. *Neurosurg Focus.* 2007;23(5):E6.

Foroozan R. Chiasmal syndromes. *Curr Opin Ophthalmol.* 2003;14(6):325-331.

Gottlob I, Catalano RA, Reinecke RD. Surgical management of oculomotor palsy. *AMJ Ophthalmol.* 1991;111:71-76.

Guillain G, Mollaret P. Deux cas de myoclonies synchrones et rhythmées velo-pharyngolaryngo-oculo-diaphragmatiques. Le problème anatomique et physio-pathologique de ce syndrome. *Rev Neurol. (Paris)* 1931;2:545-566.

Hayreh SS. Anterior ischemic optic neuropathy. Terminology and pathogenesis. *Br J Ophthalmol.* 1974; 58(12):955-963.

Helveston EM. The relationship of extraocular muscle problems to floor fractures. *Trans Am Acad Ophthalmol Otolaryngol.* 1977;83:660-662.

Helveston EM, Grossman RD. Extraocular muscle lacerations. *Am J Ophthalmol.* 1976;81:754-760.

Inocencio FP, Ballecer R. Tuberculosis granuloma in the midbrain causing wall-eyed bilateral internuclear ophthalmoplegia (Webino). *J Clin Neuroophthalmol.* 1985;5(1):31-35.

Ischemic Optic Neuropathy Decompression Trial Research Group. Optic nerve decompression surgery for nonarteritic anterior ischemic optic neuropathy (NAION) is not effective and may be harmful. *JAMA.* 1995;273(8):625-632.

Jacobs LD, Beck RW, Simon JH et al. Intramuscular interferon beta-la therapy initiated during a first demyelinating event in multiple sclerosis. CHAMPS Study Group. *N Engl J Med.* 2000;343(13):898-904.

Kitchens J, Kinder J, Oetting T. The drawstring temporary tarsorrhaphy technique. *Arch Ophthalmol.* 2002;120:187-190.

Kohn R, Hepler R. Management of limited rhino-orbital mucormycosis without exenteration. *Ophthalmology.* 1985;92:1440-1444.

Leber. Ueber hereditaer and congenital angelegk Sehnervenleiden, Graefes. *Arch Ophthalmol.* 1871;17:249-291.

Lee MS, Smith SD, Galor A et al. Antiplatelet and anticoagulant therapy in patients with giant cell arteritis. *Arthritis Rheum.* 2006:54(10):3306-3309.

Leigh RJ, Tomsak RL. Drug treatments for eye movement disorders. *J Neurol Neurosurg Psychiatry.* 2003;74(1):1-4.

Leigh RJ, Zee DS, eds. *The Neurology of Eye Movements*, 2nd ed. Philadelphia: FA Davis Co; 1991.

Leigh RJ, Zee DS. Diagnosis of central disorders of ocular motility. In: Leigh RJ, Zee DS, eds. *The Neurology of Eye Movements,* 2nd ed. Philadelphia: FA Davis Co; 1991:407.

Lennon VA, Wingerchuk DM, Kryzer TJ et al. A serum autoantibody marker of neuromyelitis optica: distinction from multiple sclerosis. *Lancet.* 2004;364(9451):2106-2112.

Levin LA, Beck RW, Joseph MP et al. The treatment of traumatic optic neuropathy. *Ophthalmology.* 1999;106:1268-1277.

Liu GT, Glaser JS, Schatz NJ et al. Visual morbidity in giant cell arteritis: clinical characteristics and prognosis for vision. *Ophthalmology.* 1994;101:1779-1785.

Mashima Y, Hiida Y, Oguchi Y. Remission of Leber's hereditary optic neuropathy with idebenone. *Lancet.* 1992;340:328-369.

McCord CD. *Eyelid Surgery: Principles and Techniques.* Philadelphia: Lippincott-Raven; 1995.

Miller NR, Newman NJ. *Walsh and Hoyt's Clinical Neuro-ophthalmology,* 5th ed. Philadelphia: Williams & Wilkins; 1998.

Morales J, Brown SM, Abdul-Rahim AS et al. Ocular effects of apraclonidine in Homer syndrome. *Arch Ophthalmol.* 2000;118(7):951-954.

Mortini P, Losa M, Barzaghi R et al. Results of transsphenoidal surgery in a large series of patients with pituitary adenoma. *Neurosurgery.* 2005;56(6):1222-1233; discussion 1233.

Regillo CD, Brown GC, Savino PJ et al. Diabetic papillopathy: patient characteristics and fundus findings. *Arch Ophthalmol.* 1995;113:889-895.

Repka MX, Lam GC, Morrison NA. The efficacy of botulinum neurotoxin A for the treatment of complete and partially recovered chronic sixth nerve palsy. *J Pediatr Ophthalmol Strabis.* 1994;31:79-83.

Rizzo JF, Lessell S. Tobacco amblyopia. *Am J Ophthalmol.* 1993;116:84-87.

Rosenbaum JT, Simpson J, Neuwelt CM. Successful treatment of optic neuropathy in association with systemic lupus erythematosis using intravenous cyclophosphamide. *Br J Ophthalmol.* 1997;81:130-132.

Rossi PW, Kheyfets S, Reding MJ. Fresnel prisms improve visual perception in stroke patients with homonymous hemianopia or unilateral visual neglect. *Neurology.* 1990;40:1597-1599.

Rothrock JF. Successful treatment of persistent migraine aura with divalproex sodium. *Neurology.* 1997;48:261-262.

Rush JA. Pseudotumor cerebri. *Mayo Clin Proc.* 1980;55:541-546.

Schoser BG, Pongratz D. Extraocular mitochondria] myopathies and their differential diagnoses. *Strabismus.* 2006;14(2):107-113.

Schwartz MA, Selhorst JB, Ochs AL et al. Oculomasticatory myorhythmia: a unique movement disorder occurring in Whipple's disease. *Ann Neurol.* 1986;20(6):677-683.

Sedwick L, Boghen D, Moster M. How to handle the pressure or too much of a good thing. *Sury Ophthalmol.* 1996;40:307-311.

Shorr N, Christenbury JD, Goldberg RA. Management of ptosis in chronic progressive ophthalmoplegia. *Ophthalmic Plast Reconstr Surg.* 1987;3:141-145.

Spoor TC, Garrity JA, Ramocki JM. *Atlas of Neuro-ophthalmic Surgery.* Blue Bell, PA: Field and Wood; 1992.

Swash M. Visual perseverations in temporal lobe epilepsy. *J Neurol Neurosurg Psychiatry.* 1979;42:569-571.

Von Noorden GK, Helveston EM. *Strabismus: A Decision Making Approach.* St. Louis: Mosby; 1994.

Wingerchuk DM, Lennon VA, Pittock SJ et al. Revised diagnostic criteria for neuromyelitis optica. *Neurology.* 2006;66(10):1485-1489.

Wright KW. *Color Atlas of Ophthalmic Surgery: Strabismus.* Philadelphia: JB Lippincott Co; 1991.

DISTÚRBIOS TÓXICOS E METABÓLICOS   16
Martin A. Samuels

ENCEFALOPATIA HEPÁTICA (PORTOSSISTÊMICA)

Introdução
1. Encefalopatia hepática descreve as manifestações neurológicas da insuficiência hepática.
2. As categorias clínicas da encefalopatia hepática são.
   a. Encefalopatia hepática aguda.
   b. Encefalopatia hepática crônica recorrente.
   c. Encefalopatia hepática crônica progressiva.
      1) Doença de Wilson.
      2) Degeneração hepatocerebral adquirida não Wilsoniana.

Fisiopatologia
1. O *sine qua non* do desenvolvimento da encefalopatia hepática é o desvio de sangue da circulação portal para a circulação sistêmica, com um sistema de detoxificação inadequado realizado por um fígado funcionando normalmente.
2. Isto pode ser secundário à presença de uma doença hepática endógena (p. ex., hepatite, cirrose), de derivações portossistêmicas (intra-hepática ou extra-hepática), ou ambos.
3. Evidências clínicas e experimentais apoiam dois potenciais mecanismos subjacentes aos efeitos neurológicos do desvio vascular portossistêmico.
   a. Substâncias endógenas tipo benzodiazepínicos são incompletamente metabolizadas pelo fígado e, portanto, alcançam o cérebro e se ligam aos receptores do ácido γ-aminobutírico (GABA), resultando em inibição excessiva da função neuronal e, consequentemente, criando uma encefalopatia. O benefício do antagonista benzodiazepínico flumazenil pode estar relacionado a este mecanismo.
   b. A amônia, que é inadequadamente detoxificada pelo ciclo da ureia, alcança o cérebro onde é normalmente metabolizada pelo sistema glutamato-glutamina em astrócitos. Quando este sistema se torna saturado, a amônia se dirige aos neurônios onde é diretamente tóxica, produzindo, consequentemente, a encefalopatia. As típicas alterações astrocíticas observadas em todas as formas de encefalopatia hepática (gliose do tipo II de Alzheimer) podem ser secundárias ao aumento de expressão do sistema de detoxificação glutamato-glutamina nestas células. Melhora da encefalopatia hepática com redução da concentração sérica de amônia é tida como evidência para este mecanismo.

Prognóstico
1. A encefalopatia hepática pode ser aguda, recorrente, subaguda ou crônica.
2. O prognóstico depende da causa subjacente.

Diagnóstico
1. As principais manifestações clínicas da encefalopatia hepática são.
   a. Alteração do nível de consciência, incluindo confusão com ou sem agitação (delírio), sonolência, estupor e coma.

b. Distúrbios do movimento, os mais frequentes sendo asterixis, mioclonia e tremor.
 c. Sinais e sintomas de doença do trato corticoespinal são comuns (ou seja, fraqueza nas pernas, espasticidade, reflexos tendinosos aumentados e sinais de Babinski) e, ocasionalmente, são a única manifestação da encefalopatia hepática ("paraplegia hepática").
 d. Sinais e sintomas extrapiramidais (ou seja, rigidez, bradicinesia e disartria) são comuns, particularmente nas degenerações hepatocerebrais crônicas.
2. A encefalopatia hepática deve ser considerada em um paciente com encefalopatia inexplicável que possa ter doença hepática, derivação portossistêmica ou ambos. O diagnóstico é mais provável quando.
 a. A amônia sanguínea está elevada. A amônia arterial pode apresentar melhor correlação com o estado clínico do que a amônia venosa, porém ambas são inconfiáveis.
 b. Há um sinal hiperintenso nos gânglios basais (particularmente putâmen e globo pálido) na imagem por ressonância magnética (IRM) ponderada em T_1. Este sinal pode representar a deposição de substâncias paramagnéticas (p. ex., manganês e cobre), embora a razão para esta deposição seja desconhecida.
 c. Ondas trifásicas de amplitude elevada são observadas no eletroencefalograma (EEG). Embora inespecífico para encefalopatia hepática, o achado sugere uma causa metabólica.

Tratamento

1. Reduzir a um mínimo as drogas sedativas.
2. Corrigir os distúrbios hídricos e eletrolíticos.
3. Tratar infecção concomitante.
4. Reduzir a carga proteica.
 a. Pesquisar e tratar qualquer hemorragia gastrointestinal (GI).
 b. Prescrever uma dieta baixa em proteína, porém com calorias suficientes para prevenir proteólise. Cada litro de solução de dextrose a 10% em água fornece 400 kcal. Se a alimentação por sonda nasogástrica for possível, dextrose 10% em água e lipídeos podem ser ministrados para fornecer cerca de 25 kcal/kg/d. A dieta deve ser suplementada com vitaminas (1 mg/d de folato, 10 mg/d de vitamina K e multivitaminas).
 c. Administrar catárticos para ajudar a eliminar quaisquer restos proteicos presentes no intestino. Citrato de magnésio 20 mL ou sorbitol 50 g em 200 mL de água pode ser administrado por cânula nasogástrica ou por via oral.
 d. A administração de lactulose (um dissacarídeo sintético que não pode ser digerido no trato GI superior) irá possibilitar o metabolismo do açúcar pelas bactérias do intestino grosso, com produção de íons de hidrogênio que convertem a amônia (NH_3) em sais de amônio (NH_4). A lactulose não é neurotóxica e é eliminada nas fezes. Trinta a 50 mL de lactulose (0,65 g/mL) podem ser administrados pela via oral, por cânula nasogástrica ou por enema de retenção 3 vezes por dia.
5. Flumazenil (0,2 mg/min por via intravenosa [IV]) pode ter um efeito benéfico temporário sobre a encefalopatia.
6. O transplante hepático pode salvar a vida de pacientes com insuficiência hepática e reverte a maioria das manifestações neurológicas da encefalopatia hepática. Em geral, quanto mais tempo a encefalopatia estiver presente, menor a chance de melhora com o transplante hepático.

HIPEROSMOLARIDADE E HIPERTONICIDADE

Introdução

1. Hiperosmolaridade é definida como uma osmolaridade sérica superior a 325 mOsm/L.
2. A osmolaridade pode ser medida diretamente ou pode ser estimada usando a fórmula:

$$2(Na^+ + K^+) + \frac{glicose}{18} + \frac{nitrogênio\ uréico\ sanguíneo}{2,8}.$$

HIPEROSMOLARIDADE E HIPERTONICIDADE 499

3. A diferença entre a osmolaridade medida e a calculada é o hiato osmolar (normalmente < 10).
4. A osmolaridade efetiva é denominada tonicidade. Substâncias que atravessam livremente as membranas celulares (p. ex., ureia) podem aumentar a osmolaridade, porém apresentam pouco ou nenhum efeito sobre a tonicidade.

Fisiopatologia

1. Tal como pode ser facilmente estimado a partir dos determinantes da osmolaridade, na maioria dos cenários clínicos a hiperosmolaridade ocorre por hipernatremia, hiperglicemia, azotemia ou adição iatrogênica de osmóis (p. ex., alcoóis, manitol, glicerol).
2. *Hipernatremia* é definida como uma concentração sérica de sódio (Na) superior a 145 mEq/L. Em todos os tecidos que não o sistema nervoso, a hipernatremia atrai a água intracelular, resultando em retração celular. O sistema nervoso é único por sua capacidade de gerar soluto (p. ex., osmóis idiogênicos), como a glutamina e taurina, para minimizar a retração celular. Estes mecanismos falham quando a hipernatremia é prolongada ou excepcionalmente severa (Na sérico superior a 160 mEq/L), resultando em encefalopatia. Quando ocorre hipernatremia, a sede aumenta e o hormônio antidiurético (ADH) é liberado, resultando em retenção renal de água livre e, consequentemente, reduzindo o Na sérico à concentração normal. Portanto, hipernatremia ocorre devido a um defeito no centro da sede, liberação inadequada de ADH, perda de fluido hipotônico ou retenção de Na.
3. *Hiperglicemia* é quase sempre secundária a diabetes melito, causada pela produção inadequada de insulina ou por resistência à insulina em órgãos-alvo. Nos pacientes neurológicos, a hiperglicemia é geralmente precipitada pelo uso terapêutico de glicocorticoides e algumas drogas antiepilépticas, como a fenitoína.
4. *Azotemia* ocorre por insuficiência renal ou perfusão renal inadequada (azotemia pré-renal).
5. A ingestão de álcool (p. ex., etanol, metanol) contribui ao hiato osmolar, aumentando, consequentemente, a osmolaridade e a tonicidade.
6. Agentes *hiperosmolares*, como manitol ou glicerol, são geralmente usados em pacientes neurológicos, podendo resultar em hiperosmolaridade.
7. Pertinente a quase todas as encefalopatias metabólicas é a velocidade de alteração dos metabólitos, com as elevações ou depressões mais lentas sendo melhor toleradas que as agudas.

Prognóstico

1. Hiperosmolaridade geralmente produz uma encefalopatia generalizada sem manifestações localizadas ou lateralizantes, porém uma lesão focal subjacente (p. ex., AVC, esclerose múltipla, neoplasia) pode se tornar sintomática sob o estresse metabólico de um estado hiperosmolar.
2. O prognóstico da hiperosmolaridade em si é bom, porém o prognóstico a longo prazo depende da causa.
3. Por razões desconhecidas, a hiperosmolaridade isolada, particularmente quando secundária à hiperglicemia, pode resultar em convulsões parciais contínuas, mesmo quando exames meticulosos falham em revelar qualquer lesão subjacente. Estas convulsões geralmente respondem rapidamente à redução da glicose sérica.

Diagnóstico

1. O diagnóstico é feito calculando a osmolaridade sérica, usando a fórmula $2(Na^+ + K^+)$ + glicose/18 + BUN/2,8 e medindo diretamente a osmolaridade através do método de depressão do ponto de congelamento.
2. A diferença entre a osmolaridade medida e a calculada é denominada "hiato osmolar", que deve ser inferior a 10 mOsm/L em circunstâncias normais.
3. Um hiato osmolar elevado reflete a presença de solutos, como álcool, etilenoglicol ou substâncias terapêuticas, como manitol, sorbitol ou glicerol.

Tratamento

1. Calcular as perdas de água usando a seguinte abordagem:
   a. Calcular a água corporal total (ACT), como se segue:
   Peso corporal (em quilogramas) × 0,6 = ACT.

b. Calcular o Na corporal total (SCT) como se segue:
   ACT × 140 mEq/L = SCT.
   c. Calcular a água corporal do paciente (ACP), como se segue:
   SCT/Na sérico do paciente = ACP.
   d. Calcular o déficit de água do paciente (DAP), como se segue:
   ACT − ACP = DAP.
2. Repor as perdas de água de modo que a redução do nível de Na sérico não ultrapasse 2 mEq/L/h usando.
   a. Salina normal em pacientes hipovolêmicos (ou seja, aqueles com azotemia e/ou hipotensão).
   b. Água em pacientes hipervolêmicos.
   c. Diálise renal se houver insuficiência renal crônica ou aguda.
3. Insulina é administrada (com frequentes testes do nível de açúcar no sangue) se houver hiperglicemia.
   a. Insulina intramuscular (IM) e subcutânea pode ser imprevisivelmente absorvida, particularmente em pacientes hipovolêmicos, devido à perfusão tecidual deficiente.
   b. Insulina de ação rápida 0,1 U/kg por IV em bolus, seguido por 0,05 U/kg/h por infusão IV contínua é geralmente suficiente para reduzir adequadamente e com segurança o açúcar sanguíneo.

HIPONATREMIA

Introdução
Hiponatremia é definida como um nível de Na sérico inferior a 135 mEq/L.

Fisiopatologia
1. Hipotonicidade está sempre associada à hiponatremia, porém a hiponatremia pode ser isotônica (p. ex., infusão de soluções pobres em sódio, hiperlipidemia ou hiperproteinemia); hipertônica (p. ex., hiperglicemia, manitol); ou hipotônica (comprometimento da excreção da água livre ou uma enorme carga de água livre, como na polidipsia psicogênica).
2. Tonicidade (osmolaridade efetiva) é medida no laboratório clínico. A diferença entre a osmolaridade calculada e medida (o hiato osmolar) não deve exceder 10 mOsm/L (ver seção sobre tratamento da hipernatremia acima).

Prognóstico
1. O prognóstico da hiponatremia dependa da velocidade e magnitude da queda dos níveis séricos de sódio e de sua causa.
2. Na hiponatremia aguda (algumas horas ou menos), convulsões e edema cerebral severo podem ser potencialmente fatais a níveis séricos de Na tão elevados quanto 125 mEq/L, embora pacientes possam tolerar níveis séricos de Na muito baixos (mesmo níveis inferiores a 110 mEq/L) se o processo se desenvolve lentamente. Rápida correção da hiponatremia aguda pode salvar vidas, enquanto que a rápida correção de hiponatremia crônica pode ser perigosa. As células do sistema nervoso compensam a hiponatremia crônica excretando solutos para evitar a retenção de água. Se com este substrato, o Na sérico aumenta rapidamente, as células cerebrais rapidamente se retraem, causando desmielinização osmótica (anteriormente conhecida como mielinólise pontina central e extrapontina).
3. A causa de hiponatremia hipotônica é melhor determinada dividindo todas as possibilidades em três categorias, com base na estimativa clínica do estado do espaço preenchido por fluido extracelular. A pressão arterial e a frequência cardíaca com medidas ortostáticas, o grau de ingurgitamento das veias do pescoço e a presença ou ausência do terceiro som cardíaco (S_3) possibilitam que todos os pacientes com hiponatremia hipotônica sejam classificados em três tipos:
   a. Hipovolêmico (volume sanguíneo efetivo reduzido): hipotensão, taquicardia com piora ortostática.
   b. Hipervolêmico (estados edematosos).
   c. Isovolêmico (retenção de água livre).

HIPONATREMIA

Diagnóstico
1. O diagnóstico é feito medindo o Na sérico e a osmolaridade sérica, seguido por uma avaliação do volume extracelular.
2. Os principais diagnósticos em cada categoria são.
   a. Hiponatremia hipertônica.
      1) Alcoóis.
      2) Açúcares.
   b. Hiponatremia isotônica (artefatual ou pseudo-hiponatremia).
      1) Lipídeos.
      2) Proteínas.
   c. Hiponatremia hipotônica.
      1) Hipovolêmica.
         a) Perdas gastrointestinais de Na.
         b) Hemorragia.
         c) Perda renal de sal (incluindo a síndrome da perda cerebral de sal).
         d) Excesso de diuréticos.
         e) Insuficiência adrenal.
      2) Hipervolêmico.
         a) Insuficiência cardíaca congestiva.
         b) Insuficiência hepática com ascite.
         c) Síndrome nefrótica.
      3) Hiponatremia isovolêmica.
         a) Síndrome da secreção inadequada do hormônio antidiurético (SIADH).
         b) Polidipsia psicogênica.
         c) Insuficiência renal aguda e crônica.
         d) Reajuste do osmostato (síndrome da célula doente).

Tratamento
1. Hiponatremia hipertônica.
   a. Tratar o distúrbio subjacente (p. ex., hiperglicemia, exposição ao manitol).
   b. Repor somente as perdas de sal estimadas.
2. Hiponatremia isotônica.
   a. Não tratar com fluidos na pseudo-hiponatremia (p. ex., hiperlipidemia, hiperproteinemia).
   b. Reduzir a infusão de soluções pobres em Na se possível (dextrose, manitol).
3. Hiponatremia hipotônica.
   a. Hiponatremia hipotônica hipovolêmica.
      1) Repor volume com salina isotônica.
      2) Tratar condições renais, adrenais e gastroenterológicas subjacentes.
      3) Reconhecer e tratar causas de perda cerebral de sal (p. ex., hemorragia intracerebral ou subaracnoidea).
   b. Hiponatremia hipotônica hipervolêmica.
      1) Restrição de água livre.
      2) Tratar distúrbios edematosos subjacentes (insuficiência cardíaca congestiva, insuficiência hepática, síndrome nefrótica).
   c. Hiponatremia hipotônica isovolêmica.
      1) Crônica, de desenvolvimento lento.
         a) Restrição de água.
         b) Antagonizar o ADH com lítio, demeclociclina ou conivaptan se a restrição de água falhar.
      2) Aguda (menos de 48 horas), com desenvolvimento rápido.
         a) A administração de 300 a 500 mL IV de salina a 3% (contendo 513 mEq/L de Na) por 1 hora irá corrigir cerca de 1 mEq/L/h por 4 horas; em seguida, reduzir a taxa de correção de Na para menos de 10 mEq/L em 24 horas.
         b) Restrição de água livre ou infusão de salina normal (0,9%).

HIPOCALEMIA

Introdução
Hipocalemia é definida como um nível sérico de potássio inferior a 3,5 mEq/L.

Fisiopatologia
1. O potássio sérico pode estar baixo devido a balanço de potássio intracelular ou extracelular anormal ou a perdas excessivas de potássio (renal e extrarenal).
2. Hipocalemia secundária à captação celular de potássio excessiva pode ser devido a.
   a. Insulina.
   b. Catecolaminas.
   c. Agonistas β-adrenérgicos.
   d. Paralisia periódica hipocalêmica.
   e. Alcalose.
   f. Hipotermia.
3. A perda de potássio extrarenal (K^+ urinário inferior a 20 mEq/d) pode ser causada por.
   a. Diarreia (baixa concentração sérica de bicarbonato).
   b. Catárticos; sudorese (bicarbonato sérico normal).
   c. Vômitos (alta concentração sérica de bicarbonato).
4. A perda de potássio renal (K^+ urinário superior a 20 mEq/d) pode ser devido a.
   a. Hiper-reninemia.
   b. Hiperaldosteronismo.
   c. Acidose tubular renal.
   d. Uso de diuréticos.
   e. Hipomagnesemia.
   f. Ingestão excessiva de ácido glicirrízico (Licorice).

Prognóstico
Hipocalemia severa (potássio sérico inferior a 1,5 mEq/L) pode ser fatal devido a arritmia cardíaca e fraqueza muscular severa.

Diagnóstico
1. O diagnóstico de hipocalemia é feito pela medição do potássio sérico.
2. A mensuração do potássio urinário pode ajudar a determinar se a perda de potássio é renal ou extrarenal, porém deve-se levar em conta que tais medidas são somente válidas face a um nível dietético e urinário de Na normal, visto que a restrição de sódio pode resultar em mascaramento da perda renal de potássio.
3. As medidas de bicarbonato de sódio sérico, renina plasmática, aldosterona plasmática, níveis urinários de cloreto de potássio e pressão arterial também podem ajudar no diagnóstico diferencial da causa de hipocalemia.
4. O eletrocardiograma geralmente exibe uma padrão característico, consistindo de ondas U e um tempo de repolarização prolongado (intervalo QU), uma condição que predispõe a arritmias perigosas.

Tratamento
1. Quando possível, corrigir os problemas de balanço de potássio (p. ex., reduzir agonistas β_2-adrenérgicos).
2. A restrição dietética de sódio (abaixo de 80 mEq/d) irá reduzir as perdas renais de potássio.
3. Fornecer cloreto de potássio (KCl) oral para hipocalemia leve (30 a 35 mEq/d).
4. Para hipocalemia moderada (1,5 a 3 mEq/L) ou severa (inferior a 1,5 mEq/L), especialmente na presença de arritmias cardíacas e/ou fraqueza muscular severa, KCl IV pode ser administrado à dose de 15 mEq em 15 minutos com monitorização cardíaca contínua, objetivando um aumento de 1 mEq/L no potássio sérico. Em seguida, a dose deve ser reduzida para menos de 5 mEq/h de uma solução de KCl concentrada a no máximo 60 mEq/L.

HIPERCALEMIA

Introdução
Hipercalemia é definida como uma concentração sérica de potássio superior a 5 mEq/L.

Fisiopatologia
1. Hipercalemia pode ser observada em condições que podem ou não causar um excesso de potássio total do organismo.
2. As causas mais comuns de hipercalemia sem um excesso de potássio são.
   a. Lesão muscular (p. ex., trauma, convulsões persistentes, infarto muscular).
   b. Antagonistas β_2-adrenérgicos (p. ex., propranolol).
   c. Resistência à insulina.
   d. Acidose metabólica.
   e. Intoxicação digitálica.
   f. Relaxantes musculares despolarizantes (p. ex., succinilcolina).
   g. Paralisia periódica hipercalêmica (mutação do gene do canal de sódio).
3. As causas comuns de hipercalemia causada por excesso de potássio total do organismo incluem.
   a. Doença de Addison.
   b. Antagonismo ou deficiência de aldosterona (p. ex., hiper-reninemia; terapia com inibidor da enzima conversora da angiotensina [ECA]; drogas anti-inflamatórias não esteroidais [AINEs]; heparina).
   c. Resistência à aldosterona (p. ex., insuficiência renal, distúrbios tubulares renais, diuréticos poupadores de potássio).

Prognóstico
1. O prognóstico da hipercalemia depende de seus efeitos no eletrocardiograma (ECG) e membranas musculares.
2. Geralmente, o primeiro sinal de hipercalemia é a presença de ondas T altas no ECG, que normalmente ocorrem com um nível de potássio de aproximadamente 6 mEq/L. À medida que a concentração de potássio aumenta, há alargamento do complexo QRS, seguido pela redução em sua amplitude e, então, desaparecimento da onda T.
3. Fraqueza muscular geralmente se desenvolve quando a concentração de potássio é superior a 8 mEq/L.

Diagnóstico
1. A hipercalemia é suspeitada quando o padrão característico do ECG é observado, particularmente quando combinado à fraqueza e, ocasionalmente, à parestesia.
2. O diagnóstico é confirmado com a medição do potássio sérico.

Tratamento
1. Se a hipercalemia é considerada de alto risco por estar produzindo alterações no ECG e/ou fraqueza muscular severa, o tratamento deve ser direcionado para proteger o coração contra arritmias potencialmente fatais, promovendo a redistribuição de potássio para o interior das células e intensificando a remoção de potássio.
2. Proteção cardíaca: solução de gluconato de cálcio a 10%, 20 mL por infusão IV rápida.
3. Redistribuição para o interior das células.
   a. Glicose, 50 g/h IV.
   b. Insulina, 5 unidades IV em bolus a cada 15 minutos.
   c. Albuterol, 10 a 20 mg por inalador.
4. Intensificar a remoção de potássio.
   a. Sulfonato poliestireno de sódio (Kayexalate), 15 a 60 g com sorbitol via oral (v.o) ou 50 a 100 g com enema de retenção.

b. Hemodiálise.
   c. Diuréticos de alça.
   1. Furosemida, 40 a 240 mg IV ao longo de 30 minutos.
   2. Ácido etacrínico, 50 a 100 mg IV ao longo de 30 minutos.
   3. Bumetanida, 1 a 8 mg IV ao longo de 30 minutos.

HIPERCALCEMIA

Introdução
1. Quando o nível sérico de albumina é normal, as síndromes neurológicas aparecem com concentrações séricas de cálcio superiores a 12 mg/dL. Com albumina sérica baixa, a concentração de cálcio ionizado é mais alta e as manifestações neurológicas aparecem a níveis eletrolíticos mais baixos.
2. Anorexia, constipação, náusea, fadiga e dor de cabeça são as manifestações iniciais. Com níveis mais elevados de cálcio, ocorre confusão, coma, rigidez e mioclonia. Convulsões são raras.

Fisiopatologia
1. Em indivíduos mais novos, a causa mais comum é hiperparatireoidismo e, em pessoas mais velhas, os tumores ósseos são as causas mais comuns, incluindo metástases generalizadas e mieloma múltiplo. Ingestão excessiva de vitamina D, sarcoidose e imobilização prolongada são causas menos frequentes de hipercalcemia.

Prognóstico
1. Todas as manifestações são reversíveis, a menos que haja parada respiratória.

Diagnóstico
1. É necessária a determinação das concentrações séricas de cálcio e albumina.
2. Quando não há uma explicação aparente para a síndrome, é necessária a medição dos níveis de hormônio paratireoide e avaliação das doenças subjacentes acima (imagem óssea, radiografia torácica, imunoeletroforese de proteínas séricas).
3. Geralmente, há encurtamento do intervalo QT.

Tratamento
1. Hidratação com salina normal a altas taxas de infusão é o tratamento primário. O tratamento com 4 L de fluidos IV por 24 horas é apropriado se não houver insuficiência cardíaca congestiva.
2. Para sintomas severos com nível de Ca^{++} superior a 12 mg/dL, calcitonina é administrada por via subcutânea, 4 a 8 U/kg a cada 6 a 12 horas. Este tratamento é rapidamente eficaz.
3. O pamidronato apresenta uma ação mais lenta (3 a 5 dias), porém com efeito prolongado. As doses variam de 30 a 60 mg para níveis de cálcio de 12 a 14 mg/dL até 90 mg para níveis de cálcio acima de 16 mg/dL. A droga é infundida lentamente, por um período de aproximadamente 3 horas, em 300 mL de salina normal.

VITAMINAS – TOXICIDADE, DEPENDÊNCIA E DEFICIÊNCIA
Vitamina A
Introdução
1. Deficiência de vitamina A é uma causa importante de cegueira em muitas partes do mundo, porém é rara em países economicamente desenvolvidos.

VITAMINAS – TOXICIDADE, DEPENDÊNCIA E DEFICIÊNCIA

2. Intoxicação por vitamina A é observada em pessoas engajadas na terapia de megavitaminas ou que tenham ingerido grandes quantidades de tecido animal que concentra vitamina A (p. ex., fígado de urso).

Fisiopatologia
Em muitos países subdesenvolvidos, a desnutrição geral é a principal causa de deficiência de vitamina A, enquanto que nos países desenvolvidos está geralmente relacionada a má absorção ou uma dieta não convencional.

Prognóstico
1. Quando tratada precocemente, as manifestações neurológicas são geralmente completamente reversíveis.
2. Uma vez ocorrida a cegueira, pouco pode ser feito para reverter a perda visual.

Diagnóstico
1. Cegueira noturna e olhos secos são provavelmente os primeiros sintomas da deficiência de vitamina A.
2. Pele seca pruriginosa também é um sintoma inicial desta deficiência.
3. Hipervitaminose A pode causar a síndrome de pseudotumor cerebral.

Tratamento
1. Uma dose diária de 1.000 unidades de vitamina A por 6 meses deve ser administrada e uma dieta normal deve ser restaurada.
2. Até 100.000 unidades diárias de vitamina A por 6 meses com restauração de uma dieta normal pode ser necessária para sintomas moderados a avançados.
3. O uso prolongado de vitamina A não é aconselhável, visto que pode produzir um estado hipercoagulável com consequente aumento da pressão intracraniana (PIC) (pseudotumor cerebral), possivelmente causado por trombose venosa cerebral. O tratamento deste estado hipercoagulável consiste da descontinuação da vitamina A.

Deficiência de Vitamina B_1 (Tiamina)

Introdução
1. A deficiência de vitamina B_1 (tiamina) ocorre em partes do mundo onde o arroz polido é a principal fonte dietética ou em pessoas que estejam subnutridas por qualquer razão.
2. Em países desenvolvidos, está fortemente ligada ao alcoolismo.

Fisiopatologia
A coenzima da tiamina, o pirofosfato de tiamina, realiza a descarboxilização do ácido pirúvico e ácido α-cetoglutárico.

Prognóstico
O tratamento da encefalopatia de Wernicke (a doença do sistema nervoso central [SNC] causada por deficiência de tiamina) é geralmente bem sucedido, porém quanto mais o tratamento é adiado, maior a probabilidade de doença cerebral irreversível. (ver seção adiante).

Diagnóstico
1. Deve-se supor a presença de deficiência de tiamina em pessoas subnutridas, incluindo, porém não limitado àqueles com alcoolismo.
2. A tríade completa da encefalopatia de Wernicke (ou seja, alteração do estado de consciência, ataxia e achados oculomotores) está presente em apenas uma minoria daquelas pessoas diagnosticadas tardiamente com a encefalopatia de Wernicke por estudo patológico.

3. A medida da excreção urinária de tiamina em 24 horas está disponível, e a atividade da transcetolase eritrocitária pode ser medida.
4. Como confirmação do diagnóstico, lesões características da encefalopatia de Wernicke (ou seja, pequenas áreas de necrose nos corpos mamilares e/ou ao redor do terceiro ventrículo hipotalâmico podem ser observados na IRM.

Tratamento
1. Tiamina 100 mg IV, administrada por infusão rápida, seguido por.
2. Dose diária de 25 mg de tiamina por vários meses e restauração de uma dieta normal.

Deficiência de Vitamina B_2 (Riboflavina)
Introdução
A deficiência de riboflavina é causada por má absorção ou desnutrição geral.

Fisiopatologia
A riboflavina é a coenzima no sistema enzimático da flavoproteína.

Prognóstico
O tratamento é geralmente bem sucedido, a menos que a doença esteja muito avançada.

Diagnóstico
1. A síndrome clínica de queilose, estomatite angular, perda visual, cegueira noturna, glossite e ardência nos pés em uma pessoa susceptível sugere o diagnóstico.
2. As medidas da excreção urinária de riboflavina em 24 horas estão disponíveis (inferior a 50 µg por 24 horas indica a deficiência), porém são raramente utilizadas, exceto em dilemas diagnósticos problemáticos.

Tratamento
1. Administração oral de 5 mg de riboflavina, 3 vezes por dia.
2. A reposição de vitamina A pode ajudar no alívio de sintomas oculares induzidos pela deficiência de riboflavina (ver seção de Tratamento de Vitamina A acima).
3. Restauração de uma dieta normal.

Deficiência de Niacina (Ácido Nicotínico, Nicotinamida, B_3)
Introdução
A deficiência de niacina (pelagra) está geralmente associada à desnutrição geral e, frequentemente, com o alcoolismo.

Fisiopatologia
A niacina é a coenzima para a codesidrogenase da dinucleotídeo nicotinamida para o metabolismo do álcool, lactato e $_L$-hidroxibutirato.

Prognóstico
A pelagra não tratada é letal, porém se reconhecida durante a vida, irá geralmente responder favoravelmente à terapia.

Diagnóstico
1. A tríade característica de dermatite (sensibilidade ao sol, com erupção escamosa, seguida por hiperpigmentação), diarreia e sintomas mentais (geralmente um distúrbio de atenção e/ou humor, seguido por confusão, sonolência, estupor e coma) sugere o diagnóstico no cenário de desnutrição.
2. O diagnóstico pode ser confirmado com uma excreção urinária de niacina em 24 horas inferior a 3 mg.

Tratamento
1. Administração oral de 50 mg de niacina ou nicotinamida, 10 vezes ao dia por 3 semanas.
2. Em pacientes incapazes de se alimentar por via oral, 100 mg/d de nicotinamida pode ser administrada pela via IV por 5 a 7 dias.
3. A retomada de uma dieta normal é importante para a recuperação em longo prazo.
4. Se a deficiência de piridoxina também é considerada (p. ex., terapia com isoniazida), a vitamina B_6 (piridoxina) também deve ser reposta, visto que é necessária para a conversão normal da triptofano em niacina.

Vitamina B_6 (Piridoxina) – Toxicidade, Dependência e Deficiência
Introdução
1. A deficiência de piridoxina é raramente observada em países desenvolvidos, exceto em pessoas sob tratamento com isoniazida, uma droga antituberculose antagonista da piridoxina.
2. Tratamento com cicloserina, hidralazina e penicilamina também pode resultar em deficiência de piridoxina.
3. Intoxicação por piridoxina é observada em pessoas que tomam uma dose superior à diária recomendada de 2 mg devido aos benefícios inferidos da terapia por megavitaminas.

Fisiopatologia
A piridoxina é um cofator na conversão do triptofano em 5-hidroxitriptofano e na conversão da hemocisteína em cistationina.

Prognóstico
O tratamento geralmente resulta na completa resolução das queixas.

Diagnóstico
1. A deficiência de piridoxina causa uma neuropatia motora e sensitiva generalizada.
2. Dependência de piridoxina é uma rara condição autossômica recessiva que resulta em convulsões neonatais.
3. O uso excessivo de piridoxina também causa uma neuropatia periférica.
   a. A exposição prolongada a baixas doses (aproximadamente 50 mg/d) de piridoxina resulta em uma neuropatia de fibras finas.
   b. Exposição mais curta a doses muito altas (acima de 100 mg/d) pode produzir uma neuropatia sensitiva primária, que é menos propensa a melhorar com a interrupção da exposição à vitamina.

Tratamento
1. Para a deficiência de piridoxina causada por.
   a. Desnutrição: 50 mg/d VO por várias semanas, seguido por 2 mg/d e retomada de uma dieta normal.
   b. Antagonistas da piridoxina: 50 mg/d *apenas* durante o tratamento com antagonistas.
2. Para a dependência de piridoxina: 10 mg por infusão IV rápida para cessar as convulsões neonatais e, então, 75 mg/d para o resto da vida.
3. Toxicidade por piridoxina: Descontinuar a suplementação com piridoxina.

Deficiência de Vitamina B_{12} (Cobalamina)
Introdução
1. A deficiência de vitamina B_{12} pode resultar da ingestão dietética inadequada, porém isto é infrequente visto que a necessidade diária é pequena (2 μg/d) e as reservas são grandes (4 mg ou, aproximadamente, um estoque de 7 anos).
2. Vegetarianos que assiduamente evitam proteína animal tornam-se deficientes de cobalamina, porém este processo requer muitos anos.

3. Amilase salivar normal é necessária para separar a cobalamina do alimento. Em raras circunstâncias (p. ex., síndrome de Sjögren), a deficiência de amilase salivar pode causar deficiência de cobalamina.
4. Mais comumente, a deficiência de cobalamina é causada por falha em mobilizar a vitamina B_{12} do trato GI devido a uma insuficiência do fator intrínseco, geralmente causada por gastrite autoimune (anemia perniciosa).
5. O envelhecimento pode resultar em atrofia das células parietais gástricas suficiente para causar deficiência do fator intrínseco e consequente deficiência de vitamina B_{12}.
6. Em raras circunstâncias, a cobalamina ingerida pode ser consumida antes da absorção por um parasita (a tênia do peixe *Diphyllobothrium latum*) ou pode ser inacessível às células devido a uma deficiência geneticamente determinada em uma das proteínas transportadoras de cobalamina (transcobalamina I e II).
7. Infecção pelo vírus da imunodeficiência humana (HIV) pode resultar em função anormal da cobalamina por um mecanismo desconhecido, possivelmente envolvendo transmetilação anormal. Isto pode explicar a similaridade entre a patologia da mielopatia espongiforme induzida pelo HIV e a patologia da mielopatia causada pela deficiência de cobalamina.

Fisiopatologia

1. A cobalamina é ligada à proteína R salivar. No duodeno, as enzimas pancreáticas digerem a proteína R, permitindo com que a cobalamina se ligue ao fator intrínseco sintetizado nas células parietais gástricas. O dímero cobalamina-fator intrínseco é absorvido por receptores específicos nas microvilosidades do íleo distal. A cobalamina recentemente absorvida entra na circulação porta ligada à transcobalamina II. A transcobalamina I é ligada à cobalamina previamente absorvida.
2. No interior das células, a cobalamina é convertida em suas duas formas ativas, a metilcobalamina e a adenosilcobalamina.
    a. A metilcobalamina é a coenzima para a enzima metionina-sintetase (também conhecida como metiltransferase), que catalisa a conversão da homocisteína em metionina. A cobalamina é, então, remetilada para metilcobalamina por um grupo metil doado pelo metiltetrahidrofolato (folato sérico). Através deste processo, o folato desmetilado pode participar na formação de timidilato, que é necessário para a síntese de DNA. Estas reações interligadas são responsáveis pela similaridade entre diversas manifestações clínicas da deficiência de vitamina B_{12} e do folato.
    b. A cobalamina também participa de uma importante via metabólica, que é independente do folato. Na mitocôndria, a adenosilcobalamina age como coenzima para a enzima metilmalonil-coenzima A (CoA)-mutase, que catalisa a conversão da metilmalonil-CoA em succinil-CoA. Portanto, a homocisteína e o ácido metilmalônico agem como marcadores biológicos para a eficácia intracelular das duas coenzimas da cobalamina.

Prognóstico

1. As manifestações clínicas da síndrome da deficiência de cobalamina são predominantemente desmielinização das colunas lateral e posterior da medula espinal (degeneração subaguda combinada), da substância branca e dos nervos ópticos. Uma neuropatia periférica também pode estar presente.
2. Os pacientes geralmente apresentam parestesias nas extremidades superiores, seguidas por rigidez das pernas, lentificação do pensamento e acuidade visual reduzida. Por razões desconhecidas, a neuropatia óptica ou as alterações do estado de consciência podem dominar o quadro clínico em alguns pacientes..
3. A maioria das manifestações da doença são reversíveis com terapia apropriada, porém a doença avançada pode não responder completamente.
4. Exposição ao óxido nitroso pode precipitar uma apresentação aguda da deficiência de cobalamina (anestesia parestética), visto que é um inibidor da metiltransferase, uma das enzimas para as quais a cobalamina é uma coenzima.

Diagnóstico

1. Leucócitos polimorfonucleares hipersegmentados (ou seja, mais de cinco lobos) são geralmente observados no esfregaço de sangue periférico.
2. A medula óssea pode exibir megaloblastos (isto é, precursores eritroides com um núcleo relativamente imaturo, quando comparado ao citoplasma).
3. Os níveis de vitamina B_{12} são geralmente baixos.
   a. Quando inferior a 100 pg/mL, a deficiência de cobalamina é provável.
   b. Quando entre 100 e 180 pg/mL, a deficiência de cobalamina é possível.
   c. Quando superior a 180 pg/mL, a deficiência de cobalamina é improvável.
4. O nível sérico de ácido metilmalônico é o teste mais específico para deficiência de cobalamina intracelular. Níveis superiores a 0,5 µmol/L sugerem deficiência intracelular de cobalamina.
5. O teste de Schilling pode ser útil para determinar a causa da deficiência de vitamina B_{12}.
   a. A fase I visa determinar se o paciente pode absorver vitamina B_{12} cristalina.
   b. A fase II identifica aqueles que são deficientes de vitamina B_{12} por deficiência do fator intrínseco.
   c. A fase III do teste de Schilling, em que a vitamina B_{12} radiomarcada é ligada a albumina, é utilizada para identificar aqueles pacientes que são incapazes de extrair vitamina B_{12} do alimento devido a um ambiente inadequadamente ácido.
6. Os anticorpos antifator intrínseco são específicos, porém insensíveis na gastrite autoimune.
7. Os anticorpos anticélulas parietais são sensíveis, porém inespecíficos na gastrite autoimune.

Tratamento

1. Administração IM diária de 1.000 µg de cianocobalamina por 1 semana, seguido por injeções semanais por 1 mês, seguido por injeções mensais pelo resto da vida.
2. A administração oral de 1 mg/d de cianocobalamina pode ser eficaz, particularmente em pacientes idosos com atrofia gástrica. Os níveis de ácido metilmalônico devem ser monitorizados para garantir que o tratamento está produzindo o efeito metabólico esperado.
3. Descontinuar a exposição de óxido nitroso.

Deficiência de Vitamina B_9 (Folato)

Introdução

1. O folato é sintetizado por plantas e microrganismos. Sua maior fonte dietética são os vegetais de folhas verdes.
2. A necessidade diária é de 50 µg, exceto em gestantes e lactantes, nas quais a necessidade diária aumenta em aproximadamente 10 vezes.
3. O folato é ingerido na forma de poliglutamato, que é metabolizado para pteroilmonoglutamato e absorvido no jejuno. Nas células da mucosa intestinal, é reduzido a para tetrahidrofolato e metilado para metiltetrahidrofolato (folato sérico).
4. O organismo armazena um suprimento de folato de apenas 12 semanas, portanto a deficiência de folato pode tornar-se rapidamente evidente com a desnutrição.

Fisiopatologia

1. O folato interage intimamente com a vitamina B_{12} (cobalamina). O folato sérico (metiltetrahidrofolato) é o doador de metil que reconstitui a cobalamina em metilcobalamina na conversão da homocisteína em metionina. Portanto, uma redução nos níveis de homocisteína reflete a eficácia do folato e da vitamina B_{12} na reação da metiltransferase (metionina-sintetase).
2. Uma vez desmetilado, o tetrahidrofolato sofre poliglutamação e é convertido para 5,10-metilenotetrahidrofolato, que, catalisado pela timidilato sintetase, gera desoxitimidina monofosfato para a síntese da timidina necessária para a síntese de DNA.
3. A deficiência de vitamina B_{12} causa liberação celular de folato e interfere com sua utilização, resultando em um nível sérico elevado de folato (a captura de folato).
4. Quando a vitamina B_{12} é estocada, o nível de folato pode cair precipitadamente, resultando em um estado de deficiência de folato revelado pela terapia com cobalamina.

Prognóstico

1. A deficiência isolada de folato é rara e está geralmente associada à desnutrição generalizada, porém pode ser observada na administração de inibidores de folato (p. ex., metotrexato e sulfonamidas são inibidores do diidrofolato-redutase e a fenitoína interfere com a absorção de folato).
2. Deficiência de folato durante a gestação está associada a defeitos no tubo neural.
3. Em adultos, a deficiência isolada de folato provavelmente causa uma polineuropatia sensitivo-motora comprimento-dependente. Na maioria dos casos, a reposição de folato resulta em reversão dos déficits neurológicos e um adequado suprimento de folato durante a gravidez reduz o risco de defeitos do tubo neural.

Diagnóstico

1. As alterações sanguíneas e na medula óssea da deficiência de folato são indistinguíveis daquelas causadas por deficiência de vitamina B_{12}.
2. Um baixo nível sérico de folato é específico, porém não particularmente sensível.
3. Se o nível sérico de folato for normal, porém a deficiência de folato for suspeitada com base em dados clínicos, uma concentração de folato nos eritrócitos deve ser obtida, pois reflete o nível médio de folato intracelular ao longo da vida das hemácias e, portanto, não é indevidamente afetado pela ingestão dietética recente.

Tratamento

1. Ácido fólico, 1 mg/d VO.
2. Retomada de uma dieta normal.
3. Para pacientes sob tratamento com antagonistas de folato, a administração oral de 15 mg de ácido folínico (leucovorina, fator citrovorum) é realizada a cada 6 horas por 10 doses, iniciando 24 horas após a dose de metotrexato. Se a deficiência de folato se desenvolve devido ao tratamento com fenitoína, outra droga antiepiléptica pode ser escolhida, pois a reposição de folato pode reduzir a eficácia antiepiléptica da fenitoína.
4. Em mulheres grávidas, recomenda-se suplementação diária com 400 µg de ácido fólico. Para mulheres com um histórico de defeitos de tubo neural, a dose diária recomendada é de 4 mg. Naquelas que tomam a dose maior, a mesma deve ser administrada na forma de uma cápsula de ácido fólico e não pela ingestão de cápsulas de multivitamínico, visto que estas poderiam resultar em toxicidade por outras vitaminas, particularmente a vitamina A (ver seção de Intoxicação por Vitamina A acima).

Deficiência de Vitamina C (Ácido Ascórbico)

Introdução

A deficiência de vitamina C (escorbuto) é rara em países desenvolvidos, ocorrendo quase que exclusivamente em pessoas desnutridas, que são pobres, idosas, alcoólatras ou aderentes a dietas incomuns.

Patologia

1. O ácido ascórbico é encontrado em frutas cítricas, vegetais verdes e tomates e é absorvido do intestino delgado via um sistema de transporte.
2. O ácido ascórbico possui múltiplas funções, agindo inclusive como antioxidante, promotor da absorção de ferro e cofator na conversão de dopamina em norepinefrina e na síntese de carnitina.
3. Consumo diário de ácido ascórbico inferior a 10 mg irá resultar em deficiência após alguns meses.

Prognóstico

1. A deficiência de vitamina C é caracterizada por sinais e sintomas de tecido conjuntivo anormal, como hemorragias perifoliculares e sangramento gengival. Os sintomas neurológicos incluem fraqueza, fadiga, depressão e confusão.
2. O tratamento geralmente resulta em remissão completa da síndrome clínica.

3. "Megadoses" de vitamina C (ou seja, superiores a 2 g/d) podem resultar em sangramento GI e cálculos renais de oxalato, porém nenhuma síndrome de hipervitaminose C do sistema nervoso é conhecida.

Diagnóstico
Uma concentração plasmática de vitamina C inferior a 11 μmol/L é considerada anormal, porém a maioria dos pacientes com escorbuto e comprometimento neurológico possui um nível plasmático de vitamina C indetectável.

Tratamento
Vitamina C, 100 mg 4 vezes ao dia por 1 semana, seguido por 100 mg 3 vezes ao dia por 1 mês e retomada de uma dieta normal.

Deficiência de Vitamina D
Introdução
1. A vitamina D (1,25-diidroxicolecalciferol; vitamina D_3) é a menos típica das vitamina, pois pode ser sintetizada na pele em quantidades adequadas para as necessidades metabólicas, desde que haja adequada exposição solar.
2. Resistência ou deficiência de vitamina D é a causa de raquitismo no esqueleto em crescimento ou osteomalácia em adultos.

Fisiopatologia
1. Na pele, a radiação ultravioleta converte a pró-vitamina D_3 (dehidrocolesterol) em vitamina D_3.
2. No fígado, a vitamina D_3 é convertida em D_3 hidroxilada e uma última etapa de hidroxilação é realizada, resultando na vitamina D biologicamente ativa (1,25-diidroxivitamina D_3).

Prognóstico
1. O metabolismo da vitamina D está intimamente ligado a diversos distúrbios do metabolismo de cálcio e fosfato. O prognóstico preciso varia, dependendo da causa do distúrbio.
2. Na deficiência de vitamina D associada à má absorção intestinal em adultos, pode-se esperar uma melhora significativa nos sintomas com a reposição de vitamina D.

Diagnóstico
1. A deficiência de vitamina D causa uma síndrome de dor e fraqueza muscular proximal. É suspeita de quando uma síndrome miopática dolorosa é encontrada em um paciente em risco para osteomalácia (p. ex., um paciente com exposição inadequada a luz solar; tratamento com anticonvulsivantes; insuficiência hepática e/ou renal; inadequada ingestão dietética de vitamina D).
2. Os níveis de vitamina D podem ser medidos no soro para confirmar o diagnóstico.

Tratamento
1. Para a deficiência dietética ou inadequada exposição a luz solar: 800 a 4.000 UI (0,02 a 0,1 mg) de vitamina D_2 (ergocalciferol) ou vitamina D_3 (colecalciferol) diariamente por 8 semanas, seguido por 400 UI/d até resolução da deficiência (p. ex., exposição inadequada à luz ou dieta inadequada).
2. Para tetania: 10 a 20 mg IV de gluconato de cálcio a 10%.
3. Para pacientes sob tratamento com drogas antiepilépticas: Adicionar 1.000 UI/d e monitorizar os níveis séricos de cálcio e de 1,25-hidroxivitamina D_3.

Deficiência de Vitamina E (Tocoferol)
Introdução
1. A vitamina E é uma família de tocoferóis lipossolúveis, que nunca são deficientes por razões dietéticas.
2. Todas as variantes da deficiência de vitamina E são devidas a má absorção severa ou a distúrbios genéticos que afetam o transporte ou os receptores da vitamina E.

Fisiopatologia

1. Dentre os oito tocoferóis naturalmente presentes, o RRR-α-tocoferol é o mais ativo biologicamente.
2. É absorvido pelo fígado na forma de quilomícrons, incorporado a uma proteína de muito baixa densidade e armazenado no cérebro, tecido adiposo e músculo.
3. Abetalipoproteinemia causa deficiência severa de vitamina E pela redução da capacidade de absorção e de transporte.

Prognóstico

1. A resistência e deficiência de vitamina E são manifestadas no sistema nervoso na forma de degeneração espinocerebelar, algumas vezes com aspectos de miopatia, oftalmoplegia externa progressiva e retinopatia pigmentar.
2. A resposta ao tratamento depende da causa precisa, porém sintomas iniciais podem responder bem ao tratamento com vitamina E.

Diagnóstico

1. Um nível sérico de α-tocoferol inferior a 5 µg/mL ou inferior a 0,8 mg de tocoferol por grama de lipídeos totais é considerado anormal.

Tratamento

1. Para pacientes com deficiência isolada de vitamina E: 800 a 1.200 mg/d de α-tocoferol.
2. Para pacientes com abetalipoproteinemia: 5.000 a 7.000 mg/d de α-tocoferol.

Deficiência de Vitamina K

Introdução

A vitamina K é uma família de quinonas lipossolúveis envolvidas na cascata da coagulação.

Fisiopatologia

1. A vitamina K_1 (filoquinona) é encontrada em vegetais, particularmente vegetais folhosos (p. ex., espinafre) e a vitamina K_2 (menaquinona) é sintetizada pela flora intestinal.
2. Os mecanismos de absorção de gordura mediados pelo pâncreas permitem a absorção da vitamina K, que, em seguida, pode ser armazenada no fígado e transportada ligada a lipoproteínas.
3. A vitamina K é um cofator necessário para a ligação do cálcio a diversas proteínas envolvidas na coagulação, incluindo a protrombina.
4. A deficiência de vitamina K pode resultar em sangramento, incluindo predisposição para hemorragias intracerebrais, intraventriculares, subaracnoideas, subdurais e epidurais.

Prognóstico

O tratamento com vitamina K irá rapidamente reverter as anomalias de coagulação, porém o prognóstico depende do local e extensão das hemorragias que ocorreram antes do tratamento.

Diagnóstico

1. Um índice de normatização internacional (INR) elevado em uma pessoa susceptível (ou seja, um paciente com má absorção lipídica, uso de antibióticos que esterilizam o intestino, uso de Warfarin, ou na infância) sugere deficiência de vitamina K.
2. Os níveis de vitamina K podem ser mensurados em casos problemáticos.

Tratamento

Administração IV de 10 mg de vitamina K, seguido pela administração oral de 1 a 2 mg/d ou parenteral de 1 a 2 mg/semana até a resolução da causa subjacente.

ENVENENAMENTO POR METAIS PESADOS
Chumbo
Introdução
1. A intoxicação por chumbo é uma causa potencial de comprometimento intelectual em crianças.
2. Apesar da redução dramática dos níveis sanguíneos de chumbo nas crianças nos últimos anos como resultado de uma política de saúde pública rigorosa nos países desenvolvidos, a intoxicação por chumbo ainda ocorre e é causa de problemas neuropsicológicos.
3. Em crianças, a toxicidade é geralmente o resultado de *pica* (ingestão), sendo mais comum entre 1 e 3 anos de idade. A reforma residencial também causa exposição, visto que o chumbo inorgânico está presente em tintas mais antigas (tanto internas, que ainda revestem as paredes de muitos edifícios mais antigos, quanto algumas tintas externas modernas).
4. A encefalopatia por chumbo é mais comum no verão do que no inverno.

Fisiopatologia
1. O composto orgânico de chumbo tetraetila é um aditivo para gasolina, que está presente em altas concentrações na atmosfera ao redor de tanques utilizados para armazenar gasolina e na sujeira coletada das áreas urbanas próximas aos cruzamentos e vias expressas muito movimentadas.
2. As tintas com chumbo permanecem uma fonte em algumas partes do mundo.

Prognóstico
1. Encefalopatia por chumbo.
   a. Epidemiologia.
      1) A encefalopatia ocorre em crianças que ingerem grandes quantidades de sais de chumbo.
      2) A toxicidade ocorre apenas raramente em adultos e principalmente naqueles expostos ao chumbo tetraetila, que é lipossolúvel e atinge altos níveis no SNC.
   b. Sinais e sintomas.
      1) Os sintomas habituais da encefalopatia por chumbo são mudança de personalidade, letargia, irritabilidade progredindo para sonolência e ataxia e, finalmente, convulsões, coma e morte.
      2) Nas crianças, episódios agudos de encefalopatia por chumbo podem recorrer, sobrepostos a um estado de intoxicação crônica por chumbo.
      3) A PIC pode estar elevada na infância e na encefalopatia por chumbo em adultos.
   c. Prognóstico: a taxa de letalidade da encefalopatia aguda por chumbo é menor que 5% nas melhores mãos, porém 40% das vítimas são deixadas com déficits neurológicos residuais permanentes e significativos que podem incluir demência, ataxia, espasticidade e convulsões.
2. Cólica do chumbo é a manifestação mais comum de envenenamento por chumbo em adultos.
   a. O paciente se torna anoréxico e constipado e geralmente apresenta náusea e vômitos. Há dor abdominal, porém não sensibilidade. Caracteristicamente, o paciente pressiona o abdome para aliviar o desconforto.
   b. Cólica do chumbo geralmente acompanha a encefalopatia por chumbo em crianças.
3. Manifestações neuromusculares do envenenamento por chumbo (neuropatia por chumbo).
   a. Lentificação da velocidade de condução nervosa motora é um sinal precoce de envenenamento por chumbo em crianças, porém neuropatia sintomática é rara.
   b. Em adultos, entretanto, neuropatia sintomática é comum no envenenamento por chumbo.
   c. Tipicamente, a neuropatia por chumbo é motora, porém parestesias e alterações sensitivas podem ocorrer.
   d. Os extensores enfraquecem antes dos flexores, e os grupos musculares mais utilizados (geralmente os extensores do punho) são os primeiros a serem envolvidos.
4. Ainda há controvérsia em relação à exposição crônica de baixo nível de chumbo em crianças como uma causa de distúrbio de déficit de atenção com hiperatividade.

Diagnóstico

1. **Exame físico:** O principal achado físico do envenenamento por chumbo, nem sempre presente, é a presença de linhas de chumbo nas margens gengivais. Estas linhas ocorrem em uma minoria de pacientes e, principalmente, quando há pouca higiene dentária.
2. **Esfregaço sanguíneo:** Na exposição crônica ao chumbo, há uma anemia microcítica que pode sobrepor-se à anemia por deficiência de ferro. Pontilhado basófilo é observado em uma minoria dos casos, e a medula óssea pode exibir sideroblastos anelados.
3. **Urina:** A toxicidade por chumbo causa disfunção tubular renal proximal associada a glicosúria, fosfatúria e aminoacidúria.
4. **Radiografias:** As linhas de chumbo podem ser observadas nos ossos longos. Nas crianças que tenham recentemente ingerido tinta contendo chumbo, manchas radiopacas podem ser observadas no abdome.
5. Evidência laboratorial do aumento da carga corporal de chumbo.
    a. O nível sérico de chumbo é o teste de triagem mais útil, embora não reflita com precisão a carga corporal total de chumbo.
    1) Os níveis de chumbo medidos do sangue capilar (obtido a partir de uma picada no dedo) estão sujeitos à contaminação por chumbo presente na pele. Consequentemente, uma amostra venosa asseadamente obtida é o método de eleição.
    2) O teste de excreção urinária de chumbo em 24 horas apresenta as mesmas limitações que o teste do nível sérico de chumbo. Níveis de chumbo superiores a 10 µg/dL (0,483 µmol/L) são preocupantes, porém há evidências de que qualquer nível de chumbo poderia estar associado a problemas neurocomportamentais em longo prazo.
    b. Um teste de mobilização com ácido etilenodiaminotetracético (EDTA) mede a carga corporal total de chumbo com maior precisão do que um único teste do nível sérico ou urinário.
    1) Este teste é perigoso em crianças com altas cargas de chumbo, pois o EDTA pode mobilizar o chumbo dos tecidos e precipitar encefalopatia. Portanto, não deve ser realizado em uma criança que possua nível sérico de chumbo superior a 70 µg/dL ou que apresente sintomas de encefalopatia precoce.
    2) O teste é realizado pela administração de EDTA de cálcio em uma ou 3 doses de 25 mg/kg IV, em intervalos de 8 horas. Uma amostra de urina de 24 horas é coletada, e o chumbo total excretado em 24 horas é medido.
    3) Um teste positivo tem mais de 500 mg de chumbo excretado em 24 horas ou mais de 1 mg de chumbo excretado em 24 horas por miligrama de EDTA administrado.
    c. Diversos testes medem os efeitos tóxicos do chumbo sobre o metabolismo da porfirina. Estes testes são geralmente as medidas mais sensíveis da toxicidade por chumbo.
    1) A atividade do ácido δ-aminolevulínico (δ-ALA)-desidratase nos eritrócitos é o teste mais sensível de envenenamento por chumbo, porém não é prontamente disponível.
    2) Níveis séricos ou urinários de δ-ALA superiores a 20 mg/dL são indicativos de toxicidade por chumbo.
    3) Excreção urinária de coproporfirina superior a 150 mg por 24 horas é indicativo de toxicidade por chumbo.
    4) Níveis de protoporfirina eritrocitária (PE) superiores a 190 mg/dL do sangue total são diagnósticos de envenenamento por chumbo na ausência de deficiência de ferro ou de protoporfiria eritropoiética, que também podem elevar os níveis de PE.

Tratamento

1. Encefalopatia.
    a. Para a encefalopatia por chumbo causada pela ingestão de chumbo inorgânico, terapia de quelação com EDTA e dimercaprol ou *British antiLewisite* (BAL) é instituída.
    1) As necessidades médicas imediatas do paciente, que podem incluir o controle de convulsões, redução da PIC elevada e proteção das vias aéreas, devem ser atendidas prioritariamente.
    2) Um fluxo urinário de 350 a 500 mL/m^2/d é estabelecido. Hidratação excessiva, especialmente com água livre, coloca o paciente com PIC elevada em risco e deve ser evitada.

3) Dimercaprol é administrado na dose de 500 mg/m^2/d por injeção IM profunda, em doses divididas a cada 4 horas para crianças com menos de 10 anos de idade. A dose para adultos é de 3 mg/kg/d, em doses divididas a cada 4 horas.
4) Quatro horas após a injeção inicial de dimercaprol, injeções simultâneas de dimercaprol e EDTA são administradas em sítios separados. A dose de EDTA é de 1.500 mg/m^2/d IM em doses divididas a cada 4 horas para crianças com menos de 10 anos de idade e 12,5 mg/kg/d para adultos. Em adultos, o EDTA pode ser administrado na forma de infusão IV contínua de uma solução de EDTA em 5% de dextrose em água a uma concentração não superior a 0,5%. A dose máxima para adultos é de 7,5 g/d.
5) O curso habitual da terapia é de 5 dias.
6) Devido ao risco de vômitos com o dimercaprol, a alimentação é suspensa nos primeiros 3 dias de tratamento e, então, fornecida apenas se o paciente estiver totalmente alerta e sem desarranjo GI. Terapia de ferro não é administrada simultaneamente com o dimercaprol. Eletrólitos, incluindo níveis de cálcio e fosfato, são medidos diariamente. SIADH frequentemente acompanha a encefalopatia por chumbo.
7) PIC elevada é controlada com agentes osmóticos. Há evidências inadequadas para apoiar o uso de corticosteroides. (Há evidências de uma interação adversa entre EDTA e esteroides, portanto alguns especialistas evitam seu uso simultâneo).
  b. Efeitos colaterais da terapia de quelação.
1) O dimercaprol pode produzir lacrimejamento, blefaroespasmo, parestesia, náusea, vômito, taquicardia e hipertensão. Seu uso é contraindicado na presença de deficiência de glicose-6-fosfato-desidrogenase.
2) O EDTA pode produzir lesão renal, anormalidades na condução cardíaca e distúrbios eletrolíticos. Função renal, cálcio e eletrólitos são seguidos diariamente, e o débito urinário é cuidadosamente monitorizado e mantido.
3) A injeção IM de EDTA é dolorosa. É comumente combinada com procaína a uma concentração final de 5%.
2. Cólica do chumbo e neuropatia por chumbo em adultos.
  a. Estas condições requerem atenção imediata, porém não são emergências. A base da terapia é a remoção do paciente do ambiente ofensor e eliminação das fontes de futura exposição ao chumbo.
  b. Em pacientes muito sintomáticos e naqueles com níveis séricos de chumbo iguais ou superiores a 100 μg/dL (ou níveis de PE superiores a 190 μg/dL, sangue total), um curso de terapia de quelação com dimercaprol acrescido de EDTA é fornecido, seguido por um curso de succimer (ácido dimercaptosuccínico) ou penicilamina oral.
  c. Em pacientes levemente sintomáticos sem níveis séricos de chumbo ou de PE intensamente elevados, um curso de succimer ou penicilamina oral é provavelmente adequado.
  d. A cólica do chumbo responde agudamente à administração IV de 1 g de gluconato de cálcio, conforme necessário.
3. Terapia em longo prazo.
  a. Um curso de 5 dias de dimercaprol acrescido de EDTA geralmente remove cerca de 50% dos depósitos de chumbo nos tecidos moles e reduz o nível sérico de chumbo em quantidade correspondente.
1) Após a suspensão da terapia de quelação, o chumbo pode ser mobilizado dos ossos, novamente elevando as concentrações de chumbo no soro e tecidos moles. Consequentemente, o nível sérico de chumbo deve ser checado em intervalos de alguns dias após o término de um curso de terapia de quelação e outro curso fornecido se o nível sérico de chumbo aumenta cerca de 80 μg/dL.
2) Alguns pacientes podem necessitar de 3 ou 4 cursos de terapia de quelação.
  b. Succimer pode ser usado para a terapia oral da intoxicação por chumbo.
1) A droga é administrada em dose de 30 mg/kg/d ou 1.050 mg/m^2 em 3 doses divididas por 5 dias. A dose é então reduzida para 20 mg/kg/d ou 700 mg/m^2 em 2 doses divididas por mais 14 dias.
2) É importante tratar a deficiência de ferro concomitante.

3) Os efeitos adversos do tratamento incluem desarranjo GI, erupções alérgicas e enzimas hepáticas elevadas.
   4) A droga possui um odor desagradável, que reduz a adesão do paciente. As cápsulas podem ser abertas e a droga salpicada em suco ou alimento.
   c. Normalmente, a penicilamina não é mais utilizada no envenenamento por chumbo. Foi amplamente utilizada antes da introdução do succimer para promover a excreção adicional de chumbo após um curso de dimercaprol acrescido de EDTA. Atualmente, seu uso é reservado para pacientes que necessitem de terapia de quelação oral, porém não conseguem tolerar o succimer.
   1) A penicilamina é administrada por via oral em dose única de 600 mg/m^2/d. Deve ser administrada em estômago vazio, pelo menos 2 horas das refeições. A terapia deve ser continuada por 3 a 6 meses.
   2) Reações tóxicas à penicilamina incluem síndrome nefrótica, neurite óptica, uma síndrome da junção neuromuscular semelhante à miastenia gravis, e discrasias sanguíneas.
4. O chumbo-tetraetila pode ser absorvido através do trato respiratório e, ao contrário dos sais de chumbo inorgânicos, pode produzir encefalopatia em adultos.
   a. O tratamento habitual é a terapia de quelação com dimercaprol acrescido de EDTA, embora não haja evidências fortes de sua eficácia.
   b. Os níveis séricos de chumbo e as concentrações de PE não são úteis para monitorizar o tratamento do envenenamento agudo com chumbo-tetraetila.
   c. O diagnóstico e a terapia devem ser baseados nos achados clínicos.
5. Exposição assintomática ao chumbo em crianças.
   a. Os níveis séricos de chumbo devem ser medidos a cada 6 meses em crianças em alto risco de envenenamento por chumbo.
   b. O controle é baseado no nível sérico de chumbo.
   1) Níveis séricos de chumbo inferiores a 10 µg/dL necessitam apenas de uma triagem de rotina continuada.
   2) Níveis séricos de chumbo de 10 a 20 µg/dL podem necessitar de exames mais frequentes e discussão com a família sobre a eliminação das possíveis fontes de chumbo ambiental.
   3) Níveis séricos de chumbo de 20 a 45 µg/dL demandam uma avaliação da condição médica do paciente, com particular atenção à nutrição e possível anemia ou deficiência de ferro, além de esforços vigorosos para remover o paciente da exposição ambiental ao chumbo. Um curso de terapia de quelação oral com succimer deve ser considerado.
   4) Níveis séricos de chumbo de 45 a 69 µg/dL requerem avaliações médicas e provavelmente neuropsicológicas, remoção da fonte de exposição e imediata terapia de quelação com succimer ou EDTA.
   5) Níveis séricos de chumbo iguais ou superiores a 70 µg/dL requerem terapia de quelação imediata com EDTA e dimercaprol.

Mercúrio

Introdução

A intoxicação por mercúrio pode ocorrer como resultado da exposição ao vapor de mercúrio elementar, mercúrio inorgânico ou mercúrio orgânico, como o metilmercúrio.

Fisiopatologia

1. Os sais de mercúrio e o vapor de mercúrio são potenciais toxinas ambientais nas indústrias químicas, de tinta e papel, especialmente na produção de cloro.
   a. O vapor ou pó de mercúrio são absorvidos pela pele e pulmões e os sais de mercúrio ingeridos são absorvidos a partir do trato intestinal.
   b. O mercúrio líquido elementar é pouco absorvido a partir do trato GI, a menos que seja finamente dividido.
2. Os compostos orgânicos de mercúrio conferem o maior risco ao sistema nervoso.

ENVENENAMENTO POR METAIS PESADOS   517

   a. O metilmercúrio é degradado no organismo em mercúrio inorgânico e metabolizado como sais de mercúrio inorgânico.
   b. O alquilmercúrio, primariamente metilmercúrio e etilmercúrio, é produzido na forma de um resíduo nas indústrias de plásticos e de fungicidas agrícolas. É bem absorvido pela pele e é altamente lipossolúvel, atingindo altas concentrações no SNC.

Prognóstico

1. O envenenamento agudo por mercúrio, devido a uma breve exposição a grande quantidade de mercúrio, produz estomatite e gosto metálico; sensação de constrição da garganta; úlceras na língua e palato; desarranjo GI com náusea, vômito e diarreia sanguinolenta; dor abdominal; insuficiência renal aguda; e colapso circulatório. As manifestações neurológicas incluem letargia, excitação, hiper-reflexia e tremor.
2. Envenenamento crônico por mercúrio inorgânico produz estomatite e gosto metálico, perda do apetite, uma linha azul ao longo da margem gengival, gengivas hipertrofiadas, tremor, coreia, ataxia, síndrome nefrótica e eritrismo (uma síndrome de mudança de personalidade, timidez e irritabilidade). A doença cor-de-rosa, ou acrodinia, ocorre em crianças. É caracterizada por irritabilidade, insônia, estomatite, perda de dentes, hipertensão e eritema.
3. Intoxicação por mercúrio orgânico produz fadiga, apatia, perda de memória, instabilidade emocional, ataxia severa, disartria, tremor, disfagia, parestesia e, caracteristicamente, constrição dos campos visuais. Isto pode progredir para convulsões, coma e morte. O mercúrio orgânico também atravessa a placenta e pode produzir retardo e paralisia nos filhos de mães assintomáticas. Lesões renais com disfunção tubular proximal também ocorrem.

Diagnóstico

1. O envenenamento por mercúrio deve ser diagnosticado por meio do histórico de exposição e do quadro clínico.
2. Os níveis de mercúrio no sangue total são normalmente inferiores a 10 µg/L. Um nível superior a 50 µg/L é considerado tóxico.

Tratamento

1. Os objetivos da terapia são remover o mercúrio não absorvido pelo trato GI, quelar o mercúrio já absorvido e prevenir insuficiência renal aguda.
2. Emese ou lavagem gástrica é utilizada para esvaziar o estômago, que é então lavado com uma solução proteinácea (clara de ovo, albumina ou leite magro) ou carvão ativado. Devido à natureza localmente corrosiva dos sais de mercúrio, a traqueia é intubada se o paciente não estiver totalmente alerta.
3. O sulfoxilato formaldeído de sódio pode reduzir a absorção de mercúrio através da redução química dos sais de mercúrio a uma forma menos solúvel de mercúrio metálico. Duzentos e cinquenta mililitros de uma solução a 5% podem ser instilados no duodeno.
4. O dimercaprol pode ser administrado em dose de 4 a 5 mg/kg IM a cada 4 horas, sem exceder uma dose de 300 mg. Após as primeiras 24 horas, a frequência das doses é reduzida para cada 6 horas por 2 a 3 dias e, então, a cada 8 horas no restante de um curso de 10 dias. N-acetil-D,L- penicilamina pode ser o melhor agente quelante para os compostos de mercúrio, porém não é geralmente disponível.
5. Administrar fluidos IV para manter o fluxo urinário e, se o paciente for oligúrico, manitol IV 1 g/kg é administrado. Diálise pode ser necessária na falência renal, em que o paciente está severamente intoxicado. O controle eletrolítico pode ser difícil devido à diurese induzida pelos sais de mercúrio com perdas de sódio e potássio, assim como depleção volêmica.
6. O envenenamento por mercúrio inorgânico é geralmente crônico. Há circulação enterohepática de alquilmercúrio, portanto a excreção pode ser promovida pela ligação do composto de mercúrio no intestino delgado com uma resina não absorvível. Colestiramina, 16 a 24 g/d em doses divididas, pode ser administrada junto com uma quantidade suficiente de catártico osmótico (p. ex., sorbitol) para prevenir constipação. A dose da colestiramina em crianças não foi estabelecida.

Arsênico

Introdução
1. Os arsênicos orgânicos eram utilizados como tratamento para a sífilis e como diuréticos, porém não estão mais em uso clínico.
2. Atualmente, a maior parte da toxicidade é devida à ingestão intencional com o objetivo de homicídio ou suicídio.
3. Ocasionalmente, o envenenamento iatrogênico ocorre a partir dos agentes antiparasitários contendo arsênico utilizados no tratamento da tripanossomíase (p. ex., triparsamida, carbarsona e arsenito) e a partir de cremes manipulados antipsoríase.

Fisiopatologia
1. A fonte primária do envenenamento por arsênico é a ingestão de pesticidas, tanto acidentalmente em crianças e trabalhadores agrícolas quanto intencionalmente para suicídio ou homicídio.
2. O veneno de rato contendo arsênico não é mais amplamente utilizado, porém ainda é armazenado em algumas casas e fazendas.

Prognóstico
1. Envenenamento agudo.
    a. Agudamente, o arsênico produz lesão no endotélio capilar, provocando extravasamento na circulação esplâncnica. Náusea, vômito, dores abdominais e cãibras musculares também ocorrem.
    b. Com doses relativamente altas, pode ocorrer hemólise intravascular, podendo resultar em insuficiência renal aguda. Alterações estão presentes no ECG e há o desenvolvimento de estomatite.
    c. Com doses letais, uma sequência de choque, coma e morte ocorre em 20 a 48 horas.
2. Envenenamento crônico.
    a. Sintomas GI são menos proeminentes que no envenenamento agudo, porém ocorre perda de peso, anorexia, náusea e diarreia ou constipação.
    b. Toxicidade neurológica pode se manifestar na forma de uma neuropatia sensitiva motora, salivação e sudorese excessiva, e encefalopatia.
    c. A encefalopatia, nos estágios iniciais, consiste de fadiga, sonolência, dor de cabeça e confusão, porém pode progredir para convulsões, coma e morte.
    d. Pode haver aumento da concentração proteica no LCR e uma leve pleocitose, além de febre que pode ser confundida com uma infecção.
    e. Os sinais dermatológicos podem ser diagnósticos, com queratose arsênica característica e linhas transversas nas unhas (linhas de Mees).
    f. Lesão hepática e renal pode ocorrer.

Diagnóstico
1. A intoxicação aguda por arsênico é reconhecida por uma história de ingestão, pela apresentação clínica e níveis séricos. Na intoxicação aguda, a excreção urinária de arsênico pode ser extremamente alta.
2. Envenenamento crônico por arsênico.
    a. O envenenamento crônico por arsênico é deduzido pelo quadro clínico, especialmente pelas manifestações dermatológicas.
    b. Os limites superiores normais da excreção urinária de arsênico não são precisamente definidos, porém níveis superiores a 0,1 mg/L são sugestivos de exposição anormalmente alta. Concentração de arsênico nas unhas ou cabelo superior a 0,1 mg/kg é indicativa, porém não diagnóstica, de envenenamento por arsênico.
    c. Indivíduos que são cronicamente expostos ao arsênico podem abrigar grandes quantidades de arsênico em seus tecidos e excretar grandes quantidades sem desenvolver sintomas de toxicidade.
    d. Com a ingestão crônica de arsênicos há aumento da excreção urinária de coproporfirinogênio III, porém excreção urinária normal de α-ALA.

Tratamento

1. Remoção da exposição e eliminação do arsênico não absorvido do trato GI através da emese ou lavagem gástrica e catárticos osmóticos são as etapas iniciais.
2. Dimercaprol não é um agente quelante eficaz para o arsênico.
   a. O curso usual consiste de 4 a 5 mg/kg IM a cada 4 horas por 24 horas, seguido pela mesma dose a cada 6 horas por 2 a 3 dias, que é seguido pela redução gradual da dose até completar um curso de 10 dias.
   b. Neuropatia pode necessitar de meses para se resolver.
3. Distúrbios hídricos e eletrolíticos devem ser rapidamente corrigidos, e o volume intravascular deve ser protegido com soluções de albumina e eletrolíticas. Vasopressores podem ser necessários em casos de envenenamento agudo.
4. A dor abdominal do envenenamento agudo por arsênico pode ser severa e necessitar de grandes doses de narcóticos.

Tálio

Introdução

O tálio era utilizado como um tratamento para doenças humanas severas, incluindo sífilis, gota e tuberculose, porém não está mais presente em nenhum fármaco.

Fisiopatologia

1. O tálio é o ingrediente primário em alguns cremes depilatórios e em venenos de rato. O envenenamento geralmente ocorre como resultado de ingestão acidental destes materiais.
2. Os íons de tálio são similares em tamanho ao potássio, permitindo que interfiram com as reações dependentes do potássio.

Prognóstico

1. Alopecia é o marco da intoxicação por tálio.
2. Manifestações neurológicas são proeminentes: ataxia, coreia, inquietação e alucinações, progredindo para coma e morte.
3. Cegueira, paralisia facial e neuropatia periférica podem ocorrer. Náusea, vômito, constipação e lesão hepática e renal também podem ocorrer.

Diagnóstico

1. A concentração urinária normal de tálio é inferior a 0,3 µg/L.
2. Alopecia pode ocorrer com níveis urinários de tálio superiores a 20 µg/L e efeitos neurológicos significativos ocorrem com níveis superiores a 50 µg/L.

Tratamento

1. Remoção da exposição e eliminação do tálio não absorvido pelo trato GI com emese ou lavagem gástrica e catarse como as formas primárias de terapia.
2. Azul de Prússia (hexacianoferrato de potássio) pode ser introduzido por cânula no duodeno, podendo reduzir a absorção de tálio. A dose é de 250 mg/kg, administrada por 24 horas em 2 a 4 doses divididas.

ENVENENAMENTO POR MONÓXIDO DE CARBONO

Introdução

O monóxido de carbono é a causa mais comum de morte por envenenamento, tanto por exposição acidental (p. ex., fumaça) como por exposição intencional para homicídio ou suicídio.

Fisiopatologia

1. As manifestações agudas da inalação de monóxido de carbono são aquelas de hipóxia sem cianose.
   a. O aspecto "vermelho cereja" citado nos livros didáticos é incomum.
   b. A primeira disfunção neurológica é letargia, que pode progredir para coma.
   c. Ocorrem hemorragias retinianas.
   d. À medida que a hipóxia se torna mais severa, há falência das funções do tronco encefálico.
   e. Isquemia cardíaca e infarto do miocárdio podem ocorrer.
2. O paciente pode recuperar-se completamente do episódio agudo se socorrido a tempo ou pode apresentar disfunção neurológica residual.
   a. Caracteristicamente, os gânglios basais são as estruturas mais vulneráveis (particularmente o globo pálido).
   b. O paciente também pode recuperar-se completamente da intoxicação aguda apenas para posteriormente sucumbir a uma desmielinização maciça subaguda da substância branca cerebral 1 a 3 semanas após a exposição.

Prognóstico

O prognóstico depende da duração da exposição.

Diagnóstico

1. A história é geralmente suficiente para fazer o diagnóstico. A aparência vermelho-cereja também pode fornecer uma dica. Geralmente, se o paciente inalou fumaça ou chama, e não ar contaminado por monóxido de carbono, o dano ao epitélio respiratório causado pelo calor ou pelos óxidos de nitrogênio é de preocupação mais imediata do que o envenenamento por monóxido de carbono.
2. Muitos laboratórios de gasometria podem medir a saturação do sangue com monóxido de carbono. (Notar que o sangue venoso é adequado para as determinações do monóxido de carbono).
   a. Na ausência de doença pulmonar ou de um *shunt* direita-esquerda, a SaO_2, enquanto o paciente está respirando oxigênio a 100%, irá, por subtração, dar uma estimativa da saturação do monóxido de carbono.
   b. A PaO_2 não apresenta nenhuma utilidade para estimar a saturação do monóxido de carbono, pois não será afetada pela combinação da hemoglobina com monóxido de carbono.

Tratamento

1. A terapia primária para a intoxicação por monóxido de carbono é remover o paciente da exposição o mais rápido possível e administrar oxigênio a 100%.
   a. Um paciente com sintomas de hipóxia ou com saturação de monóxido de carbono superior a aproximadamente 40% deve ser observado no hospital por no mínimo 48 horas e mantido em oxigênio suplementar até que a concentração de monóxido de carbono caia abaixo de 20%.
   b. Para pacientes severamente envenenados, a oxigenoterapia hiperbárica ou transfusão de troca podem ser benéficos.
2. Qualquer manobra que reduza a demanda tecidual por oxigênio deve ser realizada.
   a. Pacientes são mantidos em repouso e tranquilizados se forem hiperativos devido a uma encefalopatia ou outras causas.
   b. Hipertermia é tratada vigorosamente.
3. Vítimas de incêndio frequentemente inalam monóxido de carbono e cianeto (um produto da combustão de muitos plásticos e materiais sintéticos). Embora os agentes formadores de metemoglobina, como o nitrito de amilo e o nitrito de sódio, sejam rotineiramente utilizados para tratar envenenamento por cianeto, eles reduzem a capacidade de transporte de oxigênio do sangue e, provavelmente, devem ser evitados quando os níveis de monóxido de carbono são altos.
4. Distúrbios do movimento residuais são comuns após envenenamento severo por monóxido de carbono.
   a. Coreoatetose, mioclonia e uma síndrome parkinsoniana podem ocorrer. Estes distúrbios são tratados sintomaticamente do mesmo modo que os distúrbios do movimento de outras causas (ver Capítulo 13).

b. Para o parkinsonismo associado à intoxicação por monóxido de carbono, agonistas dopaminérgicos de ação direta (bromocriptina, pramipexol, pergolida) podem ser mais eficazes do que a L-dopa.
 5. Não há um tratamento conhecido ou meios específicos para prevenir a desmielinização maciça tardia que algumas vezes segue o envenenamento por monóxido de carbono.

ENVENENAMENTO POR INBIDORES DA ACETILCOLINESTERASE

Introdução
A acetilcolinesterase (AChE) (a enzima que catalisa a hidrólise da acetilcolina nas sinapses colinérgicas) é bloqueada competitivamente ou irreversivelmente por muitas substâncias que ocorrem naturalmente, assim como por agentes utilizados na guerra química e inseticidas.

Fisiopatologia
 1. A fonte habitual de inibidores da AChE são os inseticidas organofosforados. Envenenamento agudo pode ocorrer através da ingestão, inalação ou absorção cutânea.
 2. O envenenamento crônico produz neuropatia periférica crônica. Seu único tratamento é a descontinuação da exposição da toxina.

Manifestações Clínicas
 1. O envenenamento agudo por inibidores da AChE causa uma combinação de efeitos locais, efeitos nicotínicos e muscarínicos sistêmicos e toxicidade ao SNC.
 2. Efeitos locais.
    a. A exposição por inalação produz sintomas ligados aos olhos, membranas mucosas do nariz e faringe, e ao músculo liso brônquico. Constrição pupilar, congestão conjuntival, corrimento nasal aquoso, sibilância e aumento das secreções respiratórias são sintomas proeminentes.
    b. Ingestão de inibidores da AChE produz anorexia, náusea, vômito, cólicas abdominais e diarreia.
    c. A exposição cutânea produz edema localizado e fasciculações musculares.
 3. Os efeitos muscarínicos incluem salivação, sudorese, lacrimejamento, bradicardia e hipotensão. Envenenamento severo produz micção e defecação involuntária.
 4. Os efeitos nicotínicos referentes à junção neuromuscular incluem fadiga muscular, fraqueza e fasciculações que progridem para paralisia. O efeito da intoxicação por inibidores da AChE que traz risco de vida imediato é a paralisia respiratória, que é especialmente perigosa quando combinada com broncoespasmo e secreções brônquicas abundantes.
 5. A toxicidade do SNC é manifestada por confusão, ataxia, disartria e redução dos reflexos tendinosos profundos, que pode progredir para convulsões e coma.

Diagnóstico
 1. A apresentação clínica e uma HX de exposição são os elementos-chave para o diagnóstico.
 2. Alguns laboratórios clínicos analisam a atividade da AChE no plasma e eritrócitos. Embora o limite normal da atividade da AChE seja amplo, pacientes com intoxicação sistêmica significativa por inibidores da AChE apresentam níveis extremamente baixos.

Tratamento
 1. A exposição é limitada pela remoção do paciente do ar contaminado, lavagem abundante da pele com água ou, conforme indicado, lavagem gástrica.
 2. As vias aéreas devem ser protegidas, especialmente se a lavagem gástrica for necessária e, quando necessário, assistência respiratória deve ser fornecida. Sucção frequente das secreções respiratórias é necessária.
 3. Colapso circulatório é tratado com manutenção do volume hídrico e vasopressores conforme necessário.

4. Convulsões são tratadas pelos métodos usuais (ver Capítulo 2).
5. Os efeitos muscarínicos podem ser bloqueados com a administração de altas doses de atropina.
   a. A terapia deve ser realizada com 2 mg IV de atropina e ser repetida a cada 3 a 5 minutos até o desaparecimento dos sintomas muscarínicos e reversão da bradicardia.
   b. Se o paciente estiver alerta, doses de atropina devem ser administradas pela VO, IV se necessário. Em pacientes comatosos, doses precisarão ser repetidas em intervalos de algumas horas.
6. Reversão da AChE periférica pode ser alcançada com pralidoxima, para a proporção da enzima que não se tenha ligado "irreversivelmente" ao inibidor.
   a. A dose inicial para adultos é de 1 g, por infusão IV durante 2 ou mais minutos.
   b. Se não é observada melhora em 20 minutos, a dose é repetida.
   c. Quanto mais cedo a pralidoxima é administrada no curso da intoxicação, maior será seu efeito. Pode ser necessário repeti-la a cada 8 a 12 horas.
   d. A pralidoxima não alcança a AChE no SNC, e compostos que o atingem não estão geralmente disponíveis.

ETANOL (ÁLCOOL)
Introdução
1. Um álcool é um composto orgânico em que um grupo hidroxila é ligado ao carbono de um grupo alquila. Muitos alcoóis são potencialmente prejudiciais ao sistema nervoso, porém os três mais comuns na prática clínica são o álcool etílico, o álcool metílico e o etilenoglicol.
2. O álcool etílico é responsável pela maioria da toxicidade neurológica entre todas as drogas ou toxinas.
3. Visto que o alcoolismo está geralmente associado à desnutrição, as complicações neurológicas do alcoolismo são uma mistura daquelas causadas pelos efeitos diretos do álcool (e/ou seus metabólitos) e das resultantes da desnutrição.

Fisiopatologia
1. Farmacocinética do álcool etílico.
   a. O etanol é completamente absorvido a partir do trato GI em 2 horas, porém menos rapidamente se houver alimento no estômago no momento da ingestão.
   b. O etanol é metabolizado pelo fígado, mais rapidamente naqueles que bebem regularmente e excessivamente do que em bebedores ocasionais.
   c. A taxa do metabolismo de etanol é de aproximadamente 7 a 10 g/h, que representa 30 mL de uma bebida de graduação alcoólica de 45% ou 300 mL de cerveja por hora.
   d. O nível sanguíneo letal de álcool é de aproximadamente 5.000 mg/L. Em um homem de 70 kg, isto representa cerca de 470 mL de uma bebida de graduação alcoólica de 45% distribuída pelo peso corporal total.
   e. A toxicidade de uma dose de etanol depende no nível máximo de etanol no sangue, a rapidez com o qual este nível é obtido, a experiência prévia do paciente com álcool e a presença de outras drogas.

Prognóstico
1. A intoxicação aguda por álcool é completamente reversível, a menos que tenha ocorrido parada respiratória.
2. A intoxicação crônica por álcool pode estar associada a perda irreversível de funções neurológicas devido aos efeitos diretos do álcool e/ou os efeitos da desnutrição.

Diagnóstico
1. A HX sugere o álcool como a possível causa de um problema neurológico.
2. A intoxicação aguda por álcool pode ser confirmada por um nível sanguíneo superior a 100 mg/dL, porém pode haver o desenvolvimento de tolerância de modo que indivíduos que bebem regularmente podem ser assintomáticos com níveis de até 800 mg/dL.

ETANOL (ÁLCOOL)

Tratamento
1. Intoxicação por álcool.
   a. Para as intoxicações leves, o aspecto mais importante do controle é assegurar que os pacientes não coloquem a si próprios ou outros em situações perigosas tentando dirigir. Analépticos, como cafeína, anfetaminas e teofilina, não ajudam a deixar o paciente "sóbrio" ou melhoram o desempenho na direção.
   b. Intoxicação moderada por álcool coloca pouco risco aos pacientes se eles forem observados até que estejam prontos para irem sozinhos para casa. Se houve ingestão nas 2 horas antecedentes, emese, lavagem gástrica e catarse podem ser utilizados para prevenir absorção adicional. como na intoxicação leve, os analépticos não são úteis.
   c. O principal risco na intoxicação severa por etanol é a depressão respiratória. Contanto que tratamento de suporte adequado seja fornecido antes que hipóxia significativa ocorra, o prognóstico é excelente. O álcool será metabolizado dentro de 24 horas.
   1) O nível sanguíneo de álcool pode ser medido diretamente ou estimado medindo a osmolaridade sérica. Cada 100 mg/L de etanol sanguíneo aumenta a osmolaridade sérica em aproximadamente 2 mOsm/L.
   2) Intubação traqueal e suporte respiratório são fornecidos ao primeiro sinal de depressão respiratória. O suporte respiratório deve ser continuado até que o paciente esteja completamente alerta.
   3) Lavagem gástrica é realizada se houver uma possibilidade de ingestão de álcool ou de outra droga nas 2 horas anteriores. Se o paciente não estiver completamente alerta, uma cânula endotraqueal com balão é inserida antes da lavagem gástrica.
   4) Frequentemente, a ingestão potencialmente fatal de etanol é acompanhada pela ingestão de outros depressores do SNC. Esta possibilidade deveria ser considerada se o estado de consciência do paciente estiver deprimido de modo desproporcional com relação ao nível de etanol sanguíneo ou na presença de sinais neurológicos inexplicáveis.
   5) Fluidos são administrados para manter um débito urinário e uma pressão arterial adequada, porém não há necessidade de induzir diurese forçada.
   6) Se o paciente é suspeito de ser um alcoólatra crônico ou de ter doença hepática severa, sangue é coletado para determinação dos níveis de glicose e eletrólitos. Tiamina 50 mg IV e dextrose 50 g IV são administradas no caso de encefalopatia de Wernicke ou hipoglicemia.
   7) Alcoólatras crônicos são frequentemente potássio-depletados e podem necessitar de reposição com KCl. O equilíbrio ácido-básico precisa ser mantido e a cetoacidose alcoólica é tratada apropriadamente com glicose e fluidos IV.
   8) Se o nível sanguíneo de etanol é extremamente alto (superior a 7.000 mg/L), a realização de hemodiálise ou diálise peritoneal pode ser justificada para reduzir rapidamente o nível de etanol.
   9) Embora a administração de frutose acelere o metabolismo do etanol, seu risco não justifica o benefício obtido.
2. Abstinência alcoólica.
   a. Síndrome de abstinência leve.
   1) As manifestações clínicas da abstinência alcoólica leve são ansiedade, fraqueza, movimentos trêmulos, sudorese e taquicardia.
   2) Na ausência de outra doença intercorrente, como doença arterial coronária ou infecção, os pacientes podem ser observados em casa por familiares.
   3) Uma dose de 50 mg IM de tiamina é administrada e multivitaminas são receitadas se os pacientes estiverem desnutridos. Os pacientes são instruídos a manter uma hidratação e ingestão de alimentos adequada durante o período de abstinência.
   4) Um tranquilizante benzodiazepínico minimiza os sintomas de abstinência.
      a) Em geral, o tratamento pode ser iniciado com 25 a 50 mg de clordiazepóxido VO a cada 4 horas durante as primeiras 48 a 72 horas e, então, gradualmente reduzido durante 5 a 7 dias.
      b) Diazepam é igualmente eficaz. A dose mínima é de 5 a 10 mg VO a cada 4 a 6 horas.

b. Síndrome de abstinência moderada e severa.
  1) Pacientes febris, irracionais, alucinando ou agitados devem ser hospitalizados até a resolução destas manifestações.
  2) Déficits na hidratação e potássio são repostos com soluções apropriadas. Hipotensão geralmente responde a reposição volêmica rigorosa.
  3) Abstinência do etanol pode ser precipitada por uma doença intercorrente, geralmente infecção. Tais enfermidades devem ser detectadas e tratadas apropriadamente.
  4) Os alcoólatras crônicos estão sujeitos a distúrbios hemorrágicos em consequência da doença hepática ou trombocitopenia. Consequentemente, 600 mg ou 1,2 g de acetaminofeno VO ou retal, é preferível à aspirina para o tratamento de hipertermia.
  5) O paciente é geralmente magnésio-depletado. Não há evidências concretas de que a reposição de magnésio possua qualquer efeito sobre o curso da síndrome de abstinência, porém muitos clínicos escolhem administrar magnésio se o paciente é internado no início do curso da abstinência. O sulfato de magnésio pode ser fornecido em uma solução a 50%, 1 a 2 mL IM, ou a mesma quantidade pode ser misturada com solução eletrolíticas IV.
  6) Doença hepática severa pode resultar em hipoglicemia e inanição pode resultar em cetoacidose. Consequentemente, glicose é administrada no início do quadro, em bolus de 25 a 50 g (se o paciente é comatoso), ou na forma de uma solução de dextrose com eletrólitos.
  7) Tiamina, um mínimo de 50 mg IV ou IM e até centenas de miligramas subsequentemente, é administrada aos alcoólatras crônicos antes da glicose devido ao risco de encefalopatia de Wernicke.
c. Tranquilização.
  1) Os benzodiazepínicos são as drogas de eleição para sedação na abstinência alcoólica.
  2) Diazepam, clordiazepóxido e lorazepam são essencialmente idênticos em seus efeitos terapêuticos quando utilizados em doses equipotentes.
    a) O diazepam e o clordiazepóxido possuem uma ação prolongada (12 a 36 horas), enquanto o lorazepam apresenta uma duração de ação menor. Todas são bem absorvidas por VO, são erraticamente absorvidas quando administradas pela via IM e apresentam efeito rápido e previsível quando administradas pela via IV.
    b) O risco primário destas drogas é a depressão excessiva do SNC após doses repetidas, devido ao efeito cumulativo de doses sucessivas administradas em 24 horas. Ocasionalmente, parada respiratória pode ocorrer com uma injeção IV rápida de qualquer uma destas drogas, porém o risco é minimizado com doses pequenas.
    c) O diazepam pode ser administrado pela via IV em doses de 2,5 ou 5 mg a cada 5 minutos até que o paciente esteja calmo e, então, 5 a 10 mg VO ou por injeção IV lenta a cada 2 a 6 horas, conforme necessário.
    d) O clordiazepóxido pode ser utilizado de maneira idêntica, com 12,5 mg de clordiazepóxido sendo equivalente a 2,5 mg de diazepam.
    e) Lorazepam pode ser utilizado de maneira idêntica, com 2 mg de lorazepam sendo equivalente a 5 mg de diazepam.
  3) Observação frequente é necessária para prevenir toxicidade cumulativa e a administração de doses excessivas (aproximadamente 5 mg de diazepam, 2 mg de lorazepam ou 25 mg de clordiazepóxido) em qualquer injeção IV. É essencial que cada paciente seja tratado individualmente com tranquilizantes e reavaliado repetitivamente, ao invés de utilizar um esquema de doses fixas.
d. Convulsões por abstinência.
  1) As convulsões por abstinência de etanol tipicamente ocorrem entre 12 e 30 horas após a cessação da ingestão regular de etanol, são convulsões motoras maiores generalizadas e são normalmente breves e em número de uma ou duas. As convulsões podem ocorrer antes ou após este período de tempo e serem prolongadas, e estado epilético pode ocorrer.
  2) O EEG interictal é normal e, exceto pelos períodos de retirada das drogas, o paciente não está predisposto a convulsões não provocadas.
  3) O diagnóstico da convulsão por abstinência de etanol pode ser feito se a convulsão se encaixa no típico padrão clínico e não houver outra causa. Convulsões devido a outras

causas, como lesões traumáticas corticais antigas ou hematoma subdural, são precipitadas pela abstinência de etanol e devem ser tratadas de acordo (ver Capítulo 2).
4) Fenitoína.
   a) A fenitoína pode proteger parcialmente contra as convulsões por abstinência de etanol, porém seu uso não é obrigatório neste cenário. Especialistas diferem sobre as indicações para a profilaxia com fenitoína. Alguns administram fenitoína a todos os pacientes nas primeiras 24 horas de abstinência do uso excessivo de etanol. Outros limitam seu uso para aqueles com história de convulsões por abstinência ou com distúrbio convulsivo subjacente.
   b) A administração de uma dose de carga de 1 g, seja em dose única IV infundida durante 20 a 30 minutos ou VO dividida em 2 ou 3 doses, com 1 a 2 horas de intervalo, é realizada em pacientes que não estejam tomando um medicamento antiepiléptico. Os pacientes são mantidos sob 300 mg/d VO ou IV por 3 dias e a dose é gradualmente reduzida durante um período aproximado de 1 semana.
   c) As convulsões por abstinência de etanol não são uma indicação para terapia prolongada com anticonvulsivantes.
5) Após a ocorrência de uma convulsão por abstinência, é racional observar o paciente sem terapia, desde que outras causas de convulsão (particularmente traumatismo craniano, hematoma subdural, desarranjo metabólico e infecção do SNC) tenham sido excluídas. A maioria das convulsões por abstinência não irão recorrer ou, se recorrerem, serão breves.
6) Outras drogas antiepilépticas podem ser utilizadas profilaticamente, incluindo levetiracetam, carbamazepina, oxcarbazepina e topiramato, embora não haja evidências da segurança e eficácia destas drogas neste cenário. Geralmente, deve-se evitar o uso de valproato devido a seu potencial de toxicidade hepática. Barbituratos devem ser evitados, pois podem potenciar o efeito depressivo respiratório dos benzodiazepínicos utilizados para tratar os sintomas de abstinência.

OUTROS ALCOÓIS

1. Álcool metílico (metanol; álcool da madeira) também é encontrado nos limpadores de para-brisa, solução anticongelante para carros, decapantes de tintas e solventes industriais. É substituto do etanol para alcoólatras crônicos.
   a. Metanol causa uma neuropatia óptica com grandes escotomas simétricos que podem ter início repentino e são apenas parcialmente reversíveis.
   b. A intoxicação é acompanhada por acidose sistêmica, sonolência, disartria e ataxia. Em casos severos, ocorre convulsão, taquipneia e hipotensão.
   c. A acidose sistêmica exibe um hiato aniônico, porém pode não ser evidente por várias horas.
   d. A acidose deve ser corrigida e ácido fólico administrado para intensificar a eliminação do metanol. Casos extremos requerem hemodiálise.
   e. O etanol prejudica a conversão de metanol em metabólitos tóxicos, principalmente ácido fórmico, porém tem sido substituído por fomepizol, que é discutido abaixo. Ambos podem prevenir lesão tecidual se administrados precocemente.
2. Etilenoglicol é encontrado em solução anticongelante e é utilizado em tentativas de suicídio e de embriaguez.
   a. Os sinais iniciais são aqueles de intoxicação por álcool.
   b. Uma acidose metabólica com hiato aniônico se desenvolve rapidamente e é típica desta *overdose*.
   c. Ocorre insuficiência renal devido a oxalúria, podendo haver hipotensão sistêmica e edema cerebral. Muitos casos são fatais.
   d. O fomepizol é um antídoto relativamente específico para a intoxicação por álcool metílico e etilenoglicol, que age inibindo a álcool-desidrogenase. A dose de carga em pacientes não sendo submetidos à hemodiálise é de 15 mg/kg, seguida por uma dose de 10 mg/kg a cada 12 horas. Em pacientes sendo submetidos à hemodiálise, as mesmas doses são administradas em intervalos de 6 horas após a primeira dose e, então, a cada 4 horas. Infusões são administradas durante 30 minutos.

ENCEFALOPATIA DE WERNICKE

Introdução
A encefalopatia de Wernicke é causada pela deficiência de tiamina que ocorre em alcoólatras crônicos ou pacientes com desnutrição crônica. Casos raros ocorrem em pacientes com longos tempos de internação na unidade de terapia intensiva (UTI) e naqueles com anorexia e vômitos recorrentes devido à gravidez (hiperemese gravídica), quimioterapia ou pancreatite.

Fisiopatologia
1. As manifestações cardinais são confusão e perda de memória, nistagmo, déficits dos movimentos extraoculares (geralmente paralisias unilaterais ou bilaterais do sexto nervo craniano) e ataxia, ocorrendo em qualquer combinação. Estes sintomas podem apresentar início agudo ou subagudo.
2. Sonolência, estupor e até coma podem ocorrer.

Prognóstico
1. Com o tratamento rápido, as alterações oculares geralmente se resolvem em alguns dias e o nistagmo em algumas horas, porém aproximadamente 1/4 dos pacientes permanecerão com psicose de Korsakoff, em que a habilidade de formar novas memórias é comprometida.
2. Qualquer paciente com predisposição apropriada que apresente qualquer sinal de ataxia, confusão ou anormalidade nos movimentos extraoculares deve ser tratado para a encefalopatia de Wernicke.

Diagnóstico
1. Geralmente, o diagnóstico é clinicamente óbvio, porém pode ser confirmado com os níveis de transcetolase eritrocitária ou níveis de tiamina.
2. A amostra de sangue deve ser coletada antes da administração de tiamina, a fim de ser diagnóstica.

Tratamento
1. O tratamento é com tiamina parenteral. A dose necessária não foi estabelecida e algumas novas diretrizes sugerem doses muito mais altas que a dose habitual de 50 a 100 mg/IV ou IM imediatamente e, então, 50 mg/d VO ou IM por 3 dias; doses inicias de 200 a 500 mg podem ser necessárias para repor as reservas em alcoólatras desnutridos. Exceto pelas raras reações de hipersensibilidade imediata à administração IV, a vitamina não causa toxicidade..
2. Profilaxia.
   a. A administração de glicose antes da tiamina em um paciente severamente deficiente de tiamina pode precipitar a encefalopatia de Wernicke. Portanto, recomenda-se que pelo menos 50 mg IV de tiamina sejam administradas antes da glicose em qualquer paciente em que a deficiência de tiamina seja uma possibilidade, incluindo aqueles com coma de causa desconhecida.
   b. Pacientes em risco para a encefalopatia de Wernicke devem ser tratados com multivitaminas, incluindo vitaminas do complexo B, junto com tiamina.

OPIÁCEOS
Overdose de Opiáceos
Introdução
1. Opiáceos são os alcaloides farmacologicamente ativos que podem ser extraídos da papoula.
2. Os opiáceos comumente utilizados incluem ópio (paregórico), morfina, heroína, hidromorfona, oximorfona, oxicodona, levorfanol, hidrocodona e codeína.

OPIÁCEOS

Fisiopatologia
1. Estado mental deprimido, depressão respiratória e pupilas puntiformes são os sintomas típicos de envenenamento agudo por opiáceos.
2. A temperatura corporal pode estar subnormal, a pressão arterial pode estar baixa e os membros e mandíbula estão geralmente flácidos.
3. Com doses muito altas, podem ocorrer convulsões e edema pulmonar.

Prognóstico
1. Se tratado prontamente, os efeitos neurológicos da intoxicação por opiáceos são reversíveis.
2. Complicações em longo prazo resultam da hipoxemia, que é secundária à depressão respiratória.

Diagnóstico
1. A HX sugere o uso de opiáceos.
2. Consciência deprimida com pupilas fixas bem pequenas apóiam o diagnóstico e os níveis de opiáceos confirmam.

Tratamento
1. Pacientes com cianose, frequência respiratória inferior a 10/min ou que não consigam proteger as vias aéreas são intubados com uma cânula orotraqueal ou nasotraqueal e recebem assistência respiratória com ventilação com pressão positiva.
2. Naloxona (Narcan), um antagonista dos opioides, é administrado em incrementos de 0,4 mg por injeção IV rápida até que o paciente esteja respirando normalmente ou até a administração de um total de 10 mg, momento em que o diagnóstico deve ser questionado.
    a. A duração da ação da naloxona é, dependendo da dose, somente de 1 a 4 horas, sendo mais curta que a duração dos opiáceos comumente disponíveis. Portanto, após a reversão da ação de um opioide, os pacientes requerem observação rigorosa no caso da ocorrência de coma. Doses repetidas de naloxona podem ser necessárias, especialmente na intoxicação por metadona, devido à longa duração de ação da metadona (24 a 36 horas).
    b. Paradoxalmente, os viciados em opioides são mais sensíveis aos antagonistas de narcóticos do que os pacientes que não são tolerantes aos opiáceos. Portanto, os antagonistas de narcóticos são administrados em pequenas doses IV (naloxona, 0,4 mg) a cada 2 a 3 minutos até o alcance do efeito desejado ou até que uma dose total de 10 mg seja administrada...
        1) Quando administrados nos viciados em opioides, os antagonistas de narcóticos podem precipitar uma abstinência aguda severa em minutos se a injeção IV for administrada em doses suficientes.
        2) Logo que o antagonista é administrado, a síndrome de abstinência será extremamente resistente à reversão pela administração de opiáceos até a redução do efeito dos antagonistas.
    c. Não se deve tentar reverter todos os efeitos narcóticos imediatamente com naloxona. Na verdade, o objetivo é retomar a respiração espontânea do paciente e restaurar o nível de consciência a um ponto em que ele possa proteger sua própria via aérea e fazer ajustes posturais espontâneos na cama.
    d. Antagonistas de narcóticos, incluindo a naloxona, apresentam um efeito emético. Portanto, em pacientes comatosos, a traqueia é protegida por uma cânula endotraqueal com balão.

Abstinência de Opioides

Introdução
Os sintomas de abstinência de opioides se tornam aparentes 3 a 4 horas após a exposição e alcançam o pico 48 a 72 horas após a última exposição às drogas, podendo durar até 7 a 10 dias.

Fisiopatologia
A síndrome de abstinência é mediada por receptores opioides endógenos, que são superexpressos durante o período de uso de opioides.

Prognóstico
A síndrome de abstinência é desconfortável, porém não é fatal.

Diagnóstico
Sintomas de irritabilidade, ansiedade, lacrimejamento e bocejo, frequentemente acompanhados por sinais de hiperatividade do sistema nervoso simpático (taquicardia, tremor, pupilas dilatadas, suor), sugerem o diagnóstico em um paciente com história de uso de opioides.

Tratamento
1. Embora muitos dos sintomas de abstinência de opioides sejam dramáticos, a manifestação potencialmente perigosa é a desidratação devido à náusea, vômito, suor e diarreia, combinada com falha em tomar fluidos orais. Consequentemente, o aspecto essencial do controle da abstinência severa de narcóticos é a administração de soluções eletrolíticas apropriadas para manter o volume intravascular e o balanço eletrolítico.
2. Em qualquer momento durante o curso da síndrome, desde que um antagonista de narcóticos tenha sido administrado, os sintomas podem ser rapidamente aliviados pela administração de narcóticos. Por exemplo, sulfato de morfina pode ser administrado por injeção IV em pequenas doses incrementais de 2 a 5 mg, a cada 3 a 5 minutos, até que o efeito desejado seja alcançado.
3. A clonidina, um agonista α-adrenérgico e agente anti-hipertensivo, administrada em dose única de 5 μg/kg irá aliviar os sintomas de abstinência de opioides. Em seguida, o paciente pode ser tratado com um curso de 2 semanas de clonidina, começando com uma dose de 0,1 mg a cada 4 a 6 horas, conforme necessário para prevenir sintomas de abstinência; a dose é ajustada a um máximo de 1,2 mg/d ou até o desenvolvimento de hipersedação ou hipotensão.
4. A administração oral de 20 mg de metadona, 1 ou 2 vezes ao dia, abranda a síndrome de abstinência. A dose da metadona pode ser gradualmente reduzida conforme os sintomas desaparecem.
5. Muitas outras abordagens são utilizadas, incluindo detoxificação rápida sob anestesia (amplamente abandonada devido aos desfechos adversos), buprenorfina combinada com naloxona e pequenas doses de narcóticos para prevenção de recidiva. A maioria destes regimes deve ser administrada por médicos experientes em seu uso.

BARBITÚRICOS

Introdução
Os barbitúricos não ocorrem naturalmente, portanto a exposição é quase sempre devido ao uso de drogas sedativas ou antiepilépticas. Seu uso foi amplamente reduzido em comparação às décadas passadas à medida que sedativos mais efetivos o substituíram.

Fisiopatologia
Os barbitúricos se ligam a uma parte do receptor GABA que controla um canal de cloreto, que, por sua vez, induz hiperpolarização das membranas celulares neuronais, resultando em inibição no SNC.

Prognóstico
Os barbitúricos não causam danos diretos ao sistema nervoso, portanto todos os pacientes que recebem atenção médica antes do desenvolvimento de lesão no SNC proveniente da hipóxia ou choque possuem o potencial de se recuperar completamente com uma terapia de suporte adequada.

Diagnóstico
1. Uma classificação do nível de intoxicação por barbitúricos foi delineada.
   a. Classe 0: Pacientes que estão adormecidos, mas podem ser despertados até exibir atividades intencionais.
   b. Classe I: Pacientes que estão inconscientes, porém afastam estímulos nocivos e cujos reflexos de estiramento muscular estão intactos (o reflexo corneano pode estar deprimido).

c. Classe II: Pacientes que estão inconscientes e não respondem aos estímulos dolorosos, mas que preservam os reflexos de estiramento muscular e não possuem depressão respiratória ou circulatória.
   d. Classe III: Pacientes que estão inconscientes com perda de alguns ou todos os reflexos, mas com respiração espontânea e pressão artérial normal.
   e. Classe IV: Pacientes com depressão respiratória, cianose ou choque.
2. Um histórico dos acontecimentos em torno da ingestão deve ser obtido. Em particular, é comum a ingestão concomitante de álcool, outros sedativos ou tranquilizantes, sendo responsável pela depressão neurológica que é fora de proporção à dose ou nível sérico do barbiturato tomado.
3. Os níveis séricos dos barbitúricos são úteis, porém devem ser interpretados no contexto da situação clínica.
   a. Um alto nível de barbitúricos confirma o diagnóstico de intoxicação por barbitúricos e se correlaciona com a duração do coma. No entanto, os métodos usuais de medição de barbituratos não diferenciam entre as variedades dos barbituratos, portanto o nível deve ser interpretado com conhecimento do composto ingerido.
   b. O nível da droga pode não se correlacionar ao estado clínico do paciente em diversas situações.
      1) Nas ingestões mistas, o sistema nervoso do paciente pode estar mais deprimido do que seria previsto com o nível do barbiturato.
      2) Pacientes que tomam barbitúricos habitualmente, tanto terapeuticamente como na forma de drogas de abuso, são capazes de tolerar níveis muito mais altos de barbitúricos que aqueles que são tolerantes à droga.
      3) Os estimulantes do SNC (agentes analépticos) podem elevar temporariamente o estado de consciência de um paciente.

Tratamento
1. Terapia de suporte.
   a. A taxa de letalidade mais baixa é alcançada apenas com medidas de suporte.
   b. Respiratório.
      1) Pacientes na classe IV requerem assistência respiratória e intubação endotraqueal imediata.
      2) Pacientes nas classes 0 a III requerem uma cânula endotraqueal se a lavagem gástrica será realizada, se o reflexo da tosse estiver ausente ou se há qualquer dúvida com relação à adequação das respirações.
   c. Cardiovascular: Hipotensão ocorre no envenenamento por barbitúricos devido à redução do volume intravascular, à hipóxia com acidose e, a doses extremamente altas, dos efeitos depressores diretos dos barbitúricos sobre o miocárdio. A estase venosa que segue pode comprometer ainda mais o débito cardíaco.
      1) A terapia principal da hipotensão consiste da correção da hipóxia, se existe, e reposição do volume vascular. Uma linha de pressão venosa central (PVC) é colocada e soluções de expansão volêmica são infundidas a cerca de 20 mL/min até que a PVC atinja 2 a 6 cmH$_2$O.
      2) Vasopressores podem ser necessários na intoxicação severa, em que a pressão arterial não responde à reposição volêmica. Em geral, o vasopressor escolhido é infundido a uma taxa suficiente para manter a pressão arterial sistólica a aproximadamente 90 mmHg, porém o débito urinário é o guia definitivo. Em casos de ingestão de barbitúricos de ação prolongada e ação intermediária, que são excretados primariamente na urina, a dopamina é o vasopressor de escolha.
   d. Outras medidas de suporte.
      1) Virar o paciente frequentemente, atenção aos cuidados com a pele e outras medidas de suporte são necessárias para pacientes comatosos.
      2) Aspirações frequentes de pacientes intubados, fisioterapia pulmonar e tratamento imediato com antibióticos das infecções respiratórias também são necessários.
2. Remoção da droga não absorvida do trato GI é útil apenas até 3 horas da ingestão. As únicas exceções são os raros pacientes que ingerem grandes quantidades de barbitúricos e desenvolvem

obstrução intestinal. Devido à hipomotilidade intestinal destes pacientes, eles retêm droga não absorvida no intestino por muitas horas.
   a. Emese deveria ser induzida em pacientes com ingestão leve que estejam acordados e capazes de proteger suas próprias vias aéreas contra a aspiração.
   b. Lavagem gástrica deve ser realizada até 3 horas da ingestão, porém deveria ser realizada somente com um tubo endotraqueal com balão.
   c. Após a evacuação do estômago, se os sons intestinais estiverem presentes, um catártico osmótico pode ser administrado.
      1) Sorbitol, 50 g misturados com aproximadamente 200 mL de água, ou citrato de magnésio, 200 mL da solução comercial padrão, pode ser utilizado.
      2) Carvão ativado irá se ligar aos barbitúricos e pode ser fornecido junto com o catártico; a dose usual é de 30 g.
3. Remoção do barbitúrico absorvido.
   a. A diurese forçada e, no caso de fenobarbital, a alcalinização da urina, aceleram a excreção de barbitúricos. No entanto, estes métodos apresentam riscos de sobrecarga volêmica e de sódio e falharam em melhorar o prognóstico. Portanto, eles não são normalmente recomendados.
   b. A hemodiálise é mais eficaz para a remoção de barbitúricos de ação prolongada e intermediária do que os compostos de curta duração. As indicações para seu uso são.
      1) Insuficiência renal ou hepática severa o suficiente para impedir a eliminação da droga.
      2) Choque ou coma prolongado que não responde ao controle conservador.
      3) Ingestão de uma dose letal da droga (3 g de um barbitúrico de curta duração ou 5 g de um barbitúrico de ação prolongada).
      4) Nível sérico da droga preditivo de coma prolongado (aproximadamente 3,5 mg/dL para barbitúricos de ação curta ou 8 mg/dL para fenobarbital).
4. As complicações da intoxicação por barbitúricos resultam primariamente do coma prolongado, porém pneumonia e infecções vesicais são frequentemente encontradas. Insuficiência renal aguda, por necrose tubular aguda ou rabdomiólise não traumática, também pode ocorrer.
5. Avaliação e cuidados psiquiátricos são fornecidos a todos os pacientes que intencionalmente ingerem doses excessivas de drogas.

Abstinência de Barbitúricos

1. A abstinência aguda de barbitúricos se manifesta similarmente à abstinência de álcool, com tremor, delírio e convulsões sendo proeminentes. Ao contrário da abstinência de etanol, as convulsões associadas à abstinência de barbitúricos de curta duração são geralmente severas.
2. Barbitúrico IV é o tratamento de escolha.
   a. Pentobarbital pode ser administrado em incrementos de 25 mg a cada 5 a 10 minutos até a redução dos sintomas.
   b. Diazepam é geralmente eficaz, porém a combinação de barbitúrico e diazepam produz depressão respiratória.
3. Quando os sintomas estiverem sob controle, o paciente pode ser gradualmente retirado dos barbitúricos. Assim como a abstinência de etanol, atenção cuidadosa é dirigida ao balanço hídrico e eletrolítico, antipirese e prevenção de complicações infecciosas.

Envenenamento com Benzodiazepínicos e Outros Depressores Não Barbitúricos do SNC

1. A terapia básica para a intoxicação aguda com todos os depressores do SNC é similar àquela para intoxicação por barbitúricos. Os sistemas respiratório e cardiovascular são estabilizados, a droga não absorvida é removida por lavagem e catarse e a eliminação da droga do organismo é acelerada por técnicas viáveis para cada droga.
2. Benzodiazepínicos.
   a. Diazepam e clordiazepóxido tomados isoladamente por VO geralmente não produzem intoxicação potencialmente fatal em pacientes clinicamente saudáveis. Depressão respiratória

é importante somente em pacientes com doença pulmonar intrínseca ou em casos de ingestão mista.
b. O tratamento da intoxicação por benzodiazepínicos consiste da eliminação da droga não absorvida do trato GI e tratamento de suporte até que os pacientes acordem.

ESTIMULANTES (ANFETAMINAS, COCAÍNA, FENCICLIDINA)

Introdução
Drogas estimulantes são geralmente ingeridas para fins recreativos ou para perda de peso (supressão do apetite).

Fisiopatologia
1. Drogas estimulantes funcionam aumentando as concentrações efetivas das catecolaminas nas sinapses no SNC.
2. Isto pode ocorrer pela liberação de catecolamina préformada nas vesículas sinápticas (anfetamina, fenciclidina) e/ou pelo bloqueio da recaptação da catecolamina liberada na sinapse (cocaína).

Prognóstico
1. A toxicidade estimulante aguda produz psicose, hiperpirexia, hipertensão, pupilas dilatadas, vômito e diarreia.
2. Efeitos potencialmente fatais de intoxicação severa incluem arritmias cardíacas, hemorragia intracerebral, convulsões, coma e parada respiratória.

Tratamento
1. Sedação com neurolépticos controla as manifestações psicóticas. A administração IV de 1 a 2 mg de haloperidol ou IM de 50 mg de clorpromazina 50 mg pode ser realizada inicialmente e a cada 30 minutos até que o paciente se acalme. A terapia oral com drogas neurolépticas atípicas pode então ser usada. Risperdal, 2 a 4 mg VO todos os dias, ou olanzapina, 5 a 10 mg todos os dias, é uma escolha razoável.
2. Hiperpirexia pode ser controlada com um cobertor de resfriamento e pelo umedecimento vigoroso com toalhas imersas em água morna.
3. Arritmias são tratadas com drogas apropriadas.
4. Convulsões são problemas de curta duração se não ocorrer dano irreversível ao SNC devido à hipóxia ou parada cardíaca. As convulsões devem ser tratadas com as medidas usuais (ver Capítulo 2).
5. A droga não absorvida é removida com emese, lavagem, catarse ou todos os três, conforme apropriado. Lavagem pode ser benéfica mesmo várias horas após a ingestão.
6. Acidificação da urina acelera a excreção das anfetaminas e deve ser utilizada no caso de intoxicação severa. Cloreto de amônio pode ser administrado VO ou IV em dose total de 8 a 12 g/d e o pH da urina é verificado frequentemente. O cloreto de amônio é contraindicado no choque, acidose sistêmica de qualquer causa, insuficiência hepática ou desvio portossistêmico.
7. Hipertensão severa é melhor tratada com um agente alfa-bloqueador, como fentolamina (Regitine). Hipertensão moderada responde à clorpromazina.

TOXICIDADE POR ANTICOLINÉRGICOS E ANTIDEPRESSIVOS POLICÍCLICOS

Introdução
Muitas drogas anticolinérgicas são encontradas na natureza (p. ex., beladona), porém quase toda a toxicidade clínica é o resultado da exposição a drogas que são primariamente anticolinérgicas (p. ex., escopolamina) e possuem efeitos colaterais anticolinérgicos (p. ex., antidepressivos policíclicos).

Fisiopatologia

As drogas anticolinérgicas funcionam por ligação competitiva ou não competitiva aos receptores muscarínicos e/ou nicotínicos da acetilcolina.

Prognóstico

1. Os efeitos tóxicos agudos das drogas anticolinérgicas são hiperpirexia, pupilas dilatadas, hipertensão, taquicardia e secura da pele e membranas mucosas.
2. As manifestações potencialmente fatais são coma, convulsões, arritmias cardíacas e defeitos de condução cardíaca.

Diagnóstico

O diagnóstico é feito por uma HX de uso de droga anticolinérgica e pela síndrome clínica característica.

Tratamento

1. O tratamento de emergência inicial é o mesmo que para qualquer *overdose*: estabilização do estado respiratório e cardíaco e eliminação da droga não absorvida do trato GI.
2. Defeitos de condução cardíaca e arritmias são proeminentes na intoxicação por tricíclicos. Deve ser realizada a monitorização cardíaca do paciente, um marca-passo transvenoso temporário deve estar prontamente disponível e o paciente deve ser colocado em uma unidade de terapia intensiva ou unidade de cuidados coronários. Lidocaína é eficaz nas arritmias ventriculares. Propranolol deve ser utilizado com extremo cuidado se um defeito de condução estiver presente.
3. Hiperpirexia pode ser controlada com um cobertor de resfriamento ou por massagens vigorosas com toalhas embebidas em água tépida. Clorpromazina pode aumentar a eficácia dos métodos hipotérmicos.
4. Hipertensão severa responde à administração de um alfa-bloqueador, como a fentolamina.
5. Fisostigmina é relatada antagonizar a toxicidade dos tricíclicos ao SNC e de outros anticolinérgicos.
    a. A injeção de fisostigmina pode servir como um teste diagnóstico para confirmar a ingestão anticolinérgica.
        1) Uma dose de 1 mg de fisostigmina é injetada por via subcutânea, IM ou lentamente pela via IV, que irá produzir sinais colinérgicos periféricos em 30 minutos se nenhum anticolinérgico tenha sido ingerido.
        2) Estes sinais incluem bradicardia, salivação, lacrimejamento e contrição papilar.
        3) Em um paciente que tenha ingerido anticolinérgicos, a injeção não irá produzir efeitos significativos.
    b. Para o tratamento de overdose por anticolinérgicos, doses de 1 mg de fisostigmina são injetadas IM ou lentamente pela via IV a intervalos de 20 minutos até que 4 mg tenham sido administrados ou até o aparecimento de sinais colinérgicos.
    c. Indicações.
        1) A fisostigmina é mais eficaz contra o delírio tóxico da overdose por anticolinérgicos. Ocasionalmente, irá despertar um paciente comatoso.
        2) No entanto, a fisostigmina é tóxica e seu uso deve ser reservado para pacientes com complicações potencialmente fatais de overdose por tricíclicos, depressão respiratória, convulsões intratáveis ou hipertensão severa.
    d. Efeitos colaterais.
        1) Se um excesso de fisostigmina é administrado, os efeitos colaterais colinérgicos podem ser prejudiciais.
        2) Secreções respiratórias excessivas, salivação e broncoespasmo podem interferir com a função pulmonar. Vômito, cólicas abdominais e diarreia também podem ocorrer. Efeitos colinérgicos excessivos podem ser neutralizados com atropina (ver Tratamento do Envenenamento por Inibidores da Acetilcolinesterase acima). Fisostigmina em doses tóxicas ou administrada rapidamente por via IV pode causar convulsões.

e. A duração da ação da fisostigmina é de apenas 1 a 2 horas, enquanto que os tricíclicos persistem por mais de 24 horas. Portanto, o paciente deve ser monitorizado e, se necessário, doses repetidas administradas.

INTOXICAÇÃO POR SALICILATO

Introdução
1. Os salicilatos são os medicamentos que mais frequentemente produzem intoxicação clinicamente significativa. A fonte mais comum é a aspirina, porém o salicilato de sódio e óleo de gaultéria também são causas comuns.
    a. Os comprimidos de aspirina adulto contêm 325 mg de aspirina, enquanto que os comprimidos de baixa dose (anteriormente aspirina infantil) contêm 81 mg. Algumas aspirinas conhecidas como "comprimidos de aspirina extra forte" contêm até 750 mg.
    b. Óleo de gaultéria contém salicilato de metila em uma concentração de aproximadamente 0,7 g/mL. É altamente tóxico e 1 ou 2 colheres de chá pode ser uma dose fatal para uma criança pequena.
2. A dose tóxica de salicilato é de aproximadamente 250 mg/kg em uma pessoa saudável. Doses menores de salicilato de metila e aspirina podem ser intoxicantes em uma pessoa desidratada ou com insuficiência renal.

Fisiopatologia
1. Os salicilatos são bem absorvidos a partir do trato GI, acima de 50% de uma dose terapêutica sendo absorvida em 1 hora da ingestão. Envenenamento tem ocorrido a partir da absorção cutânea do óleo de gaultéria.
2. Uma vez absorvida, a aspirina é rapidamente hidrolisada em ácido salicílico.
3. O ácido salicílico é variavelmente ligado à albumina. Em doses tóxicas, os sítios de ligação da albumina sérica são 100% saturados.
4. O ácido salicílico é excretado inalterado ou na forma de glicuronado na urina. Possui um pK_a de aproximadamente 3, podendo ficar "preso" na solução alcalina. Portanto, alcalinização da urina pode aumentar a excreção de ácido salicílico em até 5 vezes.

Prognóstico
1. Alterações do SNC dominam o quadro clínico.
    a. Os primeiros sinais são zumbido e audição comprometida.
    b. Agitação progredindo para delírio, estupor e coma, resulta da intoxicação severa.
    c. Convulsões podem ocorrer como efeito direto da toxicidade do salicilato ou como manifestação secundária de hipoglicemia ou de hipocalcemia efetiva.
    d. Os salicilatos em doses tóxicas estimulam a respiração e produzem hiperpneia, geralmente com taquipneia e alcalose respiratória.
    e. Com doses extremamente altas, ocorre depressão respiratória.
2. Desarranjos metabólicos.
    a. Os salicilatos interferem com o metabolismo dos carboidratos.
        1) Hipoglicemia pode ocorrer em crianças.
        2) O cérebro utiliza a glicose ineficientemente e pode sofrer uma "hipoglicemia relativa", mesmo com um nível sanguíneo de glicose normal.
        3) Acidúria orgânica, com ou sem glicosúria, produz uma diurese osmótica, que, por sua vez, produz desidratação.
        4) A alcalose respiratória, quando prolongada, possui efeitos secundários sobre o metabolismo eletrolítico.
            a) Há perda renal de sódio e potássio. A hipocalemia provoca acidose metabólica irresponsiva a terapia alcalina até que o potássio seja reposto.
            b) A alcalose respiratória produz níveis séricos reduzidos de cálcio livre, podendo resultar em tetania e convulsões.
        5) A SIADH foi relatada em associação ao envenenamento por salicilato.

3. Efeitos sobre a coagulação sanguínea.
   a. Salicilato em concentrações tóxicas exerce um efeito antiprotrombina, com prolongamento do tempo de protrombina (TP) e atividade reduzida do fator VII.
   b. Os salicilatos interferem com a função plaquetária, mesmo em doses não tóxicas.
   c. Os salicilatos são localmente irritantes à mucosa gástrica e podem induzir uma hemorragia GI.

Diagnóstico

1. A intoxicação por salicilato ocorre frequentemente em três grupos:
   a. Crianças com menos de 5 anos de idade, por ingestão acidental.
   b. Adolescentes e adultos jovens, como resultado de ingestão intencional.
   c. *Overdose* não intencional em pacientes tomando salicilatos para doença reumática.
2. O diagnóstico é óbvio com HX adequada de ingestão; no entanto, é frequentemente mascarado pela *overdose* terapêutica crônica se o médico não estiver ciente que o paciente está tomando salicilatos.
3. O diagnóstico é considerado em pacientes com alterações do estado mental, hiperpneia e alcalose respiratória, com ou sem acidose metabólica sobreposta.
4. Os níveis séricos de salicilato confirmam o diagnóstico.
   a. Um nível superior a 30 mg/dL pode produzir sintomas precoces de salicilismo; alterações mentais e hiperpneia ocorrem em níveis superiores a 40 mg/dL.
   b. Na ingestão crônica, os níveis sanguíneos pouco se correlacionam com o estado clínico do paciente, porém servem para estabelecer ou excluir o diagnóstico.
5. O teste do cloreto férrico serve como um exame de triagem rápido para a presença de ácido salicílico.
   a. Algumas gotas de uma solução de cloreto férrico a 10% são adicionadas a 3 a 5 mL de urina acidificada. Uma cor púrpura indica um resultado positivo. O teste é extremamente sensível, porém um resultado positivo não é diagnóstico de intoxicação por salicilato.
   b. O cloreto férrico reage com o ácido salicílico, não com a aspirina. Portanto, não pode ser utilizado para testar a presença de aspirina no conteúdo gástrico.
   c. As fenotiazinas reagem com o cloreto férrico, porém tendem a dar uma cor rosa e não púrpura.
   d. Ácido acetoacético, presente na cetose, irá reagir com o cloreto férrico. Sua presença pode ser excluída, no entanto, se a urina é fervida e acidificada antes da adição do cloreto férrico.
6. A avaliação laboratorial inicial de um paciente com intoxicação por salicilato deve incluir o seguinte:
   a. Nível sérico de salicilato é de importância prognóstica e fornece um valor de referência para julgar os efeitos da terapia.
   b. O sangue e a urina (ou ambos) de pacientes com *overdoses* intencionais devem ser testados para a presença de outras substâncias tóxicas.
   c. Hemograma completo (HC, incluindo contagem de plaquetas).
   d. Os conteúdos fecais e gástricos são testados para a presença de sangue oculto.
   e. Gasometria e pH.
   f. NUS (ou creatinina), eletrólitos, cálcio e fósforo.
   g. Testes de função hepática, incluindo níveis de aspartato-aminotransferase, lactato-desidrogenase (LDH), fosfatase alcalina, bilirrubina total, proteína total e albumina.
   h. TP e tempo de tromboplastina parcial.
   i. Radiografia torácica.
   j. ECG, dando particular atenção aos sinais de hipocalemia ou hipocalcemia.
   k. Urinálise com gravidade específica. Se o sódio sérico é baixo e a SIADH é uma possibilidade, a concentração sérica de sódio e a osmolaridade são medidas.

Tratamento

1. Medidas de emergência de rotina para o tratamento de intoxicação medicamentosa.
   a. Proteger as vias aéreas e respiração de suporte, se necessário.

INTOXICAÇÃO POR SALICILATO

  b. Esvaziar o trato GI da droga não absorvida.
  1) Emese forçada é utilizada se o paciente estiver alerta.
  2) Lavagem gástrica é realizada após intubação traqueal com uma cânula endotraqueal com balão se os pacientes estão torporosos, em coma ou incapazes de proteger suas próprias vias aéreas.
  3) Duzentos a 300 mL de carvão ativado são fornecidos na forma de suspensão espessa para se ligar aos salicilatos não absorvidos.
  4) Catárticos são administrados após o fornecimento de carvão.
2. Controle hídrico e eletrolítico é usado para tratar choque, manter a diurese e restaurar o balanço eletrolítico e ácido-base.
3. Alcalinização da urina pela infusão de bicarbonato de sódio acelera a excreção de ácido salicílico. No entanto, na prática, a técnica não tem valor.
  a. Em pacientes idosos e naqueles com função cardíaca anormal, os riscos de aumento na carga de sódio não são justificados pelos benefícios esperados de alcalinização da urina.
  b. Em pacientes com acidose metabólica, a urina não pode ser alcalinizada, exceto com quantidades maciças e perigosas de álcali.
  c. Em pacientes com alcalose respiratória e alcalemia, a administração de álcali é contraindicada.
4. Hipoglicemia.
  a. Em crianças, após a coleta de sangue, dextrose em água a 50% (D/W) (0,5 mL/kg IV) é administrada imediatamente.
  b. Somente fluidos contendo glicose são utilizados para manutenção.
5. Complicações hemorrágicas.
  a. No envenenamento severo por salicilato, a administração IV de 50 mg de vitamina K após a medição inicial de TP. Vitamina K é repetida para manter um TP normal.
  b. Na ocorrência de sangramento ou na descoberta de um TP 2 vezes maior que o valor controle, plasma fresco congelado ou concentrados de fatores de coagulação (Beriplex) são administrados.
  c. Transfusão de plaquetas pode ser necessária para controlar a hemorragia, pois as plaquetas do próprio paciente apresentarão função alterada.
  d. Em pacientes comatosos, antiácidos e antagonistas da histamina podem ser administrados por cânula nasogástrica em uma tentativa de prevenir hemorragia gástrica.
6. A tetania pode ser tratada com infusão IV de gluconato de cálcio em doses de 1 g, repetidas sempre que necessário.
7. Convulsões.
  a. Hipoglicemia e hipocalemia são tratadas de acordo. Outras causas metabólicas de convulsões, como hiponatremia e hipóxia, também devem ser consideradas.
  b. Convulsões que ocorrem como efeito tóxico direto do salicilato são um sinal prognóstico desfavorável, geralmente indicando a necessidade de hemodiálise para acelerar a eliminação do salicilato. Diazepam, administrado pela via IV, ou paralisia muscular e suporte respiratório podem ser utilizados para o controle temporário das convulsões até a redução do nível de salicilato.
8. Febre pode ser tratada com banhos de água tépida.
9. Métodos para acelerar a eliminação dos salicilatos.
  a. Diurese forçada é de pouco benefício e o paciente não deve ser sujeito a um volume hídrico maior que o necessário para alcançar uma diurese razoável.
  b. Alcalinização da urina não apresenta uso prático no envenenamento por salicilato.
  c. Diálise peritoneal tem eficácia semelhante a do rim normal na eliminação de salicilato proveniente do sangue. Seu uso primário é no cenário de insuficiência renal. A adição de albumina à solução de diálise acelera a eliminação de salicilato, porém não há evidências de que seus benefícios superem o custo e a complexidade da diálise.
  d. Hemodiálise é o meio mais eficiente disponível para a eliminação de salicilato. As indicações geralmente aceitas para hemodiálise são.
  1) Nível de salicilato superior a 70 mg/dL ou absorção conhecida superior a 5 g/kg.

2) Coma profundo com insuficiência respiratória.
3) Acidose metabólica severa.
4) Insuficiência renal.
5) Falha em responder à terapia conservadora.

HIPERTERMIA

Introdução
Hipertermia é uma causa comum de disfunção neurológica. É particularmente perigosa e pode até ser letal durante o verão.

Fisiopatologia
1. O aumento na temperatura corporal pode ser devido ao ganho excessivo de calor, perda insuficiente de calor, ou ambos.
2. Ganho excessivo de calor.
   a. Exercício.
   b. Altas temperaturas ambientais.
   c. Aumento na taxa metabólica.
   d. Liberação de pirogênios (p. ex., por infecção).
   e. Síndrome neuroléptica maligna (SNM).
3. Perda insuficiente de calor.
   a. Roupas excessivamente quentes.
   b. Umidade elevada.
   c. Idade avançada.
   d. Drogas anticolinérgicas (p. ex., fenotiazinas, antidepressivos tricíclicos).
   e. Insuficiência autonômica simpática com sudorese reduzida ou ausente devido a.
      1) Temperaturas corporais elevadas.
      2) Transecção da medula espinal acima de T1.

Classificação
1. Cãibras originadas pelo calor: cãibras musculares e cólicas abdominais associadas ao exercício são comumente observadas.
2. Exaustão pelo calor (prostração pelo calor, hipertermia induzida pelo esforço físico) é marcada por temperaturas corporais moderadamente elevadas (ou seja, 39,5 a 42°C) e uma síndrome neurológica caracterizada por dor de cabeça, piloereção, hiperventilação, náusea, vômito, marcha instável e confusão. A sudorese permanece intacta em pacientes com exaustão pelo calor, de modo que a pele está úmida e fria.
3. Colapso induzido pelo calor.
   a. Quando a temperatura corporal se eleva muito, os mecanismos do SNC para controle da perda de calor podem falhar. Quando isto ocorre, há um aumento adicional muito rápido na temperatura corporal, que é uma emergência médica potencialmente fatal.
   b. Tais pacientes podem estar diaforéticos ou ter pele quente e seca (falha na sudorese) e temperaturas corporais elevadas (superiores a 41°C, podendo chegar a 43°C).
   c. Há alteração do nível de consciência, com frequência de modo súbito, de modo que a condição dos pacientes pode deteriorar-se rapidamente de confusão ou delírio para coma profundo, geralmente com convulsões.
   d. Ocorre edema cerebral, podendo resultar em isquemia cerebral difusa e, eventualmente, morte cerebral.
   e. Outras alterações incluem falência circulatória, coagulação intravascular disseminada, desidratação severa e necrose hepática. Alterações eletrolíticas, geralmente alcalose respiratória e hipocalemia, são comuns.

Diagnóstico
O diagnóstico é estabelecido em um paciente com história e exame físico compatível e temperatura corporal elevada.

Tratamento
1. Cãibras originadas pelo calor: repouso e reposição eletrolítica oral são geralmente adequados.
2. Exaustão pelo calor.
    a. Os pacientes devem ser internados em um hospital para tratamento, pois alguns podem progredir para colapso induzido pelo calor.
    b. Repouso e reidratação parenteral são geralmente adequados para reverter a síndrome.
3. Colapso induzido pelo calor.
    a. O resfriamento da superfície corporal deve ser iniciado imediatamente. O meio mais eficaz é o resfriamento evaporativo borrifando o paciente despido com água tépida e usando um ventilador potente para manter um fluxo de ar sobre o corpo do paciente. Um método menos tolerado é a imersão em gelo ou água fria.
    b. Fluidos IV devem ser administrados com cuidado, visto que o paciente é tipicamente normovolêmico, mas redistribuiu fluido para os tecidos periféricos vasodilatados. Com o resfriamento, o fluido será redistribuído e o débito cardíaco será restaurado.
    c. Um catéter vesical deve ser inserido e o débito urinário cautelosamente monitorizado.
    d. Isoproterenol em infusão constante (1 µg/min) pode ser utilizado para aumentar o débito cardíaco.
    e. Evitar drogas α-adrenérgicas (p. ex., norepinefrina), que produzem vasoconstrição e, consequentemente, retardam a perda de calor.
    f. Evitar drogas anticolinérgicas (p. ex., atropina), que retardam o retorno da sudorese.
    g. A monitorização da PIC com um **sensor epidural** pode ser necessária se a consciência não retorna rapidamente.
    h. Tratar a PIC elevada como resumido no Capítulo 1.
    i. Convulsões podem ser tratadas com fenitoína ou outras drogas antiepilépticas intravenosas, como resumido no Capítulo 2.

SÍNDROME NEUROEPILÉPTICA MALIGNA (SNM) E SÍNDROME SEROTONINÉRGICA (SS)

Introdução
1. A SNM é caracterizada por hipertermia, rigidez muscular e alteração do estado mental.
2. Ocorre em pacientes tomando medicação neuroléptica ou, raramente, em associação à retirada de L-dopa ou outros agonistas dopaminérgicos.

Fisiopatologia
1. Embora os casos relatados tenham ocorrido predominantemente com o uso de neurolépticos potentes, como o haloperidol, as síndromes foram associadas a virtualmente todos os antagonistas dos receptores de dopamina e agentes que causam depleção da dopamina, incluindo as novas drogas antipsicóticas e os ISRSs.
2. Estas síndromes podem ocorrer imediatamente após a primeira dose da droga ou em um paciente que esteja tomando-as por muitos anos. Muitos casos estão associados a um rápido aumento na dose.
3. Complicações potencialmente fatais da SNM e SS incluem insuficiência respiratória secundária à rigidez muscular e insuficiência renal secundária à mioglobinúria.

Prognóstico
1. A SNM e a SS podem ser precipitadas pela desidratação, febre ou exposição ambiental a altas temperaturas em pacientes tomando neurolépticos ou ISRSs. Estes precipitantes devem ser

especialmente evitados em pacientes tomando neurolépticos ou agentes que causem depleção da dopamina.
2. A retirada dos agonistas da dopamina, incluindo a carbidopa-L-dopa (Carbidopa), deve ser realizada gradualmente.
3. Se as síndromes são reconhecidas precocemente, o prognóstico é excelente. Embora taxas de letalidade de até 15 a 20% sejam citadas na literatura, é claro que com tratamento de suporte adequado a letalidade é muito menor.
4. Para prevenir recidivas, as drogas responsáveis não devem ser reinstituídas até que a síndrome seja resolvida completamente. No meio tempo, os pacientes podem necessitar de sedação com benzodiazepínicos. Após a resolução de todos os sinais clínicos, as drogas podem ser cautelosamente reinstituídas.
5. A SNM e a SS não são reações alérgicas a drogas neurolépticas e a ocorrência não é uma contraindicação absoluta ao uso das drogas.

Diagnóstico

1. O diagnóstico é estabelecido em um paciente tomando uma droga neuroléptica que desenvolva rigidez e hipertermia.
2. Alterações laboratoriais podem incluir um nível sérico elevado de creatina-quinase, contagem leucocitária elevada e testes de função hepática anormais.
3. O LCR é normal, e a EEG exibe lentificação generalizada.
4. Os achados obtidos por tomografia computadorizada (TC) e IRM são normais.

Tratamento

1. Aos primeiros sinais, é essencial a retirada imediata de todas as drogas ofensoras (incluindo aquelas administradas como antieméticos) ou dos agentes que causem depleção da dopamina. Nos casos associados à retirada dos agonistas da dopamina (p. ex., L-dopa, bromocriptina), deve-se fazer a reinstituição da terapia dopaminérgica e uma retirada mais gradual.
2. A base do controle é o tratamento de suporte.
   a. Reidratação e manutenção de um fluxo urinário adequado.
   b. Redução da temperatura corporal com antipiréticos, cobertores de resfriamento ou banhos de água tépida, conforme necessário.
   c. Proteção das vias aéreas com intubação endotraqueal, conforme necessário.
   d. Em casos incomuns, ventilador mecânico com paralisia muscular pode ser necessário para manter a ventilação em face a uma extrema rigidez muscular.
3. O relaxante muscular de ação direta dantrolene é amplamente utilizado em casos severos de SNM, embora não haja estudos sistemáticos documentando seu benefício.
   a. O relaxamento muscular pode facilitar o cuidado de enfermagem e ajudar a reduzir a temperatura corporal. Além disso, o relaxamento muscular pode ajudar a prevenir insuficiência renal, pois a rigidez muscular contribui à necrose muscular e mioglobinúria.
   b. No entanto, é claro que a rigidez muscular não é a única causa de lesão muscular na SNM e que a hipertermia pode persistir apesar da paralisia muscular.
   c. As doses de dantrolene variam de 1 a 10 mg/kg/d IV ou por cânula nasogástrica, administradas em 4 doses divididas. Toxicidade hepática ocorre com doses superiores a 10 mg/kg/d.
4. O agonista de dopamina bromocriptina também tem sido amplamente utilizado e apresenta um suporte teórico.
   a. Não há estudos sistêmicos documentando seu benefício na SNM.
   b. As doses variam de 2,5 a 10 mg IV ou por cânula nasogástrica, a cada 4 a 6 horas.

Bibliografia

Ayus JC, Krothapalli RK, Arieff AI. Treatment of symptomatic hyponatremia and its relation to brain damage: a prospective study. *N Engl J Med.* 1987;317:1190-1195.
Bouchama A, Knochel JP. Heat stroke. *N Engl J Med.* 2002;346:1978-1988.

Brust JC. Acute neurologic complications of drug and alcohol abuse. *Neurol Clin*. 1998;16:513-519.

Burn DJ, Bates D. Neurology and the kidney. *J Neurol Neurosurg Psychiatry*. 1998;65:810-821.

Canfield RL, Henderson CR, Cory-Slechta DA *et al*. Intellectual impairment in children with blood lead concentrations below 10 µg per deciliter. *N Engl J Med*. 2003;348:1517-1526.

Perkin GD, Murray-Lyon I. Neurology and the gastrointestinal system. *J Neurol Neurosurg Psychiatry*. 1998;65:291-300.

Samuels MA. The neurology of anaemia. *Pract Neurol*. 2003;3:132-141.

INFECÇÕES DO SISTEMA NERVOSO CENTRAL 17

Tracey A. Cho

MENINGITE BACTERIANA

Introdução
O uso disseminado de vacinas conjugadas contra *Haemophilus influenzae* tipo b dramaticamente reduziu a incidência de meningite bacteriana em crianças, porém não afetou a incidência em adultos.

Fisiopatologia
1. A Patologia é caracterizada por inflamação das meninges e dos vasos sanguíneos corticais, com graus variáveis de microtrombose.
2. A provável etiologia da meningite bacteriana pode ser prevista com base na idade do paciente e características clínicas (Tabela 17-1).

Prognóstico
1. Podem ocorrer complicações precoces e tardias da meningite bacteriana.
   a. Precoces: Edema cerebral, hidrocefalia comunicante, vasculite infecciosa com subsequente acidente vascular cerebral ou convulsão, trombose de seio dural, abscesso cerebral, efusão ou abscesso subdural e perda auditiva.
   b. Tardias: Retardo do desenvolvimento ou déficits cognitivos, achados neurológicos focais com ou sem perda auditiva, e epilepsia.
2. A taxa de letalidade é mais alta na meningite por *Streptococcus pneumoniae* e em pacientes com nível de consciência deprimido.
3. A dexametasona reduz as complicações neurológicas em crianças com meningite por *H. influenzae* e *S. pneumoniae* tratadas nos países desenvolvidos, porém não nos subdesenvolvidos. A dexametasona melhora o resultado neurológico e reduz a letalidade em adultos com meningite por *S. pneumoniae*. A dexametasona deve ser administrada antes ou junto com a primeira dose de antibióticos (ver Tratamento, nesta seção).

Diagnóstico
1. Os achados clínicos incluem febre, rigidez do pescoço e alteração do estado de consciência. Os pacientes muito jovens, muito velhos e imunocomprometidos podem apresentar mínimos sinais e sintomas.
2. Líquido cefalorraquidiano (LCR).
   a. Geralmente exibe pleocitose neutrofílica, baixo nível de glicose e altas concentrações de proteínas (Tabela 17-2).
   b. Coloração de Gram e cultura são geralmente positivas, a menos que o paciente tenha sido tratado com antibióticos.
   c. Os testes de aglutinação em látex no LCR são capazes de detectar antígenos do *S. pneumoniae*, sorogrupos A, B, C, Y e W135 da *Neisseria meningitidis*, *H. influenzae* tipo B e estreptococos do grupo B, porém são geralmente negativos quando a cultura do LCR é negativa.
   d. Reações em cadeia da polimerase (PCR) de amostras do LCR que amplificam regiões altamente conservadas do gene bacteriano 16S RNA fornecem um teste diagnóstico potencialmente rápido, porém ainda não estão disponíveis clinicamente.

TABELA 17-1 Terapia Empírica das Meningites Bacterianas

Característica do Paciente	Prováveis Organismos	Antibióticos
< 1 mês[a]	Estreptococos do grupo B, Escherichia coli, Listeria monocytogenes, Klebsiella spp.	Ampicilina + cefotaxima ou ampicilina + aminoglicosídeo
1-23 meses	Streptococcus pneumoniae, Neisseria meningitidis, estreptococos do grupo B, Haemophilus influenzae, E. coli	Vancomicina[b,c] + ceftriaxona[d] ou cefotaxima[e]
2-50 anos	N. meningitidis, S. pneumoniae	Vancomicina[b,c] + ceftriaxona[d] ou cefotaxima[e]
> 50 anos	S. pneumoniae, N. meningitidis, L. monocytogenes, bactérias aeróbias gram-negativas	Vancomicina[b,c] + ampicilina[f] + ceftriaxona[d] ou cefotaxima[e]
Imunidade celular comprometida	L. monocytogenes, bactérias gram-negativas	Ampicilina[f] + ceftazidima[g]
Traumatismo craniano,[h] neurocirurgia ou derivação	Estafilococos coagulase positivos ou coagulase negativos, bactérias gram-negativas, S. pneumoniae	Vancomicina[b] + cefepima[i] ou ceftazidima[g] ou meropenem[j]

[a]As doses dependem da idade, peso e prematuridade. É aconselhável a consulta de um especialista.
[b]Crianças: 60 mg/kg/d IV, em doses divididas, a cada 6 h. Adultos: 1 g IV a cada 12 h. Ajustar dose para função renal. Acompanhar os níveis: mínimo de 10-15 µg/mL.
[c]Alguns especialistas adicionariam a rifampina quando a dexametasona é utilizada.
[d]Crianças: 100 mg/kg/d IV ou IM, em doses divididas, a cada 12 h. Dose máxima de 2 g/d em crianças com peso igual ou inferior a 45 kg. Adultos: 2 mg IV ou IM a cada 12 horas. Dose máxima de 4 g/d em adultos.
[e]Crianças: 200 mg/kg/d IV, em doses divididas, a cada 6 h. Adultos: 2 g IV a cada 4-6 h. A dose máxima em crianças e adultos é de 12 g/d.
[f]Crianças: 200-400 mg/kg/d IV, em doses divididas, a cada 4 h. Adultos: 2 g IV a cada 4 h. A dose máxima em crianças e adultos é de 12 g/d.
[g]Crianças: 150 mg/kg/d IV, em doses divididas, a cada 8 h. Adultos: 2 g IV a cada 8 h. A dose máxima em crianças e adultos é de 6 g/d.
[h]Exceto na fratura de base do crânio, na qual a administração de vancomicina + ceftriaxona ou cefotaxima é recomendada.
[i]Crianças: 150 mg/kg/d IV, em doses divididas, a cada 8 h. Adultos: 2 g IV a cada 8 h.
[j]Crianças: 120 mg/kg/d IV, em doses divididas, a cada 8 h. Adultos: 2 g IV a cada 8 h.

3. Hemoculturas são positivas em 30 a 80% dos casos e podem ser positivas quando a cultura do LCR é negativa.
4. A neuroimagem deve ser considerada antes da punção lombar nos seguintes cenários:
    a. Sessenta ou mais anos de idade.
    b. Nível de consciência deprimido.
    c. Sinais neurológicos focais.
    d. Papiledema.
    e. Paciente imunocomprometido.
5. Abordagem diagnóstica para a meningite bacteriana.
    a. Realizar um exame neurológico e físico rápido e direcionado, procurando por fontes de infecção, enfermidade subjacente e contraindicações à punção lombar.
    b. Hemoculturas.

TABELA 17-2	Achados no Líquido Cefalorraquidiano nas Meningites Bacterianas e Virais		
	Tipo de Meningite		
Parâmetro do LCR	Bacteriana	Bacteriana parcialmente Tratada	Viral
Contagem leucocitária	> 2.000/μL, > 60% PMNs	> 2.000/μL, > 60% PMNs	< 1.000/μL, PMNs em 10%
Glicose	< 40 mg/dL	< 40 mg/dL	> 40 mg/dL
Proteína	> 200 mg/dL	> 200 mg/dL	< 100 mg/dL
Coloração de Gram-positiva	80%	60%	Não
Cultura positiva	> 90%	65%	Não
LCR: Líquido cefalorraquidiano; PMNs, células polimorfonucleares (neutrófilos)			

   c. Realizar neuroimagem, quando indicado. Tratamento empírico com antibióticos deve ser iniciado antes da neuroimagem. Quando indicado, a dexametasona deve ser administrada antes ou junto da primeira dose de antibióticos.
   d. Punção lombar: Iniciar tratamento empírico com antibióticos se o paciente está clinicamente piorando ou se um atraso na punção lombar é antecipado. Quando indicado, dexametasona deve ser administrada antes ou junto da primeira dose de antibióticos. Todos os esforços devem ser feitos para obter LCR em até 2 a 3 horas da administração de antibióticos.
   e. Tratamento: Regime de base sobre os achados no LCR pela coloração de Gram se o paciente for neurologicamente normal, clinicamente estável e não tenha tomado antibióticos orais ou parenterais. Caso contrário, fornecer regime empírico logo após o término da punção lombar (ver Tratamento, nesta seção).

Tratamento

1. Os regimes empíricos são baseados na idade, cenário clínico e padrões locais da susceptibilidade antibiótica (Tabela 17-1). Nos Estados Unidos, aproximadamente 25% dos isolados de pneumococos não são susceptíveis à penicilina.
2. Logo que as informações da cultura de sangue e LCR estiverem disponíveis, ajustar os regimes antibióticos para cobrir organismos específicos (Tabela 17-3).
3. Quando as possíveis etiologias da meningite incluem *H. influenzae* ou *S. pneumoniae* em crianças, ou *S. pneumoniae* em adultos, administrar 0,15 mg/kg de dexametasona por via intravenosa (IV) a cada 6 horas durante 2 ou 4 dias em crianças e 10 mg IV a cada 6 horas durante 4 dias em adultos. A dexametasona deve ser administrada antes ou junto da primeira dose de antibióticos.
4. Pacientes com meningite por *H. influenzae* e *N. meningitidis* devem ser colocados em isolamento respiratório nas primeiras 24 horas de antibioticoterapia.
5. Profilaxia.
   a. De acordo com a *American Academy of Pediatrics, 2000 Red Book: report of the Committee on Infectious Diseases*, a profilaxia do *H. influenzae* é indicada em.
      1) Todos os membros familiares (exceto nas gestantes) se houver uma criança na casa que seja contato de um caso-índice, e.
         a) Na criança-contato com menos de 48 meses de idade sem completa imunização contra o *H. influenzae*.
         b) Quando a criança-contato é imunocomprometida, independente do estado de imunização.
         c) Na criança-contato com menos de 12 meses de idade. Um contato é definido como uma pessoa morando com um caso-índice ou que passa 4 ou mais horas com um caso índice por 5 ou mais dos 7 dias anteriores à hospitalização do caso-índice.

TABELA 17-3	Terapia Específica das Meningites Bacterianas	
Organismo	**Duração da Terapia (Dias)**	**Comentários**
Haemophilus influenzae	7	Resistência à ampicilina é comum
Neisseria meningitidis	7	Se o organismo é sensível, altas doses de penicilina IV são apropriadas. A resistência à ampicilina está crescendo; a significação clínica é incerta
Streptococcus pneumoniae	10-14	A não susceptibilidade à ampicilina está crescendo. Se sensível à penicilina, ceftriaxona ou cefotaxima, descontinuar a vancomicina empírica. Na presença de resistência à cefalosporina, utilizar ceftriaxona ou cefotaxima acrescido de vancomicina e examinar o LCR às 36-48 horas pós-tratamento. Quando sensível à rifampina, adicionar rifampina ao tratamento se houver deterioração clínica, infecção persistente do LCR ou alta CIM à ceftriaxona ou cefotaxima. Considerar a adição de rifampina ao regime empírico quando a dexametasona é utilizada, pois o regime com dexametasona pode reduzir a penetração de antibióticos no LCR
Listeria monocytogenes	≥ 21	Utilizar ampicilina ou penicilina acrescido de gentamicina nas infecções graves. Utilizar trimetoprim-sulfametoxazol quando alérgico à penicilina
IV, intravenoso; LCR, líquido cefalorraquidiano; CIM, concentração inibitória mínima.		

2) No caso-índice, quando ele ou ela não tenha recebido cefotaxima ou ceftriaxona.
3) Crianças em berçários e creches que sejam contatos de um caso-índice, independente da idade, quando dois ou mais casos de doença invasiva tenham ocorrido em um período de 60 dias.

  b. De modo ideal, a profilaxia do *H. influenzae* com rifampina deve ser realizada em até 7 dias do contato. Em lactentes com menos de 1 mês de idade, a dose é de 10 mg/kg por via oral (VO) diariamente por 4 dias. Nos lactentes com mais de 1 mês de idade, a dose é de 20 mg/kg (máximo de 600 mg) VO diariamente por 4 dias.

  c. De acordo com a *American Academy of Pediatrics, 2000 Red Book*, a profilaxia contra a *N. meningitidis* é indicada em:

    1) Contatos familiares.
    2) Pessoas que comem ou dormem no mesmo lugar que o paciente-índice.
    3) Pessoas que tenham tido um contato íntimo com o paciente-índice, como compartilhando escovas de dente, comendo com os mesmos utensílios ou beijando nos 7 dias anteriores ao início da doença.
    4) Contato no berçário ou creche nos 7 dias anteriores ao início da doença.
    5) Profissionais da área de saúde com contato direto com as secreções orais do paciente-índice, como através de reanimação boca-a-boca, intubação traqueal ou sucção nos 7 dias anteriores ao início da doença.

MENINGITE TUBERCULOSA

TABELA 17-4	Regimes Profiláticos contra a *N. meningitidis*	
Agente	**Dosagem de acordo com a Idade**	
Rifampicina[a]	≤ 1 mês: 5 mg/kg VO a cada 12 h por 2 d	> 1 mês: 10 mg/kg (máx., 600 mg) VO a cada 12 h por 2 d
Ceftriaxona	≤ 12 anos: 125 mg IM, 1 dose	> 12 anos: 250 mg IM, 1 dose
Ciprofloxacina[b]	≤ 18 anos: não recomendado	≥ 18 anos: 500 mg VO, 1 dose

[a]Não usar durante a gravidez; usar com cautela em mulheres tomando pílulas anticoncepcionais.
[b]Não usar durante a gravidez ou em mulheres lactantes.
VO, via oral; IM, intramuscular.

6) Passageiros sentados próximos ao paciente-índice em voo com mais de 8 horas de duração.
7) O caso-índice, quando ele ou ela não tenha recebido cefotaxima ou ceftriaxona.
d. A profilaxia da *N. meningitidis* seve ser administrada em até 24 oras do diagnóstico do caso-índice (Tabela 17-4).

MENINGITE TUBERCULOSA

Introdução
A meningite tuberculosa é a forma mais comum de infecção do sistema nervoso central pela *Mycobacterium tuberculosis*.

Fisiopatologia
1. A meningite tuberculosa pode acompanhar a infecção primária. Este geralmente é o caso em crianças.
2. Também pode resultar da reativação de uma infecção prévia. Durante a infecção primária, o cérebro e as meninges podem ser implantados com baixos números de organismos. Estes focos de infecção podem evoluir para lesões caseosas maiores ou "focos de Rich". Uma lesão meníngea resulta em meningite quando se rompe dentro do espaço contendo LCR.
3. Fibrose do exsudato meníngeo basal pode resultar em hidrocefalia comunicante. O envolvimento do sistema ventricular pode resultar em oclusão do aqueduto cerebral e hidrocefalia não comunicante. Hidrocefalia é mais comum em crianças do que em adultos.
4. Pode haver o desenvolvimento de vasculite nos vasos sanguíneos que atravessam o exsudato meníngeo, resultando em oclusão e AVC. AVC é mais comum na distribuição da artéria cerebral média.

Prognóstico
1. A taxa de letalidade geral na meningite tuberculosa é de aproximadamente 30%.
    a. A taxa de letalidade é mais alta naqueles com baixa pontuação na Escala de Coma de Glasgow ou um estágio mais alto na classificação do *Medical Research Council (MRC)* no início do quadro clínico (Tabela 17-5).
    b. A taxa de letalidade também é maior naqueles com atraso ou interrupção da terapia.
2. As sequelas neurológicas incluem hemiparesia ou hemiplegia, paraplegia, perda visual ou auditiva e alterações cognitivas.
    a. Também há mais sequelas neurológicas naqueles com baixa pontuação na Escala de Coma de Glasgow ou estágio mais alto na classificação do *MRC* no início do quadro.
    b. Também há mais sequelas neurológicas naqueles com achados neurológicos focais (Tabela 17-5).

TABELA 17-5	Desfecho da Meningite Tuberculosa de Acordo com a Classificação do MRC no Início do Quadro Clínico		
Estágio	Aspectos Clínicos	Letalidade	Sequelas Neurológicas
I	Sinais meníngeos, porém estado de consciência normal e ausência de achados neurológicos focais	< 10%	Mínimas
II	Confusão ou achados neurológicos focais	20-30%	40%
III	Estupor ou coma com hemiplegia ou paraplegia	60-70%	Frequentes

MRC, Medical Research Council.

3. Pode ser necessária a realização de drenagem ventricular externa ou de derivação permanente na hidrocefalia.

Diagnóstico

1. Sinais e sintomas.
   a. Iniciais: Febre de baixo grau, dor de cabeça, mal-estar, náusea.
   b. Posteriores: Dor de cabeça severa, rigidez de nuca, paralisias dos nervos cranianos (geralmente o nervo VI), vômito, sonolência, convulsões, alterações no estado mental.
   c. Tardios: Coma, disfunção do tronco encefálico.
2. Comparados aos pacientes com meningite bacteriana, os pacientes com meningite tuberculosa tipicamente estão doentes por mais tempo, são mais propensos a ter paralisias dos nervos cranianos e são menos propensos a apresentar uma contagem leucocitária elevada.
3. Alterações na neuroimagem são comuns: Hidrocefalia, realce meníngeo, lesões expansivas (tuberculomas, abscessos tuberculosos) e infartos. Exames de neuroimagem devem ser realizados em todos os pacientes com suspeita de meningite tuberculosa, idealmente antes da punção lombar.
4. LCR.
   a. Análise convencional.
      1) Contagem leucocitária de 100 a 500 células/μL, geralmente com predominância linfocítica. Quando presentes, há menos que 50% de células polimorfonucleares.
      2) Concentração proteica de 100 a 500 mg/dL.
      3) Nível de glicose menor que 45 mg/dL.
   b. A pesquisa de bacilos álcool-ácido resistente (BAAR) no esfregaço de LCR é positiva em aproximadamente 1/4 dos casos.
   c. A cultura de LCR é positiva em aproximadamente 1/3 dos casos. Um grande volume de LCR e múltiplas culturas (até quatro) aumentam as chances de obtenção de um resultado positivo.
   d. A PCR do LCR é específica e muito mais rápida, porém, quando comparada à cultura, apresenta menor sensibilidade.
5. Achados anormais na radiografia torácica (infiltrado ou complexo de Gohn) são observados na maioria das crianças e em aproximadamente metade dos adultos.
6. O teste de derivado de proteína purificada (PPD) é positivo em 50 a 80% dos casos. Se o PPD inicial for negativo, repetir o teste em 5 a 7 dias (teste em duas fases).
7. Hiponatremia devido à síndrome inapropriada do hormônio antidiurético (SIADH) ou à perda cerebral de sal é comum.
8. Os pacientes infectados pelo vírus da imunodeficiência humana (HIV) têm maior risco de tuberculose. No entanto, achados clínicos e laboratoriais da meningite tuberculosa geralmente não diferem entre os pacientes com e sem HIV concomitante, embora seja menos provável o teste de PPD ser positivo. O ensaio de liberação de interferon-γ pode ser positivo em alguns pacientes com tuberculose latente e PPD negativo em razão da anergia.

9. Devido à insensibilidade do esfregaço e cultura de LCR, o diagnóstico é geralmente presuntivo e baseado nos achados clínicos compatíveis, no perfil do LCR, nos riscos para tuberculose ou na identificação de infecção tuberculosa em outro sítio, incluindo tórax ou íleo.

Tratamento

1. Todos os esforços devem ser feitos para isolar o organismo, a fim de possibilitar a determinação das sensibilidades microbianas (Tabela 17-6). Isto pode requerer múltiplas culturas de LCR e culturas de sítios outros que o sistema nervoso central.
2. O tratamento precoce é importante.
3. Meningite tuberculosa resistente a drogas é incomum. A resistência é mais provável em indivíduos não complacentes com terapia antituberculosa prévia ou naqueles provenientes de áreas geográficas com alta prevalência de resistência. Neste caso, acrescentar ao regime 2 drogas adicionais à qual o organismo seja provavelmente sensível (Tabela 17-6). É aconselhável a consulta de um especialista em doenças infecciosas.
4. Os esteroides melhoram o resultado em crianças e adultos. Uma terapia razoável em crianças é a administração de 2 a 4 mg/kg de prednisona por VO durante 1 mês, seguido por redução gradual na dose. O tratamento recomendado em adultos é de 0,4 mg/kg/d de dexametasona IV por 1 semana, com subsequente redução semanal de 0,1 mg/kg/d até 0,1 mg/kg/d e, então, dose oral diária de 4 mg de dexametasona por 1 semana, com subsequente redução semanal de 1 mg.
5. Resposta paradoxal: Desenvolvimento de pleocitose polimorfonuclear no LCR ou desenvolvimento de tuberculomas cerebrais no início do tratamento; não indica falha no tratamento.

TABELA 17-6 Tratamento da Meningite Tuberculosa

Agente	Dose	Comentários
Isoniazida	Adulto: 300 mg VO todos os dias Criança: 10-20 mg/kg/d (máx., 300 mg/d) Tratar por 9 meses ou por 6 meses após culturas serem consistentemente negativas, o que for mais longo +	Adicionar piridoxina para prevenir neuropatia periférica. Monitorizar para hepatotoxicidade
Rifampicina	Adulto: 600 mg VO todos os dias Criança: 10-20 mg/kg/d (máx., 600 mg/d) Tratar por 9 meses ou por 6 meses após culturas serem consistentemente negativas, o que for mais longo +	Monitorizar para hepatotoxicidade. A rifampicina interage no HIV com os inibidores da protease e os inibidores não nucleosídeos da transcriptase reversa. Substituir com rifabutina após prévia consulta com um especialista em doenças infecciosas
Pirazinamida	15-30 mg/kg (máx. de 2 g em crianças e adultos) VO todos os dias Tratar durante os 2 primeiros meses de terapia e, então, descontinuar +	Monitorizar para hepatotoxicidade
Etambutol	15-25 mg/kg (máx., 2,5 g) VO todos os dias. Monitorizar para neuropatia óptica. Tratar durante os 2 primeiros meses de terapia	Monitorizar para hepatotoxicidade

VO, via oral.

MENINGITE FÚNGICA

Introdução
Os fungos podem causar uma meningite subaguda clinicamente indistinguível da meningite tuberculosa.

Fisiopatologia
1. A meningite fúngica é incomum em pessoas saudáveis e mais comum naqueles com doença subjacente ou imunodeficiência.
2. A meningite fúngica é mais comum em adultos do que em crianças.
3. É geralmente, mas nem sempre, acompanhada por doenças em outros órgãos, particularmente pulmões, pele, ossos, fígado, baço e próstata.
4. As etiologias mais comuns são *Cryptococcus neoformans*, *Coccidioides immitis*, *Histoplasma capsulatum* e *Blastomyces dermatitidis*. Os três últimos são endêmicos em áreas geográficas específicas. Pela meningite ser uma manifestação de reativação, a doença pode ocorrer em indivíduos que residam fora destas áreas, porém que tenham previamente visitado ou morado em uma área endêmica.
    a. *C. immitis*: Califórnia central, sul do Arizona, sul do Novo México, oeste do Texas, norte do México, partes da América do Sul e Central.
    b. *H. capsulatum*: Ohio e vale do rio Mississipi, partes da América do Sul e Central, Caribe.
    c. *B. dermatitidis*: Estados que fazem fronteira na região sudeste e centro-sul dos rios Mississipi e Ohio, Estados do meio-oeste e províncias canadenses que fazem fronteira com os Grandes Lagos e uma porção de Nova York e Canadá adjacente ao rio São Lourenço.
5. Tal como a meningite tuberculosa, pode haver o desenvolvimento de hidrocefalia comunicante e não comunicante.

Prognóstico
1. Embora a maioria dos pacientes com meningite criptocócica respondam à terapia com uma letalidade aguda de 5, 25 a 50% dos pacientes com meningite devido à *C. immitis*, *H. capsulatum* e *B. dermatitidis* morrem, respectivamente.
2. O prognóstico mais desfavorável é para pacientes imunodeprimidos.
3. Na meningite criptocócica, um estado mental anormal no início do quadro, baixa contagem leucocitária e altos títulos de antígeno no LCR são fatores prognósticos desfavoráveis nos indivíduos infectados e não infectados pelo HIV.

Diagnóstico
1. Os sinais e sintomas geralmente se desenvolvem em 1 a 2 semanas e incluem febre de baixo grau, rigidez de nuca, mal-estar e alterações no nível de consciência.
2. Eosinófilos podem ser observados na meningite coccidioide.
3. Anomalias na neuroimagem incluem hidrocefalia, realce meníngeo e, ocasionalmente, infartos. Exames de neuroimagem devem ser realizados em todos os pacientes com suspeita de meningite fúngica, idealmente antes da punção lombar.
4. LCR.
    a. Análise convencional:
        1) A contagem leucocitária é de 20 a 1.000 células/µL, com predominância linfocítica, porém células polimorfonucleares podem estar presentes.
        2) A concentração proteica é de 50 a 1.000 mg/dL.
        3) O nível de glicose é menor que 40 mg/dL.
    b. Exceto para a meningite criptocócica, as culturas são geralmente negativas.
    c. Testes para a detecção de antígenos e anticorpos:
        1) Exceto os testes para detecção de antígeno criptocócico, os testes de detecção de anticorpos e antígenos são específicos, porém menos sensíveis.
        2) A detecção de anticorpos contra *C. immitis*, *H. capsulatum* e *B. dermatitidis* no LCR suporta (VER) o diagnóstico.

MENINGITE FÚNGICA

3) A detecção de antígeno de *C. neoformans* e *H. capsulatum* no LCR apoiam o diagnóstico.
4) A detecção de anticorpos séricos contra *C. immitis*, *H. capsulatum* e *B. dermatitidis* apóia o diagnóstico de infecção sistêmica. O antígeno de *C. neoformans* é detectado no soro em virtualmente todos os pacientes com meningite.
5) A detecção de antígeno de *H. capsulatum* na urina reforça o diagnóstico.

5. O diagnóstico é geralmente presuntivo, com base nos achados clínicos compatíveis, no perfil do LCR, anticorpos séricos detectáveis e infecção fúngica confirmada em outro sítio.
6. Em algumas circunstâncias, o diagnóstico somente pode ser estabelecido por cultura da biópsia cerebral.

Tratamento

1. Antifúngicos (Tabela 17-7).
   a. O tratamento bem sucedido da maioria das meningites fúngicas envolve a terapia de indução seguida por terapia de manutenção.
   b. Acompanhar função renal, nível sérico de potássio e perfil hematológico durante o tratamento com anfotericina B.
   c. Acompanhar função renal, perfil hematológico e níveis da droga em pacientes tratados com flucitosina. Os níveis séricos máximos da droga devem ser de 30 a 80 µg/mL e sempre menores que 100 µg/mL.
2. Pressão intracraniana (PIC) elevada é uma fonte importante de morbidade e mortalidade em pacientes HIV-positivos com meningite criptocócica. Tratar com punções lombares repetidas, com remoção de quantidade suficiente de LCR para uma pressão de fechamento normal. Se esta estratégia não funcionar, drenagem lombar ou derivação ventriculoperitoneal é indicada.
3. Derivação ventriculoperitoneal pode ser necessária na hidrocefalia.

TABELA 17-7 Terapia Para Meningite Fúngica em Adultos

Organismo	Terapia de Indução	Terapia de Manutenção
Cryptococcus neoformans em pacientes HIV-negativos	Anfotericina B, 0,7 mg/kg/d IV + flucitosina 100 mg/kg/d VO dividida em 4 doses por 6-10 semanas	Alguns especialistas recomendam 200 mg de fluconazol VO por 6-12 meses
C. neoformans em pacientes HIV-positivos	Anfotericina B, 0,7 mg/kg/d IV + flucitosina 100 mg/kg/d VO dividida em 4 doses por 2 semanas, seguido por fluconazol 400 mg/d VO para completar um curso terapêutico de 10 semanas	Às 10 semanas confirmar esterilidade do LCR. Reduzir indefinidamente o fluconazol para 200 mg/d VO ou até que a contagem de células T CD4$^+$ em sangue periférico seja ≥ 200 células/µL por 6 meses
Coccidioides immitis	Fluconazol 400 mg/d VO	Continue indefinidamente
Histoplasma capsulatum	Anfotericina B lipossomal, 5 mg/kg/d IV para completar um curso de 175 mg/kg durante 4-6 semanas	Itraconazol 200 mg VO 2 vezes ao dia por 1 ano e até normalização do LCR; indefinidamente se paciente for HIV-positivo
Blastomyces dermatitidis	Anfotericina B lipossomal, 5 mg/kg/d IV por 4-6 semanas	Fluconazol 800 mg VO por 1 ano e até normalização do LCR; indefinidamente se o paciente for HIV-positivo

IV, intravenoso; VO, via oral; LCR, líquido cefalorraquidiano; HIV, vírus da imunodeficiência humana.

MENINGITE VIRAL

Introdução

Meningite viral é uma das causas de meningite cultura-negativa (Tabela 17-8). É mais comum do que todas as outras etiologias de meningite combinadas.

Fisiopatologia

1. Nos Estados Unidos, os enterovírus são responsáveis por 85 a 95% dos casos de meningite viral. A meningite por enterovírus é mais comum no verão e outono, porém pode ser observada durante todo o ano em climas temperados.
   a. Oitenta por cento dos casos de meningite por enterovírus ocorre em crianças.
   b. Pacientes com hipogamaglobulinemia estão em risco de meningite crônica e meningoencefalite por enterovírus.
2. O vírus herpes simples tipo 2 (HSV-2) e, menos comumente, o HSV-1, pode causar uma meningite aguda autolimitada.
   a. Meningite viral é comum em mulheres jovens.
   b. Até 1/4 dos pacientes pode ter episódios recorrentes de meningite, e estes podem ocorrer na ausência de lesões cutâneas ou mucosas.

TABELA 17-8 Causas de Meningite "Asséptica" ou Cultura-Negativa

Viral	Bacteriana
Herpes-vírus: HSV-1 E HSV-2, CMV, VVZ, EBV, HHV-6	Meningites bacterianas parcialmente tratadas
HIV	Febre maculosa das montanhas rochosas
Enterovírus: Ecovírus, enterovírus numerado, Coxsackievírus A e B, poliovírus	Espiroquetas: Leptospirose, sífilis, Lyme
Caxumba	*Brucella* spp.
Vírus da coriomeningite linfocítica	*Mycoplasma* spp.
Arbovírus	*Mycobacterium tuberculosis*
Flavivírus: vírus do Nilo Ocidental, vírus da encefalite St. Louis	*Nocardia* spp.
Grupo Califórnia: vírus La Crosse, Jamestown Canyon, *snowshoe hare*	*Chlamydia pneumoniae*
Influenza	Endocardite
Adenovírus	Não infecciosa
	Autoimune: Síndrome de Behçet, sarcoide, vasculite, lúpus, síndrome de Vogt-Koyanagi-Harada
	Meningite neoplásica: Linfoma não Hodgkins, leucemia, tumores sólidos
	Meningite induzida por drogas: AINEs, trimetoprim-sulfametoxazol, azatioprina
	Meningite química: Cisto epidermoide, craniofaringioma

HSV, vírus herpes simples; CMV, citomegalovírus; VVZ, vírus varicela-zóster; EBV, vírus Epstein-Barr; HHV-6, herpes-vírus humano-6; HIV, vírus da imunodeficiência humana; AINEs, anti-inflamatórios não esteroidais.

Prognóstico

1. A maioria dos casos de meningite viral se resolve em 2 a 5 dias e não resulta em sequelas.
2. PIC elevada pode ser observada na fase aguda.
3. Neonatos e pacientes com hipogamaglobulinemia ou agamaglobulinemia podem desenvolver severa infecção enteroviral potencialmente fatal.

Diagnóstico

1. LCR.
   a. As alterações são mais leves na meningite viral do que na bacteriana (Tabela 17-2).
   b. O padrão usual é de uma pleocitose linfocítica com 10 a 1.000 leucócitos/µL, embora neutrófilos possam ser observados nas primeiras 6 a 24 horas da doença. O nível de glicose é geralmente normal e a concentração proteica pode estar normal ou levemente elevada, algumas vezes alcançando 100 a 200 mg/dL.
   c. As culturas virais de LCR podem ser positivas em 40 a 70% dos casos quando coletadas no início da doença. Enterovírus em particular pode ser cultivado a partir de um LCR acelular.
   d. A técnica de PCR é sensível e específica para o diagnóstico de meningites por enterovírus, herpesvírus e algumas arboviroses.
   e. Identificação no LCR de imunoglobulina M (IgM) contra um vírus específico é diagnóstica.
2. Identificação de IgM sérica em uma única amostra ou uma alteração de 4 vezes na concentração de imunoglobulina G (IgG) em amostras séricas pareadas coletadas em um intervalo de 4 semanas uma da outra é diagnóstica. Esta abordagem não se aplica ao enterovírus, a menos que o sorotipo específico seja conhecido.
3. Cultura da orofaringe ou fezes pode identificar infecção por enterovírus, porém confirmação sorológica é necessária para provar que o vírus isolado seja a causa de meningite, pois o enterovírus pode ser excretado por várias semanas após a infecção.

Tratamento

1. Na maioria dos casos, apenas tratamento de suporte, incluindo medicamentos para dor, é necessário.
2. Pleconaril (não comercializada no Brasil) é uma nova droga antiviral eficaz contra os enterovírus. Não é aprovada pelo *Food and Drug Administration* (FDA), porém está disponível para utilização humanitária nas infecções por enterovírus que trazem risco de morte.
3. A administração IV ou intratecal de imunoglobulina pode ser realizada terapeuticamente ou profilaticamente em neonatos e pacientes com deficiência de anticorpos, porém a eficácia não foi comprovada.
4. O benefício de antivirais como o aciclovir para o tratamento ou prevenção da meningite por HSV não é conhecido.
5. PIC elevada sintomática geralmente responde à punção lombar com remoção de quantidade suficiente de LCR para obter uma pressão de fechamento normal.

ABSCESSO BACTERIANO CEREBRAL

Fisiopatologia

1. O abscesso cerebral começa como uma área localizada de cerebrite que evolui para uma infecção encapsulada ao longo de aproximadamente 2 semanas. No cenário de imunossupressão concomitante, a formação de cápsula pode ser mais deficiente ou mais lenta.
2. O abscesso cerebral pode ser uma consequência da disseminação contagiosa da infecção, ruptura dural, ou disseminação hematógena (Tabela 17-9). A fonte é desconhecida em 20 a 30% dos pacientes.
3. A maioria dos abscessos cerebrais são polimicrobianos. A etiologia do abscesso em pacientes imunocomprometidos também inclui espécies de *Toxoplasma, Nocardia, Listeri*a e *Aspergillus*.

TABELA 17-9 Provável Localização, Etiologia e Tratamento Empírico do Abscesso Cerebral, com Base no Fator de Risco ou Fonte de Infecção

Fator de risco ou Fonte	Provável Localização	Prováveis Organismos	Tratamento Empírico[a]
Sinusite paranasal, dentes	Polo frontal	Estreptococos aeróbios e anaeróbios; outros anaeróbios; *Staphylococcus aureus*, bactérias gram-negativas	Vancomicina, metronidazol[b] e uma cefalosporina de terceira geração[c]
Otite média, mastoidite	Lobo temporal, cerebelo	Estreptococos aeróbios e anaeróbios; outros anaeróbios; bactérias gram-negativas	Metronidazol[b] e uma cefalosporina de terceira geração[c]
Trauma penetrante (pós-operatório)	Associado ao sítio de lesão ou cirurgia	*S. aureus, Staphylococcus* sp. coagulase-negativos, bactérias gram-negativas, *Clostridium* spp.	Vancomicina e uma cefalosporina de terceira geração[c]
Hematógeno: doença cardíaca congênita, doença pulmonar	Distribuição da artéria cerebral média	*Streptococcus spp.*, geralmente com organismos adicionais, dependendo do sítio da infecção primária	Depende da fonte, metronidazol[b] e uma cefalosporina de terceira geração[c] são um início razoável

[a]Ver Tabela 17-1 para doses.
[b]Crianças: 30 mg/kg/d IV, em doses divididas, a cada 6-8 h. Adulto: 500 mg IV a cada 6 h.
[c]Ceftriaxona, cefotaxima ou ceftazidima (ver Tabela 17-1 para doses).

Prognóstico

1. A letalidade é de 15 a 20%.
   a. O prognóstico mais desfavorável em pacientes com estado de consciência significantemente deprimido.
   b. Ruptura do abscesso no interior do sistema ventricular apresenta uma letalidade de mais de 80% e é mais comum quando o diagnóstico é tardio.
2. Cerca de 60% dos sobreviventes não apresentam nenhum ou apenas leves déficits neurológicos. Dos restantes, aproximadamente 2/3 irá ter incapacidade neurológica moderada e 1/3 incapacidade neurológica severa.

Diagnóstico

1. Dor de cabeça é o achado clínico mais comum. Alterações neurológicas focais são observadas em 1/3 a metade dos pacientes. Febre é menos comum e pode estar ausente em mais de 50% dos pacientes.
2. A punção lombar é raramente útil e geralmente contraindicada.
3. A tomografia computadorizada (TC) ou imagem por ressonância magnética (IRM) exibe lesões com captação anelar de contraste com hipodensidade central e edema circundante. Pode haver hipersinal na IRM de difusão.
4. O diagnóstico bacteriológico se baseia na cultura do material do abscesso.
5. Hemoculturas são raramente positivas, porém vale a pena coletar o sangue antes da administração de antibióticos.

Tratamento
1. Controlar a PIC elevada.
2. O uso de esteroides é controverso, pois eles podem reduzir a penetração de antibióticos na área de infecção. Um curto ciclo de corticosteroides em altas doses é razoável na presença de edema cerebral significativo.
3. A aspiração ou excisão reduz a PIC e fornece um diagnóstico microbiológico. A antibioticoterapia pode ser adiada em pacientes clinicamente estáveis quando a aspiração pode ser realizada rapidamente.
4. Após drenagem cirúrgica, antibióticos parenterais são geralmente administrados por 6 a 8 semanas, seguido por 2 a 3 meses de terapia oral.
5. A terapia médica isolada é geralmente subótima, porém pode ser considerada para abscessos menores que 2 cm em diâmetro, cerebrite sem formação de cápsula ou lesões múltiplas ou cirurgicamente inacessíveis. A duração dos regimes antibióticos é geralmente mais longa para pacientes não submetidos ao tratamento cirúrgico.
6. Convulsões são relativamente frequentes; considerar tratamento profilático com drogas antiepilépticas.

EMPIEMA SUBDURAL CRANIANO

Introdução
Antigamente, o empiema subdural era mais comum em crianças com meningite bacteriana, porém, atualmente, é incomum em razão do declínio na incidência de meningite infantil.

Fisiopatologia
1. Atualmente, o empiema subdural ocorre mais comumente como consequência de infecção do seio frontal. É mais comum em homens jovens.
2. Veias drenando o seio frontal não possuem válvulas e drenam para o espaço subdural, oferecendo acesso direto à bactéria ou coágulo infectado.
3. O empiema subdural também pode ocorrer como consequência de otite média, trauma direto ou disseminação hematógena. Os prováveis organismos bacterianos podem ser previstos com base no cenário clínico (Tabela 17-10).
4. Devido à anatomia do espaço subdural, a infecção geralmente envolve ambos os hemisférios e, com menor frequência, a fossa posterior.

TABELA 17-10 Provável Localização, Etiologia e Tratamento Empírico do Empiema Subdural, com base no Fator de Risco ou Fonte de Infecção

Fator de Risco	Prováveis Organismos	Tratamento Empírico[a]
Sinusite frontal	Estreptococos aeróbios e anaeróbios; outros anaeróbios; *Staphylococcus aureus*, bactérias gram-negativas	Vancomicina, metronidazol e uma cefalosporina de terceira geração
Otite média	Estreptococos aeróbios e anaeróbios; outros anaeróbios; bactérias gram-negativas	Metronidazol e uma cefalosporina de terceira geração
Trauma penetrante (pós-operatório)	*S. aureus*, *Staphylococcus* sp. coagulase-negativa, bactérias gram-negativas, *Clostridium* spp.	Vancomicina e uma cefalosporina de terceira geração
Hematógeno	Depende do sítio da infecção primária	Depende da fonte, metronidazol e cefalosporina de terceira geração são um início razoável

[a]Ver Tabelas 17-1 e 17-9 para doses.

Prognóstico

1. A taxa de letalidade é de aproximadamente 10% e está associada à idade mais avançada e nível deprimido de consciência no início do quadro.
2. As complicações incluem empiema epidural, osteomielite, tromboflebite da veia cortical ou seio dural, cerebrite ou abscesso cerebral, infarto cerebral e edema cerebral.
3. Epilepsia e sequelas neurológicas focais são observadas em 10 a 44% dos sobreviventes.

Diagnóstico

1. Os achados clínicos incluem febre, dor de cabeça, rigidez da nuca, convulsões e sinais neurológicos focais.
2. O empiema subdural pode imitar a meningite bacteriana.
3. Punção lombar é contraindicada devido ao alto risco de herniação.
4. Inchaço da fronte por abscesso subgaleal (tumor de Pott) pode ser observado com sinusite frontal concomitante, porém os sintomas e sinais da sinusite podem estar ausentes.
5. A IRM com contraste é o estudo por imagem de eleição, exibindo acúmulo de líquido subdural ou hipodensidade com margem de realce. Edema cerebral pode não ser evidente. Os achados podem ser sutis.
6. O diagnóstico bacteriológico se baseia na cultura do material do abscesso.

Tratamento

1. Drenagem cirúrgica é necessária.
2. Se presente, o seio infectado deve ser drenado e o osso infectado removido.
3. Antibióticos parenterais são geralmente administrados por 3 a 6 semanas, seguido por no mínimo 3 semanas de terapia oral (Tabela 17-10).
4. Convulsões são frequentes e tratamento profilático com anticonvulsivantes deve ser fornecido.

ABSCESSO EPIDURAL CRANIANO

Introdução

O abscesso epidural se desenvolve no espaço entre a duramater e os ossos do crânio. É menos comum que o empiema subdural e compartilha fatores de risco similares.

Fisiopatologia

1. O abscesso epidural normalmente tem origem otogênica ou dentária. Está geralmente associado à osteomielite do crânio.
2. Os prováveis organismos bacterianos são os mesmos que para o empiema subdural e podem ser previstos com base no cenário clínico (Tabela 17-10).

Prognóstico

Mais favorável do que para o empiema subdural. A infecção é mais localizada; morte e sequelas neurológicas são incomuns.

Diagnóstico

1. Os achados clínicos incluem febre, dor de cabeça, edema periorbital, abscessos na região subgaleal frontal, rigidez do pescoço e vômito. Déficits neurológicos focais são incomuns.
2. IRM com contraste é o estudo por imagem de eleição e geralmente exibe a característica coleção líquida extradural em forma lenticular com uma margem de realce.

Tratamento

1. Drenagem cirúrgica é necessária.
2. Antibióticos parenterais são normalmente administrados por 3 a 6 semanas na ausência de osteomielite, e por 6 a 8 semanas na presença de osteomielite, geralmente seguido por no mínimo 3 semanas de terapia oral (Tabela 17-10).

ABSCESSO EPIDURAL VERTEBRAL

Introdução
O abscesso epidural vertebral é incomum, porém pode causar incapacidade neurológica severa. Frequentemente é erroneamente diagnosticado. A incidência tem aumentado nos últimos 20 anos.

Fisiopatologia
1. A maioria das infecções é causada pelo *Staphylococcus aureus*; bactérias gram-negativas e estreptococos são causas menos comuns; raramente ocasionadas por bactérias anaeróbias ou flora polimicrobiana.
2. Geralmente, a infecção é disseminada pela via hematógena. Também pode resultar da extensão direta ou trauma, incluindo catéteres epidurais.
3. O espaço torácico e epidural lombar são mais propensos a ser infectados.

Prognóstico
1. Diabetes, uso de drogas injetáveis, procedimentos sobre a coluna, HIV e alcoolismo são fatores de risco.
2. A taxa de letalidade é de aproximadamente 15; 40% a 50% dos pacientes se recuperam completamente e o restante apresenta incapacidade leve ou moderada.
3. Pacientes com grande incapacidade neurológica no início do quadro apresentam prognóstico mais desfavorável. Aqueles com paralisia completa por mais de 48 a 72 horas são improváveis de melhorar, mesmo com tratamento agressivo.
4. O abscesso epidural vertebral pode resultar em osteomielite associada nos casos crônicos.

Diagnóstico
1. Os achados clínicos mais comuns são febre, dorsalgia e sensibilidade local. Os sintomas ou sinais meníngeos e os achados neurológicos focais, como fraqueza, perda sensitiva e incontinência fecal e urinária, também são observados em alguns, porém não em todos, pacientes.
2. Déficits neurológicos severos podem se desenvolver rapidamente, mesmo após várias semanas de doença estável.
3. IRM da coluna vertebral com contraste é o estudo por imagem de eleição. Em média, quatro níveis espinais estão envolvidos, porém infecção de todo o espaço epidural vertebral foi descrito.
4. Leucocitose periférica e VHS elevada são observados na maioria dos pacientes.
5. Hemoculturas são frequentemente positivas e os resultados são idênticos à cultura do espaço epidural.

Tratamento
1. Drenagem cirúrgica é necessária.
2. A terapia médica é raramente utilizada isoladamente e é arriscada, dado o potencial de rápida deterioração neurológica.
    a. A terapia médica isolada pode ser considerada para pacientes sem anomalias neurológicas, infecção de todo o espaço epidural, ou aqueles completamente paralisados por 3 ou mais dias.
    b. Hemoculturas e aspiração do espaço epidural devem ser realizados para estabelecer o patógeno infectante, mesmo quando a terapia médica isolada é utilizada.
3. Antibióticos parenterais são normalmente administrados por 6 a 8 semanas, geralmente seguido por um mínimo de 4 semanas de terapia oral.
    a. É realizada terapia empírica com vancomicina acrescida de uma cefalosporina de terceira geração (ver Tabela 17-1 para doses).
    b. A terapia subsequente deve ser ajustada ao organismo cultivado do sangue ou espaço epidural.

ENCEFALITE

Introdução

Literalmente centenas de organismos podem causar encefalite (Tabela 17-11). As causas mais comuns são virais. Encefalite viral pode ocorrer esporadicamente ou em epidemias. Na maioria dos casos, a causa de encefalite não é estabelecida.

Fisiopatologia

1. A patologia é caracterizada por inflamação perivascular na substância cinzenta ou na junção entre a substância cinzenta e a branca. Os neurônios podem estar infectados.

TABELA 17-11 Principais Causas Infecciosas de Encefalite

Viral	Bacteriana
Herpes-vírus	*Listeria monocytogenes*
Herpes simples tipo 1 e 2	*Mycobacterium tuberculosis*
Varicela-zóster	*Mycoplasma* spp.
Epstein-Barr	*Bartonella* spp.
Citomegalovírus humano	*Anaplasma* spp.
Herpesvírus humano tipo 6	*Brucella* spp.
Herpes B	Doença de Whipple
Arbovírus	Riquétsia
Vírus da encefalomielite equina do leste	Febre maculosa das montanhas rochosas
Vírus da encefalomielite equina do oeste	Tifo
Vírus da encefalomielite equina venezuelana	Febre Q
Vírus da encefalite de St. Louis	Espiroquetas
Vírus da encefalite japonesa	Sífilis
Vírus do Nilo Ocidental	Doença de Lyme
Vírus de Powassan	Febre recidivante
Vírus da Califórnia	Endocardite infecciosa
Vírus La Crosse	Fungos
Vírus do Canyon Jamestown	Criptococose
Vírus da febre do carrapato do Colorado	Coccidioidomicose
Enterovírus	Histoplasmose
Coxsackie	Parasitas
Echovírus	Toxoplasmose
Adenovírus	Cisticercose
HIV	Malária
Influenza	
Vírus Nippah	
Vírus Hendra	
Caxumba	
Vírus do sarampo	
Vírus da raiva	

2. Nos Estados Unidos, o HSV é a causa mais comum e fatal de encefalite esporádica; centenas a milhares de casos são identificados a cada ano.
   a. HSV causa uma encefalite necrosante que tipicamente envolve o lobo orbitofrontal ou temporal.
   b. Exceto em neonatos, a maioria dos casos é devido ao HSV-1, porém alguns são em razão do HSV-2.
   c. A encefalite por HSV ocorre em qualquer época do ano. A distribuição etária bimodal é de 25 a 30% de pacientes com menos de 20 anos de idade e de 50 a 70% de pacientes com mais de 40 anos de idade.
   d. Aproximadamente 1/3 dos casos é devido à infecção primária e cerca de 2/3 devidos à reativação viral.
3. As viroses transmitidas por picadas de artrópodes ou "arboviroses" são a causa mais comum de encefalite epidêmica. Mundialmente, o vírus da encefalite japonesa é a causa mais comum de encefalite por arbovírus. Nos Estados Unidos, o *vírus do Nilo Ocidental* é atualmente a causa mais comum.
   a. A maioria das infecções por arbovírus são subclínicas; aproximadamente uma em 140 pessoas infectadas pelo *vírus do Nilo Ocidental* desenvolve meningite ou encefalite.
   b. Nos Estados Unidos, a infecção é mais comum no final do verão e início do outono.

Prognóstico

1. Vinte e oito por cento dos pacientes com encefalite por HSV-1 morrem apesar do tratamento e metade apresenta incapacidades neurológicas permanentes.
2. Nos Estados Unidos, aproximadamente 6% dos pacientes com infecção confirmada pelo *vírus do Nilo Ocidental* morrem. Poliomielite e radiculite são características comuns desta infecção e geralmente resultam em incapacidade permanente.

Diagnóstico

1. Os achados clínicos incluem febre, dor de cabeça, alteração no estado mental e convulsões. Os achados focais, como disfasia e mudanças de personalidade, são comuns na encefalite por HSV-1 e também podem ser observados em outras etiologias.
2. LCR.
   a. LCR está normal em menos de 5% dos pacientes. O padrão usual é de pleocitose linfocítica com 50 a 1.000 leucócitos/µL. Neutrófilos podem ser observados no início da doença. O nível de glicose é geralmente normal e o de proteína ligeiramente elevado.
   b. As culturas virais de LCR são raramente positivas.
   c. A técnica de PCR é sensível e específica para o diagnóstico de encefalite por enterovírus, herpesvírus e algumas arboviroses.
   d. Identificação de IgM contra um vírus específico no LCR é diagnóstico. Identificação de IgM sérica em uma única amostra ou uma alteração de 4 vezes na concentração de IgG em amostras séricas pareadas coletadas em um intervalo de 4 semanas uma da outra é diagnóstico.
3. O eletroencefalograma é geralmente anormal. Descargas epileptiformes periódicas lateralizadas (PLEDs) são comuns na encefalite por HSV.
4. Hiponatremia é comum.

Tratamento

1. Atualmente, apenas o tratamento para encefalite causada pelo herpesvírus humano (HHV) está disponível.
   a. Tratar encefalite por HSV-1 em adultos com aciclovir 10 mg/kg IV a cada 8 horas por um mínimo de 14 dias quando a depuração de creatinina for normal.
   b. Tratar encefalite causada pelo vírus varicela-zóster (VVZ) em adultos com aciclovir a 10 a 15 mg/kg IV a cada 8 horas por um mínimo de 14 dias.

c. O tratamento de outras infecções do SNC causadas pelo herpesvírus não é claramente definido e um especialista em doenças infecciosas deveria ser consultado.
d. Continuar o tratamento até que o resultado da PCR do LCR for negativo.

COMPLICAÇÕES NEUROLÓGICAS ASSOCIADAS AO HIV
Demência associada ao HIV
Introdução
1. O HIV-1 causa uma demência subcortical denominada demência associada ao HIV-1 (DAH). A incidência tem caído significativamente na era da terapia antirretroviral altamente ativa (HAART), porém aumentou aquela de formas menos severas, como o transtorno cognitivo motor menor.

Fisiopatologia
1. A DAH é tipicamente observada em pacientes não recebendo terapia antirretroviral, com contagem de células T $CD4^+$ em sangue periférico abaixo de 200/μL. Naqueles recebendo antirretrovirais, a contagem de células T $CD4^+$ pode ser mais alta.
2. A causa de DAH está provavelmente relacionada à liberação de produtos virais ou produtos celulares tóxicos dos macrófagos cerebrais (ou micróglia) infectados.

Prognóstico
Os riscos para DAH incluem os seguintes:
1. Baixo número de linfócitos T $CD4^+$ no sangue periférico.
2. Concentração plasmática elevada de RNA do HIV-1.
3. Pacientes não recebendo terapia antirretroviral potente.
4. Concentração reduzida de hemoglobina.
5. Idade mais avançada.
6. Uso de drogas injetáveis.
7. Anomalias nos testes neuropsicológicos de função executiva.
8. Anomalias cognitivas não severas o suficiente para satisfazer os critérios de demência.

Diagnóstico
1. Os achados clínicos incluem anomalias cognitivas, motoras e comportamentais (Tabela 17-12).
2. Os pacientes com DAH apresentam desempenho insatisfatório nos testes neuropsicológicos de função motora, atenção e concentração, velocidade do processamento de informações e desempenho visuoespacial, porém estes testes possuem baixa sensibilidade e especificidade para o diagnóstico da DAH.
3. A neuroimagem é mais útil para excluir outras causas de alteração cognitiva:
   a. TC pode exibir atrofia.
   b. IRM pode exibir hiperintensidade difusa na substância branca em imagens ponderadas em T_2.

TABELA 17-12 Achados Clínicos em Pacientes com Demência Associada ao HIV

Cognitivo	Motor	Comportamental
Esquecimento	Dificuldade para equilibrar-se	Apatia e isolamento social
Dificuldade em se concentrar	Fraqueza nas pernas	Humor deprimido
Confusão	–	Irritabilidade
Raciocínio lento	–	Psicose, mania

4. LCR.
   a. O LCR pode ser normal ou ligeiramente inflamatório, sendo mais útil para excluir outras causas.
   b. Concentração de β_2-microglobulina no LCR acima de 3,8 mg/dL, com contagem leucocitária normal, é específico, porém não sensível, para o diagnóstico da DAH.
   c. Níveis de RNA do HSV-1 maiores do que o nível plasmático simultâneo reforçam o diagnóstico de DAH. Na era pós-HAART, tanto a concentração de β_2-microglobulina como a concentração de RNA do HIV são indicadores menos confiáveis da DAH.

Tratamento
1. Pacientes que não estejam recebendo terapia antirretroviral potente devem ser iniciados em um regime que contenha agentes com boa penetração no SNC (Tabela 17-13).
2. Pacientes recebendo terapia antirretroviral potente devem ser submetidos a um teste de mutações (associadas à resistência aos medicamentos) no HIV no plasma e LCR, com subsequente otimização do regime terapêutico com relação ao padrão de resistência e capacidade de penetração no SNC.
3. As estratégias de tratamento antirretroviral devem ser desenvolvidas com a assistência de um especialista no tratamento de HIV.

Toxoplasmose
Introdução
1. A toxoplasmose é a lesão cerebral focal mais comum no HIV avançado, seguida pelo linfoma primário do SNC e leucoencefalopatia multifocal progressiva.

Fisiopatologia
1. O *Toxoplasma gondii* é um parasita intracelular que se apresenta em três formas:
   a. Organismos proliferativos, ou taquizoítos, que causam a doença ativa.
   b. Organismos não proliferativos, ou bradizoítos, que são responsáveis pela doença latente.
   c. Oocistos, uma forma infecciosa excretada nas fezes dos gatos.
2. Os humanos adquirem a infecção pela ingestão de oocistos ou bradizoítos na carne mal cozida.
3. A infecção primária é assintomática em 90% dos indivíduos imunocompetentes, causando uma doença semelhante à mononucleose e, nos pacientes restantes, uma linfadenopatia regional.
4. Os indivíduos infectados pelo HIV com toxoplasmose do SNC desenvolvem abscessos e, raramente, meningoencefalite.

Prognóstico
1. Os seguintes elevam o risco de toxoplasmose do SNC em pacientes HIV-positivos:
   a. Concentração de células T CD4$^+$ abaixo de 200/μL.
   b. Pacientes não recebendo tratamento profilático com trimetoprim-sulfametoxazol.
   c. Anticorpo anti*Toxoplasma* detectável no soro, particularmente se o título for alto.
   d. Mais de um abscesso na neuroimagem.
2. A maioria dos pacientes responde à terapia, porém déficits residuais são comuns e há um risco aumentado de demência subsequente.

Diagnóstico
1. Os achados clínicos incluem dor de cabeça, febre, hemiparesia, ataxia, alteração no nível de consciência e retardo psicomotor; aproximadamente 30% dos pacientes apresentam convulsões.

TABELA 17-13 Agentes Antirretrovirais com Boa Penetração no Sistema Nervoso Central

Zidovudina (AZT, ZDV, Retrovir)	Nevirapina (Viramune)
Abacavir (ABC, Ziagen)	Indinavir-ritonavir
Delavirdina (Rescriptor)	Lopinavir-ritonavir

2. Noventa a 100% dos pacientes HIV-positivos com encefalite por *Toxoplasma* terão IgG anti*Toxoplasma* detectável no soro, porém a IgM é raramente detectável.
3. O exame do LCR não é útil para estabelecer o diagnóstico.
4. A neuroimagem exibe lesão (ões) redonda, isodensa ou hiperdensa na junção entre a substância cinzenta e branca, na substância branca profunda ou nos gânglios basais. Mais de 90% das lesões realçam pelo contraste com padrão anelar, nodular ou homogêneo. A IRM é mais sensível que a TC e geralmente identifica múltiplas lesões.
5. Para pacientes em alto risco de toxoplasmose do SNC (ver anteriormente), o diagnóstico presuntivo é feito por meio da resposta ao teste terapêutico. O diagnóstico é estabelecido quando ocorre melhora clínica em 1 a 2 semanas e melhora radiográfica em 2 a 3 semanas.
6. Considerar biópsia cerebral na ausência de resposta ao teste terapêutico ou para pacientes em baixo risco de toxoplasmose do SNC (ver anteriormente).

Tratamento

1. Combinação sinergística de pirimetamina e sulfadiazina apresenta taxas de resposta de 60 a 90% (Tabela 17-14).
2. A pirimetamina causa supressão da medula óssea, que é prevenida pela administração de ácido folínico (leucovorin). Folato ou multivitaminas contendo folato não devem ser fornecidos aos pacientes, pois tornaria o tratamento menos eficaz.
3. Uma terapia primária de alta dose é fornecida por no mínimo 6 semanas e deve ser continuada até a ausência de evidência de doença ativa na neuroimagem.
4. Após a terapia primária, terapia supressiva crônica previne a recidiva (profilaxia secundária). A terapia antirretroviral potente é um importante componente da terapia de manutenção.
5. A profilaxia secundária para encefalite por *Toxoplasma* pode ser seguramente descontinuada em pacientes com um número de células T $CD4^+$ maior que 200/µL por pelo menos 6 meses após início da terapia antirretroviral potente.

TABELA 17-14	Terapia Supressiva Primária e Crônica para Encefalite por *Toxoplasma* em Adultos
Terapia primária (duração mínima de 6 semanas)	
Pirimetamina	Dose de carga de 100-200 mg VO e, então, 75-100 mg VO todos os dias
+	
Sulfadiazina	1,5-2 g VO 4 vezes por dia
Ou	
Clindamicina	600-900 mg VO ou IV 4 vezes por dia
+	
Ácido folínico	10-50 mg VO todos os dias
Terapia supressiva crônica ou profilaxia secundária (duração determinada pela resposta à terapia antirretroviral potente)	
Pirimetamina	25-50 mg VO todos os dias
+	
Sulfadiazina	1 g VO e 3 a 4 vezes por dia
Ou	
Clindamicina	300-450 mg VO de 3 a 4 vezes por dia
+	
Ácido folínico	10-50 mg VO todos os dias
VO, via oral.	

Bibliografia

American Academy of Pediatrics. *2000 Red Book: Report of the Committee on Infectious Diseases.* 25th ed. Elk Grove Village, IL: American Academy of Pediatrics; 2000.

Aronin SI, Peduzzi P, Quagliarello VJ. Community-acquired bacterial meningitis: risk stratification for adverse clinical outcome and effect of antibiotic timing. *Ann Intern Med.* 1998;129: 862-869.

Chapman SW, Dismukes WE, Proia LA et al. Clinical practice guidelines for the management of blastomycosis: 2008 update by the Infectious Diseases Society of America. *Clin Infect Dis.* 2008;46:1801-1812.

de Gans J, van de Beek D. Dexamethasone in adults with bacterial meningitis. *N Engl J Med.* 2002;347:1549-1556.

Galgiani JN, Ampel NM, Blair JE et al. Coccidioidomycosis. *Clin Infect Dis.* 2005;41:1217-1223.

Hasbun R, Abrahams J, Jekel J et al. Computed tomography of the head before lumbar puncture in adults with suspected meningitis. *N Engl J Med.* 2001;345:1727-1733.

Infections in Neurosurgery Working Party of the British Society for Antimicrobial Chemotherapy. The rational use of antibiotics in the treatment of brain abscess. *Br J Neurosurg.* 2000;14:525-530.

Luft BJ, Hafner R, Korzun AH et al. Toxoplasmic encephalitis in patients with the acquired immunodeficiency syndrome: Members of the ACTG 077p/ANRS 009 Study Team. *N Engl J Med.* 1993;329:995-1000.

Nathoo N, Nadvi SS, Gouws E et al. Craniotomy improves outcomes for cranial subdural empyemas: computed tomography-era experience with 699 patients. *Neurosurgery.* 2001;49:872-877; discussion 877-878.

Nathoo N, Nadvi SS, van Dellen JR. Cranial extradural empyema in the era of computed tomography: a review of 82 cases. *Neurosurgery.* 1999;44:748-753; discussion 753-754.

Navia BA, Jordan BD, Price RW. The AIDS dementia complex, I: clinical features. *Ann Neurol.* 1986;19:517-524.

Raschilas F, Wolff M, Delatour F et al. Outcome of and prognostic factors for herpes simplex encephalitis in adult patients: results of a multicenter study. *Clin Infect Dis.* 2002;35:254-260.

Reihsaus E, Waldbaur H, Seeling W. Spinal epidural abscess: a meta-analysis of 915 patients. *Neurosurg Rev.* 2000;23:175-204; discussion 205.

Schuchat A, Robinson K, Wenger JD et al. Bacterial meningitis in the United States in 1995: Active Surveillance Team. *N Engl J Med.* 1997;337:970-976.

Thwaites GE, Chau TT, Stepniewska K et al. Diagnosis of adult tuberculous meningitis by use of clinical and laboratory features. *Lancet.* 2002;360:1287-1292.

Tunkel AR, Glaser CA, Bloch KC et al. The management of encephalitis: clinical practice guidelines by the Infectious Diseases Society of America. *Clin Infect Dis.* 2008;47:303-327.

Tunkel AR, Hartman BJ, Kaplan SL et al. Practice guidelines for the management of bacterial meningitis. *Clin Infect Dis.* 2004;39:1267-1284.

van der Horst CM, Saag MS, Cloud GA et al. Treatment of cryptococcal meningitis associated with the acquired immunodeficiency syndrome: National Institute of Allergy and Infectious Diseases Mycoses Study Group and AIDS Clinical Trials Group. *N Engl J Med.* 1997;337:15-21.

Wheat LJ, Freifeld AG, Kleiman MB et al. Clinical practice guidelines for the management of patients with histoplasmosis: 2007 update by the Infectious Diseases Society of America. *Clin Infect Dis.* 2007;45:807-825.

Whitley RJ, Soong SJ, Linneman C Jr et al. Herpes simplex encephalitis: clinical assessment. *JAMA.* 1982;247:317-320.

ÍNDICE DE DROGAS

Verbetes em negrito são **nomes genéricos**. Verbetes em itálico são *nomes comerciais* de medicamentos. Verbetes em negrito e em caixa alta são as **CLASSES DE DROGAS**, com as drogas que se enquadram nessa classificação listadas. Entradas acompanhadas por um *t* itálico indicam tabelas.

A
AAGs (ASTROCITOMA DE ALTO GRAU)
  TRATAMENTO, 126
    ácido *cis*-retinoico, 127
    bevaizumabe, 127
    carboplatina, 127
    carmustina, 127
    etoposide, 127
    irinotecano, 127
    lomustina, 127
    procarbazina, 127
    tamoxifeno, 127
    temozolomida, 127
    vincristina, 127
Abacavir, 559*t*
ABSCESSO BACTERIANO CEREBRAL, 551
  TRATAMENTO, 552*t*
    cefalosporina, 552*t*
    metronidazol, 552*t*
    vancomicina, 552*t*
ABSTINÊNCIA DE ÁLCOOL
  TRATAMENTO DAS CRISES POR, 61
    benzodiazepínicos, 61
    fenobarbital, 61
    lorazepam
Acetaminofeno (paracetamol), 365, 392, 524
Acetato
  de glatiramer, 185*t*, 186
Acetilcisteína, 200
AChE (ACETILCOLINESTERASE) INBIDORES DA, 521
  TRATAMENTO DO ENVENENAMENTO POR, 521
    atropina, 522
    pralidoxima, 522
AChE (Acetilcolinesterase)
  inibidores da, 270
Aciclovir, 368, 557
Ácido
  cis-**retinoico**, 127
  etacrínico, 504

  fólico, 510
  folínico, 510, 560
  nalidixico, 486
ACZ (Acetazolamida), 42, 49, 56, 63, 79, 81, 307, 309, 310, 311, 476, 486
Adderall-dextroanfetamina, 96*t*
Adderal-XR-dextroanfetamina, 96*t*
ADENOMA HIPOFISÁRIO
  TRATAMENTO, 148
    bromocriptina, 148
    cabergolina, 149
    lanreotida, 149
    octreotida, 149
    quinagolida, 149
AGENTE(s)
  ANTIRRETROVIRAIS, 559*t*
    abacavir, 559*t*
    delavirdina, 559*t*
    indinavir, 559*t*
    lopinavir, 559*t*
    nevirapina, 559*t*
    ritonavir, 559*t*
    zidovudina, 559*t*
  DOPAMINÉRGICO(s), 425*t*
    amantadina, 425*t*
    bromocriptina, 425*t*
    pergolida, 425*t*
    pramipexol, 425*t*
    ropinirol, 425*t*
    selegilina, 425*t*
Agente(s)
  dopaminérgicos, 106
AGONISTA(s)
  DOS RECEPTORES, 104*t*
    DA MELATONINA, 104*t*
      rameltcon, 104*t*
    DE BENZODIAZEPÍNICOS, 104*t*
      alprazolam, 104*t*
      clonazepam, 104*t*
      eszopiclona, 104
      flurazepam, 104*t*
      lorazepam, 104*t*

temazepam, 104t
triazolam, 104t
zaleplon, 104t
zolpidem, 104t
AGONISTA(S)
α-2, 97t
clonidina, 97t
AINEs (ANTI-INFLAMATÓRIOS NÃO ESTEROIDES)
celecoxibe, 336t
cetoprofeno, 335, 336t
diclofenaco, 335, 336t
ibuprofeno, 335, 336t
indometacina, 336t
meloxicam, 336t
misoprostol, 335
naproxeno, 336t
omeprazol, 335
piroxicam, 335
rofecoxibe, 336t
Akineton-biperideno, 401
Albuterol, 307, 503
ÁLCOOL
INTOXICAÇÃO POR, ver ETANOL
Alendronato, 217, 271, 287
α-galactosidase, 258
α-tocoferol, 512
Alglucosidade
alfa, 316
Almotriptano, 348, 349
Alopurinol, 42, 272, 289
Alprazolam, 75, 104t, 433t
Amantadina, 181, 184t, 401, 412, 425t, 429, 432, 433
Amilo
nitrito de, 520
AMILOIDOSE PRIMÁRIA
NEURONOPATIA ASSOCIADA À, 240
TRATAMENTO, 241
colchicina, 241
melfalan, 241
prednisona, 241
Amitriptilina, 97t, 104t, 181, 183, 200, 232t, 339, 351, 352, 354, 368, 435, 494
Amônio
cloreto de, 531
Amoxicilina, 231, 355, 453
Ampicilina, 542t, 544t
Anafranil-clomipramina, 102f
ANALGÉSICO(s)
acetaminofeno, 392
cetoprofeno, 335
diclofenaco, 335
fentanil, 392
ibuprofeno, 335
misoprostol, 335
morfina, 392
omeprazol, 335
oxicodona, 392
paracetamol, 335

piroxicam, 335
tramadol, 336
ANDERSEN-TAWIL
SÍNDROME DE, 311
TRATAMENTO, 311
acetazolamida, 311
Anfetamina(s), 78, 101, 102, 423t, 523
Anfotericina B, 472, 549
ANGIOTENSINA
ENZIMA CONVERSORA DA, 351
INIBIDORES DA, 351
lisinopril, 351
RECEPTORES DA, 351
BLOQUEADORES DOS, 351
candesartana, 351
ANISOCÓRIA, 462
TRATAMENTO, 463
apraclonidina, 463t
cocaína, 463t
hidroxianfetamina, 463t
pilocarpina, 463
ANSIOLÍTICO(s)
clonazepam, 97t
diazepam, 97t
flurazepam, 97t
temazepam, 97t
ANTAGONISTA(s)
α-1, 97t
prazosina, 97t
DOS OPIÁCEOS, 527
metadona, 527
naloxona, 527
no receptor, 341
de NMDA, 341
quetamina, 341
ANTICOAGULANTE(s)
heparina, 382, 388
warfarin, 382, 388
ANTICOLINÉRGICO(s)
TOXICIDADE POR, 531
TRATAMENTO, 532
clorpromazina, 532
fentolamina, 532
fisostigmina, 532
lidocaína, 532
ANTIDEPRESSIVO(s)
amitriptilina, 97t, 232t, 339
bupropiona, 424, 425t
ER, 425t
SR, 425t
citalopram, 340, 425t
desipramina, 339, 424, 425t
divalproato sódico, 351
doxepina, 97t
duloxitina, 232t, 340, 425t
escitalopram, 425t
fluoxetina, 425t
fluvoxamina, 425t
mirtazapina, 425t

nefazodona, 425t
nortriptilina, 232t, 339, 340, 424, 425t
paroxetina, 340, 425t
sertralina, 425t
topiramato, 351
trazodona, 425t
venlafaxina, 340, 424, 425t
POLICÍCLICOS, 531
　TRATAMENTO DA TOXICIDADE
　　POR, 532
　　　clorpromazina, 532
　　　fentolamina, 532
　　　fisostigmina, 532
　　　lidocaína, 532
SEDATIVOS, 104t
　E OUTROS SEDATIVOS, 104t
　　amitriptilina, 104t
　　doxepina, 104t
　　gabapentina, 104t
　　mirtazapina, 104t
　　trazodona, 104t
TRICÍCLICOS, 183, 232t, 339, 351, 368
　amitriptilina, 183, 232t, 339, 351, 368
　ou doxepina, 368
　desipramina, 339
　dotiepina, 339
　nortriptilina, 183, 232t, 339
　pizotifeno, 351
ANTI-HIPERLIPIDÉMICO(s)
　atorvastatina, 385
　estatinas, 385
　niacina, 385
ANTI-HIPERTENSIVO(s)
　clonidina, 97t
　labetalol, 380t
　nicardipina, 380t
　nitropaste, 380t
　nitroprussiato, 380t
　　de sódio, 380t
　prazosina, 97t
ANTI-HISTAMINICO(s)
　bronfeniramina, 97t
　clorfeniramina, 97t
　difenidramina, 97t
　hidroxizina, 97t
ANTIPLAQUETÁRIO(s)
　aspirina, 382
　clopidogrel, 382
　dipiridamol, 382
ANTIPSICÓTICO(s)
　clorpromazina, 97t
　clozapina, 97t, 404
　olanzapina, 97t
　quetiapina, 97t, 404
　risperidona, 404
　tioridazina, 97t
Antitoxina, 279
Apraclonidina, 461, 463t
AraC-citarabina, 159

Aracytin-citarabina, 159
Aropax-paroxetina, 181t
Aripiprazol, 432t
Artane-triexifenidil, 401, 409
ARTERITE
　TEMPORAL, 368
　　TRATAMENTO, 369
　　　azatioprina, 369
　　　metotrexato, 369
　　　prednisona, 369
　　TRATAMENTO, 386
　　　metilprednisolona, 386
　　　prednisona, 386
Asparaginase, 166
Aspirina, 381, 382, 383, 524
ASPS (SÍNDROME DA FASE ADIANTADA
　DO SONO)
　　TRATAMENTO, 109
　　　melatonina, 109
ASTROCITOMA DIFUSO
　DE BAIXO GRAU, 122
　　TRATAMENTO, 123
　　　lomustina, 124
　　　procarbazina, 124
　　　temozolomida, 124
　　　vincristina, 124
ASTROCITOMA PILOCÍTICO
　TRATAMENTO, 122
　　carboplastina, 122
　　vincristina, 122
ATAXIA
　TRATAMENTO, 417
　　buspirona, 417
　　CoQ, 417
　　idebenona, 417
　　primidona, 417
　　sertralina, 417
　　tetra-hidrobiopterina, 417
　　trimetoprim, 417
Atenolol, 351
Atensina-clonidina, 414
Atomoxetina, 423t, 424
Atorvastatina, 385
Atropina, 23, 200, 522, 537
AVE (ACIDENTE VASCULAR
　ENCEFÁLICO)
　　HEMORRÁGICO, 391
　　　TRATAMENTO, 391
　　　　dopamina, 392
　　　　enalapril, 392
　　　　esmolol, 391, 392
　　　　fenilefrina, 392
　　　　heparina, 391
　　　　hidralazina, 392
　　　　labetalol, 391, 392
　　　　nicardipina, 391
　　　　nitroprussiato de sódio, 391, 392
　　　　norepinefrina, 392
　　　　rFVIIa, 391

sulfato de protamina, 391
vitamina K, 391
ISQUÊMICO, 379
TRATAMENTO, 379
aspirina, 382
atorvastatina, 385
clopidogrel, 382
dipiridamol, 382
estatinas, 385
heparina, 382
niacina, 385
tPA, 379, 380
warfarin, 382
Avonex-IFN-β 1α, 185*t*, 186, 187
AVP (Ácido Valproico), 42, 55, 59, 60, 62, 63, 64, 67, 68, 430, 431*t*, 494
Azatioprina, 165, 188, 205, 218, 225, 227, 270, 272, 286, 287, 288, 369, 419
Azilect-rasagilina, 400, 403
Azul de Prússia (Hexacianoferrato de Potássio), 519

B

Baclofeno, 182, 184*t*, 198, 200, 204, 340, 361*t*, 409, 418, 419
Bactrim DS-sulfametoxazol, 119
Bactrim-trimetoprim, 476
BAL *(British anti-Lewisite)*, 243, 244
Banzel-rufinamida, 52*t*
BARBITÚRICO(s)
TRATAMENTO DA INTOXICAÇÃO POR, 530
citrato de magnésio, 530
diazepam, 530
pentobarbital, 530
sorbitol, 530
Benadryl-difenidramina, 217, 289
Benserazida, 402
Benzatropina, 200, 401, 432
BENZODIAZEPÍNICO(s)
AGONISTAS DOS RECEPTORES DE, 104*t*
alprazolam, 104*t*
clonazepam, 104*t*
eszopiclona, 104
flurazepam, 104*t*
lorazepam, 104*t*
temazepam, 104*t*
triazolam, 104*t*
zaleplon, 104*t*
zolpidem, 104*t*
BENZODIAZEPÍNICOS, 50
alprazolam, 433*t*
clobazam, 50
clonazepam, 50, 97*t*, 182, 406, 433*t*
clorazepato, 50, 433*t*
diazepam, 50, 97*t*, 433*t*
flurazepam, 97*t*
lorazepam, 50, 433*t*
midazolam, 42, 50
nitrazepam, 50
oxazepam, 433*t*
temazepam, 97*t*

BETABLOQUEADOR(ES)
atenolol, 351
bisoprolol, 351
metoprolol, 351
nadolol, 351
propranolol, 351
timolol, 351
Betaferon-IFN-β 1β, 185*t*, 186, 187
Bevacizumabe, 127, 166, 167, 482
Bicarbonato, 488
Biperideno, 401
Bisoprolol, 351
Bleomicina, 145
BLOQUEADOR(ES)
DO CANAL DE CÁLCIO, 351
flunarizina, 351
verapamil, 351
DOS RECEPTORES, 351
DA ANGIOTENSINA, 351
candesartana, 351
Bortezomibe, 166
Botox-toxina botulínica, 406, 418, 478
A, 410
BOTULISMO
TRATAMENTO, 279
antitoxina, 279
Brometo
de neostigmina, 269*t*
piridostigmina, 269*t*
Bromocriptina, 148, 402, 425*t*, 432, 490, 521, 538
Bronfeniramina, 97*t*
Bumetanida, 503
Buprenorfina, 337
Bupropiona, 181, 424, 425*t*, 433, 435, 446
ER, 425*t*
SR, 425*t*
BuSpar-buspirona, 417
Buspirona, 417, 433
Bussulfano, 166
Butorfanol, 350

C

Cabergolina, 149, 402, 490
Cafeína, 350, 358, 361, 407*t*, 523
CÁLCIO
CANAL DE, 351
BLOQUEADORES DO, 351
flunarizina, 351
verapamil, 351
Cálcio
gluconato de, 503, 511, 515
CANAL
DE CÁLCIO, 351
BLOQUEADORES DO, 351
flunarizina, 351
verapamil, 351
CÂNCER
COMPLICAÇÕES NEUROLÓGICAS DO
TRATAMENTO DE, 166
5-fluorouracil, 166

asparaginase, 166
bevacizumabe, 166
bortezomibe, 166
bussulfano, 166
cisplatina, 166
citarabina, 166
corticosteroides, 166
docetaxel, 166
duloxetina, 167
gabapentina, 167
ifosfamida, 166
interferons, 166
interleucina-2, 166
metotrexato, 166
oxaliplatina, 166
paclitaxel, 166
pregabalina, 167
procarbazina, 166
talidomida, 166
tiotepa, 166
vincristina, 166
Candesartana, 351
Capsaicina, 232t
Carbatrol-carbamazepina, 43
Carbidopa, 106, 401, 403, 409, 415, 448
Carbonato
de lítio, 181
Carboplatina, 122, 127, 129, 135, 136
Carmustina, 127, 128
CARNITINA
DEFICIENCIA DE, 320
TRATAMENTO, 321
L-carnitina, 321
CBZ (Carbamazepina), 42, 51t, 56, 58, 60, 62, 64, 65, 68, 119, 165, 181, 183, 184t, 208, 232t, 234, 235, 340, 360, 361t, 409, 412, 430, 431t, 479, 494, 525
CEFALEIA
ASSOCIADA AO ESFORÇO E ATIVIDADE SEXUAL, 357
TRATAMENTO, 358
betabloqueadores, 358
bloqueadores da entrada de cálcio, 358
propranolol, 358
ATRIBUÍDA A RINOSSINUSITE, 355
TRATAMENTO, 355
amoxicilina, 355
EM FACADA, 359<B>
TRATAMENTO, 359
indometacina, 359
EM SALVAS, 355
TRATAMENTO,
lítio, 356
prednisona, 356
sumatriptano, 356
verapamil, 356
HÍPNICA, 358
TRATAMENTO, 358
cafeína, 358
lítio, 358

POR USO EXCESSIVO DE MEDICAMENTOS, 360
TRATAMENTO, 361
cafeína, 361
decadron, 362
di-hidroergotamina, 361
ergotaminas, 361
fenotiazina, 362
hidrocortisona, 362
metoclopramida, 362
prednisona, 362
TIPO TENSÃO, 353
TRATAMENTO, 353
amitriptilina, 354
doxepina, 354
imipramina, 354
Cefalosporina, 544t, 552t, 553t
Cefotaxima, 365, 542t, 544t
Ceftriaxona, 231, 365, 453, 542t, 544t
Celecoxibe, 336t
Cellcept-micofenolato mofetil, 188
Celontin-metsuximida, 48
Cetoprofeno, 335, 336t
CFs (CONVULSÕES FEBRIS)
TRATAMENTO, 58
diazepam, 58
paracetamol, 58
CHUMBO
ENVENENAMENTO POR, 243, 514
TRATAMENTO DA NEURONOPATIA POR, 243
BAL, 243
EDTA, 243
penicilamina, 243
TRATAMENTO DO, 514
dextrose, 515
dimercaprol, 515
gluconato de cálcio, 515
penicilamina, 515
procaína, 515
succimer, 515
Cianocobalamina, 456, 509
Ciclobenzaprina, 409
Ciclofosfamida, 135, 136, 164, 184t, 188, 206t, 219, 221, 222, 225, 227, 289, 290
Ciclosporina, 206t, 219, 227, 272, 289-290
Cipramil-citalopram, 181
Ciproeptadina, 433
Cisaprida, 215
Cisplatina, 134, 136, 145, 166<B>
Citalopram, 181, 340, 425t, 433
Citarabina, 143, 159, 166
Citrato
de magnésio, 498, 530
Claritin, 217
Claritromicina, 229
Clindamicina, 560
Clobazam, 50
Clofazimina, 229

Clomipramina, 102*f*, 414
Clonazepam, 50, 51*t*, 56, 97*t*, 104*t*, 111, 112, 182, 205, 340, 361*t*, 405, 406, 407, 409, 412, 413, 414, 433*t*, 448
Clonidina, 97*t*, 235, 414, 424, 528
Clopidogrel, 382
Clorambucil, 164, 206*t*
Cloranfenicol, 365
Clorazepato, 50, 433*t*
Clordiazepóxido, 523, 530
Cloreto
   de amônio, 531
   de cobre, 246
Clorfeniramina, 97*t*
Cloridrato
   de triexifenidil, 200
Clorotiazida, 307, 308
Clorpromazina, 97*t*, 531, 532
Clozapina, 97*t*, 404, 412, 432*t*, 437, 446
CMT (CHARCOT-MARIE-TOOTH)
  TRATAMENTO DA DOENÇA DE, 253
    quinina, 253
COBRE
  NEUROPATIA ASSOCIADA À DEFICIÊNCIA DE, 245
  TRATAMENTO DA, 246
    cloreto de cobre, 246
    gluconato de cobre, 246
Cocaína, 463*t*
Codeína, 336, 337, 338*t*
Colchicina, 241
Colecalciferol, 511
COLINESTERASE
  INIBIDORES DA, 405, 426*t*
    donepezil, 405, 426*t*
    galantamina, 405, 426*t*
    huperzina A, 426*t*
    rivastigmina, 405, 426*t*
COMA
  TRATAMENTO, 6
    glicose, 7*t*
    naloxona, 7*t*
    tiamina, 7*t*
Comtan-entacapone, 403
Concerta-metilfenidato, 96*t*, 181
Congentin-benzatropina, 401
Copaxone-glatiramer, 184
CoQ (Coenzima Q), 417
CoQ-10, 412
COREIA, ATETOSE e DISCINESIA
  TRATAMENTO, 412
    amantadina, 412
    carbamazepina, 412
    clonazepam, 412
    clozapina, 412
    CoQ-10, 412
    creatina, 412
    diazepam, 412
    fenitoína, 412
    haloperidol, 412
    quetiapina, 412
    tetrabenazina, 412
CORTICOSTEROIDE(s), 184
   dexametasona, 119
   hidrocortisona, 119
   metilprednisolona, 119
   prednisona, 119
Creatina, 412
   mono-hidratada, 294, 299, 301, 323
Cymbalta-duloxetina, 181
Cytoxan-ciclofosfamida, 184*t*

D

3,4-DAP (3,4-Diaminopiridina), 282
DAE (Drogas Antiepiléticas), 41
   ACZ, 42, 49, 56
   AVP, 42, 55, 430, 431*t*
   baclofeno, 340
   benzodiazepínicos, 42, 50
   CBZ, 42, 51*t*, 56, 232*t*, 340, 430, 431*t*
   clonazepam, 51*t*, 56, 340
   ESX, 42, 49, 51*t*
   FBM, 42, 48, 51*t*, 55, 56
   FNB, 42, 45, 52*t*, 54, 97*t*
   FNT, 42, 43, 52*t*, 54, 56, 97*t*, 232*t*, 340, 393
   fos-FNT, 42, 50
   gabapentina, 42, 44, 51*t*, 97*t*, 232*t*, 340, 431*t*
   gabitril, 97*t*
   LAC, 42, 48, 51*t*
   LEV, 42, 47, 51*t*, 56
   LTG, 42, 46, 51*t*, 55, 56, 340, 430, 431*t*
   MSX, 42, 48, 56
   OXC, 42, 43, 51*t*, 340, 430, 431*t*
   PGB, 42, 44, 232*t*, 340
   PRM, 42, 45, 52*t*
   propofol, 42
   RFA, 42, 49, 52*t*
   TGB, 42, 44, 52*t*, 55, 431*t*
   TPM, 42, 47, 52*t*, 54, 55, 56, 97*t*, 431*t*
   valproato, 42, 46, 52*t*, 340, 341
    de sódio, 341
   ZNS, 42, 47, 52*t*, 56
Dalmadorm-flurazepam, 104*t*
Dantrium-dantrolene, 182, 418
Dantrolene, 182, 205, 312, 418
Dapsona, 229
DCL (DEMÊNCIA POR CORPOS DE LEWY)
  TRATAMENTO, 446
    bupropiona, 446
    clozapina, 446
    olanzapina, 446
    quetiapina, 446
Decadron, 362
DEFICIÊNCIA
  DE ÁCIDO NICOTÍNICO, NICOTINAMIDA E B3, 506
    TRATAMENTO DA, 506
      nicotinamida, 506
      piridoxina, 506

DE VITAMINA, 456, 505, 506, 507, 509, 510, 511, 512
    TRATAMENTO DA, 456, 505, 506, 507, 509, 510, 511, 512
        B_1, 505
        B_2, 506
        B_6, 507
        B_9, 509
        B_{12}, 456, 507
        C, 510
        D, 511
        E, 511
        K, 512
Deflazacorte, 294
Delavirdina, 559*t*
Depacon-valproato, 46
Depakene-valproato, 46
Depakote-valproato, 46, 52*t*, 413
    sprinkles, 46
Depakote-ER-valproato, 46
DEPRESSÃO
    E DISTIMIA, 434
        TRATAMENTO, 435
            amitriptilina, 435
            bupropiona, 435
            desipramina, 435
            fenelzina, 435
            fluvoxamina, 435
            imipramina, 435
            noradrenalina, 435
            nortriptilina, 435
            paroxetina, 435
            tranilcipromina, 435
    TRATAMENTO, 180
        bupropiona, 181
        carbamazepina, 181
        carbonato de lítio, 181
        citalopram, 181
        duloxetina, 181
        escitalopram, 181
        fluoxetina, 181
        modafanil, 181
        paroxetina, 181
        sertralina, 181
        valproato, 181
        venlafaxina, 181
DESCONTROLE/CRISE(S) COMPORTAMENTAL(IS)
    TRATAMENTO,
        ácido valproico, 430, 431*t*
        amantadina, 432, 433
        aripiprazol, 432*t*
        benzatropina, 432
        bromocriptina, 432
        bupropiona, 433
        buspirona, 433
        carbamazepina, 430, 431*t*
        ciproeptadina, 433
        citalopram, 433
        clozapina, 432*t*
        difenidramina, 433
        droperidol, 430
        fluoxetina, 433
        gabapentina, 431*t*
        haloperidol, 430
        lamotrigina, 430, 431*t*
        lítio, 431
        lorazepam, 430
        midazolam, 430
        olanzapina, 432*t*, 433
        oxcarbazepina, 430, 431*t*
        paroxetina, 433
        pramipexol, 432
        propranolol, 431, 432
        quetiapina, 432*t*
        risperidona, 432*t*, 433
        sertralina, 433
        sildenafila, 433
        tiagabina, 431*t*
        topiramato, 431*t*
        trazodona, 433
        ziprasidona, 432*t*
Desipramina, 75, 339, 424, 425*t*, 435
Detrositol-tolterodina, 183
Dexametasona, 32, 80, 119, 153, 157, 186, 365, 543, 544*t*
Dexmetilfenidato, 423*t*
Dextroanfetamina, 96*t*, 102, 423*t*
Dextrose, 498, 501, 515, 535
Diamox-acetazolamida, 50
Diazepam, 50, 58, 61, 78, 97*t*, 198, 200, 201, 409, 412, 418, 419, 433*t*, 523, 530, 535
Diclofenaco, 335, 336*t*
Diclorfenamida, 307, 310
Difenidramina, 23, 97*t*, 289, 433
Di-hidroergotamina, 350, 361
Dilantin-fenitoína, 52*t*
Dimenidrinato, 75, 78
Dimercaprol, 515, 517, 519
Dipiridamol, 382
DISCINESIA TARDIA
    TRATAMENTO, 412
        clozapina, 412
        tetrabenazina, 412
DISTONIA
    TRATAMENTO, 409
        baclofeno, 409
        carbamazepina, 409
        carbidopa, 409
        ciclobenzaprina, 409
        clonazepam, 409
        diazepam, 409
        levodopa, 409
        tetrabenazina, 409
        toxina botulínica, 410
            A, 410
            B, 410
        triexifenidil, 409

DISTÚRBIO(s)
DA SELA E QUIASMA, 489
TRATAMENTO, 489
bromocriptina, 490
cabergolina, 490
DIURÉTICO(s)
hidroclorotiazida, 79
Divalproato
sódico, 52*t*, 351
DM1 (DISTROFIA MIOTÔNICA TIPO 1)
TRATAMENTO, 304
mexiletina, 304
modafinil, 304
procainamida, 304
quinina, 304
tocainida, 304
DMB (DISTROFIA MUSCULAR DE BECKER) E DMD (DISTROFIA MUSCULAR DE DUCHENNE)
creatinina mono-hidratada, 294
deflazacorte, 294
prednisona, 294
Docetaxel, 166
DOENÇA DE LYME
NEURONOPATIA ASSOCIADA À, 230
TRATAMENTO, 231
amoxicilina, 231
ceftriaxona, 231
doxiciclina, 231
eritromicina, 231
penicilina, 231
probenecida, 231
DOENÇA DE POMPE
TRATAMENTO, 316
aglucosidase alfa, 316
Donaren-trazodona, 104*t*
Donazepam, 97*t*
Donepezil, 405
Donepezila, 426*t*, 428
Dopamina, 22, 32, 392
DOR NEUROPÁTICA
AGENTES PARA, 341
lidocaína, 341
mexiletina, 341
Dotiepina, 339
Doxepina, 97*t*, 104*t*, 354, 368
Doxiciclina, 231, 453
DP (DOENÇA DE PARKINSON)
TRATAMENTO, 400
amantadina, 401
benserazida, 402
benzatropina, 401
bromocriptina, 402
cabergolina, 402
carbidopa, 401, 402, 403
clonazepam, 405
clozapina, 404
donezepila, 405, 426*t*, 428
entacapone, 403

etopropazina, 401
galantamina, 405
levodopa, 400, 401, 402
meperidina, 400
midodrina, 404
mineralocorticoide, 404
pergolida, 402
polietilenoglicol, 404
pramipexol, 401, 402
quetiapina, 404
rasagilina, 400, 403
risperidona, 404
rivastigmina, 405
ropinirol, 401, 402
selegilina, 400
tiramina, 400
tocarbidopa, 402
tolcapone, 403
triexifenidil, 401
DROGA(s)
ANTIMUSCARÍNICA, 182
oxibutinina, 182
tolterodina, 183
Droperidol, 76, 78, 430
Duloxetina, 167, 181, 232*t*, 340, 425*t*
Dysport-toxina botulínica A, 410

E

EBPCT (EPILEPSIA BENIGNA COM PONTAS CENTROTEMPORAIS)
TRATAMENTO, 58
CBZ, 58
GBP, 58
EDEMA DE DISCO ÓPTICO UNILATERAL, 486
TRATAMENTO, 488
penicilina, 488
EDTA (Ácido Etilenodiaminotetracético), 243
Effexor-venlafaxina, 102*t*, 181*t*
EIA (EPLEPSIA INFANTIL COM AUSÊNCIAS)
TRATAMENTO, 59
AVP, 59
ESX, 59
FNT, 59
LEV, 59
LTG, 59
TPM, 59
ZNS, 59
ELA (Esclerose Lateral Amiotrófica), 97
TRATAMENTO, 199
acetilcisteína, 200
amitripilina, 200
atropina, 200
baclofeno, 200
benzatropina, 200
cloridrato de triexifenidil, 200
diazepam, 200, 201
glicopirrolato, 200
lorazepam, 201

metoprolol, 200
midazolam, 201
propranolol, 200
riluzol, 199
thorazine, 201
tizanidina, 200
toxina botulínica, 200
Eletriptano, 348, 349
EM (ESCLEROSE MÚLTIPLA)
  TRATAMENTO, 180, 183
    amantadina, 184*t*
    azatioprina, 188
    baclofeno, 184*t*
    carbamazepina, 184*t*
    ciclofosfamida, 184*t*, 188
    corticosteroides, 184*t*
    dexametasona, 186
    glatiramer, 184*t*, 185, 186
      acetato de, 185, 186
    interferon-β, 184*t*
      1α, 184*t*
      1β, 184*t*
    metilprednisolona, 186
    metotrexato, 184*t*
    micofenolato mofetil, 188
    mitoxantrona, 184*t*, 185, 188
    natalizumab, 185, 186
    oxibutinina, 184*t*
    rituximab, 188
    tizanidina, 184*t*
    DA DOR, 183
      amitriptilina, 183
      carbamazepina, 183
      gabapentina, 183
      nortriptilina, 183
      topiramato, 183
      valproato, 183
EME (ESTADO DE MAL EPILÉPTICO)
  TRATAMENTO, 67
    AVP, 67, 68
    benzodiazepínico, 67
    CBZ, 68
    diazepam, 67
    fenitoína, 67, 68
    fenobarbital, 68
    GBP, 68
    halotano, 68
    isoflurano, 68
    LEV, 68
    lorazepam, 67
    midozolam, 67, 68
    OXC, 68
    pentobarbital, 67, 68
    propofol, 67, 68
    tiamina, 67
    tiopental, 68
EMJ (EPILEPSIA MIOCLÔNICA JUVENIL)
  TRATAMENTO, 60
    ácido valpróico, 60

carbamazepina, 60
fenitoína, 60
lamotrigina, 60
levetiracetam, 60
topiramato, 60
zonisamida, 60
EMPIEMA SUBDURAL CRANIANO
  TRATAMENTO, 553
    cefalosporina, 553
    metronidazol, 553
    vancomicina, 553
Enalapril, 392
ENCEFALITE
  TRATAMENTO, 557
    aciclovir, 557
ENCEFALOPATIA
  DE WERNICKE, 526
    TRATAMENTO, 526
      tiamina, 526
  HEPÁTICA PORTOSSISTÊMICA, 498
    TRATAMENTO, 498
      citrato de magnésio, 498
      dextrose, 498
      flumazenil, 498
      folato, 498
      lactulose, 498
      sorbitol, 498
      vitamina K, 498
Entacapone, 403
ENVENENAMENTO
  POR ARSÊNICO, 518
    TRATAMENTO, 519
      dimercaprol, 519
  POR CHUMBO, 243, 514
    TRATAMENTO, 514
      dextrose, 515
      dimercaprol, 515
      gluconato de cálcio, 515
      penicilamina, 515
      procaína, 515
      succimer, 515
    TRATAMENTO DA NEURONOPATIA
      POR, 243
        BAL, 243
        EDTA, 243
        penicilamina, 243
  POR TÁLIO, 519
    TRATAMENTO, 519
      azul de Prússia, 519
ENXAQUECA
  TRATAMENTO, 348
    almotriptano, 348, 349
    butorfanol, 350
    cafeína, 350
    di-hidroergotamina, 350
    eletriptano, 348, 349, 350
    ergotamina, 350
    frovatriptano, 348, 349
    indometacina, 350

naratriptano, 348
rizatriptano, 348, 349
sumatriptano, 348, 349, 350
zolmitriptano, 348, 349, 350
ENZIMA CONVERSORA
  DA ANGIOTENSINA, 351
  INIBIDORES DA, 351
    lisinopril, 351
EPILEPSIA
  EM MULHERES, 62
    TRATAMENTO, 63
      ACZ, 63
  LESIONAL, 61
    TRATAMENTO, 62
      AVP, 62
      CBZ, 62
      FNT, 62
      GBP, 62
      LTG, 62
      OXC, 62
      TPM, 62
  NO IDOSO, 65
    TRATAMENTO, 65
      CBZ, 65
      FNT, 65
      GBP, 65
      LEV, 65
      LTG, 65
Epinefrina, 282
Ergocalciferol, 511
Ergotamina(s), 350, 361
Eritromicina, 215, 231
Erlotinibe, 154
Escitalopram, 181, 425t
Escopolamina, 23, 76, 78
Esmolol, 391, 392
Esparfloxacina, 229
ESPASTICIDADE
  TRATAMENTO, 182, 418
    baclofeno, 182, 418
    clonazepam, 182
    dantrolene, 182, 418
    diazepam, 418
    gabapentina, 182
    tizanidina, 182, 418
    toxina botulínica, 182, 418
Espironolactona, 310
Estatina(s), 385
ESTIMULANTE(s)
  cloreto de amônio, 531
  clorpromazina, 531
  fentolamina, 531
  haloperidol, 531
  olanpazina, 531
  risperdal, 531
ESX (Etossuximida), 42, 49, 51t, 59
Eszopiclona, 104t
Etambutol, 547q
ETANOL (ÁLCOOL)

INTOXICAÇÃO POR, 523
  acetaminofeno, 524
  anfetaminas, 523
  aspirina, 524
  cafeína, 523
  carbamazepina, 525
  clordiazepóxido, 523, 524
  dextrose, 523
  diazepam, 523, 524
  fenitoína, 525
  levetiracetam, 525
  lorazepam, 524
  oxcarbazepina, 525
  sulfato de magnésio, 524
  teofilina, 523
  tiamina, 523
  topiramato, 525
Etoposida, 127, 135, 136, 145<B>
Etopropazina, 401

F
5-FU (5-fluorouracil), 166
Fabrazyme-α-galactosidase, 258
FABRY
  TRATAMENTO DA DOENÇA DE, 258
    α-galactosidase, 258
FADIGA
  TRATAMENTO, 181
    amantadina, 181
    metilfenidato, 181
    modafinil, 181
Fanciclovir, 368
FBM (Felbamato), 42, 48, 51t, 55, 56
Felbatol-felbamato, 48, 51t
Fenelzina, 435
Fenilefrina, 32, 392, 393, 407t
Fenotiazina, 362
Fentanila, 337, 392
Fentolamina, 531, 532
Ferrocianeto
  férrico II, 243
Fisostigmina, 532
Florinef-mineralocorticoide, 404
Flucitosina, 549
Fluconazol, 549t
Fludarabina, 164
Fludrocortisona, 74, 215, 235
Flumazenil, 498
Flunarizina, 351
Fluoxetina, 75, 102t, 181, 414, 425t, 433
Flurazepam, 97t, 104t
Fluvoxamina, 425t, 435
FNB (Fenobarbital), 19, 42, 45, 52t, 54, 62, 68, 97t
FNT (Fenitoína), 19, 42, 43, 47, 48, 50, 52t, 54, 56, 59, 60, 63, 65, 67, 68, 97t, 119, 165, 208, 232t, 235, 306, 340, 361t, 393, 412, 413, 416t, 510, 537
fos-FNT (Fosfenitoína), 42, 50
Frontal-alprazolam, 104t
Frovatriptano, 349
Furosemida, 312, 504

G

Gabitril-tiagabina, 52*t*
Gabitril, 97*t*
Gadolínio
    texafirina de, 154
Galantamina, 405, 426*t*
Gamaglobulina, 207*t*
Gardenal-lamotrigina, 51*t*
GBP (Gabapentina), 42, 44, 51*t*, 62, 65, 68, 97*t*, 104*t*, 107, 167, 182, 183, 202, 205, 208, 232*t*, 235, 340, 361*t*, 368, 406, 431*t*, 479
Gentamicina, 75
GHB (γ-Hidroxibutirato), 101
Glatiramer, 184*t*
    acetato de, 185*t*, 186
Glicopirrolato, 200
Glicose, 7*t*, 503, 523
GLIOMA DO TRONCO CEREBRAL
    TRATAMENTO, 128
        carboplatina, 129
        PCV, 129
        temozolomida, 129
GLIOMATOSE CEREBRAL
    TRATAMENTO, 128
        carmustina, 128
        lomustina, 128
        nitrosoureias, 128
        temozolomida, 128
Gluconato
    de cálcio, 503, 511, 515
    de cobre, 246
Guanfacina, 414, 424
Gutron-midodrina, 404

H

Halcio-triazolam, 104
Haldol-haloperidol, 414
Haloperidol, 412, 414, 430, 531
Halotano, 68
HEMICRANIA
    CONTÍNUA, 363
        TRATAMENTO, 363
            indometacina, 363
    PAROXÍSTICA, 359
        TRATAMENTO, 359
            indometacina, 359
HEMORRAGIA CEREBRAL
    TRATAMENTO, 391
        dopamina, 392
        enalapril, 392
        esmolol, 391, 392
        fenilefrina, 392
        heparina, 391
        hidralazina, 392
        labetalol, 391, 392
        nicardipina, 391
        nitroprussiato de sódio, 391, 392
        norepinefrina, 392
        rFVIIa, 391
        sulfato de protamina, 391
        vitamina K, 391

Heparina, 19, 382, 388, 391
HERPES-ZÓSTER OFTÁLMICO
    TRATAMENTO, 368
        aciclovir, 368
        amitriptilina, 368
        doxepina, 368
        fanciclovir, 368
        gabapentina, 368
        opioides, 368
        valaciclovir, 368
HIC (HIPERTENSÃO INTRACRANIANA)
    CONTROLE DA, 32
        dexametasona, 32
        dopamina, 32
        fenilefrina, 32
        manitol, 32
        midazolam, 32
        morfina, 32
        noradrenalina, 32
        propofol, 32
        solução salina hipertônica, 32
Hidantal-fenitoína, 43
Hidantal-levetiracetam, 51*t*
Hidralazina, 392
Hidroclorotiazida, 79
Hidrocortisona, 119, 217, 289, 362
Hidromorfona, 337, 338*t*
Hidroxianfetamina, 463*t*
Hidroxiureia, 140
Hidroxizina, 97*t*
HIPERCALCEMIA
    TRATAMENTO, 504
        pamidronato, 504
HIPERCALEMIA
    TRATAMENTO, 503
        ácido etacrínico, 504
        albuterol, 503
        bumetanida, 504
        furosemida, 504
        glicose, 503
        gluconato de cálcio, 503
        insulina, 503
        sulfonato poliestireno de sódio, 503
HIPEROSMOLARIDADE E
    HIPERTONICIDADE
    TRATAMENTO, 499
        insulina, 498
HIPERSONIA IDIOPÁTICA
    TRATAMENTO, 102
        anfetamina, 102
        dextroanfetamina, 102
        modafinila, 102
HIPERTERMIA
    TRATAMENTO, 537
        atropina, 537
        fenitoína, 537
        isoproterenol, 537
        norepinefrina, 537
Hipertônica
    solução salina, 32

HIPOCALEMIA
  TRATAMENTO, 502
    cloreto de potássio, 502
HIPONATREMIA
  TRATAMENTO, 501
    dextrose, 501
    manitol, 501
HM (HIPERTERMIA MALIGNA)
  TRATAMENTO, 312
    dantrolene, 312
    furosemida, 312
    manitol, 312
HSA (HEMORRAGIA SUBARACNÓIDEA)
  CUIDADOS GERAIS, 392
    acetaminofeno, 392
    fenilefrina, 393
    fenitoína, 393
    fentanil, 392
    morfina, 392
    nimodipina, 393
    oxicodona, 392
Huperzina A, 426t, 429

I

Ibuprofeno, 335, 336t
Idebenona, 417
IDOSO
  EPILEPSIA NO, 65
    TRATAMENTO, 65
      CBZ, 65
      FNT, 65
      GBP, 65
      LEV, 65
      LTG, 65
IFN-β (INTERFERON-β)
  1α, 184t
  1β, 184t, 185t, 186
Ifosfamida, 145, 166
ILUSÃO(ões)
  E ALUCINAÇÕES VISUAIS, 494
    TRATAMENTO, 494
      ácido valproico, 494
      amitriptilina, 494
      carbamazepina, 494
      propranolol, 494
      topiramato, 494
Imipramina, 75, 102t, 354, 435
Inderal-propranolol, 406
Indinavir, 559t
Indometacina, 336t, 350, 358, 359, 363
Inibidor(es)
  da AChE, 270
INIBIDOR(ES)
  DA COLINESTERASE, 405, 426t
    donepezil, 405, 426t
    galantamina, 405, 426t
    huperzina A, 426t
    rivastigmina, 405, 426t
  DA ENZIMA CONVERSORA, 351
  DA ANGIOTENSINA, 351
    lisinopril, 351

INSONIA
  TRATAMENTO, 104t,
    alprazolam, 104t
    amitriptilina, 104t
    ansiolíticos, 105
    clonazepam, 104t
    doxepina, 104t
    eszopiclona, 104t
    flurazepam, 104t
    gabapentina, 104t
    hipnóticos, 105
    lorazepam, 104t
    mirtazapina, 104t
    ramelteon, 104t
    temazepam, 104t
    trazodona, 104t
    triazolam, 104t
    zaleplon, 104t
    zolpidem, 104t
Insulina, 498, 503
Interferon(s), 166
  α, 140
Interleucina-2, 166
INTOXICAÇÃO
  POR SALICILATO, 533
    TRATAMENTO, 534
      diazepam, 535
      vitamina K, 535
  POR TÁLIO, 243
    TRATAMENTO DA NEURONOPATIA POR, 243
      ferrocianeto férrico II, 243
Irinotecano, 127
Isoflurano, 68
Isoniazida, 547t
Isoproterenol, 537
ISRSNs (INIBIDORES SELETIVOS DA RECAPTAÇÃO DA SEROTONINA E DA NORADRENALINA)
  duloxetina, 181
  venlafaxina, 181
ISRSs (INIBIDORES SELETIVOS DA RECAPTAÇÃO DA SEROTONINA)
  bupropiona, 181
  citalopram, 181
  escitalopram, 181
  fluoxetina, 181
  paroxetina, 181
  sertralina, 181
Itraconazol, 549t

K

Kayexalate-sulfonato poliestireno de sódio, 503
KCl (Cloreto de Potássio), 502
Keppra-levetiracetam, 47, 413
KLEIN-LISAK-ANDERSEN
  SÍNDROME DE, 311
    TRATAMENTO, 311
      acetazolamida, 311

L

Labetalol, 380t, 391, 392
LAC (Lacosamida), 42, 48, 51t
Lactulose, 498
Lamictal XR-lamotrigina, 46
Lamitor-lamotrigina, 46
Lanreotida, 149
Lapatinibe, 154
L-carnitina, 321
L-Dopa, 106, 538
Leponex-clozapina, 404
LESÃO MEDULAR CERVICAL AGUDA
    TRATAMENTO, 18
        atropina, 23
        difenidramina, 23
        dopamina, 22
        escopolamina, 23
        fenitoína, 19
        fenobarbital, 19
        heparina, 19
        metilprednisolona, 18
        rifampicina, 19
        vasopressores, 22
Leucovorina, 159, 560
LEV (Levetiracetam), 42, 47, 51t, 56, 59, 60, 65, 68, 119, 413, 525
Levodopa, 341, 400, 409, 415, 448, 481
Lexapro-escitalopram, 181
Lidocaína, 232t, 341, 532
Lidoderm-lidocaína, 232t, 234
Lioram-zolpidem, 103t
Lioresal-baclofeno, 182, 409, 418
Lisinopril, 351
Lítio, 356, 358, 431, 486
    carbonato de, 181
Lodosyn-carbidopa, 403
Lomustina, 124, 127, 128, 136, 143
Lopinavir, 559t
Lorax-lorazepam, 104t
LPSNC (LINFOMA PRIMÁRIO DO SISTEMA NERVOSO CENTRAL)
    TRATAMENTO, 143
        citarabina, 143
        lomustina, 143
        procarbazina, 143
        rituximab, 143
        temozolomida, 143
        vincristina, 143
LTG (Lamotrigina), 42, 46, 51t, 55, 56, 59, 60, 62, 65, 340, 361t, 430, 431t
Luminal-fenobarbital, 52f
Lunesta-eszopiclona, 104t
LZ (Lorazepam), 50, 61, 65, 67, 76, 78, 104t, 112, 201, 430, 433t, 524

M

MACROGLOBULINEMIA DE WALDENSTRÖM
    TRATAMENTO, 164
        ciclofosfamida, 164
        clorambucil, 164
        fludarabina, 164

MADSAM (DESMIELINIZANTE ADQUIRIDA MULTIFOCAL SENSITIVO-MOTORA) NEURONOPATIA, 221
    TRATAMENTO, 222
        prednisona, 222
Magnésio
    citrato de, 498, 530
    sulfato de, 65, 524
Manitol, 32, 312, 499, 501, 517
Mantidin-amantadina, 181, 184t
Mebendazol, 291
Meclizina, 75, 79
MEDULOBLASTOMA
    TRATAMENTO, 136
        carboplatina, 136
        ciclofosfamida, 136
        cisplatina, 136
        etoposida, 136
        lomustina, 136
        procarbazina, 136
        vincristina, 136
MELATONINA
    AGONISTAS DOS RECEPTORES DA, 104t
        ramelteon, 104t
Melatonina, 109, 112
Melfalan, 241
Meloxicam, 336t
Memantina, 429
MENINGIOMA
    TRATAMENTO, 140
        hidroxiureia, 140
        interferon α, 140
        somatostatina, 140
        sunitinib, 140
MENINGITE
    TRATAMENTO, 365
        acetaminofeno, 365
        cefotaxima, 365
        ceftriaxona, 365
        cloranfenicol, 365
        dexametasona, 365
        sulfametoxazol, 365
        trimetoprim, 365
    BACTERIANA, 541
        TERAPIA, 542t
            ampicilina, 542t, 544t
            cefalosporina, 544t
            cefotaxima, 542t, 544t
            ceftriaxona, 542t, 544t
            dexametasona, 543, 544t
            penicilina, 544t
            rifampina, 544
            trimetoprim-sulfametoxazol, 544t
            vancomicina, 544t
    FÚNGICA, 549
        TRATAMENTO, 549
            anfotericina, 549
            flucitosina, 549
            fluconazol, 549t
            itraconazol, 549t

TUBERCULOSA, 545
    TRATAMENTO, 547
        dexametasona, 547
        etambutol, 547*t*
        isoniazida, 547*t*
        pirazinamida, 547*t*
        piridoxina, 547*t*
        prednisona, 547
        rifampicina, 547*t*
Meperidina, 336, 400
MERCÚRIO
    TRATAMENTO DA INTOXICAÇÃO POR, 517
        dimercaprol, 517
        manitol, 517
        N-acetil-D,L-penicilamina, 517
        sorbitol, 517
        sulfoxilato formaldeído de sódio, 517
Mesna (Sulfato de 2-mercaptoetano de sódio), 219, 221, 225
Mestinon-brometo de piridostigmina, 269*t*, 276, 282
Mestinon Timespan- brometo de piridostigmina, 269*t*, 270
Metadona, 338, 527, 528
Metaproterenol, 307
METÁSTASE(s)
    CEREBRAIS, 153
        TRATAMENTO, 153
            dexametasona, 153
            erlotinibe, 154
            lapatinibe, 154
            sulfametoxazol, 153
            temozolamida, 154
            texafirina de gadolínio, 154
            trimetoprim, 153
    VERTEBRAIS/MEDULARES, 155
        TRATAMENTO, 157
            dexametasona, 157
Metazolamida, 406
Metilfenidato, 96*t*, 101, 181, 414, 423*t*
Metilprednisolona, 18, 19, 78, 119, 186, 192, 225, 386, 480, 484
    IV, 205*t*
Metilsulfato
    de neostigmina, 269*t*
Metocarbamol, 205
Metoclopramida, 76, 79, 215, 235, 362
Metoprolol, 200, 351
Metotrexato, 80, 159, 166, 184*t*, 206*t*, 218, 225, 227, 286, 287, 288, 290, 369, 510
Metronidazol, 209, 552*t*, 553*t*
Mexiletina, 232*t*, 304, 306, 308, 309, 341
MIASTENIA *GRAVIS*
    TRATAMENTO, 269
        alendronato, 271
        alopurinol, 272
        azatioprina, 270, 272
        ciclosporina, 272
        inibidor da acetilcolinesterase, 269, 270

micofenolato mofetil, 271, 273
neostigmina, 269*t*
    brometo de, 269*t*
    metilsufato de, 269*t*
piridostigmina, 269*t*, 270
    brometo de, 269*t*
prednisona, 270, 271
rituximab, 274
tacrolimus, 272
Micofenolato
    mofetil, 188, 205, 206*t*, 271, 273, 286, 287, 288
Midazolam, 32, 42, 50, 68, 201, 430<B>
Midodrina, 74, 215, 235, 404
Mineralocorticoide, 404
Minociclina, 229
MIOCLONIA
    TRATAMENTO, 413
        clonazepam, 413
        levetiracetam, 413
        piracetam, 413
        valproato, 413
MIOPATIA(s) INFLAMATÓRIA(s)
    TRATAMENTO, 285
        alendronato, 287
        alopurinol, 289
        azatioprina, 286, 287, 288
        ciclofosfamida, 289
        ciclosporina, 289
        hidrocortisona, 289
        metotrexato, 286, 287, 288
        micofenolato mofetil, 286, 287, 288
        prednisona, 285, 286
        rituximab, 288, 289
        tacrolimus, 290
MIOTONIA(s)
    AGRAVADAS PELO POTÁSSIO, 308
        TRATAMENTO, 309
            acetazolamida, 309
            mexiletire, 309
    CONGÊNITA, 306
        TRATAMENTO, 306
            fenitoína, 306
            mexiletina, 306
Mirtazapina, 104*t*, 406, 425*t*
Misoprostol, 335
Mitoxantrona, 184*t*, 185, 188
MLs (METÁSTASES LEPTOMENÍNGEAS)
    TRATAMENTO, 157
        citarabina, 159
        leucovorina, 159
        metotrexato, 159
        tiotepa, 159
Modafinila, 96*t*, 100, 101, 102, 103, 181, 304, 423, 405, 427, 482
MONÓXIDO DE CARBONO
    ENVENENAMENTO POR, 519
        TRATAMENTO, 520
            bromocriptina, 521
            nitrito de amilo, 520

nitrito de sódio, 520
pergolida, 521
pramipexol, 521
Morfina, 32, 337, 392
sulfato de, 528
Motilium-domperidona, 403
MSX (Metsuximida), 42, 48, 56
MUCORMICOSE
anfotericina B, 472
MULHER (ES)
EPILEPSIA EM, 62
TRATAMENTO, 63
ACZ, 63
Muvinlax-polietilenoglicol, 404
Myobloc-toxina botulínica B, 410
Myozyme-alglucosidade alfa, 316

N
N-acetil-D,L-penicilamina, 517
Nadolol, 351
Naloxona, 7*t*, 527, 528
Naproxeno, 336*t*, 349
Naratriptano, 348, 349
Narcan-naloxona, 527
NARCOLEPSIA
TRATAMENTO, 101
anfetamina, 101
clomipramina, 102*t*
fluoxetina, 102*t*
γ-hidroxibutirato, 101
imipramina, 102*t*
metilfenidato, 101
modafinila, 101
oxibato de sódio, 102*t*
paroxetina, 102*t*
protriptilina, 102*t*
sertralina, 102*t*
venlafaxina, 102*t*
Natalizumab, 185, 186
Nefazodona, 425*t*
Neostigmina
bromento de, 269*t*
metilsufato de, 269*t*
NEURALGIA TRIGEMINAL
TRATAMENTO, 360
baclofeno, 361*t*
carbamazepina, 360, 361*t*
clonazepam, 361*t*
fenitoína, 361*t*
gabapentina, 361*t*
lamotrigina, 361*t*
valproato sódico, 361*t*
NEURITE ÓPTICA RETROBULBAR
TRATAMENTO, 484
metilprednisolona, 484
NEUROLÉPTICO(s) ATÍPICO(s)
aripiprazol, 432*t*
clozapina, 432*t*
olanzapina, 432*t*
quetiapina, 432*t*
risperidona, 432*t*
ziprasidona, 432*t*

NEURONOPATIA(S)
ASSOCIADA À AMILOIDOSE PRIMÁRIA, 240
TRATAMENTO, 241
colchicina, 241
melfalan, 241
prednisona, 241
ASSOCIADA À DEFICIÊNCIA DE COBRE, 245
TRATAMENTO DA, 246
cloreto de cobre, 246
gluconato de cobre, 246
ASSOCIADA À HANSENÍASE, 227
claritromicina, 229
clofazimina, 229
dapsona, 229
esparfloxacina, 229
minociclina, 229
ofloxacina, 229
perfloxacina, 229
prednisona, 230
rifampina, 229, 230
talidomida, 229, 230
ASSOCIADA À SARCOIDOSE, 226
TRATAMENTO, 227
azatioprina, 227
ciclosporina, 227
metotrexato, 227
prednisona, 227
AUTONÔMICA IDIOPÁTICA, 215
TRATAMENTO, 215
betanecol, 215
cisaprida, 215
eritromicina, 215
fludrocortisona, 215
metoclopramida, 215
midodrina, 215
ÓPTICAS, 480, 483, 488
INDUZIDA POR RADIAÇÃO, 483
metilprednisolona, 484
pentoxifilina, 484
TÓXICAS E NUTRICIONAIS, 488
bicarbonato, 488
TRATAMENTO, 480
metilprednisolona, 480
prednisona, 480
POR ENVENENAMENTO POR CHUMBO, 242
TRATAMENTO, 243
BAL, 243
EDTA, 243
penicilamina, 243
POR INTOXICAÇÃO POR TÁLIO, 243
TRATAMENTO DA, 243
ferrocianeto férrico II, 243
RELACIONADA COM HERPES VARICELA-ZÓSTER, 233
TRATAMENTO DA, 234
carbamazepina, 234
neurotin, 234

SENSITIVAS DOLOROSAS, 232*t*
  TRATAMENTO DAS, 232*t*
    amitriptilina, 232*t*
    capsaicina, 232*t*
    carbamazepina, 232*t*
    duloxitina, 232*t*
    fenitoína, 232*t*
    gabapentina, 232*t*
    lidocaína, 232*t*
    mexiletina, 232*t*
    nortriptilina, 232*t*
    pregabalina, 232*t*
    tramadol, 232*t*
  VASCULÍTICAS, 223
    TRATAMENTO DA, 225
      azatioprina, 225
      ciclofosfamida, 225
      mesna, 225
      metilprednisolona, 225
      metotrexato, 225
      ondansetron, 225
      prednisona, 225
NEUROSSÍFILIS
  TRATAMENTO, 453
    amoxicilina, 453
    ceftriaxona, 453
    doxiciclina, 453
Neurotin-gabapentina, 44, 51*t*, 104*t*, 182, 183, 234, 235
Nevirapina, 559*t*
Niacina, 385, 506, 507
Niar-selegilina, 400
Nicardipina, 380*t*, 391
Nicotinamida, 507
Nimodipina, 393
NISTAGMO
  TRATAMENTO, 476
    acetazolamida, 476
    carbamazepina, 479
    gabapentina, 479
    sulfametoxazol, 476
    toxina botulínica, 478
    trimetoprim, 476
Nitrazepam, 50
Nitrito
  de amilo, 520
  de sódio, 520
Nitrofurantoína, 486
Nitropaste, 380*t*
Nitroprussiato
  de sódio, 380*t*, 391, 392
Nitrosoureias, 128
NMDA (*N*-metil D-aspartato), 429
  RECEPTOR DE, 341
    ANTAGONISTA NO, 341
      quetamina, 341
NMM (NEURONOPATIA MOTORA MULTIFOCAL)
  TRATAMENTO, 221

ciclofosfamida, 221
mesna, 221
rituximab, 221
NOIA-NA (NEUROPATIA ÓPTICA ISQUÊMICA ANTERIOR NÃO ARTERÍTICA)
  TRATAMENTO, 481
    bevacizumab, 482
    levodopa, 481
    modafinil, 482
Noradrenalina, 435
Norepinefrina, 392, 537
Nortriptilina, 181, 183, 232*t*, 235, 339, 340, 424, 425*t*, 435
Novantrone-mitoxantrona, 189

O
Octreotida, 149
Ofloxacina, 229
Olanzapina, 97*t*, 432*t*, 433, 437, 446, 531
OLIGODENDROGLIOMA
  TRATAMENTO, 130
    PVC, 130
    temozolomida, 130
Omeprazol, 335
Ondasetron, 219, 221, 225
Opiáceo(s), 526
OPIOIDE(s), 107, 368
  buprenorfina, 337, 338*t*
  codeína, 336, 337, 338*t*
  fentanila, 337, 338
  hidromorfona, 337, 338*t*
  meperidina, 336
  metadona, 337, 338
  morfina, 337, 338
  oxicodona, 337, 338*t*
  petidina, 336, 338*t*
  ABSTINÊNCIA DE, 527
    clonidina, 528
    metadona, 528
    naloxona, 528
    sulfato de morfina, 528
  ANTAGONISTAS DOS, 527
    metadona, 527
    naloxona, 527
Orap-pimozida, 414
Oxaliplatina, 166
Oxazepam, 433*t*
OXC (Oxcarbazepina), 42, 43, 51*t*, 62, 68, 340, 430, 431*t*, 525
Oxibato
  de sódio, 102*t*
Oxibutinina, 182, 184*t*
Oxicodona, 337, 338, 392, 393

P
Paclitaxel, 166
Pamidronato, 504
PAPILEDEMA
  TRATAMENTO, 486
    acetazolamida, 486

ácido nalidixico, 486
lítio, 486
nitrofurantoína, 486
tetraciclina, 486
vitamina A, 486
Paracetamol, 58, 335
PARALISIA PERIÓDICA SENSÍVEL AO POTÁSSIO, 306
   TRATAMENTO, 307
      acetazolamida, 307
      albuterol, 307
      clorotiazida, 307
      diclorfenamida, 307
      metaproterenol, 307
      salbutamol, 307
PARAMIOTONIA CONGÊNITA
   TRATAMENTO, 308
      clorotiazida, 308
      mexiletina, 308
PARASSONIAS NÃO REM
   TRATAMENTO, 111
      clonazepam, 111
      triazolam, 111
Paroxetina, 75, 102t, 181, 340, 425t, 433, 435
Parsitan-etopropazina, 401
Paxil-paroxetina, 102t
PCV (Vincristina), 124, 127, 129, 130, 133
PDIC (POLIRRADICULONEUROPATIA DESMIELINIZANTE INFLAMATÓRIA CRÔNICA)
   TRATAMENTO, 216
      alendronato, 217
      azatioprina, 218
      Benadryl, 217
      ciclofosfamida, 219
      ciclosporina, 219
      Claritin, 217
      hidrocortisona, 217
      mesna, 219
      metotrexato, 218
      ondasetron, 219
      prednisona, 217, 218
      rituximab, 219
      tacrolimus, 219
      Tylenol, 217
PEHs (PARAPLEGIA ESPÁSTICA HEREDITÁRIA)
   TRATAMENTO, 197
      baclofen, 198
      diazepam, 198
      tizanidina, 198
Penicilamina, 243, 515
Penicilina, 231, 488, 544t
Pentobarbital, 67, 530
Pentoxifilina, 484
Perfloxacina, 229
Pergolida, 402, 425t, 521
Petidina, 336, 338t
PGB (Pregabalina), 42, 44, 167, 232t, 235, 340
Pilocarpina, 463

Pimozida, 414
Piracetam, 413
Pirazinamida, 547t
Piridostigmina, 165, 270
Piridostigmina, 270
   brometo de, 269t
Piridoxina, 42, 54, 55, 506, 507, 547t
   antagonistas da, 507
Pirimetamina, 560t
Piroxicam, 335
Pizotifeno, 351
Polietilenoglicol, 404
POLIOMIELITE
   TRATAMENTO, 202
      gabapentina, 202
POTÁSSIO
   MIOTONIAS AGRAVADAS PELO, 308
      TRATAMENTO, 309
         acetazolamida, 309
         mexiletire, 309
   PARALISIA PERIÓDICA SENSÍVEL AO, 306
      TRATAMENTO, 307
         acetazolamida, 307
         albuterol, 307
         clorotiazida, 307
         diclorfenamida, 307
         metaproterenol, 307
         salbutamol, 307
PPH (PARALISIA PERIÓDICA HIPOCALÊMICA FAMILIAR)
   TRATAMENTO, 310
      acetazolamida, 310
      diclorfenamida, 310
      espironolactona, 310
      triantereno, 310
Pralidoxima, 522
Pramipexol, 106, 112, 401, 402, 403, 415, 425t, 432, 521
Prazosina, 97t
Prednisona, 80, 119, 165, 205, 215, 217, 218, 222, 225, 227, 229, 230, 236, 241, 270, 271, 285, 286, 287, 294, 356, 362, 369, 386, 419, 480, 547
Primid-primidona, 45, 52t, 406, 417
PRM (Primidona), 42, 45, 52t, 406, 417
Proamatine-midodrina, 404
Probenecida, 231
Procaína, 515
Procainamida, 304
Procarbazina, 124, 127, 136, 143, 166
Proclorperazina, 76, 79
Prolopa-benserazida/levodopa, 402
Prometazina, 76, 79
Propofol, 32, 42, 67
Propranolol, 200, 349, 351, 358, 406, 431, 432, 494, 503
Prostigmin-brometo de neostigmina, 269t
Prostigmin injetável-metilsulfato de neostigmina, 269t
Protamina
   sulfato de, 391
Protriptilina, 102t
Provigil-modafinil, 181
Prozac-fluoxetina, 102t, 181

PSICOSE
  TRATAMENTO, 437
    clozapina, 437
    olanzapina, 437
    quetiapina, 437
PSSD (POLINEURONOPATIA PERIFÉRICA SIMÉTRICA DISTAL)
  TRATAMENTO, 235
    clonidina, 235
    fludrocortiosona, 235
    metoclopramida, 235
    midodrina, 235

Q
Quetamina, 341
Quetiapina, 97*t*, 404, 412, 432*t*, 437, 446
Quinagolida, 149
Quinidina, 282
Quinina, 253, 304

R
Ramelteon, 104*t*
Rasagilina, 400, 403
Rebif-INF-β 1α, 185*t*, 186, 187, 190
RECEPTOR
  DE NMDA, 341
    ANTAGONISTA NO, 341
      quetamina, 341
RECEPTOR (ES)
  DA ANGIOTENSINA, 351
    BLOQUEADORES DOS, 351
      candesartana, 351
  DA MELATONINA, 104*t*
    AGONISTAS DOS, 104*t*
      ramelteon, 104*t*
Regitine-fentolamina, 531
Remeron-mirtazapina, 104*t*
Requip-ropinirol, 402
Requip XL-ropinirol, 415
Rescriptor-delavirdina, 559*t*
Restoril-temazepam, 104*t*
Retemic-oxibutinina, 183, 184*t*
Retrovir-zidovudina, 559*t*
RFA (Rufinamida), 42, 49, 52*t*
rFVIIa (Fator VII Recombinante Ativado), 391
Riboflavina, 351, 483, 506
Rifampicina, 19, 228*t*, 545*t*, 547*t*
Rifampina, 229, 230, 544
Riluzol, 199
RINOSSINUSITE
  CEFALEIA ATRIBUÍDA A, 355
    TRATAMENTO, 355
      amoxicilina, 355
Risperdal, 531
Risperdal-risperidona, 414
Risperidona, 404, 414, 432*t*, 433
Ritalina-metilfenidato, 96*t*, 181, 405
Ritalina-SR-metilfenidato, 96*t*, 181
Ritonavir, 559*t*

Rituximab, 143, 188, 192, 205, 207*t*, 219, 221, 242, 274, 288, 289
Rivastigmina, 405, 426*t*
Rivotril-clonazepam, 51*t*, 104*t*, 182, 405, 414
Rizatriptano, 348, 349<B>
Rofecoxibe, 336*t*
Ropinirol, 106, 401, 402, 403, 415, 425*t*
Rozerem-ramelteon, 104*t*

S
Salbutamol, 307
SCB (SÍNDROME CORTICOBASILAR)
  TRATAMENTO, 447
    carbidopa, 448
    clonazepam, 448
    levodopa, 448
SDE (SONOLÊNCIA DIURNA ESCESSIVA)
  MEDICAMENTOS, 96*t*, 97*t*
    amitriptilina, 97*t*
    bronfeniramina, 97*t*
    clonazepam, 97*t*
    clorfeniramina, 97*t*
    clorpromazina, 97*t*
    clozapina, 97*t*
    conidina, 97*t*
    dextroanfetamina, 96*t*
    diazepam, 97*t*
    difenidramina, 97*t*
    doxepina, 97*t*
    fenitoína, 97*t*
    fenobarbital, 97*t*
    flurazepam, 97*t*
    gabapentina, 97*t*
    gabitril, 97*t*
    hidroxizina, 97*t*
    metilfenidato, 96*t*
    modafinila, 96*t*
    olanzapina, 97*t*
    prazosina, 97*t*
    quetiapina, 97*t*
    temazepam, 97*t*
    tioridazina, 97*t*
    topiramato, 97*t*
Selegilina, 400, 425*t*
Sertralina, 102*t*, 181, 417, 425*t*, 433
Siferol-pramipexol, 402
Sifrol ER-ropinirol, 415
Sifroler-pramipexol, 402
Sildenafila, 433
SÍNDROME
  DA PESSOA RÍGIDA, 418
    TRATAMENTO, 419
      azatioprina, 419
      baclofeno, 419
      diazepam, 419
      prednisona, 419
  DE ANDERSEN-TAWIL, 311
    TRATAMENTO, 311
      acetazolamida, 311
  DE ISAAC, 164, 207

Índice de Drogas

TRATAMENTO, 165, 208
   carbamazepina, 165, 208
   fenitoína, 165, 208
   gabapentina, 208
DE KLEIN-LISAK-ANDERSEN, 311
   TRATAMENTO, 311
      acetazolamida, 311
DE WEST, 54
   TRATAMENTO, 55
      AVP, 55
      FBM, 55
      LTG, 55
      TGB, 55
      TPM, 55
DO MEMBRO RÍGIDO, 203
   TRATAMENTO, 204
      azatioprina, 205
      baclofeno, 204, 205
      ciclofosfamida, 206t
      ciclosporina, 206t
      clonazepam, 205
      clorambucil, 206t
      dantrolene, 205
      diazepam, 204
      gabapentina, 205
      gamaglobulina, 207t
      injeção de toxina botulínica, 205
      metilprednisolona IV, 205t
      metocarbamol, 205
      metotrexato, 206t
      micofenolato mofetil, 205, 206t
      prednisolona, 205
      rituximab, 205, 207t
      valproato, 205
      vigabatrina, 205
MIASTENICA DE LAMBERT-EATON, 165
   TRATAMENTO, 165
      azatioprina, 165
      piridostigmina, 165
      prednisona, 165
Sinemet-carbidopa/levodopa, 401
Sinemet CR-carbidopa/levodopa, 402,
Sinequan-doxepina, 104t
Sirdalud-tizanidina, 418
Sirdolud-tizanidina, 184t
Sirralud-tizanidina, 182
SLG (SÍNDROME DE LENNOX-GASTAUT)
   TRATAMENTO, 56
      acetazolamida, 56
      ácido valproico, 56
      carbamazepina, 56
      clonazepam, 56
      felbamato, 56
      fenitoína, 56
      lamotrigina, 56
      levetiracetam, 56
      metsuximida, 56
      topiramato, 56
      zonisamida, 56

SMCs (SÍNDROMES MIASTÊNICAS CONGÊNITAS)
   TRATAMENTO, 282
      3,4-DAP, 282
      epinefrina, 282
      quinidina, 282
SNM (SÍNDROME NEUROEPILÉPTICA MALIGNA)
   TRATAMENTO, 538
      bromocriptina, 538
      L-dopa, 538
Sódio
   nitrito de, 520
   nitroprussiato de, 380t, 391, 392
   oxibato de, 102t
   sulfonato poliestireno de, 503
   sulfoxilato formaldeído de, 517
   valproato de, 340, 341
Solução Salina
   hipertônica, 32
SoluMedrol-metilprednisolona, 285, 484
Somatostatina, 140
Sonata-zaleplon, 104t
Sorbitol, 498, 517, 530
SPI (SÍNDROME DAS PERNAS INQUIETAS)
   TRATAMENTO, 106, 341, 414
      agentes dopaminérgicos, 106
      carbidopa, 415
      gabapentina, 107, 415
      L-Dopa/carbidopa, 106
      levodopa, 341, 415
      opioides, 107
      pramipexol, 106
      pramipexol, 106, 415
      ropinirol, 106, 415
      tramadol, 415
SS (SÍNDROME SEROTONINÉRGICA)
   TRATAMENTO, 538
      bromocriptina, 538
      L-Dopa, 538
ST (SÍNDROME DE TOURETTE), *ver tiques*
Stalevo-levodopa/carbidopa/entacapone, 401, 403
Stavigile-modafinila, 96t, 181, 405
Stilnox-zolpidem, 103t
Succimer, 515
Sulfadiazina, 560
Sulfametoxazol, 119, 153, 365, 476
Sulfato
   de magnésio, 65, 524
   de morfina, 528
   de protamina, 391
Sulfonato
   poliestireno, 503
   de sódio, 503
Sulfoxilato
   formaldeído, 517
   de sódio, 517
Sumatriptano, 348, 349, 350, 356
Sunitinib, 140

T

Tacrina, 429
Tacrolimus, 219, 290, 272
Talidomida, 166, 229, 230
TÁLIO
  ENVENENAMENTO POR, 519
    TRATAMENTO, 519
      azul de Prússia, 519
  NEURONOPATIA POR INTOXICAÇÃO
    POR, 243
    TRATAMENTO DA, 243
      ferrocianeto férrico II, 243
Tamoxifeno, 127
Tandespirona, 417
Tanilcipromina, 435
Tasmar-tolcapone, 403
TCPs (TUMORES CEREBRAIS PRIMÁRIOS)
  TRATAMENTO, 119
    carbamazepina, 119
    dexametasona, 119
    fenitoína, 119
    hidrocortisona, 119
    levetiracetam, 119
    metilprednisolona, 119
    prednisolona, 119
    sulfametoxazol, 119
    temozolomida, 121
    trimetoprim, 119
TCSR (TRANSTORNO DE
COMPORTAMENTO DO SONO REM)
  TRATAMENTO, 112
    clonazepam, 112
    lorazepam, 112
    melatonina, 112
    pramipexol, 112
Tegretol-carbamazepina, 43, 51*t*
Tegretol-XR-carbamazepina, 43
Temazepam, 97*t*, 104*t*
Temozolomida, 121, 124, 127, 128, 129, 130, 133, 143, 154
Tenex-guanfacina, 414
Teofilina, 523
TÉTANO
  TRATAMENTO, 209
    benzodiazepínicos, 209
    metronidazol, 209
Tetrabenazina, 409, 412
Tetraciclina, 486
Tetra-hidrobiopterina, 417
Texafirina
  de gadolínio, 154
TGB (Tiagabina), 42, 44, 52*t*, 55, 431*t*
Thionembutal-tiopental, 68
Thorazine, 201
Tiabendazol, 291
Tiamina, 7*t*, 67, 456, 505, 506, 523, 524, 526
Tigan-trimetobenzamida, 403
Timolol, 351
Tiopental, 68
Tioridazina, 97*t*
Tiotepa, 159, 166
TIQUE(s)
  E ST, 413
  TRATAMENTO, 414
    clomipramina, 414
    clonazepam, 414
    clonidina, 414
    clorazepam, 414
    fluoxetina, 414
    guanfacina, 414
    haloperidol, 414
    metilfenidato, 414
    pimozida, 414
    risperidona, 414
Tiramina, 400
Tizanidina, 182, 184*t*, 198, 200, 418
Tocainida, 304
Tocarbidopa, 402
Tofranil-imipramina, 102*t*
Tolcapone, 403
Tolterodina, 183
TONTEIRA
  TRATAMENTO, 74
    acetazolamida, 79, 81
    alprazolam, 75
    anfetamina, 78
    desipramina, 75
    dexametasona, 80
    diazepam, 78
    dimenidrinato, 75, 78
    droperidol, 76, 78
    escopolamina, 76
    fluocortisona, 74
    fluoxetina, 75
    gentamicina, 75
    hidroclorotiazida, 79
    imipramina, 75
    lorazepam, 76, 78
    meclizina, 75, 79
    metilprednisolona, 78
    metoclopramida, 76, 79
    metotrexato, 80
    midodrina, 74
    paroxetina, 75
    prednisona, 80
    proclorperazina, 76, 79
    prometazina, 76, 79
    trimetobenzamida, 76
Topamax-topiramato, 47, 52*t*, 183
TOXEMIA DA GRAVIDEZ
  TRATAMENTO, 64
    FNT, 65
    LZ, 65
    sulfato de magnésio, 64, 65
TOXICIDADE
  POR ANTICOLINÉRGICOS, 531
    TRATAMENTO, 532
      clorpromazina, 532

fentolamina, 532
fisostigmina, 532
lidocaína, 532
POR ANTIDEPRESSIVOS
POLICÍCLICOS, 531
TRATAMENTO, 532
clorpromazina, 532
fentolamina, 532
fisostigmina, 532
lidocaína, 532
Toxina
botulínica, 200, 406, 410, 418, 478
A, 410
B, 410
injeção de, 200
TOXOPLASMOSE
TRATAMENTO, 560
clindamicina, 560*t*
leucovorin, 560
pirimetamina, 560
sulfadiazina, 560
tPA (Ativador do Plasminogênio Tecidual), 379, 380
TPM (Topiramato), 42, 47, 52*t*, 54, 55, 56, 59, 60, 97*t*, 183, 235, 351, 406, 431*t*, 494, 525
Tacrolimus, 219, 272, 290
Tacrina, 428
Tramadol, 232*t*, 235, 336, 415
TRANSTORNO(s)
DA ATENÇÃO
TRATAMENTO, 422
anfetamina, 423*t*
atomoxetina, 423*t*, 424
bupropriona, 424
clonidina, 424
desipramina, 424
dexmetilfenidato, 423*t*
dextroanfetamina, 423*t*
guanfacina, 424
metilfenidato, 423*t*
modafilina, 423, 427
nortriptilina, 424
venlafaxina, 424
DA MEMÓRIA, 427
TRATAMENTO, 428
amantadina, 429
donepezila, 405, 426*t*, 428
huperzina A, 429
memantina, 429
tacrina, 429
Tranxilene-clorazepam, 414
Trazodona, 104*t*, 425*t*, 433
TREMOR ESSENCIAL
TRATAMENTO, 406
clonazepam, 406, 407
gabapentina, 406
metazolamida, 406
mirtazapina, 406
nicotina, 407*t*
primidona, 406

propranolol, 406
topiramato, 406
toxina botulínica, 406
Triantereno, 310
Triazolam, 104, 111
Triexifenidil, 401, 409
cloridrato de, 200
Trileptal-oxcarbazepina, 43, 51*t*
Trimetobenzamida, 76, 403
Trimetoprim, 119, 153, 365, 417, 476
Trimetoprim-Sulfametoxazol, 544*t*
TRIPTANO(s)
almotriptano, 348, 349*t*
eletriptano, 348, 349*t*
frovatriptano, 348, 349*t*
naratriptano, 348, 349*t*
rizatriptano, 348, 349*t*
sumatriptano, 348, 349*t*
sumatriptano-naproxeno, 349*t*
zolmitriptano, 348, 349*t*
TRIQUINOSE
TRATAMENTO, 291
mebendazol, 291
prednisona, 291
tiabendazol, 291
TROMBOSE VENOSA CEREBRAL
TRATAMENTO, 372
warfarin, 372
Tryptanol-amitriptilina, 104*t*
TUMOR (ES)
DE CELULAS GERMINATIVAS, 143
TRATAMENTO, 144
bleomicina, 145
cisplatina, 145
etoposida, 145
ifosfamida, 145
vimblastina, 145
DO PARÊNQUIMA PINEAL, 134
TRATAMENTO, 135
carboplatina, 135
ciclofosfamida, 135
cisplatina, 135
etoposida, 135
vincristina, 135
NEURONAIS, 132
TRATAMENTO, 133
PVC, 133
temozolomida, 133
Tylenol, 217, 289
Tysabri-natalizumab, 185*t*, 186, 187

V

Valaciclovir, 368
Valium-diazepam, 418
Valproato, 42, 181, 183, 205
de sódio, 340, 341
depakene, 46
depakote, 46, 52*t*, 413
sprinkles, 46
depakote-ER, 46
sódico, 361

Vancomicina, 544*t*, 552*t*, 553*t*
Vasopressor (es), 22
   fenilefrina, 392
Venlafaxina, 102*t*, 181*t*, 340, 424, 425*t*
Verapamil, 351, 356
Vigabatrina, 205
Vimblastina, 145
Vimpat-lacosamida, 51*t*
Vincristina, 122, 124, 127, 135, 136, 143, 166
Viramune-nevirapina, 559*t*
Vitamina
   A, 486
   K, 391, 498, 512, 535
VITAMINA
   TRATAMENTO DA DEFICIÊNCIA DE,
     505, 506
     B_1, 505
        tiamina, 506
     B_2, 506
        riboflavina, 506
     B_6, 507
        antagonistas da piridoxina, 507
     B_9, 509
        ácido, 510
           fólico, 510
           folínico, 510
        fenitoína, 510
        metotrexato, 510
     B_{12}, 456, 507
        cianocobalamina, 456, 509
     C, 510
        ácido ascórbico, 511
     D, 511
        colecalciferol, 511
        ergocalciferol, 511
        gluconato de cálcio, 511
     E, 511
        α-tocoferol, 512
     K, 512
        vitamina K, 512
Vivactil-protriptilina, 102*t*

W
Warfarin, 372, 382, 388
Wellbutrin-bupropiona, 181
WEST
   SÍNDROME DE, 54
     TRATAMENTO, 55
        AVP, 55
        FBM, 55
        LTG, 55
        TGB, 55
        TPM, 55

X
Xenazine-tetrabenazina, 409
Xyrem-oxibato de sódio, 102*t*

Z
Zaleplon, 104*t*
Zarontin-*etossuximida*, 51*t*
ZDV (Zidovudina), 559*t*
Ziagen-*abacavir*, 559*t*
Ziprasidona, 432*t*
ZNS (Zonisamida), 42, 47, 52*t*, 56, 59, 60
Zolmitriptano, 348, 349, 350
Zoloft-sertralina, 102*t*, 181*t*, 417
Zolpidem, 103*t*
Zonegran-zonisamida, 48, 52*t*

ÍNDICE REMISSIVO

Entradas acompanhadas por um *f* ou *t* em itálico indicam Figuras e Tabelas, respectivamente.

A

AA (Astrocitoma Anaplásico), 117
AAG (Astrocitoma de Alto Grau), 125
   cirurgia, 126
   diagnóstico, 126
   fisiopatologia, 125
   prognóstico, 125
   quimioterapia em, 127
      adjuvante, 127
      agentes alcalinizantes, 127
   RT, 126
   temozolomida no, 127
   terapias experimentais, 127
   tratamento, 126
AANS *(American Academy of Neurological Surgeons)*, 13, 16*t*
Abscesso
   bacteriano, 551
      cerebral, 551
         diagnóstico, 552
         etiologia, 552*t*
         fisiopatologia, 551
         prognóstico, 552
         provável localização, 552*t*
         tratamento, 552*t*, 553
            empírico, 552*t*
   epidural, 554, 555
      craniano, 554
         diagnóstico, 554
         fisiopatologia, 554
         prognóstico, 554
         tratamento, 554
      vertebral, 555
         diagnóstico, 555
         fisiopatologia, 555
         prognóstico, 555
         tratamento, 555
Abstinência
   de opiáceos, 527
      diagnóstico, 528
      fisiopatologia, 527
      prognóstico, 528
      tratamento, 528

ACA (Artéria Cerebral Anterior)
   síndrome da, 377
Acatisia, 432
Acetato
   de glatiramer, 185
ACG (Arterite de Células Gigantes)
   diagnóstico, 480
   fisiopatologia, 480
   prognóstico, 480
   tratamento, 480
ACh (Acetilcolina), 422
AChE (Acetilcolinesterase)
   inibidores da, 521-522
      envenenamento por, 521-522
         diagnóstico, 521
         fisiopatologia, 521
         manifestações clínicas, 521
         tratamento, 521
AChR (Receptores da Acetilcolina)
   na miastenia *gravis*, 267
   na SMLE, 275
Ácido
   deficiência de, 506, 510
      ascórbico, 510
         diagnóstico, 511
         fisiopatologia, 510
         prognóstico, 510
         tratamento, 511
      nicotínico, 506
         diagnóstico, 506
         fisiopatologia, 506
         prognóstico, 506
         tratamento, 507
   valproico, 430
      como estabilizador de humor, 430
ACM (Artéria Cerebral Média), 376
ACP (Artéria Cerebral Posterior), 377
ACZ (Acetazolamida)
   como DAE, 49
   na ataxia hereditária, 81
Adenoma
   hipofisário, 146
      cabergolina no, 149

cirurgia, 148
diagnóstico, 147
epidemiologia, 147
fisiopatologia, 147
prognóstico, 147
tratamento, 148
ADH (Hormônio Antidiurético), 499
Adie
　pupila de, 463
Adulto(s)
　cólica do chumbo em, 513
　encefalite por *toxoplasma* em, 513*t*
　　terapia supressiva para, 513*t*
　　　crônica, 513*t*
　　　primária, 513*t*
　envenenamento em, 513
　　por chumbo, 513
　　　neuropatia sintomática no, 513
　meningite fúngica em, 549*t*
　　terapia para, 549*t*
　neuropatia em, 515
　　por chumbo, 515
　　　cólico do chumbo e, 515
Afecção(ões)
　neuropsiquiátricas, 434
　　ansiedade, 436
　　demência, 438
　　depressão maior, 434
　　distimia, 434
　　psicose, 437
Agente(s)
　alcalinizantes, 127
　　na quimioterapia, 127
　　em AAG, 127
　hiperosmolares, 499
　imunossupressores, 277
　　na SMLE, 277
Agonista(s)
　α2-adrenérgicos, 424
　　nos transtornos de atenção, 424
AIDS (Síndrome da Imunodeficiência Adquirida)
　demência da, 451-452
　　diagnóstico, 452
　　fisiopatologia, 451
　　prognóstico, 451
　　tratamento, 452
　e polirradiculoneuronopatia, 233
　e PSD, 231
AIMs (Agentes Imunomoduladores)
　para EM, 185*t*, 186
　　efeitos colaterais dos, 186
AINEs (Anti-Inflamatórios Não Esteroidais)
　na DA, 441
AIT (Ataque Isquêmico Transitório), 375
Álcool
　abstinência alcoólica, 523
　　convulsões por, 524
　　síndrome de, 523
　　　leve, 523
　　　moderada, 524
　　　severa, 524
　diagnóstico, 522
　etílico, 522
　fisiopatologia, 522
　intoxicação por, 523
　metílico, 522
　prognóstico, 522
　tratamento, 523
α-Tocoferol
　na DA, 441
Alucinação(ões), 100
　hipnagógicas, 100
　pedunculares, 494
　visuais, 494
　　diagnóstico, 494
　　fisiopatologia, 494
　　prognóstico, 494
　　tratamento, 494
Amantadina, 425*t*
　na DP, 401
Amaurose
　fugaz, 479
　　diagnóstico, 479
　　fisiopatologia, 479
　　prognóstico, 479
　　tratamento, 479
Ambliopia
　tabaco-álcool, 488
Amblyomma
　americanum, 280
　maculatum, 280
AME (Atrofias Musculares Espinais)
　aconselhamento genético, 197
　diagnóstico, 195
　fisiopatologia, 195
　insuficiência respiratória, 196
　prognóstico, 195
　subtipos de, 195
　tratamento, 196
American Academy of Neurology, 23
Amiloidose
　diagnóstico, 240
　fisiopatologia, 240
　prognóstico, 240
　tratamento, 241
Amitriptilina
　na cefaleia, 351
　na dor facial, 351
AMS (Atrofia de Múltiplos Sistemas), 398
Andersen-Tawil
　síndrome de, 311
Anfetamina(s), 531
Anisocoria
　diagnóstico, 463
　fisiopatologia, 462
　prognóstico, 462
　tratamento, 463
Ansiedade, 436

Índice Remissivo

Anticolinérgico(s)
   toxicidade por, 531
      diagnóstico, 532
      fisiopatologia, 532
      prognóstico, 532
      tratamento, 532
Anticonvulsivante(s)
   nos tumores cerebrais, 119
Antidepressivo(s)
   na ansiedade, 437
   nos transtornos, 425*t*
      da atenção, 425*t*
      das funções executivas, 425*t*
   policíclicos, 531
      toxicidade por, 531
         diagnóstico, 532
         fisiopatologia, 532
         prognóstico, 532
         tratamento, 532
Antiepilético(s)
   ACZ, 49
   AVP, 46
   benzodiazepínicos, 50
   CBZ, 42
   como estabilizadores do humor, 430, 431*t*
   ESX, 49
   FBM, 48
   FNB, 45
   FNT, 43
   fos-FNT, 50
   GBP, 44
   LAC, 48
   LEV, 47
   LTG, 46
   MSX, 48
   OXC, 43
   PGB, 44
   PRM, 45
   RFA, 49
   sumário dos, 51-52*t*
   TGB, 44
   TPM, 47
   ZNS, 47
Apatia, 426
APC (Ângulo Pontocerebelar)
   tumores no, 72, 73, 74, 80, 137
      diagnóstico, 74
      fisiopatologia, 72
      prognóstico, 73
      tratamento, 80
Apneia
   teste de, 25
APP (Afasia Progressiva (não fluente) Primária), 443
Aprisionamento
   neuropatias por, 248
Armazenamento
   de glicogênio, 318
      distúrbios dinâmicos de, 318
Arreflexia, 210

Arritmia(s)
   cardíacas, 71
   e pré-síncope, 71
      diagnóstico, 73
      tratamento, 74
Arsênico
   difuso, 122
      de baixo grau, 122
   envenenamento por, 518
      diagnóstico, 518
      fisiopatologia, 518
      prognóstico, 518
      tratamento, 519
   intoxicação por, 244
   neuronopatia por, 244
   pilocítico, 121
Artéria
   carótida, 372
      dissecção da, 372
         dor de cabeça na, 372
Arterite
   temporal, 368
      dor de cabeça na, 368
ASC (Apneia do Sono Central)
   fisiopatologia, 97
   prognóstico, 98
   tratamento, 98
ASCG (Astrocitoma Subependimário de Células Gigantes), 124
ASO (Apneia do Sono Obstrutivo)
   diagnóstico, 99
   fisiopatologia, 97, 98
   órteses orais na, 99
   prognóstico, 99
   terapia cirúrgica, 100
   tratamento, 99
ASPS (Síndrome da Fase Adiantada do Sono), 109
Astrocitoma(s), 115
   AA, 117
   AAG, 125
   ASCG, 124
   de baixo grau, 116, 122
      difuso, 122
      pilocítico, 121
Ataxia
   causas de, 416*t*
   diagnóstico, 415
   e vertigem, 81
   hereditária, 81
      ACZ na, 81
   prognóstico, 415
   tratamento, 417
ATC (Antidepressivos Tricíclicos), 425*t*
   para depressão maior, 435
   para problemas de atenção, 424
Atenção
   definições, 421
   problemas de, 423, 424
      ATC para, 424

estimulantes, 423
potencializadores de catecolaminas nos, 424
transtornos da, 421
  bupropriona nos, 424
  crises comportamentais, 429
  da memória, 427
  descontrole, 429
  diagnóstico, 422
  disfunção executiva, 424
  fisiopatologia, 422
  modafinila na, 423
  prognóstico, 422
  síndromes de apresentação, 421
  tratamento, 422
Aterosclerose
  fatores de risco para, 384
Atetose, 410
Atividade
  contínua, 207
    da fibra muscular, 207
      síndrome de, 207
  sexual, 357
    cefaleia e, 357
Atlas
  fraturas isoladas do, 20
    em adultos, 20
Atomoxetina
  nos transtornos de atenção, 423t
Atrofia
  óptica, 483
    autossômica dominante, 483
Atropina, 23
Aura
  definição, 36
AVE (Acidente Vascular Encefálico), 375-394
  completo, 375
  diagnóstico, 376
  fisiopatologia, 375
  hemorrágico, 388
  histórico, 375
  prognóstico, 376
  tratamento, 379
Aviso
  em tarja preta, 405
Avonex
  para EM, 185t, 186, 187
AVP (Valproato)
  como DAE, 46
Áxis
  espondilolistese do, 20
    traumática, 20
  fraturas isoladas do, 20
    em adultos, 20
Azatioprina
  na EMPS, 188
  na miastenia *gravis*, 272
  na PDIC, 218
Azotemia, 499
AZT (Azidotimidina), 452

B

B_3
  deficiência de, 506
Barbitúrico(s)
  abstinência de, 530
  diagnóstico, 528
  envenenamento do SNC, 530
    com benzodiazepínicos, 530
    com outros depressores, 530
    não barbitúricos, 530
  fisiopatologia, 528
  prognóstico, 528
  tratamento, 529
Base
  do crânio, 154
    metástases da, 154
Benserazida/Levodopa
  na reposição dopaminérgica, 402
Benzodiazepínico(s)
  como DAE, 50
  envenenamento do SNC com, 530
    e outros depressores, 530
    não barbitúricos, 530
  na ansiedade, 436
  nas crises comportamentais, 433
  no descontrole, 433
Betabloqueador(es)
  na enxaqueca, 351
  nas crises comportamentais, 431
  no descontrole, 431
Betaseron
  para EM, 185t
BHE (Barreira Hematoencefálica), 121
Bifosfonato(s)
  na miastenia *gravis*, 271
  na PDIC, 217
Biot
  respiração de, 5
Blastomyces
  dermatitidis, 548
Bobbing
  ocular, 3
Borrelia
  burgdorferi, 230
Botox
  na espasticidade, 418
Botulismo
  alimentar, 277
  diagnóstico, 279, 467
  fisiopatologia, 278, 467
  inadvertido, 278
  infantil, 277
  oculto, 277
  por ferimento, 278
  prognóstico, 278, 467
  tratamento, 279, 467
Braquiterapia
  para TCP, 121
Breakthrough pain, 327

Bromocriptina
  na reposição dopaminérgica, 402
Brown-Sequard
  síndrome de, 17
Bupropriona
  nos transtornos da atenção, 424
Buspirona
  na ansiedade, 437
  nas crises comportamentais, 433
  no descontrole, 433

C

Cabeça
  dor de, 364, 368, 370-372
    e hipertensão, 364
    na arterite temporal, 368
    na dissecção, 372
      da artéria carótida, 372
    na trombose venosa, 371
      cerebral, 371
    por baixa pressão, 370
      do LCR, 370
Cabergolina
  na reposição dopaminérgica, 402
  no adenoma hipofisário, 149
Cãibra(s)
  pelo calor, 536
Calor
  cãibras pelo, 356
  colapso induzido pelo, 536
  exaustão pelo, 356
Calota
  metástases de, 154
Campo Visual
  perda do, 490
    retroquiasmática, 490
      prognóstico, 491
      tratamento, 491
Câncer
  irradiação no, 168
    envolvimento secundário pela, 168
      do cérebro, 168
  tratamento de, 166
    irradiação, 168
    mielopatia, 169
    neuropatia craniana, 170
    plexopatia, 170, 171
      braquial, 170
      lombossacral, 171
    quimioterapia, 166
    RT, 167
    TCTH, 171
Carbidopa/Levodopa
  na reposição dopaminérgica, 401
Carnitina
  deficiência de, 320
Carrapato
  paralisia por, 280
    diagnóstico, 280
    fisiopatologia, 280
    prognóstico, 280
    tratamento, 281
Cataplexia, 100
  medicamentos para, 102t
  tratamento da, 101
Catecolamina(s)
  potencializadores de, 424
    nos problemas de atenção, 424
Cateter(es)
  Swan-Ganz, 22
Cativeiro
  síndrome do, 5
  morte cerebral e, 26
CBZ (Carbamazepina)
  como DAE, 42
  como estabilizadores do humor, 430, 431t
CCL (Comprometimento Cognitivo Leve), 442
Cefaleia(s)
  amitriptilina na, 351
  de rebote, 360
  e atividade sexual, 357
  em facada, 359
  em salvas, 355, 356
    esteroides na, 356
    lítio na, 356
    verapamil na, 356
  hipertensão, 364
    arterial, 364
  hípnica, 358
  por baixa pressão, 370
    do LCR, 370
  pós-traumática, 362
  rinossinusite, 355
  tipo tensão, 353, 354
    doxepina na, 354
Célula(s)
  germinativas, 143
  tumores de, 143
Cerebelo
  e tronco encefálico, 81
    tumores do, 81
      vertigem e, 81
  infarto do, 80
    tratamento, 80
  síndromes do, 160, 161t
    paraneoplásicas, 160, 161t
Cérebro
  envolvimento secundário do, 168
    pela irradiação, 168
    no câncer, 168
  radiação do, 153
    global, 153
  síndromes do, 160, 161t
    paraneoplásicas, 160, 161t
Cervicalgia
  diagnóstico, 90
  fisiopatologia, 90
  história, 90
  prognóstico, 90
  tratamento, 92

CFs (Convulsões Febris)
  diagnóstico, 57
  fisiopatologia, 57
  prognóstico, 57
  tratamento, 58
Charles Bonnet
  síndrome de, 494
Cheyne-Stokes
  respiração de, 5, 99
  tratamento, 100
Choque
  neurogênico, 22
  DA no, 22
Chumbo
  cólica do, 513
    e neuropatia em adultos, 513
  encefalopatia por, 514
  envenenamento por, 513
    diagnóstico, 514
    fisiopatologia, 513
    prognóstico, 513
    terapia em longo prazo no, 515
    tratamento, 514
Ciatalgia
  diagnóstico, 86
  fisiopatologia, 86
  história, 86
  prognóstico, 86
  síndromes discais maiores e, 87
  tratamento, 87
Ciclofosfamida
  na DIC, 219
  na vasculite, 225
  para EM, 189
Ciclosporina
  na miastenia *gravis*, 272
  na PDIC, 219
Cingulado
  hérnia do, 12
Circuito(s)
  frontal-subcorticais, 422
Cirurgia
  para AAG, 126
  para adenoma hipofisário, 148
  para AME, 196
  para metástases, 153, 155
    cerebrais, 153
    vertebrais/medulares, 155
  para síndrome de Ménière, 79
    ablativa, 79
    drenos, 79
    injeção de gentamicina, 79
  para TCP, 120
    complicações, 120
Cisto(s)
  coloides, 145
  dermoide, 145
  epidermoide 145
Cloranfenicol, 365

Clostridium
  botulinum, 467
Clozapina
  na DP, 404
CMT (Doença de Charcot-Marie-Tooth)
  classificação da, 250-251*t*
  CMT1, 249
  CMT2, 252
  CMT3, 252
  CMT4, 252
  CMTX, 252
  diagnóstico, 249
  prognóstico, 249
CMTX (Doença de Charcot-Marie-Tooth ligada ao X), 252
Cobalamina
  deficiência de, 507
    diagnóstico, 509
    fisiopatologia, 508
    prognóstico, 508
    tratamento, 509
Cobre
  deficiência de, 245
    neuropatia associada à, 245
Cocaína, 531
Coccidioides
  immitis, 5480
Colapso
  induzido pelo calor, 536
Colar
  para tratamento de lesões, 21
    da coluna cervical, 21
Cólica
  do chumbo, 513
    e neuropatia em adultos, 513
Colinesterase
  inibidores da, 424, 426, 428, 433, 441
    na DA, 441
    na disfunção executiva, 424
    nas crises comportamentais, 433
    no descontrole, 433
    nos transtornos da memória, 428
Colírio(s)
  para determinar a causa, 464*t*
    da pupila dilatada, 464*t*
Collier
  sinal de, 462
Coluna Cervical
  lesões da, 20, 21
    subaxiais, 20
      prevenção de complicações, 21
      tratamento das, 20
    tratamento das, 21
      colar para, 21
Coma
  agudo, 7t
    abordagem do, 7t
      para avaliação, 7t
      para controle, 7t

causas de, 8t
diagnóstico, 2
estado vegetativo, 6
estrutural, 5
fisiopatologia, 1
padrões respiratórios, 5
resposta na, 3
  da córnea, 3
sinais no, 4
  motores, 4
  reflexos, 4
síndrome do cativeiro, 5
tratamento, 6
Compressão
  neuropatias por, 248
Comprometimento
  da consciência, 1
  estados de, 1
Côndilo
  do occipital, 19
  fraturas do, 19
Confusão, 1
Consciência
  comprometimento da, 1
  estados de, 1
Constipação
  na ELA, 200
Contusão
  cerebral, 10
Conversão
  transtornos de, 492
    diagnóstico, 492
    fisiopatologia, 492
    prognóstico, 492
    tratamento, 494
Convulsão
  definição, 36
Copaxone
  na EM, 185t, 186
Coreia
  diagnóstico, 411
    diferencial, 411t
  fisiopatologia, 410
  prognóstico, 411
  tratamento, 412
Coriocarcinoma, 143
Córnea
  resposta da, 3
    no coma, 3
Corticosteroide(s)
  na miastenia *gravis*, 270
  na PDIC, 217
  na vasculite, 225
  no TCP, 119
Couro Cabeludo
  laceração do, 9
CPC (Carcinoma do Plexo Coroide), 132
CPC (Crises Parciais Complexas), 36

CPT (Carnitina-Palmitoiltransferase)
  deficiência de, 321
Crânio
  base do, 154
    metástases da, 154
  fraturas do, 9
Craniofaringioma(s), 148, 149, 489
Crise(s)
  parciais, 36
    CPC, 36
    simples, 36
Cryptococcus
  neoformans, 548

D

3,4-DAP (3,4-Diaminopiridina)
  na SMLE, 276
DA (Doença de Alzheimer), 439
  AINEs na, 441
  α-tocoferol, 441
  demências neurodegenerativas, 439
  diagnóstico, 441
  fisiopatologia, 440
  inibidores da colinesterase na, 441
  memantina na, 442
  prognóstico, 441
  tratamento, 441
DA (Dopamina), 422
  agonistas da, 425t, 426
  no choque neurogênico, 22
DAE (Drogas Antiepiléticas)
  ACZ, 49
  AVP, 46
  benzodiazepínicos, 50
  CBZ, 42
  como estabilizadores do humor, 430, 431t
  específicas, 42
  ESX, 49
  FBM, 48
  FNB, 45
  FNT, 43
  fos-FNT, 50
  GBP, 44
  LAC, 48
  LEV, 47
  LTG, 46
  MSX, 48
  nos tumores cerebrais, 119
  nos tumores cerebrais, 119
  OXC, 43
  PGB, 44
  princípios de uso, 41
  PRM, 45
  RFA, 49
  sumário, 52-53t
  TGB, 44
  TPM, 47
  ZNS, 47
DAH (Demência Associada ao HIV)
  diagnóstico, 558

fisiopatologia, 558
pacientes com, 558*t*
  achados clínicos em, 558*t*
prognóstico, 558
tratamento, 559
DBS (Estimulação Cerebral Profunda), 403
DCJ (Doença de Creutzfeldt-Jakob), 453, 494
DCL (Demência por Corpos de Lewy), 398
  diagnóstico, 446
  fisiopatologia, 445
  prognóstico, 446
  tratamento, 446
Deficiência
  da enzima 317, 318
    desramificadora, 317
    ramificadora, 318
  de carnitina, 320
  de CPT, 321
  de niacina, 506
    ácido nicotínico, 506
    B_3, 506
    diagnóstico, 506
    fisiopatologia, 506
    nicotinamida, 506
    prognóstico, 506
    tratamento, 507
Degeneração
  cerebelar, 160
  corticobasal, 399
Dejerine-Sottas
  doença de, 251*t*, 252
Delirium
  definição, 1
Demência
  causas de, 439*t*
  da AIDS, 451-452
    diagnóstico, 452
    fisiopatologia, 451
    prognóstico, 451
    tratamento, 452
  DCL, 445
  DFT, 443
  doenças por príons, 453
  não neurodegenerativas, 448
    HPN, 450
    vascular, 448
  neurodegenerativas, 439
    causas, 439*t*
    CCL, 442
    DA, 439
    doença de Huntington, 446
    SCB, 447
  neurossífilis, 452
  por processos infecciosos, 451
  semântica, 444
  versus delírio, 438*t*
Depressão
  maior, 434
    advertência, 436

ATC para, 435
diagnóstico, 434
prognóstico, 434
psicoterapia, 436
tratamento, 435
na EM, 180, 181*t*
  medicamentos para, 181*t*
Dermacentor
  andersoni, 280
  variabilis, 280
Dermatomiosite, 165
Desequilíbrio
  diagnóstico, 73
  fisiopatologia, 72
  prognóstico, 72
  tratamento, 75
Despertar(es)
  confusionais, 110
Desvio(s)
  verticais, 474
    diagnóstico, 474
    dos movimentos oculares, 474
    fisiopatologia, 474
    prognóstico, 474
    tratamento, 474
Dexametasona
  no TCP, 119
DFT (Demência Frontotemporal), 443
  diagnóstico, 445
  fisiopatologia, 444
  prognóstico, 445
  tratamento, 445
Diidroergotamina, 350
Diplopia, 213
Disartria, 200
Discinesia, 405, 410
  tardia, 412
Disco Óptico
  edema de, 486
    unilateral, 586
      diagnóstico, 487
      tratamento, 488
Disfagia, 200
Disfunção
  executiva, 424
    inibidores da colinesterase na, 424
Dissecção
  da artéria carótida, 372
    dor de cabeça na, 372
Distimia, 434
Distonia, 405, 407
  diagnóstico, 408*t*, 409
    diferencial, 408*t*
  fisiopatologia, 408
  focal, 410
  generalizada, 409
  genética, 408*t*
  prognóstico, 409
  tratamento, 409

Distúrbio(s)
  da JNM, 267, 466
    botulismo, 277, 467
    carrapato, 280
      paralisia por, 280
    deficiência, 318, 320, 321
      da enzima ramificadora, 318
      de carnitina, 320
      de CPT, 321
    distúrbios dinâmicos, 318
    de armazenamento de glicogênio, 318
    DM1, 303
    DM2, 305
    DMB, 293
    DMCMs, 296
    DMCs, 299
    DMD, 293
    DMED, 301
    DMOF, 302
    doença de Pompe, 315
    FSHD, 300
    HM, 312
    miastenia *gravis*, 466
    miotonia, 305, 308
      agravadas pelo potássio, 308
      congênita, 305
      paralisia periódica, 306
        sensível ao potássio, 306
      paramiotonia congênita, 307
      PPH tipo 1, 309
      síndrome, 165, 311
        Klein-Lisak-Andersen, 311
        paraneoplásicas da, 165
    SMCs, 281
    SMLE, 275
    triquinose, 291
  da posição palpebral, 461
    ptose, 461
    retração, 461
  da sela, 489
    apresentação clínica, 489
    prognóstico, 490
    sintomas visuais das, 490*t*
    tratamento, 489
  dinâmicos, 318
    de armazenamento, 318
      de glicogênio, 318
  do quiasma, 489
    apresentação clínica, 489
    prognóstico, 490
    tratamento, 489
  dos movimentos, 397, 405, 407, 409, 410,
    412-415, 417-419, 464, 473
    ataxia, 415
    DP, 397
    espasticidade, 417
    hipercinéticos, 405
      atetose, 410
      coreia, 410

discinesia, 410, 412
distonia, 407, 409, 410
tiques, 413
tremor, 405, 407
oculares, 464, 473
  miopatias, 464
  trauma orbitário, 465
psicogênicos, 419
SPI, 414
SPR, 418
dos nervos oculomotores, 467
  mucormicose, 472
  múltiplos nervos cranianos, 472
  paralisia, 467-470
    do quarto nervo craniano, 468
    do sétimo nervo craniano, 470
    do sexto nervo craniano, 469
    do terceiro nervo craniano, 467
    facial motor, 470
tóxicos e metabólicos, 497-538
  álcool, 522, 525
    outros, 525
  barbitúricos, 528
  encefalopatia, 497, 526
    de Wernicke, 526
    hepática, 497
  envenenamento, 513, 519
    por inibidores da AChE, 521
    por metais pesados, 513
    por monóxido de carbono, 519
  estimulantes, 531
  etanol, 522
  hipercalcemia, 504
  hipercalemia, 503
  hiperosmolaridade, 498
  hipertermia, 536
  hipertonicidade, 498
  hipocalemia, 502
  hiponatremia, 500
  opiáceos, 526
  SNM, 537
  SS, 537
  toxicidade, 531
    por anticolinérgicos, 531
    por antidepressivos policíclicos, 531
    por salicilato, 533
  vitaminas, 504
    deficiência, 504
    dependência, 504
    toxicidade, 504
Diurético(s)
  na síndrome de Ménière, 79
DLFT (Degeneração Lobar Frontotemporal), 444
DM1 (Distrofia Miotônica tipo 1)
  diagnóstico, 303
  fisiopatologia, 303
  prognóstico, 303
  tratamento, 304

DM2 (Distrofia Miotônica tipo 2)
　diagnóstico, 305
　fisiopatologia, 305
　prognóstico, 305
　tratamento, 305
DMB (Distrofia Muscular de Becker), 293
DMC (Distrofias Musculares Congênitas), 297*t*, 299
DMCMs (Distrofias Musculares de Cinturas dos Membros)
　classificação genética, 297*t*
　diagnóstico, 296
　fisiopatologia, 296
　prognóstico, 296
　tratamento, 299
DMD (Distrofia Muscular de Duchenne)
　diagnóstico, 293
　fisiopatologia, 293
　prognóstico, 293
　tratamento, 294
DMED (Distrofia Muscular de Emery-Dreifuss)
　diagnóstico, 302
　fisiopatologia, 301
　prognóstico, 301
　tratamento, 302
DMOF (Distrofia Muscular Oculofaríngea), 302
DNT (Neuroepitelioma Disembrioplásico), 123, 124, 129, 132
Doença(s)
　aterosclerótica, 375
　autoimune, 80
　　da orelha interna, 80
　de Fabry, 258
　de Graves, 465
　　miopatia da, 465
　　　fisiopatologia, 465
　　　tratamento, 465
　de Huntington, 446
　de Kjer, 483
　　diagnóstico, 483
　　fisiopatologia, 483
　　prognóstico, 483
　　tratamento, 483
　de Lhermitte-Duclos, 132
　de Lyme, 486
　de Pompe, 315
　　diagnóstico, 315
　　fisiopatologia, 315
　　prognóstico, 315
　　tratamento, 316
　de Refsum, 258
　de Weston Hurt, 191
　de Whipple, 476
　Dejerine-Sottas, 251*t*, 252
　por príons, 453
Dor
　classificação, 327
　conduta para, 327
　crônica, 327
　　definições, 327
　　diagnóstico, 330
　　epidemiologia, 327
　　fisiopatologia, 328
　　não maligna, 327
　　　modelo biopsicossocial da, 327
　　prognóstico, 329
　　sinais físicos no, 332
　　tratamento, 334
　de cabeça, 364, 368, 370-372
　　e hipertensão, 364
　　na arterite temporal, 368
　　na dissecção, 372
　　　da artéria carótida, 372
　　na trombose venosa, 371
　　　cerebral, 371
　　por baixa pressão, 370
　　　do LCR, 370
　de rebote, 327
　facial, 367
　　herpes-zóster oftálmico, 367
　　pela infecção, 367
　　　do nervo trigêmeo, 367
　incidente, 327
　　definições, 327
　irruptiva, 327
　　definição, 327
　na ELA, 201
　na EM, 183
　neuropática, 328
　　mecanismos de, 328
　nociceptiva, 328
　psicológica, 328
　sensibilização, 328
　sono e, 97
　visceral, 329
　　mecanismos de, 329
Dose
　final da, 327
　falha do, 327
Doutrina
　de Monroe-Kellie, 27
　para HIC, 27
Doxepina
　na cefaleia, 354
　tipo tensão, 354
DP (Doença de Parkinson)
　clozapina na, 404
　diagnóstico, 398, 399*t*
　　diferencial, 399*t*
　e distúrbios do movimento, 397
　entacapone na, 403
　fisiopatologia, 397
　levodopa na, 401
　prognóstico, 397
　selegilina na, 400
　terapia inicial da, 400
　　rasagilina, 400
　tolcapone na, 403
　transtornos na, 404
　　do sono, 404
　tratamento, 400

Índice Remissivo

Droga(s)
 anticolinérgicas, 401
  na DP, 401
DRRS (Distúrbios Respiratórios Relacionados com o Sono)
 ASC, 98
 ASO, 98
 diagnóstico, 99
 fisiopatologia, 98
 história, 98
 prognóstico, 99
 tratamento, 99
DSPS (Síndrome da Fase Atrasada do Sono), 108
DTC (Doppler Transcraniano), 378

E

EBPCT (Epilepsia Benigna com Pontas Centrotemporais), 58
EBV (Vírus Epstein-Barr), 173
ECA (Estado Confusional Agudo), 421
Edema
 cerebral, 11
 de disco óptico, 486
  unilateral, 486
   diagnóstico, 487
   tratamento, 488
EIA (Epilepsia Infantil com Ausências), 58
ELA (Esclerose Lateral Amiotrófica), 97, 161t
 constipação na, 200
 diagnóstico, 198
 dor na, 201
 falência respiratória na, 201
 fisiopatologia, 198
 prognóstico, 198
 riluzol na, 199
 salivação na, 200
 terapia ocupacional para, 199
 tratamento, 199
  de suporte, 199
EM (Esclerose Múltipla), 173
 AIMs para, 185t, 186
  efeitos colaterais dos, 186
 avonex para, 185t, 186, 187
 ciclofosfamida para, 189
 classificação, 180
 considerações clínicas, 180
 controle da, 184t
  seis princípios do, 184t
 copaxone na,185t, 186
 depressão na, 180, 181t
  medicamentos para, 181t
 diagnóstico, 175, 179
  diferencial, 179
 dor na, 183
 epidemiologia, 174
 fadiga na, 181
 fisiopatologia, 174
 função vesical na, 182
 IRM, 176, 177f, 178f
 mitoxan na, 188
 problemas na, 182
  cognitivos, 182
  de memória, 182
 punção lombar na, 179
 rituximab para, 189
 segurança das drogas para, 184t
  na gravidez, 184t
 testes diagnósticos, 176
 tratamento, 180
EMDA (Encefalomielite Disseminada Aguda), 191
EME (Estado de Mal Epilético)
 definição, 36
 diagnóstico, 66
 fisiopatologia, 66
 prognóstico, 66
 tratamento, 67
EMJ (Epilepsia Mioclônica Juvenil), 59
EMP (Encefalomielite Paraneoplásica), 161
Empiema
 subdural, 553
  craniano, 553
   diagnóstico, 554
   fisiopatologia, 553
   prognóstico, 554
   provável etiologia, 553t
   tratamento, 553t, 554
  empírico, 553t
EMPS (Esclerose Múltipla Progressiva Secundária)
 azatioprina, 188
 micofenolato mofetil na, 188
Encarceramento
 síndrome de, 5
Encefalite
 causas de, 556t
  infecciosas, 556t
 diagnóstico, 557
 fisiopatologia, 556
 prognóstico, 557
 tratamento, 557
Encefalopatia
 de Wernicke, 526
  diagnóstico, 505, 526
  fisiopatologia, 526
  prognóstico, 505, 526
  tratamento, 526
 hemorrágica, 191
  necrosante, 191
   aguda, 191
 hepática, 497
  diagnóstico, 497
  fisiopatologia, 497
  prognóstico, 497
  tratamento, 498
 por chumbo, 514
Endocrinopatia(s), 169
Entacapone
 na DP, 403
Envenenamento
 do SNC, 530
  com benzodiazepínicos, 530

com outros depressores, 530
   não barbitúricos, 530
por arsênico, 518
   diagnóstico, 518
   fisiopatologia, 518
   prognóstico, 518
   tratamento, 519
por chumbo, 513
   diagnóstico, 514
   em adultos, 513
      neuropatia sintomática no, 513
   fisiopatologia, 513
   prognóstico, 513
   terapia em longo prazo no, 515
   tratamento, 514
por inibidores da AChE, 521-522
   diagnóstico, 521
   fisiopatologia, 521
   manifestações clínicas, 521
   tratamento, 521
por mercúrio, 516
   diagnóstico, 517
   fisiopatologia, 516
   prognóstico, 517
   tratamento, 517
por metais pesados, 513
   arsênico, 518
   chumbo, 513
   mercúrio, 516
   tálio, 519
por monóxido de carbono, 519
   diagnóstico, 520
   fisiopatologia, 520
   prognóstico, 520
   tratamento, 520
por tálio, 519
   diagnóstico, 519
   fisiopatologia, 519
   prognóstico, 519
   tratamento, 519
Enxaqueca
   associada à vertigem, 72-74, 79
   diagnóstico, 74
   fisiopatologia, 72
   prognóstico, 73
   tratamento, 79
   betabloqueadores na, 351
   com aura, 352
   diagnóstico, 347
   fisiopatologia, 347
   frovatriptano na, 348
   hematoma, 366
      subdural, 366
   hemicraniana, 358, 363
      contínua, 363
      paroxística, 358
   hemorragia, 365
      subaracnóidea, 365
   na meningite, 364
   naratriptano na, 348
   prognóstico, 347
   tratamento, 348
   verapamil na, 351
Enzima
   deficiência da, 317, 318
      desramificadora, 317
      ramificadora, 318
Epilepsia, 35-68
   classificação, 36, 38t
   criptogênicas, 38t
   crises, 36, 60, 97
      convulsivas, 97
      e sono fragmentado, 97
      por abstinência, 60
         de álcool, 60
         de substâncias psicoativas, 60
      tipos de, 36
   definições, 36
   diagnóstico, 40
   EBPCT, 58
   EIA, 58
   em mulheres, 62
   EMJ, 59
   espasmos infantis, 54
   fisiopatologia, 37
   generalizadas, 36, 38t, 45
   genética, 38
   história, 35
   idiopáticas, 38t
   incidência de, 37
   lesional, 61
   medicação, 40
      retirada da, 40
   no idoso, 65
   período pós-ictal, 36
   prognóstico, 39
   relacionadas com a localização, 38t
   síndromes epiléticas, 53
   sintomática, 38t
   tratamento, 41
Ergotamina, 350
Escala
   Epworth, 96t
      de sonolência, 96t
Espasticidade
   diagnóstico, 417
   fisiopatologia, 417
   na ELA, 200
   na EM, 182
   tratamento, 418
Espondilolistese
   traumática, 20
   do áxis, 20
Espondilose
   cervical, 92
Estabilizador
   do humor, 430
      ácido valproico como, 430

antiepiléticos como, 431*t*
CBZ como, 430, 431*t*
DAE como, 430, 431*t*
lítio como, 431
LTG como, 430
OXC como, 430
Estado(s)
de comprometimento da consciência, 1
minimamente consciente, 6
vegetativo, 6
no coma, 6
Estenose
arterial, 383
intracraniana, 383
lombar, 88
diagnóstico, 89
fisiopatologia, 88
história, 88
prognóstico, 89
tratamento, 89
Estimulante(s), 423*t*
fisiopatologia, 531
para problemas, 423
de atenção, 423
prognóstico, 531
tratamento, 531
Estupor, 1
ESX (Etossuximida)
como DAE, 49, 50*t*
Etanol, *ver álcool*
Etilenoglicol, 522, 525
Exaustão
pelo calor, 356
Exercício(s)
vestibulares, 78, 79
na síndrome de Ménière, 79
na vestibulopatia periférica, 78
aguda, 78
Exposição
a metais pesados, 457
in vivo, 343

F

Fabry
doença de, 258
Facada
cefaleia em, 359
Fadiga
na EM, 181
Falência
respiratória, 201
na ELA, 201
Falha
do final da dose, 327
Fármaco(s)
antieméticos, 76
na vertigem, 76
FBM (Felbamato)
como DAE, 48
Fenciclidina, 531

Fenobarbital
como DAE, 42
Fibra(s)
muscular, 207
atividade contínua da, 207
síndrome de, 207
rotas, 464
vermelhas, 464
Fibrilação
atrial, 382
Fístula(s)
perilinfáticas, 80
FLM (Fascículo Longitudinal Medial), 473
Fludrocortisona, 215
FNB (Fenobarbital)
como DAE, 45
FNT (Fenitoína)
como DAE, 43
Folato
deficiência de, 509
diagnóstico, 510
fisiopatologia, 509
prognóstico, 510
tratamento, 510
fos-FNT (Fosfenitoína)
como DAE, 50
Fratura(s)
combinadas, 20
do atlas e áxis, 20
conduta para, 20
do côndilo, 19
do occipital, 19
do crânio, 9
do enforcado, 20
isoladas, 20
do atlas, 20
do áxis, 20
Frovatriptano
na enxaqueca, 348
FRPP (Formação Reticular Parapontina), 474
FSHD (Distrofia Muscular
Facioescapuloumeral), 300
Função(ões)
executivas, 421
definição, 421
vesical, 182
na EM, 182
Fundação
para o Trauma Cerebral, 13

G

GABA (Ácido γ-aminobutírico), 38
receptores do, 497
GAM (Glicoproteína Associada à Mielina), 164
Gânglio(s)
da raiz dorsal, 163
Gangliocitoma(s), 133
Glanglioma(s), 132, 133
Ganglionopatia, 237
GBM (Glioblastoma), 115, 116

GBP (Gabapentina)
  como DAE, 44
  na SPI, 107
GCS (Escala de Coma de Glasgow), 2, 545
Gentamicina
  na síndrome, 79
    de Ménière, 79
Germinoma(s), 143
GHB (γ-Hidroxibutirato)
  para cataplexia, 101
Ginkgo
  biloba, 429
Glatiramer, 184*t*
  acetato de, 185
Glicogênio
  armazenamento de, 318
  distúrbios dinâmicos de, 318
Glioma(s), 115, 116
  do tronco cerebral, 128
Gliomatose
  cerebral, 127
GMSI (Gamopatia Monoclonal de Significado Indeterminado)
  neuronopatia associada à, 241
    diagnóstico, 242
    fisiopatologia, 241
    prognóstico, 241
    tratamento, 242
Graves
  doença de, 465
    miopatia da, 465
      fisiopatologia, 465
      tratamento, 465
Gravidez
  toxemia da, 64

H

HAART (Terapia Antirretroviral Altamente Ativa), 558
Haemophilus influenzae
  tipo b, 541
    vacinas conjugadas contra, 541
Hamartoma
  hipotalâmico, 145
Hanseníase)
  manifestações da, 227-228*t*
    clínicas, 227-228*t*
    histopatológicas, 227-228*t*
    imunológicas, 227-228*t*
    laboratoriais, 227-228*t*
  neuronopatia associada à, 227
    diagnóstico, 229
    fisiopatologia, 227
    prognóstico, 229
    tratamento, 229
  tuberculoide, 227
HED (Hematoma Epidural), 10
Hemangioblastoma, 141
Hemangiopericitoma, 141

Hematoma
  subdural, 10, 366
    enxaqueca e, 366
Hemorragia
  subaracnóidea, 365
    enxaqueca e, 365
Hérnia
  do cingulado, 12
  do úncus, 12
  subfalcina, 12
  tonsilar, 12
Herpes
  varicela-zóster, 233
    neuronopatia relacionada com, 233
Herpes-Zóster
  oftálmico, 367
    dor facial pelo, 367
HIC (Hipertensão Intracraniana)
  doutrina de Monroe-Kellie para, 27
HII (Hipertensão Intracraniana Idiopática), 369
  tratamentos cirúrgicos da, 487*t*
Hipercalcemia
  diagnóstico, 503
  fisiopatologia, 503
  prognóstico, 503
  tratamento, 503
Hiperglicemia, 499
Hiper-homocisteinemia, 385
Hipernatremia, 499
Hiperosmolaridade, 498
  diagnóstico, 499
  fisiopatologia, 499
  prognóstico, 499
  tratamento, 499
Hipersonia
  idiopática, 102
    modafinila na, 102
Hipersonolência
  idiopática, 102
Hipertensão
  arterial, 364
    cefaleia, 364
    dor de cabeça e, 364
Hipertermia
  classificação, 536
  diagnóstico, 537
  fisiopatologia, 536
  tratamento, 537
Hipertonicidade, 498
  diagnóstico, 499
  fisiopatologia, 499
  prognóstico, 499
  tratamento, 499
Hiperventilação
  na pré-síncope, 72
    diagnóstico, 73
    tratamento, 74
Hipocalcemia
  diagnóstico, 502

fisiopatologia, 502
prognóstico, 502
tratamento, 502
Hipomotilidade
  gastrointestinal, 215
Hiponatremia
  diagnóstico, 501
  fisiopatologia, 500
  prognóstico, 500
  tratamento, 501
Hipotensão
  ortostática, 235
    diagnóstico, 73
    fisiopatologia, 72
    prognóstico, 72
    tratamento, 74
Hipotermia
  e morte cerebral, 23
HIPs (Hemorragias Intraparenquimatosas), 11
Histoplasma
  capsulatum, 548
HIV (Vírus da Imunodeficiência Humana)
  complicações associadas ao, 558
    neurológicas, 558
  polirradiculoneuronopatia associada ao, 233-234
    diagnóstico, 232
      achados eletrofisiológicos, 232
      manifestações clínicas, 232
    fisiopatologia, 232
    prognóstico, 232
    tratamento, 232
  PSD associada ao, 231-232
    diagnóstico, 231
      achados eletrofisiológicos, 232
      manifestações clínicas, 231
    fisiopatologia, 231
    prognóstico, 231
    tratamento, 232
HL (Hanseníase Lepromatosa), 227
HM (Hipertermia Maligna), 312
Horner
  síndrome de, 461, 463*t*
    colírios para, 463*t*
      confirmar a, 463*t*
      localizar a, 463*t*
    ptose de, 461
HPN (Hidrocefalia com Pressão Normal), 450
HSDA (Hematoma Subdural Agudo), 10
HSV-2 (Vírus Herpes Simples tipo 2), 550
Huntington
  doença de, 446
Huperzina
  A, 426*t*, 429
    nos transtornos da memória, 427

I

IAB-IDB (Intervalo Axial do Básion-Intervalo Dental do Básion), 19
IgIV (Imunoglobulina Intravenosa)
  na miastenia *gravis*, 271
  na NMM, 221
  na PDIA, 212
  na PDIC, 217
  na SPR, 205
ILAE (Liga Internacional contra a Epilepsia), 36
  classificação modificada da, 38*t*
Ilusão(ões)
  diagnóstico, 494
  fisiopatologia, 494
  prognóstico, 494
  tratamento, 494
IMAO (Inibidores da Monoamina Oxidase), 423
  na depressão maior, 435
Imobilização
  no traumatismo medular, 21
    agudo, 21
IMRT (Radioterapia de Intensidade Modulada), 121
Infarto(s)
  cerebelar, 74
    diagnóstico, 74
  do cerebelo, 80
    tratamento, 80
  do tronco encefálico, 74, 80
    diagnóstico, 74
    tratamento, 80
  em zonas, 377
    de fronteira, 377
    limítrofes, 377
  labiríntico, 80
  na tonteira, 80
Infecção(ões)
  do nervo trigêmeo, 367
    dor facial pela, 367
  do SNC, 541-560
    abscesso bacteriano, 551
      cerebral, 551
      craniano, 554
      vertebral, 555
    complicações neurológicas, 558
      associadas ao HIV, 558
    empiema subdural, 553
      craniano, 553
    encefalite, 556
    meningite, 541, 545, 548, 550
      bacteriana, 541
      fúngica, 548
      tuberculosa, 545
      viral, 550
Inibidor(es)
  da colinesterase, 424, 426, 428, 433, 441
    na DA, 441
    na disfunção executiva, 424
    nas crises comportamentais, 433
    no descontrole, 433
    nos transtornos da memória, 428
Insônia
  aguda, 103
  de ajustamento, 103
  familiar, 454
  fatal, 454

idiopática, 104
paradoxal, 104
primária, 104
   técnicas na, 105
      cognitivo-comportamentais, 105
psicofisiológica, 104
subtipos, 104
tratamentos, 104t
   farmacológicos, 104t
Insuficiência
   cardiopulmonar, 98
   e sono, 98
   respiratória, 196
      na AMEs, 196
Intoxicação
   neuronopatia por, 243, 244
      por arsênico, 244
      por tálio, 243
   por álcool, 523
   por salicilato, 533
      diagnóstico, 534
      fisiopatologia, 533
      prognóstico, 533
      tratamento, 534
Intubação
   endotraqueal, 22
IRM (Imagem por Ressonância Magnética)
   na EM, 176
Irradiação
   envolvimento secundário pela, 168
   do cérebro, 168
      no câncer, 168
Isaac
   síndrome de, 164, 207
      diagnóstico, 208
      fisiopatologia, 207
      prognóstico, 207
      tratamento, 208
ISRS (Inibidores Seletivos da Recaptação da Serotonina)
   como antidepressivos, 425t
   na depressão maior, 435
   nas crises comportamentais, 43
   no descontrole, 433
ISSN (Inibidores Seletivos da Recaptação da Serotonina e da Noradrenalina), 425t
   como antidepressivos, 425t
   na depressão maios, 435
IVB (Insuficiência Vertebrobasilar)
   diagnóstico, 74
   fisiopatologia, 72

J
Jet Lag, 108, 110
JNM (Junção Neuromuscular)
   distúrbios da, 267, 466
      botulismo, 277, 467
      carrapato, 280
         paralisia por, 280
      deficiência, 318, 320, 321
         da enzima ramificadora, 318
         de carnitina, 320
         de CPT, 321
      distúrbios dinâmicos, 318
         de armazenamento de glicogênio, 318
      DM1, 303
      DM2, 305
      DMB, 293
      DMCMs, 296
      DMCs, 299
      DMD, 293
      DMED, 301
      DMOF, 302
      doença de Pompe, 315
      FSHD, 300
      HM, 312
      miastenia *gravis*, 466
      miotonia, 305, 308
         agravadas pelo potássio, 308
         congênita, 305
      paralisia periódica, 306
         sensível ao potássio, 306
      paramiotonia congênita, 307
      PPH tipo 1, 309
      síndrome, 165, 311
         Klein-Lisak-Andersen, 311
         paraneoplásicas da, 165
      SMCs, 281
      SMLE, 275
      triquinose, 291

K
Kjer
   doença de, 483
      diagnóstico, 483
      fisiopatologia, 483
      prognóstico, 483
      tratamento, 483
Klein-Lisak-Andersen
   síndrome de, 311
Korsakoff
   síndrome de, 456

L
Labirintite
   bacteriana, 80
LAC (Lacosamida)
   como DAE, 48
Laceração
   do couro cabeludo, 9
LAD (Lesão Axonal Difusa), 11
LAO (Luxação Atlantoccipital)
   lesões traumáticas de, 19
      conduta nas, 19
      diagnóstico das, 19
LAV (Lesão da Artéria Vertebral)
   após trauma cervical não penetrante, 21
      conduta para, 21
         prevenção de complicações, 21
      tratamento, 21

LCR (Líquido Cefalorraquidiano), 9
  achados no, 543*t*
    nas meningites, 543*t*
      bacterianas, 543*t*
      virais, 543*t*
  baixa pressão do, 370
    cefaleia por, 370
    dor de cabeça por, 370
LES (Lúpus Eritematoso Sistêmico), 487
Lesão(ões)
  da coluna cervical, 20, 21
    tratamento das, 20, 21
      colar para, 21
      subaxiais, 20
  da medula espinal, 17, 19
    agudas, 17
      tratamento das, 17
    cervical, 19
      tromboembolismo e, 19
      traumáticas, 19
      TVP e, 19
    de LAO, 19
    conduta nas, 19
    diagnóstico das, 19
    suporte nutricional após, 19
  medulares, 16, 18, 19
    cervical aguda, 18
      metilprednisolona na, 18
      terapia após, 18
    sem anormalidade radiográfica, 19
  selares, 490*t*
    sintomas visuais das, 490*t*
  subaxiais, 20, 21
    da coluna cervical, 20, 21
      prevenção de complicações, 21
      tratamento das, 20
Letargia, 1
LEV (Levetiracetam)
  como DAE, 47
Levodopa
  na DP, 401
Lhermitte-Duclos
  doença de, 132
Lipoma(s), 145, 146
Lítio
  como estabilizador do humor, 431
  na cefaleia, 356
  em salvas, 356
LMCCA (Lesões Medulares Cervicais Centrais Agudas), 21
Lombalgia
  diagnóstico, 85
  fisiopatologia, 84
  história, 83
  prognóstico, 84
  tratamento, 85

LPSNC (Linfoma Primário do Sistema Nervoso Central), 141
  diagnóstico, 142
    diferencial, 143
  epidemiologia, 142
LTG (Lamotrigina)
  como DAE, 46
  como estabilizador do humor, 430
Lyme
  doença de, 486

M

Macroglobulinemia
  de Waldenström, 164
MADSAM (Neuronopatia Desmielinizante Adquirida Multifocal Sensitivo-Motora), 221
  diagnóstico, 222
  fisiopatologia, 222
  prognóstico, 222
  tratamento, 222
Malformação(ões)
  de Chiari, 81
    tipo I, 81
    e vertigem, 81
MCI (Miosite por Corpúsculo de Inclusão)
  e miopatia inflamatória, 283
    idiopática, 283
Medula Espinal
  cervical, 19
    lesões da, 19
      tromboembolismo em, 19
      TVP em, 19
  lesões da, 17, 19
    agudas, 17
      tratamento das, 17
    suporte nutricional após, 19
  tumores da, 150
    diagnóstico, 150, 151
      diferencial, 151
      testes, 151
    fisiopatologia, 150
    patologia, 151
    prognóstico, 150
    tratamento, 151
Meduloblastoma
  diagnóstico, 135
    diferencial, 136
  fisiopatologia, 135
  prognóstico, 135
  tratamento, 136
Memantina
  na DA, 442
  nos transtornos da memória, 429
Memória
  problemas de, 182
    na EM, 182
  transtornos da, 427, 428, 429
    diagnóstico, 428
    fisiopatologia, 428

huperzina A nos, 429
inibidores da colinesterase nos, 428
memantina na, 429
prognóstico, 428
receptor de NMDA, 429
tratamento, 428
Ménière
síndrome de, 72, 73, 74, 78, 79
diuréticos na, 79
e vertigem, 72, 73, 74, 78
cirurgia para, 79
diagnóstico, 74
fisiopatologia, 72
prognóstico, 73
tratamento, 78
exercícios vestibulares na, 79
gentamicina na, 79
Meningioma
diagnóstico, 139
diferencial, 140
fisiopatologia, 139
patologia, 140
prognóstico, 139
tratamento, 140
Meningite
asséptica, 550*t*
causas de, 550*t*
bacteriana, 541
achados no LCR nas, 543*t*
diagnóstico, 541
fisiopatologia, 541
prognóstico, 541
terapia empírica das, 542*t*
tratamento, 543
cultura-negativa, 550*t*
enxaqueca na, 364
fúngica, 548
diagnóstico, 548
em adultos, 549*t*
terapia para, 549*t*
fisiopatologia, 548
prognóstico, 548
tratamento, 549
por *Streptococcus pneumoniae*, 541
tuberculosa, 545
desfecho da, 546*t*
pela classificação do MRC, 546*t*
no início do quadro clínico, 546*t*
diagnóstico, 546
fisiopatologia, 545
prognóstico, 545
tratamento, 547
viral, 550
achados na, 543*t*
no LCR, 543*t*
diagnóstico, 551
fisiopatologia, 550
prognóstico, 551
tratamento, 551

Mercúrio
envenenamento por, 516
diagnóstico, 517
fisiopatologia, 516
prognóstico, 517
tratamento, 517
Mergulho
ocular, 3
Metal(is)
pesados, 457, 513
envenenamento por, 513
arsênico, 518
chumbo, 513
mercúrio, 516
tálio, 519
exposição a, 457
Metástase(s)
cerebrais, 151
cirurgia, 153
diagnóstico, 152
fisiopatologia, 152
prognóstico, 152
quimioterapia, 154
RCE, 154
RTGC, 153
tratamento de suporte, 153
da base do crânio, 154
de calota, 154
terapia hormonal nas, 157
medulares, 157
vertebrais, 157
vertebrais/medulares, 155
cirurgia, 157
quimioterapia, 157
RT, 157
terapia hormonal, 157
tratamento, 157
de suporte, 157
Metilprednisolona
na lesão medular, 18
cervical aguda, 18
Metotrexato, 184*t*, 206*t*
na PDIC, 218
Miastenia *gravis*, 165
AChR na, 267
autoimune neonatal, 274
transitória, 274
diagnóstico, 274
fisiopatologia, 274
prognóstico, 274
tratamento, 275
azatioprina na, 272
bifosfonatos na, 271
ciclosporina na, 272
corticosteroides na, 270
diagnóstico, 267
fisiopatologia, 267
IgIV na, 271
micofenolato mofetil na, 273

Índice Remissivo

prognóstico, 267, 466
rituximab na, 274
timectomia na, 274
tracolimus na, 272
tratamento, 269, 466
Micofenolato
  mofetil, 218
  na EMPS, 188
  na miastenia *gravis*, 273
  na PDIC, 218
Midodrina, 215
Mielite, 163
Mieloma
  osteoclerótico, 164
Mielopatia
  necrosante, 163
  aguda, 163
  no câncer, 169
Mioclonia, 413
Mioglobinúria, 319
Miopatia(s)
  afetando os músculos, 464*t*
  extraoculares, 464*t*
  congênitas, 312
  da doença de Graves, 465
    fisiopatologia, 465
    tratamento, 465
  degenerativas, 464
    diagnóstico, 465
    fisiopatologia, 464
    prognóstico, 465
    tratamento, 465
  esteroide, 271
  inflamatórias, 282, 283
    diagnóstico, 283
    fisiopatologia, 283
    idiopáticas, 283
    MCI e, 283
    prognóstico, 283
    tratamento, 285
  mitocondriais, 322
    diagnóstico, 322
    fisiopatologia, 322
    prognóstico, 322
    tratamento, 323
  MMPRO, 305
  quadriplégica, 291
    aguda, 291
Miorritmia
  oculomastigatória, 476
Miotonia(s)
  agravadas pelo potássio, 308
  congênita, 305
Mitoxan
  na EM, 188
ML (Metástases Leptomeníngeas)
  diagnóstico, 158
  diferencial, 158
  epidemiologia, 157
  fisiopatologia, 157
  prognóstico, 158
  tratamento, 158
MMPRO (Miopatia Miotônica Proximal), 305
Modafinila
  na hipersonia idiopática, 102
  na narcolepsia, 101
  nos transtornos da atenção, 423
Monóxido de Carbono
  envenenamento por, 519
  diagnóstico, 520
  fisiopatologia, 520
  prognóstico, 520
  tratamento, 520
Monroe-Kellie
  doutrina de, 29
  para HIC, 29
Morte Cerebral
  continuação, 27
  da ventilação, 27
  do suporte mecânico, 27
  critérios de, 25
    requisitos para os, 25
    sumário dos, 25
  diagnóstico, 23
    estados neurológicos que podem simular, 26
  fisiopatologia, 23
  SGB e, 26
  síndrome do cativeiro e, 26
  testes confirmatórios, 26
Movimento(s)
  distúrbios do, 397, 405, 407, 409, 410, 412-415, 417-419
    ataxia, 415
    DP, 397
    espasticidade, 417
    hipercinéticos, 405
      atetose, 410
      coreia, 410
      discinesia, 410, 412
      distonia, 407, 409, 410
      tiques, 413
      tremor, 405, 407
    psicogênicos, 419
    SPI, 414
    SPR, 418
  dos olhos, 3
    no coma, 3
    oculares, 464, 473
      distúrbios dos, 464
      miopatias, 464
      trauma orbitário, 465
      transtornos supranucleares dos, 473
        combinados, 475
        desvios verticais, 474
        oftalmoplegia internuclear, 473
        paralisia do olhar, 474
MPC (Miopatia do Paciente Crítico), 291
  diagnóstico, 292

fisiopatologia, 292
prognóstico, 292
tratamento, 293
MRC *(Medical Research Council)*
  classificação do, 545, 546*t*
    desfecho de acordo com a, 546*t*
    da meningite tuberculosa, 546*t*
    estágio mais alto da, 545
MSLT (Teste da Latência Múltipla do Sono), 96
MSX (Metsuximida)
  como DA, 48
Mucormicose
  diagnóstico, 472
  fisiopatologia, 472
  prognóstico, 472
  tratamento, 473
Mulher(es)
  epilepsia em, 62
Músculo(s)
  extraoculares, 464*t*
    miopatias afetando os, 464*t*
  síndromes paraneoplásicas do, 165
Mycobacterium
  tuberculosis, 545

N

N. meningitidis (Neisseria meningitidis), 541
  regimes profiláticos contra, 545*t*
NA (Noradrenalina), 422
Naloxona (Narcan), 527
Naratriptano
  na enxaqueca, 348
Narcolepsia
  diagnóstico, 101
  fisiopatologia, 101
  história, 100
  modafinila na, 101
  prognóstico, 101
  tratamento, 101
Natalizumab
  na EM, 185
Nervo(s)
  cranianos, 472
    múltiplos, 472
  cranianos e medulares, 136
    tumores em, 136
      neurofibroma, 138
      Schwannoma, 136
  síndromes dos, 163
    paraneoplásicas, 163
Nervo(s) Oculomotor(es)
  distúrbios dos, 467
    mucormicose, 472
    múltiplos nervos cranianos, 472
    paralisia, 467-470
      do quarto nervo craniano, 468
      do sétimo nervo craniano, 470
      do sexto nervo craniano, 469
      do terceiro nervo craniano, 467
      facial motor, 470
Neuralgia
  trigeminal, 360
Neurite
  óptica, 484
    retrobulbar, 484
      diagnóstico, 484
      fisiopatologia, 484
      prognóstico, 484
      tratamento, 484
  vestibular, 78
Neurocitoma, 132, 133
Neurofibroma, 138
Neuroléptico(s)
  atípicos, 431, 432*t*, 437
    na ansiedade, 437
    nas crises comportamentais, 431
    no descontrole, 431
Neuromiotonia, 164, 478
Neuronopatia(s)
  associada à deficiência, 244, 245, 246
    de cobre, 245
    de vitamina, 244, 246
      B_{12}, 244
      E, 246
  associada à GMSI, 241
    diagnóstico, 242
    fisiopatologia, 241
    prognóstico, 241
    tratamento, 242
  associada à hanseníase, 227
  associada à sarcoidose, 226
    diagnóstico, 226
    fisiopatologia, 226
    prognóstico, 226
    tratamento, 227
  autonômica, 214
    idiopática, 214
      diagnóstico, 214
      fisiopatologia, 214
      prognóstico, 214
      tratamento, 215
  motora, 163
    subaguda, 163
  por envenenamento, 242
    pelo chumbo, 242
  por intoxicação, 243, 244
    por arsênico, 244
    por tálio, 243
  porfíricas, 259
    diagnóstico, 260
    fisiopatologia, 260
    prognóstico, 260
    tratamento, 261
  sensitiva, 163
    subaguda, 163
    paraneoplásica, 237
  vasculíticas, 223

Neuro-Oftalmologia, 461-494
 alucinações visuais, 494
 anisocoria, 462
 distúrbios, 461, 464, 466, 467, 489
  da JNM, 466
  da posição palpebral, 461
  da sela, 489
  do quiasma, 489
  dos movimentos oculares, 464
  dos nervos oculomotores, 467
 ilusões, 494
 nistagmo, 475
  condições relacionadas, 475
 perda, 479, 490, 492
  retroquiasmática, 490
   do campo visual, 490
  visual, 479, 492
   não orgânica, 492
 pupilas assimétricas, 462
 transtornos supranucleares, 473
  dos movimentos oculares, 473
Neuropatia(s)
 autonômica, 165
 craniana, 170, 472t
  múltiplas, 472t
   síndromes de, 472t
  no câncer, 170
 ópticas, 479, 483, 488
  atrofia óptica, 483
   autossômica dominante, 483
  doença de Kjer, 483
  edema de disco óptico, 486
   unilateral, 486
  induzida por radiação, 483
   diagnóstico, 484
   fisiopatologia, 483
   prognóstico, 483
   tratamento, 484
  intrínsecas e compressivas, 482
  neoplásicas, 488
   diagnóstico, 488
   prognóstico, 488
   tratamento, 488
  neurite óptica, 484
   retrobulbar, 484
  NMO, 485
  NOHL, 483
  NOIA, 480, 482
   diabética, 482
  NOIA-NA, 481
   papiledema, 485
  tóxicas e nutricionais, 488
   por deficiência de vitamina B_{12}, 488
  traumática, 488
   diagnóstico, 489
   fisiopatologia, 488
   prognóstico, 488
   tratamento, 489
 periféricas, 163
  por aprisionamento, 248
  por chumbo, 515
   em adultos, 515
    cólico do chumbo e, 515
  por compressão, 248
  sintomática, 513
   no envenenamento por chumbo, 513
    em adultos, 513
  vasculíticas, 223
   diagnóstico, 224
   fisiopatologia, 223
   prognóstico, 224
   tratamento, 225
Neurossífilis, 452
NHSAs (Neuronopatias Hereditárias Sensitivas e Autonômicas), 253, 254-256t
Niacina
 deficiência de, 506
  ácido nicotínico, 506
  B_3, 506
  diagnóstico, 506
  fisiopatologia, 506
  nicotinamida, 506
  prognóstico, 506
  tratamento, 507
Nicotinamida
 deficiência de, 506
  diagnóstico, 506
  fisiopatologia, 506
  prognóstico, 506
  tratamento, 507
Nistagmo
 características, 477t
 condições relacionadas, 475
 diagnóstico, 476
 em sacadas, 476
 fisiopatologia, 476
 infantil, 476
 pendular, 476
 prognóstico, 476
 provável localização, 477t
 tipos, 477t
 tratamento, 476
  cirúrgicos, 478t
  clínicos, 478t
NMDA (N-metil D-aspartato)
 receptor de, 429
  nos transtornos de memória, 429
NMM (Neuronopatia Motora Multifocal), 219
 diagnóstico, 220
 fisiopatologia, 220
 IgIV na, 221
 prognóstico, 220
 tratamento, 221
NMO (Neuromielite Óptica), 192, 485
 diagnóstico, 485
 fisiopatologia, 485
 prognóstico, 485
 tratamento, 485

Nociceptor(es), 328
Noctúria, 98
NOHL (Neuropatia Óptica Hereditária de Leber)
　diagnóstico, 483
　fisiopatologia, 483
　tratamento, 483
NOIA (Neuropatia Óptica Isquêmica Anterior), 480
　diabética, 482
　　diagnóstico, 482
　　fisiopatologia, 482
　　prognóstico, 482
　　tratamento, 482
NOIA-NA (Neuropatia Óptica Isquêmica Anterior Não Arterítica)
　diagnóstico, 481
　fisiopatologia, 481
　prognóstico, 481
　tratamento, 481
nvDCJ (Nova Variante da Doença de Creutzfeldt-Jakob), 453

O

OARC (Oclusão da Artéria Retiniana Central), 479
OEPC (Oftalmoplegia Externa Progressiva Crônica)
　tratamento, 465
Oftalmoparesia, 213
Oftalmoplegia
　internuclear, 473
OIN (Oftalmoplegia Internuclear)
　diagnóstico, 473
　fisiopatologia, 473
　prognóstico, 473
　tratamento, 473
Olho(s)
　movimentos dos, 3
　　no coma, 3
　síndromes paraneoplásicas do, 162
Oligodendroglioma, 129
OMS (Organização Mundial da Saúde), 118
Opiáceo(s)
　abstinência de, 527
　　diagnóstico, 528
　　fisiopatologia, 527
　　prognóstico, 528
　　tratamento, 528
　overdose de, 526
　　diagnóstico, 527
　　fisiopatologia, 527
　　prognóstico, 527
　　tratamento, 527
Opioide(s)
　para SPI, 107
Optic Neuritis Treatment Trial, 484
ORAR (Oclusão do Ramo da Artéria Retiniana), 479
Orelha
　interna, 80
　　doença da, 80
　　　autoimune, 80

Órtese(s)
　orais, 99
　　na ASO, 99
　　para AME, 196
Osmolaridade
　pode ser medida, 498
Osso
　odontoide, 20
Ototoxicidade, 80
Overdose
　de opiáceos, 526
　　diagnóstico, 527
　　fisiopatologia, 527
　　prognóstico, 527
　　tratamento, 527
OXC (Oxcarbazepina)
　como DAE, 43
　como estabilizador do humor, 430
Oxigenação
　no traumatismo medular, 22
　　agudo, 22

P

Paciente
　crítico, 236
　　polineuronopatia, 236
　posicionamento do, 22
　　em Trendelenburg, 22
PAF (Polineuronopatias Amiloides Familiares), 254
Palinopsia, 494
Pálpebra(s)
　no coma, 3
PAP (Pressão Positiva nas Vias Aéreas)
　terapia com, 99
Papiledema, 485
Papilite, 485
Paralisia
　do nervo, 463
　　oculomotor, 463
　do olhar, 474
　　diagnóstico, 475
　　fisiopatologia, 474
　　prognóstico, 475
　　tratamento, 475
　do quarto nervo craniano, 468
　　diagnóstico, 469
　　fisiopatologia, 468
　　prognóstico, 469
　　tratamento, 469
　do sétimo nervo craniano, 470
　　diagnóstico, 471
　　fisiopatologia, 470
　　prognóstico, 471
　　tratamento, 471
　do sexto nervo craniano, 469
　　diagnóstico, 470
　　fisiopatologia, 469
　　prognóstico, 470
　　tratamento, 470
　do sono, 100

do terceiro nervo craniano, 467
   diagnóstico, 468
   fisiopatologia, 467
   prognóstico, 468
   tratamento, 468
facial motor, 470
flácida, 467
   causa da, 467
periódica, 306
   sensível ao potássio, 306
      diagnóstico, 306
      fisiopatologia, 306
      prognóstico, 306
      tratamento, 306
   por carrapato, 280
      diagnóstico, 280
      fisiopatologia, 280
      prognóstico, 280
      tratamento, 281
Parassonia
   não REM, 110
   TCSR, 112
Parênquima
   pineal, 134
      tumores do, 134
Pavor Noturno, 110
PBM (Proteína Básica da Mielina), 179
PDIA (Polirradiculoneuronopatia Desmielinizante Inflamatória Aguda)
   IgIV na, 212
PDIC (Polirradiculoneuronopatia Desmielinizante Inflamatória Crônica)
   azatioprina na, 218
   bifosfonatos na, 217
   ciclofosfamida na, 219
   ciclosporina na, 219
   corticosteroides na, 217
   diagnóstico, 216
   fisiopatologia, 215
   IgIV na, 217
   micofenolato mofetil na, 218
   PF na, 218
   prognóstico, 216
   rituximab na, 219
   tracolimus na, 219
   tratamento, 216
PEH (Paraplegia Espástica Hereditária)
   diagnóstico, 197
   fisiopatologia, 197
   prognóstico, 197
   tratamento, 197
Perda
   retroquiasmática, 490
      do campo visual, 490
         prognóstico, 491
         tratamento, 491
Perda Visual
   causas retinianas, 479

   não orgânica, 492
      testes para detectar a, 493t
      transtorno de conversão, 492
Pergolida
   na reposição dopaminérgica, 402
PF (Plasmaférese)
   na PDIC, 218
PGB (Pregabalina)
   como DAE, 44
PIC (Pressão Intracraniana), 485
   afecções associadas à, 28t
   controle da, 32
   diagnóstico, 28
   fisiopatologia, 27
   monitorização da, 31
      indicações para, 31
   ondas da, 31
   tratamento, 29
Pilocarpina, 463, 464t
Piridoxina
   deficiência de, 507
      diagnóstico, 507
      fisiopatologia, 507
      prognóstico, 507
      tratamento, 507
Plexo
   coroide, 131
      tumores do, 131
Plexopatia
   no câncer, 170, 171
      braquial, 170
      lombossacral, 171
PLMD (Transtorno dos Movimentos Periódicos das Extremidades), 97
PLMS (Movimentos Periódicos das Pernas no Sono), 106
POEMS (Polineuronopatia, Organomeglia, Endocrinopatia, *Monoclonal gammopathy*/Gamopatia Monoclonal, *Skin changes*/Alterações Cutâneas), 238
   síndrome de, 238
   neuronopatia associada à, 238
Polimiosite, 165
Polineuronopatia
   do paciente crítico, 236
   idiopática, 247
      crônica, 247
         sensitiva, 247
         sensitivo-motora, 247
Poliomielite
   aguda, 201
      diagnóstico, 202
      fisiopatologia, 201
      prognóstico, 202
      tratamento, 202
Polirradiculoneuronopatia
   AIDS e, 231
   associada ao HIV, 233-234
      diagnóstico, 232
         achados eletrofisiológicos, 232

manifestações clínicas, 232
fisiopatologia, 232
prognóstico, 232
tratamento, 232
Polirradiculopatia
e AIDS, 233
Pompe
doença de, 315
diagnóstico, 315
fisiopatologia, 315
prognóstico, 315
tratamento, 316
Pós-Pólio
diagnóstico, 203
fisiopatologia, 202
prognóstico, 202
tratamento, 203
Potássio
miotomias agravadas pelo, 308
paralisia sensível ao, 306
periódica, 306
diagnóstico, 306
fisiopatologia, 306
prognóstico, 306
tratamento, 306
PPC (Papiloma do Plexo Coroide), 132
PPH (Paralisia Periódica Hipocalêmica)
diagnóstico, 309
fisiopatologia, 309
prognóstico, 309
tratamento, 310
PPJ (Pneumonite por *Pneumocystis jerovecii*), 119
Pramipexol
na reposição dopaminérgica, 402
Pré-Síncope
arritmias cardíacas e, 71
diagnóstico, 73
tratamento, 74
classificação, 71
diagnóstico, 73
epidemiologia, 71
fisiopatologia, 71, 72
hiperventilação na, 72
diagnóstico, 73
tratamento, 74
prognóstico, 72
tratamento, 74
vasovagal, 72
tratamento, 74
Príons
doenças por, 453
PRM (Primidona)
como DAE, 45
Problema(s)
de atenção, 423, 424
ATC para, 424
estimulantes, 423
potencializadores de catecolaminas nos, 424

na EM, 182
cognitivos, 182
de memória, 182
Profilaxia, 526
Prolactinoma(s), 490
PSD (Polineuronopatia Simétrica Distal)
AIDS e, 231
associada ao HIV, 231-232
diagnóstico, 231
achados eletrofisiológicos, 232
manifestações clínicas, 231
fisiopatologia, 231
prognóstico, 231
tratamento, 232
Psicose, 437
PSP (Paralisia Supranuclear Progressiva), 398
PSSD (Polineuronopatia Periférica Simétrica Distal)
diagnóstico, 234
fisiopatologia, 234
prognóstico, 234
tratamento, 235
Ptose, 461
diagnóstico, 461
fisiopatologia, 461
prognóstico, 461
tratamento, 461
Punção
lombar, 179
na EM, 179
Pupila(s)
assimétricas, 462
diagnóstico, 463
fisiopatologia, 462
prognóstico, 462
tratamento, 463
de Adie, 463
dilatadas, 463
causa da, 464*t*
colírios para determinar, 464*t*

Q
QSART (Teste Quantitativo do Reflexo Axonal Sudomotor), 215
Quarto Nervo
craniano, 468
paralisia do, 468
diagnóstico, 469
fisiopatologia, 468
prognóstico, 469
tratamento, 469
Quelação
terapia de, 515
efeitos colaterais da, 515
Quiasma
distúrbios do, 489
apresentação clínica, 489
prognóstico, 490
tratamento, 489
Quimioterapia
adjuvante, 127
em AAGs, 127

nas metástases, 154, 157
  cerebrais, 154
  vertebrais/medulares, 157
nos TCPs, 121

R

RAC (Retinopatia Associada ao Carcinoma), 162
Radiação
  neuropatia óptica induzida por, 483
    diagnóstico, 484
    fisiopatologia, 483
    prognóstico, 483
    tratamento, 484
  tumores induzidos pela, 169
Radiculoplexopatia
  diabética, 235
Raiz Dorsal
  gânglios da, 163
RAM (Retinopatia Associada ao Melanoma), 163
Rasagilina
  na terapia inicial, 400
    da DP, 400
RCE (Radiocirurgia Estereotáxica)
  para metástases cerebrais, 154
  para TCP, 121
Rebote
  cefaleia de, 360
  dor de, 327
Receptor(es)
  do GABA, 497
Reflexo(s)
  do tronco encefálico, 26
  oculocefálicos, 3
Refsum
  doença de, 258
REM (Movimentos Oculares Rápidos)
  parassonia não, 96
Reposição
  dopaminérgica, 401, 402
    benserazida/levodopa na, 402
    bromocriptina na, 402
    cabergolina na, 402
    carbidopa/levodopa, 401
    pergolida, 402
    pramipexol, 402
    ropinirol, 402
Respiração
  apnêustica, 5
  no coma, 5
  de Biot, 5
  de *Cheyne-Stokes*, 5, 99
    tratamento, 100
Retração
  palpebral, 461
    fisiopatologia, 461
    prognóstico, 461
    tratamento, 462
RFA (Rufinamida)
  como DAE, 49

Riboflavina
  deficiência de, 506
    diagnóstico, 506
    fisiopatologia, 506
    prognóstico, 506
    tratamento, 506
Riluzol
  na ELA, 199
Rinossinusite
  cefaleia, 355
Ritmo Circadiano
  transtornos do, 108
Rituximab
  na miastenia *gravis*, 274
  na PDIC, 219
  para EM, 189
Rivastigmina
  na DCL, 446
Ropinirol
  na reposição dopaminérgica, 402
RT (Radioterapia)
  no tratamento de câncer, 167
    complicações neurológicas do, 167
    sequelas cerebrais da, 167
  para AAGs, 126
  para metástases, 157
    medulares, 157
    vertebrais, 157
  para TCP, 121
RTE (Radioterapia Estereotáxica)
  para TCP, 121
RTGC (Radiação Global do Cérebro), 153
RVOs (Reflexos Vestíbulo-oculares), 475

S

SAAF (Síndrome dos Anticorpos
  Antifosfolípides), 386
Salicilato
  intoxicação por, 533
    diagnóstico, 534
    fisiopatologia, 533
    prognóstico, 533
    tratamento, 534
Sarcoidose
  neuronopatia associada à, 226
    diagnóstico, 226
    fisiopatologia, 226
    prognóstico, 226
    tratamento, 227
SCB (Síndrome Corticobasilar), 447
Schneider
  síndrome de, 16
Schwannoma, 136
  diagnóstico, 137
  diferencial, 137
  epidemiologia, 137
  fisiopatologia, 137
  prognóstico, 137
  tratamento, 138
SCI (Síndrome Clinicamente Isolada), 175

SDE (Sonolência Diurna Excessiva)
  diagnóstico, 96
  em decorrência de doença, 97
    clínica, 97
    neurológica, 97
  fisiopatologia, 95
  história, 95
  medicamentos associados à, 97*t*
  prognóstico, 96
  transtornos psiquiátricos e, 98
  tratamento, 96
Sela
  distúrbios da, 489
    apresentação clínica, 489
    prognóstico, 490
    sintomas visuais das, 490*t*
    tratamento, 489
Selegilina
  na DP, 400
SGB (Síndrome de Guillain-Barré), 164
  cuidado respiratório, 212
  diagnóstico, 211
  e morte cerebral, 26
  fisiopatologia, 210
  prognóstico, 210
  tratamento, 212
    de suporte, 212
SGSS (Síndrome de
  Gerstmann-Straüssler-Scheinker), 453
SIADH (Síndrome Inapropriada do Hormônio
  Antidiurético), 546
Sinal(is)
  de Collier, 462
  de von Graefe, 462
  no coma, 4
    motores, 4
    reflexos, 4
Síndrome(s)
  ACA, 377
  amnésica, 427
  cerebelar, 160
    subaguda, 160
  de Andersen-Tawil, 311
  de atividade contínua, 207
    da fibra muscular, 207
  de Brown-Sequard, 17
  de Charles Bonnet, 494
  de encarceramento, 5
  de herniação, 11
    cerebelar, 12
    do cingulado, 12
    do úncus, 12
    sinais e sintomas, 12
    subfalcina, 12
    tonsilar, 12
    transtentorial, 12
  de Horner, 461, 463*t*
    colírios para, 463*t*
      confirmar a, 463*t*
      localizar a, 463*t*

ptose de, 461
de Isaac, 164, 207
  diagnóstico, 208
  fisiopatologia, 207
  prognóstico, 207
  tratamento, 208
de Klein-Lisak-Andersen, 311
de Korsakoff, 456
de Ménière, 72, 79
  diuréticos na, 79
  e vertigem, 72-74, 78
  cirurgia para, 79
  diagnóstico, 74
  fisiopatologia, 72
  prognóstico, 73
  tratamento, 78
  exercícios vestibulares na, 79
  gentamicina na, 79
de POEMS, 238
  neuronopatia associada à, 238
de Schneider, 16
de um e meio, 475
de West, 54
  diagnóstico, 55
  espasmos infantis, 54
  fisiopatologia, 55
  prognóstico, 55
  tratamento, 55
disexecutivas, 421
do cativeiro, 5
  morte cerebral e, 26
do homem rígido, 163
epiléticas, 36
  definição, 36
facetária, 89
lacunares, 377
medular, 17
  anterior, 17
metabólica, 432
paraneoplásicas, 159, 160, 161*t*, 162, 163, 165
  da JNM, 161*t*, 165
  da medula espinal, 163
  diagnóstico, 160
  do cerebelo, 160
  do cérebro, 160
  do músculo, 165
  do olho, 162
  dos gânglios, 163
    da raiz dorsal, 163
  dos nervos, 163
  fisiopatologia, 159
  neurológicas, 162*t*
  neuromiotonia, 164
  neuropatia autonômica, 165
  plexopatia braquial, 164
  prognóstico, 160
  que afetam o sistema nervoso, 161*t*
  SGB, 164

Índice Remissivo

pós-poliomielite, 202
  diagnóstico, 203
  fisiopatologia, 202
  prognóstico, 202
  tratamento, 203
  radiculares, 91*t*
    cervicais, 91*t*
SKL (Síndrome de Kleine-Levin), 102
SLG (Síndrome de Lennox-Gastaut)
  diagnóstico, 56
  fisiopatologia, 56
  prognóstico, 56
  tratamento, 56
SMCs (Síndromes Miastênicas Congênitas)
  diagnóstico, 282
  fisiopatologia, 281
  prognóstico, 281
  tratamento, 282
SMF (Síndrome de Miller Fisher)
  diagnóstico, 213
  fisiopatologia, 213
  prognóstico, 213
  tratamento, 214
SMLE (Síndrome Miastênica de Lambert-Eaton)
  3,4-DAP na, 276
  AChR na, 275
  agentes imunossupressores, 277
  diagnóstico, 275
  fisiopatologia, 275
  prognóstico, 275
  terapias imunomoduladoras, 277
  tratamento, 276
SNC (Sistema Nervoso Central)
  envenenamento do, 530
    com benzodiazepínicos, 530
    com outros depressores, 530
    não barbitúricos, 530
  infecções do, 541-560
    abscesso bacteriano, 551
      cerebral, 551
    abscesso epidural, 554, 555
      craniano, 554
      vertebral, 555
    complicações neurológicas, 558
      associadas ao HIV, 558
    empiema subdural, 553
      craniano, 553
    encefalite, 556
    meningite, 541, 545, 548, 550
      bacteriana, 541
      fúngica, 548
      tuberculosa, 545
      viral, 550
SNM (Síndrome Neuroléptica Maligna), 536
  diagnóstico, 538
  fisiopatologia, 537
  prognóstico, 537
  tratamento, 538
Sonambulismo, 110
Soneca, 101
Sono
  fragmentação do, 95, 97
    causas neurológicas da, 97
  insuficiência e, 98
    cardiopulmonar, 98
  paralisia do, 100
  restrição do, 105
  terapia de, 105
  terrores do, 110
  transtorno do, 95-112, 404
    ASPS, 109
    DSPS, 108
    hipersonia idiopática, 102
    insônia, 103, 104
      aguda, 103
      de ajustamento, 103
      primária, 104
    jet lag, 110
    na DP, 404
    narcolepsia, 100
    parassonia, 110
    PLMS, 107
    SDE, 95
    SKL, 102
    SPI, 106
Sonolência, 1
  escala Epworth de, 96*t*
  excessiva, 98
    transtornos que levam à, 98
      primários, 98
SPI (Síndrome das Pernas Inquietas), 414
  diagnóstico, 106
  fisiopatologia, 106
  GBP na, 107
  história, 106
  opioides para, 107
  oxicodona para, 107
  prognóstico, 106
  tratamento, 106, 414
SPR (Síndrome da Pessoa Rígida), 418
  diagnóstico, 204
  fisiopatologia, 203
  IgIV na, 205
  prognóstico, 204
  tratamento, 204
SRA (Sistema Reticular Ativador), 1
SS (Síndrome Serotoninérgica)
  diagnóstico, 538
  fisiopatologia, 537
  prognóstico, 537
  tratamento, 537
ST (Síndrome de Tourette), 413
STC (Síndrome do Túnel do Carpo), 240
Streptococcus
  pneumoniae, 541
    meningite por, 541
Sumatriptano, 348

Suporte
  nutricional, 19
    após lesão, 19
      da medula espinal, 19
    tratamento de, 199
      na ELA, 199
      na SBG, 211
Supressor(es)
  vestibulares, 75, 78, 79
    na síndrome de Ménière, 79
    na vertigem, 75
    na vestibulopatia periférica, 78
      aguda, 78
SVA (Servoventilação Adaptativa), 100
Swan-Ganz
  cateter, 22

T

Tacrina, 429
Tálio
  envenenamento por, 519
    diagnóstico, 519
    fisiopatologia, 519
    prognóstico, 519
    tratamento, 519
  intoxicação por, 243
  neuronopatia por, 243
Tarja Preta
  aviso em, 405
TCE (Traumatismo Cranioencefálico), 7
  concussão, 10
  conduta no, 14-16t
    diretrizes para, 14-16t
  contusão cerebral, 10
  edema cerebral, 11
  fisiopatologia, 9
  fraturas, 9
    do crânio, 9
  HED, 10
  hematoma subdural, 10
  HIP, 11
  laceração do couro cabeludo, 9
  LAD, 11
  síndrome de herniação, 11
TCP (Tumor Cerebral Primário)
  braquiterapia para, 121
  cirurgia, 120
  corticosteroides nos, 119
  dexametasona, 119
  diagnóstico, 117
  epidemiologia, 115
  fatores, 115
    ambientais, 115
    genéticos, 115
  fisiopatologia, 115
  genética molecular, 116
  prognóstico, 117
  quimioterapia para, 121
  RT, 121
  síndromes genéticas associadas, 116t
  tratamento, 119

TCSR (Transtorno de Comportamento do
  Sono REM)
    diagnóstico, 112
    fisiopatologia, 112
    história, 112
    prognóstico, 112
    tratamento, 112
TCTH (Transplante de Células-Tronco
  Hematopoiéticas), 171
TDAH (Transtorno do Déficit da Atenção e
  Hiperatividade), 421
Técnica(s)
  cognitivo-comportamentais, 105
    na insônia primária, 105
Temozolomida
  no AAG, 127
TER (Terapia de Reposição Enzimática), 316
Terapia(s)
  com PAP, 99
  de quelação, 515
    efeitos colaterais da, 515
  de restrição do sono, 105
  em longo prazo, 515
    no envenenamento por chumbo, 515
  hormonal, 157
    nas metástases, 157
      medulares, 157
      vertebrais, 157
  imunomoduladoras, 277
    na SMLE, 277
  intra-arteriais, 380
  ocupacional, 199
    para ELA, 199
Teratoma(s), 143
Terceiro Nervo
  craniano, 467
    paralisia do, 467
      diagnóstico, 468
      fisiopatologia, 467
      prognóstico, 468
      tratamento, 468
Terror(es)
  do sono, 110
Teste
  de apneia, 25
Tétano
  diagnóstico, 209
  fisiopatologia, 208
  prognóstico, 209
  tratamento, 209
TEV (Tromboembolismo Venoso)
  prevenção do, 120
TGB (Tiagabina)
  como DAE, 44
Tiamina
  deficiência de, 505
    diagnóstico, 505
    fisiopatologia, 505
    prognóstico, 505
    tratamento, 506

Índice Remissivo

Timectomia
  na miastenia *gravis*, 274
Tique(s), 413
TLSO (Órtese Toracolombossacral), 21
Tocoferol
  deficiência de, 511
    diagnóstico, 512
    fisiopatologia, 512
    prognóstico, 512
    tratamento, 512
Tolcapone
  na DP, 403
Tonteira
  classificação, 71
  diagnóstico, 73
  epidemiologia, 71
  fisiopatologia, 71
  prognóstico, 72
  psicofisiológica, 71
    classificação, 71
    diagnóstico, 73
    fisiopatologia, 72
    prognóstico, 72
    tratamento, 75
  tratamento, 75
Torpor, 1
Toxemia
  da gravidez, 64
Toxicidade
  por anticolinérgicos, 531
    diagnóstico, 532
    fisiopatologia, 532
    prognóstico, 532
    tratamento, 532
  por antidepressivos policíclicos, 531
    diagnóstico, 532
    fisiopatologia, 532
    prognóstico, 532
    tratamento, 532
Toxina(s)
  botulínica, 418, 467
    na espasticidade, 418
Toxoplasma
  gondii, 559
Toxoplasmose
  diagnóstico, 559
  fisiopatologia, 559
  prognóstico, 559
  tratamento, 560
TPM (Topiramato), 431*t*
  como DAE, 47
Tracolimus
  na miastenia *gravis*, 272
  na PDIC, 219
Tranquilização, 524
Transtorno(s)
  da atenção, 421
    bupropriona nos, 424
    crises comportamentais, 429
    da memória, 427
    descontrole, 429
    diagnóstico, 422
    disfunção executiva, 424
    fisiopatologia, 422
    modafinila na, 423
    prognóstico, 422
    síndromes de apresentação, 421
    tratamento, 422
  da memória, 427, 428, 429
    diagnóstico, 428
    fisiopatologia, 428
    huperzina A nos, 429
    inibidores da colinesterase nos, 428
    memantina na, 429
    prognóstico, 428
    receptor de NMDA, 429
    tratamento, 428
  de conversão, 492
    diagnóstico, 492
    fisiopatologia, 492
    prognóstico, 492
    tratamento, 494
  do ritmo circadiano, 108
  do sono, 95-112, 404
    ASPS, 109
    DSPS, 108
    hipersonia idiopática, 102
    insônia, 103, 104
      aguda, 103
      de ajustamento, 103
      primária, 104
    jet lag, 110
    na DP, 404
    narcolepsia, 100
    parassonia, 110
    PLMS, 107
    SDE, 95
    SKL, 102
    SPI, 106
  psiquiátrico, 98
    SDE e, 98
  supranucleares, 473
    dos movimentos oculares, 473
      combinados, 475
      desvios verticais, 474
      oftalmoplegia internuclear, 473
      paralisia do olhar, 474
Trauma
  cerebral, 13
    fundação para o, 13
  cervical, 21
    não penetrante, 21
    LAV após, 21
  orbitário, 465
    diagnóstico, 466
    fisiopatologia, 465
    prognóstico, 466
    tratamento, 466

Traumatismo
  craniano grave, 12
    tratamento do, 12
      conduta, 12, 13
      cirúrgica, 13
      pré-hospitalar, 12
  medular agudo, 13
    fisiopatologia, 13
    oxigenação no, 22
Trazodona
  nas crises comportamentais, 433
  no descontrole, 433
Tremor
  essencial, 405
    diagnóstico, 406
    fisiopatologia, 405
    prognóstico, 406
    tratamento, 406
  medicamentos que induzem, 407t
  outros, 407
    fisiológico, 407
      amplificado, 407
    ortostático, 407
Trendelenburg
  posicionamento em, 22
    do paciente, 22
Triptano(s)
  na enxaqueca, 349
  orais, 349t
Triquinose
  diagnóstico, 291
  fisiopatologia, 291
  prognóstico, 291
  tratamento, 291
Tromboembolismo
  em lesões, 19
    da medula espinal, 19
      cervical, 19
Trombose
  intravenosa, 379
  venosa, 371
    cerebral, 371
      dor de cabeça na, 371
Tronco
  cerebral, 128
    glioma do, 128
  encefálico, 26, 74, 80
    infarto do, 74, 80
      diagnóstico, 74
      tratamento, 80
    reflexos do, 26
TSV (Trombose dos Seios Venosos)
  cerebrais, 387, 486
Tumor(es)
  da medula espinal, 150
    diagnóstico, 150, 151
      diferencial, 151
      testes, 151
    fisiopatologia, 150

patologia, 151
prognóstico, 150
tratamento, 151
da região selar, 146
  adenoma hipofisário, 146
  craniofaringioma, 149
de células germinativas, 143
do cerebelo, 81
  e tronco encefálico, 81
    vertigem e, 81
do plexo coroide, 131
do saco vitelino, 143
do seio endodérmico, 143
em nervos cranianos, 136
  e medulares, 136
    neurofibroma, 138
    Schwannoma, 136
ependimários, 130
gliais, 118
induzidos pela radiação, 169
meníngeos, 139
  cistos, 145
  hemangioblastoma, 141
  hemangiopericitoma, 141
  lesões pseudotumorais, 145
  LPSNC, 141
  meningioma, 139
neuroepiteliais, 121
  AAGs, 125
  ASCG, 124
  astrocitoma, 121,122
    difuso de baixo grau, 122
    pilocítico, 121
  do parênquima pineal, 134
  do plexo coroide, 131
  ependimários, 130
  gliomas do tronco cerebral, 128
  gliomatose cerebral, 127
  meduloblastoma, 135
  neuronais, 132
  neuronais-gliais mistos, 132
  oligodendroglioma, 129
  xantoastrocitoma pleomórfico, 124
no APC, 72-74, 80, 137
  diagnóstico, 74
  fisiopatologia, 72
  prognóstico, 73
  tratamento, 80
TVP (Trombose Venosa Profunda)
  em lesões, 19
    da medula espinal, 19
      cervical, 19

U

Ultrassonografia
  Doppler, 27
    transcraniana, 27
Úncus
  hérnia do, 12

V

Vacina(s)
  conjugadas, 541
    contra *Haemophilus influenzae*, 541
      tipo b, 541
Vasculite
  ciclofosfamida na, 225
  corticosteroides na, 225
  de nervo, 164
  e músculo, 164
Verapamil
  na cefaleia em salvas, 356
  na enxaqueca, 351
Vertigem
  ataxia hereditária e, 81
  causas centrais de, 81
    outras, 81
  classificação, 71
  diagnóstico, 73
  enxaqueca associada à, 72-74, 79
    diagnóstico, 74
    fisiopatologia, 72
    prognóstico, 73
    tratamento, 79
  epidemiologia, 71
  fármacos antieméticos na, 76
  fisiopatologia, 72
  malformações de Chiari e, 81
    tipo I, 81
  prognóstico, 73
  supressores vestibulares na, 76
  tratamento, 75
Vestibulopatia
  periférica, 72, 78
    aguda, 72, 78
      exercícios vestibulares na, 78
      tratamento da, 78
Vírus
  do Nilo Ocidental, 557
  infecções por, 557
Vitamina(s)
  deficiência, 455, 504
    A, 504
      diagnóstico, 505
      fisiopatologia, 505
      prognóstico, 505
      tratamento, 505
    B_1, 505
      diagnóstico, 505
      fisiopatologia, 505
      prognóstico, 505
      tratamento, 506
    B_2, 506
      diagnóstico, 506
      fisiopatologia, 506
      prognóstico, 506
      tratamento, 506
    B_3, 506
      diagnóstico, 506
      fisiopatologia, 506
      prognóstico, 506
      tratamento, 507
    B_6, 507
      diagnóstico, 507
      fisiopatologia, 507
      prognóstico, 507
      tratamento, 507
    B_9, 509
      diagnóstico, 510
      fisiopatologia, 509
      prognóstico, 510
      tratamento, 510
    B_{12}, 455, 488, 507
      diagnóstico, 455, 509
      fisiopatologia, 455, 508
      neuropatias ópticas por, 488
      prognóstico, 455, 508
      tratamento, 456, 509
    C, 510
      diagnóstico, 511
      patologia, 510
      prognóstico, 510
      tratamento, 511
    D, 511
      diagnóstico, 511
      fisiopatologia, 511
      prognóstico, 511
      tratamento, 511
    E, 511
      diagnóstico, 512
      fisiopatologia, 512
      prognóstico, 512
      tratamento, 512
    K, 512
      diagnóstico, 512
      fisiopatologia, 512
      prognóstico, 512
      tratamento, 512
  dependência, 504
  E, 441
    na DA, 441
  toxicidade, 504
von Graefe
  sinal de, 462
VPB (Vertigem Posicional Benigna), 72
  diagnóstico, 73
  do canal horizontal, 77
  prognóstico, 73
  tratamento, 76
VRM (Venografia por Ressonância Magnética), 486
VVZ (Vírus Varicela-Zóster), 233

W

Waldenström
  macroglobulinemia de, 164
WASID (*Warfarin-Aspirin Symtomatic Intracranial Disease*/Warfarin e Aspirina na Doença Intracraniana Sintomática), 383

WEBINO (Oftalmoplegia Internuclear Divergente
  Bilateral), 475
West
  síndrome de, 54
    diagnóstico, 55
    espasmos infantis, 54
    fisiopatologia, 55
    prognóstico, 55
    tratamento, 55
Weston Hurt
  doença de, 191
Whipple
  doença de, 476

X

Xantoastrocitoma
  pleomórfico, 124

Z

ZNS (Zonisamida)
  como DAE, 47
Zolmitriptano, 348
Zona(s)
  infartos em, 377
    de fronteira, 377
    limítrofes, 377